2024−25年版

最新検査・画像診断事典

保険請求・適応疾患がすべてわかる

帝京大学医学部名誉教授
総監修 宮澤幸久 *Miyazawa Yukihisa*

帝京大学医学部臨床検査医学教授
監修 古川泰司 *Taiji Furukawa*

編集協力 日本臨床検査医学会

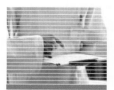
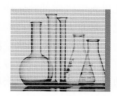
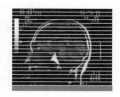
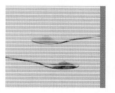
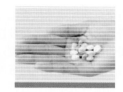
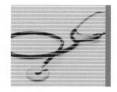
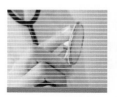
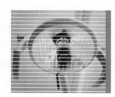
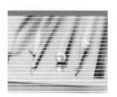

医学通信社

2024-2025年版発刊にあたって

本書は診療報酬点数表に掲載されているすべての臨床検査と画像診断項目について，①「目的」と「方法」，②「適応疾患」，③「保険請求上のポイント」を簡潔に説明するかたちで構成されている。2000年の初版以来，診療報酬改定が行われる年に合わせて改訂され，臨床検査および画像診断に関わる保険請求において保険事典として広く活用されてきた実績がある。臨床検査項目については，2006年版から日本臨床検査医学会保険点数委員会が監修を行い，かつ「目的」と「方法」，「適応疾患」に関しては，日本臨床検査医学会および関連する各専門学会の最新の知見に基づいて記載されており，保険診療を含めた最新の検査情報を正確かつ簡便に得る目的でも広く活用されていると思われる。

2024年度診療報酬改定においては，基本認識として「物価高騰・賃金上昇，経営の状況，人材確保の必要性，患者負担・保険料負担の影響を踏まえた対応」，「全世代型社会保障の実現や，医療・介護・障害福祉サービスの連携強化，新興感染症等への対応など医療を取り巻く課題への対応」，「医療DXやイノベーションの推進等による質の高い医療の実現」「社会保障制度の安定性・持続可能性の確保，経済・財政との調和」が掲げられた。それを受け，1）現下の雇用情勢を踏まえた人材確保・働き方改革等の推進【重点課題】，2）ポスト2025を見据えた地域包括ケアシステムの深化・推進や医療DXを含めた医療機能の分化・強化，連携の推進，3）安心・安全で質の高い医療の推進，4）効率化・適正化を通じた医療保険制度の安定性・持続可能性の向上，の4課題について，改定の基本的視点と具体的方向性が示されている。具体的な数値としては，診療報酬は全体でプラス0.88％であったが，このうちの多くの部分は上述の医療人材確保の視点に基づく医療職種の昇給に充てられたものである。各科の改定率は医科プラス0.52％，歯科プラス0.57％，調剤プラス0.16％であった。また，薬価はマイナス0.97％，材料価格はマイナス0.02％となった。

臨床検査の領域では，血液採取（静脈）は現行の37点から40点と前回に引き続きの増点となった。細菌検査，血液学検査についても，複数の項目が増点となった。一方，保険償還価格が実勢価格を上回る検査については，生化学検査を中心に多くの項目が減点となった。

その他特筆すべき点として，これまで医療機器等では認められていたいわゆるチャレンジ申請が，臨床検査領域でも初めて認められることとなった。さらに，希少検査の開発・上市を促進するための市場性評価が初めて導入され，希少疾病用体外診断用医薬品，および検査回数が少ないと予測されるコンパニオン診断用医薬品について，予想年間算定回数に応じて準用技術料に1.1倍から1.5倍の係数を乗じた点数を算定できることとなった。このように保険診療において新規検査が適切に評価されることにより，我が国における臨床検査の品質と精度が高いレベルで維持されることが期待される。

本書が保険業務に携わる方々ならびに医療従事者に広く活用され，適正な保険診療と検査に関する正しい理解に寄与し，国民の健康維持に貢献することを願ってやまない。

2024年4月

日本臨床検査医学会　理事長　大西　宏明

《目　次》

検　査　編

検体検査

第 4 章　生化学的検査（Ⅱ） ………………………… 97

D008　内分泌学的検査 ……………………………… 97

病理診断編

画像診断編

索　引

■主要な検査の略号と英名

略号	英名	検査方法名
HA	hemagglutination	赤血球凝集反応
PA	particle agglutination (passive particle agglutination)	粒子凝集法（受身粒子凝集法）
PHA	passive hemagglutination	受身赤血球凝集反応
RPHA	reversed passive hemagglutination	逆受身赤血球凝集反応
RPLA	reversed passive latex agglutination	逆受身ラテックス凝集反応
MPHA	mixed passive hemagglutination	混合受身赤血球凝集法
IAHA	immuno adherence hemagglutination	免疫粘着赤血球凝集反応
LA	latex agglutination	ラテックス凝集法
LPIA	latex photometric immuno assay	ラテックス近赤外免疫比濁法
PCIA	particle counting immuno assay	微粒子計数免疫凝集測定法
PAMIA	particle mediated immuno assay	粒度分布解析ラテックス免疫測定法
TIA	turbidimetric immuno assay	免疫比濁法
RIA	radio immuno assay	放射性免疫測定法
IRMA	immuno radiometric assay	免疫放射定量法
RAST	radio allergo sorbent test	
RA	radioassay	ラジオアッセイ
RRA	radio receptor assay	ラジオレセプターアッセイ
CPBA	competitive protein binding analysis	競合性蛋白結合分析法
REA	radio enzymatic assay	酵素アイソトープ法
EIA	enzyme immuno assay	酵素免疫測定法
ELISA	enzyme linked immuno sorbent assay	酵素結合免疫吸着測定法
CLIA	chemiluminescent immuno assay	化学発光免疫測定法
CLEIA	chemiluminescent enzyme immuno assay	化学発光酵素免疫測定法
ECLIA	electrochemiluminescence immuno assay	電気化学発光免疫測定法
BLEIA	bioluminescent enzyme immuno assay	生物発光酵素免疫測定法
FPIA	fluorescence polarization immuno assay	蛍光偏光免疫測定法
EV−FIA	evanescent wave fluoro immuno assay	エバネセント波蛍光免疫測定法
FEIA	fluorescent enzyme immuno assay	蛍光酵素免疫測定法
FIA	fluoro immuno assay	蛍光免疫測定法
FPA	fluorescence polarization assay	蛍光偏光測定法
TR−FIA	time-resolved fluoro immuno assay	時間分解蛍光免疫測定法
SRID	single radial immuno diffusion method	一元免疫拡散法
FA	fluorescent antibody method	蛍光抗体法
IFA	indirect fluorescent antibody method	間接蛍光抗体法
LBA	liquid-phase binding assay	液相結合法
WB	Western blotting method	ウエスタンブロット法
RPR	rapid plasma reagin test	
CF	complement fixation	補体結合反応
HI	hemagglutination inhibition	赤血球凝集抑制反応
NT	neutralization test	中和反応
HPLC	high performance liquid chromatography	高性能液体クロマトグラフィー
GLC	gas-liquid chromatography	気液クロマトグラフィー
GC	gas chromatography	ガスクロマトグラフィー
GC−MS	gas chromatography-mass spectrometry	ガスクロマトグラフィー・マススペクトロメトリー
LC−MS	liquid chromatography-mass spectrometry	液体クロマトグラフィー・マススペクトロメトリー
FISH	fluorescence in situ hybridization	
SISH	silver in situ hybridization	
CISH	chromogenic in situ hybridization	
PCR	polymerase chain reaction	ポリメラーゼ連鎖反応
RT−PCR	reverse transcription-polymerase chain reaction	逆転写ポリメラーゼ連鎖反応
ED−PCR	enzymatic detection of polymerase chain reaction	ポリメラーゼ連鎖反応と酵素法による検出
PCR−LiPA	polymerase chain reaction-line plobe assay	ポリメラーゼ連鎖反応とラインプローブアッセイ
LCR	ligase chain reaction	リガーゼ連鎖反応
TMA	transcription-mediated amplification	
HPA	hybridization protection assay	
SDA	strand displacement amplification	
DKA	dual kinetic assay	
LAMP	loop-mediated isothermal amplification	
SSCP	single strand conformation polymorphism	
RFLP	restriction fragment length polymorphism	
HDRA	histoculture drug response assay	
CD−DST	collagen gel droplet embedded culture drug sensitivity test	
BCG	bromocresol green	ブロモクレゾールグリーン
BCP	bromocresol purple	ブロモクレゾールパープル
NBT	nitroblue tetrazolium chloride	ニトロブルー・テトラゾリウム塩
IR	infrared absorption spectrophotometry	赤外吸光光度法
UV	ultraviolet absorption spectrophotometry	紫外吸光光度法
	visible absorption spectrophotometry	可視吸光光度法

〔備考〕本書では，主に生化学的検査において表現される，酵素法，比色法，各種基質を用いた呈色反応などを検出系からみて大きく
2法（「可視吸光光度法」，「紫外吸光光度法」）に分類して記載しています。
　　　例：可視吸光光度法（JSCC標準化対応法，BCG法，合成基質法，ドライケミストリー法），紫外吸光光度法（JSCC標準
化対応法，酵素サイクリング法）
また，抗原抗体反応を利用した免疫測定法については，標識物，検出系などを元に，次のように分類して記載しています。
　　　例：放射性免疫測定法（RIA，IRMA），RI使用検査（CPBA，RA，RRA，REA），酵素免疫測定法（EIA，ELISA），化学発光
免疫測定法（CLIA，CLEIA，ECLIA，BLEIA），血球・粒子凝集法（HA，PA，PHA，RPHA，IAHA），
ラテックス凝集比濁法（機器を用いたLA，LPIA，PAMIA）　※粒子計測法も含んでいます。
なお，目視や半定量によるLAは「ラテックス凝集法（LA）」としています。

■検査の略称

略　称	正式名称
インピーダンス/コマク	鼓膜音響インピーダンス検査
エストロ半定量	エストロゲン半定量
エストロ定量	エストロゲン定量
眼底血圧	網膜中心血管圧測定
矯正	矯正視力検査
凝固	全血凝固時間
頸管スメア	子宮頸管粘液採取
抗CL β₂ GPI	抗カルジオリピン β₂ グリコプロテインⅠ複合体抗体
語音	標準語音聴力検査
ゴナド	ゴナドトロピン
残気	機能的残気量測定
自記オージオ	自記オージオメーターによる聴力検査
出血	出血時間
純音	標準純音聴力検査
心カテ	心臓カテーテル法による諸検査
心外膜マッピング	心外膜興奮伝幡図
スリットM（前眼部）	細隙燈顕微鏡検査（前眼部）
スリットM（前眼部及び後眼部）	細隙燈顕微鏡検査（前眼部及び後眼部）
PLA₂	ホスフォリパーゼ A₂
精眼圧	精密眼圧測定
精眼底	精密眼底検査
精眼筋	眼筋機能精密検査および幅輳検査
精視野	精密視野検査
像（自動機械法）	末梢血液像（自動機械法）
像（鏡検法）	末梢血液像（鏡検法）
タン分画	蛋白分画
腟スメア	腟脂膏顕微鏡標本作製
ツ反	ツベルクリン反応
トレッドミル/フカ	トレッドミルによる負荷心機能検査
尿カテ	尿管カテーテル法（ファイバースコープによるもの）
肺気分画	肺気量分画測定
プレグナ	プレグナンジオール
ヘパトグラム	肝血流量
卵管通過	卵管通気・通水・通色素検査
両視機能	両眼視機能精密検査
涙液	涙液分泌機能検査
レチクロ	網赤血球数
1,5-AG	1,5-アンヒドロ-D-グルシトール
1,25(OH)₂D₃	1,25-ジヒドロキシビタミン D₃
5-HIAA	5-ハイドロキシインドール酢酸
11-OHCS	11-ハイドロキシコルチコステロイド
17-KGS	17-ケトジェニックステロイド
17-KGS分画	17-ケトジェニックステロイド分画
17-KS分画	17-ケトステロイド分画
17α-OHP	17α-ヒドロキシプロゲステロン
ABO	ABO血液型
ACE	アンギオテンシンⅠ転換酵素
ACG	心尖（窩）拍動図
ACP	酸ホスファターゼ
ACTH	副腎皮質刺激ホルモン
ADA（AD）	アデノシンデアミナーゼ
ADNaseB	抗デオキシリボヌクレアーゼB
AFP	α-フェトプロテイン
Alb	アルブミン
Ald	アルドステロン

略　称	正式名称
ALP・アイソ	ALPアイソザイム
ALT	アラニンアミノトランスフェラーゼ
Amy	アミラーゼ
Amy・アイソ	アミラーゼ・アイソザイム
ANA（蛍光抗体法）	抗核抗体（蛍光抗体法）
ANP	心房性 Na 利尿ペプチド
APTT	活性化部分トロンボプラスチン時間
ASE	溶連菌エステラーゼ抗体
ASK（定性）	抗ストレプトキナーゼ（定性）
ASK（半定量）	抗ストレプトキナーゼ（半定量）
ASO（定性）	抗ストレプトリジンO定性
ASO（半定量）	抗ストレプトリジンO半定量
ASO（定量）	抗ストレプトリジンO定量
ASP	連鎖球菌多糖体抗体
AST	アスパラギン酸アミノトランスフェラーゼ
AT活性	アンチトロンビン活性
AT抗原	アンチトロンビン抗原
B-〜	血液検査
B-A	動脈血採取
BAP	骨型アルカリホスファターゼ
B-C	血液採取（静脈血以外，耳朶・指尖等）
B-Echo	エステル型コレステロール
B-Pl	血小板数
B-Tcho	総コレステロール
B-TP	総蛋白
B-V	静脈血採取
B-像	末梢血液像（自動機械法）
B-像	末梢血液像（鏡検法）
B-タン分画	蛋白分画
BBT	基礎体温
BFP	塩基性フェトプロテイン
BiL／総	総ビリルビン
BiL／直	直接ビリルビン
BMG, β₂-m	β₂-マイクログロブリン
BMR	基礎代謝測定
BP	血圧
BS	血糖
BS-〜	血清検査
BSP	ブロムサルファレイン試験
BT	出血時間
BT	血液型
BUN	尿素窒素
BW	ワッセルマン反応（血液）
CA19-9	糖鎖抗原19-9
cAMP	サイクリック AMP
C-PTHrP	副甲状腺ホルモン関連蛋白
CAP	シスチンアミノペプチダーゼ
CAT	幼児童用絵画統覚検査
CBC	血球計算
Ccr	クレアチニンクリアランステスト
CEA	癌胎児性抗原
CH₅₀	血清補体価
ChE	コリンエステラーゼ
CIE	二次交差免疫電気泳動法
CIE, CIEP	免疫電気向流法
CK	クレアチンキナーゼ
CK-MB	クレアチン・ホスホキナーゼMB型アイソザイム測定
CK・アイソ	CKアイソザイム

略　称	正式名称	略　称	正式名称
CPR	C-ペプチド	F-塗	糞便塗抹顕微鏡検査
CPT	寒冷昇圧試験	FA	蛍光抗体法
CRA	網膜中心動脈	FANA	蛍光抗体法による抗核抗体検査
CRE	クレアチニン	FDP	フィブリン・フィブリノゲン分解産物
CRP 定性	C 反応性蛋白定性	Fe	鉄
CRP	C 反応性蛋白	FECG	胎児心電図
CVP	中心静脈圧測定	FIA	蛍光免疫測定法
D-Bil	直接ビリルビン	FSH	卵胞刺激ホルモン
DBT	深部体温計による深部体温測定	FTA-ABS 試験	梅毒トレポネーマ抗体
DNA	デオキシリボ核酸	FT3	遊離トリヨードサイロニン
DLco	肺拡散能力検査	FT4	遊離サイロキシン
E-〜	内視鏡検査	F-U	便ウロビリノゲン
E-胃	胃鏡検査	G-6-Pase	グルコース-6-ホスファターゼ
E-胃カメラ	ガストロカメラ	G-〜	胃液検査
E-関節	関節鏡検査	G-胃液	胃液一般検査
E-胸腔	胸腔鏡検査	GFR	糸球体濾過値測定
E-クルド	クルドスコピー	GH	成長ホルモン
E-コルポ	コルポスコピー	GITT	耐糖能精密検査
E-喉頭	喉頭鏡検査	GL	グルコース（血糖）
E-喉頭直達	喉頭直達鏡検査	AST・アイソ	AST アイソザイム
E-食道	食道鏡検査	GPB	グラム陽性桿菌
E-直腸	直腸鏡検査	GTT	糖負荷試験
E-腹	腹腔鏡検査	GU	グアナーゼ
E-ヒステロ	ヒステロスコピー	HA	赤血球凝集反応
E-鼻咽	鼻咽腔直達鏡検査	HBD	オキシ酪酸脱水素酵素測定
E-ブロンコ	気管支鏡検査	HBE	ヒス束心電図
E, Z, Uro	蛋白，糖，ウロビリノゲン	Hb	血色素測定
ECG	心電図検査	HbA1c	ヘモグロビン A1c
ECG 携	ホルター型心電図検査	HbF	ヘモグロビン F
ECG フカ	負荷心電図検査	HCG-β	ヒト絨毛性ゴナドトロピン-β サブユニット
Echo(EC)	エステル型コレステロール		
ECLIA	電気化学発光免疫測定法	HCG 定性	ヒト絨毛性ゴナドトロピン定性
EEG	脳波検査	HCG 半定量	ヒト絨毛性ゴナドトロピン半定量
EF-〜	ファイバースコープ検査	HCG 定量	ヒト絨毛性ゴナドトロピン定量
EF-胃・十二指腸	胃・十二指腸ファイバースコピー	低単位 HCG	低単位ヒト絨毛性ゴナドトロピン
EF-嗅裂	嗅裂部ファイバースコピー	HDL-Ch	HDL-コレステロール
EF-喉頭	喉頭ファイバースコピー	HDV 抗体価	デルタ肝炎ウイルス抗体
EF-十二指腸	十二指腸ファイバースコピー	HGF	肝細胞増殖因子
EF-小腸	小腸ファイバースコピー	HI	赤血球凝集抑制反応
EF-食道	食道ファイバースコピー	HPL	ヒト胎盤性ラクトーゲン
EF-胆道	胆道ファイバースコピー	HPT	ヘパプラスチンテスト
EF-中耳	中耳ファイバースコピー	Ht	ヘマトクリット値
EF-直腸	直腸ファイバースコピー	HVA	ホモバニリン酸
EF-腹	腹腔ファイバースコピー	IAHA	免疫粘着赤血球凝集反応
EF-鼻咽	鼻咽腔ファイバースコピー	IAP	免疫抑制酸性蛋白測定
EF-ブロンコ	気管支ファイバースコピー	IEP	血漿蛋白免疫電気泳動法検査
EF-副鼻腔	副鼻腔入口部ファイバースコピー	IF	免疫蛍光法
EF-膀胱尿道	膀胱尿道ファイバースコピー	Ig	免疫グロブリン
EIA	酵素免疫測定法	sIL-2R	可溶性インターロイキン-2レセプター
ELISA	固相酵素免疫測定法	IRMA	免疫放射定量法
EKG	心電図検査	L-CAT	レシチン・コレステロール・アシルトランスフェラーゼ
EMG	筋電図検査		
ENG	電気眼振図（エレクトロレチノグラム）	LAP	ロイシンアミノペプチダーゼ
EOG	眼球電位図	LAT(LA)	ラテックス凝集法
ERG	網膜電位図	LD	乳酸デヒドロゲナーゼ
ESR	赤血球沈降速度	LD・アイソ	LD・アイソザイム
EVC	呼気肺活量	LH	黄体形成ホルモン
E2	エストラジオール	LPIA	ラテックス光学的免疫測定法
E3	エストリオール	MAO	モノアミンオキシダーゼ
F-〜	糞便検査	Mb 定性	ミオグロビン定性
F-集卵	虫卵検出（集卵法）（糞便）	Mb 定量	ミオグロビン定量

略　称	正式名称
MED	最小紅斑量測定
MMF	最大中間呼気速度
MMPI	ミネソタ多相（多面的）人格（検査）表
MVV	最大換気量測定
NAG	N-アセチルグルコサミニダーゼ（尿）
NEFA	遊離脂肪酸
NH₃	アンモニア
NPN	残余窒素測定
OHCS	ハイドロキシコルチコステロイド
OGTT	経口ブドウ糖負荷試験
P	リン（無機リン，リン酸）
P-～	穿刺，穿刺液検査
P-関節	関節穿刺
P-上ガク洞	上顎洞穿刺
P-ダグラス	ダグラス窩穿刺
PAP	前立腺酸ホスファターゼ抗原
PBI	蛋白結合沃素測定
PBS	末梢血液像
PC テスト	ペニシリン皮内反応
PCG	心音図検査
PET	肺機能検査
PF	P-F スタディ
PF₃	血小板第3因子
PF₄	血小板第4因子
PgR	プロジェステロンレセプター
PH	プロリルヒドロキシラーゼ
PK	ピルビン酸キナーゼ
PL-～	脳脊髄液検査
PL-検	髄液一般検査
PL-トウ	髄液糖定量
Pl	血小板数
POA	膵癌胎児性抗原
PRA	レニン活性
PRL	プロラクチン
PSP	色素排泄試験
PSTI	膵分泌性トリプシンインヒビター
PT	プロトロンビン時間
PTHrP	副甲状腺ホルモン関連蛋白
PTH	副甲状腺ホルモン
R	赤血球数
RF 半定量	リウマトイド因子半定量
RF 定量	リウマトイド因子定量
RA テスト	ラテックス結合反応利用リウマチ因子検出検査
RBC	赤血球数
RBP	レチノール結合蛋白
Ret	網赤血球数
RF	リウマトイド因子
RIA	ラジオイムノアッセイ，放射性免疫測定法
RLP-C	レムナント様リポ蛋白コレステロール
RSV 抗原	RS ウイルス抗原定性
S-～	細菌検査
S-M	排泄物，滲出物，分泌物の細菌顕微鏡検査（その他のもの）
S-暗視野	〃　　（暗視野顕微鏡）
S-位相差 M	〃　　（位相差顕微鏡）
S-蛍光 M	〃　　（蛍光顕微鏡）
S-同定	細菌培養同定検査
S-培	簡易培養
S-ディスク	細菌薬剤感受性検査

略　称	正式名称
S-薬剤感受性	細菌薬剤感受性検査
SA	シアル酸
SAA	血清アミロイド A 蛋白
SCC	扁平上皮癌関連抗原
SLX	シアリル Le$^{x}_{-i}$ 抗原
Sm-Ig	B 細胞表面免疫グロブリン
SP-A	肺サーファクタント蛋白-A
T-Bil	総ビリルビン
T-～	病理組織検査
T-M／OP	術中迅速病理組織標本作製
T-M	病理組織標本作製
TAT	トロンビン・アンチトロンビン複合体
TBA	胆汁酸
TBC	サイロキシン結合能
TBG	サイロキシン結合グロブリン
Tcho(T-C)	総コレステロール
TDH	腸炎ビブリオ耐熱性溶血毒
TdT	ターミナルデオキシヌクレオチジルトランスフェラーゼ
TG	中性脂肪（トリグリセライド）
TIA	免疫比濁法
TIBC	総鉄結合能
TK 活性	デオキシチミジンキナーゼ活性
TL	総脂質測定
TP	総蛋白
TPA	組織ポリペプタイド抗原
TR, TuR	ツベルクリン反応
TSH	甲状腺刺激ホルモン
TTD	一過性閾値上昇検査
TTT	チモール混濁反応
T₃	トリヨードサイロニン
T₄	サイロキシン
U-～	尿検査
U-ウロ	ウロビリノゲン（尿）
U-インジカン	インジカン
U-検	尿中一般物質定性半定量検査
U-ジアゾ	ジアゾ反応
U-タン	尿蛋白
U-沈(鏡検法)	尿沈渣（鏡検法）
U-沈	尿沈渣（フローサイトメトリー法）
U-沈／染色	尿沈渣染色標本加算
U-デビス	デビス癌反応検査
U-トウ	尿グルコース
U-ミロン	Millon 反応
UA	尿酸
UCG	心臓超音波検査（心エコー図）
UIBC	不飽和鉄結合能
UN（BUN）	尿素窒素
VCG	ベクトル心電図
VMA	バニールマンデル酸
W	白血球
WBC	白血球数
Z	糖
Zn	血清亜鉛測定
ZTT	硫酸亜鉛試験
α₁-AT	α₁-アンチトリプシン
α₂-MG	α₂-マクログロブリン
β-LP	β-リポ蛋白
β₂-m	β₂-マイクログロブリン
γ-GT	γ-グルタミルトランスフェラーゼ
γ-GT・アイソ	γ-GT アイソザイム

■画像診断の略称

略　　称	正式名称
アンギオグラフィー（AG）	血管造影
エンツェファログラフィー	気脳法または脳写。脳脊髄腔の造影剤使用撮影
キモグラフ	動態撮影
スポット撮影（SP）	狙撃撮影
トモグラフィー（トモ）	断層撮影
バリウム透視	造影剤使用消化管透視診断
ピエログラフィー	造影剤使用の腎盂撮影
ブロンコ	気管支造影
ポリゾ	重複撮影
ミエログラフィー（ミエロ）	脊髄造影撮影
リンフォグラフィー	造影剤使用リンパ管撮影
ACG	血管心臓造影法
AG（アンギオグラフィー）	血管撮（造）影（アンギオグラフィー），動脈撮影
angio	血管造影
AOG	大動脈造影
BAG	上腕動脈造影
BE	注腸造影
BG	気管支造影（ブロンコ）
CAG	脳血管撮影
	冠動脈造影，冠状動脈血管造影
	心血管造影，心血管撮影
	頸動脈撮影，頸動脈造影
CECT	造影 CT
CG	膀胱造影
CT	コンピューター断層撮影
CUG	膀胱尿道造影
DCG	膀胱二重造影
DIC	点滴静注胆管・胆のう造影
DIP（DIVP）	点滴静注腎盂造影
DSA	デジタルサブストラクション血管造影法
Disco	椎間板造影法
Enema	注腸造影
ERCG	内視鏡的逆行性膵胆管造影
ERCP	内視鏡的逆行性胆管膵管造影
ERP	内視鏡的逆行性膵管造影
HD	低緊張性十二指腸造影
HSG	子宮卵管造影
Hystero	子宮卵管造影法
IA-DSA	動脈内デジタルサブストラクション血管造影法
IC	経口胆嚢造影
IP（IVP）	経静脈性腎盂造影
IVC	経静脈性胆管（胆嚢）造影
IVCG	下大動脈造影，下大静脈造影
IV-DSA	経静脈性デジタルサブストラクション血管造影法

略　　称	正式名称
IVU	静脈性尿路造影法
KUB	腎臓，尿管，膀胱を含むエックス線撮影
Kymo	動態撮影
LW-X-P	腰椎撮影
MAMMO	乳房撮影
MCG	排尿時膀胱エックス線造影
MLG	脊髄腔造影
MRI	磁気共鳴画像診断法
Myelo	脊髄造影法
NG	腎造影
OCG	経口胆嚢造影撮影法
PAG	骨盤動脈造影・肺血管造影
PECT	ポジトロン放出断層撮影
PEG	脳室撮影・気脳造影法
PET	ポジトロン断層撮影
Pneumo	関節空気造影法
Polyso	重複撮影
PP	腹腔気体造影
PRP	後腹膜気体造影
PTC	経皮的胆嚢胆道造影
PTP	経皮経肝門脈造影法
PTU	単純尿路エックス線撮影
PVG	気脳室撮影法
RAG	腎動脈造影法
RCT	RI コンピューター断層撮影法
RP	逆行性腎盂造影（尿管カテーテル法）
RPP	逆行性気体性腎盂造影撮影法
RTV	エックス線テレビジョン
RVG	右室造影
SAB	選択的肺胞気管支造影
SCAG	選択的腹腔動脈造影
SIMA	選択的下腸間膜造影
SMAG	上腸間膜動脈造影
SP	スポット撮影
SPECT	単光子射出コンピューター断層撮影
SRA	選択的腎動脈造影
SSMA	選択的上腸間膜造影
STEREO	立体撮影（ステレオ撮影）
SVA	選択的臓器動脈造影撮影法
SVCG	上大動脈造影
Tomo	断層撮影，トモグラフ
UCG	経尿道的膀胱造影
UG（OG）	尿道造影撮影法
upper Gl series	上部消化管造影
VAG	椎骨動脈造影法
VCG	排尿時膀胱造影
XCT	エックス線コンピューター断層撮影法
X-D（x-d）	エックス線透視診断
X-D（X-DL）	エックス線透視診断
X-P（x-p）	エックス線写真撮影
X-Ray	エックス線

■主要検査の共用基準範囲（JCCLS）と参考値

＊1 共用基準範囲は，日本臨床検査標準協議会（JCCLS）基準範囲共用化委員会による
＊2 参考値は，東京大学医学部附属病院，自治医科大学附属病院，大阪大学医学部附属病院，九州大学病院，慶應義塾大学病院の数値を参考とし，下限・上限とも幅をもたせて記載している
＊3 乳酸脱水素酵素（LD）の共用基準範囲は，JSCC法でもIFCC法でも使用できる
＊4 TSH（IFCC）は，日本人成人（20歳〜60歳）で設定された基準範囲
※ Mは男性，Fは女性を指す

血球算定検査ほか

日本語名	略名	単位	共用基準範囲＊1（JCCLS）			参考値＊2		意義
			※	下限	上限	下限	上限	
白血球数 D005「5」	WBC	$10^3/\mu L$		3.3	8.6	—	—	外部から侵入するウイルスや細菌などから体を守る働きをする。基準値より高い場合は，細菌性感染症，炎症，腫瘍などが疑われる。外傷があるときや運動直後，ストレスの強いとき，妊娠中にも高くなる。基準値より低い場合はウイルス感染症や再生不良性貧血，膠原病などが疑われる。
赤血球数 D005「5」	RBC, R	$10^6/\mu L$	M	4.35	5.55	—	—	血液中の赤血球数を調べる。多すぎれば多血症が疑われる。基準値未満の場合は貧血が疑われるが，貧血の程度を知るためにはHbやHtなども調べて総合的に判断する必要がある。
			F	3.86	4.92	—	—	
ヘモグロビン（血色素測定）D005「5」	Hb	g/dL	M	13.7	16.8	—	—	赤血球の成分の一つ。肺で受け取った酸素を全身に供給する運搬役。数値が低い場合は鉄欠乏性貧血等が考えられる。
			F	11.6	14.8	—	—	
ヘマトクリット値 D005「5」	Ht, Hct	%	M	40.7	50.1	—	—	血液全体に占める赤血球の割合。基準値より低い場合は貧血が疑われるが，妊娠中にも基準値を下回ることがある。基準値より高い場合は多血症や脱水症状が疑われる。
			F	35.1	44.4	—	—	
平均赤血球容積 D005「5」	MCV	fL		83.6	98.2	—	—	ヘマトクリットを赤血球数で割った値であり，赤血球1個あたりの容積を示す。数値が低い場合は鉄欠乏性貧血が考えられる。
平均赤血球血色素量 D005「5」	MCH	pg		27.5	33.2	—	—	ヘモグロビンを赤血球数で割った値であり，赤血球1個あたりのヘモグロビン量を示す。数値が低い場合は鉄欠乏性貧血が考えられる。
平均赤血球血色素濃度 D005「5」	MCHC	g/dL		31.7	35.3	—	—	赤血球中の平均ヘモグロビン濃度。数値が低い場合は鉄欠乏性貧血が考えられる。
血小板数 D005「5」	Pl, B-Pl, PLT	$10^3/\mu L$		158	348	—	—	出血時に血液を凝固させて，出血を止める役割がある。血小板数が減ると出血しやすくなったり，出血が止まりにくくなったりする。
網赤血球数 D005「2」	Ret, レチクロ	%				0.2 〜 0.8	1.8 〜 2.0	骨髄から血液中に移行してきた幼若赤血球は，成熟赤血球になるまで約1日間リボソーム構造を有し，超生体染色により網状に染め出される。こうした赤血球を網赤血球と呼ぶ。骨髄での赤血球産生を反映するので，赤血球系の造血能推定の指標として利用される。
ヘモグロビンA1c D005「9」	HbA1c, A1C	%（NGSP）		4.9	6.0	—	—	ヘモグロビンにグルコースが結合したもので，生成量は血糖（グルコース）の濃度に比例する。赤血球の体内での寿命は120日間なので，過去1〜3カ月の血糖濃度の平均を表す。

凝固・線溶検査

日本語名	略名	単位	共用基準範囲＊1（JCCLS）			参考値＊2		意義
			※	下限	上限	下限	上限	
プロトロンビン時間 D006「2」	PT	%		—	—	70 〜 86	124.1 〜 140	凝固因子系のスクリーニング検査として，外因系と共通凝固機能全般を反映する。APTTと組み合わせて行った結果により，病因確定のためのクロスミキシング検査や個々の凝固因子測定に進む。経口抗凝固剤の投与量のモニターとして用いる場合は，WHOの標準トロンボプラスチンを基準とした「国際標準化比：PT-INR」を算出して評価する〔PT-INRの参考値は1±0.15（0.85〜1.15）とされている〕。
活性化部分トロンボプラスチン時間 D006「7」	APTT	秒		—	—	23 〜 26	34 〜 41	PTとともに凝固異常症のスクリーニング検査として利用される。経過とともに変化する病態やヘパリンの治療効果を経時的にモニターするのに有用。

| フィブリン・フィブリノゲン分解産物 D006「10」 | FDP | μg/mL | — | 5.0未満あるいは5.0以下 | 線溶系の活性化によりフィブリンやフィブリノゲンがプラスミンの作用によって分解され生成された物質の総称。一次線溶（フィブリノゲン分解）と二次線溶（フィブリン分解）がある。FDP出現によって，生体内で線溶（線維素溶解）現象が起きていることが直接示される。DICのように凝固亢進状態，線溶亢進状態にある患者の経過観察や治療効果のモニターに経時的測定が有用。 |

生化学的検査，免疫学的検査

日本語名	略名	単位	共用基準範囲*1 (JCCLS) ※	共用基準範囲*1 (JCCLS) 下限	共用基準範囲*1 (JCCLS) 上限	参考値*2 下限	参考値*2 上限	意義
総ビリルビン D007「1」	TB	mg/dL		0.4	1.5	—	—	役目を終えた赤血球のヘモグロビンが処理されて生成される黄色の生体色素。直接ビリルビンと間接ビリルビン（I-Bil）に分けられる。各種肝・胆道疾患の診断，経過観察，予後判定や黄疸の鑑別に用いる。
総蛋白 D007「1」	TP	g/dL		6.6	8.1	—	—	全身状態を判断するための検査。肝硬変やネフローゼで低下し，脱水や多発性骨髄腫で上昇する。
アルブミン D007「1」	ALB, Alb	g/dL		4.1	5.1	—	—	蛋白質の一種で，血清中の蛋白質としては最も量が多い。肝障害や腎障害の程度の指標となる。
グロブリン D007「1」	GLB, Glb	g/dL		2.2	3.4	—	—	「総蛋白-アルブミン」の式で算出。数値が低い場合，免疫不全症などが考えられる。
アルブミン，グロブリン比	A/G			1.32	2.23	—	—	「アルブミン÷グロブリン」の式で算出。健康・栄養状態や特定の成分が増減する疾患を判断するための指標となる。
尿素窒素 D007「1」	BUN, UN	mg/dL		8	20	—	—	食物，特に蛋白質の最終産物（老廃物）で腎臓の働きが悪くなったときに増加する。また，火傷や高熱，大量の蛋白質を摂取したときも増えることがある。
クレアチニン D007「1」	CRE, Cre, Cr	mg/dL	M	0.65	1.07	—	—	筋肉細胞内で筋肉収縮のエネルギー源であるクレアチンから産生される最終代謝産物。数値が高い場合は腎機能障害が，数値が低い場合は筋肉の病気が考えられる。
			F	0.46	0.79	—	—	
尿酸 D007「1」	UA	mg/dL	M	3.7	7.8	—	—	核酸やプリン体代謝の最終産物。尿酸の排泄低下や過剰産生によって増加し，関節に沈着して痛風の原因になる。その他に薬剤誘起性の高尿酸血症がある。
			F	2.6	5.5	—	—	
アルカリホスファターゼ D007「1」	ALP (JSCC)	U/L		106	322	—	—	異常値の場合，肝胆道疾患（胆管癌，肝炎），骨疾患，甲状腺機能亢進症，悪性腫瘍（肺癌，卵巣癌）などが考えられる。ある種の腫瘍細胞からも産生されるため，腫瘍マーカーとしての意義もある。
	ALP (IFCC)	U/L		38	113	—	—	
コリンエステラーゼ D007「1」	ChE	U/L	M	240	486	—	—	主に肝機能の検査に用いられる。減少している場合は遺伝性異型ChE血症，肝癌，肝硬変，劇症肝炎，抗ChE剤投与，重症消耗性疾患（悪性腫瘍，貧血，結核，白血病，粘液水腫），慢性肝炎，有機リン中毒などが，上昇している場合はネフローゼ症候群，肝細胞がん，気管支喘息，甲状腺機能亢進症，高血圧，脂肪肝，糖尿病，肥満，本態性家族性高ChE血症などが考えられる。
			F	201	421	—	—	
γ-グルタミルトランスフェラーゼ D007「1」	γ-GT	U/L	M	13	64	—	—	飲酒によって鋭敏に上昇するほか，閉塞性黄疸や薬物性肝障害などでも上昇する。
			F	9	32	—	—	
中性脂肪 D007「1」	TG	mg/dL	M	40	234	—	—	動脈硬化の危険因子とされ，食後に大きく上昇する。
			F	30	117	—	—	
ナトリウム D007「1」	Na	mmol/L (mEq/L)		138	145	—	—	体の水分を調節する成分。水分不足や脱水状態のときは高値となり，逆に水分の過剰摂取を行った際や腎臓の働きが悪い場合には低値となる。
クロール D007「1」	Cl	mmol/L (mEq/L)		101	108	—	—	ナトリウムと共に，体の水分を調節したり，体内の酸性とアルカリ性のバランスをとる成分。脱水状態時は高値となり，嘔吐や下痢が続く場合などは低値になる。
カリウム D007「1」	K	mmol/L (mEq/L)		3.6	4.8	—	—	神経や筋肉の働きを調節する成分。極端に低値になると神経マヒなどを引き起こす危険があり，高値になると不整脈など心臓に悪影響がある。
カルシウム D007「1」	Ca	mg/dL		8.8	10.1	—	—	骨や歯に大量に含まれている。細胞内カルシウムには，生命維持にきわめて重要な働きがあるが，濃度が高すぎると腎臓に負担がかかる。
グルコース〔血糖（空腹時）〕	GLU, Glu	mg/dL		73	109	—	—	糖代謝異常を調べるための指標。数値が高いと糖尿病，先端巨大症，甲状腺機能亢進症などの内分泌異常が，数値が低いとインスリノーマ，副腎機能不全，肝硬変などが考えられる。食後は大きく上昇する。
乳酸脱水素酵素*3 D007「1」	LD	U/L		124	222	—	—	ほとんどの組織や臓器に分布する酵素。溶血性疾患・炎症・腫瘍など病気の状態や経過観察等に利用される。

検査項目	略号	単位		基準値(低)	基準値(高)			説明
アミラーゼ D007「1」	AMY, Amy	U/L		44	132	—	—	膵臓と唾液腺から分泌される消化酵素。主として膵疾患の診断に用いられる。基準値より高い場合,急性膵炎,慢性膵炎,膵癌,膵のう腫,耳下腺炎,慢性腎不全などが考えられる。基準値より低い場合,慢性膵炎の末期が考えられる。
クレアチン・キナーゼ D007「1」	CK	U/L	M	59	248			骨格筋,脳,心筋に多く含まれる。臓器細胞の損傷により血中に出てくる酵素。基準値より高い場合は急性心筋梗塞,心筋炎,進行性ジストロフィー,筋強直性ジストロフィー,多発性筋炎,甲状腺機能低下症,悪性腫瘍などが,低い場合は妊娠などの疑いがある。
			F	41	153			
鉄 D007「1」	Fe	μg/dL		40	188			体内鉄欠乏の所見を認めた場合や,鉄過剰を疑う際に有用な検査。数値が高い場合は鉄過剰症,肝疾患,無効造血,再生不良性貧血,溶血性貧血が,低い場合は鉄欠乏性貧血,潜在性鉄欠乏症,栄養不良,真性多血症,慢性感染症,膠原病が考えられる。
HDL-コレステロール D007「3」	HDL-C	mg/dL	M	38	90			いわゆる善玉コレステロールで,末梢の組織から増えすぎたコレステロールを取り除く。低値は動脈硬化の危険因子とされ,原因は喫煙・肥満・運動不足・糖尿病など。
			F	48	103			
無機リン D007「3」	IP	mg/dL		2.7	4.6			内分泌・骨代謝異常を調べるための指標。数値が高い場合は腎不全や副甲状腺機能低下症が,数値が低い場合は尿細管障害などが考えられる。
総コレステロール D007「3」	T-CHO, TC	mg/dL		142	248			細胞壁の重要な成分であり,各種ホルモンの原料にもなるが,増えすぎると動脈硬化の原因になる。妊娠中は上昇し,ヘビースモーカーや大飲酒家では低下する。
アスパラギン酸アミノトランスフェラーゼ D007「3」	AST	U/L		13	30			臓器の障害があると血中にASTがもれ出してくるため,これを測定することで,臓器の障害の程度の指標となる。基準値より高い場合,心臓・肝臓の異常が考えられる。
アラニンアミノトランスフェラーゼ D007「3」	ALT	U/L	M	10	42	—	—	肝臓に異常があって細胞が壊れていると血液中にALTがもれ出してくるため,これを測定することで臓器の障害の程度の指標となる。基準値より高い場合,急性肝炎,慢性肝炎,アルコール性肝障害,薬剤性肝障害,肝硬変,脂肪肝などの疑いがある。
			F	7	23	—	—	
LDL-コレステロール D007「4」	LDL-C	mg/dL		65	163	—	—	いわゆる悪玉コレステロール。動脈硬化の危険因子とされ,高値の場合は脳梗塞,心筋梗塞,肺梗塞などの動脈硬化性疾患の危険性が高い。
C反応性蛋白 D015「1」	CRP	mg/dL		0.00	0.14			炎症や組織破壊に伴って増え,回復とともに減少するので炎症症状の指標となる。
免疫グロブリン D015「4」	IgG	mg/dL		861	1747	—	—	血液中に最も多く含まれる免疫グロブリンで,種々の抗原に対する抗体を含んでいる。胎盤通過性を有し,胎児の感染防御の役割もある。数値が高い場合は急性感染症(後期),慢性感染症,慢性肝炎,自己免疫性疾患,多発性骨髄腫(IgG型),単クローン性免疫グロブリン血症などが,数値が低い場合は先天性無ガンマグロブリン血症,低ガンマグロブリン血症,多発性骨髄腫(IgG型以外),ネフローゼ症候群などが疑われる。
	IgA	mg/dL		93	393	—	—	粘膜の表面に存在し,病原菌やウイルスなどの侵入を防ぐ働きに関与している。数値が高い場合は多発性骨髄腫(IgA型),自己免疫性疾患,慢性肝疾患,慢性感染症,リンパ増殖性疾患,慢性感染症,IgA腎症などが,数値が低い場合は原発性免疫不全症,IgA欠損症,蛋白喪失性疾患,低栄養,薬剤投与後などが疑われる。
	IgM	mg/dL	M	33	183	—	—	病原菌やウイルスに感染した際,初期段階で産生される抗体。数値が高い場合は自己免疫性疾患,感染症,悪性腫瘍,肝疾患,高IgM血症をともなう原発性免疫不全症,マクログロブリン血症などが,数値が低い場合は原発性免疫不全症,多発性骨髄腫,蛋白漏出性胃腸症,低栄養,続発性免疫不全症,薬剤などが疑われる。
			F	50	269	—	—	
補体蛋白 D015「8」	C3	mg/dL		73	138	—	—	主に肝臓で産生される急性相反応物質。多くの炎症性疾患で産生が亢進し,血清補体価CH50,補体蛋白(C3,C4など)が高値を示す。これらを併せて測定することで,SLEや悪性関節リウマチなどの診断,活動性の指標,治療の指標として用いる。C3が低値の場合,悪性関節リウマチ,慢性肝炎,急性糸球体腎炎,膜性増殖性糸球体腎炎,肝硬変,混合性結合組織病,全身性エリテマトーデス(SLE),C3欠損症,血清病,Ⅰ(C3b inactivator)欠損症などが疑われる。
	C4	mg/dL		11	31	—	—	主に肝臓で産生される急性相反応物質。多くの炎症性疾患で産生が亢進し,血清補体価CH50,補体蛋白(C3,C4など)が高値を示す。これらを併せて測定することで,SLEや悪性関節リウマチなどの診断,活動性の指標,治療の指標として用いる。C4が低値の場合,全身性エリテマトーデス(SLE),悪性関節リウマチ,混合性結合組織病,血清病,播種性血管内凝固(DIC),多臓器不全,血管神経性浮腫(遺伝性,後天性),慢性肝炎,劇症肝炎,クリオグロブリン血症,C4欠損症などが疑われる。

アンモニア D007「16」	NH3	μg/dL		—	—	5〜11	35〜43	大部分は肝臓で処理されて尿素に変換される。肝硬変や高度な肝機能障害時に高値を示すほか，運動後や食事の摂取後にも上昇する。

腫瘍マーカー検査

日本語名	略名	単位	共用基準範囲（JCCLS） ※	下限	上限	参考値*2 下限	上限	意義
癌胎児性抗原 D009「3」	CEA	ng/mL			—	4.5〜5以下		消化器がんをはじめとする多くの癌の診断補助，治療効果判定，経過観察に用いる。他の検査法と組み合わせることにより，癌スクリーニングの診断補助に用いられる。肝癌においては，AFPと組み合わせることで，AFPが高値の場合は原発性肝癌が，CEAが高値の場合は転移性肝癌が推測される。
α-フェトプロテイン D009「2」	AFP	ng/mL			—	7〜10未満		原発性肝癌，ヨークサック腫瘍，AFP産生腫瘍の診断補助，治療効果判定，経過観察に用いる。原発性肝癌の90%以上に出現することから，原発性肝癌の鑑別診断や早期発見に利用されている。一方，AFPは妊婦血中，羊水中にも検出され，異常妊娠や胎児管理の指標に有効であり，肝疾患の診断のみならず，産科領域においても大きな意義をもつ
扁平上皮癌関連抗原 D009「4」	SCC	ng/mL			—	2以下		子宮頸部扁平上皮癌および他の臓器の扁平上皮癌の診断補助，治療効果判定，経過観察に用いる。ただし，扁平上皮細胞の存在する部位での良性疾患でも上昇する。
前立腺特異抗原 D009「9」	PSA	ng/mL			—	4以下（年齢により変動）		PSAにはα1-アンチキモトリプシンと結合したcomplete PSAと単独で存在するfree PSAがあり，前者が前立腺癌，後者が前立腺肥大症で上昇する。通常，PSAとして測定されるのは両者を含むトータルPSA。前立腺癌で早期に上昇するためスクリーニング検査として用いるほか，治療効果判定，経過観察にも用いる。前立腺肥大症でも上昇することがあるが，高値になるほど前立腺癌の可能性が高くなる。
糖鎖抗原19-9 D009「9」	CA19-9	U/mL			—	35.4〜37未満		膵癌，胆のう癌，胆管癌の診断補助，治療効果判定，経過観察に用いる。また，肺癌，乳癌，生殖器癌でも上昇することがある。膵癌で80%近くの陽性率がある。血液型（Lewis式）と関係するために，Lewis式血液型抗原を産生しない日本人の約10%は上昇しない。

内分泌学的検査

日本語名	略名	単位	共用基準範囲（JCCLS） ※	下限	上限	参考値*2 下限	上限	意義
甲状腺刺激ホルモン D008「6」	TSH	μIU/mL		—	—	0.45〜0.61	3.33〜4.23	TSHは下垂体前葉より分泌されるホルモンで，間脳のTRHにより分泌刺激を受けると同時に，甲状腺ホルモンによってnegative feed backの分泌調節を受けている。本検査は，甲状腺ホルモンの過剰や不足を呈する病態で，下垂体に責任病変があるかをみる目的で行われる。バセドウ病の再発を察知する指標としても，また甲状腺機能低下症の甲状腺ホルモン剤投与の際の用量過不足を判定するのにも有用。
	TSH*4（IFCC）	mIU/L				0.61	4.23	
C-ペプチド D008「12」	CPR	ng/mL（血中）				0.7〜1.1	2.5〜3.3	インスリンは，まずプロインスリンという前駆体のかたちで産生され，等モルのインスリンとC-ペプチドに分解されて分泌される。インスリン製剤による治療などにより血中にインスリン抗体が出現した場合，免疫学的測定によるインスリン（IRI）は抗体が干渉するため正確な測定ができなくなる。このため，C-ペプチド（CPR）を測定してインスリン分泌能の指標として用いる。また，インスリン製剤投与時にインスリン分泌能を知りたい場合も同様にCPRを測定して評価する。CPRは血中濃度や負荷試験での尿中濃度が測定される。
遊離サイロキシン D008「14」	FT4	ng/dL				0.7〜0.84	1.44〜1.8	甲状腺ホルモンの1つであるT4のうち甲状腺ホルモン結合蛋白（TBG）と結合していない遊離型のみを測定する。生理活性を有するのは遊離型のみであり，TBG増減の影響を受けにくく，病態をよく反映する。甲状腺機能検査としては，TSHとともに第一に選択される項目。
遊離トリヨードサイロニン D008「14」	FT3	pg/mL				1.7〜2.11	3.1〜4.5	T3はT4とともに血中に存在する甲状腺ホルモンで，分子中にヨードを3原子もつためこの名がある。その大半は血清蛋白と結合しているが，一部は遊離型（FT3）として存在し，遊離型のみ生理活性をもつ。FT3はFT4，TSHとともに甲状腺機能の指標として活用される。
副腎皮質刺激ホルモン D008「37」	ACTH	pg/mL		—	—	7〜7.2	63〜63.3	脳下垂体前葉から分泌されるペプチドホルモン。主として視床下部からのACTH放出刺激ホルモン（CRH）や，ストレスにより分泌が促進され，副腎皮質からのグルココルチコイド（コルチゾールなど）によるnegative feed backにより分泌が抑制されている。血中濃度は朝高く夕方低い日内変動が見られ，採血時間には注意が必要。

■主要検査のガイダンス

① CLIA，CLEIA，ECLIA：化学発光免疫測定法

抗原抗体反応において化学発光物質を標識体として用いる免疫測定法である。

主に次の3法が普及している。いずれも検体中に存在する微量物質を高感度に測定できるが，測定には専用の分析機器が必要である。

- **化学発光免疫測定法（CLIA：chemiluminescent immunoassay）**：固相化した抗体に対して抗原を反応させたあと，さらに化学発光物質を標識した抗体を抗原に2次反応させ，反応物に含まれる化学発光物質の発光強度を測定して抗原を定量する方法。
- **化学発光酵素免疫測定法（CLEIA：chemiluminescent enzyme immunoassay）**：固相化した抗体に対して抗原を反応させたあと，酵素標識した抗体を抗原に2次反応させ，さらに化学発光酵素基質を加えて基質の発光強度を測定する方法。
- **電気化学発光免疫測定法（ECLIA：electrochemiluminescence immunoassay）**：抗体を結合したビーズを用いて抗原と反応させたあと，ルテ

ニウムピリジン錯体で標識した抗体を抗原に2次反応させ，電気化学反応によりルテニウムピリジン錯体の発光強度を測定する方法。

測定対象物質の捕捉
免疫反応により測定対象物質を捕捉（CLEIA法・CLIA法共通の工程）

捕捉した物質の検出
化学発光の発光量を測定する点は共通。CLEIA法とCLIA法で，化学発光の方法が異なる。

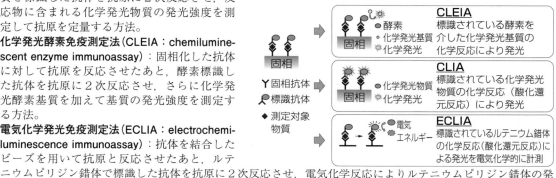

CLEIA	標識されている酵素を介した化学発光基質の化学反応により発光
CLIA	標識されている化学発光物質の化学反応（酸化還元反応）により発光
ECLIA	標識されているルテニウム錯体の化学反応（酸化還元反応）による発光を電気化学的に計測

Y 固相抗体
♪ 標識抗体
◆ 測定対象物質

② EIA，ELISA：酵素免疫測定法

抗原抗体反応において，反応物の量を酵素と酵素基質による発色反応に反映させて定量する方法が酵素免疫測定法（EIA：enzyme immunoassay）である。

EIA法は，一定量の抗体に対する抗原と標識抗体の競合反応を利用するが，このうち，プレートなどに抗体を固定して固相体上で抗原抗体反応させる方法を酵素結合免疫吸着法（ELISA：enzyme-linked immunosorbent assay）と呼ぶ。サンプルあたりのコストが比較的安価で操作が簡便なうえ，高感度なので，臨床検査において幅広く利用されている。

ELISAの概略としては，まずポリスチレン製のマイクロプレートに抗原に対する特異抗体を固相化し，検査材料中の抗原を反応させたあと，酵素を標識した抗原に対する特異抗体を結合させる。さらに酵素基質を反応させて発色させ，吸光度を標準品と対比して抗原量を測定する。

EIAとELISAは，用語として明確に区別されて使われているとは言いがたく，混在して用いられているのが実情である。

●競合法

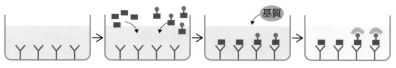
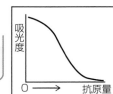

Y 抗体 ■ 検体中の抗原 ♣ 酵素標識抗原 ⌒ 酵素反応

●サンドイッチ法

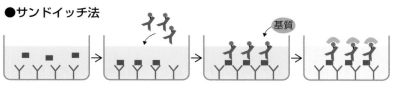
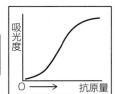

Y 抗体 ■ 検体中の抗原 ✦ 酵素標識抗体 ⌒ 酵素反応

③ FISH 法（蛍光 in situ ハイブリダイゼーション法）

FISH 法（fluorescence in situ hybridization 法；蛍光 in situ ハイブリダイゼーション法）は，蛍光物質をつけたプローブ（標的遺伝子と相補的な塩基配列を有する合成遺伝子）を標的遺伝子と結合させ，蛍光顕微鏡下で可視化する方法である。

対象遺伝子の存在部位を蛍光シグナルとして直接視覚的に観察できるほか，同一視野で複数種の遺伝子を検出できること（多重染色 FISH 法と呼ばれる）が特長。

培養操作を伴わずに細胞中の遺伝子や病原体遺伝子を対象とした検査が可能で，白血病やリンパ腫，固形腫瘍などにおける微細な染色体異常の検出に利用されている。

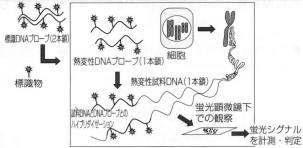

④ LA，LTIA，LPIA：ラテックス凝集法，ラテックス凝集比濁法，ラテックス近赤外免疫比濁法

抗原抗体反応を利用した血球・粒子凝集法（⑪）のうち，固相として人工的に作成したラテックス粒子を用いる方法をラテックス凝集法（LA：latex agglutination）と呼ぶ。

抗原または抗体を吸着（結合）させたラテックス粒子（感作ラテックス粒子）を用いて抗原抗体反応を行い，抗原抗体反応による凝集の有無により抗体または抗原の存在を判定する。

●**定性・半定量検査**：反応後の凝集像を目視観察あるいは光学分析装置を用いて判定する。検体中に目的の抗原が含まれていない場合には，凝集は見られない。

●**定量検査**：光学分析装置が用いられ，反応後の凝集の濁度を透過光で分析する比濁法が主に利用されている。

ラテックス凝集比濁法（LTIA：latex turbidimetric immunoassay），ラテックス近赤外免疫比濁法（LPIA：latex photometric immunoassay）などがあり，保医発通知における「検査法の略号」では「LA（測定機器を用いるもの）」として扱われている。

なお，凝集の度合いを散乱光の強度で分析する方法もあり，比ろう法あるいはネフェロメトリー法（latex nephelometric immunoassay または latex-enhanced nephelometry）と呼ばれている（⑭）。

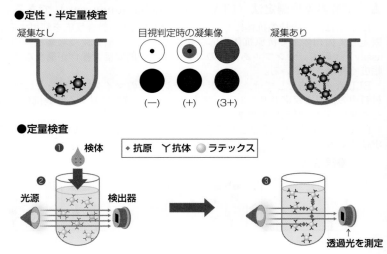

⑤ LAMP 法

LAMP 法（loop-mediated isothermal amplification）は，国内で開発された核酸増幅法の一つである。PCR 法が熱変性による核酸解離操作を必要とするのに対し，等温での核酸増幅が可能な検査法である。

標的遺伝子の6つの領域に対して4種類のプライマー（増幅子）を設定し，鎖置換反応を利用して一定温度で反応させることを特徴とする。標的遺伝子を含む試料，プライマー，鎖置換型 DNA 合成酵素，基質等を混合して，一定温度（65℃付近）で保温することで反応が進む。検出までの工程を1ステップで行うことができるという利点がある。

⑥ PCR 法：ポリメラーゼ連鎖反応

　PCR 法（polymerase chain reaction；ポリメラーゼ連鎖反応）は，1985年に考案された DNA の増幅法である。DNA の特定の領域を数時間で100万倍に増幅することが可能であるなど，ごく微量の DNA を出発材料として高感度の検出を短時間で行うことができるのが最大の特長である。

　工程は，①熱変性による二本鎖 DNA の一本鎖への解離，②プライマーのアニーリング，③DNA ポリメラーゼによる DNA 鎖の伸長——3つからなる。この工程を繰り返すことで，特定の DNA 領域を大量に増幅して検出する。

　近年では，PCR 反応中の増幅産物をリアルタイムでモニタリングするリアルタイム PCR が広く使われるようになり，サンプル中に標的となる DNA が存在するかしないかを調べる定性分析のほか，mRNA や miRNA の定量解析も行えるようになっている。

　医療分野では，遺伝性疾患の診断を目的とする遺伝学的検査や癌関連遺伝子の異常判定，分子標的治療薬の効果予測，臓器移植時の HLA 型判定，感染症における病原体遺伝子の検出・定量などに用いられている。

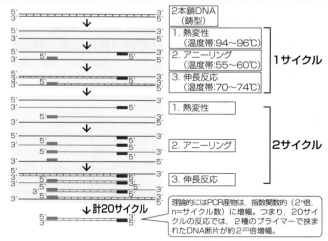

⑦ TIA：免疫比濁法

　免疫比濁法（TIA：turbidimetric immunoassay）は，抗原抗体反応で生じた混濁物に光を照射し，透過率を計測することにより抗原量を測定する検査方法である。

　検出しようとする物質（抗原）に特異的な抗血清（抗体）を用い，液相中で反応させ，抗体が抗原物質と免疫複合体を形成することにより発生する濁度を測定機器（自動分析機）により計測し，検量線より測定値を求める。

　C 反応性蛋白（CRP），免疫グロブリンの検出等に用いられる。

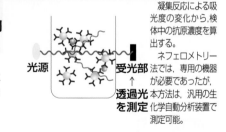

凝集反応による吸光度の変化から，検体中の抗原濃度を算出する。

ネフェロメトリー法では，専用の機器が必要であったが，本方法は，汎用の生化学自動分析装置で測定可能。

⑧ 吸光光度分析〔紫外吸光光度法（UV 法）・可視吸光光度法，赤外吸光光度法（IR 法）〕

　物質に対し，特定の波長域の光を当てて透過率や吸光度を測定し，定量分析を行う方法。

　測定に用いる波長の光を回折格子によって単色光に分光して試料に入射させて，試料を透過した光の強度を光電子増倍管やシリコンフォトダイオード等の検出器で検出し，分光光度計で透過率や吸光度に演算する。

　臨床化学検査においては，主に測定対象物質と反応する酵素や基質などを反応させたあと，生成される物質に対して特定波長の吸光度を計測して測定対象物質量を算出することが多い。

　用いられる光の波長域が紫外線の領域である紫外吸光光度法（ultraviolet absorption spectrophotometry；UV 法），可視光線の領域である可視吸光光度法（visible absorption spectrophotometry），赤外線の領域である赤外吸光光度法（infrared absorption spectrophotometry；IR 法）などがあるが，前の２法が汎用されている。

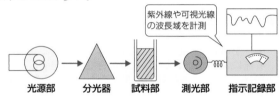

紫外線や可視光線の波長域を計測

⑨鏡検法

顕微鏡を用いて，目視で検体を観察する検査法。

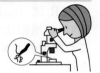

グラム染色などの適切な染色を施して検出対象を鮮明に染め出したのちに鏡検する場合が多い。

糞便中の虫卵検出，細菌の顕微鏡検査，末梢血液像の血球形態観察などに用いられている。

⑩蛍光発光免疫測定法（FEIA，ELFA，EV-FIA）

抗原抗体反応を利用し，反応物の検出に蛍光物質を用いる方法。

EIA 法や ELISA 法（②）において，抗体や抗原に蛍光物質を標識する方法や，酵素を標識しておいて2次反応に蛍光基質を用いる方法がある。

試薬製造元の呼称として，FEIA 法（fluorescent enzyme immunoassay），ELFA（enzyme linked fluorescent assay）などがみられる。

● **EV-FIA 法（evanescent wave fluoro immunoassay）**：蛍光免疫測定法の一つで，エバネセント波を用いたものである。抗原抗体反応によって生成される免疫化学的複合体の標識抗体上の標識蛍光物質を励起して蛍光発光させるとともに，標識蛍光物質からの蛍光放射を全反射しながら反応系内にしみだした光（エバネセント波）で励起することによって，標識蛍光物質から放射される蛍光強度を測定する。競合法によるものとサンドイッチ法によるものがある（方法の概要は⑮参照）。エバネセント波はチップ基板表面近傍の複合体の蛍光色素を選択的に励起するため，B/F 分離することなく，検体中の被検物質量を反映した蛍光強度が検出できる。

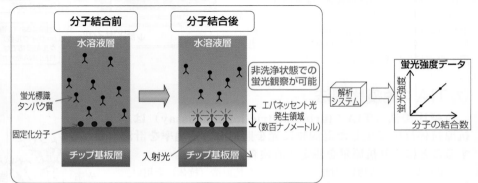

⑪血球・粒子凝集法

血球凝集反応や粒子凝集反応を調べる方法を，本書では「血球・粒子凝集法」と総称している。

以前は凝集像の検出に動物血球が用いられることが多かったが，近年は原材料の確保と均質な条件設定が容易な粒子凝集法が汎用されるようになった。

特に下記の3つが多く用いられている。

● **受身赤血球凝集反応（PHA：passive hemagglutination）**：表面にウイルス抗原を吸着させた赤血球（感作赤血球）を用いて抗体を反応させ，抗原抗体反応による凝集の有無によって抗体の存在を判定する方法。

● **粒子凝集反応（PA：particle agglutination）**：抗原または抗体を吸着させたゼラチン粒子など（感作粒子）を用いて反応させ，抗原抗体反応による凝集の有無によって抗体または抗原の存在を判定する方法。PHA と比べて非特異的凝集が少ないという特徴をもつ。

● **金コロイド凝集法**：抗原または抗体を吸着させた金コロイド粒子を反応させ，抗原抗体反応によって金コロイド粒子が凝集する色調変化を光学的に測定する方法。

●**赤血球凝集法**

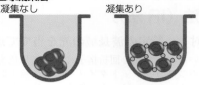

●**PHA法による抗体測定（HBcの例）**

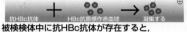

被検検体中に抗HBc抗体が存在すると，感作血球は凝集。

●**粒子凝集法**

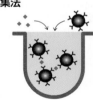

●ゼラチン粒子，ラテックス粒子，金コロイドなど
◆ 抗原
Y 抗体

⑫高性能液体クロマトグラフィー（HPLC，LC-MS/MS）

高性能液体クロマトグラフィー（HPLC：high performance liquid chromatography）は，移動相に液体を用いるクロマトグラフィーである。

測定対象物質を含む移動相を高圧ポンプなどで加圧して高密度充填カラムを通過させ，カラム中の固定相および移動相との相互作用（吸着，分配，イオン交換，サイズ排除など）の差を利用して，測定対象物質を高性能に分離して検出・定量する。

近年では，液体クロマトグラフィーで分離したのち，検出器として複数の質量分析装置（MS：mass spectrometer）を用いる LC-MS/MS（liquid chromatography-tandem mass spectrometry）も利用されている。

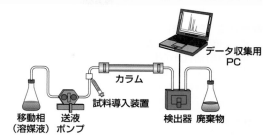

⑬電気泳動法

電気泳動とは，荷電物質（試料）の浮遊する電解質溶液に通電すると，試料が自身の荷電と反対の電極に移動する現象である。この現象を利用して，標準物質の移動度と試料の移動度から目的の物質を測定するのが電気泳動法である。

水溶液中では試料が拡散してしまうため，セルロースアセテート膜，アガロースゲル，ポリアクリルアミドゲルなどの支持体中で移動させる手法が一般的である。

●血清蛋白分画の例

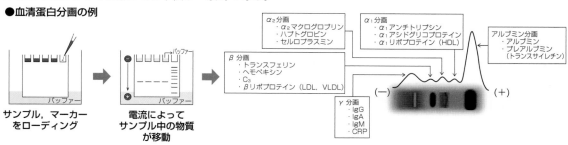

⑭ネフェロメトリー法

抗原抗体反応で生じた複合物の濁度を工学機器によって分析・定量する方法。光の透過率を基にした「比濁法」（④，⑦）と散乱光を基にした「比ろう法」があり，ネフェロメトリー法（nephelometry）は後者を指す。

比濁法は，溶液または懸濁液中を光が通過したときに吸収と散乱によって減衰した透過光を検出することで試料中の目的物質の濃度を測定するが，ネフェロメトリー法では，光が小粒子の懸濁液中を通過するとき全方向に散乱された光をある角度方向の検出器によって捉え，その強度から目的物質の濃度を測定する。

ネフェロメトリー法は，原理的に比濁法と比べて低濃度の物質を感度よく測定できることから，近年は血清特異蛋白質の免疫学的定量法，免疫比ろう法（NIA：nephelometric immunoassay）として広く普及している。

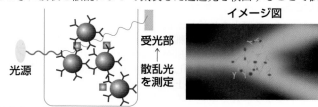

⑮放射性免疫測定法（RIA，IRMA）

抗原抗体反応を利用し，検出マーカーとして放射性同位元素を組み合わせた方法。

競合法を原理とする RIA 法（radio immunoassay；放射性免疫測定法）と，サンドイッチ法を原理とする IRMA 法（immuno radiometric assay；免疫放射定量法）の２種類がある。微量物質を高感度に検査できるが，放射性同位元素を用いるため，施設や処理方法の整備が必要となる。

●**競合法（RIA 法）**：一定量の抗体に対して，放射性同位元素で標識した抗原と検体中の抗原を競合的に反応させ，「抗体と結合した標識抗原（結合型）」と「抗体と結合していない標識抗原（遊離型）」を分離し，その割合を放射活性から抗原の濃度として測定する方法。結合型と遊離型の分離方法（B/F 分離）によって，固相法（抗体を固相化しておく），２抗体法（抗原抗体複合体に第2抗体を結合させて沈澱させる），硫安塩析法（抗原抗体複合体を硫酸アンモニウムで沈澱させる），PEG 法（抗原抗体複合体を沈澱試薬で沈澱させる）などがある。

●**競合法**

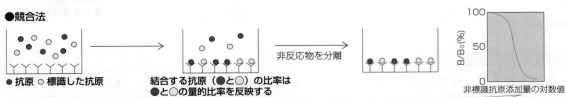

● 抗原 ○ 標識した抗原 　結合する抗原（●と○）の比率は●と○の量的比率を反映する 　非反応物を分離

シグナル強度をもとにB/B$_0$（B画分のシグナル／非標識抗原0のときのB画分のシグナル）を算出し，非標識抗原の添加量の対数値に対してプロットすると，標準曲線が得られる。
抗原の含量が不明な試料（定量したい試料）を一定量の抗体に添加して反応させ，B/Fを分離してB/B$_0$を算出する。その値から標準曲線を用いて，試料に含まれる抗原の量を算出する。

●**サンドイッチ法（IRMA 法）**：固相化した抗体に対して検体中の抗原を反応させたあとに，放射性同位元素で標識した抗体を抗原に２次反応させる方法。固相化抗体と標識抗体で抗原を挟むことから，サンドイッチ法と呼ばれる。

●**サイドイッチ法**

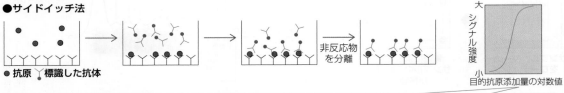

● 抗原 Y 標識した抗体 　非反応物を分離 　大 シグナル強度 小 目的抗原添加量の対数値

得られたシグナル強度を目的抗原の添加量の対数値に対してプロットすると，標準曲線が得られる。
抗原の含量が不明な試料（定量したい試料）を一定過剰量の抗体を固定化した固相に添加し，さらに過量の標識抗体を反応させ，B/F 分離したのちにシグナル強度を測定する。その値から標準曲線を用いて，試料に含まれる抗原の量を算出する。

⑯免疫クロマト法

免疫クロマト法（immunochromatographic method）は，抗原抗体反応を利用した免疫測定法である。イムノクロマト法とも呼ぶ。

セルロース膜上を被検体が試薬を溶解しながらゆっくりと流れる性質（毛細管現象）を応用した測定法である。検体中の抗原が，検体滴下部の標識抗体と免疫複合体を形成しながらセルロース膜上を移動し，セルロース膜上のキャプチャー抗体上にトラップされて呈色する。特別な測定機器を用いなくても目視で判定できる簡便な方法で，hCG 検出による妊娠診断，インフルエンザウイルス抗原検査等では，発色ラインの出現の有無によって陽性・陰性を判定する。

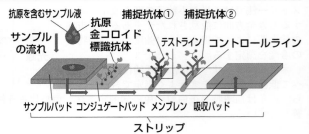

抗原を含むサンプル液　抗原　金コロイド　標識抗体　捕捉抗体① 捕捉抗体②　テストライン　コントロールライン　サンプルの流れ
サンプルパッド　コンジュゲートパッド　メンブレン　吸収パッド
ストリップ

凡　　例

1．本書は，診療報酬点数表の特掲診療料第3部**「検査」**第4部**「画像診断」**第13部**「病理診断」**に掲げられた検査，画像診断名称のすべてについて解説したものです。

2．原則として，検査・画像診断項目は点数表の順に解説していますが，まとめて解説したほうが内容を理解しやすい等の理由から，一部順序を入れ替えたところもあります。

3．項目は，**2024年6月現在の診療報酬点数表**をベースにしています。

4．各項目についての解説は，「名称」，【目的】，【方法】，適応疾患，《保険請求》から構成されています。

- (a)「名称」：診療報酬点数表に記載されている名称で記載しました。
  - ・小項目名称の頭の番号は，診療報酬点数表の区分項目番号に対応しています。
  - ・小項目名称の番号の次にある丸数字（①，②…）は，本書における通し番号です。
  - ・項目の見出しは原則として「和文の名称（別称，欧文名称：略語）」の順に記載されています。
- (b)【目的】，【方法】：意義や方法を解説してあります。なお，本書で使用する主な検査方法の略号と，本書の検査方法の分類記載例を前ページに掲載しましたのでご参照ください。
- (c) 適応疾患：原則として保険適用の認められている疾患名（標準病名）を掲げました。さらになるべく多くの対応疾患を掲げるという観点から，保険適用上の解釈が微妙な場合でも臨床上重要と思われる疾患名も掲げ，〔　　〕で示しました。

  ただし，保険審査においては個別の症例ごとにその妥当性が判断されます。適応疾患に病名として掲げられている場合でも，診療の内容によっては請求が認められないこともありえます。逆に，適応疾患でない場合でも，診療の必要から行われ，きちんと症状詳記をすることにより保険が適用されることもあります。本書の利用に当たっては，これらの点をお含み置きください。
- (d)《保険請求》：併算定や月に何回算定できるかなどの保険請求上の留意点を記載しています（■：告示，■：新規の告示，★：保医発通知，★：新規の保医発通知，色下線：変更箇所）。

5．各項目には具体的な点数を掲げています。

6．索引は，すべての名称および適応疾患名を中心に掲げています。

7．また，「注」による加算項目，通知による準用項目などについては，診療報酬の改定により，内容が多少変更される場合もあることを，あらかじめご了承ください。

8．2024年度診療報酬改定で新たに保険収載された項目には 新 を付してあります。

9．2026年5月31日までの間，算定できる経過措置の対象となっている検査項目には，経過 を付してあります。

10．外来迅速検体検査加算の対象検査に 外迅 を付してあります。

11.《レセプト摘要欄》：療報酬明細書（レセプト）の「摘要欄」に記載が必要な事項を掲げました。なお，全体に係る規定のため，個別項目に掲載できないものは以下のとおりです。

（算定回数が複数月に1回又は年1回のみとされている検査を実施した場合） 前回の実施年月日（初回の場合は初回である旨）を記載する
（初診，再診又は在宅医療において，患者の診療を担う保険医の指示に基づき，当該保険医の診療日以外の日に訪問看護ステーション等の看護師等が，当該患者に対し検査のための検体採取等を実施した場合） 当該検体採取が実施された年月日を記載する
（「制限回数を超えて行う診療」に係る検査を実施した場合） 「検選」と記載し，当該「制限回数を超えて行う診療」の名称，徴収した特別の料金及び回数を他の検査と区別して記載する
〈画像診断〉 撮影部位を記載する ※ E001写真診断，E200コンピューター断層撮影，E202磁気共鳴コンピューター断層撮影は（編注：下記の該当項目で示すとおり）選択して記載する 撮影開始日時を記載する
（時間外緊急院内画像診断加算） 撮影開始日時を記載する
〈コンピューター断層撮影診断料　通則4　新生児頭部外傷撮影加算〉 医学的な理由について診療報酬明細書の摘要欄に該当項目を記載する。また，「カ」に該当する場合は，その詳細な理由及び医学的な必要性を記載する
〈コンピューター断層撮影診断料　通則4　乳幼児頭部外傷撮影加算〉 医学的な理由について診療報酬明細書の摘要欄に該当項目を記載する。また，「カ」に該当する場合は，その詳細な理由及び医学的な必要性を記載する
〈コンピューター断層撮影診断料　通則4　幼児頭部外傷撮影加算〉 医学的な理由について診療報酬明細書の摘要欄に該当項目を記載する。また，「カ」に該当する場合は，その詳細な理由及び医学的な必要性を記載する
〈病理診断料の悪性腫瘍病理組織標本加算〉 検体を摘出した手術の名称を記載する

※「記載事項」欄における括弧書は，該当する場合に記載する事項である。
※「記載事項」欄の記載事項は，特に記載している場合を除き，「摘要」欄へ記載するものである。

検査編

検体検査

《保険請求》【D000～D024に係る共通事項】

■検体検査の費用は，第1款（検体検査実施料）および第2款（検体検査判断料）の各区分の所定点数を合算した点数により算定する。

■入院中の患者以外の患者について，緊急のために，保険医療機関が表示する診療時間以外の時間，休日または深夜において，当該保険医療機関内において検体検査を行った場合は，時間外緊急院内検査加算として，第1款の各区分の所定点数に1日につき200点を所定点数に加算する。ただし，この場合において，同一日に第3号の加算は別に算定できない。

■特定機能病院である保険医療機関においては，入院中の患者に係る検体検査実施料は，基本的検体検査実施料に掲げる所定点数および当該所定点数に含まれない各項目の所定点数により算定する。

■入院中の患者以外の患者に対して実施した検体検査であって，別に厚生労働大臣が定めるものの結果について，検査実施日のうちに説明したうえで文書により情報を提供し，当該検査の結果に基づく診療が行われた場合に，5項目を限度として，外来迅速検体検査加算として，第1節第1款の各区分に掲げる検体検査実施料の各項目の所定点数にそれぞれ10点を加算する。

時間外緊急院内検査加算

★時間外緊急院内検査加算については，保険医療機関において，当該保険医療機関が表示する診療時間以外の時間，休日または深夜に入院中の患者以外の患者に対して診療を行った際，医師が緊急に検体検査の必要性を認め，当該保険医療機関において，当該保険医療機関の従事者が当該保険医療機関内に具備されている検査機器等を用いて当該検体検査を実施した場合に限り算定できる。

　なお，当該加算の算定に当たっては，当該加算の対象たる検査の開始時間をもって算定する。

★検査の開始時間が診療時間以外の時間，休日または深夜に該当する場合に当該加算を算定する。なお，時間外等の定義については，A000初診料の注7に規定する時間外加算等における定義と同様である。

★同一患者に対して，同一日に2回以上，時間外，休日または深夜の診療を行い，その都度緊急の検体検査を行った場合（複数の区分にまたがる場合を含む）も，1日につき1回のみ算定する。

★現に入院中の患者については算定できない。ただし，時間外，休日または深夜に外来を受診した患者に対し，検体検査の結果，入院の必要性を認めて，引き続き入院となった場合は，この限りではない。

★時間外緊急院内検査加算を算定する場合においては，A000初診料の注9およびA001再診料の注7に規定する夜間・早朝等加算は算定できない。

★緊急の場合とは，直ちに何らかの処置・手術等が必要である重篤な患者について，通常の診察のみでは的確な診断が困難であり，かつ，通常の検査体制が整うまで検査の実施を見合わせることができないような場合をいう。

外来迅速検体検査加算

★外来迅速検体検査加算については，当日当該保険医療機関で行われた検体検査について，当日中に結果を説明したうえで文書により情報を提供し，結果に基づく診療が行われた場合に，5項目を限度として，検体検査実施料の各項目の所定点数にそれぞれ10点を加算する。

★以下の多項目包括規定に掲げる点数を算定する場合には，その規定にかかわらず，実施した検査項目数に相当する点数を加算する。

　　D006出血・凝固検査の「注」の場合
　　D007血液化学検査の「注」の場合
　　D008内分泌学的検査の「注」の場合
　　D009腫瘍マーカーの「注2」の場合

　例　患者から1回に採取した血液等を用いてD009腫瘍マーカーの「3」の癌胎児性抗原（CEA）と「9」のCA19-9を行った場合，検体検査実施料の請求はD009腫瘍マーカーの「注2」の「イ」2項目となるが，外来迅速検体検査加算は，行った検査項目数が2項目であることから，20点を加算する。

★同一患者に対して，同一日に2回以上，その都度迅速に検体検査を行った場合も，1日につき5項目を限度に算定する。

★A002外来診療料に含まれる検体検査とそれ以外の検体検査の双方について加算する場合も，併せて5項目を限度とする。

★現に入院中の患者については算定できない。ただし，外来を受診した患者に対し，迅速に実施した検体検査の結果，入院の必要性を認めて，引き続き入院となった場合は，この限りでない。

●レセプト摘要欄：〈時間外緊急院内検査加算〉検査開始日時を記載する。

（引き続き入院した場合）引き続き入院した場合である旨を記載する。

〈外来迅速検体検査加算〉（外来診療料を算定した場合であって，当該診療料に包括される検査のみに対して当該加算を算定した場合）当該加算を算定した日に行った検体検査の項目名を記載する。

（引き続き入院した場合）引き続き入院した場合である旨を記載する。

第1章

尿・糞便等検査

D000　尿中一般物質定性半定量検査　Urine qualitative/semi-quantitative tests　26点　外迅

【目的】　検査項目としては，①比重，②pH，③蛋白，④糖（グルコース），⑤ウロビリノゲン，⑥ウロビリン，⑦ビリルビン，⑧ケトン体（アセトン体），⑨潜血，⑩尿細菌検査（試験紙法による），⑪食塩検査，⑫白血球検査（試験紙法による），⑬アルブミンなどがある。これらは⑥を除き，いずれも試験紙法で測定される。試験紙法は試験紙を瞬間的に尿に浸し，一定の時間内（1〜2分）での色調変化を肉眼的に観察することで，尿中病的成分の増加の有無を判断する検査法である。これらの検査の大部分は区分番号D000の項目からも明らかなように，あらゆる臨床検査の基本となる重要な検査法で，その診断的意義は腎・尿路系疾患だけではなく，全身性疾患に及ぶ。

　多項目尿試験紙と称される1枚の試験紙を用いて，最大10項目（①〜⑤，⑦〜⑪，⑫）を測定できる。近年では，肉眼的な判定に代わり機器判定（反射光を光学的に検出する）が一般的となり，精度が高く再現性のよい成績が得られるようになった。この10項目は，日本臨床検査医学会（旧日本臨床病理学会）が「初診時，あるいは診療上必要とされる場合に必ず行うべき検査」と位置づけている。

　点数表には，試験紙以外にアンプルおよび錠剤を用いて実施する検査がある。アンプル法は現在全く使用されておらず，錠剤法はビリルビンのイクトテストのみに用いられている。

　定性検査は尿中病的成分の有無を（＋），（−）などで表示するが，定量検査とは濃度を絶対値で表示する検査法である。他方，半定量検査はある幅を有する目安値で厳密な定量値は示されない。例えば，尿糖1＋は100mg/dLを意味する。D000の項目では，これらの両者が併記されているものが多い。

適応疾患　以下の細項目において後述する

《保険請求》

■当該保険医療機関内で検査を行った場合に算定する。
★検体検査を行った場合は所定の判断料を算定できるものであるが，尿中一般物質定性半定量検査を実施した場合は，当該検査に係る判断料は算定できない。
★尿中一般物質定性半定量検査とは，試験紙，アンプルもしくは錠剤を用いて検査する場合または試験紙等を比色計等の機器を用いて判定する場合をいい，検査項目，方法にかかわらず，1回につき所定点数により算定する。
★尿中一般物質定性半定量検査に含まれる定性半定量の検査項目は，次のとおりである。
　　イ　比重　　　　　　　　　　　　チ　ケトン体
　　ロ　pH　　　　　　　　　　　　 リ　潜血反応
　　ハ　蛋白定性　　　　　　　　　　ヌ　試験紙法による尿細菌検査（亜硝酸塩）
　　ニ　グルコース　　　　　　　　　ル　食塩
　　ホ　ウロビリノゲン　　　　　　　オ　試験紙法による白血球検査（白血球エステラーゼ）
　　ヘ　ウロビリン定性　　　　　　　ワ　アルブミン
　　ト　ビリルビン
★尿中一般物質定性半定量検査は当該検査の対象患者の診療を行っている保険医療機関内で実施した場合にのみ算定できるものであり，委託契約等に基づき当該保険医療機関外で実施された検査の結果報告を受けるのみの場合は算定できない。ただし，委託契約等に基づき当該保険医療機関内で実施された検査について，その結果が当該保険医療機関に対して速やかに報告されるような場合は，所定点数を算定できる。
★ウロトレース，ウリグロックスペーパー等の尿中細菌検査用試験紙による検査は，D000尿中一般物質定性半定量検査に含まれるものであり，別に算定できない。

---

①　尿比重　urine specific gravity

【目的】　尿比重は尿中の固形成分の含有量を示す。健常人ではナトリウムや尿素，病的状態では蛋白，糖などの含有量が影響し，尿の濃縮度の指標とされる。健常成人の尿比重は1.015〜1.025である。1.030以上は濃縮尿とされ糖尿病，脱水症などの水分喪失で認められる。1.010以下は希釈尿で尿崩症，飲水過多などの濃縮障害で生じる。1.010に近い場合は等張尿とされる。

【方法】　試験紙法，屈折計法，比重計（浮秤）

適応疾患　▶糖尿病 ▶尿崩症 ▶腎不全 ▶脱水症 ▶ネフローゼ症候群 ▶多発性骨髄腫 〔▶腎炎 ▶心不全〕

② 尿pH　urine pH

【目的】　尿中のpHを測定し，アルカローシス（アルカリ性血症）およびアシドーシス（酸性血症）の判定を行う。尿酸結石の予防として，尿をアルカリ性に保つために重曹やクエン酸塩が治療薬として用いられるが，この治療効果の指標としても実施される。

【方法】　試験紙法

適応疾患　▶アルカローシス ▶アシドーシス ▶糖尿病性ケトアシドーシス 〔▶尿路感染症 ▶熱性疾患（一般的にアルカリ性に傾く）〕

③ 尿蛋白定性　urine protein

【目的】　尿中の蛋白を半定量し腎疾患の診断に用いる。健常人の尿中にはごく微量の蛋白（アルブミンなど）が排泄されているが，試験紙法では検出されない。一般的に，総蛋白排泄量が150mg／日以上は病的蛋白尿とされ，精査が必要である。溶血性疾患，多発性骨髄腫などによる腎前性蛋白尿，腎臓の糸球体，尿細管，間質などの障害で生じる腎性蛋白尿，ならびに前立腺炎，膀胱炎，結石などで見られる腎後性蛋白尿がある。尿試験紙法はアルブミンに特異的であり，IgGやベンス・ジョーンズ蛋白では高濃度にならないと陽性化しない。

【方法】　試験紙法（pH指示薬の蛋白誤差法）

適応疾患　▶糸球体腎炎 ▶ネフローゼ症候群 ▶糖尿病性腎症 〔▶心不全 ▶起立性蛋白尿 ▶熱性蛋白尿〕

《保険請求》
★蛋白質とクレアチニンの比を測定する目的で試験紙により実施した場合は，D001「21」のその他によるクレアチニン（尿）として算定し，その判断料は，D026検体検査判断料の「1」尿・糞便等検査判断料を算定する。

④ 尿糖（尿グルコース）　urine glucose

【目的】　一般的に尿糖はグルコース尿を示し，糖尿病のスクリーニング，診断および治療効果の判定に用いられる。新生児の糖代謝異常症では果糖，ガラクトース，乳糖，五炭糖などが検出されることがある。健常人の尿中には微量のグルコースが排泄されるが，試験紙法では検出されない。健常人では血中グルコースのほとんどが糸球体で濾過されるが，大部分が尿細管で再吸収されるためグルコースは尿中では検出されない。血糖値が160〜180mg/dL以上を示すと，糸球体での濾過量が尿細管での再吸収量を超えるため尿中にグルコースが出現するようになる。また，糖排泄閾値が低下する腎性糖尿では，血糖値が正常でも尿糖が陽性を示す。

【方法】　試験紙法

適応疾患　▶糖尿病 ▶耐糖能異常 ▶膵炎 ▶腎性糖尿 〔▶中枢神経障害（低酸素性脳症）〕

⑤ 尿ウロビリノゲン　urine urobilinogen

【目的】　ウロビリノゲンは肝臓から胆汁中へ排泄された抱合型（直接）ビリルビンが，腸内細菌により還元されたビリルビン（胆汁色素）の最終代謝産物である。尿中ウロビリノゲンは生体内での溶血亢進，便秘などで多量に腸管より吸収された場合や重症肝細胞障害によりビリルビンが肝臓で再処理されない場合に陽性化する。逆に，閉塞性黄疸により直接ビリルビンが腸管内へ排泄されない場合，重症の下痢により腸管での吸収が不十分な場合，抗生物質製剤投与によりビリルビンを還元する腸管細菌が著減した場合などでは陰性を示す。

【方法】　試験紙法，アルデヒド反応法〔エーリッヒ（Ehrlich）試験〕

適応疾患　▶溶血性貧血 ▶肝障害 ▶便秘症 ▶閉塞性黄疸 ▶抗生物質製剤による腸内細菌の減少 〔▶体質性黄疸 ▶（高度）肝不全〕

⑥ 尿ウロビリン定性　urine urobilin

糞便中のウロビリノゲンが酸化され生じる黄色成分で，一般的には測定されることがないので省略する。

尿・糞便

⑦　尿ビリルビン　urine bilirubin

【目的】　尿ビリルビン（尿胆汁色素）は，尿中に排泄された抱合型（直接）ビリルビンで，肝障害，閉塞性黄疸などの補助診断に用いられる。ビリルビンは，赤血球が約120日の寿命後に網内系で破壊されて生じるヘムから合成される。まず不溶性の遊離型（間接）ビリルビンが形成され，その後肝細胞内で抱合を受け，可溶性の直接ビリルビンとなる。その大部分は胆管に排泄され腸内細菌に還元されてウロビリノゲンとなるが，一部は腸管で再吸収され門脈から肝臓に戻り再びビリルビンとなる（腸肝循環）。血中ビリルビンが増加し腎臓での排泄閾値（2.4mg/dL）を超える場合は，尿中へ排泄される。

【方法】　試験紙法，錠剤によるジアゾ反応法（イクトテスト）

適応疾患　▶肝障害　▶閉塞性黄疸　▶体質性黄疸（デュビン・ジョンソン症候群，ローター症候群）

⑧　尿ケトン体（アセトン体）　urine ketone body (acetone body)

　一般的に尿ケトン体と記載される。

【目的】　尿ケトン体は，血中のケトン体の増加を反映する。糖質の代謝が不全となり，脂質がエネルギー源になると産生される。血中ケトン体濃度が上昇した場合は，血液が酸性に傾くケトーシスおよびケトアシドーシスと呼ばれる状態となり，急激な呼吸困難，意識障害，昏睡などが生じる。尿ケトン体はアセト酢酸が主な成分だが，3-ヒドロキシ酪酸，アセトンなども含まれる。

【方法】　試験紙法（ニトロプルシド Na 発色法）

適応疾患　▶糖尿病合併症（糖尿病性ケトアシドーシス）▶飢餓〔▶甲状腺機能亢進症　▶嘔吐症　▶下痢症〕

⑨　尿潜血（潜血反応）　urine occult blood test (urine hemoglobin test)

【目的】　尿中の赤血球ヘモグロビンの有無を調べる検査で，腎尿路系からの出血のスクリーニング検査として重要視されている。肉眼的血尿は尿1,000mL 中に 1 mL 以上の血液が混入すると生じるが，潜血反応は目視できない微量の血尿（顕微鏡的血尿）を検出できる。顕微鏡的血尿は，尿沈渣鏡検所見や尿中有形成分自動測定装置で正確に診断される。他方，尿潜血は簡便法として利用されている。また，溶血性貧血によるヘモグロビン尿や筋肉の破壊によって生じるミオグロビン尿でも陽性を示す。

【方法】　試験紙法

適応疾患　▶糸球体腎炎　▶膀胱炎　▶IgA 腎症　▶腎結石症　▶尿路結石症　▶腎尿路系腫瘍（腎癌，尿管腫瘍，膀胱癌，尿道癌）〔▶ヘモグロビン尿症　▶ミオグロビン尿〕

⑩　試験紙法による尿細菌検査（亜硝酸塩）　urine bacteriological test (nitrite test) by reagent test strip

　尿亜硝酸塩検査（nitrite test）と同一である。

【目的】　尿中に排泄された食事中の硝酸塩は，細菌の亜硝酸還元酵素により亜硝酸塩となる。この亜硝酸塩をグリース反応により検出することで，間接的に腎尿路系の細菌感染を診断する。試料としては，膀胱内に 4 時間以上たまった尿が必要とされる。尿路感染症の主な原因菌である大腸菌，肺炎桿菌などのグラム陰性菌感染症で陽性となる。尿白血球エステラーゼ活性が同時に陽性の場合は，細菌（主としてグラム陰性桿菌）による尿路感染症は確定的となる。

【方法】　試験紙法

適応疾患　▶尿路感染症（細菌性）

⑪　食塩検査　urine salt test

【目的】　日本人成人の食塩摂取量は平均12～13g／日と多く，高血圧症の発生要因の 1 つとなっている。一般的に，食塩摂取量と尿中食塩排泄量は比例関係にあるので，尿中食塩濃度を測定することで食塩摂取量を予測できる。

【方法】　試験紙法（塩化銀反応）

適応疾患　▶高血圧症　▶慢性糸球体腎炎（特に減塩食施行例）〔▶食塩摂取過多〕

⑫　試験紙法による白血球検査（白血球エステラーゼ）　urine leukocyte (esterase activity) test by reagent test strip

【目的】　白血球（主として好中球）から遊出した尿中のエステラーゼ活性を調べ，間接的に尿中の白血球量を把握する。尿路感染症のスクリーニング検査として意義がある。

【方法】　試験紙法

適応疾患　▶尿路感染症 ▶CAPD（持続腹膜透析法）施行時の腹膜灌流液の感染スクリーニング

⑬　尿アルブミン　urine albumin

【目的】　尿中微量アルブミンの検出は，糖尿病性腎症の早期診断に極めて有用とされる。糖尿病の慢性合併症である糖尿病性腎症は，近年透析患者全体の約1/3の原因となっており，その早期診断および治療は極めて重要である。実際，尿蛋白（検出感度約20mg/dL）が陰性でも，糖尿病性腎症では発病初期に2〜10mg/dLの"微量蛋白"が排泄されている。

【方法】　試験紙法（蛋白誤差反応，色素結合法）

　試験紙法による尿アルブミン検査では，血液化学検査で用いられるBCPやBCGとは異なる，スルホンフタレイン系のpH指示薬が用いられている。

適応疾患　▶糖尿病性腎症（の早期発見）▶糸球体腎炎 ▶ネフローゼ症候群 ▶腎硬化症

D001　尿中特殊物質定性定量検査　urine specialized chemical quantitative tests

1	尿蛋白 ………………………………………………………………………………………	7点／p.6
2	VMA定性（尿），尿グルコース …………………………………………………………	9点／p.7
3	ウロビリノゲン（尿），先天性代謝異常症スクリーニングテスト（尿），尿浸透圧 ……	16点／p.7
4	ポルフィリン症スクリーニングテスト（尿） ……………………………………………	17点／p.8
5	N-アセチルグルコサミニダーゼ（NAG）（尿） ………………………………………	41点／p.8
6	アルブミン定性（尿） ……………………………………………………………………	49点／p.8
7	黄体形成ホルモン（LH）定性（尿），フィブリン・フィブリノゲン分解産物（FDP）（尿） ……	72点／p.9
8	トランスフェリン（尿） …………………………………………………………………	98点／p.9
9	アルブミン定量（尿） ……………………………………………………………………	99点／p.9
10	ウロポルフィリン（尿），トリプシノーゲン2（尿） …………………………………	105点／p.10
11	δアミノレブリン酸（δ-ALA）（尿） …………………………………………………	106点／p.10
12	ポリアミン（尿） …………………………………………………………………………	115点／p.10
13	ミオイノシトール（尿） …………………………………………………………………	120点／p.10
14	コプロポルフィリン（尿） ………………………………………………………………	131点／p.10
15	Ⅳ型コラーゲン（尿） ……………………………………………………………………	184点／p.11
16	総ヨウ素（尿），ポルフォビリノゲン（尿） ……………………………………………	186点／p.11
17	プロスタグランジンE主要代謝物（尿） ………………………………………………	187点／p.11
18	シュウ酸（尿） ……………………………………………………………………………	200点／p.11
19	L型脂肪酸結合蛋白（L-FABP）（尿），好中球ゼラチナーゼ結合性リポカリン（NGAL）（尿） ……	210点／p.12
20	尿の蛋白免疫学的検査 ………………………………………………	区分番号D015の各項による点数／p.12
21	その他	

【目的】　尿中特殊物質とはD001に含まれる項目であるが，D000の「尿中一般物質」に対応してまとめられた用語である。しかし，尿蛋白定量，尿糖定量などの日常検査として実施されている一般物質が含まれることから，D001の尿中物質がすべて特殊物質とは限らない。あくまでも区分上の用語と考えるべきである。

《保険請求》
★同一日に尿，穿刺液・採取液および血液を検体として生化学的検査（Ⅰ）または生化学的検査（Ⅱ）に掲げる検査項目につきそれぞれを実施した場合の，多項目包括規定の適用については，尿，穿刺液・採取液および血液のそれぞれについて算出した項目数により所定点数を算定するのではなく，血液，尿，穿刺液・採取液それぞれに係る項目数を合算した項目数により，所定点数を算定する。ただし，同一日に行う2回目以降の血液採取による検体を用いた検査項目については，当該項目数に合算せず，所定点数を別途算定する。
★蛋白質とクレアチニンの比を測定する目的で試験紙により実施した場合は，「21」のその他によるクレアチニン（尿）として算定し，その判断料は，D026検体検査判断料の「1」尿・糞便等検査判断料を算定する。

1　①　尿蛋白　urine protein　　　　7点

【目的】　微量の尿蛋白（アルブミンなど）は健常人でも認められるが，試験紙法では検出されない。一般的に，尿中の総蛋白排泄量が150mg／日以上は病的蛋白尿とされ，試験紙法で陽性を示す。分子量4万以下の血清蛋白（低分子蛋白）は糸球体毛細血管壁を通過する。しかし，大部分が近位尿細管で再吸収されるので，健常人では尿中に出現しない。血漿蛋白が病的に増加し尿細管再吸収能を超えた場合は，尿蛋白として検出される。腎前性蛋白尿はヘモグロビン尿，ミオグロビン尿，ベンス・ジョーンズ蛋白尿などで生じる。腎性蛋白尿では，糸球体の障害で分子量約6.5万のアルブミンが排泄されるが，

障害が重度になると約16万の IgG も透過するようになる。その他，尿細管障害で蛋白の再吸収能が低下すると，β_2-マイクログロブリン，α_1-マイクログロブリン，リゾチーム（ムラミダーゼ）などの低分子蛋白（尿細管性蛋白）の尿中排泄が増加する。

【方法】 可視吸光光度法（色素結合法，色素錯体法，ドライケミストリー法）

適応疾患 ▶起立性蛋白症 ▶運動性蛋白症 ▶熱性蛋白尿 ▶心不全 ▶ミオグロビン尿 ▶溶血性貧血 ▶多発性骨髄腫 ▶糸球体腎炎 ▶IgA 腎症 ▶ネフローゼ症候群 ▶腎硬化症 ▶ループス腎炎 ▶糖尿病性腎症 ▶紫斑病性腎炎 ▶アミロイド腎 ▶急性尿細管壊死 ▶ファンコニー症候群 ▶ウイルソン病 ▶抗菌薬・消炎鎮痛薬・その他の薬剤投与・重金属による腎障害（薬物性腎障害，重金属誘発性腎症）▶急性尿細管間質性腎炎 ▶慢性尿細管間質性腎炎 ▶尿路感染症 ▶尿路結石症 ▶尿路系悪性腫瘍 ▶前立腺肥大症 ▶腎腫瘍 ▶尿管結石症 ▶尿道結石症 ▶腎のう胞 ▶膀胱炎 ▶膀胱結石症 ▶アミロイドーシス ▶膠原病 ▶紫斑病 ▶痛風 ▶薬物中毒症

2 ② VMA 定性（尿）urine vanil mandelic acid 9点

【目的】 カテコールアミン（アドレナリン，ノルアドレナリン）の尿中代謝物で，成人の褐色細胞腫，乳児の神経芽細胞腫（神経芽腫ともいう）などのスクリーニング検査に用いられている。しかし，定性検査は感度が低く，近年では高性能液体クロマトグラフィー（HPLC）による定量検査が一般的となっている。

【方法】 ジアゾ反応法

適応疾患 ▶褐色細胞腫（成人）▶神経芽腫（小児）▶パーキンソン症候群 ▶シャイ・ドレーガー症候群

2 ③ 尿グルコース urine glucose 9点

【目的】 糖尿病のスクリーニングおよび診断に有用となる尿糖の主成分は，ブドウ糖である。しかし，新生児糖代謝異常症では，果糖，ガラクトース，乳糖，五炭糖などが出現することがある。健常人では糸球体で濾過されたほとんどのブドウ糖が，尿細管で再吸収される。しかし，血糖値が腎臓の糖排泄閾値（160〜180mg/dL）を超えると尿糖が出現するようになる。また，血糖値が正常でも，糖排泄閾値が低下した場合には尿糖が検出される（腎性尿糖）。

【方法】 紫外吸光光度法（酵素法），可視吸光光度法（酵素法，ドライケミストリー法），酵素電極法

適応疾患 ▶糖尿病（1型糖尿病，2型糖尿病，二次性糖尿病）▶耐糖能異常 ▶内分泌疾患（肥満，先端巨大症，甲状腺機能亢進症，クッシング病，クッシング症候群，褐色細胞腫）▶胃切除術後 ▶急性膵炎 ▶慢性膵炎 ▶腎性糖尿 ▶慢性糸球体腎炎 ▶重金属中毒（重金属誘発性腎症）〔▶腎性糖尿 ▶尿細管障害（ファンコニー症候群，腎機能低下）〕

3 ④ ウロビリノゲン（尿）urine urobilinogen 16点

【目的】 胆汁とともに腸管内に排泄されたビリルビンが腸内細菌により還元されたもの。その一部は尿中へ排泄される。

【方法】 可視吸光光度法〔ワトソン（Watson）法：エーリッヒ（Ehrlich）試薬を用いたアルデヒド反応法〕

適応疾患 ▶肝疾患 ▶胆道閉塞性疾患（胆管炎，総胆管閉塞症，胆管癌など）▶溶血性貧血 ▶熱性疾患 ▶肝炎 ▶肝癌 ▶肝硬変症 ▶肝細胞性黄疸 ▶閉塞性黄疸 ▶胆管結石症 ▶胆道癌

3 ⑤ 先天性代謝異常症スクリーニングテスト（尿）urine screening test of congenital metabolic disorders 16点

【目的】 先天性代謝異常症にはアミノ酸代謝異常，糖代謝異常，脂質代謝異常などがある。アミノ酸代謝異常では，先天的に酵素が欠損するため特定のアミノ酸が産生されず，代謝される前段階のアミノ酸が血中に異常に蓄積し脳障害や他の全身症状をきたす。糖代謝異常も同様の病態を示す。尿を用いた生化学的方法によるスクリーニングも実施されるが，現在は分析技術の進歩に伴い，アミノ酸代謝異常症ではアミノ酸分析が，糖代謝異常では HPLC，LC-MS，GC-MS などによる分析が行われる。アミノ酸，糖質以外に，先天性内分泌異常（クレチン症など），蛋白異常を含めることがある。これらの多くは，法的根拠に基づき(財)予防医学事業中央会の全国予防医学協会等で，新生児の血液を用いた分析が行われる。

【方法】 塩化鉄（Ⅲ）反応，セチルピリジニウムクロライド反応，シアナイド・ニトロプルシド反応，クプリゾン反応，ジアゾ化パラニトロアニリン反応，ミロン（Millon）反応，イサチン反応，ベネディ

尿・糞便

クト（Benedict）反応

適応疾患　▶先天性アミノ酸代謝異常（フェニルケトン尿症，メープルシロップ尿症，ホモシスチン尿症，アルカプトン尿症，シスチン尿症，キサンチン尿症）▶先天性糖代謝異常（ガラクトース血症など）▶先天性甲状腺機能低下症（クレチン病）▶遺伝性果糖不耐症 ▶乳糖不耐症 ▶ヒスチジン血症 ▶チロシン血症 ▶メチルマロン酸血症 ▶ハーラー症候群 ▶ムコ多糖症Ⅱ型 ▶高プロリン血症

《保険請求》
★「3」の先天性代謝異常症スクリーニングテスト（尿）とは，次に掲げる物質の定性半定量検査および反応検査をいう。

ア	塩化鉄（Ⅲ）反応（フェニールケトン体およびアルカプトン体の検出を含む）	オ	メチルマロン酸
イ	酸性ムコ多糖類	カ	Millon 反応
ウ	システイン，シスチン等のSH化合物	キ	イサチン反応
エ	ヒスチジン定性	ク	Benedict 反応

3　⑥　尿浸透圧　osmotic pressure test of urine　　　16点

【目的】　尿浸透圧は，尿比重とともに腎臓の尿濃縮能の評価を目的に測定される。生体の浸透圧は，抗利尿ホルモン（バゾプレッシン）とその標的器官である腎臓の尿濃縮および希釈機能で決定される。尿浸透圧は溶質の分子数（食塩，窒素）に影響され，腎臓の尿濃縮機能をよく反映する。しかし，浸透圧の評価はあくまで血漿浸透圧と比較して，総合的に判断する必要がある。

【方法】　浸透圧計（氷点降下法）

適応疾患　▶糖尿病 ▶腎不全（急性腎不全，慢性腎不全）▶脱水症 ▶心因性多飲症 ▶尿崩症 ▶抗利尿ホルモン不適合分泌症候群 ▶メタノール中毒 ▶パラアルデヒド中毒

4　⑦　ポルフィリン症スクリーニングテスト（尿）　urine screening test of porphilia　　　17点

【目的】　ポルフィリン症のスクリーニングテストには，尿中ポルフォビリノゲン（ワトソン・シュワルツ法），尿中ポルフィリン体（リミントン法）などがある。ポルフォビリノゲンはポルフィリン前駆体で，肝性ポルフィリン症である急性間欠性ポルフィリン症（AIP），遺伝性コプロポルフィリン症（HCP），異型ポルフィリン症（VP）などの尿中で増加を呈する。近年は各成分を高性能液体クロマトグラフィー（HPLC）により検出することが行われる。

【方法】　ワトソン・シュワルツ（Watson-Schwartz）法，リミントン（Rimington）法

適応疾患　▶先天性ポルフィリン症（骨髄性ポルフィリン症，肝性ポルフィリン症，遺伝性赤芽球増殖性ポルフィリン症）▶鉛中毒

《保険請求》
★「4」のポルフィリン症スクリーニングテスト（尿）として，Watson-Schwartz 反応，Rimington 反応またはDean and Barnes 反応を行った場合は，それぞれ所定点数を算定する。

5　⑧　N-アセチルグルコサミニダーゼ（NAG）（尿）　urine N-acetyl-β-D-glucosaminidase (NAG)　　　41点

【目的】　腎機能検査の一種である。NAGは近位尿細管上皮細胞に存在する酵素であり，近位尿細管障害があると尿中に逸脱し増加する。したがって尿中NAGは尿細管障害（急性・慢性）で増加するほか，二次的に急性間質性腎炎，糸球体腎炎，腎盂腎炎などで増加を示す。

　尿中 β_2-マイクログロブリン（β_2-m）との組合せ検査を行うと効果的である。すなわち，NAGおよび β_2-m の増加では急性尿細管壊死や急性間質性腎炎が考えられるが，NAG低下および β_2-m 増加では慢性腎不全が疑われる。

【方法】　紫外吸光光度法（酵素法）

適応疾患　▶急性腎不全 ▶慢性腎不全 ▶急性尿細管壊死 ▶急性尿細管間質性腎炎 ▶慢性尿細管間質性腎炎 ▶糸球体腎炎 ▶ネフローゼ症候群 ▶ループス腎炎 〔▶糖尿病性腎症 ▶腎盂腎炎〕

6　⑨　アルブミン定性（尿）　urine albumin, qualitative　　　49点

【目的】　D000③の尿蛋白定性，D000⑬の尿アルブミンと同様の目的であるが，試験紙法に比べてアルブミンの検出感度を良くした方法を用いて定性を行うもので，主として試験紙法結果の確認検査として実施される。糖尿病性腎症の早期発見に重要な尿アルブミンの検査は，D001のアルブミン定量（尿）

で実施されるのが一般的である。

【方法】　ラテックス凝集阻止反応，血球・粒子凝集法（金コロイド凝集法），蛋白誤差反応，色素結合法

適応疾患　▶糸球体腎炎 ▶IgA 腎症 ▶ネフローゼ症候群 ▶糖尿病性腎症 ▶腎硬化症 ▶アルブミン尿

尿・糞便

7 ⑩ 黄体形成ホルモン（LH）定性（尿）urine luteinizing hormone, qualitative　72点

【目的】　黄体形成ホルモンは下垂体前葉から分泌され，排卵直前に血中濃度が最高値（LH サージ）に達し，尿中に排泄される。排卵の予知の簡易検査法として，不妊症の診断や適切な受胎期を把握するために実施される。

【方法】　免疫クロマト法，血球・粒子凝集法（金コロイド凝集法）

適応疾患　▶女性不妊症 ▶性腺機能低下症 ▶多のう胞性卵巣症候群 ▶思春期早発症 ▶下垂体機能低下症

7 ⑪ フィブリン・フィブリノゲン分解産物（FDP）（尿）urine fibrinogen, fibrin degradation products　72点

【目的】　線維素分解産物（FDP）は，線維素溶解物質（プラスミン）により分解された線維素原（フィブリノゲン）および線維素（フィブリン）の分解産物である。血中 FDP は致命率の高い播種性血管内凝固（DIC）で著増するが，低分子のため容易に尿中に出現する。一般的には血中 FDP が測定されるが，尿でも十分精度の高い検査成績を得ることが可能である。

【方法】　ラテックス凝集比濁法（機器を用いた LA，LPIA），蛍光発光免疫測定法（EV-FIA）

適応疾患　▶播種性血管内凝固（DIC）▶静脈血栓症 ▶肺血栓塞栓症（慢性肺血栓塞栓症，特発性肺血栓塞栓症など）▶糸球体腎炎 ▶妊娠中毒症（妊娠高血圧症候群など）〔▶心筋梗塞 ▶悪性腫瘍 ▶ウロキナーゼ投与〕

8 ⑫ トランスフェリン（尿）urine microtransferrin　98点

【目的】　トランスフェリンは分子量9万の鉄輸送蛋白である。糖尿病性腎症では，微量アルブミンよりトランスフェリンのほうが早期に尿中に排泄されるという報告に基づき測定される。現在，糖尿病性腎症の早期診断には，本項目よりアルブミン定量（尿）がよく利用されている。

〔参考〕試験紙法による尿蛋白陰性例に対して，腎症併発の早期診断を目的として行うものであるため，すでに糖尿病性腎症の確定診断がある場合は査定の対象となる（試験紙法で尿蛋白が陽性となるまで腎障害が進展した場合には，本検査による管理は意義をもたない）。

【方法】　ラテックス凝集比濁法，ネフェロメトリー法

適応疾患　▶糖尿病性腎症（の早期診断）〔アルブミン定量（尿）とまったく同一の適応である〕

《保険請求》
★「8」のトランスフェリン（尿），「9」のアルブミン定量（尿）および「15」のⅣ型コラーゲン（尿）は，糖尿病または糖尿病性早期腎症患者であって微量アルブミン尿を疑うもの（糖尿病性腎症第1期または第2期のものに限る）に対して行った場合に，3月に1回に限り算定できる。なお，これらを同時に行った場合は，主たるもののみ算定する。
●レセプト摘要欄：前回の実施日（初回の場合は初回である旨）を記載する。

9 ⑬ アルブミン定量（尿）urine albumin　99点

【目的】　免疫比濁法などによって高感度（1〜2 mg/dL）に尿中微量アルブミンを定量するもので，定性検査，半定量検査（数値は示されないが，5，10，20mg/dL と大まかな判定）とは区別される。糖尿病性腎症の早期診断に重要視されるのは，現在の透析患者の約1/3〜1/4が糖尿病性腎症に起因することからも明らかである。

【方法】　免疫比濁法（TIA），ラテックス凝集比濁法（機器を用いた LA，LPIA），血球・粒子凝集法（金コロイド凝集法），ネフェロメトリー法，反射測光法（固相免疫測定法）

適応疾患　▶糖尿病性腎症（の早期診断）▶腎硬化症

《保険請求》
★「8」のトランスフェリン（尿），「9」のアルブミン定量（尿）および「15」のⅣ型コラーゲン（尿）は，糖尿病または糖尿病性早期腎症患者であって微量アルブミン尿を疑うもの（糖尿病性腎症第1期または第2期のものに限る）に対して行った場合に，3月に1回に限り算定できる。なお，これらを同時に行った場合は，主たるもののみ算定する。
●レセプト摘要欄：前回の実施日（初回の場合は初回である旨）を記載する。

10 ⑭ ウロポルフィリン（尿）urine uroporphyrin　105点

【目的】　ウロポルフィリンは，先天性赤芽球性ポルフィリン症（主にⅠ型）で尿中に増加するポルフィリン体である。ウロとは尿という意味で，本成分が尿中に増加すると尿の放置により赤ブドウ酒色を呈することがある。現在，病院での検査はほとんど行われず外注検査が一般的である。
【方法】　薄層クロマトグラフィー，高性能液体クロマトグラフィー（HPLC）
適応疾患　▶先天性ポルフィリン症（骨髄性ポルフィリン症，肝性ポルフィリン症，遺伝性赤芽球増殖性ポルフィリン症）

10 ⑮ トリプシノーゲン2（尿）　105点

【目的】　尿を検体として，膵酵素であるトリプシノーゲン2を検出する目的で実施する。
【方法】　免疫クロマト法（ICT）
適応疾患　▶急性膵炎（疑い）

《保険請求》
★「10」のトリプシノーゲン2（尿）は，免疫クロマト法により測定した場合に算定する。この場合，急性膵炎を疑う医学的根拠について，診療報酬明細書の摘要欄に記載する。
★本項目とD007血液化学検査の「1」アミラーゼ，「6」リパーゼ，「14」アミラーゼアイソザイム，「49」トリプシンまたはD009腫瘍マーカーの「8」エラスターゼ1を併せて実施した場合には，いずれか主たるもののみ算定する。
●レセプト摘要欄：急性膵炎を疑う医学的根拠について記載する。

11 ⑯ δアミノレブリン酸（δ-ALA）（尿）urine δ-aminorevulinic acid（δ-ALA）　106点

【目的】　ポルフィリン体やヘムの生合成系の中間体であるδ-ALAは，鉛中毒などで尿中に著しく増加する。労働安全衛生法に基づき，鉛取扱者健診での必須検査項目となっている。
【方法】　高性能液体クロマトグラフィー（HPLC）
適応疾患　▶（急性）鉛中毒　▶（慢性）鉛中毒　▶肝性ポルフィリン症　▶骨髄性ポルフィリン症

12 ⑰ ポリアミン（尿）urine polyamine　115点

【目的】　ポリアミンは脂肪酸アミンの総称であり，核酸および蛋白の合成の盛んな組織で高濃度を示す。特に癌組織において高値を示すため，尿中ポリアミンは癌のスクリーニング検査として意義があるとされるが，臓器特異性に乏しい。酵素法の試薬は現在，製造中止されている。
【方法】　高性能液体クロマトグラフィー（HPLC）
適応疾患　▶胃癌　▶大腸癌　▶肺癌　▶食道癌　▶白血病　▶乳癌

13 ⑱ ミオイノシトール（尿）myo-inositol　120点

【目的】　水溶性のビタミン様作用物質の一種であるミオイノシトールから分解されて生成するイノシトール3燐酸は，細胞内のセカンドメッセンジャーとして働いている。糖尿病状態では神経系において細胞内ミオイノシトールが減少し，神経伝達障害をもたらすとされる。他方，糖尿病患者尿中にミオイノシトールが高濃度に排泄されていることから，耐糖能の補助診断に用いられる。測定は75g経口糖負荷試験における負荷前尿と負荷後2時間尿との2点を測定する。
【方法】　可視吸光光度法（酵素サイクリング法）
適応疾患　▶糖尿病（疑い）▶耐糖能異常　▶とくに空腹時血糖異常

《保険請求》
★空腹時血糖が110mg/dL以上126mg/dL未満の患者に対し，耐糖能診断の補助として，尿中のミオイノシトールを測定した場合に1年に1回に限り算定できる。ただし，既に糖尿病と診断されている場合は，算定できない。

14 ⑲ コプロポルフィリン（尿）urine coproporphyrin　131点

【目的】　ポルフィリン症（ポルフィリア）のうち，先天性赤芽球性ポルフィリン症，遺伝性コプロポルフィリン症で尿中に増加する。コプロとは糞便という意味で，この成分は実際には糞便中に大量に排泄されるが，糞便を取り扱うという問題点などで尿測定が一般的となっている。
【方法】　高性能液体クロマトグラフィー（HPLC）

（適応疾患）　▶先天性ポルフィリン症（骨髄性ポルフィリン症，肝性ポルフィリン症，遺伝性赤芽球増殖性ポルフィリン症）▶鉛中毒

15 ⑳ Ⅳ型コラーゲン（尿）urine type Ⅳ collagen　184点

【目的】　Ⅳ型コラーゲンは糸球体基底膜やメサンギウム基質の主要構成成分の一種で，糸球体の構造維持や原尿濾過などの機能を担っている。他方，糖尿病性腎症ではⅣ型コラーゲンが早期に異常産生し，基底膜を肥厚させ腎機能を低下させる。同時に，尿中に高濃度のⅣ型コラーゲンが排泄されるようになる。

　現在，糖尿病性腎症の早期診断には尿中微量アルブミン測定が主流であるが，微量アルブミンが検出された時点ですでに腎の組織変化が進行している場合がある。そこで，腎症の発症に直接関与し，微量アルブミンよりも早期に尿中に検出されることがあるⅣ型コラーゲンの測定が期待されている。通常，クレアチニンも同時に測定し，クレアチニン指数として求められる。

【方法】　酵素免疫測定法（EIA，ELISA）

（適応疾患）　▶糖尿病性腎症の早期診断

《保険請求》
★「8」のトランスフェリン（尿），「9」のアルブミン定量（尿）および「15」のⅣ型コラーゲン（尿）は，糖尿病または糖尿病性早期腎症患者であって微量アルブミン尿を疑うもの（糖尿病性腎症第1期または第2期のものに限る）に対して行った場合に，3月に1回に限り算定できる。なお，これらを同時に行った場合は，主たるもののみ算定する。
●レセプト摘要欄：前回の実施日（初回の場合は初回である旨）を記載する。

16 ㉑ 総ヨウ素（尿）urine total iodine　186点

【目的】　甲状腺中毒症は血中の甲状腺ホルモンが過剰となっている病態の総称であるが，バセドウ病と無痛性甲状腺炎の鑑別は臨床上特に重要である。本検査により算出される1日あたりの尿中ヨウ素排泄量との比較でFT4，FT3，TRAbを評価することで，上記2疾患を良好に鑑別することができる。

【方法】　可視吸光光度法

（適応疾患）　▶バセドウ病　▶無痛性甲状腺炎　▶亜急性甲状腺炎（病初期）▶プランマー病などの甲状腺中毒症

16 ㉒ ポルフォビリノゲン（尿）urine porphobilinogen　186点

【目的】　肝性ポルフィリン症（肝性ポルフィリア）において，特に急性間欠性ポルフィリン症や遺伝性コプロポルフィリン症の尿中に増加する。

【方法】　可視吸光光度法（Mauzerall-Granick法）

（適応疾患）　▶肝性ポルフィリン症　▶鉛中毒

17 ㉓ プロスタグランジンE主要代謝物（尿）新　187点

【目的】　潰瘍性大腸炎の病態把握の補助のための検査である。尿中のプロスタグランジンE主要代謝物を測定する。

【方法】　化学発光酵素免疫測定法（CLEIA）（定量）

（適応疾患）　▶潰瘍性大腸炎

《保険請求》
★「17」のプロスタグランジンE主要代謝物（尿）は，潰瘍性大腸炎の患者の病態把握の補助を目的として，尿を検体とし，CLEIA法により測定した場合に，3月に1回を限度として算定できる。
★潰瘍性大腸炎の病態把握を目的として，D003糞便検査の「9」カルプロテクチン（糞便），D007血液化学検査の「57」ロイシンリッチα2グリコプロテインまたはD313大腸内視鏡検査を同一月中に併せて行った場合は，主たるもののみ算定する。
●レセプト摘要欄：（医学的な必要性から，本検査を1月に1回行う場合）その詳細な理由および検査結果を記載する（診療録にも記載）

18 ㉔ シュウ酸（尿）　200点

【目的】　シュウ酸はジカルボン酸（HOOC-COOH）を有する有機酸であり，ホウレンソウ，キャベツ，

サツマイモなどの葉菜類，バナナ，チョコレート，お茶（玉露，抹茶，煎茶），紅茶，コーヒーなどの飲食物に多く含まれる。その他，シュウ酸の前駆物質であるアスコルビン酸，エチレングリコールなどの代謝物として生成される。尿中に排泄されたシュウ酸は，シュウ酸カルシウムを含む結石の原因となり，尿路結石の70％以上がシュウ酸カルシウム結石とされている。

【方法】 キャピラリー電気泳動法（CE法）

(適応疾患)　▶（再発性）尿路結石（シュウ酸カルシウム結石症）〔▶原発性高シュウ酸尿症 ▶ビタミンB6欠乏症（ピリドキシン欠乏症）▶シュウ酸前駆物質の大量投与〕

《保険請求》
- ★「18」のシュウ酸（尿）は，再発性尿路結石症の患者に対して，キャピラリー電気泳動法により行った場合に，原則として1年に1回に限り算定する。
- ●レセプト摘要欄：前回の実施日（初回の場合は初回である旨）を記載する。

---

19 ㉕ L型脂肪酸結合蛋白（L-FABP）（尿）　(L-FABP) human L-type fatty acid binding protein in urine　210点

【目的】 L-FABPは近位尿細管の細胞質に局在し，細胞内の脂肪酸を結合しミトコンドリアやペルオキシソームへ輸送することによりβ酸化を促し，近位尿細管のエネルギー産生・恒常性の維持に寄与していると考えられている。腎疾患進行の原因となる虚血・酸化ストレスにより尿中へ排出されることから，尿細管機能障害を伴う腎疾患の診断に有用であり，早期の尿細管機能障害を特異的に検出できる。

【方法】 酵素免疫測定法（EIA，ELISA），化学発光酵素免疫測定法（CLEIA），ラテックス凝集比濁法

(適応疾患)　▶糖尿病性腎症 ▶糸球体腎炎などの慢性腎臓病 ▶薬剤性腎障害 ▶敗血症または多臓器不全などにおける急性腎障害 ▶糖尿病

《保険請求》
- ★「19」のL型脂肪酸結合蛋白（L-FABP）（尿）は，原則として3月に1回に限り算定する。ただし，医学的な必要性からそれ以上算定する場合においては，その詳細な理由を診療報酬明細書の摘要欄に記載する。
- ●レセプト摘要欄：（3月に2回以上算定する場合）その詳細な理由を記載する。

---

19 ㉖ 好中球ゼラチナーゼ結合性リポカリン（NGAL）（尿）　neutrophil gelatinase associated lipocalin in urine　210点

【目的】 NGALは活性化した好中球から分泌される低分子タンパクで，腎障害時には尿細管上皮細胞の増殖促進作用から腎保護的に働くとされている。急性腎障害（acute kidney injury: AKI）において，遠位ネフロンで発現レベルが亢進したNGALは，直接尿中に分泌されるほか，一部は血中に分泌され糸球体でろ過された後，近位尿細管の再吸収不全により尿中に排出される。血清クレアチニンよりも早期に上昇し，AKIの重症度と予後予測，腎前性と腎性の鑑別が可能で，特にAKIの早期診断における有用性が高いとされる。

【方法】 化学発光免疫測定法（CLIA）

(適応疾患)　▶急性腎障害（急性腎不全。虚血，敗血症，腎毒性物質，高侵襲性外科手術後などにおける腎障害）

《保険請求》
- ★本検査は，急性腎障害の診断時またはその治療中に，CLIA法により測定した場合に算定できる。ただし，診断時においては1回，その後は急性腎障害に対する一連の治療につき3回を限度として算定する。なお，医学的な必要性からそれ以上算定する場合においては，その詳細な理由を診療報酬明細書の摘要欄に記載する。
- ★本検査と「19」のL型脂肪酸結合蛋白（L-FABP）（尿）を併せて実施した場合には，主たるもののみ算定する。
- ●レセプト摘要欄：（医学的必要性から4回以上算定する場合）その詳細な理由を記載する。

---

20 ㉗ 尿の蛋白免疫学的検査　区分番号D015に掲げる血漿蛋白免疫学的検査の例により算定した点数

【目的】 正確には"尿蛋白（ポリペプチドを含む）の免疫学的検査"である。上述の尿中成分の免疫法による検査（尿中アルブミン，尿中トランスフェリン，尿中LH定性など）に含まれない蛋白やポリペプチドの"抗原抗体反応を利用した検査"がこれに含まれる。

【方法】 抗原抗体反応

(適応疾患)　▶各種感染症 ▶炎症 ▶組織破壊性疾患

D002　尿沈渣（鏡検法）urine sediment microscopic test　27点 外迅

注3　染色標本加算 ……………………………………………………………………………… 9点

【目的】　尿沈渣とは尿を遠心分離し，下方に貯留した成分（血球，細胞，円柱，結晶，細菌など）を顕微鏡で観察する重要な検査法である。近年，無染色標本での観察以外に染色標本による観察も行われている。新鮮尿検査は最近の保険改正で順守事項となった。今後は，自動分析装置によるスクリーニング検査で要鏡検と判定された尿検体に対して，専門技師が慎重に形態学的検査を行うことで，尿沈渣所見がより精度の高い診断情報として活用されている。

【方法】　鏡検法

適応疾患　▶急性腎不全 ▶慢性腎不全 ▶糸球体腎炎 ▶IgA 腎症 ▶ネフローゼ症候群 ▶腎盂腎炎 ▶ループス腎炎 ▶膀胱炎 ▶腎尿路悪性腫瘍（腎悪性腫瘍，尿管癌，膀胱癌，尿道癌）▶腎結石症 ▶尿路結石症 ▶尿路感染症 ▶尿細管間質性腎炎 ▶急性尿細管壊死 ▶膀胱損傷 ▶腎外傷（腎損傷）

《保険請求》

■当該保険医療機関内で検査を行った場合に算定する。

■染色標本による検査を行った場合は，染色標本加算として，9点を所定点数に加算する。

■同一検体について尿沈渣（鏡検法）と D017排泄物，滲出物又は分泌物の細菌顕微鏡検査を併せて行った場合は，主たる検査の所定点数のみ算定する。

★尿沈渣（鏡検法）の所定点数は，赤血球，白血球，上皮細胞，各種円柱，類円柱，粘液系，リポイド，寄生虫等の無染色標本検査のすべての費用を含む。

★尿沈渣（鏡検法）は，D000尿中一般物質定性半定量検査もしくは D001尿中特殊物質定性定量検査において何らかの所見が認められ，または診察の結果からその実施が必要と認められて実施した場合に算定する。

★尿沈渣（鏡検法）は当該検査の対象患者の診療を行っている保険医療機関内で実施した場合にのみ算定できるものであり，委託契約等に基づき当該保険医療機関外で実施された検査の結果報告を受けるのみの場合は算定できない。ただし，委託契約等に基づき当該保険医療機関内で実施された検査について，その結果が当該保険医療機関に速やかに報告されるような場合は，所定点数により算定する。

★尿路系疾患が強く疑われる患者について，診療所が尿沈渣（鏡検法）を衛生検査所等に委託する場合であって，当該衛生検査所等が採尿後 4 時間以内に検査を行い，検査結果が速やかに当該診療所に報告された場合は，所定点数を算定できる。

★当該検査と D002-2尿沈渣（フローサイトメトリー法）を併せて実施した場合は，主たるもののみ算定する。

D002-2　尿沈渣（フローサイトメトリー法）qualitative urine formed-elements analysis with flowcytometry technique　24点

【目的】　近年，自動尿中有形成分測定装置を用いた簡易・迅速的な解析により，従来の尿沈渣顕微鏡検査に比べて，より高精度の成績が得られるようになった。本装置は非遠心尿を試料とし，尿中有形成分の形態学的特徴をフローサイトメトリー法によるスキャッタグラム解析，画像解析などを用いて分類する。この測定法により，国際的な標準化に対応した定量性のある結果報告が可能となった。さらに，検査手順や経験による結果のばらつきが生じないため，初心者でも検査が可能となった。本項目は2006年の診療報酬改定で独立して保険収載され，スクリーニング検査としての普及が期待されている。今後は，本装置によるスクリーニング検査により要鏡検と判定された尿検体に対して，専門技師が鏡検法による形態学的検査を行うことで，より精度の高い診断情報の提供が期待できる。

【方法】　フローサイトメトリー法

適応疾患　▶急性腎不全 ▶慢性腎不全 ▶糸球体腎炎 ▶IgA 腎症 ▶ネフローゼ症候群 ▶腎盂腎炎 ▶ループス腎炎 ▶膀胱炎 ▶腎尿路悪性腫瘍（腎悪性腫瘍，尿管癌，膀胱癌，尿道癌）▶腎結石症 ▶尿路結石症 ▶尿路感染症 ▶尿細管間質性腎炎 ▶急性尿細管壊死 ▶膀胱損傷 ▶腎外傷（腎損傷）

《保険請求》

■同一検体について当該検査と D017排泄物，滲出物又は分泌物の細菌顕微鏡検査を併せて行った場合は，主たる検査の所定点数のみ算定する。

■当該保険医療機関内で検査を行った場合に算定する。

★本測定は D000尿中一般物質定性半定量検査もしくは D001尿中特殊物質定性定量検査において何らかの所見が認められ，または診察の結果からその実施が必要と認められ，赤血球，白血球，上皮細胞，円柱および細菌を同時に測定した場合に算定する。

★本検査と D002尿沈渣（鏡検法）を併せて実施した場合は，主たるもののみ算定する。

D003　糞便検査　fecal test

1　虫卵検出（集卵法）（糞便），ウロビリン（糞便）…………………………………………	15点
2　糞便塗抹顕微鏡検査（虫卵，脂肪及び消化状況観察を含む）…………………………	20点
3　虫体検出（糞便）……………………………………………………………………………	23点
4　糞便中脂質…………………………………………………………………………………	25点
5　糞便中ヘモグロビン定性…………………………………………………………………	37点
6　虫卵培養（糞便）…………………………………………………………………………	40点
7　糞便中ヘモグロビン………………………………………………………………………	41点
8　糞便中ヘモグロビン及びトランスフェリン定性・定量………………………………	56点
9　カルプロテクチン（糞便）………………………………………………………………	268点

《保険請求》
★糞便中の細菌，原虫検査は，D017排泄物，滲出物又は分泌物の細菌顕微鏡検査により算定する。

1　①　虫卵検出（集卵法）（糞便）　fecal helminth egg (parasite) test (collecting method)，AMS Ⅲ　　15点

【目的】　糞便中の寄生虫卵の検査である。近年，衛生環境の改善等によりわが国の寄生虫症は著しい減少を示した。しかし，最近のグルメ嗜好，無農薬野菜の摂取，開発途上国への旅行などにより増加傾向にあり，本検査の必要性が高まっている。

【方法】　鏡検法〔浮遊法（硫酸マグネシウム食塩水法）〕，鏡検法〔遠心沈澱法（ホルマリン・エーテル法など）〕，鏡検法（AMS Ⅲ法）

適応疾患　▶浮遊法（線虫症，吸虫症，条虫症）▶遠心沈殿法〔各種蠕（ぜん）虫症 ▶線虫症 ▶吸虫症 ▶条虫症 ▶原虫症（クリプトスポリジウム下痢症，ジアルジア症，イソスポーラ症）〕▶AMS Ⅲ法（日本住血吸虫症，肺吸虫症，鞭虫症）▶回虫症 ▶鉤虫症

1　②　ウロビリン（糞便）　fecal urobilin quantitative test　　15点

【目的】　肝・胆道系疾患，溶血性疾患などの診断の一種として用いられてきたが，精度の高い代替検査が普及しており現在はほとんど実施されていない。

2　③　糞便塗抹顕微鏡検査（虫卵）　fecal smear microscopic tests　　20点

【目的】　この便検査も顕微鏡的検査においては前項（虫卵検査）と一致しているが，全く異なる項目として取り扱われている。直接塗抹法やセロテープ法が含まれ，線虫卵（回虫卵，鞭虫卵，鉤虫卵，東洋毛様線虫卵，蟯虫卵，無鉤条虫卵，有鉤条虫卵，小型条虫卵，広節裂頭条虫卵，肝吸虫卵，横川吸虫卵，日本住血吸虫卵など）は虫卵検査が有効とされる。

【方法】　鏡検法（直接塗抹法，セロテープ法）
　なお，蟯虫卵検査向けのセロテープは，近年，製造中止されている。

適応疾患　▶寄生虫症（回虫，鉤虫，鞭虫など）

2　④　糞便塗抹顕微鏡検査（便脂肪・消化状況観察）　fecal fat & observation of intestinal absorbtion condition　　20点

【目的】　吸収不良症候群，膵機能不全などの消化・吸収機能が低下した疾患では，摂取した成分が十分に消化・吸収されず，3大栄養素である蛋白，糖，脂肪成分が健常人に比べ大量に便中に排泄される。一般的に便中では脂肪が観察されやすく，脂肪成分に親和性の高いズダンⅢ染色により脂肪球の増加を確認する。

【方法】　鏡検法（ズダンⅢ染色）

適応疾患　▶吸収不良症候群 ▶慢性膵炎 ▶慢性下痢症 ▶潰瘍性大腸炎 ▶感染性腸炎 ▶熱帯性スプルー

3　⑤　虫体検出（糞便）　fecal parasite macroscopic findings　　23点

【目的】　肉眼的観察（100倍の実体顕微鏡使用）で寄生虫を検出する方法で，回虫，条虫（さなだ虫など），アニサキス，糞線虫などの寄生虫症で実施される。

【方法】　肉眼的観察，鏡検法

適応疾患　▶回虫症 ▶条虫症（条虫感染症など）▶アニサキス症 ▶糞線虫症 ▶蟯虫症 ▶広節裂頭条虫症

▶無鉤条虫症　▶有鉤条虫症

4　⑥　糞便中脂質　fecal fat　　25点

【目的】　吸収不良症候群，慢性膵炎などの診断に用いられていたが，3日間全糞便の蓄便を要することや代替検査があることから，現在はほとんど実施されていない。

【方法】　アルカリ滴定法（van de Kamer 法），秤量法（塩酸・エーテル抽出法）

適応疾患　▶膵疾患　▶吸収不良症候群　▶膵炎　▶膵癌　▶膵のう胞性線維症

5　⑦　糞便中ヘモグロビン定性　fecal hemoglobin, qualitative　　37点

【目的】　炎症，潰瘍，悪性腫瘍などにより下部消化管からの出血があると，赤血球成分であるヘモグロビンが糞便中に検出される。少量の出血でも検出できるため，大腸癌のスクリーニング検査としても実施されている。

【方法】　ラテックス凝集法（LA），血球・粒子凝集法（PA，金コロイド凝集法），免疫クロマト法

適応疾患　▶大腸・結腸ポリープ　▶大腸・結腸癌　▶潰瘍性大腸炎　▶大腸憩室　▶クローン病　▶薬剤性腸炎（偽膜性大腸炎，出血性腸炎）▶虚血性大腸炎　▶腸重積　▶腸結核　▶赤痢アメーバ症　▶悪性リンパ腫　▶腸閉塞（イレウス）▶急性大腸炎　▶痔核　▶過敏性腸症候群

《保険請求》
　★ヘモグロビン検査を免疫クロマト法にて行った場合は，「5」の糞便中ヘモグロビン定性により算定する。
　★ヘモグロビン検査を金コロイド凝集法による定量法にて行った場合は，「7」の糞便中ヘモグロビンにより算定する。

6　⑧　虫卵培養（糞便）　fecal parasite test with culturing method　　40点

【目的】　虫卵または幼虫を含む糞便を培養して幼虫を遊出させる検査法で，ろ紙培養法が用いられる。鉤虫，東洋毛様線虫，糞線虫などでは，仔虫の活発な運動が観察しやすく通常の虫卵検査法よりも検出率が高い。

【方法】　鏡検法（ろ紙培養法）

適応疾患　▶鉤虫症　▶毛様線虫症　▶糞線虫症

7　⑨　糞便中ヘモグロビン　fecal hemoglobin　　41点　外迅

【目的】　下部消化管出血におけるヘモグロビンの定量検査である。炎症，潰瘍，悪性腫瘍などにより下部消化管からの出血があると，赤血球成分であるヘモグロビンが糞便中に検出される。少量の出血でも検出できるため，大腸癌のスクリーニング検査としても実施されている。

【方法】　ラテックス凝集比濁法（機器を用いた LA），血球・粒子凝集法（PA，金コロイド凝集法）

適応疾患　▶大腸・結腸ポリープ　▶大腸・結腸癌　▶潰瘍性大腸炎　▶大腸憩室　▶クローン病　▶薬剤性腸炎（偽膜性大腸炎，出血性腸炎）▶虚血性大腸炎　▶腸重積　▶腸結核　▶赤痢アメーバ症　▶悪性リンパ腫　▶腸閉塞（イレウス）▶急性大腸炎　▶痔核　▶過敏性腸症候群

《保険請求》
　★ヘモグロビン検査を免疫クロマト法にて行った場合は，「5」の糞便中ヘモグロビン定性により算定する。
　★ヘモグロビン検査を金コロイド凝集法による定量法にて行った場合は，「7」の糞便中ヘモグロビンにより算定する。

8　⑩　糞便中ヘモグロビン及びトランスフェリン定性・定量　fecal hemoglobin and transferrin　　56点

【目的】　ヘモグロビン検査は大腸癌などの下部消化管疾患の診断に有用であるが，ヘモグロビン単独の検査では偽陰性化が起こりうることから，消化管出血に特異的で細菌抵抗性があり，ヘモグロビンに比べて抗原性の低下が少ないトランスフェリン検査が実施されるようになった。ヘモグロビン及びトランスフェリンの両物質を測定することで便潜血検査の正確度が増し，大腸癌などの消化管疾患の発見率向上が得られる。トランスフェリンが単独で検査されることはなく，ヘモグロビンと併せて検査が行われるということで保険収載された。

【方法】　ラテックス凝集法（LA），血球・粒子凝集法（金コロイド凝集法），免疫クロマト法

適応疾患　▶大腸癌　▶大腸腺腫　▶大腸・結腸ポリープ

9　⑪　カルプロテクチン（糞便）Calprotectin　268点

【目的】　カルプロテクチンは，主に好中球や単球から分泌されるカルシウム結合タンパク質で，腸管内の炎症や細菌感染に対して防御的に機能する物質と考えられている。潰瘍性大腸炎やクローン病等により炎症が生じている腸上皮において，カルプロテクチンが好中球から放出され，糞便と共に体外に排泄される。便中カルプロテクチン量は腸上皮の炎症の程度と関連しており，炎症性腸疾患（潰瘍性大腸炎，クローン病）の活動性の指標となる。

【方法】　炎症性腸疾患の診断補助：酵素免疫測定法（EIA，ELISA），蛍光酵素免疫測定法（FEIA），ラテックス凝集比濁法（機器を用いたLA），免疫クロマト法（ICT）

潰瘍性大腸炎の病態把握：酵素免疫測定法（EIA，ELISA），蛍光酵素免疫測定法（FEIA），ラテックス凝集比濁法（機器を用いたLA），血球・粒子凝集法（金コロイド凝集法），免疫クロマト法（ICT）

クローン病の病態把握：蛍光酵素免疫測定法（FEIA），酵素免疫測定法（EIA，ELISA），免疫クロマト法（ICT）

適応疾患　▶潰瘍性大腸炎　▶クローン病　▶炎症性腸疾患（慢性的なもの）

《保険請求》

★本検査を慢性的な炎症性腸疾患（潰瘍性大腸炎やクローン病等）の診断補助を目的として測定する場合は，ELISA法，FEIA法，イムノクロマト法，LA法または金コロイド凝集法により測定した場合に算定できる。ただし，腸管感染症が否定され，下痢，腹痛や体重減少などの症状が3月以上持続する患者であって，肉眼的血便が認められない患者において，慢性的な炎症性腸疾患が疑われる場合の内視鏡前の補助検査として実施する。また，その要旨を診療録および診療報酬明細書の摘要欄に記載する。

★本検査を潰瘍性大腸炎またはクローン病の病態把握を目的として測定する場合，潰瘍性大腸炎についてはELISA法，FEIA法，金コロイド凝集法，イムノクロマト法またはLA法により，クローン病についてはELISA法，FEIA法，イムノクロマト法，LA法または金コロイド凝集法により測定した場合に，それぞれ3月に1回を限度として算定できる。

★慢性的な炎症性腸疾患（潰瘍性大腸炎やクローン病等）の診断補助または病態把握を目的として，本検査およびD313大腸内視鏡検査を同一月中に併せて行った場合は，主たるもののみ算定する。

●レセプト摘要欄：前回の実施日（初回の場合は初回である旨）を記載する。

〔慢性的な炎症性腸疾患（潰瘍性大腸炎やクローン病等）の診断補助を目的として測定する場合〕要旨を記載する。

（潰瘍性大腸炎又はクローン病の病態把握を目的として測定する場合で医学的な必要性から1月に1回行う場合）詳細な理由及び検査結果を記載する。※診療録にも記載する。

D004　穿刺液・採取液検査

1	ヒューナー検査	20点
2	関節液検査	50点
3	胃液又は十二指腸液一般検査	55点
4	髄液一般検査	62点
5	精液一般検査	70点
6	頸管粘液一般検査	75点
7	顆粒球エラスターゼ定性（子宮頸管粘液），IgE定性（涙液）	100点
8	顆粒球エラスターゼ（子宮頸管粘液）	116点
9	マイクロバブルテスト	200点
10	IgGインデックス	390点
11	オリゴクローナルバンド	522点
12	ミエリン塩基性蛋白（MBP）（髄液）	570点
13	タウ蛋白（髄液）	622点
14	リン酸化タウ蛋白（髄液）	641点
15	アミロイドβ42/40比（髄液）	1,282点
16	髄液蛋白免疫学的検査	D015の各項の点数による
17	髄液塗抹染色標本検査	D017の各項の点数による
18	その他	

《保険請求》

★同一日に尿，穿刺液・採取液および血液を検体として生化学的検査（Ⅰ）または生化学的検査（Ⅱ）に掲げる検査項目につきそれぞれを実施した場合の，多項目包括規定の適用については，尿，穿刺液・採取液および血液のそれぞれについて算出した項目数により所定点数を算定するのではなく，血液，尿，穿刺液・採取液それぞれに係る項目数を合算した項目数により，所定点数を算定する。ただし，同一日に行う2回目以降の血液採取による検体を用いた検査項目については，当該項目数に合算せず，所定点数を別途算定する。

1 ① ヒューナー検査　Hühner test　20点

【目的】　子宮頸管粘液と夫の精子の適合度を調べる検査法である。性交後の頸管粘液中の精子の運動性を判定する不妊症検査の一種であるが，現在あまり実施されていない。

【方法】　鏡検法

適応疾患　▶不妊症

2 ② 関節液検査　50点

【目的】　関節液検査は，関節リウマチ，化膿性関節炎，結晶性関節炎，変形性関節症などの疾患で，関節腫脹や MRI などの画像検査で関節水腫が確認された場合に関節穿刺により採取された関節液を用いて行われる。特に結晶性関節炎は関節内や関節周囲に沈着する結晶により引き起こされ，尿酸ナトリウム結晶（針状結晶）による痛風やピロリン酸カルシウム結晶により生じる偽痛風が存在する。よって，これらの診断には関節液中の結晶の検出が非常に有用である。

【方法】　鏡検法，偏光顕微鏡法

適応疾患　▶（関節水腫を有する）結晶性関節炎

《保険請求》
　★「2」の関節液検査については，関節水腫を有する患者であって，結晶性関節炎が疑われる者に対して実施した場合，一連につき1回に限り算定する。なお，当該検査と D017排泄物，滲出物又は分泌物の細菌顕微鏡検査を併せて実施した場合は，主たるもののみ算定する。

3 ③ 胃液一般検査　test of gastric juice　55点

【目的】　胃液の分泌量，酸度，ペプシン濃度を測定し，上部消化管（食道，胃，十二指腸）の出血性疾患（潰瘍，癌）および萎縮性胃炎の補助診断に用いられる。通常はヒスタミン，インスリンの刺激下で胃液の濃度や分泌量を測定するが，最近はほとんど実施されていない。

【方法】　肉眼的観察，鏡検法，pH メーター，Anson-Mirsky 変法

適応疾患
(1) 外観観察（色調，混濁，臭気）：▶食道出血・胃出血（食道静脈瘤，食道潰瘍・胃潰瘍・十二指腸潰瘍，食道癌・胃癌）▶ガストリノーマ▶幽門狭窄症▶胆道癌▶膵癌
(2) 量：▶胃液分泌過多▶萎縮性胃炎
(3) 遊離塩酸・総酸度：▶萎縮性胃炎▶胃潰瘍▶悪性貧血▶ゾリンジャー・エリソン症候群
(4) pH：▶ヘリコバクター・ピロリ感染症▶胃食道逆流症▶萎縮性胃炎
(5) 潜血反応：▶食道静脈瘤▶食道潰瘍・胃潰瘍▶食道癌・胃癌

《保険請求》
　★「3」の胃液または十二指腸液一般検査の所定点数には，量，色調，混濁，粘液量，臭気，酸度測定，ペプシンおよび乳酸定量，ラブ酵素の証明，蛋白質の呈色反応（ニンヒドリン反応，ビウレット反応等），毒物，潜血，虫卵，ウロビリン体の定性定量，コレステリン体の定量，液に含まれる物質の定性半定量の検査等の費用が含まれる。

3 ④ 十二指腸液一般検査　tests of duodenal juice　55点

【目的】　十二指腸液は固有の十二指腸液，胆汁，膵液の総称で，十二指腸ゾンデを用いて採取される。胆汁の検査は硫酸マグネシウムの胆嚢収縮剤を用い，膵液の検査ではパンクレオザイミン・セクレチンなどの分泌刺激ホルモンが使用される。近年，胆汁検査は腹膜超音波検査，CT，MRCP などの画像診断が中心となり，実施頻度が激減した。膵液検査では液量，pH，アミラーゼ，トリプシン，重炭酸塩濃度などの検査が行われる。

【方法】　十二指腸ゾンデ法，肉眼的観察，鏡検法，pH メーター

適応疾患　(1) 十二指腸液（胆汁）：▶胆管閉塞症▶胆のう結石症
(2) 十二指腸液（膵液）：▶膵炎▶膵腫瘍

4 ⑤ 髄液一般検査　tests of cerebrospinal fluid (CSF)　62点

【目的】　中枢神経系疾患の診断に用いられる検査である。脳脊髄液の採取は，無菌操作により腰椎穿刺法，後頭下穿刺法，脳室穿刺法などの方法で行われる。現在，CT，MRI などの画像診断が中心となり，以前ほどは実施されなくなった。しかし，髄膜炎，脳炎などの炎症性疾患，多発性硬化症，ギラン・バ

レー症候群などの中枢神経変性疾患の診断には，不可欠の検査法である。

この検査に含まれる項目は，外観，比重，グロブリン反応（ノンネ・アペルト反応，パンディ反応），トリプトファン反応，細胞数，細胞の種類判定，蛋白・ブドウ糖・ビリルビン・ケトン体などの定性・半定量検査が含まれる。

髄液検査は外観，圧，細胞数，細胞の種類，蛋白・ブドウ糖定量などが行われるが，一般的に緊急検査として実施される場合が多い。

【方法】　鏡検法，ノンネ・アペルト（Nonne-Apelt）反応，パンディ（Pandy）反応，可視吸光光度法（色素錯体法，ドライケミストリー法）

適応疾患　▶髄膜炎 ▶脳炎 ▶脳出血 ▶くも膜下出血 ▶頭部外傷 ▶多発性硬化症 ▶ベーチェット病 ▶ギランバレー症候群 ▶中枢神経の悪性腫瘍 ▶日本脳炎 ▶脳腫瘍

《保険請求》
★「4」の髄液一般検査の所定点数には，外見，比重，ノンネアペルト，パンディ，ワイヒブロート等のグロブリン反応，トリプトファン反応，細胞数，細胞の種類判定および蛋白，グルコース，ビリルビン，ケトン体等の定性半定量の検査等が含まれる。

5　⑥　精液一般検査　test of seminal fluid　70点

【目的】　男性不妊症の診断の一種で，精子数，運動率，奇形精子率などが測定される。

【方法】　鏡検法

適応疾患　▶不妊症 ▶男性不妊症 ▶精子減少症 ▶無精子症

《保険請求》
★「5」の精液一般検査の所定点数には，精液の量，顕微鏡による精子の数，奇形の有無，運動能等の検査のすべての費用が含まれる。

6　⑦　頸管粘液一般検査　test of cervical mucus　75点

【目的】　子宮頸管から分泌される粘液の検査で，主に子宮頸管への性ステロイドホルモンの効果を評価する目的で実施される。頸管粘液は排卵時にその量が増加し，牽糸性も増加する。顕微鏡下に羊歯状結晶形成が観察される。この現象はエストロジェンの作用により増強される。

【方法】　鏡検法

適応疾患　▶黄体機能不全 ▶不妊症 ▶卵巣機能不全 など

《保険請求》
★「6」の頸管粘液一般検査の所定点数には，量，粘稠度，色調，塗抹乾燥標本による顕微鏡検査（結晶，細菌，血球，腟上皮細胞等）等の費用が含まれる。

7　⑧　顆粒球エラスターゼ定性（子宮頸管粘液）　cervical mucus granulocyte elastase, qualitative　100点

【目的】　子宮頸管粘液中の顆粒球のエラスターゼ蛋白を検出する。本検査により子宮頸管炎や腟炎を診断し，子宮内感染（絨毛膜羊膜炎など）が関与する切迫早産や前期破水の鑑別診断を行う。

【方法】　フロースルー免疫測定法（赤色ラテックス着色法）

適応疾患　▶切迫早産 ▶子宮頸管炎 ▶絨毛羊膜炎 ▶腟炎

《保険請求》
★「7」の顆粒球エラスターゼ定性（子宮頸管粘液）は，フロースルー免疫測定法（赤色ラテックス着色法）により，絨毛羊膜炎の診断のために妊娠満22週以上満37週未満の妊婦で切迫早産の疑いがある者に対して測定した場合に算定する。

7　⑨　IgE 定性（涙液）　Total IgE in tear fluid, qualitative　100点

【目的】　アレルギー性結膜炎では，涙液中に IgE が増加することが知られている。アレルギー性結膜炎診断においては，血清中の IgE 濃度測定に比べ臨床症状との一致率が高く有用性が高い。

【方法】　免疫クロマト法

適応疾患　▶アレルギー性結膜炎 ▶急性角結膜炎 ▶春季カタル ▶巨大乳頭結膜炎

尿・
糞便

8 ⑩ 顆粒球エラスターゼ（子宮頸管粘液）cervical mucous granulocyte elastase　116点

【目的】　子宮頸管粘液中の感染部位に遊走した好中球の顆粒から放出された遊離顆粒球エラスターゼやインヒビターと結合し不活性化された顆粒球エラスターゼを定量し，早産や前期破水の主因である絨毛膜羊膜炎の診断を行う。
【方法】　ラテックス凝集比濁法
適応疾患　▶切迫早産　▶子宮頸管炎　▶絨毛羊膜炎　▶腟炎

9 ⑪ マイクロバブルテスト　microbubble test　200点

【目的】　早産の新生児は肺が未熟で肺胞表面に十分な肺サーファクタントが存在しない場合が多く，肺胞虚脱により新生児特発性呼吸窮迫症候群（idiopathic respiratory distress syndrome: IRDS）を生じやすい。マイクロバブルテストは，肺サーファクタントの作用を利用した簡便で迅速的なIRDSの予知的診断法である。母体羊水，新生児の胃液などの液状検体をピペットで採取（20あるいは40μL）し，検査用スライドクラスに滴下する。スポイトにより，この液状検体を繰り返し吸引・排出（例えば6秒間に20回）して泡立たせる。4分間の静止後，$1mm^2$の範囲に存在する直径15μL以下の泡の数を顕微鏡下で測定し，数量によりIRDSの予知的診断を行う。
【方法】　マイクロバブルテスト
適応疾患　▶新生児特発性呼吸窮迫症候群

10 ⑫ IgG インデックス　390点

【目的】　髄液中のIgGの総量は脳血液関門が破綻する疾患では非特異的に上昇するのに対し，アルブミンとの比をとることで，中枢神経内で起こっている免疫反応によるIgG産生を特異的に反映する指標となる。多発性硬化症の診断に最も有用だが，亜急性硬化性全脳炎，中枢神経ループス，神経ベーチェット，神経梅毒，悪性リンパ腫，無菌性髄膜炎，視神経脊髄炎など，それ以外の中枢神経内で炎症・免疫反応を起こす疾患でも高値となる。
　IgGインデックスは，（髄液IgG×血清アルブミン）／（血清IgG×髄液アルブミン）で計算される。
【方法】　ネフェロメトリー法，免疫比濁法（TIA）
適応疾患　▶多発性硬化症　▶視神経脊髄炎〔▶亜急性硬化性全脳炎　▶神経ベーチェット病　▶中枢神経
ループス　▶神経梅毒〕

11 ⑬ オリゴクローナルバンド　oligoclonal bands of cerebrospinal fluid　522点

【目的】　IgGのオリゴクローナルバンドの存在は特定の抗原に対する免疫反応が異常に亢進していることを示唆する。血清でオリゴクローナルバンドが陽性であれば，髄液中にも出現するので両者の比較が重要である。血清にはなく髄液だけにオリゴクローナルバンドが出現すれば中枢神経内での免疫反応が起こっていることが示唆される。多発性硬化症，亜急性硬化性全脳炎などで陽性となり，MBPに比較すると特異性が高い。また，疾患の活動性に影響されにくいので，多発性硬化症の診断にもある程度の価値が認められている。ただし完全に特異的ではなく，多くの他疾患での上昇も報告されている。多発

性硬化症との鑑別がしばしば問題となる視神経脊髄炎では，陽性率が低いので，両者の鑑別の一助となる。また，検査法，検査会社による陽性率の大きな差が経験されており注意が必要である。

【方法】　等電点電気泳動法

<適応疾患>　▶多発性硬化症　▶視神経脊髄炎〔▶亜急性硬化性全脳炎　▶神経梅毒　▶神経ベーチェット病〕

《保険請求》
★「10」のIgGインデックス，「11」のオリゴクローナルバンドおよび「12」のミエリン塩基性蛋白（MBP）（髄液）は，多発性硬化症の診断の目的で行った場合に算定する。

12 ⑭ ミエリン塩基性蛋白（MBP）（髄液）　myelin basic protein of cerebrospinal fluid　　　570点

【目的】　ミエリン塩基性蛋白（MBP）は，髄鞘に含まれる蛋白で，髄鞘が崩壊すると髄液中に出現するので，多発性硬化症の活動性の指標となる。即ち多発性硬化症の増悪期には増加し，寛解期には低下する。しかし，疾患特異性はなく視神経脊髄炎，各種脳炎，亜急性硬化性全脳炎，神経ベーチェット病，急性期脳梗塞，Guillain-Barré症候群，てんかん，頭部外傷，HIV脳症など多くの疾患で高値となる。

【方法】　酵素免疫測定法（EIA，ELISA）

<適応疾患>　▶多発性硬化症　▶視神経脊髄炎〔▶亜急性硬化性全脳炎　▶神経ベーチェット病　▶HIV脳症　▶神経梅毒　▶脳脊髄炎〕

《保険請求》
★「10」のIgGインデックス，「11」のオリゴクローナルバンドおよび「12」のミエリン塩基性蛋白（MBP）（髄液）は，多発性硬化症の診断の目的で行った場合に算定する。

13 ⑮ タウ蛋白（髄液）　Tau protein　　　622点

【目的】　本項目の測定は，クロイツフェルト・ヤコブ病（CJD）の診断の際に用いる。CJDの髄液ではタウ蛋白の異常高値が認められるため，診断に有効である。一方，アルツハイマー病など他の認知症で異常高値を呈することは少ないため，リン酸化タウ蛋白（髄液）を測定する。本項目提出の際には，感染性検体を扱うため，専用の容器が必要となる。

【方法】　酵素免疫測定法（EIA，ELISA），化学発光酵素免疫測定法（CLEIA）

<適応疾患>　▶クロイツフェルト・ヤコブ病　▶アルツハイマー病〔▶レビー小体型認知症　▶前頭側頭葉型認知症　▶ダウン症候群〕

《保険請求》
★「13」のタウ蛋白（髄液）は，クロイツフェルト・ヤコブ病の診断を目的に，患者1人につき1回に限り算定する。

14 ⑯ リン酸化タウ蛋白（髄液）　phosphorylated tau protein　　　641点

【目的】　アルツハイマー病（AD）脳における神経原線維変化は異常なリン酸化を受けたタウ蛋白が凝集したものである。ADでは髄液中のリン酸化タウ蛋白が上昇する。またレビー小体型認知症においても軽度上昇することが知られる。注意点として，認知症患者でCJDを強く疑う場合は，タウ蛋白（総タウ蛋白）を優先して測定することが推奨される。

【方法】　酵素免疫測定法（EIA，ELISA），化学発光酵素免疫測定法（CLEIA）

<適応疾患>　▶クロイツフェルト・ヤコブ病　▶アルツハイマー病〔▶レビー小体型認知症　▶前頭側頭葉型認知症　▶ダウン症候群〕

《保険請求》
★「14」のリン酸化タウ蛋白（髄液）は，認知症の診断を目的に，患者1人につき1回に限り算定する。

15 ⑰ アミロイドβ42/40比（髄液）新　　　1,282点

【目的】　脳内アミロイドβの蓄積状態把握の補助のための検査である。脳脊髄液中のβ-アミロイド1-42の測定，脳脊髄液中のβ-アミロイド1-40の測定を行う。アルツハイマー病による軽度認知障害または軽度の認知症が疑われる患者に対し，レカネマブ製剤投与要件を満たす医療機関において，レカネマブ製剤の投与の適応を判定する目的で実施する。

【方法】　化学発光酵素免疫測定法（CLEIA法）

適応疾患　▶アルツハイマー病による軽度認知障害または軽度の認知症が疑われる患者

《保険請求》

★「15」のアミロイドβ42/40比（髄液）は，厚生労働省の定めるレカネマブ（遺伝子組換え）製剤に係る最適使用推進ガイドラインに沿って，アルツハイマー病による軽度認知障害または軽度の認知症が疑われる患者等に対し，レカネマブ（遺伝子組換え）製剤の投与の要否を判断する目的でアミロイドβ病理を示唆する所見を確認するため，CLEIA法により，脳脊髄液中のβ-アミロイド1-42およびβ-アミロイド1-40を同時に測定した場合，患者1人につき1回に限り算定する。ただし，レカネマブ（遺伝子組換え）製剤の投与中止後に初回投与から18か月を超えて再開する場合は，さらに1回に限り算定できる。

★本区分「14」のリン酸化タウ蛋白（髄液）と併せて行った場合は主たるもののみ算定する。

●レセプト摘要欄：〔レカネマブ（遺伝子組換え）製剤の投与中止後に初回投与から18か月を超えて再開する場合〕本検査が必要と判断した医学的根拠を記載する。

16 ⑱ 髄液蛋白免疫学的検査 immunological tests of cerebrospinal fluid　D015の各項の点数による

【目的】　髄液一般検査に含まれる髄液蛋白検査のなかでも総蛋白半定量・定量，グロブリン試験（ノンネ・アペルト反応，パンディー反応）は，D004「4」の髄液一般検査に含まれる。ここでは，抗原抗体反応を用いた免疫学的方法により個々の蛋白の定量測定を行う。中枢神経の脱髄性疾患の診断に不可欠な検査が含まれる。

【方法】　酵素免疫測定法（EIA，ELISA），ラテックス凝集比濁法，免疫比濁法（TIA），ネフェロメトリー法，免疫電気泳動分析

適応疾患　▶髄膜炎　▶多発性硬化症　▶脳炎　▶神経梅毒　▶多発性神経炎

《保険請求》

■D015に掲げる血漿蛋白免疫学的検査の例により算定した点数により算定する。

17 ⑲ 髄液塗抹染色標本検査　D017の各項の点数による

【目的】　腰椎穿刺などで採取した髄液をスライドグラス上に塗抹し染色後，鏡検により髄液中の病原細菌（結核菌，髄膜炎菌，肺炎球菌，ブドウ球菌，連鎖球菌，真菌など）を観察する検査法である。

【方法】　鏡検法

適応疾患　▶寄生虫症　▶結核（結核性髄膜炎）▶梅毒　▶各種の細菌性髄膜炎

《保険請求》

■D017排泄物，滲出物又は分泌物の細菌顕微鏡検査の例により算定した点数により算定する。

D004-2　悪性腫瘍組織検査

```
1　悪性腫瘍遺伝子検査
　イ　処理が容易なもの
　（1）医薬品の適応判定の補助等に用いるもの ························· 2,500点
　（2）その他のもの ············································· 2,100点
　ロ　処理が複雑なもの ··········································· 5,000点
　注1「イ」「イ」の検査を2項目実施 ······························ 4,000点
　注1「ロ」「イ」の検査を3項目実施 ······························ 6,000点
　注1「ハ」「イ」の検査を4項目以上実施 ·························· 8,000点
　注2「イ」「ロ」の検査を2項目実施 ······························ 8,000点
　注2「ロ」「ロ」の検査を3項目以上実施 ························· 12,000点
2　抗悪性腫瘍剤感受性検査 ········································· 2,500点
```

1　悪性腫瘍遺伝子検査 Genetic tests of malignant tumor

【目的】　悪性腫瘍に対する個別化（テーラーメード）医療のための関連遺伝子を検出する。固形腫瘍または悪性リンパ腫の腫瘍細胞を検査し，悪性腫瘍の詳細な診断および治療法の選択を目的として実施する。肺癌，大腸癌，乳癌に加え，局所進行又は転移が認められ標準的治療が困難な固形癌などに実施される。

「イ」処理が容易なもの

（1）医薬品の適応判定の補助等に用いるもの　2,500点

【目的】　医薬品の適応を判定するための補助などに用いる。薬事承認又は認証を得ている体外診断用医薬品又は医療機器を用いて実施する。EGFR，ROS1，ALK，BRAF，METex14の遺伝子変異検査や融合遺伝子検査（肺癌），RAS，BRAF遺伝子検査（大腸癌），HER2遺伝子検査（乳癌），マイクロサテライト不安定性検査（固形癌），EZH2遺伝子検査（濾胞性リンパ腫）が含まれる。

【方法】　・肺癌のEGFR遺伝子検査：リアルタイムPCR法，次世代シークエンシング（NGS）
・肺癌のROS1融合遺伝子検査：リアルタイムPCR法，次世代シークエンシング（NGS）
・肺癌のALK融合遺伝子検査：次世代シークエンシング（NGS）
・肺癌のBRAF遺伝子検査（次世代シークエンシングを除く）：リアルタイムPCR法
・肺癌のMETex14遺伝子検査（次世代シークエンシングを除く）：リアルタイムPCR法
・肺癌のKRAS遺伝子変異（G12C）検査：リアルタイムPCR法
・大腸癌のRAS遺伝子検査：PCR-rSSO法
・大腸癌のBRAF遺伝子検査：PCR-rSSO法
・乳癌のHER2遺伝子検査：次世代シークエンシング（NGS）
・固形癌におけるマイクロサテライト不安定性検査：マルチプレックスPCR-フラグメント解析法
・濾胞性リンパ腫のEZH2遺伝子検査：リアルタイムPCR法

適応疾患　▶肺癌　▶大腸癌　▶乳癌　▶マイクロサテライト不安定性が疑われる固形癌

（2）その他のもの　2,100点

【目的】　「イ」（1）以外の遺伝子検査で，KRAS遺伝子検査（肺癌，膵癌），EWS-Fli1，TLS-CHOP，SYT-SSX遺伝子検査（悪性骨軟部組織腫瘍），c-kit遺伝子検査（消化管間葉系腫瘍），センチネルリンパ節生検に係る遺伝子検査（悪性黒色腫），EGFR遺伝子検査，KRAS遺伝子検査（大腸癌），マイクロサテライト不安定性検査（リンチ症候群）が含まれる。

【方法】　・肺癌のKRAS遺伝子検査：PCR法
・膵癌のKRAS遺伝子検査：PCR法
・悪性骨軟部組織腫瘍のEWS-Fli1遺伝子検査：RT-PCR法
・悪性骨軟部組織腫瘍のTLS-CHOP遺伝子検査：RT-PCR法
・悪性骨軟部組織腫瘍のSYT-SSX遺伝子検査：RT-PCR法
・消化管間葉系腫瘍のc-kit遺伝子検査：PCR-ダイレクト・シークエンス法
・悪性黒色腫におけるセンチネルリンパ節生検に係る遺伝子検査：PCR法
・大腸癌のEGFR遺伝子検査：PCR法
・大腸癌のKRAS遺伝子検査：PCR法
・大腸癌のマイクロサテライト不安定性検査（リンチ症候群の診断の補助を目的とする場合に限る。体外診断用医薬品を使用した場合は「イ」の（1）により算定）：PCR法

適応疾患　▶肺癌　▶膵癌　▶悪性軟部組織腫瘍　▶消化管間葉系腫瘍　▶悪性黒色腫　▶大腸癌　▶リンチ症候群

「ロ」処理が複雑なもの　5,000点

【目的】　医薬品の適応を判定するための補助等に用いる。薬事承認又は認証を得ている体外診断用医薬品又は医療機器を用いて検査する。BRAF，METex14，RET遺伝子検査（肺癌），BRAF遺伝子検査（悪性黒色腫，リアルタイムPCR法），NTRK融合遺伝子検査（固形癌），FGFR2融合遺伝子検査（胆道癌）などが含まれる。

　同じ組織を用いて同一がん種に対して「1」の「イ」と「1」の「ロ」を実施した場合は，合算した点数を算定する。

【方法】　・肺癌のBRAF遺伝子検査，METex14遺伝子検査，RET融合遺伝子検査，HER2遺伝子検査：次世代シークエンシング（NGS）
・悪性黒色腫のBRAF遺伝子検査：リアルタイムPCR法，PCR-rSSO法，次世代シークエンシング（NGS）
・固形癌のNTRK融合遺伝子検査，腫瘍遺伝子変異量検査：次世代シークエンシング（NGS）

・胆道癌の FGFR2 融合遺伝子検査：次世代シークエンシング（NGS）
・甲状腺癌における RET 融合遺伝子検査：次世代シークエンシング（NGS）
・甲状腺髄様癌における RET 遺伝子変異検査：次世代シークエンシング（NGS）
・固形腫瘍（肺癌および大腸癌を除く）における BRAF 遺伝子検査：PCR-rSSO 法
・悪性リンパ腫における BRAF 遺伝子検査：PCR-rSSO 法

適応疾患 ▶肺癌 ▶悪性黒色腫 ▶固形癌 ▶胆道癌 ▶卵巣癌 ▶甲状腺癌 ▶甲状腺髄様癌

EGFR 遺伝子検査（リアルタイム PCR 法）　EGFR mutation

【目的】 EGFR 遺伝子検査は肺癌における EGFR チロシンキナーゼ阻害剤（ゲフィチニブ，エルロチニブ，アファチニブ，オシメルチニブ）の投与患者選定を目的にコンパニオン診断として行われる。変異が認められれば上記の薬剤に対し高い奏効率が期待できる。

適応疾患 ▶肺癌

EGFR 遺伝子検査（リアルタイム PCR 法以外）　EGFR mutation

【目的】 EGFR 遺伝子検査は肺癌および大腸癌における EGFR チロシンキナーゼ阻害剤（ゲフィチニブ，エルロチニブ等）の投与患者選定を目的として行われる。変異が認められれば上記の薬剤に対し高い奏効率が期待できる。

適応疾患 ▶肺癌 ▶大腸癌

ROS1 融合遺伝子検査　ROS1 fusion gene

【目的】 ROS1 融合遺伝子は，EGFR 遺伝子変異や ALK 融合遺伝子と同じように肺癌の重要なドライバー遺伝子の 1 つであり，その陽性頻度は非小細胞肺癌の約 1 ～ 2 ％である。ROS1 融合遺伝子陽性の肺癌に対して，チロシンキナーゼ阻害薬であるクリゾチニブの高い治療効果が報告されており，本遺伝子検査は，クリゾチニブ選択可否を予測するためのコンパニオン診断として実施される。癌組織又は細胞診検体を用いる。

適応疾患 ▶非小細胞肺癌

RAS 遺伝子検査　RAS mutation

【目的】 腫瘍の増殖に関わる EGFR を標的とする抗 EGFR 抗体薬（セツキシマブ，パニツムマブ）が大腸癌を中心に用いられているが，RAS 遺伝子（KRAS および NRAS）変異を有する患者では，抗 EGFR 抗体薬投与の効果が得られない可能性が高い。本検査により大腸癌組織中の RAS 遺伝子変異を検出することで，抗 EGFR 抗体薬の投与患者を選定する。

適応疾患 ▶大腸癌

BRAF 遺伝子検査（大腸癌）　BRAF V600 mutation

【目的】 BRAF 蛋白は細胞増殖と生存に関与する蛋白であるが，本蛋白をコードする BRAF 遺伝子の変異により活性化状態のままになると制御不能の細胞増殖を引き起こし，癌化の要因になる。切除不能な進行・再発結腸・直腸癌においては，殺細胞性抗がん剤と分子標的薬（抗体薬）を併用した治療が行われているが，本検査は抗 EGFR 抗体薬（セツキシマブ，パニツムマブ）および抗 VEGF ヒト化モノクロナール抗体薬（ベバシズマブ）対象患者の選択にコンパニオン診断として実施される。一方，リンチ症候群の大腸癌では 90 ％以上に高頻度 MSI（マイクロサテライト不安定性）が認められるが，BRAF 遺伝子変異陽性例ではリンチ症候群がほぼ否定できることが知られており，BRAF 変異陽性者はリンチ症候群から除外され，癌を対象とする定期検査の対象を減らすことができる。

適応疾患 ▶切除不能な進行・再発結腸・直腸癌 ▶リンチ症候群

BRAF 遺伝子検査（次世代シークエンシング）　BRAF V600E mutation

【目的】 本検査は，オンコマイン™ Dx Target Test CDx システムを用いた BRAF 遺伝子検査である。遺伝子パネルを使用した次世代シークエンサーにより固形癌患者の腫瘍組織中 DNA における遺伝子異常を解析後，専用プログラムにより塩基配列を自動で解析・報告する。非小細胞肺癌の腫瘍細胞から抽出したゲノム DNA 中の BRAF 遺伝子変異（V600E）を検出し，切除不能な進行・再発の非小細胞肺癌患者への BRAF 阻害薬ダブラフェニブ（タフィンラー）および MEK 阻害薬トラメチニブ（メキニスト）併用投与の適応を判定するためのコンパニオン診断に用いられる。

適応疾患 ▶切除不能な進行・再発の非小細胞肺癌

BRAF 遺伝子検査　BRAF V600 mutation

【目的】 BRAF 蛋白は細胞増殖と生存に関与する蛋白質リン酸化酵素であるが，変異により活性化状態のままになると，制御不能の細胞増殖を引き起こす。本蛋白をコードする BRAF 遺伝子変異は悪性黒色腫，甲状腺癌，卵巣癌，大腸癌などで認められ，悪性黒色腫では約 50 ％に変異が認められる。本検査により癌組織・細胞中の BRAF 遺伝子変異（V600E などの V600 変異）を検出することで，BRAF 阻害薬（ベムラフェニブ）の投薬患者を選定（コンパニオン診断）する。

尿・
糞便

適応疾患 ▶悪性黒色腫

METex14遺伝子検査

【目的】 非小細胞肺癌患者に，テポチニブ（MET チロシンキナーゼ阻害剤）の適応を判断する補助として用いられる。肺癌患者に認められる MET 遺伝子のエクソン14スキッピング変異の遺伝子検査である。MET 遺伝子は proto-oncogene で，RAS/MAPK，Rac/Rho，PI3K/AKT シグナル伝達経路に繋がるチロシンキナーゼをコードし，悪性化，癌の増殖などに関与している。

適応疾患 ▶肺癌

KRAS 遺伝子検査　KRAS gene

【目的】 KRAS 遺伝子変異を示すと，抗 EGFR 抗体薬（セツキシマブおよびパニツムマブ）を投与しても有効性に乏しい。

適応疾患 ▶肺癌 ▶大腸癌 ▶膵癌 〔▶頭頸部癌〕

EWS-Fli1遺伝子検査　EWS-FLI1 fusion gene

【目的】 特異的染色体転座 t（11：22）による融合遺伝子 EWS-Fli1キメラ mRNA が認められると，90％以上骨軟部悪性腫瘍の Ewing 肉腫もしくは未分化神経外胚葉性腫瘍（PNET）と診断できる。

適応疾患 ▶悪性骨軟部組織腫瘍（肉腫，骨肉腫，骨腫瘍，悪性軟部腫瘍など）

TLS-CHOP 遺伝子検査　TLS-CHOP fusion gene

【目的】 染色体転座による TLS と CHOP の融合遺伝子（TLS-CHOP キメラ遺伝子）により，軟部腫瘍の粘液型脂肪肉腫と診断できる。

適応疾患 ▶悪性骨軟部組織腫瘍（肉腫，骨肉腫，骨腫瘍，悪性軟部腫瘍など）

SYT-SSX 遺伝子検査　SYT-SSH fusion gene

【目的】 染色体転座 t（X；18）（p11；q11）により，SYT 遺伝子と SSX 遺伝子が融合した SYT-SSX キメラ遺伝子が認められると，滑膜肉腫と診断できる。

適応疾患 ▶悪性骨軟部組織腫瘍（肉腫，骨肉腫，骨腫瘍，悪性軟部腫瘍など）

c-kit 遺伝子検査　c-kit gene

【目的】 消化管間葉系腫瘍（Gastrointestinal Stromal Tumor：GIST）において，c-kit 遺伝子変異が検出されれば，チロシンキナーゼ阻害剤であるイマチニブが有効である。ただ，Exon11の変異では治療効果が高いが，Exon9ではやや劣り，Exon17では効果に乏しい。

適応疾患 ▶消化管間葉系腫瘍（胃悪性間葉系腫瘍，胃平滑筋肉腫，小腸平滑筋肉腫など）

センチネルリンパ節生検に係る遺伝子検査　genetic testing of sentinel lymph node biopsy

【目的】 悪性黒色腫に対して，色素法または放射性同位元素法にてセンチネルリンパ節を同定し，PCR 法により黒色腫に特異的な遺伝子検査を行って，リンパ節転移の有無を確認する。リンパ節の転移の有無により，リンパ節郭清実施の要否を判断する。

適応疾患 ▶悪性黒色腫

マイクロサテライト不安定性検査　microsatellite instability: MSI

【目的】 細胞分裂で DNA が複製される時に一定の確率で複製ミスが発生するが，このミスを修復する機能として DNA ミスマッチ修復機構がある。この修復機構に異常が発生した場合，マイクロサテライト不安定性になると同時に，複製ミス（遺伝子変異）が修復できずに異常な細胞（がん細胞）が増殖することが知られている。

　本検査は，家族性非ポリポーシス大腸癌または標準治療の終了した後に局所進行または転移が認められた固形癌組織から抽出したゲノム DNA 中の高頻度マイクロサテライト不安定性（MSI-High）を検出することにより，免疫チェックポイント阻害剤（ペムブロリズマブ）の適応を判定するための補助として用いられる。

適応疾患 ▶家族性非ポリポーシス大腸癌 ▶標準治療の終了した後に局所進行または転移が認められた固形癌（大腸癌，子宮体癌，胆道癌，胃癌，膵癌，小腸癌，乳癌，前立腺癌，膀胱癌，食道癌，肉腫，甲状腺癌，後腹膜腫瘍，小細胞肺癌，腎臓癌など）

NTRK 融合遺伝子

【目的】 NTRT 遺伝子は多くはないが，成人や小児の固形癌に発現する。正常な NTRT 遺伝子の一部が他の遺伝子と融合して形成される異常な遺伝子である。この遺伝子から作られる TRK 融合蛋白ががん細胞の増殖を招く。この TRK 融合蛋白を標的とした治療薬（エヌトレクチニブ）の選択を目的として行われる。

適応疾患 ▶種々の固形癌

FGFR2融合遺伝子検査

【目的】　胆管癌患者では，線維芽細胞増殖因子受容体（FGFR，受容体チロシンキナーゼ）が関与するFGFR2融合遺伝子が高頻度に認められる。この遺伝子はチロシンキナーゼ活性を活性化することにより腫瘍細胞を増殖させる。ペミガチニブはFGFR1，2，3を選択的に阻害し，その適応を判断する。

適応疾患　▶胆道癌

RET 融合遺伝子

【目的】　甲状腺癌には，RET遺伝子異常（点突然変異と融合遺伝子の2種類）が認められ，甲状腺癌のドライバー遺伝子として同定されている。甲状腺髄様癌ではRET遺伝子異常の頻度が高い。セルペルカチニブはどちらの遺伝子異常に対しても，細胞内のシグナル伝達に対して阻害的に作用する。セルペルカチニブの適応を判断する。

適応疾患　▶甲状腺癌　▶甲状腺髄様癌

《保険請求》

■患者から1回に採取した組織等を用いて同一がん種に対して「イ」に掲げる検査を実施した場合は，所定点数にかかわらず，検査の項目数に応じて次に掲げる点数により算定する。
　　イ　2項目　4,000点，ロ　3項目　6,000点，ハ　4項目以上　8,000点
■患者から1回に採取した組織等を用いて同一がん種に対して「ロ」に掲げる検査を実施した場合は，所定点数にかかわらず，検査の項目数に応じて次に掲げる点数により算定する。
　　イ　2項目　8,000点，ロ　3項目以上　12,000点
★「1」の悪性腫瘍遺伝子検査は，固形腫瘍または悪性リンパ腫の腫瘍細胞を検体とし，悪性腫瘍の詳細な診断および治療法の選択を目的として悪性腫瘍患者本人に対して行った，（2）から（4）までに掲げる遺伝子検査について，患者1人につき1回に限り算定する。ただし，肺癌におけるEGFR遺伝子検査については，再発や増悪により，2次的遺伝子変異等が疑われ，再度治療法を選択する必要がある場合にも算定できることとし，マイクロサテライト不安定性検査については，リンチ症候群の診断の補助を目的とする場合または固形癌の抗悪性腫瘍剤による治療法の選択を目的とする場合に，本検査を実施した後に，もう一方の目的で本検査を実施した場合にあっても，別に1回に限り算定できる。
　　早期大腸癌におけるリンチ症候群の除外を目的としてBRAF遺伝子検査を実施した場合にあっては，KRAS遺伝子検査またはRAS遺伝子検査を併せて算定できないこととし，マイクロサテライト不安定性検査またはN005-4ミスマッチ修復タンパク免疫染色（免疫抗体法）病理組織標本作製を実施した年月日を，診療報酬明細書の摘要欄に記載する。
★（2）「1」の「イ」の「（1）」医薬品の適応判定の補助等に用いるものとは，次に掲げる遺伝子検査のことをいい，使用目的または効果として，医薬品の適応を判定するための補助等に用いるものとして薬事承認または認証を得ている体外診断用医薬品または医療機器を用いて，リアルタイムPCR法，PCR-rSSO法，マルチプレックスPCRフラグメント解析法または次世代シーケンシングにより行う場合に算定できる。
　　ア　肺癌におけるEGFR遺伝子検査，ROS1融合遺伝子検査，ALK融合遺伝子検査，BRAF遺伝子検査（次世代シーケンシングを除く），METex14遺伝子検査（次世代シーケンシングを除く，KRAS遺伝子変異（G12C）検査）
　　イ　大腸癌におけるRAS遺伝子検査，BRAF遺伝子検査
　　ウ　乳癌におけるHER2遺伝子検査
　　エ　固形癌におけるマイクロサテライト不安定性検査
　　オ　濾胞性リンパ腫におけるEZH2遺伝子検査
★（3）「1」の「イ」の「（2）」その他のものとは，次に掲げる遺伝子検査のことをいい，PCR法，SSCP法，RFLP法等により行う場合に算定できる。
　　ア　肺癌におけるKRAS遺伝子検査
　　イ　膵癌におけるKRAS遺伝子検査
　　ウ　悪性骨軟部組織腫瘍におけるEWS-Fli1遺伝子検査，TLS-CHOP遺伝子検査，SYT-SSX遺伝子検査
　　エ　消化管間葉系腫瘍におけるc-kit遺伝子検査
　　オ　悪性黒色腫におけるセンチネルリンパ節生検に係る遺伝子検査
　　カ　大腸癌におけるEGFR遺伝子検査，KRAS遺伝子検査
　　キ　リンチ症候群におけるマイクロサテライト不安定性検査（使用目的または効果として，医薬品の適応を判定するための補助等に用いるものとして薬事承認または認証を得ている体外診断用医薬品を使用した場合を除く）
★（4）「1」の「ロ」処理が複雑なものとは，次に掲げる遺伝子検査のことをいい，使用目的または効果として，医薬品の適応を判定するための補助等に用いるものとして薬事承認または認証を得ている体外診断用医薬品または医療機器を用いて，次世代シーケンシング等により行う場合に算定できる。
　　ア　肺癌におけるBRAF遺伝子検査（次世代シーケンシング），METex14遺伝子検査（次世代シーケンシング），RET融合遺伝子検査，HER2遺伝子検査（次世代シーケンシング）
　　イ　悪性黒色腫におけるBRAF遺伝子検査（リアルタイムPCR法，PCR-rSSO法）
　　ウ　固形癌におけるNTRK融合遺伝子検査，腫瘍遺伝子変異量検査
　　エ　胆道癌におけるFGFR2融合遺伝子検査
　　オ　甲状腺癌におけるRET融合遺伝子検査
　　カ　甲状腺髄様癌におけるRET遺伝子変異検査

キ　固形腫瘍（肺癌および大腸癌を除く）における BRAF 遺伝子検査（PCR-rSSO 法）
ク　悪性リンパ腫における BRAF 遺伝子検査（PCRrSSO 法）

★患者から1回に採取した組織等を用いて同一がん種に対して「1」の「イ」処理が容易なものと「1」の「ロ」処理が複雑なものを実施した場合は，「注1」および「注2」の規定に基づきそれぞれの検査の項目数に応じた点数を合算した点数により算定する。

★「1」の悪性腫瘍遺伝子検査を算定するにあたっては，（2）から（4）までに掲げる遺伝子検査の中から該当するものを診療報酬明細書の摘要欄に記載する。

★「1」の悪性腫瘍遺伝子検査，D006-2造血器腫瘍遺伝子検査，D006-6免疫関連遺伝子再構成，D006-14 FLT3遺伝子検査または D006-16 JAK2遺伝子検査のうちいずれかを同一月中に併せて行った場合には，主たるもののみ算定する。

★肺癌において，「1」の「イ」の「（1）」医薬品の適応判定の補助等に用いるもののうち，（2）のアに規定する肺癌における EGFR 遺伝子検査と D006-12 EGFR 遺伝子検査（血漿）または D006-24肺癌関連遺伝子多項目同時検査を同一月中に併せて行った場合には，主たるもののみ算定する。

★肺癌において，「1」の「イ」の「（1）」医薬品の適応判定の補助等に用いるもののうち，（2）のアに規定する肺癌における ALK 融合遺伝子検査と D006-24肺癌関連遺伝子多項目同時検査，N002免疫染色（免疫抗体法）病理組織標本作製の「6」ALK 融合タンパクまたは N005-2 ALK 融合遺伝子標本作製を併せて行った場合には，主たるもののみ算定する。

★乳癌において，「1」の「イ」の「（1）」医薬品の適応判定の補助等に用いるもののうち，（2）のウに規定する乳癌における HER2遺伝子検査と N005 HER2遺伝子標本作製を併せて行った場合には，主たるもののみ算定する。

★卵巣癌または前立腺癌において，「1」の「イ」の「（1）」医薬品の適応判定の補助等に用いるもののうち，（2）のエに規定する固形癌におけるマイクロサテライト不安定性検査または「1」の「ロ」処理が複雑なもののうち，（4）のウに規定する固形癌における NTRK 融合遺伝子検査もしくは腫瘍遺伝子変異量検査 D006-18 BRCA 1/2遺伝子検査の「1」腫瘍細胞を検体とするものを併せて行った場合には，主たるもののみ算定する。

★次世代シーケンシングを用いて，抗悪性腫瘍剤による治療法の選択を目的として特定の遺伝子の変異の評価を行う際に，包括的なゲノムプロファイルを併せて取得している場合には，包括的なゲノムプロファイルの結果ではなく，目的とする遺伝子変異の結果についてのみ患者に提供すること。また，その場合においては，目的以外の遺伝子の変異に係る検査結果については患者の治療方針の決定等には用いない。

★リンチ症候群の診断の補助を目的としてマイクロサテライト不安定性検査を行う場合でも，使用目的または効果として，医薬品の適応を判定するための補助等に用いるものとして薬事承認または認証を得ている体外診断用医薬品を用いる場合には「1」の「イ」の「（1）」医薬品の適応判定の補助等に用いるものの所定点数を算定する。

●レセプト摘要欄：D004-2 悪性腫瘍組織検査（保医発通知）の(2)から(4)までに掲げる遺伝子検査の中から該当するものを選択して記載する。
（早期大腸癌におけるリンチ症候群の除外を目的として BRAF 遺伝子検査を実施した場合）マイクロサテライト不安定性検査を実施した年月日を記載する。
（早期大腸癌におけるリンチ症候群の除外を目的として BRAF 遺伝子検査を実施した場合）ミスマッチ修復タンパク免疫染色（免疫抗体法）病理組織標本作製を実施した年月日を記載する。

2　抗悪性腫瘍剤感受性検査　Sensitivity test of antineoplastic drugs　　2,500点

【目的】　消化器癌，頭頸部癌，乳癌，肺癌，癌性胸膜・腹膜炎，子宮頸癌，子宮体癌，卵巣癌の癌細胞に対する種々の抗悪性腫瘍剤の感受性を調べるもの。抗悪性腫瘍剤による治療法選択のために行う。
【方法】　HDRA 法，CD-DST 法

適応疾患　▶消化器癌　▶頭頸部癌　▶乳癌　▶肺癌　▶癌性胸膜・腹膜炎　▶子宮頸癌　▶子宮体癌　▶卵巣癌

《保険請求》

★「2」の抗悪性腫瘍剤感受性検査は，手術等によって採取された消化器癌，頭頸部癌，乳癌，肺癌，癌性胸膜・腹膜炎，子宮頸癌，子宮体癌または卵巣癌の組織を検体とし，HDRA 法または CD-DST 法を用いて，抗悪性腫瘍剤による治療法の選択を目的として行った場合に限り，患者1人につき1回に限り算定する。

★当該検査の対象となる抗悪性腫瘍剤は，細胞毒性を有する薬剤に限る。また，当該検査に係る薬剤の費用は，所定点数に含まれる。

第2章

血液学的検査

D005　血液形態・機能検査

1　① 赤血球沈降速度（ESR）erythrocyte sedimentation rate（ESR）　　9点 外迅

【目的】 抗凝固剤を加えた全血を試験管に採取し放置すると，赤血球が時間とともに沈殿する。血中に陽性荷電のγ-グロブリンやフィブリノゲンが増加すると赤血球の凝集が促進され，赤沈が促進する。炎症性疾患，悪性腫瘍，組織破壊などのスクリーニング検査として用いる。フィブリノゲン減少で赤沈が遅延する。

【方法】 ウェスターグレン（Westergren）法

　クエン酸ナトリウム1に対し，血液4の割合で採血し，血沈棒または自動測定装置で測定する。通常1時間値を測定するが，必要に応じ30分値や2時間値を測定することもある。

適応疾患　▶急性・慢性の各種感染症 ▶炎症性疾患 ▶膠原病 ▶悪性腫瘍 ▶心筋梗塞 ▶ネフローゼ症候群 ▶慢性肝炎 ▶肝硬変症 ▶多発性骨髄腫 ▶無フィブリノゲン血症 ▶播種性血管内凝固（DIC）

《保険請求》
■当該保険医療機関内で検査を行った場合に算定する。
★「1」の赤血球沈降速度（ESR）は当該検査の対象患者の診療を行っている保険医療機関内で実施した場合にのみ算定できるものであり，委託契約等に基づき当該保険医療機関外で実施された検査の結果報告を受けるのみの場合は算定できない。ただし，委託契約等に基づき当該保険医療機関内で実施された検査について，その結果が当該保険医療機関に速やかに報告されるような場合は，所定点数により算定する。

2　② 網赤血球数 reticulocyte count（Ret）　　12点

【目的】 骨髄から末梢血液中へ移行してきた赤血球は，約1日間粗大なリボソームを含有している。超生体染色を行うと，このリボソームが網状あるいは顆粒状構造物として染め出される。超生体染色によって染め出されるこれらの赤血球を網赤血球と呼ぶ。骨髄での赤血球産生を反映するので，赤血球系の造血能推定の指標として利用される。

【方法】 フローサイトメトリー法，鏡検法（Pappenheim法）

適応疾患　▶貧血 ▶溶血性貧血 ▶再生不良性貧血 ▶鉄欠乏性貧血 ▶悪性貧血 ▶ビタミンB12欠乏症 ▶葉

酸欠乏症　▶赤芽球ろう　▶骨髄異形成症候群　▶白血病　▶骨髄機能低下　▶医薬品中毒　〔▶悪性腫瘍〕

3　③　血液浸透圧　blood 〈plasma〉 osmolality determination　　　　　15点

【目的】　血漿浸透圧は内分泌系の抗利尿ホルモン（バゾプレッシン）や腎臓の尿濃縮能などにより調節されている。血漿浸透圧の測定から浸透圧調節系に異常を見出す。血漿浸透圧に影響する因子としては，ナトリウムなどの電解質，グルコース，尿素窒素があげられる。
【方法】　浸透圧計（氷点降下法）
適応疾患　▶高張性脱水症　▶低張性脱水症　▶糖尿病　▶腎不全　▶慢性糸球体腎炎　▶尿崩症　▶心因性多飲症　▶抗利尿ホルモン不適合分泌症候群（SIADH）▶メタノール中毒　▶パラアルデヒド中毒　▶脱水症

3　④　好酸球（鼻汁・喀痰）　eosinophils, nasal smear, sputum　　　　　15点

【目的】　鼻汁あるいは喀痰の塗抹染色標本を作製して光学顕微鏡で全視野を観察し，好酸球数を大まかに評価する検査である。100～200倍で観察する。鼻汁や喀痰中の好酸球の存在は，IgE の関与するアレルギー反応（Ⅰ型アレルギー）を示唆する。アレルギー性疾患と感染症の鑑別がおもな目的である。
【方法】　鏡検法〔ライト（Wright）染色〕
適応疾患　▶アレルギー性鼻炎　▶花粉症　▶アレルギー性呼吸器疾患（アレルギー性喘息，アレルギー性肺炎，アレルギー性気管支炎，アレルギー性鼻咽頭炎，アレルギー性副鼻腔炎など）▶小児喘息　▶気管支喘息など

3　⑤　末梢血液像（自動機械法）　peripheral blood picture, hemogram　　　　　15点

【目的】　白血球分類および末梢血液細胞に生じた形態学的異常を調べるため行う。基本的検査として，免疫機能の把握，造血機能の評価に用いる他，各種疾患のスクリーニング検査，血液疾患の診断的検査として，また骨髄抑制を副作用にもつ治療薬の副作用モニターとしても重要である。
【方法】　自動機械法（血液像自動分析装置法）
適応疾患　▶各種疾患

《保険請求》
★「3」の末梢血液像（自動機械法），「6」の末梢血液像（鏡検法）および「14」の骨髄像の検査については，少なくともリンパ球，単球，好中球，好酸球，好塩基球の5分類以上の同定・比率計算を行った場合に算定する。
★同一検体について，「4」の好酸球数および「3」の末梢血液像（自動機械法）または「6」の末梢血液像（鏡検法）を行った場合は，主たる検査の所定点数のみを算定する。

4　⑥　好酸球数　eosinophil count (Eosino, Eo)　　　　　17点

【目的】　アレルギー性疾患や寄生虫感染症で増加する好酸球数は末梢血液中の頻度が低い。そこで好酸球を別個に算定する検査が鏡検法による好酸球数測定である。近年は自動血球計数装置を用いて白血球分類として計測することが可能となり，単独で好酸球数を検査する機会は減っている。
【方法】　鏡検法
適応疾患　▶各種アレルギー性疾患　▶寄生虫症　▶好酸球増加症　▶膠原病　▶皮膚病（アレルギー性皮膚炎，アトピー性皮膚炎，接触性皮膚炎）▶慢性骨髄性白血病　▶ホジキン病　▶好酸球性肉芽腫　▶肺好酸球増加症

《保険請求》
★同一検体について，「4」の好酸球数および「3」の末梢血液像（自動機械法）または「6」の末梢血液像（鏡検法）を行った場合は，主たる検査の所定点数のみ算定する。

5　⑦　末梢血液一般検査　〈complete〉 blood count（血算，CBC）　　　　　21点　外迅

【目的】　各種血球数およびそれに関連した計測値を測定する検査。貧血，感染，出血傾向など身体のさまざまな異常をチェックできるため，スクリーニング検査として利用される。
【方法】　自動血球分析法
適応疾患　▶各種疾患

《保険請求》
★「5」の末梢血液一般検査は，赤血球数，白血球数，血色素測定（Hb），ヘマトクリット値（Ht），血小板数の全

部または一部を行った場合に算定する。
★D006出血・凝固検査の「8」の血小板凝集能を測定するに際しては，その過程で血小板数を測定することから，D005血液形態・機能検査の「5」末梢血液一般検査の所定点数を別に算定することはできない。
●レセプト摘要欄：(同一日に2回以上の算定の場合) 当該検査の実施年月日及び前回測定値をすべて記載する。〔明細書別表Ⅲ〕

血液

6 ⑧ 末梢血液像（鏡検法）　25点

【目的】　白血球分類および末梢血液細胞に生じた形態学的異常を調べるため行う。基本的検査として，免疫機能の把握，造血機能の評価に用いる他，各種疾患のスクリーニング検査，血液疾患の診断的検査として，また骨髄抑制を副作用にもつ治療薬の副作用モニターとしても重要である。
【方法】　鏡検法

適応疾患　▶各種疾患。特殊染色ごとの適応疾患は以下のとおり
　ペルオキシダーゼ染色，パス染色，エステラーゼ染色，脂肪染色：　▶急性白血病 ▶骨髄異形成症候群 ▶慢性骨髄性白血病（の急性転化時）
　アルカリホスファターゼ染色：　▶慢性骨髄性白血病（の慢性期）▶発作性夜間ヘモグロビン尿症 ▶骨髄線維症 ▶真性多血症（真性赤血球増加症）▶類白血病反応
　鉄染色：　▶鉄芽球性貧血 ▶骨髄異形成症候群 ▶鉛中毒
　超生体染色：　▶不安定ヘモグロビン症
　脂肪染色：　▶Jordan 異常（不応性貧血，白血球の異常）

《保険請求》
■特殊染色を併せて行った場合は，特殊染色加算として，特殊染色ごとにそれぞれ37点を所定点数に加算する。
★「3」の末梢血液像（自動機械法），「6」の末梢血液像（鏡検法）および「14」の骨髄像の検査については，少なくともリンパ球，単球，好中球，好酸球，好塩基球の5分類以上の同定・比率計算を行った場合に算定する。
★「6」の末梢血液像（鏡検法）および「14」の骨髄像の検査にあたって，位相差顕微鏡または蛍光顕微鏡を用いた場合であっても所定点数により算定する。また，末梢血液像（鏡検法）の検査の際に赤血球直径の測定を併せて行った場合であっても，所定点数により算定する。
★「6」〔末梢血液像（鏡検法）〕の「注」および「14」〔骨髄像〕の「注」にいう特殊染色は，次のとおりである。
　　ア　オキシダーゼ染色　　　　　　　　オ　鉄染色（ジデロブラスト検索を含む）
　　イ　ペルオキシダーゼ染色　　　　　　カ　超生体染色
　　ウ　アルカリホスファターゼ染色　　　キ　脂肪染色
　　エ　パス染色　　　　　　　　　　　　ク　エステラーゼ染色
★同一検体について，「4」の好酸球数および「3」の末梢血液像（自動機械法）または「6」の末梢血液像（鏡検法）を行った場合は，主たる検査の所定点数のみを算定する。

7 ⑨ 血中微生物検査　blood parasites　40点

【目的】　血液細胞に寄生するマラリアや，末梢血液中に虫体が出現するミクロフィラリアなどを観察する検査である。いずれも末梢血での虫体確認が診断上の決め手となる。
【方法】　鏡検法

適応疾患　▶マラリア ▶フィラリア症 ▶回帰熱 ▶トリパノソーマ症

7 ⑩ DNA 含有赤血球計数検査　40点

【目的】　マラリアの診断補助を目的とした検査である。
【方法】　自動血球分析法（FCM 法，シースフロー DC 検出法）
　本検査の対応機器では，赤血球などの血球計測には主にシースフロー DC 検出法で行い，マラリア原虫等感染赤血球については，溶血剤によって赤血球と血球内のマラリア原虫等の細胞膜を部分的に溶解して染色試薬を反応させ，染色されたマラリア原虫等の核酸をフローサイトメトリー法（FCM）で測定する。

適応疾患　▶マラリア感染症

《保険請求》
★マラリアが疑われた患者に対して，マラリアの診断を目的として，多項目自動血球分析装置を用いて DNA 含有感染赤血球の計数に基づく定性判定を実施した場合に算定する。ただし，マラリアの診断を目的として，血中微生物検査を併せて実施した場合は，主たるもののみ算定する。

血液

8 ⑪ 赤血球抵抗試験 〈osmotic〉 fragility of erythrocytes　　45点

【目的】　一定の条件下で赤血球が壊れて溶血を起こす程度を調べることにより，溶血亢進の有無を調べるための検査である。赤血球浸透圧抵抗試験（パルパート法，サンフォード法）は低張食塩水中での溶血の起こりやすさを，赤血球膜補体感受性試験（シュガーウォーターテスト，ハムテスト，クロスビーテスト）は補体の作用による溶血の起こりやすさを調べる。

【方法】　**赤血球浸透圧抵抗試験**：パルパート（Parpart）法，サンフォード（Sanford）法
　赤血球膜補体感受性試験：シュガーウォーターテスト，ハム（Ham）テスト，クロスビー（Crosby）テスト

適応疾患　▶溶血性貧血　▶遺伝性球状赤血球症　▶発作性夜間ヘモグロビン尿症

《保険請求》
　★「8」の赤血球抵抗試験は，次のとおりである。
　　ア　シュガーウォーターテスト　　　　　エ　パルパート法
　　イ　ハムテスト　　　　　　　　　　　　オ　サンフォード法
　　ウ　クロスビーテスト

9 ⑫ ヘモグロビンA1c（HbA1c）hemoglobin A1c（HbA1c）　　49点 外迅

【目的】　ヘモグロビンA1（HbA1）は，HbAのβポリペプチド鎖N末端に糖が結合した糖蛋白で，グリコヘモグロビンとも呼ばれる。HbA1にはHbA1a，HbA1b，HbA1cの3種があるが，グルコースが結合したHbA1cが主成分である。HbA1cは赤血球がグルコースと接触した時間と量に依存して増加すると考えられ，高血糖状態で生成するが，赤血球の寿命が約120日あるため，過去1～2カ月の総合的血糖値を反映することになる。そのため糖尿病治療に際し，血糖コントロールの中期的指標として測定される。
　また，HbA1cは，日本糖尿病学会から，「c」を下付きとしない「HbA1c」と表記することが表明された。

【方法】　高性能液体クロマトグラフィー法（HPLC），ラテックス凝集比濁法，ラテックス凝集阻害比濁法，免疫比濁法（TIA），免疫阻害比濁法，可視吸光光度法（酵素法），反射測光法（ボロン酸アフィニティー法）

適応疾患　▶糖尿病　▶インスリン依存性糖尿病（1型糖尿病）▶インスリン非依存性糖尿病（2型糖尿病）▶耐糖能異常

《保険請求》
　★「9」のヘモグロビンA1c（HbA1c），D007血液化学検査の「17」グリコアルブミンまたは同「21」の1,5-アンヒドロ-D-グルシトール（1,5AG）のうちいずれかを同一月中に併せて2回以上実施した場合は，月1回に限り主たるもののみ算定する。ただし，妊娠中の患者，1型糖尿病患者，経口血糖降下薬の投与を開始して6月以内の患者，インスリン治療を開始して6月以内の患者等については，いずれか1項目を月1回に限り別に算定できる。また，クロザピンを投与中の患者については，「9」のヘモグロビンA1c（HbA1c）を月1回に限り別に算定できる。

10 ⑬ 自己溶血試験 autohemolysis test　　50点

【目的】　先天性溶血性貧血でみられる自己溶血の亢進をスクリーニングする検査。先天性溶血性貧血の鑑別診断に利用される。

【方法】　可視吸光光度法
　無菌的に採取した血液を37℃，24時間（または48時間）放置し，吸光度を測って溶血度を算出する。グルコース添加による影響も同時に並行して調べる。

適応疾患　▶(先天性)溶血性貧血　▶遺伝性球状赤血球症　▶G6PD欠乏性貧血　▶ピルビン酸キナーゼ欠乏性貧血など

10 ⑭ 血液粘稠度 blood viscosity　　50点

【目的】　血液の粘り気を調べる検査である。血液粘稠度は血漿中の蛋白濃度およびその内容，赤血球の数や状態の影響を受ける。

【方法】　血液粘稠度計（Hess法），回転粘度測定法（Wells-Brookfield法）

適応疾患　▶多発性骨髄腫　▶原発性マクログロブリン血症　▶クリオグロブリン血症　▶過粘度症候群

　▶鎌状赤血球症〔▶膠原病　▶多血症　▶糖尿病　▶心筋梗塞　▶血栓症（脳血栓症，静脈血栓症，深部静脈血栓症，動脈血栓症，肺塞栓症，肺静脈血栓症，肺静脈血栓塞栓症，肺動脈血栓症，肺動脈血栓塞栓症など）〕

11 ⑮ ヘモグロビンF（HbF）　hemoglobin F (HbF)　　60点

【目的】　ヘモグロビンF（HbF）は胎児期の主要ヘモグロビンで，出生後はHbAと急速に入れ替わり，生後6カ月では1％程度となる。成人の赤血球中にも微量認められるが，一部の血液疾患では高値を示すため，その補助診断検査として測定される。また，胎児母体間輸血症候群で胎児血液の母体血中への流入による胎児貧血を知る目的でも測定が行われる。

【方法】　高性能液体クロマトグラフィー（HPLC），アルカリ変性試験，赤血球HbF染色（Betke法，酸溶出試験），電気泳動法

適応疾患　▶再生不良性貧血　▶ファンコニー貧血　▶悪性貧血　▶急性骨髄性白血病　▶骨髄異形成症候群　▶骨髄単球性白血病　▶（若年性）慢性骨髄性白血病　▶サラセミア　▶異常ヘモグロビン症　▶遺伝性高胎児性ヘモグロビン症　▶発作性夜間ヘモグロビン尿症　▶胎児母体間輸血症候群

12 ⑯ デオキシチミジンキナーゼ（TK）活性　deoxythymidine kinase (TK)　　233点

【目的】　デオキシチミジンキナーゼ（TK）はDNAの分解によって生じたデオキシチミジンを再利用する経路で作用する酵素であり，増殖中の細胞で活性が高くなる。悪性腫瘍，ウイルス感染，妊婦などで活性が高値を示すが，保険適応は造血器腫瘍に限定されている。なお，試薬は現在，供給停止されている。

【方法】　化学発光免疫測定法（CLIA）

適応疾患　▶白血病　▶悪性リンパ腫　▶多発性骨髄腫

《保険請求》
　★「12」のデオキシチミジンキナーゼ（TK）活性は，造血器腫瘍の診断または治療効果判定のために行った場合に算定する。

13 ⑰ ターミナルデオキシヌクレオチジルトランスフェラーゼ（TdT）　terminal deoxynucleotidyl transferase (TdT)　　250点

【目的】　ターミナルデオキシヌクレオチジルトランスフェラーゼ（TdT）はDNA合成酵素の一種であり，正常では胸腺皮質リンパ球と骨髄リンパ球前駆細胞のみに検出される。急性白血病（主としてリンパ性）や慢性骨髄性白血病の急性転化時，白血病細胞はしばしば細胞内にこの酵素活性を示す。そのためこれらの診断や経過観察に利用される。

【方法】　酵素抗体法，蛍光抗体法（IFA）

適応疾患　▶白血病　▶急性リンパ性白血病　▶慢性骨髄性白血病（の急性転化）　▶悪性リンパ腫　▶リンパ芽球性リンパ腫

《保険請求》
　★「13」のターミナルデオキシヌクレオチジルトランスフェラーゼ（TdT）は，白血病または悪性リンパ腫の診断または治療効果判定のために行った場合に算定する。

14 ⑱ 骨髄像　bone marrow picture, myelogram　　788点

【目的】　骨髄穿刺によって得られた骨髄液を塗抹し，染色標本を作製して骨髄中の造血細胞を観察する検査。造血器に生じた種々の異常を調べる目的で行う。有核細胞数や巨核球数の算定，各種造血細胞の形態観察および骨髄有核細胞分画（相対比率）の算定からなる。

【方法】　鏡検法

適応疾患　▶各種白血病　▶悪性リンパ腫　▶骨髄異形成症候群　▶再生不良性貧血　▶悪性貧血　▶溶血性貧血　▶多発性骨髄腫　▶悪性腫瘍の骨髄転移（骨髄癌腫症）　▶各血球の増加症（赤血球増加症，白血球増加症，リンパ球増加症，好酸球増加症，好中球増加症，単球増加症など）・減少症（貧血，白血球減少症，リンパ球減少症など）

《保険請求》

■特殊染色を併せて行った場合は，特殊染色加算として，特殊染色ごとにそれぞれ60点を所定点数に加算する。
★「3」の末梢血液像（自動機械法），「6」の末梢血液像（鏡検法）および「14」の骨髄像の検査については，少なくともリンパ球，単球，好中球，好酸球，好塩基球の5分類以上の同定・比率計算を行った場合に算定する。
★「6」の末梢血液像（鏡検法）および「14」の骨髄像の検査にあたって，位相差顕微鏡または蛍光顕微鏡を用いた場合であっても所定点数により算定する。また，末梢血液像（鏡検法）の検査の際に赤血球直径の測定を併せて行った場合であっても，所定点数により算定する。
★「6」〔末梢血液像（鏡検法）〕の「注」および「14」（骨髄像）の「注」にいう特殊染色は，次のとおりである。

　　ア　オキシダーゼ染色　　　　　　　　　オ　鉄染色（ジデロブラスト検索を含む）
　　イ　ペルオキシダーゼ染色　　　　　　　カ　超生体染色
　　ウ　アルカリホスファターゼ染色　　　　キ　脂肪染色
　　エ　パス染色　　　　　　　　　　　　　ク　エステラーゼ染色

15 ⑲ 造血器腫瘍細胞抗原検査（一連につき） immunophenotyping of hematological malignancies；Leukemia／Lymphoma analysis (LLA)　　　1,940点

【目的】　白血病・悪性リンパ腫などの造血器悪性腫瘍の治療法決定のため，腫瘍細胞の性格，分化度などを正確に鑑別，同定することが必要になる。本検査は細胞の系統・分化段階に応じて消長する特徴的な表面および細胞内マーカーを，モノクローナル抗体を利用したフローサイトメトリー法で測定し，細胞の帰属を同定する方法である。治療経過の把握にも用いる。末梢血液像，骨髄像など形態学的検査と併用して実施する。

【方法】　フローサイトメトリー法

適応疾患　▶白血病　▶悪性リンパ腫　▶多発性骨髄腫　▶骨髄異形成症候群

《保険請求》

★「15」の造血器腫瘍細胞抗原検査は，モノクローナル抗体を用いて蛍光抗体法，酵素抗体法，免疫ロゼット法等により白血病細胞または悪性リンパ腫細胞の表面抗原または細胞内抗原の検索を実施して病型分類を行った場合に算定できる。
★対象疾病は白血病，悪性リンパ腫等である。
★検査に用いられるモノクローナル抗体は，医薬品として承認されたものであり，検査にあたって用いたモノクローナル抗体の種類，回数にかかわらず，一連として所定点数を算定する。

D006　出血・凝固検査

血液

《保険請求》

■患者から1回に採取した血液を用いて本区分の13から32までに掲げる検査を3項目以上行った場合は，所定点数にかかわらず，検査の項目数に応じて次に掲げる点数により算定する。
　イ　3項目又は4項目　　　530点
　ロ　5項目以上　　　　　　722点

1　①　出血時間　bleeding time（BT）　　　　15点

【目的】　血小板減少，血小板機能異常やフォン・ヴィレブランド病による止血異常のスクリーニング検査として，原則的にはベッドサイドで行う検査である。検査としては感度，再現性が悪く，一般には有用性は低いが簡便性が利点である。

【方法】　Duke法，Ivy法（template-Ivy法）
　耳朶穿刺あるいは前腕皮膚に小切創をつくって出血させ，30秒間隔でろ紙で吸い取りながら止血するまでの時間を測定する。

適応疾患　▶血小板減少症 ▶播種性血管内凝固（DIC）▶血小板機能異常症（血小板無力症，ベルナール・スーリエ症候群など）▶末梢血管の異常症（血管性紫斑病，シェーンライン・ヘノッホ紫斑病，遺伝性出血性末梢血管拡張症など）▶フォン・ウィルブランド病（フォン ウィルブランド病）▶抗血小板薬服用 ▶抗血小板剤治療のモニター検査 ▶多発性骨髄腫（形質細胞性骨髄腫）

《保険請求》

★出血時間測定時の耳朶採血料は，「1」の出血時間の所定点数に含まれる。

2　②　プロトロンビン時間（PT）　prothrombin time（PT）　　　18点　外迅

【目的】　凝固因子のスクリーニング検査として，外因系と共通系凝固機能全般を反映する。内因系凝固機序を把握する活性化部分トロンボプラスチン時間（APTT）を組み合わせて行い，その結果により，病因確定のためクロスミキシング検査や個々の凝固因子測定に進む。経口抗凝固剤（ワルファリン）の投与量のモニターとして用いられる。この場合，診断薬や機器の差による測定間の差異を補正し，標準化するために，INR（国際標準化比）に換算した数値が利用される。

【方法】　凝固時間法（Quick一段法），自動機械法〔光学法（透過光，散乱光）〕

適応疾患　▶血液凝固異常 ▶出血傾向 ▶手術前後 ▶分娩前後 ▶ビタミンK欠乏症 ▶播種性血管内凝固（DIC）▶肝機能障害（劇症肝炎，慢性肝炎，肝硬変症など）▶新生児 ▶経口抗凝固剤投与時 ▶その他の抗凝固療法時 ▶凝固異常治療時のモニター検査 ▶血友病インヒビター治療薬のモニター ▶ワルファリン服用患者のモニター ▶フィブリノゲン欠乏症 ▶第Ⅶ因子欠乏症 ▶第Ⅹ因子欠乏症（先天性第Ⅹ因子欠乏症）▶新生児低プロトロンビン血症 ▶プロトロンビン欠乏症 ▶大量出血時

3　③　血餅収縮能　blood clot retraction ability　　　19点

【目的】　血餅収縮にはおもに血小板の数と機能が関係するので，血小板の機能異常を調べる簡便な検査として行われる。

【方法】　全血を抗凝固剤なしで，ガラス試験管に採取し，37℃で加温して血餅を収縮させて分離した血清量から収縮率を求める。

適応疾患　▶血小板機能異常症（血小板無力症など）▶フィブリノゲン欠乏症など

3 ④ 毛細血管抵抗試験　capillary fragility test, capillary resistance test, Rumpel-Leede tourniquet test　19点

【目的】　血小板機能異常，血管壁の機能異常や脆弱性を検出することが目的であるが，特異性が低く偽陽性も多い。マンシェット（圧迫帯）を用いる陽圧法と漏斗などを用いて吸引する陰圧法がある。

【方法】　ルンペル・レーデ（Rumpel-Leede）法（陽圧法），加藤紫斑計法（陰圧法）があり，点状出血の数を数えて判定する。

適応疾患　▶ビタミンC欠乏症 ▶ヘノッホ・シェーンライン紫斑病 ▶血小板機能異常症（血小板無力症など）▶エーラス・ダンロス症候群 ▶出血性血管拡張症（遺伝性出血性末梢血管拡張症）など

4 ⑤ フィブリノゲン半定量　fibrinogen level, semi-quantitative　23点

【目的】　フィブリノゲン（線維素原）は肝実質細胞で産生される血液凝固因子で，トロンビンによりフィブリンとなり凝固する血液凝固機構で重要な役を演じる。PTやAPTTはフィブリノゲンが50mg/dLくらいまで低下しないと延長しないので，フィブリノゲンの低下を検出できない。先天性フィブリノゲン欠乏症あるいは異常症の診断，後天性の血液凝固異常や肝蛋白合成機能の評価のために抗原量を測定する。

【方法】　ラテックス凝集法（LA）

適応疾患　▶（悪性腫瘍や組織破壊性病変を含む）炎症性疾患 ▶妊娠高血圧症候群 ▶ネフローゼ症候群 ▶脳梗塞・心筋梗塞後症候群 ▶手術侵襲 ▶糖尿病 ▶播種性血管内凝固（DIC）▶白血病 ▶肝機能障害（慢性肝炎，肝硬変症など）▶高度の線溶亢進時 ▶先天性無フィブリノゲン血症 ▶先天性低フィブリノゲン血症（フィブリノゲン減少症）▶フィブリノゲン異常症の一部 ▶血栓症（脳血栓症，静脈血栓症，下肢深部静脈血栓症，動脈血栓症，肺塞栓症，肺静脈血栓症，肺静脈血栓塞栓症，肺動脈血栓症，肺動脈血栓塞栓症など）▶大動脈瘤 ▶出血性ショック ▶ショック ▶手術前 ▶手術後 ▶脳血管障害 ▶重度肝障害

4 ⑥ フィブリノゲン定量　fibrinogen　23点

【目的】　フィブリノゲン（線維素原）は肝実質細胞で産生される血液凝固因子で，トロンビンによりフィブリンとなり凝固する血液凝固機構で重要な役を演じる。PTやAPTTはフィブリノゲンが50mg/dLくらいまで低下しないと延長しないので，フィブリノゲンの低下を検出できない。先天性フィブリノゲン欠乏症あるいは異常症の診断，後天性の血液凝固異常や肝蛋白合成機能の評価のために測定する。凝固時間法では生物活性，その他の方法では抗原量が測定される。

【方法】　凝固時間法（トロンビン時間法，PT誘導法），免疫比濁法（TIA），ネフェロメトリー法

適応疾患　▶出血傾向 ▶大量出血 ▶（悪性腫瘍や組織破壊性病変を含む）炎症性疾患 ▶妊娠高血圧症候群 ▶ネフローゼ症候群 ▶脳梗塞・心筋梗塞後症候群 ▶手術侵襲 ▶糖尿病 ▶播種性血管内凝固（DIC）▶白血病 ▶肝機能障害（慢性肝炎，肝硬変症など）▶高度の線溶亢進時 ▶先天性無フィブリノゲン血症 ▶先天性低フィブリノゲン血症（フィブリノゲン減少症）▶フィブリノゲン異常症 ▶血栓症（脳血栓症，静脈血栓症，下肢深部静脈血栓症，動脈血栓症，肺塞栓症，肺静脈血栓症，肺静脈血栓塞栓症，肺動脈血栓症，肺動脈血栓塞栓症など）▶大動脈瘤 ▶出血性ショック ▶ショック ▶手術前 ▶手術後 ▶脳血管障害 ▶重度肝障害

4 ⑦ クリオフィブリノゲン　assay of cryofibrinogen　23点

【目的】　寒冷暴露に過敏に反応し，暴露した皮膚に血栓性静脈炎，紫斑やチアノーゼを生じる。病態の原因として，患者血漿を低温にすると析出し，室温以上では液状になる異常蛋白の一種である。移動性血栓性静脈炎，慢性DICや肺癌患者などの血漿中に発見される。

【方法】　冷却沈澱法

適応疾患　▶クリオフィブリノゲン血症 ▶血栓塞栓症 ▶血栓性静脈炎 ▶肺癌 ▶播種性血管内凝固（DIC）▶膠原病 ▶多発性骨髄腫（形質細胞性骨髄腫）▶悪性腫瘍など ▶寒冷不耐症 ▶血栓症 ▶出血傾向 ▶紫斑 ▶皮膚壊死・潰瘍 ▶関節痛 ▶糸球体腎炎 ▶常染色体優性遺伝形式をとる家族性クリオフィブリノゲン血症 ▶癌や膠原病に伴う二次性クリオフィブリノゲン血症

血液

5 ⑧ トロンビン時間　thrombin time　25点

【目的】　トロンビンは血液凝固の最終段階でフィブリノゲンに働きフィブリンに変える酵素であり，トロンビン時間は血漿中のフィブリノゲンの量や性状の異常を調べたり，凝固阻害物質の存在を検出するために行われる。現在は，ほとんど行われていない。
【方法】　凝固時間法
適応疾患　▶先天性無フィブリノゲン血症　▶先天性低フィブリノゲン血症（フィブリノゲン減少症）▶後天性フィブリノゲン低下〔肝障害，播種性血管内凝固（DIC），線溶亢進など〕▶フィブリノゲン異常症　▶血栓症（脳血栓症，静脈血栓症，下肢深部静脈血栓症，動脈血栓症，肺塞栓症，肺静脈血栓症，肺静脈血栓塞栓症，肺動脈血栓症，肺動脈血栓塞栓症など）▶ヘパリン投与時など

6 ⑨ 蛇毒試験　Stypven（Russell's viper venom）time　28点

【目的】　ラッセル蛇毒（Russell's viper venom；RVV）は第X因子を活性化することにより，血液を凝固させる。本検査はRVVを添加して凝固時間を測定するもので，プロトロンビン時間と似た意義を有するが，組織トロンボプラスチンと第VII因子の影響を受けない点が異なる。共通経路の凝固過程（フィブリノゲン，プロトロンビン，第V因子，第X因子）のみを反映した検査となる。
【方法】　凝固時間法
適応疾患　▶肝障害　▶ビタミンK欠乏症　▶フィブリノゲン欠乏症　▶抗リン脂質抗体症候群　▶播種性血管内凝固（DIC）▶血液凝固異常　▶第X因子欠乏症（先天性第X因子欠乏症）▶プロトロンビン欠乏症　▶第V因子欠乏症　▶経口抗凝固剤服用時など

6 ⑩ トロンボエラストグラフ　thromboelastography（TEG）　28点

【目的】　トロンボエラストグラフ（TEG）は，血液凝固過程における血液の弾性変化を自動的に記録する装置またはその描画図である。TEGは血液の止血凝固過程を総合的に評価できる検査で，内因性凝固，共通性凝固，血小板機能，線溶機能など様々な止血凝固異常を検出できるが，定性的で解釈がやや煩雑である。近年は，複数の種類の凝固刺激薬を利用してコンピューターを用いた解析法（ROTEM法）により有用性が再評価されている。
【方法】　トロンボエラストグラフィー（TEG）法，トロンボエラストメトリー（ROTEM）法
適応疾患　▶出血傾向　▶血栓傾向　▶凝固異常症治療のモニター　▶血小板減少性紫斑病　▶血小板減少症　▶血小板機能異常症（血小板無力症など）▶線溶亢進　▶凝固亢進　▶播種性血管内凝固（DIC）▶フィブリノゲン欠乏症・異常症　▶プロトロンビン欠乏症・異常症　▶プロトロンビン低下症　▶第V因子欠乏症・異常症　▶第VII因子欠乏症・異常症　▶第X因子欠乏症・異常症（先天性第X因子欠乏症）▶第XI因子欠乏症・異常症（遺伝性第XI因子欠乏症）▶第XII因子欠乏症・異常症（先天性第XII因子欠乏症）▶第XIII因子欠乏症・異常症（先天性第XIII因子欠乏症）など

6 ⑪ ヘパリン抵抗試験　heparin tolerance test　28点

【目的】　ヘパリンがもつ抗凝固作用を利用し，検体血漿にヘパリンを添加して凝固時間を測定する。血液中でヘパリンの作用を阻害する物質が増加したり，凝固亢進状態では血中アンチトロンビンが低下したり，ヘパリンの凝固阻止作用が低下することがある。ヘパリンの作用は個体により大きな違いがあることは知られているが，その有無を知る簡単な検査として行われてきたが，歴史的検査となりつつある。
【方法】　凝固時間法
適応疾患　▶ヘパリン治療予定者　▶血液凝固異常　▶血液凝固亢進状態〔播種性血管内凝固（DIC）など〕▶血栓症（脳血栓症，静脈血栓症，下肢深部静脈血栓症，動脈血栓症，肺塞栓症，肺静脈血栓症，肺静脈血栓塞栓症，肺動脈血栓症，肺動脈血栓塞栓症など）など

7 ⑫ 活性化部分トロンボプラスチン時間（APTT）　activated partial thromboplastin time（APTT）　29点

【目的】　活性化部分トロンボプラスチン時間（APTT，日本血栓止血学会ではaPTT）はプロトロンビン時間（PT）とともに凝固異常症のスクリーニング検査として利用される。経過とともに変化する病態やヘパリンの治療効果を経時的にモニターするのに有用である。血液凝固異常症では，凝固因子補充療法の経時的モニタリングにも重要な検査である。
【方法】　凝固時間法
適応疾患　▶出血傾向　▶手術前・後　▶分娩前後　▶線溶亢進　▶血液凝固異常（血友病，フォン ウィルブ

ランド病など）▶肝疾患 ▶播種性血管内凝固（DIC）▶ビタミンK欠乏症 ▶血栓症（脳血栓症，静脈血栓症，下肢深部静脈血栓症，動脈血栓症，肺塞栓症，肺静脈血栓症，肺静脈血栓塞栓症，肺動脈血栓症，肺動脈血栓塞栓症など）▶抗リン脂質抗体症候群 ▶経口抗凝固療法やヘパリン投与時のモニター検査 ▶血栓凝固異常症（血友病など）の治療モニターなど

8 ⑬ 血小板粘着能 platelet adhesiveness, platelet adhesion ability〈血小板停滞試験 platelet retention test〉 64点

【目的】 血小板が血小板以外の異物面に付着する能力を調べる検査で，血小板機能検査の一種である。抗凝固剤を用いて採取した血液をガラスビーズカラムを通過させ，通過前後の血小板数を比較して粘着能を判定する。下記疾患の鑑別や抗血小板薬の作用をモニタリングするために用いる。

【方法】 ガラスビーズカラム法

適応疾患 ▶出血傾向 ▶血小板機能異常症 ▶血小板無力症 ▶本態性血小板血症 ▶フォン・ヴィレブランド病（フォン ウィルブランド病）▶ベルナール・スーリエ症候群 ▶血栓症（動脈血栓症，静脈血栓症）▶骨髄増殖性疾患 ▶抗血小板薬服用 ▶フィブリノゲン欠乏症 ▶フィブリノゲン異常症

9 ⑭ アンチトロンビン活性 antithrombin Ⅲ（AT Ⅲ） 70点

【目的】 血液凝固因子が過剰反応を起こすと血栓症を起こすが，生体にはこれらを制御する機能が備わっている。アンチトロンビンⅢ〔AT Ⅲ，国際血栓止血学会，日本血栓止血学会の学術名はアンチトロンビン（AT）〕はこれら生理的凝固阻止因子のなかで最も強力な因子である。生体内で凝固亢進状態が起こると AT Ⅲは低下する。AT Ⅲの先天性・後天性の欠乏は血栓形成傾向を招く。AT Ⅲの測定は凝固亢進状態の確認や抗凝固療法時の AT Ⅲ補充療法による AT Ⅲのモニタリング，先天性・後天性 AT Ⅲ欠乏症の診断を目的に行う。

【方法】 合成基質法

適応疾患 ▶播種性血管内凝固（DIC）▶静脈血栓症 ▶肝硬変症 ▶慢性肝炎 ▶劇症肝炎 ▶悪性腫瘍 ▶心筋梗塞 ▶腎疾患（腎炎）▶アンチトロンビンⅢ欠乏症 ▶凝固因子欠乏症 ▶凝固亢進状態 ▶大手術 ▶大量出血 ▶重症外傷

9 ⑮ アンチトロンビン抗原 70点

【目的】 血液凝固因子が過剰反応を起こすと血栓症を起こすが，生体にはこれらを制御する機能が備わっている。アンチトロンビンⅢ〔AT Ⅲ，国際血栓止血学会，日本血栓止血学会の学術名はアンチトロンビン（AT）〕はこれら生理的凝固阻止因子のなかで最も強力な因子である。生体内で凝固亢進状態が起こると AT Ⅲは低下する。AT Ⅲの先天性の欠乏は血栓形成傾向を招く。AT Ⅲの測定は凝固亢進状態の確認や抗凝固療法時の AT Ⅲ補充療法による AT Ⅲのモニタリング，先天性 AT Ⅲ欠乏症の診断を目的に行う。AT 活性と抗原を比較することで，タイプ1と2の病型を診断する。

【方法】 ネフェロメトリー法，免疫比濁法（TIA），ラテックス凝集比濁法（機器を用いた LA，LPIA），蛍光発光免疫測定法（EV-FIA）

適応疾患 ▶播種性血管内凝固（DIC）▶静脈血栓症 ▶肝硬変症 ▶慢性肝炎 ▶劇症肝炎 ▶悪性腫瘍 ▶心筋梗塞 ▶腎疾患（腎炎）▶アンチトロンビンⅢ欠乏症 ▶凝固亢進状態

10 ⑯ フィブリン・フィブリノゲン分解産物（FDP）定性 assay of fibrin/ fibrinogen degradation products 80点 外迅

【目的】 線維素（原）分解産物（FDP）は，線溶系の活性化によりフィブリンやフィブリノゲンがプラスミンの作用よって分解され生成された物質の総称である。一次線溶（フィブリノゲン分解）と二次線溶（フィブリン分解）がある。FDP の出現は生体内で線溶（線維素溶解）現象が起きていることを直接示すもので，播種性血管内凝固（DIC）のように凝固亢進状態，線溶亢進状態にある患者の経過観察や治療効果のモニターに経時的測定が有用である。

【方法】 ラテックス凝集法（LA）

適応疾患 ▶凝固亢進状態（血液凝固異常）▶線溶亢進 ▶播種性血管内凝固（DIC）▶血栓症（脳血栓症，静脈血栓症，下肢深部静脈血栓症，動脈血栓症，肺塞栓症，肺静脈血栓症，肺静脈血栓塞栓症，肺動脈血栓症，肺動脈血栓塞栓症など）▶大動脈瘤 ▶血栓溶解療法のモニターなど

血液

10 ⑰ フィブリン・フィブリノゲン分解産物（FDP）半定量　80点 外迅

【目的】　線維素（原）分解産物（FDP）は，線溶系の活性化によりフィブリンやフィブリノゲンがプラスミンの作用よって分解され生成された物質の総称である。一次線溶（フィブリノゲン分解）と二次線溶（フィブリン分解）がある。FDP の出現は生体内で線溶（線維素溶解）現象が起きていることを直接示すもので，播種性血管内凝固（DIC）のように凝固亢進状態，線溶亢進状態にある患者の経過観察や治療効果のモニターに経時的測定が有用である。

【方法】　ラテックス凝集法（LA）

適応疾患　▶凝固亢進状態（血液凝固異常）▶線溶亢進 ▶播種性血管内凝固（DIC）▶血栓症（脳血栓症，静脈血栓症，下肢深部静脈血栓症，動脈血栓症，肺塞栓症，肺静脈血栓症，肺静脈血栓塞栓症，肺動脈血栓症，肺動脈血栓塞栓症など）▶大動脈瘤 ▶血栓溶解療法のモニターなど

10 ⑱ フィブリン・フィブリノゲン分解産物（FDP）定量　80点 外迅

【目的】　線維素（原）分解産物（FDP）は，線溶系の活性化によりフィブリンやフィブリノゲンがプラスミンの作用よって分解され生成された物質の総称である。一次線溶（フィブリノゲン分解）と二次線溶（フィブリン分解）がある。FDP の出現は生体内で線溶（線維素溶解）現象が起きていることを直接示すもので，播種性血管内凝固（DIC）のように凝固亢進状態，線溶亢進状態にある患者の経過観察や治療効果のモニターに経時的測定が有用である。

【方法】　ラテックス凝集比濁法（機器を用いた LA，LPIA），蛍光発光免疫測定法（EV-FIA）

適応疾患　▶凝固亢進状態（血液凝固異常）▶線溶亢進 ▶播種性血管内凝固（DIC）▶血栓症（脳血栓症，静脈血栓症，下肢深部静脈血栓症，動脈血栓症，肺塞栓症，肺静脈血栓症，肺静脈血栓塞栓症，肺動脈血栓症，肺動脈血栓塞栓症など）▶大動脈瘤 ▶血栓溶解療法のモニター ▶経口避妊薬服用者 ▶黄体ホルモン・卵胞ホルモン使用者のモニターなど

10 ⑲ プラスミン　plasmin　80点

【目的】　フィブリンが分解され，凝固塊が溶解する現象を線維素溶解（線溶）現象と呼ぶが，その際フィブリンを分解するのがプラスミンである。プラスミンは血中では速やかにプラスミンインヒビターと複合体を形成して不活性化されるので，通常，血中プラスミン量そのものの測定は行われない。

【方法】　※該当する試薬なし。

適応疾患　▶手術時（肺，肝，前立腺）▶前立腺癌 ▶胎盤早期剥離 ▶血管内溶血 ▶溶血性貧血 ▶体外循環使用時 ▶肝硬変症 ▶播種性血管内凝固（DIC）▶先天性血漿プラスミンインヒビター欠乏症（蛋白質欠乏性障害）▶プラスミノゲン欠乏症（先天性プラスミノゲン欠損症）▶プラスミノゲン異常症など

10 ⑳ プラスミン活性　plasmin activity　80点

【目的】　フィブリンが分解され，凝固塊が溶解する現象を線維素溶解（線溶）現象と呼ぶが，その際フィブリンを分解するのがプラスミンであり，その活性を測定する。なお，プラスミンは血中では速やかにプラスミンインヒビターと複合体を形成して，不活性化される。急激な活性化やプラスミンインヒビターの低下時に活性が測定される。

【方法】　プラスミノゲンフリー・フィブリン平板法，合成基質法，カゼイン基質法

適応疾患　▶手術時（肺，肝，前立腺）▶前立腺癌 ▶胎盤早期剥離 ▶血管内溶血 ▶溶血性貧血 ▶体外循環使用時 ▶肝硬変症 ▶播種性血管内凝固（DIC）▶先天性血漿プラスミンインヒビター欠乏症（蛋白質欠乏性障害）▶プラスミノゲン欠乏症（先天性プラスミノゲン欠損症）▶プラスミノゲン異常症など

10 ㉑ α_1-アンチトリプシン　α_1-antitrypsin（α_1-AT）　80点

【目的】　α_1-アンチトリプシン（α_1-AT）はプロテアーゼを阻害する蛋白で，トリプシンの作用を抑制することが知られている。凝固系に対しては活性化第XI因子を阻害し，線溶系に対してはプラスミンの活性を阻害するので，凝固および線溶に対する阻止因子としての働きも有する。急性相反応蛋白の一種でもあり，炎症性疾患で増加する。α_1-AT 欠損症患者は肺気腫を起こす。

【方法】　ネフェロメトリー法，免疫比濁法（TIA）

適応疾患　▶先天性 α_1-アンチトリプシン欠損症（アルファ1抗トリプシン欠損症）▶出血傾向 ▶血液凝固異常 ▶血栓症（脳血栓症，静脈血栓症，下肢深部静脈血栓症，動脈血栓症，肺塞栓症，肺静脈血栓症，肺静脈血栓塞栓症，肺動脈血栓症，肺動脈血栓塞栓症など）▶肺気腫 ▶感染症（重症感染症）

▶悪性腫瘍 ▶膠原病 ▶ネフローゼ症候群 ▶劇症肝炎 ▶肝硬変症（末期）▶播種性血管内凝固（DIC）
▶経口避妊薬服用時など

11 ㉒ フィブリンモノマー複合体定性　fibrin monomer complex, qualitative　93点

【目的】　フィブリンモノマー複合体は凝固活性化により産生されたトロンビンが作用し，フィブリノゲンがフィブリンに変化する初期過程で形成される。凝固活性化の非常に早い時点で出現するため，血管内凝固活性化を早期発見する指標になるといわれている。経過観察や治療効果判定には経時的に変化を測定する。
【方法】　血球・粒子凝集法（HA），ラテックス凝集比濁法（機器を用いた LA，LPIA）
適応疾患　▶凝固亢進状態 ▶血栓症（脳血栓症，静脈血栓症，下肢深部静脈血栓症，動脈血栓症，肺塞栓症，肺静脈血栓症，肺静脈血栓塞栓症，肺動脈血栓症，肺動脈血栓塞栓症など）▶播種性血管内凝固（DIC）▶抗凝固・線溶療法のモニター ▶大動脈瘤 ▶膠原病などの血管炎

12 ㉓ プラスミノゲン活性　plasminogen　100点

【目的】　フィブリンやフィブリノゲンを分解し，線溶を起こすプラスミンの前駆物質がプラスミノゲンである。線溶亢進時に減少するほか，肝臓で合成されるため肝疾患でも低下する。日本人にはプラスミノゲン異常症が多いとされており，診断には抗原と活性の両者を同時に測定する必要がある。
【方法】　合成基質法
適応疾患　▶血栓症（脳血栓症，静脈血栓症，下肢深部静脈血栓症，動脈血栓症，肺塞栓症，肺静脈血栓症，肺静脈血栓塞栓症，肺動脈血栓症，肺動脈血栓塞栓症など）▶出血傾向 ▶肝障害 ▶播種性血管内凝固（DIC）▶外傷 ▶急性心筋梗塞 ▶肝硬変症 ▶肝癌 ▶敗血症 ▶先天性プラスミノゲン欠乏症・異常症（血液凝固異常）▶抗凝固療法〔▶妊娠（末期）▶経口避妊薬内服〕

12 ㉔ プラスミノゲン抗原　100点

【目的】　フィブリンやフィブリノゲンを分解し，線溶を起こすプラスミンの前駆物質がプラスミノゲンである。線溶亢進時に減少するほか，肝臓で合成されるため肝疾患でも低下する。日本人にはプラスミノゲン異常症が多いとされており，診断には抗原と活性の両者を同時に測定する必要がある。
【方法】　ネフェロメトリー法，免疫比濁法（TIA）
適応疾患　▶血栓症（脳血栓症，静脈血栓症，深部静脈血栓症，動脈血栓症，肺塞栓症，肺静脈血栓症，肺静脈血栓塞栓症，肺動脈血栓症，肺動脈血栓塞栓症など）▶出血傾向 ▶肝障害 ▶播種性血管内凝固（DIC）▶外傷 ▶急性心筋梗塞 ▶肝硬変症 ▶肝癌 ▶敗血症 ▶先天性プラスミノゲン欠乏症・異常症（血液凝固異常）▶抗凝固療法〔▶妊娠（末期）▶経口避妊薬内服〕

12 ㉕ 凝固因子インヒビター定性（クロスミキシング試験）　coagulation factor inhibitor (cross-mixing test)　100点

【目的】　プロトロンビン時間（PT）または活性化部分トロンボプラスチン時間（APTT）が延長している場合に，患者血漿と正常人血漿とを混合比率を変えて 5 種類準備して PT または APTT を測定し，延長の原因が凝固因子の低下（異常）に基づくのか，あるいは抗凝固因子抗体や抗リン脂質抗体（ループスアンチコアグラント）などの自己抗体等による阻害に基づくのかを判定する。ループスアンチコアグラントは即時検査，抗凝固因子抗体は 2 時間加温が必要であり，出血傾向の診断には両者の比較が重要である。
【方法】　凝固時間法（混合血漿による PT 又は APTT 測定）
適応疾患　▶凝固因子欠乏症（先天性凝固因子欠乏症，後天性凝固因子欠乏症）▶先天性血液凝固因子異常 ▶PT または APTT 延長患者（出血傾向）▶血友病 A（第Ⅷ因子インヒビター）▶血友病 B（第Ⅸ因子インヒビター）▶抗凝固因子自己抗体（後天性血友病など）▶抗リン脂質抗体症候群 ▶膠原病（全身性エリテマトーデスなど）

《保険請求》
★「12」の凝固因子インヒビター定性（クロスミキシング試験）は，原因不明のプロトロンビン時間延長または活性化部分トロンボプラスチン時間延長がみられる患者に対して行った場合に限り算定できる。

13 ㉖ Dダイマー定性 D dimer
121点

【目的】 D-Dダイマーは安定化フィブリンが線溶現象によって分解された分画のうち，Dダイマー構造を有する分画である。安定化フィブリンにプラスミンが作用して生成され，二次線溶亢進のマーカーとなる。また，最近ではDICの診断のみならず，血栓症の診断や抗凝固療法の経時的モニターとしても使用されている。

【方法】 ラテックス凝集法（LA）

適応疾患 ▶血液凝固異常 ▶線溶亢進 ▶播種性血管内凝固（DIC）▶血栓症（脳血栓症，静脈血栓症，下肢深部静脈血栓症，動脈血栓症，肺塞栓症，肺静脈血栓症，肺静脈血栓塞栓症，肺動脈血栓症，肺動脈血栓塞栓症 など）▶動脈瘤 ▶抗凝固・線溶療法のモニター ▶門脈血栓症 ▶感染症 ▶悪性腫瘍 ▶胎盤早期剥離 ▶肝硬変症 ▶膠原病 ▶抗リン脂質抗体症候群

14 ㉗ von Willebrand 因子（VWF）活性 von Willebrand factor (VWF) activity
126点

【目的】 フォン・ウィルブランド因子（VWF，日本血栓止血学会では，フォン・ヴィレブランド因子）は血管内皮や骨髄巨核球で産生される高分子糖蛋白で，血漿中で第Ⅷ因子と複合体を形成し，第Ⅷ因子の単体蛋白として働く。欠乏すると第Ⅷ因子も低下する。血友病Aとフォン・ヴィレブランド病の鑑別の診断に重要である。また血小板の粘着・凝集にも関与している。VWFの異常症がフォン・ウィルブランド病であり，その病型診断にも本検査が利用される。ELISA法，二次元交差免疫電気泳動法（CIE），リストセチンコファクター活性（Rcof），SDS-アガロースゲル電気泳動によるマルチマー構造解析などの検査がある。この項目は主にRcofのことを意味している。

【方法】 血小板凝集法

適応疾患 ▶出血傾向 ▶血液凝固異常 ▶フォン・ヴィレブランド病（フォン ウィルブランド病）▶血友病A ▶血栓性血小板減少性紫斑病

15 ㉘ Dダイマー D dimer
127点 外迅

【目的】 D-Dダイマーの定量検査である。安定化フィブリンが線溶現象によって分解された分画のうち，Dダイマー構造を有する分画を測定する。二次線溶亢進のマーカーとなる。また，最近ではDICの診断のみならず，血栓症の除外診断や抗凝固療法の経時的モニターとしても使用されている。また，血栓性素因患者の血栓症の定期的モニタリングにも有用とされている。

【方法】 ラテックス凝集比濁法（機器を用いたLA，LPIA），酵素免疫測定法（EIA，ELISA），化学発光酵素免疫測定法（CLEIA），蛍光発光免疫測定法（EV-FIA，TR-FIA），免疫クロマト法（金コロイド免疫測定法）

適応疾患 ▶血液凝固異常 ▶血栓性素因（アンチトロンビン欠乏症，プロテインC欠乏症，プロテインS欠乏症 など）▶線溶亢進 ▶播種性血管内凝固（DIC）▶血栓症（脳血栓症，静脈血栓症，下肢深部静脈血栓症，動脈血栓症，肺塞栓症，肺静脈血栓症，肺静脈血栓塞栓症，肺動脈血栓症，肺動脈血栓塞栓症 など）▶動脈瘤 ▶抗凝固・線溶療法のモニター ▶肺血栓塞栓症（慢性肺血栓塞栓症，特発性肺血栓塞栓症 など）▶経口避妊薬服用者 ▶黄体ホルモン卵胞ホルモン使用者の血栓合併モニター ▶悪性腫瘍 ▶肝硬変症 ▶感染症 ▶膠原病 ▶抗リン脂質抗体症候群

●レセプト摘要欄：（同一月に3回以上の算定の場合）当該検査の実施年月日及び前回測定値をすべて記載する。〔明細書別表Ⅲ〕

16 ㉙ プラスミンインヒビター（アンチプラスミン） antiplasmin（プラスミンインヒビター plasmin inhibitor：PI，
旧名：α_2-プラスミンインヒビター α_2-plasmin inhibitor：α_2-PI）
128点

【目的】 プラスミンインヒビターは，活性化されたプラスミンと結合し，過剰な線溶を抑制する。線溶亢進が続くと，PIは消費されて低下する。アンチプラスミン（PI，日本血栓止血学会ではα_2-プラスミンインヒビター）は生理的線溶阻止因子の1つで，かつもっとも強力な因子である。PIの欠乏は出血傾向の原因となり得る。

【方法】 合成基質法

適応疾患 ▶出血傾向 ▶血液凝固異常 ▶播種性血管内凝固（DIC）▶血栓溶解療法時 ▶重症肝疾患（肝硬変症，慢性肝炎，肝癌）▶線溶亢進 ▶先天性血漿プラスミンインヒビター欠乏症・異常症（蛋白質

欠乏性障害）など

16 ㉚ Dダイマー半定量　128点

【目的】 D-Dダイマーは安定化フィブリンが線溶現象によって分解された分画のうち，Dダイマー構造を有する分画である。安定化フィブリンにプラスミンが作用して生成され，二次線溶亢進のマーカーとなる。また，最近ではDICの診断のみならず，血栓症の診断や抗凝固療法の経時的モニターとしても使用されている。

【方法】 ラテックス凝集法（LA）

適応疾患 ▶血液凝固異常 ▶線溶亢進 ▶播種性血管内凝固（DIC）▶血栓症（脳血栓症，静脈血栓症，下肢深部静脈血栓症，動脈血栓症，肺塞栓症，肺静脈血栓症，肺静脈血栓塞栓症，肺動脈血栓症，肺動脈血栓塞栓症など）▶動脈瘤 ▶抗凝固・線溶療法のモニター ▶門脈血栓症 ▶感染症 ▶悪性腫瘍 ▶胎盤早期剥離 ▶肝硬変症 ▶膠原病 ▶抗リン脂質抗体症候群

17 ㉛ α_2-マクログロブリン　α_2-macroglobulin（α_2-M，α_2-MG）　138点

【目的】 α_2-マクログロブリン（α_2-M）は血液中の主要なプロテアーゼ阻害物質であり，トロンビンやプラスミンの作用を抑制する。アンチトロンビン（AT）やプラスミンインヒビター（アンチプラスミン）に次いで重要な凝固および線溶の阻止因子と考えられている。

【方法】 ネフェロメトリー法

適応疾患 ▶出血傾向 ▶血液凝固異常 ▶ネフローゼ症候群 ▶肝障害 ▶播種性血管内凝固（DIC）▶先天性α_2-M欠損症（アルファ2マクログロブリン欠損症）▶腎不全 ▶造血器腫瘍〔▶前立腺癌（とくに転移性骨腫瘍）〕

18 ㉜ PIVKA-Ⅱ　protein induced vitamin K absence or antagonist-Ⅱ，〔PIVKA-Ⅱ〕　143点

【目的】 ビタミンK依存性の凝固因子は，ビタミンKが欠乏するとグルタミン酸残基がγ-カルボキシル化されず，本来の機能をもたない異常蛋白となる。この異常蛋白がPIVKAで，ビタミンK依存性凝固因子に対応して各種類存在する。このうち異常なプロトロンビン（第Ⅱ因子）がPIVKA-Ⅱである。PIVKA-ⅡはビタミンK欠乏時，経口抗凝固薬（ワルファリン）投与時，肝細胞機能異常時（肝細胞癌など）に増加するが，ここでは前2者について考えている。ビタミンKの欠乏時や経口抗凝固薬投与時にはPSやPCの欠乏による血栓症が発生することもある。

【方法】 化学発光酵素免疫測定法（CLEIA）

適応疾患 ▶出血傾向 ▶血栓症（脳血栓症，静脈血栓症，下肢深部静脈血栓症，動脈血栓症，肺塞栓症，肺静脈血栓症，肺静脈血栓塞栓症，肺動脈血栓症，肺動脈血栓塞栓症など）▶新生児出血性疾患 ▶乳児遅発性ビタミンK欠乏症 ▶胆道閉鎖 ▶胆のう結石症 ▶肝硬変症 ▶広域抗生物質大量投与時 ▶経口抗凝固剤服用時 ▶新生児真性メレナ（新生児メレナ）など

《保険請求》

★「18」のPIVKA-Ⅱは出血・凝固検査として行った場合に算定する。

19 ㉝ 凝固因子インヒビター　coagulation factor inhibitor assay　144点

【目的】 血友病患者など先天性の凝固因子欠乏症患者では欠乏因子の補充療法により，第Ⅷ因子や第Ⅸ因子などに対する抗体を認め，補充療法が困難になることがある。これらは各々の凝固因子活性を抑制するので，凝固因子インヒビターと呼ばれ，その力価の測定は治療に重要な意味をもつ。また，後天的に各凝固因子に対して自己抗体としてインヒビターが発生し，その結果，さまざまな出血症状を呈すことが知られている。健常人と患者血漿の混合割合を数段階に変えてクロスミキシング法によりAPTTまたはPTを測定して，インヒビターの存在を定性的に測定するのとは違い，本法は定量的に測定する。第Ⅷ因子に対する自己抗体（後天性血友病）がもっとも多く認められる。測定は先天性疾患では定期的に行い，インヒビターが発生した場合は治療法の選択と治療効果のモニタリングに重要であり，診断時と治療経過において適宜行われる。後天性インヒビター（後天性血友病Aなど）においても同様である。また，完解後の再発もあるため定期的なモニタリングが必要である。

【方法】 凝固時間法〔ベセスダ（Bethesda）法，ナイメゲン（Nijmegen）変法〕

適応疾患 ▶出血傾向 ▶血液凝固異常 ▶PT延長患者 ▶APTT延長患者 ▶血友病A（第Ⅷ因子インヒビ

ター）▶血友病Ｂ（第Ⅸ因子インヒビター）▶自己免疫性疾患（全身性エリテマトーデスなどの膠原病）▶抗凝固因子自己抗体（後天性血友病など全ての凝固因子に対して自己抗体ができる可能性がある）▶血友病インヒビターの免疫寛容療法の効果判定▶後天性血友病の免疫抑制療法の効果判定など

《保険請求》
★「19」の凝固因子インヒビターは，第Ⅷ因子または第Ⅸ因子の定量測定を行った場合に，それぞれの測定１回につきこの項で算定する。

20 ㉞ von Willebrand 因子（VWF）抗原 von Willebrand factor antigen（VWF：Ag），旧名：第Ⅷ因子様抗原　factor Ⅷ related antigen（Ⅷ R：Ag） 147点

【目的】　第Ⅷ因子様抗原は古い名称であり，最近はフォン・ヴィレブランド因子抗原と呼ぶように国際的には統一されている。測定法もかつては SRID 法や一元免疫電気泳動が行われたが，現在は ELISA 法やラテックス凝集比濁法が行われている。血管内皮細胞で産生されて，血中では血液凝固第Ⅷ因子を結合して運搬する役割をもつ。この欠乏症や異常症がフォン・ヴィレブランド病であり，異常の形式により病型は Type 1 から 3 に分類されている。病型分類にはフォン・ヴィレブランド因子活性，血小板凝集能とフォン・ヴィレブランド因子マルチマー解析が重要である。血友病Ａとフォン・ヴィレブランド病の鑑別診断にも重要な意味をもつ。

【方法】　酵素免疫測定法（EIA，ELISA），ラテックス凝集比濁法，免疫拡散（SRID 法），ロケット免疫電気泳動法

適応疾患　▶出血傾向 ▶APTT の延長例 ▶血友病Ａ ▶フォン ウィルブランド病（フォン・ヴィレブランド病）▶血小板減少症

《保険請求》
★「20」の von Willebrand 因子（VWF）抗原は，SRID 法，ロケット免疫電気泳動法等による。

21 ㉟ プラスミン・プラスミンインヒビター複合体（PIC） plasmin-plasmin inhibitor complex（PIC） 150点

【目的】　生体内では止血凝固機能とほぼ同時に線溶系も活性化するが，線溶系が早く働き過ぎると止血は不十分となる。そこで同時に線溶阻止因子の１つであるプラスミンインヒビター（PI，アンチプラスミン）が，プラスミンと複合体を形成し，プラスミンの作用を阻止する。したがってプラスミン・PI 複合体（PIC）は生体内で線溶が起こっていることを示すマーカーとなる。

【方法】　酵素免疫測定法（EIA，ELISA），ラテックス凝集比濁法（機器を用いた LA，LPIA），化学発光酵素免疫測定法（CLEIA），蛍光発光免疫測定法（EV-FIA）

適応疾患　▶出血傾向 ▶血液凝固異常 ▶血栓症（脳血栓症，静脈血栓症，下肢深部静脈血栓症，動脈血栓症，肺塞栓症，肺静脈血栓症，肺静脈血栓塞栓症，肺動脈血栓症，肺動脈血栓塞栓症など）▶凝固亢進状態 ▶線溶亢進 ▶播種性血管内凝固（DIC）▶肝硬変症 ▶血栓溶解療法のモニタリング ▶妊娠高血圧症候群 ▶羊水塞栓症 ▶前立腺腫瘍 ▶膠原病 ▶抗リン脂質抗体症候群

22 ㊱ プロテインＳ抗原 154点

【目的】　プロテインＳ（PS）はビタミンＫ依存性蛋白の一種で，おもに肝で合成される，PS は活性化プロテインＣ（APC）と複合体を形成し，活性化第Ⅴおよび第Ⅷ因子を抑制し，血液凝固を制御する。プロテインＳに何らかの異常がある場合，プロテインＣの機能が充分に発揮されず，血栓が生じやすくなり，深部静脈血栓症や下腿部潰瘍などを引き起こす。先天性欠乏症，異常症の診断には抗原量と活性の同時測定が必要である。欠乏症では活性と抗原量が同程度に低下するが，異常症では両者が解離する。

【方法】　酵素免疫測定法（EIA，ELISA），ラテックス凝集比濁法

適応疾患　▶血液凝固異常 ▶血栓症（脳血栓症，静脈血栓症，下肢深部静脈血栓症，動脈血栓症，肺塞栓症，肺静脈血栓症，肺静脈血栓塞栓症，肺動脈血栓症，肺動脈血栓塞栓症など）▶プロテインＳ欠乏症 ▶播種性血管内凝固（DIC）〔▶肝疾患 ▶腎不全 ▶ビタミンＫ吸収障害（ビタミンＫ欠乏による凝固因子欠乏）〕

23 ㊲ プロテインＳ活性 protein S（PS） 163点

【目的】　プロテインＳ（PS）はビタミンＫ依存性蛋白の一種で，おもに肝で合成される，PS は活性化

プロテインC（APC）と複合体を形成し，活性化第Vおよび第Ⅷ因子を抑制し，血液凝固を制御する。プロテインSに何らかの異常がある場合，プロテインCの機能が充分に発揮されず，血栓が生じやすくなり，深部静脈血栓症や下腿部潰瘍などを引き起こす。先天性欠乏症，異常症の診断には抗原量と活性の同時測定が必要である。欠乏症では活性と抗原量が同程度に低下するが，異常症では両者が解離する。

【方法】 凝固時間法

適応疾患 ▶血液凝固異常 ▶血栓症（脳血栓症，静脈血栓症，深部静脈血栓症，動脈血栓症，肺塞栓症，肺静脈血栓症，肺静脈血栓塞栓症，肺動脈血栓症，肺動脈血栓塞栓症など）▶プロテインS欠乏症 ▶播種性血管内凝固（DIC）〔▶肝疾患 ▶腎不全 ▶ビタミンK吸収障害（ビタミンK欠乏による凝固因子欠乏）〕

24 ㊳ β-トロンボグロブリン（β-TG）　β-thromboglobulin（β-TG）　171点

【目的】 β-トロンボグロブリン（β-TG）は血小板α顆粒中に存在する物質で，血小板の活性化（粘着・凝集過程）に際し放出される。β-TGの生理作用は不明確だが，血小板活性化マーカーの一種である。

【方法】 酵素免疫測定法（EIA，ELISA）

適応疾患 ▶凝固亢進状態（血液凝固異常）▶脳血管障害 ▶心血管障害（狭心症，急性シャガス病性心血管障害，シャガス病性心血管障害，周産期に発生した心血管障害，心因性心血管障害など）▶静脈血栓症 ▶末梢循環障害 ▶播種性血管内凝固（DIC）▶血小板減少症（特発性血小板減少性紫斑病など）▶アスピリン服用時 ▶血栓症（動脈血栓症，静脈血栓症）▶心筋梗塞 ▶脳梗塞

24 ㊴ トロンビン・アンチトロンビン複合体（TAT）　thrombin-antithrombin complex（TAT）　171点

【目的】 生体内でプロトロンビンが活性化されてトロンビンができると，凝固阻止因子であるアンチトロンビンが作用して，トロンビンの働きを抑制する。このときトロンビン・アンチトロンビン複合体（TAT）が形成される。したがって，TATは，生体内で凝固が起こっていることを示すマーカーとなる。現在，アンチトロンビンⅢは国際的にはアンチトロンビン（AT）という用語に統一されている。

【方法】 酵素免疫測定法（EIA，ELISA），化学発光酵素免疫測定法（CLEIA）

適応疾患 ▶凝固亢進状態（血液凝固異常）▶播種性血管内凝固（DIC）▶下肢深部静脈血栓症 ▶肺塞栓症（肺塞栓症，慢性肺血栓塞栓症，特発性肺血栓塞栓症，肺動脈血栓塞栓症など）▶急性心筋梗塞 ▶狭心症 ▶脳梗塞 ▶閉塞性動脈硬化症 ▶糖尿病 ▶敗血症 ▶血管炎 ▶膠原病 ▶抗リン脂質抗体症候群 ▶抗凝固療法のモニター ▶血栓症（動脈血栓症，静脈血栓症など）▶急性冠症候群

> 《保険請求》
> ★「24」のトロンビン・アンチトロンビン複合体（TAT），「26」のプロトロンビンフラグメントF1＋2および「28」のフィブリンモノマー複合体のうちいずれか複数を同時に測定した場合は，主たるもののみ算定する。

25 ㊵ 血小板第4因子（PF₄）　platelet factor 4（PF₄）　173点

【目的】 血小板第4因子（PF_4）は血小板α顆粒中に存在する物質で，血小板の活性化（粘着・凝集過程）に際し放出される。PF_4はヘパリンに対する中和作用があり，血小板の血栓形成を促進するとされている。血小板活性化マーカーの一種である。

【方法】 酵素免疫測定法（EIA，ELISA）

適応疾患 ▶凝固亢進状態（血液凝固異常）▶脳血管障害 ▶心血管障害（狭心症，急性シャガス病性心血管障害，シャガス病性心血管障害，周産期に発生した心血管障害，心因性心血管障害など）▶下肢深部静脈血栓症 ▶末梢循環障害 ▶播種性血管内凝固（DIC）▶血小板減少症（特発性血小板減少性紫斑病など）▶アスピリン服用時 ▶血栓症（動脈血栓症，静脈血栓症）▶心筋梗塞 ▶脳梗塞 ▶ヘパリン起因性血小板減少症（HIT）

26 ㊶ プロトロンビンフラグメント F1＋2　prothrombin fragment F1＋2　192点

【目的】 プロトロンビンフラグメントF1＋2（F1＋2）は，プロトロンビンが活性化第X因子によって分解され，トロンビンとなる際に遊離するペプチドである。F1＋2の存在はトロンビン生成を示すものであり，凝固過程成立・亢進のマーカーとなる。従来，トロンビン生成の指標としてトロンビン・アンチトロンビン複合体（TAT）が用いられてきたが，本検査はTATと同様に血管内凝固活性化の状

況を反映するものである。

【方法】　酵素免疫測定法（EIA，ELISA）

適応疾患　**【高値】**▶凝固亢進状態（血液凝固異常）▶播種性血管内凝固（DIC）▶血栓症（脳血栓症，静脈血栓症，下肢深部静脈血栓症，動脈血栓症，肺塞栓症，肺静脈血栓症，肺静脈血栓塞栓症，肺動脈血栓症，肺動脈血栓塞栓症など）▶膠原病▶抗リン脂質抗体症候群▶糖尿病など　**【低値】**▶経口抗凝固剤投与時など

《保険請求》

★「24」のトロンビン・アンチトロンビン複合体（TAT），「26」のプロトロンビンフラグメントF1＋2および「28」のフィブリンモノマー複合体のうちいずれか複数を同時に測定した場合は，主たるもののみ算定する。

---

27 ㊷　**トロンボモジュリン**　thrombomodulin　　　　　　　　　　　　　　　204点

【目的】　血管内皮細胞の膜上に存在する蛋白で，生理的にはトロンビンを結合してプロテインCを活性化を促進する働きを有する。血管傷害，とくに小血管，毛細血管の傷害によって，血中への遊離が促進されることから，トロンボモジュリンの血中濃度は血管内皮傷害の程度を反映するものである。従来，血管内皮傷害を直接反映するマーカーはなかったことから，血管内皮傷害を生じる悪性関節リウマチ，血管炎症候群等の膠原病の診断もしくは経過観察に有用である。DICについては，DICの重症度の判定あるいはMOF（多臓器不全）の経過観察に有用である。

【方法】　酵素免疫測定法（EIA，ELISA），化学発光酵素免疫測定法（CLEIA）

適応疾患　▶膠原病▶播種性血管内凝固（DIC）▶MOF（多臓器不全）▶血栓性血小板減少性紫斑病▶血管内皮細胞傷害

《保険請求》

★「27」のトロンボモジュリンは，膠原病の診断もしくは経過観察またはDICもしくはそれに引き続いて起こるMOF観察のために測定した場合に限り算定できる。

---

28 ㊸　**フィブリンモノマー複合体**　fibrin monomer complex　　　　　　　215点

【目的】　フィブリンモノマー複合体の定量検査である。凝固活性化により産生されたトロンビンが作用し，フィブリノゲンがフィブリンに変化する初期過程で形成された複合体を測定する。凝固活性化の非常に早い時点で出現するため，血管内凝固活性化を早期発見する指標になるといわれている。

【方法】　ラテックス凝集比濁法（機器を用いたLA），蛍光発光免疫測定法（EV-FIA）

適応疾患　▶凝固亢進状態（血液凝固異常）▶播種性血管内凝固（DIC）▶下肢深部静脈血栓症▶肺血栓塞栓症（肺塞栓症，慢性肺血栓塞栓症，特発性肺血栓塞栓症，肺動脈血栓塞栓症など）▶静脈血栓症▶大動脈瘤▶血管炎▶膠原病▶抗リン脂質抗体症候群▶血栓症（脳血栓症，動脈血栓症など）〔▶急性心筋梗塞▶狭心症▶動脈瘤▶脳梗塞▶閉塞性動脈硬化症▶糖尿病▶抗凝固療法のモニター〕

《保険請求》

★「28」のフィブリンモノマー複合体は，DIC，静脈血栓症または肺動脈血栓塞栓症の診断および治療経過の観察のために実施した場合に算定する。

★「24」のトロンビン・アンチトロンビン複合体（TAT），「26」のプロトロンビンフラグメントF1＋2および「28」のフィブリンモノマー複合体のうちいずれか複数を同時に測定した場合は，主たるもののみ算定する。

---

29 ㊹　**凝固因子（第Ⅱ因子，第Ⅴ因子，第Ⅶ因子，第Ⅷ因子，第Ⅸ因子，第Ⅹ因子，第Ⅺ因子，第Ⅻ因子，第ⅩⅢ因子）**　coagulation factor 〈Ⅱ，Ⅴ，Ⅶ，Ⅷ，Ⅸ，Ⅹ，Ⅺ，Ⅻ，ⅩⅢ〉　　　223点

【目的】　血漿中には，出血した際に血液を固め，出血を止める物質が存在し，これを血液凝固因子という。現在，12種類の酵素または補酵素が番号で呼ばれ，第Ⅰ～第ⅩⅢ（第Ⅵはない）のローマ数字が付与されている。第Ⅰ因子はフィブリノゲンである。第Ⅻ因子が欠乏しても出血傾向は起きない。これらの凝固因子の低下により種々の疾患に結びつく。出血性疾患に対して止血凝固機能のスクリーニング検査を行い，凝固因子の欠乏や減少が疑われた場合，最終的に当該凝固因子の定量を行って診断を確定する必要がある。

　原理的には当該凝固因子の欠乏血漿を使ってPTやAPTTの補正を行うことを利用して，凝固因子活性を測定する。PTやAPTTに異常を認める患者の診断時には，同時に複数の関連する凝固因子を

測定する必要がある。欠乏症では活性と抗原量が同程度に低下するが，異常症では両者が解離する。

【方法】　活性；凝固時間法，合成基質法

　抗原量；酵素免疫測定法（EIA，ELISA），ラテックス凝集比濁法（機器を用いた LA，LPIA）

（適応疾患）　▶出血傾向　▶血液凝固異常　▶血友病　▶凝固因子欠乏症〔プロトロンビン欠乏症（低プロトロンビン血症），先天性第Ⅹ因子欠乏症，遺伝性第Ⅺ因子欠乏症，先天性第Ⅻ因子欠乏症，先天性第ⅩⅢ因子欠乏症，第Ⅴ因子欠乏症，血友病Ａ，血友病Ｂ，第Ⅸ因子欠乏症など〕▶先天性血液凝固因子異常　▶後天性凝固因子異常〔ビタミンＫ欠乏症，肝障害，播種性血管内凝固（DIC），後天性血友病，凝固因子に対する自己抗体産生時など〕など

30 ㊺ プロテインＣ抗原　226点

【目的】　プロテインＣ（PC）はビタミンＫ依存性蛋白の一種で，おもに肝で合成される。PC はトロンビンとトロンボモジュリンの複合体で活性化され，活性化プロテインＣ（APC）となる。APC はプロテインＳと複合体を形成し，活性化第Ⅴおよび第Ⅷ因子を抑制し，血液凝固を制御する。PC の低下・欠乏により血栓が生じやすくなる。欠乏症では活性と抗原量が同程度に低下するが，異常症では活性が抗原量より低値となる。

【方法】　ラテックス凝集比濁法（LPIA）

（適応疾患）　▶血液凝固異常　▶血栓症（脳血栓症，静脈血栓症，下肢深部静脈血栓症，動脈血栓症，肺塞栓症，肺静脈血栓症，肺静脈血栓塞栓症，肺動脈血栓症，肺動脈血栓塞栓症など）▶プロテインＣ欠乏症　▶ビタミンＫ欠乏による凝固因子欠乏　▶播種性血管内凝固（DIC）▶慢性肝炎　▶肝硬変症　▶経口抗凝固剤投与時　▶腎不全　▶先天性血栓症（先天性動静脈瘤）

31 ㊻ プロテインＣ活性　protein C（PC）　227点

【目的】　プロテインＣ（PC）はビタミンＫ依存性蛋白の一種で，おもに肝で合成される。PC はトロンビンとトロンボモジュリンの複合体で活性化され，活性化プロテインＣ（APC）となる。APC はプロテインＳと複合体を形成し，活性化第Ⅴおよび第Ⅷ因子を抑制し，血液凝固を制御する。PC の低下・欠乏により血栓が生じやすくなる。欠乏症では活性と抗原量が同程度に低下するが，異常症では活性が抗原量より低値となる。

【方法】　凝固時間法，合成基質法

（適応疾患）　▶血液凝固異常　▶血栓症（脳血栓症，静脈血栓症，下肢深部静脈血栓症，動脈血栓症，肺塞栓症，肺静脈血栓症，肺静脈血栓塞栓症，肺動脈血栓症，肺動脈血栓塞栓症など）▶プロテインＣ欠乏症　▶ビタミンＫ欠乏による凝固因子欠乏　▶播種性血管内凝固（DIC）▶慢性肝炎　▶肝硬変症　▶経口抗凝固剤投与時　▶腎不全　▶先天性血栓症（先天性動静脈瘤）

32 ㊼ tPA・PAI-1 複合体　〈組織（型）プラスミノゲンアクチベータ・プラスミノゲンアクチベータインヒビターⅠ〉複合体　tissue type plasminogen activator〈tPA〉-plasminogen activator inhibitor-1〈PAI-1〉complex　240点

【目的】　生体内では止血凝固機能とほぼ同時に線溶系も活性化するが，線溶系が早く働き過ぎると止血は不十分となる。そこで線溶阻止因子の１つであるプラスミノゲンアクチベータインヒビターⅠ（PAI-1）が同時に作用する。PAI-1はプラスミノゲン活性化物質の１つである組織プラスミノゲンアクチベータ（tPA）と複合体を形成し，これを不活性化させる。したがって tPA・PAI-1複合体は生体内での線溶成立を示すマーカーとなる。tPA・PAI-1はトロンビンによる刺激や虚血刺激によって血管壁から放出されるが，DIC においては血管内皮からの放出が進んでおり，多臓器不全（MOF）を合併している場合はさらに放出量は増加することから，DIC における MOF 合併の早期診断に有用である。一方，低値は PAI-1欠乏症である可能性があり，出血傾向を示す例が報告されているので，原因不明の出血に際して測定価値がある。

【方法】　酵素免疫測定法（EIA，ELISA），化学発光酵素免疫測定法（CLEIA），ラテックス凝集比濁法（LPIA）

（適応疾患）　▶播種性血管内凝固（DIC）▶血栓症（脳血栓症，静脈血栓症，下肢深部静脈血栓症，動脈血栓症，肺塞栓症，肺静脈血栓症，肺静脈血栓塞栓症，肺動脈血栓症，肺動脈血栓塞栓症など）▶心筋梗塞　▶肝障害　▶肺梗塞　▶深部静脈血栓症　▶血栓溶解療法（ウロキナーゼ，t-PA 投与など）のモニター検査として　▶先天性 PAI-1欠乏症

33 ㊽ ADAMTS13活性　400点

【目的】　血管内皮細胞で合成された von Willebrand 因子（VWF）は，200個以上の分子が結合した超高分子量 VWF 多重体（unusually-large VWF multimer; UL-VWFM）として血流中に分泌される。一方，この UL-VWFM は分泌後に適切な長さに分断されない場合，血小板膜蛋白（GPIb/IX 複合体）との反応性が高いため血流中で血小板血栓を形成して細血管塞栓を生じ，臓器障害を合併してしまう。ADAMTS13（a disintegrin-like and metalloprotease with thrombospondin type 1 motifs 13）はこの UL-VWFM を適切な大きさに切断する酵素であることが明らかにされている。さらに，TTP の発症において ADAMTS13の活性が低下していることが判明し，そのため，TTP では多数の血小板血栓が形成されて（その結果血小板数は低下）様々な臓器障害が出現する。したがって，TTP の診断には本検査が必須であり，TTP では ADAMTS13の活性は10％未満となる。また臨床的には TTP との区別が難しい aHUS において，ADAMTS13の活性測定することにより TTP との鑑別が可能となるため，aHUS の除外診断にも ADAMTS13の活性を測定する必要性がある。

【方法】　酵素免疫測定法（EIA，ELISA）

適応疾患　▶先天性・後天性の血栓性血小板減少性紫斑病（TTP）および疑い例 ▶非典型溶血性尿毒症症候群（aHUS）および疑い例

《保険請求》
★「33」の ADAMTS13活性は，他に原因を認めない血小板減少を示す患者に対して，血栓性血小板減少性紫斑病の診断補助を目的として測定した場合またはその再発を疑い測定した場合に算定できる。
★血栓性血小板減少性紫斑病と診断された患者またはその再発が認められた患者に対して，診断した日または再発を確認した日から起算して1月以内の場合には，1週間に1回に限り別に算定できる。
●レセプト摘要欄：（血栓性血小板減少性紫斑病と診断された患者又はその再発が認められた患者に対して，診断した日又は再発を確認した日から起算して1月以内に算定する場合）血栓性血小板減少性紫斑病と診断した年月日又はその再発を確認した年月日を記載する。

34 ㊾ 血小板凝集能　platelet aggregation〈ability〉

「イ」鑑別診断の補助に用いるもの　450点，「ロ」その他のもの　50点

【目的】　血小板同士が付着し合う現象である血小板凝集の状況を調べる検査で，各種の血小板機能を検査する方法である。検体にコラーゲン，ADP，リストセチンなどを添加して血小板凝集を濁度として測定する方法が多く用いられ，血小板機能低下や亢進を，簡便かつ精度よく検査できる。また，血栓性疾患の病態の把握，抗血小板剤治療のモニターにも用いられる。血小板機能異常症やフォン・ウィルブランド病の診断，治療のモニターに重要である。

【方法】　可視吸光光度法（血小板凝集法）

適応疾患　▶先天性血小板機能低下 ▶出血傾向 ▶血液凝固異常 ▶血小板機能異常症 ▶ベルナール・スーリエ症候群 ▶血小板無力症 ▶フォン ウィルブランド病（フォン・ヴィレブランド病）▶抗血小板薬服用者など【亢進】▶血栓症（脳血栓症，脳梗塞，静脈血栓症，下肢深部静脈血栓症，動脈血栓症，肺塞栓症，肺静脈血栓症，肺静脈血栓塞栓症，肺動脈血栓症，肺動脈血栓塞栓症など）▶心筋梗塞 ▶糖尿病 ▶高脂血症 ▶ネフローゼ症候群 ▶ベーチェット病【低下】▶血小板無力症 ▶後天性血小板機能低下（尿毒症など）▶骨髄増殖性疾患 ▶異常蛋白血症 ▶抗血小板療法のモニター

《保険請求》
★「34」の「イ」鑑別診断の補助に用いるものについては，先天性血小板機能低下症が疑われる患者に対し，当該疾患の鑑別診断の補助を目的として，3種類以上の試薬を用いて血小板凝集能を測定した場合に，原則として患者1人につき1回に限り算定する。
★血小板凝集能を測定するに際しては，その過程で血小板数を測定することから，D005血液形態・機能検査の「5」末梢血液一般検査の所定点数を別に算定することはできない。
●レセプト摘要欄：（2回以上算定する場合）その医学的必要性について記載する。

35 ㊿ ADAMTS13インヒビター　1,000点

【目的】　血管内皮細胞で合成された von Willebrand 因子（VWF）は，200個以上の分子が結合した超高分子量 VWF 多重体（unusually-large VWF multimer; UL-VWFM）として血流中に分泌される。一方，この UL-VWFM は分泌後に適切な長さに分断されない場合，血小板膜蛋白（GPIb/IX 複合体）と

の反応性が高いため血流中で血小板血栓を形成して細血管塞栓を生じ，臓器障害を合併してしまう。ADAMTS13（a disintegrin-like and metalloprotease with thrombospondin type 1 motifs 13）はこのUL-VWFM を適切な大きさに切断する酵素であることが明らかにされている。さらに，TTP の発症においてADAMTS13の活性が低下していることが判明し，そのため，TTP では多数の血小板血栓が形成されて（その結果血小板数は低下）様々な臓器障害が出現する。したがって，TTP の診断には本検査が必須であり，TTP ではADAMTS13の活性は10％以下となる。また臨床的には TTP との区別が難しい aHUS において，ADAMTS13の活性測定することにより TTP との鑑別が可能となるため，aHUS の除外診断にも ADAMTS13の活性を測定する必要性がある。一方，ADAMTS13インヒビター力価の測定は先天性 TTP（Upshaw-Schulman 症候群）および後天性 TTP の診断および治療法の選択に必要である。ADAMTS13インヒビター力価が陽性の時は後天性 TTP，陰性の時は先天性 TTP と診断する。また，後天性の場合に，血漿交換の継続や免疫抑制剤（ステロイド等）の投与の選択に必須の検査となっている。

【方法】　酵素免疫測定法（EIA，ELISA）-〔ベセスダ（Bethesda）法〕

適応疾患　▶先天性・後天性の血栓性血小板減少性紫斑病（TTP）および疑い例　▶非典型溶血性尿毒症症候群（aHUS）および疑い例

《保険請求》
★「35」の ADAMTS13インヒビターは，ADAMTS13活性の著減を示す患者に対して，血栓性血小板減少性紫斑病の診断補助を目的として測定した場合またはその再発を疑い測定した場合に算定できる。
★後天性血栓性血小板減少性紫斑病と診断された患者またはその再発が認められた患者に対して，診断した日または再発を確認した日から起算して1月以内の場合には，1週間に1回に限り別に算定できる。
★血栓性血小板減少性紫斑病に対し，血漿交換療法，免疫抑制療法およびカプラシズマブ製剤による治療を行った際に治療の継続の要否を判定することを目的として測定を行った場合，30日間を超えた場合でも，1週間に1回に限り別に算定できる。
●レセプト摘要欄：（後天性血栓性血小板減少性紫斑病と診断された患者又はその再発が認められた患者に対して，診断した日又は再発を確認した日から起算して1月以内に算定する場合）後天性血栓性血小板減少性紫斑病と診断した年月日又はその再発を確認した年月日を記載する。
（血栓性血小板減少性紫斑病に対し，血漿交換療法，免疫抑制療法およびカプラシズマブ製剤による治療を行った際に治療の継続の要否を判定することを目的として測定を行った場合）その医学的な必要性を記載する。

D006-2　造血器腫瘍遺伝子検査 〔（reverse transcription）polymerase chain reaction：〈RT-〉PCR, ligase chain reaction：LCR〕, Southern blotting　　2,100点

【目的】　一部の白血病に関しては，その病型に特徴的な遺伝子配列の異常が知られており，診断上有用なマーカーとなる。これらの遺伝子（DNA）は mRNA に転写され，当該疾患以外では認められないmRNA が出現する。この異常な mRNA を増幅して検出することにより，異常（白血病）細胞の検出を高感度で行うことができる。これが造血器腫瘍遺伝子検査であり，骨髄穿刺液等より腫瘍細胞のDNA，RNA を抽出し，造血器腫瘍に特徴的な遺伝子の再構成，融合遺伝子，遺伝子変異の検等を行うものである。これらの遺伝子検査は確定診断のみならず，病型や予後の分類，治療法の選択，治療効果判定等に利用される。

【方法】　PCR 法，LCR 法，サザンブロット法

適応疾患　▶急性リンパ（芽）球性白血病　▶B リンパ芽球性白血病　▶E2A（TCF3）-PBX1 1陽性 B リンパ芽球性白血病　▶IL3/IGH 陽性 B リンパ芽球性白血病　▶MLL（KMT2A）再構成型 B リンパ芽球性白血病　▶TEL-AML1（ETV6-RUNX1）陽性 B リンパ芽球性白血病　▶T リンパ芽球性白血病　▶小児急性リンパ性白血病　▶急性骨髄性白血病（AML）　▶急性前骨髄球性白血病（APL）　▶急性骨髄単球性白血病（AMML）　▶急性単球性白血病（AMoL）　▶急性赤血病および赤白血病　▶急性巨核芽球性白血病　▶混合性白血病　▶骨髄異形成症候群（MDS，WHO 分類第5版では骨髄異形成腫瘍）〔環状鉄芽球を伴わない不応性貧血（と記載されたもの）（WHO 分類では一系統の異形成を伴う骨髄異形成症候群），環状鉄芽球を伴う不応性貧血（WHO 分類では環状鉄芽球を伴う骨髄異形成症候群），多血球系異形成を伴う不応性貧血（WHO 分類では多系統異形成を伴う骨髄異形成症候群），芽球過剰性不応性貧血（WHO 分類では芽球増加を伴う骨髄異形成症候群），単独 del（5q）染色体異常を伴う骨髄異形成症候群，小児骨髄異形成症候群，分類不能型骨髄異形成症候群〕　▶慢性骨髄増殖性疾患（WHO 分類では骨髄増殖性腫瘍）　▶真性赤血球増加症（WHO 分類では骨髄増殖性腫瘍の一病型）　▶本態性血小板

増加症（WHO 分類では骨髄増殖性腫瘍の一病型）▶骨髄繊維症（WHO 分類では骨髄増殖性腫瘍の一病型）

　特に，▶*RUNX1-RUNX1T1* 陽性 AML ▶*CBFB-MYH11* 陽性 AML ▶*PML-RARA* 陽性 APL ▶*MLL3-KMT2A* 陽性 AML　▶*DEK-NUP214* 陽性 AML ▶*GATA2-MECOM* 陽性 AML ▶*RBM15-MKL1* 陽性急性巨核芽球性白血病▶*NPM1* 遺伝子変異陽性 AML ▶*CFBPA* 遺伝子の両アレル変異陽性 AML ▶*KMT2A* 遺伝子再構成陽性混合表現型球性白血病 ▶*iAMP21* 陽性 B-ALL/LBL〔*STIL-TAL1* 陽性 ALL，*NUP98-HOXA9* 陽性 AML または MDS，*RUNX1-MECOM* 陽性 AML（MDS からの移行）または慢性骨髄性白血病急性転化例（CML–BC）〕

《保険請求》
■別に厚生労働大臣が定める施設基準を満たす保険医療機関において行われる場合に算定する。
★造血器腫瘍遺伝子検査は，PCR 法，LCR 法またはサザンブロット法により行い，月1回を限度として算定できる。
★D004-2悪性腫瘍組織検査の「1」悪性腫瘍遺伝子検査，D006-2造血器腫瘍遺伝子検査，D006-6免疫関連遺伝子再構成，D006-14 FLT3遺伝子検査または D006-16 JAK2遺伝子検査のうちいずれかを同一月中に併せて行った場合には，主たるもののみ算定する。

D006-3　BCR-ABL1　BCR-ABL1 nucleic acid amplification

1　Major BCR-ABL1〔mRNA 定量（国際標準値）〕
　イ　診断の補助に用いるもの ………………………………………………………… 2,520点
　ロ　モニタリングに用いるもの ……………………………………………………… 2,520点
2　Major BCR-ABL1（mRNA 定量）
　イ　診断の補助に用いるもの ………………………………………………………… 2,520点
　ロ　モニタリングに用いるもの ……………………………………………………… 2,520点
3　minor BCR-ABL mRNA
　イ　診断の補助に用いるもの ………………………………………………………… 2,520点
　ロ　モニタリングに用いるもの ……………………………………………………… 2,520点

1　Major BCR-ABL1〔mRNA 定量（国際標準値）〕

「イ」診断の補助に用いるもの　2,520点，「ロ」モニタリングに用いるもの　2,520点

【目的】　9 番染色体と22番染色体の相互転座であるフィラデルフィア染色体（Ph），さらにはそれに基づく *BCR-ABL1* mRNA 融合遺伝子の形成が発症に関わる慢性骨髄性白血病（CML）の診断の補助および治療効果のモニタリングのための検査である。末梢血白血球より抽出した RNA 中の Major BCR-ABL1 mRNA 測定算出値（対 ABL1 mRNA%）を国際標準値（IS%）に変換する。CML では BCR-ABL1を標的としたチロシンキナーゼ阻害薬による分子標的治療が行われる。
【方法】　リアルタイム RT-PCR 法
（適応疾患）　▶慢性骨髄性白血病 ▶急性白血病（慢性骨髄性白血病の急性転化を疑う場合）

《保険請求》
★「1」の Major BCR-ABL1〔mRNA 定量（国際標準値）〕は，慢性骨髄性白血病の診断補助および治療効果のモニタリングを目的として，リアルタイム RT-PCR 法により測定した場合に限り算定できる。

2　Major BCR-ABL1（mRNA 定量）新

「イ」診断の補助に用いるもの　2,520点，「ロ」モニタリングに用いるもの　2,520点

【目的】　フィラデルフィア染色体（Ph）は，急性リンパ性白血病（ALL）における染色体異常の一つであり，Ph 陽性 ALL に対してはチロシンキナーゼ阻害薬と化学療法の併用や造血幹細胞移植が行われる。末梢血白血球または骨髄液有核細胞より抽出した RNA 中の Major BCR-ABL1 mRNA/ABL1 mRNA 比の測定は，Ph 陽性 ALL の診断補助およびモニタリング指標である微小残存病変の定量評価の指標として利用される。
【方法】　リアルタイム RT-PCR 法
（適応疾患）　▶フィラデルフィア染色体（Ph）陽性急性リンパ性白血病（ALL）

血液

★　「2」の Major BCR-ABL1（mRNA 定量）は，フィラデルフィア染色体陽性急性リンパ性白血病の診断補助および治療効果のモニタリングを目的として，リアルタイム RT-PCR 法により測定した場合に限り算定できる。

3　minor BCR-ABL mRNA

「イ」診断の補助に用いるもの　2,520点，「ロ」モニタリングに用いるもの　2,520点

【目的】　フィラデルフィア染色体（Ph）陽性急性リンパ性白血病の診断補助および治療効果のモニタリングのための検査である。末梢血白血球または骨髄液有核細胞より抽出した RNA 中の minor *BCR-ABL1* mRNA 及び *ABL1* mRNA を測定し，minor *BCR-ABL1* mRNA／*ABL1* mRNA 比を算出する。Ph 陽性急性リンパ性白血病では BCR-ABL1を標的としたチロシンキナーゼ阻害薬による分子標的治療が行われる。

【方法】　リアルタイム RT-PCR 法

適応疾患　▶フィラデルフィア染色体（Ph）陽性急性リンパ性白血病（ALL）

《保険請求》
★　「3」の minor BCR-ABL mRNA は，フィラデルフィア染色体陽性急性リンパ性白血病の診断補助および治療効果のモニタリングを目的として，リアルタイム RT-PCR 法により測定した場合に限り算定できる。

D006-4　遺伝学的検査　tests for hereditary disease

1　処理が容易なもの	3,880点
2　処理が複雑なもの	5,000点
3　処理が極めて複雑なもの	8,000点

【目的】　遺伝学的検査は，ヒト生殖細胞系列における遺伝子異常や染色体異常に起因する遺伝子疾患を診断し，治療に結び付けることを目的として実施される検査。例えば，デュシェンヌ型・ベッカー型筋ジストロフィーはX連鎖劣性遺伝の疾患であり，X染色体 p21領域のジストロフィン遺伝子の異常である。末梢血リンパ球から DNA を抽出し，PCR 法などを用いて検索する。患者の7割は遺伝子の欠失・重複を呈し迅速に診断できるが，残り3割の点変異タイプでの遺伝子診断は容易ではない。福山型先天性筋ジストロフィーは常染色体劣性遺伝であり，ほとんどの症例で9q31のフクチン遺伝子領域に挿入変異を認め，同様に血液を材料としたサザンブロット法で検出できる。その他，repeat 病を含む神経疾患を中心とする多くの遺伝性疾患について遺伝子診断が可能となった。

【方法】　「ア」：PCR 法，DNA シーケンス法，FISH 法，サザンブロット法
「イ」：PCR 法
「ウ」「エ」「オ」：各疾患の診断基準等に記載されている主な検査方法には，次のようなものがある。
PCR 法，DNA シーケンス法，FISH 法，サザンブロット法，MLPA 法，アレイ CGH 法，インベーダー法，DNA メチル化試験，酵素活性測定法

適応疾患
(1)　処理が容易なもの
▶デュシェンヌ型筋ジストロフィー　▶ベッカー型筋ジストロフィー　▶家族性アミロイドーシス　▶球脊髄性筋萎縮症　▶筋強直性ジストロフィー　▶先天性難聴
【施設基準届出医療機関で算定】▶ライソゾーム病（ムコ多糖症Ⅰ型，ムコ多糖症Ⅱ型，ゴーシェ病，ファブリ病，ポンペ病を含む）▶脆弱 X 症候群　▶TNF 受容体関連周期性症候群　▶中條−西村症候群　▶家族性地中海熱　▶ベスレムミオパチー　▶過剰自己貪食を伴うX連鎖性ミオパチー　▶非ジストロフィー性ミオトニー症候群　▶遺伝性周期性四肢麻痺　▶秃頭と変形性脊椎症を伴う常染色体劣性白質脳症　▶結節性硬化症　▶肥厚性皮膚骨膜症　▶神経線維腫症　▶アレキサンダー病　▶非特異性多発性小腸潰瘍症　▶TRPV4異常症
(2)　処理が複雑なもの
▶福山型先天性筋ジストロフィー　▶脊髄性筋萎縮症　▶ハンチントン病　▶網膜芽細胞腫　▶甲状腺髄様癌　▶多発性内分泌腫瘍症1型　▶フェニルケトン尿症　▶ホモシスチン尿症　▶シトルリン血症（1型）　▶ア

ルギノコハク酸血症 ▶イソ吉草酸血症 ▶HMG 血症 ▶複合カルボキシラーゼ欠損症 ▶グルタル酸血症
1型 ▶MCAD 欠損症 ▶VLCAD 欠損症 ▶CPT1欠損症 ▶隆起性皮膚線維肉腫 ▶先天性銅代謝異常症
【施設基準届出医療機関で算定】▶プリオン病 ▶クリオピリン関連周期熱症候群 ▶脳内鉄沈着神経変性
症 ▶先天性大脳白質形成不全症（中枢神経白質形成異常症を含む）▶環状20番染色体症候群
▶PCDH19関連症候群 ▶低ホスファターゼ症 ▶ウィリアムズ症候群 ▶アペール症候群 ▶ロスムンド・
トムソン症候群 ▶プラダー・ウィリ症候群 ▶1p36欠失症候群 ▶4p 欠失症候群 ▶5p 欠失症候群 ▶第14
番染色体父親性ダイソミー症候群 ▶アンジェルマン症候群 ▶スミス・マギニス症候群 ▶22q11.2欠失
症候群 ▶エマヌエル症候群 ▶脆弱 X 症候群関連疾患 ▶ウォルフラム症候群 ▶高 IgD 症候群 ▶化膿性
無菌性関節炎・壊疽性膿皮症・アクネ症候群 ▶先天異常症候群 ▶副腎皮質刺激ホルモン不応症 ▶根性
点状軟骨異形成症1型 ▶家族性部分性脂肪萎縮症 ▶ソトス症候群 ▶CPT2欠損症 ▶CACT 欠損症
▶OCTN-2異常症 ▶シトリン欠損症 ▶非ケトーシス型高グリシン血症 ▶β-ケトチオラーゼ欠損症
▶メチルグルタコン酸尿症 ▶グルタル酸血症2型 ▶先天性副腎低形成症 ▶ATR-X 症候群 ▶ハッチン
ソン・ギルフォード症候群 ▶軟骨無形成症 ▶ウンフェルリヒト・ルンドボルグ病 ▶ラフォラ病 ▶セピ
アプテリン還元酵素欠損症 ▶芳香族 L-アミノ酸脱炭酸酵素欠損症 ▶オスラー病 ▶CFC 症候群 ▶コス
テロ症候群 ▶チャージ症候群 ▶リジン尿性蛋白不耐症 ▶副腎白質ジストロフィー ▶ブラウ症候群 ▶鰓
耳腎症候群 ▶ヤング・シンプソン症候群 ▶先天性腎性尿崩症 ▶ビタミン D 依存性くる病／骨軟化症
▶ネイルパテラ症候群（爪膝蓋症候群）／LMX1B 関連腎症 ▶グルコーストランスポーター1欠損症
▶甲状腺ホルモン不応症 ▶ウィーバー症候群 ▶コフィン・ローリー症候群 ▶モワット・ウィルソン症
候群 ▶肝型糖原病（糖原病Ⅰ型，Ⅲ型，Ⅵ型，Ⅸa型，Ⅸb型，Ⅸc型，Ⅳ型）▶筋型糖原病（糖原
病Ⅲ型，Ⅳ型，Ⅸd型）▶先天性プロテイン C 欠乏症 ▶先天性プロテイン S 欠乏症 ▶先天性アンチト
ロンビン欠乏症 ▶筋萎縮性側索硬化症 ▶家族性特発性基底核石灰化症 ▶縁取り空胞を伴う遠位型ミオ
パチー ▶シュワルツ・ヤンペル症候群 ▶肥大型心筋症 ▶家族性高コレステロール血症 ▶先天性ミオパ
チー ▶皮質下梗塞と白質脳症を伴う常染色体優性脳動脈症 ▶神経軸索スフェロイド形成を伴う遺伝性
びまん性白質脳症 ▶先天性無痛無汗症 ▶家族性良性慢性天疱瘡 ▶那須・ハコラ病 ▶カーニー複合 ▶ペ
ルオキシソーム形成異常症 ▶ペルオキシソームβ酸化系酵素欠損症 ▶プラスマローゲン合成酵素欠損
症 ▶アカタラセミア ▶原発性高シュウ酸尿症Ⅰ型 ▶レフサム病 ▶先天性葉酸吸収不全症 ▶異型ポル
フィリン症 ▶先天性骨髄性ポルフィリン症 ▶急性間欠性ポルフィリン症 ▶赤芽球性プロトポルフィリン
症 ▶X 連鎖優性プロトポルフィリン症 ▶遺伝性コプロポルフィリン症 ▶晩発性皮膚ポルフィリン症
▶肝性骨髄性ポルフィリン症 ▶原発性高カイロミクロン血症 ▶無βリポタンパク血症 ▶タナトフォリ
ック骨異形成症 ▶遺伝性膵炎 ▶嚢胞性線維症 ▶アッシャー症候群（タイプ1，タイプ2，タイプ3）
▶カナバン病 ▶先天性グリコシルホスファチジルイノシトール欠損症 ▶大理石骨病 ▶脳クレアチン欠
乏症候群 ▶ネフロン癆 ▶家族性低βリポタンパク血症1（ホモ接合体）および進行性家族性肝内胆汁
うっ滞症

（3）　処理が極めて複雑なもの

　　　▶栄養障害型表皮水疱症 ▶先天性 QT 延長症候群 ▶メープルシロップ尿症 ▶メチルマロン酸血症 ▶プ
ロピオン酸血症 ▶メチルクロトニルグリシン尿症 ▶MTP（LCHAD）欠損症 ▶色素性乾皮症 ▶ロイス
ディーツ症候群 ▶家族性大動脈瘤・解離
【施設基準届出医療機関で算定】▶神経有棘赤血球症 ▶先天性筋無力症候群 ▶原発性免疫不全症候群
▶ペリー症候群 ▶クルーゾン症候群 ▶ファイファー症候群 ▶アントレー・ビクスラー症候群 ▶タン
ジール病 ▶先天性赤血球形成異常性貧血 ▶若年発症型両側性感音難聴 ▶尿素サイクル異常症 ▶マルフ
ァン症候群 ▶血管型エーラスダンロス症候群 ▶遺伝性自己炎症疾患 ▶エプスタイン症候群 ▶遺伝性ジ
ストニア ▶ドラベ症候群 ▶コフィン・シリス症候群 ▶歌舞伎症候群 ▶肺胞蛋白症（自己免疫性又は先
天性）▶ヌーナン症候群 ▶骨形成不全症 ▶脊髄小脳変性症（多系統萎縮症を除く）▶古典型エーラス・
ダンロス症候群 ▶非典型溶血性尿毒症症候群 ▶アルポート症候群 ▶ファンコニ貧血 ▶遺伝性鉄芽球性
貧血 ▶アラジール症候群 ▶ルビンシュタイン・テイビ症候群 ▶ミトコンドリア病 ▶線毛機能不全症候
群（カルタゲナー症候群を含む）

╌╌╌《保険請求》╌╌
■別に厚生労働大臣が定める疾患の患者については，別に厚生労働大臣が定める施設基準に適合しているものとして
　地方厚生局長等に届け出た保険医療機関において行われる場合に限り算定する。
■別に厚生労働大臣が定める施設基準に適合しているものとして地方厚生局長等に届け出た保険医療機関において，
　患者から1回に採取した検体を用いて複数の遺伝子疾患に対する検査を実施した場合は，主たる検査の所定点数及

び当該主たる検査の所定点数の100分の50に相当する点数を合算した点数により算定する。

★遺伝学的検査は以下の遺伝子疾患が疑われる場合に行うものとし，原則として患者1人につき1回に限り算定できる。ただし，2回以上実施する場合は，その医療上の必要性について診療報酬明細書の摘要欄に記載する。

ア　PCR法，DNAシーケンス法，FISH法またはサザンブロット法による場合に算定できるもの
　①　デュシェンヌ型筋ジストロフィー，ベッカー型筋ジストロフィーおよび家族性アミロイドーシス
　②　福山型先天性筋ジストロフィーおよび脊髄性筋萎縮症
　③　栄養障害型表皮水疱症および先天性QT延長症候群

イ　PCR法による場合に算定できるもの
　①　球脊髄性筋萎縮症
　②　ハンチントン病，網膜芽細胞腫，甲状腺髄様癌および多発性内分泌腫瘍症1型

ウ　ア，イ，エおよびオ以外のもの
　①　筋強直性ジストロフィーおよび先天性難聴
　②　フェニルケトン尿症，ホモシスチン尿症，シトルリン血症（1型），アルギノコハク酸血症，イソ吉草酸血症，HMG血症，複合カルボキシラーゼ欠損症，グルタル酸血症1型，MCAD欠損症，VLCAD欠損症，CPT1欠損症，隆起性皮膚線維肉腫および先天性銅代謝異常症
　③　メープルシロップ尿症，メチルマロン酸血症，プロピオン酸血症，メチルクロトニルグリシン尿症，MTP（LCHAD）欠損症，色素性乾皮症，ロイスディーツ症候群および家族性大動脈瘤・解離

エ　別に厚生労働大臣が定める施設基準に適合しているものとして地方厚生（支）局長に届け出た保険医療機関において検査が行われる場合に算定できるもの
　①　ライソゾーム病（ムコ多糖症Ⅰ型，ムコ多糖症Ⅱ型，ゴーシェ病，ファブリ病およびポンペ病を含む）および脆弱X症候群
　②　プリオン病，クリオピリン関連周期熱症候群，脳内鉄沈着神経変性症，先天性大脳白質形成不全症（中枢神経白質形成異常症を含む），環状20番染色体症候群，PCDH19関連症候群，低ホスファターゼ症，ウィリアムズ症候群，アペール症候群，ロスムンド・トムソン症候群，プラダー・ウィリ症候群，1p36欠失症候群，4p欠失症候群，5p欠失症候群，第14番染色体父親性ダイソミー症候群，アンジェルマン症候群，スミス・マギニス症候群，22q11.2欠失症候群，エマヌエル症候群，脆弱X症候群関連疾患，ウォルフラム症候群，高IgD症候群，化膿性無菌性関節炎・壊疽性膿皮症・アクネ症候群，先天異常症候群，副腎皮質刺激ホルモン不応症，根性点状軟骨異形成症1型および家族性部分性脂肪萎縮症
　③　神経有棘赤血球症，先天性筋無力症候群，原発性免疫不全症候群，ペリー症候群，クルーゾン症候群，ファイファー症候群，アントレー・ビクスラー症候群，タンジール病，先天性赤血球形成異常性貧血，若年発症型両側性感音難聴，尿素サイクル異常症，マルファン症候群，血管型エーラスダンロス症候群，遺伝性自己炎症疾患，エプスタイン症候群および遺伝性ジストニア

オ　臨床症状や他の検査等では診断がつかない場合に，別に厚生労働大臣が定める施設基準に適合しているものとして地方厚生（支）局長に届け出た保険医療機関において検査が行われる場合に算定できるもの
　①　TNF受容体関連周期性症候群，中條-西村症候群，家族性地中海熱，ベスレムミオパチー，過剰自己貪食を伴うX連鎖性ミオパチー，非ジストロフィー性ミオトニー症候群，遺伝性周期性四肢麻痺，禿頭と変形性脊椎症を伴う常染色体劣性白質脳症，結節性硬化症，肥厚性皮膚骨膜症，神経線維腫症，アレキサンダー病，非特異性多発性小腸潰瘍症およびTRPV4異常症
　②　ソトス症候群，CPT2欠損症，CACT欠損症，OCTN-2異常症，シトリン欠損症，非ケトーシス型高グリシン血症，β-ケトチオラーゼ欠損症，メチルグルタコン酸尿症，グルタル酸血症2型，先天性副腎低形成症，ATR-X症候群，ハッチンソン・ギルフォード症候群，軟骨無形成症，ウンフェルリヒト・ルンドボルグ病，ラフォラ病，セピアプテリン還元酵素欠損症，芳香族L-アミノ酸脱炭酸酵素欠損症，オスラー病，CFC症候群，コステロ症候群，チャージ症候群，リジン尿性蛋白不耐症，副腎白質ジストロフィー，ブラウ症候群，鰓耳腎症候群，ヤング・シンプソン症候群，先天性腎性尿崩症，ビタミンD依存性くる病／骨軟化症，ネイルパテラ症候群（爪膝蓋骨症候群）／LMX1B関連腎症，グルコーストランスポーター1欠損症，甲状腺ホルモン不応症，ウィーバー症候群，コフィン・ローリー症候群，モワット・ウィルソン症候群，肝型糖原病（糖原病Ⅰ型，Ⅲ型，Ⅵ型，Ⅸa型，Ⅸb型，Ⅸc型，Ⅳ型），筋型糖原病（糖原病Ⅲ型，Ⅳ型，Ⅸd型），先天性プロテインC欠乏症，先天性プロテインS欠乏症，先天性アンチトロンビン欠乏症，筋萎縮性側索硬化症，家族性特発性基底核石灰化症，縁取り空胞を伴う遠位型ミオパチー，シュワルツ・ヤンペル症候群，肥大型心筋症，家族性高コレステロール血症，先天性ミオパチー，皮質下梗塞と白質脳症を伴う常染色体優性脳動脈症，神経軸索スフェロイド形成を伴う遺伝性びまん性白質脳症，先天性無痛無汗症，家族性良性慢性天疱瘡，那須・ハコラ病，カーニー複合，ペルオキシソーム形成異常症，ペルオキシソームβ酸化系酵素欠損症，プラスマローゲン合成酵素欠損症，アカタラセミア，原発性高シュウ酸尿症Ⅰ型，レフサム病，先天性葉酸吸収不全症，異型ポルフィリン症，先天性骨髄性ポルフィリン症，急性間欠性ポルフィリン症，赤芽球性プロトポルフィリン症，X連鎖優性プロトポルフィリン症，遺伝性コプロポルフィリン症，晩発性皮膚ポルフィリン症，肝性骨髄性ポルフィリン症，原発性高カイロミクロン血症，無βリポタンパク血症，タナトフォリック骨異形成症，遺伝性膵炎，囊胞性線維症，アッシャー症候群（タイプ1，タイプ2，タイプ3），カナバン病，先天性グリコシルホスファチジルイノシトール欠損症，大理石骨病，脳クレアチン欠乏症候群，ネフロン癆，家族性低βリポタンパク血症1（ホモ接合体）および進行性家族性肝内胆汁うっ滞症
　③　ドラベ症候群，コフィン・シリス症候群，歌舞伎症候群，肺胞蛋白症（自己免疫性または先天性），ヌーナン症候群，骨形成不全症，脊髄小脳変性症（多系統萎縮症を除く），古典型エーラスダンロス症候群，非典型溶血性尿毒症症候群，アルポート症候群，ファンコニ貧血，遺伝性鉄芽球性貧血，アラジール症候群，ルビンシュタイン・テイビ症候群，ミトコンドリア病および線毛機能不全症候群（カルタゲナー症候群を含む）

★検査の実施にあたっては，個人情報保護委員会・厚生労働省「医療・介護関係事業者における個人情報の適切な取扱いのためのガイダンス」（平成29年4月）および関係学会による「医療における遺伝学的検査・診断に関するガ

イドライン」（平成23年2月）を遵守する。
- ★D006-4に関する通知（1）のエ及びオに掲げる遺伝子疾患に対する検査については，前項に掲げるガイダンスおよびガイドラインに加え，別に厚生労働大臣が定める施設基準に適合しているものとして地方厚生（支）局長に届け出た保険医療機関において行われる場合に限り算定する。
- ★D006-4に関する通知（1）のオに掲げる遺伝子疾患に対する検査を実施する場合には，臨床症状や他の検査等では当該疾患の診断がつかないことおよびその医学的な必要性を診療報酬明細書の摘要欄に記載する。
- ★「1」の「処理が容易なもの」とは，アからオまでの①に掲げる遺伝子疾患の検査のことをいう。
- ★「2」の「処理が複雑なもの」とは，アからオまでの②に掲げる遺伝子疾患の検査のことをいう。
- ★「3」の「処理が極めて複雑なもの」とは，アおよびウからオまでの③に掲げる遺伝子疾患の検査のことをいう。
- ★別に厚生労働大臣が定める施設基準に適合しているものとして地方厚生（支）局長に届け出た保険医療機関において，関係学会の定めるガイドラインに基づき，複数の遺伝子疾患に対する遺伝学的検査を実施する医学的必要性が認められる患者に対し，患者から1回に採取した検体を用いて（1）のアからオに掲げる遺伝子疾患のうち複数の疾患に対する検査を実施した場合については，疾患数にかかわらず「注2」に規定する点数を算定する。
- ●レセプト摘要欄：（2回以上実施する場合）その医療上の必要性を記載する。
- 〔D006-4 遺伝学的検査（保医発通知）の(1)の「オ」に掲げる遺伝子疾患に対する検査を実施する場合〕臨床症状や他の検査等では当該疾患の診断がつかないこと及びその医学的な必要性を記載する。
- （複数の遺伝子疾患に対する遺伝学的検査を実施する場合）検査の対象となったすべての遺伝子疾患の名称および検査の実施の必要性について，記載する。

D006-5　染色体検査（全ての費用を含む）chromosomal tests

1 FISH法を用いた場合	2,477点
2 流産検体を用いた絨毛染色体検査を行った場合 新	4,603点
3 その他の場合	2,477点

注1　分染法加算 ……… 397点

【目的】末梢リンパ球，骨髄細胞，皮膚線維芽細胞，胎児組織，腫瘍細胞などが対象となり，染色体の数の異常や構造異常を調べ，診断に供する。一定条件で培養を行って，細胞分裂中期の細胞を集め，固定後，染色して観察する。
【方法】分染法，高精度分染法
適応疾患 【常染色体異常】▶ダウン症候群 ▶18トリソミー ▶13トリソミー ▶5p欠失症候群（猫泣き症候群）▶14トリソミー ▶22q11.2欠失症候群
　【性染色体異常】▶ターナー症候群 ▶クラインフェルター症候群
　【造血器腫瘍】▶白血病 ▶悪性リンパ腫 ▶骨髄異形成症候群 ▶骨髄腫（形質細胞性骨髄腫）

《保険請求》
- ■分染法を行った場合は，分染法加算として，397点を所定点数に加算する。
- ■「2」については，流産検体を用いた絨毛染色体検査を行う場合は，別に厚生労働大臣が定める施設基準に適合しているものとして地方厚生局長等に届け出た保険医療機関において行う場合に限り算定する。
- ★染色体検査の所定点数には，フィルム代，現像代，引伸印画作製代を含む。
- ★染色体検査の「注1」の分染法加算については，その種類，方法にかかわらず，1回の算定とする。
- ★「1」のFISH法を用いた場合については，患者1人につき1回に限り算定できる。ただし，びまん性大細胞型B細胞リンパ腫または多発性骨髄腫の診断の目的で検査を行った場合に，患者の診断の確定までの間に3回に限り算定する。
- ★「2」の流産検体を用いた絨毛染色体検査については，自然流産の既往のある患者であって，流産手術を行った者に対して，流産検体を用いたギムザ分染法による絨毛染色体検査を実施した場合に算定できる。
- ●レセプト摘要欄：【FISH法を用いた場合】（びまん性大細胞型B細胞リンパ腫又は多発性骨髄腫の診断の目的で2回以上検査を行った場合）「未確」と表示し，前回算定日を記載する。

D006-6　免疫関連遺伝子再構成　immunoglobulin-related gene and Tcell receptor gene rearrangement

2,373点

【目的】Bリンパ球は多種多様な抗原に対応するため，分化，成熟する際に，免疫グロブリン遺伝子をDNAレベルで組み換える。V，D，Jの3種類の遺伝子プールからランダムに選択し，組み合わせるので，そのパターンは無数にあることになる。B細胞性腫瘍は，B細胞のクローナルな増殖であるので，

ゲノム DNA を制限酵素で切断し，免疫グロブリン遺伝子に相補的なプローブをハイブリダイズさせると，germ line バンドに加え，再構成バンドが検出される。再構成バンドが検出されれば，その病変が腫瘍性であることの指標になる。T 細胞についても同様に T 細胞受容体（TCR）の遺伝子再構成を検索する。

【方法】 サザンブロット法，PCR 法，LCR 法

(適応疾患) ▶悪性リンパ腫 ▶急性リンパ性白血病 ▶慢性リンパ性白血病

《保険請求》
★免疫関連遺伝子再構成は，PCR 法，LCR 法またはサザンブロット法により，悪性リンパ腫，急性リンパ性白血病または慢性リンパ性白血病の診断の目的で検査を行った場合に，6月に1回を限度として算定できる。
★D004-2悪性腫瘍組織検査の「1」悪性腫瘍遺伝子検査，D006-2造血器腫瘍遺伝子検査，D006-6免疫関連遺伝子再構成，D006-14 FLT3遺伝子検査または D006-16 JAK2遺伝子検査のうちいずれかを同一月中に併せて行った場合には，主たるもののみ算定する。
●レセプト摘要欄：前回の実施日（初回の場合は初回である旨）を記載する。

D006-7　UDP グルクロン酸転移酵素遺伝子多型 uridine diphosphate glucuronosyl-transferase polymorphism

2,004点

【目的】 UGT1A1は肝臓の UDP グルクロン酸転移酵素（UGT：uridine diphosphate glucuronosyl-transferase）の分子種の1つであり，抗悪性腫瘍剤として世界で広く使用されている塩酸イリノテカンの代謝酵素である。UGT1A1遺伝子多型（UGT1A1*28，UGT1A1*6遺伝子多型）を判定することにより，UGT 活性が減少している患者，すなわち塩酸イリノテカンの重篤副作用（特に好中球減少）を発現する可能性の高い患者をあらかじめ鑑別する。

【方法】 インベーダー法，PCR 法

(適応疾患) ▶大腸癌（結腸癌，直腸癌）▶肺癌 ▶子宮頸癌 ▶卵巣癌 ▶胃癌 ▶乳癌 ▶有棘細胞癌 ▶非ホジキンリンパ腫 ▶小児悪性固形腫瘍

《保険請求》
★UDP グルクロン酸転移酵素遺伝子多型は，塩酸イリノテカンの投与対象となる患者に対して，その投与量等を判断することを目的として，インベーダー法または PCR 法により測定を行った場合，当該抗悪性腫瘍剤の投与方針の決定までの間に1回を限度として算定する。

D006-8　サイトケラチン19（KRT19）mRNA 検出 Detection of cytokeratin 19 mRNA

2,400点

【目的】 主に上皮細胞に存在するサイトケラチンは細胞骨格を形成する中間径フィラメント蛋白質の一群であり，そのうちサイトケラチン19（KRT19；CK19）は，種々の癌組織でより多くの発現がみられる。サイトケラチン19 mRNA は乳癌のほか胃癌，大腸癌，肺癌の転移陽性リンパ節においても発現が特異的に高い mRNA であり，乳癌，胃癌，大腸癌，非小細胞肺癌（非小細胞肺癌以外の肺癌では臨床的に術中迅速検査を実施する意義に乏しい）の手術中におけるリンパ節転移の迅速診断に用いられる。

【方法】 OSNA（One-Step Nucleic acid Amplification）法

(適応疾患) ▶乳癌 ▶胃癌 ▶大腸癌 ▶非小細胞肺癌の所属リンパ節転移診断

《保険請求》
★サイトケラチン19（KRT19）mRNA 検出は，視触診等による診断または術前の画像診断でリンパ節転移陽性が明らかでない乳癌，胃癌，大腸癌または非小細胞肺癌に対して，摘出された乳癌，胃癌，大腸癌または非小細胞肺癌所属リンパ節中のサイトケラチン19（KRT19）mRNA の検出によるリンパ節転移診断および術式の選択等の治療方針の決定の補助を目的として，OSNA（One-Step Nucleic Acid Amplification）法により測定を行った場合に，一連につき1回に限り算定する。

D006-9　WT1 mRNA

2,520点

【目的】 ウイルムス腫瘍の原因遺伝子として見出された WT1 mRNA は白血病をはじめ多くの癌で発現している。なかでも，急性骨髄性白血病（AML）で高頻度に発現しており，治療後の微小残存病変

診断，再発の早期診断に有用である。また，その25〜45%が AML に移行するとされる骨髄異形成症候群（MDS）においても，AML 移行リスクの評価，進行度のモニタリングに用いられる。急性リンパ性白血病（ALL）においても同様に，診断補助，経過観察に用いることができる。

【方法】　リアルタイム RT-PCR 法

適応疾患　　▶白血病　▶急性骨髄性白血病　▶骨髄異形成症候群　▶急性リンパ性白血病

《保険請求》
★WT1 mRNA は，リアルタイム RT-PCR 法により，急性骨髄性白血病，急性リンパ性白血病または骨髄異形成症候群の診断の補助または経過観察時に行った場合に月1回を限度として算定できる。

血液

D006-10　CCR4タンパク（フローサイトメトリー法）CCR4 protein　10,000点

【目的】　成人 T 細胞白血病/リンパ腫（ATL）は HTLV-1を原因ウイルスとする T 細胞悪性腫瘍である。ATL は難治性であることが知られているが，CCR4が発現している症例に関しては，抗 CCR4ヒト化モノクローナル抗体モガムリズマブ（遺伝子組換え）が殺細胞活性を有することが示されている。本検査により CCR4蛋白の発現を確認することで，モガムリズマブの適応患者を選定する。

【方法】　フローサイトメトリー法

適応疾患　　▶成人 T 細胞白血病／リンパ腫（ATL）

《保険請求》
★CCR4タンパク（フローサイトメトリー法）およびN 002免疫染色（免疫抗体法）病理組織標本作製の「5」CCR4タンパクを同一の目的で行った場合には，原則としていずれか一方のみを算定する。ただし，医学的な必要性がある場合には，併せて実施した場合であっても，いずれの点数も算定できる。
●レセプト摘要欄：〔CCR 4タンパク（フローサイトメトリー法）及び CCR 4タンパクを併せて算定した場合〕その理由及び医学的根拠を記載する。

D006-11　FIP1L1-PDGFRα融合遺伝子検査　FIP1L1-PDGFRα fusion gene　3,105点

【目的】　慢性好酸球性白血病および好酸球増多症候群は，心臓を中心とする全身臓器への好酸球浸潤から，生命予後に重大な影響をもたらす。その発症には，*FIP1L1-PDGFRα* 融合遺伝子が関与していることが明らかになり，チロシンキナーゼ阻害薬であるイマチニブが標的治療薬として使用される。本遺伝子検査は，イマチニブ選択可否を予測するためのコンパニオン診断として実施される。

【方法】　FISH 法

適応疾患　　▶慢性好酸球性白血病　▶好酸球増多症候群（特発性好酸球増多症候群）

《保険請求》
★本検査は，二次性好酸球増加症を除外した上で，慢性好酸球性白血病または好酸球増多症候群と診断した患者において，治療方針の決定を目的として FISH 法により行った場合に，原則として1回に限り算定できる。ただし，臨床症状・検査所見等の変化を踏まえ，治療法を選択する必要があり，本検査を再度実施した場合にも算定できる。
●レセプト摘要欄：本検査を必要と判断した理由を記載する。（本検査を再度実施した場合）その理由を記載する。

D006-12　EGFR 遺伝子検査（血漿）EGFR gene（plasma）　2,100点

【目的】　非小細胞肺癌患者において，*EGFR* 遺伝子変異の検出を目的とし，第1，第2，および第3世代 EGFR チロシンキナーゼ阻害薬（TKI）の適応を判定するためのコンパニオン診断として実施される。医学的な理由により組織検体を採取できず *EGFR* 遺伝子変異検査を実施できなかったものに対し，血漿中の EGFR 遺伝子変異を検出する。

【方法】　リアルタイム PCR 法，次世代シークエンシング法（NGS）

適応疾患　　▶非小細胞肺癌

《保険請求》
■同一の患者につき同一月において検査を2回以上実施した場合における2回目以降の当該検査の費用は，所定点数の100分の90に相当する点数により算定する。
★本検査は，血漿を用いてリアルタイム PCR 法または次世代シークエンシングにより行った場合に算定できる。
★本検査は，肺癌の詳細な診断および治療法を選択する場合，または肺癌の再発や増悪により，EGFR 遺伝子変異

の2次的遺伝子変異等が疑われ，再度治療法を選択する場合に，患者1人につき，診断および治療法を選択する場合には1回，再度治療法を選択する場合には2回に限り算定できる。ただし，本検査の実施は，医学的な理由により，肺癌の組織を検体として，D004-2悪性腫瘍組織検査の「1」悪性腫瘍遺伝子検査の「イ」処理が容易なものの「(1)」医薬品の適応判定の補助等に用いるもののうち，肺癌における EGFR 遺伝子検査を行うことが困難な場合に限る。

★本検査を実施した場合には，肺癌の組織を検体とした検査が実施困難である医学的な理由を診療録および診療報酬明細書の摘要欄に記載する。

★本検査，肺癌の組織を検体とした D004-2悪性腫瘍組織検査の「1」悪性腫瘍遺伝子検査の「イ」処理が容易なものの「(1)」医薬品の適応判定の補助等に用いるもののうち，肺癌における EGFR 遺伝子検査または D006-24肺癌関連遺伝子多項目同時検査を同一月中に併せて行った場合には，主たるもののみ算定する。

●レセプト摘要欄：肺癌の組織を検体とした検査が実施困難である医学的な理由を記載する。

D006-13　骨髄微小残存病変量測定　bone marrow minimal residual disease

| 1 | 遺伝子再構成の同定に用いるもの | 3,395点 |
| 2 | モニタリングに用いるもの | 2,100点 |

【目的】　急性リンパ性白血病（ALL）の腫瘍細胞が有する免疫受容体遺伝子（Ig/TCR）再構成の特異的な塩基配列の情報を用いて，寛解期における骨髄中の微小残存病変（MRD:minimal residual disease）を定量的 PCR 法を用いて測定する。B リンパ芽球性白血病（B-ALL）では免疫グロブリン（Ig）遺伝子，T リンパ芽球性白血病（T-ALL）では T 細胞受容体（TCR）遺伝子の再構成を検査する。ALL において，免疫遺伝子再構成を用いた定量的 PCR 法による骨髄微小残存病変量の測定は独立した予後因子として確立しており，治療強度の選択や造血幹細胞移植の適応判断などの治療選択に有用である。ALL 患者のより正確な予後予測が可能となり，造血幹細胞移植の適応が判定できるため，不必要な大量化学療法や造血幹細胞移植を減らすことが期待できる。ALL 診断時や再発時に，患者特異的なプライマーを作成した場合は「1」を算定できる。ALL の経過観察を目的として，「1」で作成した患者特異的なプライマーを用いて PCR 検査を実施した場合は「2」が算定できる。

【方法】　PCR 法

「1」：ALL の MRD として，患者の白血病細胞における Ig ないし TCR 遺伝子再構成の配列を同定して，患者特異的なプライマーを設計し作成する。

「2」：ALL のモニタリングを目的として，「1」で作成した患者特異的なプライマーによるリアルタイム PCR 法を用いて，当該患者検体の MRD 量を定量的に測定する。

適応疾患　▶急性リンパ（芽）球性白血病 ▶B リンパ芽球性白血病 ▶T リンパ芽球性白血病

《保険請求》

■別に厚生労働大臣が定める施設基準に適合しているものとして地方厚生局長等に届け出た保険医療機関において実施した場合に限り算定する。

★骨髄微小残存病変量測定は，PCR 法により，急性リンパ性白血病の診断補助または経過観察を目的に行った場合に算定できる。

★「1」の遺伝子再構成の同定に用いるものについては，急性リンパ性白血病と診断された患者または再発が認められた患者に対して，遺伝子再構成の同定および当該遺伝子のプライマー作成を行った場合に，それぞれ1回に限り算定できる。

★「2」のモニタリングに用いるものについては，「1」の遺伝子再構成に用いるものを行った患者に対して，PCR 法により急性リンパ性白血病の経過観察を目的として行った場合に，初発時と再発時にそれぞれ2回を限度として算定できる。

D006-14　FLT3遺伝子検査　FMS-like tyrosine kinase 3　　4,200点

【目的】　急性骨髄性白血病の30～40％の患者はクラスⅢ受容体チロシンキナーゼの一つである Fms 様チロシンキナーゼ（FLT3）遺伝子の変異をもち，再発率が高く予後不良であることが知られている。本検査は，骨髄液または末梢血に含まれる単核球から抽出した DNA 内の FLT3遺伝子の縦列重複（ITD）変異およびチロシンキナーゼ領域（TKD）変異を判定することにより，ギルテリチニブフマル酸塩（ゾスパタ錠）の適応を判定するためのコンパニオン診断として用いられる。

【方法】　PCR-キャピラリー電気泳動法（PCR-CE 法）

適応疾患　▶再発または難治性の急性骨髄性白血病（急性前骨髄性白血病を除く）

《保険請求》

★本検査は，急性骨髄性白血病（急性前骨髄性白血病を除く）の骨髄液または末梢血を検体とし，PCR法およびキャピラリー電気泳動法により，抗悪性腫瘍剤による治療法の選択を目的として，FLT3遺伝子の縦列重複（ITD）変異およびチロシンキナーゼ（TKD）変異の評価を行った場合に，患者1人につき1回に限り算定する。

★D004-2悪性腫瘍組織検査の「1」悪性腫瘍遺伝子検査，D006-2造血器腫瘍遺伝子検査，D006-6免疫関連遺伝子再構成，D006-16 JAK2遺伝子検査のうちいずれかを同一月中に併せて行った場合には，主たるもののみ算定する。

D006-15　膀胱がん関連遺伝子検査 Bladder cancer related gene　　1,597点

【目的】　膀胱癌患者の尿中細胞では，染色体遺伝子異常が認められる。本検査では尿中細胞の3番，7番，17番染色体の異数倍数体，並びに9p21遺伝子座の欠失の検出を行うことで，膀胱がんの再発を早期に発見できる。尿細胞診に比較し高い感度・特異度を有していることから，膀胱温存・経尿道的膀胱腫瘍切除術が行われた膀胱がん患者のフォローアップにおける再発モニタリングを目的として行われる。

【方法】　FISH法

適応疾患　▶膀胱癌　▶膀胱上皮内癌

《保険請求》

★膀胱がん関連遺伝子検査は，膀胱がんの患者であって，上皮内癌（CIS）と診断され，過去にK803膀胱悪性腫瘍手術の「6」経尿道的手術を行った者に対して，FISH法により，再発の診断の補助を目的として実施した場合に，経尿道的手術後2年以内に限り，2回を限度として算定する。ただし，同時に膀胱鏡により，膀胱がん再発の所見が認められないことを確認した患者に対して実施した場合に限る。

★本検査と同時にN004細胞診（1部位につき）の「2」穿刺吸引細胞診，体腔洗浄等によるものを実施した場合は，主たるもののみ算定する。

●レセプト摘要欄：上皮内癌（CIS）と診断された病理所見を記載する。
K803膀胱悪性腫瘍手術の「6」経尿道的手術の実施年月日を記載する。
（本検査を過去に算定している場合）過去の算定日を記載する。

D006-16　JAK2遺伝子検査 Janus activating kinase-2 mutation　　2,504点

【目的】　JAK2V617F変異は造血器腫瘍にみられる後天的異常である。JAK2の恒常的活性化は，造血前駆細胞の異常増殖をもたらし，赤血球増加，白血球増加および血小板増加をきたす。JAK2V617Fは真性赤血球増加症（PV）の95％以上，本態性血小板血症（ET）の55％，原発性骨髄線維症（PMF）の65％の患者に認められるとされ，本検査は，これらの疾患の診断補助（診断時および治療後，あるいは薬剤変更時）として用いられる。骨髄液または末梢血を検体として，JAK2V617F遺伝子変異割合を測定する。

【方法】　PCR法（アレル特異的定量PCR法）

適応疾患　▶真性赤血球増加症　▶本態性血小板血症　▶原発性骨髄線維症

《保険請求》

★JAK2遺伝子検査は，骨髄液または末梢血を検体とし，アレル特異的定量PCR法により，真性赤血球増加症，本態性血小板血症および原発性骨髄線維症の診断補助を目的として，JAK2V617F遺伝子変異割合を測定した場合に，患者1人につき1回に限り算定する。

★D004-2悪性腫瘍組織検査の「1」悪性腫瘍遺伝子検査，D006-2造血器腫瘍遺伝子検査，D006-6免疫関連遺伝子再構成またはD006-14 FLT3遺伝子検査のうちいずれかを同一月中に併せて行った場合には，主たるもののみ算定する。

D006-17　Nudix hydrolase 15（NUDT15）遺伝子多型 Nudix hydrolase 15 gene polymorphism　　2,100点

【目的】　NUDT15は，免疫調節薬または代謝拮抗薬として使用されているチオプリン製剤の代謝に関連する酵素の一つである。NUDT15の遺伝子多型（Cys/Cys型）を有する患者では，酵素活性の著しい低下から重篤な副作用（重度の白血球減少症および脱毛症）を発症する頻度が高いことが知られている。チオプリン製剤の投与対象となる難治性腸疾患および急性リンパ性白血病等の患者に対して，その投与の可否および投与量等を判断することを目的として実施される。

【方法】 リアルタイム PCR 法

適応疾患 ▶難治性の炎症性腸疾患 ▶急性リンパ性白血病 ▶治療抵抗性のリウマチ性疾患〔全身性血管炎（顕微鏡的多発血管炎，多発血管炎性肉芽腫症，結節性多発動脈炎，好酸球性多発血管炎性肉芽腫症，高安動脈炎等），全身性エリテマトーデス（SLE），多発性筋炎，皮膚筋炎，強皮症，混合性結合組織病，難治性リウマチ性疾患〕▶自己免疫性肝炎

《保険請求》
★ NUDT15遺伝子多型は，難治性の炎症性腸疾患，急性リンパ性白血病および治療抵抗性のリウマチ性疾患〔全身性血管炎（顕微鏡的多発血管炎，多発血管炎性肉芽腫症，結節性多発動脈炎，好酸球性多発血管炎性肉芽腫症，高安動脈炎等），全身性エリテマトーデス（SLE），多発性筋炎，皮膚筋炎，強皮症，混合性結合組織病および難治性リウマチ性疾患〕，自己免疫性肝炎の患者であって，チオプリン製剤の投与対象となる患者に対して，その投与の可否，投与量等を判断することを目的として，リアルタイム PCR 法により測定を行った場合に，当該薬剤の投与を開始するまでの間に 1 回を限度として算定する。

D006-18　BRCA1/2遺伝子検査　*BRCA1/2 gene mutation*

【目的】 遺伝性乳がん卵巣がん症候群（HBOC：Hereditary Breast and Ovarian Cancer Syndrome）は，生殖細胞系列の *BRCA1* 遺伝子または *BRCA2* 遺伝子の変異により，乳がんや卵巣がんなどの発症リスクが上昇する疾患概念である。家族歴のある乳がん患者または卵巣がん患者の30％は *BRCA1/2* 遺伝子変異を有することがわかっている。

1　腫瘍細胞を検体とするもの　　　　　　　　　　　　　　　　　20,200点

【目的】 本検査は，全血から抽出した DNA 中の生殖細胞系列の BRCA1 または BRCA2遺伝子変異を検出し，抗悪性腫瘍剤（オラパリブ）の乳がん患者または卵巣がん患者への適応を判定するための補助に用いられる。

適応疾患 ▶初発の進行卵巣癌 ▶転移性去勢抵抗性前立腺癌

2　血液を検体とするもの　　　　　　　　　　　　　　　　　　　20,200点

また，BRCA 関連遺伝性乳がん・卵巣がん症候群のリスクが高い患者を特定し，医学的管理を決定するための補助に用いられる。

【方法】 次世代シークエンシング法（NGS），PCR 法-サンガーシークエンシング

適応疾患 ▶手術不能または再発乳がん ▶遺伝性乳がん卵巣がん症候群 ▶転移性乳癌 ▶切除不能な膵癌 ▶転移性去勢抵抗性前立腺癌

《保険請求》
■別に厚生労働大臣が定める施設基準に適合しているものとして地方厚生局長等に届け出た保険医療機関において実施した場合に限り算定する。
★「1」腫瘍細胞を検体とするものについては，初発の進行卵巣癌患者または転移性去勢抵抗性前立腺癌患者の腫瘍細胞を検体とし，次世代シーケンシングにより，抗悪性腫瘍剤による治療法の選択を目的として，BRCA1遺伝子および BRCA2遺伝子の変異の評価を行った場合に限り算定する。
★「2」血液を検体とするものについては，転移性，再発もしくは HER2陰性の術後薬物療法の適応となる乳癌患者，初発の進行卵巣癌患者，治癒切除不能な膵癌患者，転移性去勢抵抗性前立腺癌患者または遺伝性乳癌卵巣癌症候群が疑われる乳癌もしくは卵巣癌患者の血液を検体とし，PCR 法等により，抗悪性腫瘍剤による治療法の選択または遺伝性乳癌卵巣癌症候群の診断を目的として，BRCA1遺伝子および BRCA2遺伝子の変異の評価を行った場合に限り算定する。
★「2」血液を検体とするものについて，遺伝性乳癌卵巣癌症候群の診断を目的として当該検査を実施するに当たっては，関係学会による「遺伝性乳癌卵巣癌症候群（HBOC）診療の手引き2021年版」を参照する。
●レセプト摘要欄：「2」血液を検体とするものについて，遺伝性乳癌卵巣癌症候群の診断を目的として当該検査を実施した場合，その医療上の必要性を記載する。

D006-19　がんゲノムプロファイリング検査　*cancer genome profiling*　　44,000点

【目的】 がんゲノムプロファイリング検査（FoundationOne®CDx がんゲノムプロファイル，FoundationOne Liquid CDx，OncoGuide™ NCC オンコパネルシステム）は，前者では固形癌患者の腫瘍組織検体（細胞診検体を含む）から，後者では固形癌患者の腫瘍組織（細胞診検体を含む）および同

一患者の全血から抽出したゲノム DNA を検体として用い，次世代シークエンサーにより100以上の癌関連遺伝子の変異等を一括検出するとともに，専用プログラムによる解析を行う検査システムである。

本検査は，局所進行もしくは転移が認められ標準治療が終了になった固形癌患者または標準的治療後に再発あるいは進行した病態の患者を対象とし，固形癌患者の診断・治療方針決定の補助として用いられるものであり，エキスパートパネルにおいて適応となり得る薬剤等について最終的な検討が行われる。

なお，FoundationOne®CDx がんゲノムプロファイルでは，別にコンパニオン診断薬の機能もある。

【方法】 次世代シークエンシング法（NGS）

血液

適応疾患 ▶標準治療がない固形癌 ▶局所進行もしくは転移が認められ標準治療が終了した固形癌

《保険請求》

■別に厚生労働大臣が定める施設基準に適合しているものとして地方厚生局長等に届け出た保険医療機関において実施した場合に限り算定する。

■抗悪性腫瘍剤による治療法の選択を目的として他の検査を実施した場合であって，当該他の検査の結果によりB011-5がんゲノムプロファイリング評価提供料を算定する場合は，所定点数から当該他の検査の点数を減算する。

★固形腫瘍の腫瘍細胞または血液を検体とし，100以上のがん関連遺伝子の変異等を検出するがんゲノムプロファイリング検査に用いる医療機器等として薬事承認または認証を得ている次世代シークエンシングを用いて，包括的なゲノムプロファイルの取得を行う場合に，検体提出時に患者1人につき1回（以下のイの場合については，血液を検体とする検査を含めて2回）に限り算定できる。ただし，血液を検体とする場合については，以下に掲げる場合にのみ算定できる。

　ア　医学的な理由により，固形腫瘍の腫瘍細胞を検体としてがんゲノムプロファイリング検査を行うことが困難な場合。この際，固形腫瘍の腫瘍細胞を検体とした検査が実施困難である医学的な理由を診療録および診療報酬明細書の摘要欄に記載する。

　イ　固形腫瘍の腫瘍細胞を検体として実施したがんゲノムプロファイリング検査において，包括的なゲノムプロファイルの結果を得られなかった場合。この際，その旨を診療録および診療報酬明細書の摘要欄に記載する。

★(2)標準治療がない固形がん患者または局所進行もしくは転移が認められ標準治療が終了となった固形がん患者（終了が見込まれる者を含む）であって，関連学会の化学療法に関するガイドライン等に基づき，全身状態および臓器機能等から，当該検査施行後に化学療法の適応となる可能性が高いと主治医が判断した者に対して実施する場合に限り算定できる。

★(3)がんゲノムプロファイルの解析により得られる遺伝子のシークエンスデータ（FASTQ または BAM），解析データ（VCF，XML または YAML）および臨床情報等を，患者の同意に基づき，保険医療機関または検査会社等からがんゲノム情報管理センター（C-CAT）に提出する。この際，当該データの提出および二次利用について，患者に対して書面を用いて説明し，同意の有無について診療録および管理簿等に記載する。また，当該データの二次利用に関しても同様に説明し，および同意の有無について管理簿等に記載すること。なお，これらの手続きに当たっては，個人情報の保護に係る諸法令を遵守する。

★(4)C-CAT へのデータ提出またはデータの二次利用に係る同意が得られない場合であっても，当該検査を実施し，算定することができる。その際には同意が得られなかった旨を診療録および管理簿に記載する。

★(5)医療関係団体が定める「インフォームド・コンセント手順書」を遵守し，患者からの同意取得について適切な手続きを確保する。

★「注2」（上記の2つめの■）に係る規定は，固形腫瘍の腫瘍細胞または血液を検体とし，100以上のがん関連遺伝子の変異等を検出するがんゲノムプロファイリング検査に用いる医療機器等として薬事承認または認証を得ている次世代シークエンシングを用いて，次に掲げる抗悪性腫瘍剤による治療法の選択を目的とした検査を実施した際に併せて取得している包括的なゲノムプロファイルの結果を，標準治療後（終了が見込まれる場合も含む）にエキスパートパネルでの検討を行った上で患者に提供し，治療方針等について文書で患者に説明することにより，B011-5がんゲノムプロファイリング評価提供料を算定する場合に適用する。なお，この場合には(2)から(5)までを満たすこと。この際，診療報酬明細書の摘要欄に，包括的なゲノムプロファイルの結果を併せて取得した検査の実施日を記載する。

　ア　肺癌における EGFR 遺伝子検査，ROS1融合遺伝子検査，ALK 融合遺伝子検査，RAS 遺伝子検査，HER2遺伝子検査

　イ　大腸癌における RAS 遺伝子検査，HER2遺伝子検査，BRAF 遺伝子検査

　ウ　乳癌における HER2遺伝子検査

　エ　固形癌におけるマイクロサテライト不安定性検査

　オ　肺癌における METex14遺伝子検査

　カ　悪性黒色腫における BRAF 遺伝子検査

　キ　固形癌における NTRK 融合遺伝子検査，腫瘍遺伝子変異量検査

　ク　胆道癌における FGFR2融合遺伝子検査

　ケ　卵巣癌または前立腺癌における BRCA1遺伝子および BRCA2遺伝子検査

●レセプト摘要欄：（血液を検体とする場合であって，医学的な理由により，固形腫瘍の腫瘍細胞を検体としてがんゲノムプロファイリング検査を行うことが困難な場合）固形腫瘍の腫瘍細胞を検体とした検査が実施困難である医学的な理由を記載する。

（血液を検体とする場合であって，固形腫瘍の腫瘍細胞を検体として実施したがんゲノムプロファイリング検査において，包括的なゲノムプロファイルの結果を得られなかった場合）その旨を記載する。

（抗悪性腫瘍剤による治療法の選択を目的として他の検査を実施した場合）包括的なゲノムプロファイルの結果を併せて取得した検査の実施年月日を記載する。

血液

D006-20　角膜ジストロフィー遺伝子検査　Corneal dystrophy genetic test　　　1,200点

【目的】　角膜ジストロフィーは遺伝性疾患であり，両眼性・進行性に限局性の角膜混濁をきたし，様々な病型が存在するが，正確な病型診断が困難なことも多い。近年多くの角膜ジストロフィーの遺伝子変異が同定された。従来の診断法では病型を確定できなかった角膜ジストロフィー症例について明確に診断するために行われる。病型が明確になれば，発症年齢，重症度や予後も推定可能となり，より的確な治療が行われる。

【方法】　ダイレクト・シークエンス法

適応疾患　▶角膜ジストロフィー

《保険請求》
★角膜ジストロフィー遺伝子検査は，角膜混濁等の前眼部病変を有する患者であって，臨床症状，検査所見，家族歴等から角膜ジストロフィーと診断または疑われる者に対して，治療方針の決定を目的として行った場合に算定する。
★検査の実施に当たっては，個人情報保護委員会・厚生労働省「医療・介護関係事業者における個人情報の適切な取扱いのためのガイダンス」（平成29年４月）および関係学会による「医療における遺伝学的検査・診断に関するガイドライン」（平成23年２月）を遵守する。
●レセプト摘要欄：その医学的な必要性を記載する。

D006-21　血液粘弾性検査（一連につき）　Blood viscoelasticity test　　　600点

【目的】　人工心肺を用いた開心術の際，新鮮凍結血漿および血小板濃厚液などの投与の必要性，または，投与後の評価を目的として行われる。術中に大量輸血を行った場合，止血凝固機能状態をリアルタイムに検査するのはむずかしい。通常の凝固線溶検査では，結果が出るまでに少なくとも30分の時間を要するため，検査結果出る前に経験的に対処していることが多い。

【方法】　コンピューター解析を用いたトロンボエラストグラフィー（TEG）法，トロンボエラストメトリー法（ROTEM法），ソノクロット

適応疾患　▶人工心肺を用いた開心術

《保険請求》
★血液粘弾性検査は，心臓血管手術（人工心肺を用いたものに限る）を行う患者に対して，血液製剤等の投与の必要性の判断または血液製剤等の投与後の評価を目的として行った場合に算定できる。
★術前，術中または術後に実施した場合に，それぞれ１回ずつ算定できる。なお，所期の目的を達するために複数回実施した場合であっても，一連として算定する。
★検査の実施に当たっては，日本心臓血管麻酔学会の定める指針を遵守し，適切な輸血管理を行うこと。

D006-22　RAS遺伝子検査（血漿）　RAS mutation　　　7,500点

【目的】　大腸癌患者の血漿を検体として用い，抗悪性腫瘍剤の選択を行う。再度治療法を選択する必要がある場合にも検査できる。ただし，大腸癌組織を検体として用いた，D004-2「１」「イ」（１）イの大腸がんにおけるRAS遺伝子検査，または，「１」「イ」（２）カの大腸がんにおけるKRAS遺伝子検査を行うことが困難な場合に限られる。

【方法】　高感度デジタルPCR法–FCM法

適応疾患　▶大腸癌

《保険請求》
★RAS遺伝子検査（血漿）は，大腸癌患者の血漿を検体とし，抗悪性腫瘍剤による治療法の選択を目的として，高感度デジタルPCR法とフローサイトメトリー法を組み合わせた方法により行った場合に，患者１人につき１回に限り算定できる。ただし，再度治療法を選択する必要がある場合にも算定できる。なお，本検査の実施は，医学的な理由により，大腸癌の組織を検体として，D004-2悪性腫瘍組織検査の「１」の「イ」処理が容易なものの「(1)」医薬品の適応判定の補助等に用いるもののうち，大腸癌におけるRAS遺伝子検査またはD004-2悪性腫瘍組織検査の「１」の「イ」処理が容易なものの「(2)」その他のもののうち，大腸癌におけるKRAS遺伝子検査を行うことが困難な場合に限る。
★本検査と，大腸癌の組織を検体として，D004-2悪性腫瘍組織検査の「１」の「イ」処理が容易なものの「(1)」医薬品の適応判定の補助等に用いるもののうち，大腸癌におけるRAS遺伝子検査またはD004-2悪性腫瘍組織検査の「１」の「イ」処理が容易なものの「(2)」その他のもののうち，大腸癌におけるKRAS遺伝子検査を同一月中に併せて行った場合には，主たるもののみ算定する。

●レセプト摘要欄：大腸癌の組織を検体とした検査が実施困難である医学的な理由を記載する。

D006-23　遺伝子相同組換え修復欠損検査　Homologas recombination deficiency testing　32,200点

【目的】　卵巣癌患者の腫瘍組織を検体として用いる。次世代シーケンシングを用いて相同組換え修復欠損の評価を行い，抗悪性腫瘍剤を選択する。ただし，D006-18BCRA1/2遺伝子検査の「1」腫瘍細胞を検体とする施設基準の届出をしている保険医療機関で実施しなければならない。

【方法】　次世代シークエンシング法（NGS）

適応疾患　▶卵巣癌

《保険請求》

★遺伝子相同組換え修復欠損検査は，卵巣癌患者の腫瘍組織を検体とし，抗悪性腫瘍剤による治療法の選択を目的として，次世代シーケンシングにより，相同組換え修復欠損の評価を行った場合に，患者1人につき1回に限り算定する。

D006-24　肺癌関連遺伝子多項目同時検査　Multiplex genetic testing for lung cancer associated genes　12,500点

【目的】　肺癌患者の腫瘍組織を検体として，EGFR 遺伝子変異，ROS1融合遺伝子，ALK 融合遺伝子，BRAF 遺伝子変異，METex14遺伝子スキッピング変異，KRAS 遺伝子変異，RET 融合遺伝子検査を，リアルタイム PCR 検査で同時に実施する。

【方法】　リアルタイム PCR 法

適応疾患　▶肺癌

《保険請求》

★肺癌関連遺伝子多項目同時検査は，肺癌患者の腫瘍組織を検体とし，EGFR 遺伝子検査，ROS1融合遺伝子検査，ALK 融合遺伝子検査，BRAF 遺伝子検査，METex14遺伝子検査，KRAS 遺伝子検査および RET 融合遺伝子検査をリアルタイム PCR 法により同時に実施した場合に，患者1人につき1回に限り算定する。

★肺癌関連遺伝子多項目同時検査と D004-2 悪性腫瘍組織検査の「1」の「イ」の「(1)」医薬品の適応判定の補助等に用いるもの〔肺癌における EGFR 遺伝子検査，ROS 1融合遺伝子検査，ALK 融合遺伝子検査，BRAF 遺伝子検査（次世代シーケンシングを除く），METex14遺伝子検査（次世代シーケンシングを除く）または KRAS 遺伝子変異（G12C）検査に限る〕，D004-2 悪性腫瘍組織検査の「1」の「ロ」処理が複雑なもの〔肺癌におけるBRAF 遺伝子検査（次世代シーケンシング），METex14遺伝子検査（次世代シーケンシング）または RET 融合遺伝子検査に限る〕，D006-12EGFR 遺伝子検査（血漿），D006-27悪性腫瘍遺伝子検査（血液・血漿）の「1」ROS 1融合遺伝子検査，「2」ALK 融合遺伝子検査もしくは「3」METex14遺伝子検査，N002免疫染色（免疫抗体法）病理組織標本作製の「4」EGFR タンパクもしくは「6」ALK 融合タンパクまたは N005-2 ALK 融合遺伝子標本作製を併せて実施した場合は，主たるもののみ算定する。

D006-25　CYP2C9遺伝子多型　genetic polymorphism for CYP2C9　2,037点

【目的】　全血もしくは口腔粘膜から抽出したゲノム DNA を検体として，薬物代謝酵素 CYP2C9遺伝子多型を検査する。二次性進行型多発性硬化症患者に対して，シポニモドフマル酸投与の可否，または，投与量を決める目的で行う。

【方法】　リアルタイム PCR 法

適応疾患　▶二次性進行型多発性硬化症

《保険請求》

★二次性進行型多発性硬化症患者に対するシポニモドフマル酸の投与の可否の判定または投与量の判定を目的として，リアルタイム PCR 法により，全血または口腔粘膜から抽出されたゲノム DNA 中の薬物代謝酵素 CYP2C9遺伝子多型を測定した場合に，患者1人につき1回に限り算定する。

●レセプト摘要欄：必要と判断した医学的根拠を記載する。

血液

血液

D006-26　染色体構造変異解析　analysis of chromosomal structural variations　8,000点

【目的】　先天性疾患疑いの患者の染色体変異関連疾患の診断補助のための検査である。網羅的遺伝子検査目的で，全血から抽出したゲノム DNA のコピー数変化（CNV）およびコピー数変化のないヘテロ接合性の喪失（cnLOH）を検出する。

【方法】　アレイ CGH 法

適応疾患　▶12q14欠失症候群　▶15q13.3欠失症候群　▶15q24反復性微細欠失症候群　▶15q26過成長症候群　▶16p11.2重複症候群　▶16p11.2-p12.2欠失症候群　▶16p11.2-p12.2重複症候群　▶16p13.11反復性微細欠失症候群　▶16p13.11反復性微細重複症候群　▶17q21.31反復性微細欠失症候群　▶1p36欠失症候群　▶1q21.1反復性微細欠失症候群　▶1q21.1反復性微細重複症候群　▶1q21.1領域血小板減少-橈骨欠損症候群　▶22q11.2欠失症候群　▶22q11重複症候群　▶22q11.2遠位欠失症候群　▶22q13欠失症候群（フェラン・マクダーミド症候群）　▶2p15-16.1欠失症候群　▶2p21欠失症候群　▶2q33.1欠失症候群　▶2q37モノソミー　▶3q29欠失症候群　▶3q29重複症候群　▶7q11.23重複症候群　▶8p23.1微細欠失症候群　▶8p23.1重複症候群　▶8q21.11欠失症候群　▶9q34欠失症候群　▶アンジェルマン症候群　▶ATR-16症候群　▶22q テトラソミー症候群（キャットアイ症候群）　▶シャルコー・マリー・トゥース病　▶5p-症候群　▶遺伝圧脆弱性ニューロパチー　▶レリー・ワイル症候群　▶ミラー・ディカー症候群　▶NF1欠失症候群　▶ペリツェウス・メルツバッハ病（先天性大脳白質形成不全症）　▶ポトキ・ルプスキ症候群　▶ポトキ・シェイファー症候群　▶プラダー・ウィリ症候群　▶腎嚢胞－糖尿病症候群　▶16p12.1反復性微細欠失症候群　▶ルビンシュタイン・テイビ症候群　▶スミス・マギニス症候群　▶ソトス症候群　▶裂手/裂足奇形1　▶ステロイドスルファターゼ欠損症　▶WAGR 症候群　▶ウィリアムズ症候群　▶ウォルフ・ヒルシュホーン症候群　▶Xp11.22連鎖性知的障害　▶Xp11.22-p11.23重複症候群　▶MECP2重複症候群　▶ベックウィズ・ヴィーデマン症候群　▶シルバー・ラッセル症候群　▶第14番染色体父親性ダイソミー症候群（鏡－緒方症候群）　▶14番染色体母親性ダイソミー　▶（上記の類縁疾患）

《保険請求》
- ■本検査は，厚生労働大臣が定める施設基準を満たす保険医療機関において行われる場合に算定する。
- ★薬事承認を得ている体外診断用医薬品を用いて，アレイ CGH 法により染色体ゲノム DNA のコピー数変化およびヘテロ接合性の喪失を測定した場合に，患者１人につき１回に限り算定する。
- ★本検査は，12q14欠失症候群，15q13.3欠失症候群，15q24反復性微細欠失症候群，15q26過成長症候群，16p11.2重複症候群，16p11.2-p12.2欠失症候群，16p11.2-p12.2重複症候群，16p13.11反復性微細欠失症候群，16p13.11反復性微細重複症候群，17q21.31反復性微細欠失症候群，1p36欠失症候群，1q21.1反復性微細欠失症候群，1q21.1反復性微細重複症候群，1q21.1領域血小板減少-橈骨欠損症候群，22q11.2欠失症候群，22q11重複症候群，22q11.2遠位欠失症候群，22q13欠失症候群（フェラン・マクダーミド症候群），2p15-16.1欠失症候群，2p21欠失症候群，2q33.1欠失症候群，2q37モノソミー，3q29欠失症候群，3q29重複症候群，7q11.23重複症候群，8p23.1微細欠失症候群，8p23.1重複症候群，8q21.11欠失症候群，9q34欠失症候群，アンジェルマン症候群，ATR-16症候群，22q テトラソミー症候群（キャットアイ症候群），シャルコー・マリー・トゥース病，5p-症候群，遺伝圧脆弱性ニューロパチー，レリー・ワイル症候群，ミラー・ディカー症候群，NF1欠失症候群，ペリツェウス・メルツバッハ病（先天性大脳白質形成不全症），ポトキ・ルプスキ症候群，ポトキ・シェイファー症候群，プラダー・ウィリ症候群，腎嚢胞－糖尿病症候群，16p12.1反復性微細欠失症候群，ルビンシュタイン・テイビ症候群，スミス・マギニス症候群，ソトス症候群，裂手/裂足奇形1，ステロイドスルファターゼ欠損症，WAGR 症候群，ウィリアムズ症候群，ウォルフ・ヒルシュホーン症候群，Xp11.22連鎖性知的障害，Xp11.22-p11.23重複症候群，MECP2重複症候群，ベックウィズ・ヴィーデマン症候群，シルバー・ラッセル症候群，第14番染色体父親性ダイソミー症候群（鏡－緒方症候群）または14番染色体母親性ダイソミーおよび類縁疾患のいずれかを疑う患者に対して実施する。
- ★本検査を実施する場合は，関連学会が定める指針を遵守し，本検査を実施する医学的な理由を診療報酬明細書の摘要欄に記載する。
- ●レセプト摘要欄：検査を実施する医学的な理由を記載する。

D006-27　悪性腫瘍遺伝子検査（血液・血漿）　cancer genetic testing

【目的】　固形癌患者の血液もしくは血漿を検体とする。次世代シークエンシング法を用いて検査し，悪性腫瘍の詳細な診断および抗悪性腫瘍剤の選択を行う。包括的なゲノムプロファイリングを取得していても，目的とする遺伝子変異の結果のみ患者に提供する。

《保険請求》
- ■患者から１回に採取した血液または（血漿）を用いて本区分の「1」，「2」，「5」，「6」，「7」もしくは「9」に掲げる検査または D006-12EGFR 遺伝子検査（血漿）を２項目，　3項目または４項目以上行った場合は，所定点

数にかかわらず，それぞれ4,000点，6,000点または8,000点を算定する。
- ■患者から1回に採取した血液または血漿を用いて本区分の「3」，「4」または「8」に掲げる検査を2項目または3項目以上行った場合は，所定点数にかかわらず，それぞれ8,000点または12,000点を算定する。
- ★悪性腫瘍遺伝子検査（血液・血漿）は，固形癌患者の血液または血漿を検体とし，悪性腫瘍の詳細な診断および治療法の選択を目的として悪性腫瘍患者本人に対して行った場合に，それぞれ患者1人につき1回に限り算定する。
- ★次世代シーケンシングを用いて，抗悪性腫瘍剤による治療法の選択を目的として特定の遺伝子の変異の評価を行う際に，包括的なゲノムプロファイルを併せて取得している場合には，包括的なゲノムプロファイルの結果ではなく，目的とする遺伝子変異の結果についてのみ患者に提供する。また，その場合においては，目的以外の遺伝子の変異に係る検査結果については患者の治療方針の決定等には用いない。

1　ROS1融合遺伝子検査　ROS1 fusion gene　　2,500点

【目的】　肺癌患者の血液を検体とし，次世代シークエンシングにより抗悪性腫瘍剤の選択を行う。ただし，肺癌の組織検体を用いて行うのが困難な場合に限る。
【方法】　次世代シークエンシング法（NGS）
適応疾患　▶肺癌

《保険請求》
- ★「1」のROS1融合遺伝子検査は，肺癌患者の血液を検体とし，抗悪性腫瘍剤による治療法の選択を目的として，次世代シーケンシングにより行った場合に，患者1人につき1回に限り算定する。
- ★本検査は，医学的な理由により，肺癌の組織を検体として，D004-2悪性腫瘍組織検査の「1」の「イ」処理が容易なものの「(1)」医薬品の適応判定の補助等に用いるもののうち，肺癌におけるROS1融合遺伝子検査を行うことが困難な場合に算定でき，当該検査と本検査を併せて実施した場合には，本検査は算定できない。
- ●レセプト摘要欄：肺癌の組織を検体とした検査が実施困難である医学的な理由を記載する（診療録にも記載）。

2　ALK 融合遺伝子検査　ALK fusion gene　　2,500点

【目的】　肺癌患者の血液を検体とし，次世代シークエンシングにより抗悪性腫瘍剤の選択を行う。ただし，肺癌の組織検体を用いて行うのが困難な場合に限る。
【方法】　次世代シークエンシング法（NGS）
適応疾患　▶肺癌

《保険請求》
- ★「2」のALK 融合遺伝子検査は，肺癌患者の血液を検体とし，抗悪性腫瘍剤による治療法の選択を目的として，次世代シーケンシングにより行った場合に，患者1人につき1回に限り算定する。
- ★本検査は，医学的な理由により，肺癌の組織を検体として，D004-2の「1」の「イ」処理が容易なものの「(1)」医薬品の適応判定の補助等に用いるもののうち，肺癌におけるALK 融合遺伝子検査を行うことが困難な場合に算定でき，当該検査と本検査を併せて実施した場合には，本検査は算定できない。
- ★本検査とN002免疫染色（免疫抗体法）病理組織標本作製の「6」ALK 融合タンパクまたはN005-2ALK 融合遺伝子標本作製を併せて行った場合には，主たるもののみ算定する。
- ●レセプト摘要欄：肺癌の組織を検体とした検査が実施困難である医学的な理由を記載する（診療録にも記載）。

3　METex14遺伝子検査　METex14 mutation　　5,000点

【目的】　肺癌患者の血漿を検体とし，次世代シークエンシングにより抗悪性腫瘍剤の選択を行う。ただし，肺癌の組織検体を用いて行うのが困難な場合に限る。
【方法】　次世代シークエンシング法（NGS）
適応疾患　▶肺癌

《保険請求》
- ★「3」のMETex14遺伝子検査は，肺癌患者の血漿を検体とし，抗悪性腫瘍剤による治療法の選択を目的として，次世代シーケンシングにより行った場合に，患者1人につき1回に限り算定する。
- ★本検査は，医学的な理由により，肺癌の組織を検体として，D004-2悪性腫瘍組織検査の「1」の「ロ」処理が複雑なもののうち，肺癌におけるMETex14遺伝子検査を行うことが困難な場合に算定でき，当該検査と本検査を併せて実施した場合には，本検査は算定できない。
- ●レセプト摘要欄：肺癌の組織を検体とした検査が実施困難である医学的な理由を記載する（診療録にも記載）。

4　NTRK 融合遺伝子検査　NTRK fusion gene　　5,000点

【目的】　固形癌患者の血漿を検体とし，次世代シークエンシングにより抗悪性腫瘍剤の選択を行う。た

だし，固形癌の組織検体を用いて行うのが困難な場合に限る。

【方法】　次世代シークエンシング法（NGS）

適応疾患　▶肺癌 ▶卵巣癌 ▶乳癌 ▶膵癌 ▶前立腺癌

《保険請求》

- ★「4」のNTRK融合遺伝子検査は，固形癌患者の血液を検体とし，抗悪性腫瘍剤による治療法の選択を目的として，次世代シーケンシングにより行った場合に，患者1人につき1回に限り算定する。
- ★本検査は，医学的な理由により，固形癌の組織を検体として，D004-2悪性腫瘍組織検査の「1」の「ロ」処理が複雑なもののうち，固形癌におけるNTRK融合遺伝子検査を行うことが困難な場合に算定でき，当該検査と本検査を併せて実施した場合には，本検査は算定できない。
- ★卵巣癌，乳癌，膵癌または前立腺癌において，本検査とD006-18BRCA1/2遺伝子検査を併せて行った場合には，主たるもののみ算定する。
- ●レセプト摘要欄：固形癌の組織を検体とした検査が実施困難である医学的な理由を記載する（診療録にも記載）。

5　RAS遺伝子検査　Ras gene　新　　2,500点

【目的】　大腸癌または肺癌患者の血液を検体として用い，抗悪性腫瘍剤の選択を目的に検査する。ただし，大腸癌組織を検体として用い，D004-2「1」「イ」(1)のRAS遺伝子検査，および，「1」「イ」(2)のKRAS遺伝子検査を行うことが困難な場合に限られる。また，肺癌組織では，D004-2「1」「イ」(1)のKRAS遺伝子変異（G12C）検査，および，「1」「イ」(2)のKRAS遺伝子検査を行うことが困難な場合に限られる。

【方法】　次世代シークエンシング法（NGS）

適応疾患　▶大腸癌 ▶肺癌

《保険請求》

- ★「5」のRAS遺伝子検査は，大腸癌又は肺癌患者の血液を検体とし，次世代シーケンシングにより行った場合に，患者1人につき1回に限り算定する。
- ★本検査は，医学的な理由があって以下のいずれかに該当する場合に限り算定できる。
  - イ　大腸癌の組織を検体として，D004-2悪性腫瘍組織検査の「1」悪性腫瘍遺伝子検査の「イ」処理が容易なものの「(1)」医薬品の適応判定の補助等に用いるもののうち，大腸癌におけるRAS遺伝子検査，または「1」悪性腫瘍遺伝子検査の「イ」処理が容易なものの「(2)」その他のもののうち，大腸癌におけるKRAS遺伝子検査を行うことが困難な場合。なお，いずれかの検査と本検査を，それぞれ大腸癌に対する抗悪性腫瘍剤による治療法の選択を目的として実施した場合には，本検査は算定できない。
  - ロ　肺癌の組織を検体として，D004-2悪性腫瘍組織検査の「1」悪性腫瘍遺伝子検査の「イ」処理が容易なものの「(1)」医薬品の適応判定の補助等に用いるもののうち，肺癌におけるKRAS遺伝子変異（G12C）検査，または「1」悪性腫瘍遺伝子検査の「イ」処理が容易なものの「(2)」その他のもののうち，肺癌におけるKRAS遺伝子検査を実施することが困難な場合。なお，いずれかの検査と本検査を，それぞれ肺癌に対する抗悪性腫瘍剤による治療法の選択を目的として実施した場合には，本検査は算定できない。
  - ハ　肺癌の組織を検体として，D006-24肺癌関連遺伝子多項目同時検査を行うことが困難な場合。なお，本検査を，それぞれ肺癌に対する抗悪性腫瘍剤による治療法の選択を目的として併せて実施した場合には，本検査は算定できない。
- ★大腸癌患者の血漿を検体として，大腸癌に対する抗悪性腫瘍剤による治療法の選択を目的として実施した場合に，D006-22RAS遺伝子検査（血漿）は併せて算定できない。
- ●レセプト摘要欄：2つ目の★に該当する医学的な理由を記載する（診療録にも記載）。

6　BRAF遺伝子検査　BRAF gene　新　　2,500点

【目的】　大腸癌患者の血液を検体として用い，抗悪性腫瘍剤の選択を目的に検査する。ただし，大腸癌組織を検体として用い，D004-2「1」「イ」（1）のBRAF遺伝子検査を行うことが困難な場合に限られる。

【方法】　次世代シークエンシング法（NGS）

適応疾患　▶大腸癌

《保険請求》

- ★「6」のBRAF遺伝子検査は，大腸癌患者の血液を検体とし，抗悪性腫瘍剤による治療法の選択を目的として，次世代シーケンシングにより行った場合に，患者1人につき1回に限り算定する。
- ★本検査は，医学的な理由により，大腸癌の組織を検体として，D004-2悪性腫瘍組織検査の「1」悪性腫瘍遺伝子検査の「イ」処理が容易なものの「(1)」医薬品の適応判定の補助等に用いるもののうち，大腸癌におけるBRAF遺伝子検査を行うことが困難な場合に算定でき，本検査を併せて実施した場合には，本検査は算定できない。
- ●レセプト摘要欄：大腸癌の組織を検体とした検査が実施困難である医学的な理由を記載する（診療録にも記載）。

7　HER2遺伝子検査（大腸癌に係るもの）新　　　　2,500点

【目的】　大腸癌患者の血液を検体として用い，抗悪性腫瘍剤の選択を目的に検査する。

【方法】　次世代シークエンシング法（NGS）

適応疾患　▶大腸癌

《保険請求》

★「7」のHER 2遺伝子検査（大腸癌に係るもの）は，大腸癌患者の血液を検体とし，抗悪性腫瘍剤による治療法の選択を目的として，次世代シークエンシングにより行った場合に，患者1人につき1回に限り算定する。

8　HER2遺伝子検査（肺癌に係るもの）新　　　　5,000点

【目的】　肺癌患者の血液を検体として用い，抗悪性腫瘍剤の選択を目的に検査する。ただし，肺癌組織を検体として用い，D004-2「1」「ロ」のHER2遺伝子検査を行うことが困難な場合に限られる。

【方法】　次世代シークエンシング法（NGS）

適応疾患　▶肺癌

《保険請求》

★「8」のHER 2遺伝子検査（肺癌に係るもの）は，肺癌患者の血液を検体とし，抗悪性腫瘍剤による治療法の選択を目的として，次世代シークエンシングにより行った場合に，患者1人につき1回に限り算定する。

★本検査は，医学的な理由により，肺癌の組織を検体として，D004-2悪性腫瘍組織検査の「1」悪性腫瘍遺伝子検査の「ロ」処理が複雑なもののうち，肺癌におけるHER 2遺伝子検査を行うことが困難な場合に算定でき，本検査を併せて実施した場合には，本検査は算定できない。

●レセプト摘要欄：肺癌の組織を検体とした検査が実施困難である医学的な理由を記載する（診療録にも記載）。

9　マイクロサテライト不安定性検査　新　　　　2,500点

【目的】　固形癌患者の血液を検体として用い，抗悪性腫瘍剤の選択を目的に検査する。ただし，固形癌組織を検体として用い，D004-2「1」「イ」（1）のマイクロサテライト不安定性検査を行うことが困難な場合に限られる。

【方法】　次世代シークエンシング法（NGS）

適応疾患　▶固形癌

《保険請求》

★「9」のマイクロサテライト不安定性検査は，固形癌患者の血液を検体とし，抗悪性腫瘍剤による治療法の選択を目的として，次世代シークエンシングにより行った場合に，患者1人につき1回に限り算定する。

★本検査は，医学的な理由により，固形癌の組織を検体として，D004-2悪性腫瘍組織検査の「1」悪性腫瘍遺伝子検査の「イ」処理が容易なものの「⑴」医薬品の適応判定の補助等に用いるもののうち，固形癌におけるマイクロサテライト不安定性検査を行うことが困難な場合に算定でき，本検査を併せて実施した場合には，本検査は算定できない。

★卵巣癌，乳癌，膵癌又は前立腺癌に対する抗悪性腫瘍剤による治療法の選択を目的として，本検査とD006-18BRCA1/2遺伝子検査の「1」腫瘍細胞を検体とするものを併せて行った場合には，いずれか主たるもののみ算定する。

●レセプト摘要欄：固形癌の組織を検体とした検査が実施困難である医学的な理由を記載する（診療録にも記載）。

D006-28　Y 染色体微小欠失検査　testing for Y microdelection　　　　3,770点

【目的】　不妊症で生殖補助医療を実施している患者に行う。男性不妊症の患者に対し，Y 染色体 AZF 領域の微小欠失の有無を PCR-rSSO 法により検査し，精巣内精子採取術の適応を判断する。

【方法】　PCR-rSSO 法

適応疾患　▶不妊症（生殖補助医療実施者）

《保険請求》

★Y 染色体微小欠失検査は，不妊症の患者であって，生殖補助医療を実施しているものに対して，PCR-rSSO 法により，精巣内精子採取術の適応の判断を目的として実施した場合に，患者1人につき1回に限り算定する。なお，本検査を実施する医学的な理由を診療録に記載する。

血液

D006-29　乳癌悪性度判定検査 新　　　43,500点

【目的】　ホルモン受容体陽性かつ HER2陰性の乳癌患者で，リンパ節転移陰性，微小転移またはリンパ節転移 1 〜 3 個の早期浸潤性の場合に，遠隔再発リスク判定および化学療法適応の判定のために行う。切除された乳癌組織を用いて，21遺伝子を抽出し RNA 発現の定量にて乳癌の悪性度判定を行う。

【方法】　リアルタイム PCR（オンコアイプ DX 乳がん再発スコア検査）

適応疾患　▶乳癌（ホルモン受容体陽性かつ HER2陰性，リンパ節転移陰性，微小転移またはリンパ節転移 1 〜 3 個の早期浸潤性の場合）

《保険請求》
★ホルモン受容体陽性かつ HER2陰性であって，リンパ節転移陰性，微小転移またはリンパ節転移 1 〜 3 個の早期浸潤性乳癌患者を対象として，遠隔再発リスクの提示および化学療法の要否の決定を目的として，腫瘍組織から抽出した21遺伝子の RNA 発現の定量値に基づき乳癌悪性度判定検査を実施した場合に，原則として患者 1 人につき 1 回に限り算定できる。
●レセプト摘要欄：〔医学的な必要性から患者 1 人につき 2 回以上実施した場合〕その理由を記載する。
本検査の実施に当たっては，ホルモン受容体，HER2の検査結果およびリンパ節転移の状況について記載する。

D006-30　遺伝性網膜ジストロフィ遺伝子検査 新　　　20,500点

【目的】　RPE 遺伝子変異による遺伝性網膜ジストロフィが疑われ，生存網膜細胞を十分に有する患者が適応になる。血液検体を用いて，遺伝性網膜ジストロフィの原因となりうる主な遺伝子リスト（厚労省難治性疾患政策研究事業）にある遺伝子変異の評価を目的とする。次世代シーケンシングを用いてボレチゲンネパルボベグの適応を判定する。ただし，遺伝性網膜ジストロフィ遺伝学的検査は，上記厚労省事業のワーキンググループが作成した検査運用指針に基づいて実施され，エキスパートパネルによる検討の上，遺伝カウンセリングが必要となる。

【方法】　次世代シークエンサー（PrismGuide TM IRD パネルシステム）

適応疾患　▶遺伝性網膜ジストロフィ

《保険請求》
★遺伝性網膜ジストロフィ遺伝子検査は，臨床症状，検査所見，家族歴等から RPE65遺伝子変異による遺伝性網膜ジストロフィと疑われる者であって，十分な生存網膜細胞を有することが確認された者に対して，血液を検体とし，次世代シーケンシングを用いてボレチゲンネパルボベクの適応の判定の補助を目的として実施した場合にのみ，患者 1 人につき 1 回に限り算定できる。
★本検査の実施に当たっては，以下のいずれにも該当する医療機器を用いる。
　ア　遺伝性網膜ジストロフィの疾患原因遺伝子の情報を取得するものとして薬事承認または認証を得ている。
　イ　厚生労働省難治性疾患政策研究事業において，「遺伝性網膜ジストロフィの原因となりうる主な遺伝子」（網膜脈絡膜・視神経萎縮症に関する調査研究班網膜ジストロフィにおける遺伝学的検査のガイドライン作成ワーキンググループ作成）リストに記載されている遺伝遺伝子の変異の評価が可能である。
★本検査は，厚生労働省難治性疾患政策研究事業において「網膜脈絡膜・視神経萎縮症に関する調査研究班 IRD パネル検査における遺伝学的検査運用ガイドライン作成ワーキンググループ」が作成した検査運用指針に従って実施された場合に限り算定する。

第3章

生化学的検査（Ⅰ）

D007　血液化学検査 blood chemical tests

《保険請求》

■患者から1回に採取した血液を用いて本区分の1から8までに掲げる検査を5項目以上行った場合は，所定点数にかかわらず，検査の項目数に応じて次に掲げる点数により算定する。

イ　5項目以上7項目以下　　　　　93点
ロ　8項目又は9項目　　　　　　　99点
ハ　10項目以上　　　　　　　　　103点

　注　入院中の患者について算定した場合は，入院時初回加算として，初回に限り20点を加算する。

★血液化学検査の「注」に掲げる検査と併せて，血液化学検査の「注」に掲げる検査を準用することが認められている検査を行った場合は，当該検査も「注」に掲げる項目数の算定に含める。
★血液化学検査の「注」のハの「注」に規定する10項目以上の包括点数を算定する場合の入院時初回加算は，入院時に初めて行われる検査は項目数が多くなることに鑑み，血液化学検査の「注」に掲げる検査を10項目以上行った場合に，入院時初回検査に限り20点を加算するものであり，入院後初回の検査以外の検査において10項目以上となった場合にあっては，当該加算は算定できない。また，基本的検体検査実施料を算定している場合にあっても，当該加算は算定できない。

---

1 ① 総ビリルビン 外迅， ② 直接ビリルビン又は抱合型ビリルビン total bilirubin（T-Bil），direct bilirubin（D-Bil）or conjugated bilirubin

11点

【目的】　肝機能障害および黄疸の診断および原因鑑別診断のために測定される。「総ビリルビン＝直接ビリルビン＋間接ビリルビン」の関係式が成り立つ。通常は総ビリルビンのみを測定するが，必要に応じて直接ビリルビンが測定され，間接ビリルビンは前2者から計算で求めている。本検査は肝細胞障害および新生児黄疸の診断のための緊急検査項目として含まれていることが多い。

【方法】　可視吸光光度法（ジアゾ法，バナジン酸酸化法，酵素法，ドライケミストリー法）

適応疾患　▶肝細胞障害（急性肝炎，劇症肝炎，肝硬変症，慢性肝炎）▶ビリルビン代謝障害 ▶胆汁うっ滞性黄疸（肝内胆汁うっ滞）▶胆のう炎 ▶胆のう結石症 ▶体質性黄疸（デュビン・ジョンソン症候群，ローター症候群）▶胆道閉塞症（胆管炎，胆管閉塞症など）▶溶血性貧血 ▶新生児黄疸 ▶体質性黄疸（ジルベール症候群，クリグラー・ナジャー症候群）▶原発性硬化性胆管炎

1 ③ 総蛋白 total protein (TP)　　　11点 外迅

【目的】　血清中には100種類に及ぶ蛋白が存在し，その総量を総蛋白という。臨床的には高蛋白血症，低蛋白血症の有無を知るために検査される。

【方法】　可視吸光光度法〔ビウレット（Biuret）法，ドライケミストリー法〕

適応疾患　▶脱水症 ▶多発性骨髄腫 ▶原発性マクログロブリン血症 ▶肝硬変症 ▶慢性炎症性疾患（全身性エリテマトーデス，関節リウマチなど）▶ネフローゼ症候群 ▶（重症）肝障害 ▶蛋白漏出性胃腸症 ▶吸収不良症候群 ▶栄養障害 ▶無ガンマグロブリン血症 ▶低ガンマグロブリン血症 ▶血液希釈 ▶急性希釈性低ナトリウム血症 ▶劇症肝炎 ▶感染症

《**保険請求**》
★「4」の蛋白分画，「1」の総蛋白およびアルブミン（BCP改良法・BCG法）を併せて測定した場合は，主たるもの2つの所定点数を算定する。

1 ④ アルブミン（BCP改良法・BCG法 経過） albumin (Alb)　　　11点 外迅

【目的】　血清中に含まれる100種類に及ぶ蛋白のうち，最も多くを占めるのがアルブミンである（60〜70%）。臨床的には低アルブミン血症の有無を知るために検査される。

【方法】　可視吸光光度法（BCG法，BCP法，BCP改良法，ドライケミストリー法），ネフェロメトリー法

なお，BCG法はアルブミンだけでなくグロブリンとの交差反応がみられ，正確性に欠けるため，BCP改良法への統合・標準化を期し，保険点数算定は2026年5月31日までの経過措置とされている。

適応疾患　▶低蛋白血症 ▶無アルブミン血症 ▶低アルブミン血症 ▶肝硬変症 ▶ネフローゼ症候群 ▶熱傷 ▶栄養不良評価（手術後，食餌摂取不足，栄養失調，重症消耗性疾患，廃用症候群など）▶吸収不良症候群 ▶甲状腺機能亢進症 ▶慢性肝炎〔▶肝機能障害〕

《**保険請求**》
★「4」の蛋白分画，「1」の総蛋白およびアルブミン（BCP改良法・BCG法）を併せて測定した場合は，主たるもの2つの所定点数を算定する。

1 ⑤ 尿素窒素 urea-N (BUN, UN)　　　11点 外迅

【目的】　尿素は蛋白質，アミノ酸，アンモニア，尿酸の最終代謝産物であり，肝で尿素サイクルにより産生され，腎から排泄される。実際に測定されるものは血中の尿素に含まれる窒素分であり，これが尿素窒素である。腎機能障害の指標として広く用いられており，緊急検査項目にも含まれる。診断的意義はクレアチニンとほぼ同一であるが，尿素窒素は蛋白成分の大量摂取，体蛋白の崩壊や腸管出血があっても高値を示すため，最近はこれらの影響を受けないクレアチニンの測定が一般化している。

【方法】　可視吸光光度法（酵素法，ドライケミストリー法），紫外吸光光度法（酵素法），電極法

適応疾患　▶腎機能低下（尿毒症，慢性腎不全）▶消化管出血 ▶心不全 ▶閉塞性尿路疾患（尿路閉塞）▶悪性腫瘍（末期）▶脱水症 ▶絶食 ▶蛋白の大量摂取 ▶肝不全 ▶甲状腺機能亢進症 ▶高蛋白血症 ▶摂食障害

《**保険請求**》
★「33」のイヌリンは，「1」の尿素窒素または「1」のクレアチニンにより腎機能低下が疑われた場合に，6月に1回に限り算定できる。ただし，「1」のクレアチニン（腎クリアランス測定の目的で行い，血清および尿を同時に測定する場合に限る）を併せて実施した場合は，主たるもののみ算定する。
★「32」のペントシジンは，「1」の尿素窒素または「1」のクレアチニンにより腎機能低下（糖尿病性腎症によるものを除く）が疑われた場合に，3月に1回に限り算定できる。ただし，「30」のシスタチンCを併せて実施した場合は，主たるもののみ算定する。
★「30」のシスタチンCは，「1」の尿素窒素または「1」のクレアチニンにより腎機能低下が疑われた場合に，3月に1回に限り算定できる。ただし，「32」のペントシジンを併せて実施した場合は，主たるもののみ算定する。

1 ⑥ クレアチニン creatinine　　　11点 外迅

【目的】　クレアチニンはクレアチンから産生される最終代謝産物であり，正常であればほとんどすべてが腎糸球体で濾過され，尿細管でほとんど再吸収されることなく，尿中に排泄される。したがって腎機能の指標として用いられ，診断特異性としては尿素窒素より高い。

【方法】 可視吸光光度法（酵素法，ドライケミストリー法），電流測定法

なお，ヤッフェ法（アルカリ・ピクリン酸法）は特異性に問題があり，2016年4月以降は算定不可。

適応疾患 ▶腎不全 ▶尿毒症 ▶心不全 ▶ショック ▶（大）出血 ▶慢性糸球体腎炎 ▶急性腎炎 ▶二次性腎障害（薬物性腎障害など）▶腎性尿崩症 ▶筋萎縮（筋ジストロフィーなど）▶糖尿病 ▶腎機能低下 ▶尿路結石症 ▶進行性筋ジストロフィー ▶先端巨大症 ▶慢性腎臓病 ▶糖尿病腎症 ▶糖尿病性腎臓病 ▶多発性骨髄腫

《保険請求》

★「1」のクレアチニンについて，ヤッフェ法を用いて実施した場合は算定できない。

★「33」のイヌリンは，「1」の尿素窒素または「1」のクレアチニンにより腎機能低下が疑われた場合に，6月に1回に限り算定できる。ただし，「1」のクレアチニン（腎クリアランス測定の目的で行い，血清および尿を同時に測定する場合に限る）を併せて実施した場合は，主たるもののみ算定する。

★「32」のペントシジンは，「1」の尿素窒素または「1」のクレアチニンにより腎機能低下（糖尿病性腎症によるものを除く）が疑われた場合に，3月に1回に限り算定できる。ただし，「30」のシスタチンCを併せて実施した場合は，主たるもののみ算定する。

★「30」のシスタチンCは，「1」の尿素窒素または「1」のクレアチニンにより腎機能低下が疑われた場合に，3月に1回に限り算定できる。ただし，「32」のペントシジンを併せて実施した場合は，主たるもののみ算定する。

---

1 ⑦ 尿酸 uric acid　　　　　　　　　　　　　　　　　　　　　　　　11点 外迅

【目的】 核酸の代謝最終産物であり，大部分が尿中に排泄される。一部の例では血中濃度が高まり，関節腔に沈着する。肉類やビールなどを多量に摂取する者に血中増加をきたすことが知られている。主として痛風・高尿酸血症の診断のために測定される。

【方法】 可視吸光光度法（酵素法，ドライケミストリー法）

適応疾患 ▶高尿酸血症（痛風）▶痛風腎 ▶レッシュ・ナイハン症候群 ▶白血病 ▶悪性腫瘍 ▶腎不全 ▶アシドーシス ▶低尿酸血症 ▶キサンチン尿症 ▶慢性腎炎（慢性糸球体腎炎）▶脱水症 ▶急性アルコール中毒 ▶腎機能低下

---

1 ⑧ アルカリホスファターゼ（ALP） alkaline phosphatase（ALP）　　　11点 外迅

【目的】 アルカリホスファターゼ（ALP）はリン酸化合物を分解する働きを持つ酵素で，肝臓や小腸，腎臓，骨などの多くの臓器や器官に存在している。肝疾患（肝細胞障害，胆汁排出障害など）や骨疾患が疑われるときに検査されるが，スクリーニング検査項目にもなっている。小児では骨型 ALP の増加により，成人の2〜3倍の値をとる。また，妊婦では，妊娠後期に胎盤性 ALP の増加により成人の2〜4倍の値をとる（分娩3週間後に正常化する）。ALP 高値の場合，その原因を明らかにするため ALP アイソザイム検査が行われる。

【方法】 可視吸光光度法（IFCC 対応法，JSCC 標準化対応法，ドライケミストリー法）

なお，JSCC 標準化対応法は，国際標準化を進めるために2020年4月以降，IFCC 法に移行された。

適応疾患 ▶肝内胆汁うっ滞 ▶閉塞性黄疸 ▶急性肝炎 ▶慢性肝炎 ▶肝硬変症 ▶肝癌 ▶骨疾患 ▶骨転移癌 ▶甲状腺機能亢進症 ▶副甲状腺機能亢進症 ▶慢性腎不全 ▶イレウス ▶パジェット病（乳房パジェット病，乳房外パジェット病，骨パジェット病）▶ホジキン病 ▶サルコイドーシス ▶転移性骨腫瘍 ▶骨軟化症 ▶悪性腫瘍

---

1 ⑨ コリンエステラーゼ（ChE） cholinesterase（ChE）　　　　　　　11点 外迅

【目的】 コリンエステラーゼ（ChE）には，神経組織，赤血球などに存在して神経伝達物質アセチルコリン（ACh）を酢酸とコリンに分解する真性コリンエステラーゼと，肝臓，血清などに存在して ACh を含む様々なコリンエステル類を分解する偽性コリンエステラーゼがある。臨床検査で測定されるのは後者である。ChE は肝細胞で合成され，血清アルブミン濃度とは高い相関性を示し，肝実質機能マーカーとなり，肝障害や栄養障害では低値を示し，有機リン剤農薬中毒やサリン中毒でも低値を示す。

【方法】 紫外吸光光度法（JSCC 標準化対応法），可視吸光光度法（ブチリルチオコリン基質法，ドライケミストリー法）

適応疾患 ▶ネフローゼ症候群 ▶甲状腺機能亢進症 ▶脂肪肝 ▶肝硬変症 ▶慢性肝炎 ▶肝癌 ▶栄養失調 ▶消耗性疾患 ▶粘液水腫 ▶甲状腺機能低下症 ▶農薬中毒（有機リン剤）▶サリン中毒 ▶糖尿病

1 ⑩ γ-グルタミルトランスフェラーゼ（γ-GT）　γ-glutamyl transpeptidase；γ-glutamyl transferase（γ-GT）

11点　外迅

【目的】　近年はγ-グルタミルトランスフェラーゼ（γ-GT）と呼ばれる。肝細胞中のミクロソームに含まれる酵素の1つであるγ-GT は，主としてアルコール性肝障害や胆汁うっ滞（薬剤長期使用を含む）の診断のために測定されるが，健（検）診等では，アルコール類の多量常用例では有意に増加していることが多いことから，"アルコール依存症"の指標としても用いられる。γ-GT が増加していた場合，その由来臓器を知るためにアイソザイム検査が実施される。

【方法】　可視吸光光度法〔JSCC（IFCC）標準化対応法，ドライケミストリー法〕

適応疾患　▶肝障害 ▶薬物性肝障害 ▶脂肪肝 ▶肝硬変症 ▶アルコール性肝炎 ▶胆汁うっ滞 ▶閉塞性黄疸 ▶胆管閉塞症 ▶肝癌 ▶慢性肝炎

1 ⑪ 中性脂肪　（トリグリセライド）triglycerides（TG）

11点　外迅

【目的】　中性脂肪（TG）は，主として食事に含まれる脂肪が分解され吸収されたもので，一部はエネルギー源として使用されなかった糖質（ごはん・砂糖など）が体の中で変換されて中性脂肪となる。高TG 血症は，日本動脈硬化学会の定める脂質異常症の診断基準となっており，TG は心血管病のリスク評価のために測定される。食後には有意の増加を示すので，空腹時採血（通常10時間以上の絶食）が原則であったが，非空腹時採血（随時採血）による診断基準も設定されている。また，膵炎の原因検索としても測定される。

【方法】　可視吸光光度法〔酵素法（グリセロール消去，グリセロール非消去），ドライケミストリー法〕なお，日本の酵素法はグリセロール消去法で行われる。

適応疾患　▶高脂血症 ▶脂質異常症 ▶動脈硬化症 ▶高リポ蛋白血症 ▶家族性 LCAT 欠損症 ▶糖尿病 ▶甲状腺機能低下症 ▶肝疾患 ▶胆道疾患 ▶膵炎 ▶ステロイド剤投与 ▶ネフローゼ症候群 ▶無ベータリポ蛋白血症 ▶甲状腺機能亢進症 ▶慢性腎不全 ▶下垂体機能低下症 ▶肝障害 ▶吸収不良症候群 ▶高トリグリセライド血症 ▶アルコール性疾患 ▶アルコール性肝炎 ▶脂肪肝 ▶MASLD

1 ⑫ ナトリウム及びクロール　sodium and chloride（Na, Cl）

11点　外迅

【目的】　血中では，食塩はほとんどすべてが Na^+ と Cl^- のイオンのかたちで存在し，Na^+ は細胞外液の主要な陽イオンで血清浸透圧の重要な因子である。尿中 Na 量も測定されるが，10mmol 未満の場合は血管内脱水である。

【方法】　電極法，ドライケミストリー法，炎光光度分析法

適応疾患　
【ナトリウム】▶嘔吐症・下痢症による水分喪失 ▶多尿で水分補給不十分のとき ▶副腎皮質機能亢進症（クッシング症候群）▶原発性アルドステロン症 ▶慢性腎不全 ▶糖尿病 ▶ナトリウム過剰投与 ▶腎不全 ▶嘔吐症・下痢症による Na の喪失 ▶副腎皮質機能低下症（アジソン病など）▶下垂体機能低下症 ▶浮腫・腹水症（心不全，肝不全，ネフローゼ症候群）▶抗利尿ホルモン（ADH）過剰産生（異所性 ADH 産生腫瘍）▶熱傷 ▶急性腎炎 ▶新生児のナトリウム平衡障害 ▶新生児低ナトリウム血症

【クロール】▶クロール過剰投与 ▶脱水症 ▶呼吸性アルカローシス ▶過換気症候群 ▶脳炎 ▶尿細管性アシドーシス ▶腎盂腎炎 ▶慢性糸球体腎炎 ▶副腎皮質機能亢進症 ▶クロール摂取不足 ▶水分過剰投与 ▶消化管液喪失（胃液欠乏）▶アジソン病 ▶高アルドステロン症 ▶呼吸性アシドーシス ▶飢餓 ▶栄養失調 ▶副腎皮質機能低下症 ▶代謝性アシドーシス

《保険請求》
★「1」のナトリウム及びクロールについては，両方を測定した場合も，いずれか一方のみを測定した場合も，同一の所定点数により算定する。

1 ⑬ カリウム　kalium（K），potassium

11点　外迅

【目的】　カリウム（K）は細胞内の主要な陽イオンで，神経伝達や細胞膜の電位形成に重要である。血清Kの増減は，心停止にもつながるのでその数値は重要である。

【方法】　電極法，ドライケミストリー法，炎光光度分析法

適応疾患　▶腎不全 ▶乏尿 ▶飢餓 ▶発熱 ▶糖尿病性アシドーシス ▶アジソン病 ▶脱水症 ▶抗アルドステロン剤投与 ▶腎血管性高血圧症 ▶ファンコニー症候群 ▶尿細管性アシドーシス ▶嘔吐症 ▶下痢症 ▶ク

ッシング症候群　▶原発性アルドステロン症　▶ホルモン剤投与後　▶熱傷　▶高カリウム血症　▶低カリウム血症

1 ⑭ カルシウム calcium（Ca）　　　　　　　　　　　11点　外迅

【目的】　血清カルシウム（Ca）のうち，イオン化 Ca と非イオン化 Ca はそれぞれ1/2ずつ存在し，非イオン化 Ca の約40％はアルブミンと結合している。イオン化 Ca のほうが生理的機能としての指標として重要であるが，検査としては，総カルシウムの測定が一般的である。Ca は種々の調節ホルモンにより制御される。

【方法】　可視吸光光度法（キレート結合法，酵素法，ドライケミストリー法）

適応疾患　▶原発性副甲状腺機能亢進症　▶続発性副甲状腺機能亢進症　▶転移性骨腫瘍　▶多発性骨髄腫　▶サルコイドーシス　▶ビタミン D 過剰症　▶特発性副甲状腺機能低下症　▶続発性副甲状腺機能低下症　▶吸収不良症候群　▶慢性腎不全　▶骨軟化症　▶膵炎　▶ビタミン D 欠乏症　▶特発性高カルシウム尿症　▶ミルクアルカリ症候群（バーネット症候群）▶高カルシウム血症　▶アジソン病　▶カルシウム欠乏症　▶新生児低カルシウム血症

《保険請求》
★「1」のカルシウムおよび「7」のイオン化カルシウムを同時に測定した場合には，いずれか一方についてのみ所定点数を算定する。

1 ⑮ マグネシウム magnesium（Mg）　　　　　　　　　11点

【目的】　マグネシウム（Mg）は Na，K，Ca に次いで多い陽イオンであるが，臨床検査として測定される頻度は少ない。Ca が細胞外に多いのに対し，Mg は細胞内に多く，リン酸伝達反応と ATP が関与する酵素反応系に重要な役割を担う。高 Mg 血症は，嘔気・嘔吐，食欲不振，低血圧，傾眠を招き，10 mEq/L 以上で心停止の危険がある。

【方法】　可視吸光光度法（キレート結合法，酵素法，ドライケミストリー法），紫外吸光光度法（酵素法），原子吸光分析法

適応疾患　▶急性腎不全　▶慢性腎不全　▶腎透析合併症　▶Mg 剤投与　▶ビタミン D 投与　▶ミルクアルカリ症候群　▶高マグネシウム血症　▶アジソン病　▶甲状腺機能低下症　▶尿細管性アシドーシス　▶原発性アルドステロン症　▶糖尿病　▶糖尿病性ケトアシドーシス　▶バーター症候群　▶肝硬変症　▶甲状腺機能亢進症　▶副甲状腺機能亢進症　▶吸収不良症候群　▶急性腸炎　▶飢餓　▶アルコール依存症　▶シスプラチン腎症　▶マグネシウム欠乏症　▶新生児低マグネシウム血症

1 ⑯ クレアチン creatine　　　　　　　　　　　　　11点

【目的】　クレア（crea）とはギリシャ語で筋肉を意味する。クレアチンの多くは筋肉内でクレアチンリン酸として存在し，筋収縮に重大なエネルギー源として利用される。クレアチンから H_2O がとれた無水物がクレアチニンである。筋の破壊性病変で高血清値を示すが，分子量は低く，尿中に容易に排泄されるため，診断的価値は血清よりも尿を試料としたほうが高い。低値は一般に意味がなく，高値のみ臨床的意義が高い。

【方法】　可視吸光光度法（酵素法），紫外吸光光度法（酵素法）

適応疾患　▶進行性筋ジストロフィー　▶多発性筋炎　▶皮膚筋炎　▶挫滅症候群　▶熱傷　▶心筋梗塞後症候群　▶筋萎縮性側索硬化症　▶末端肥大症　▶甲状腺機能亢進症　▶副腎皮質ステロイド剤投与　▶甲状腺機能低下症　▶肝障害　▶肝炎

1 ⑰ グルコース （ブドウ糖；血糖）glucose（GLU）　　　11点　外迅

【目的】　生体のエネルギー源の重要部分であるグルコース（ブドウ糖；血糖）の測定である。糖尿病ではインスリンの分泌が不十分あるいはインスリン受容体を介した働きが鈍いため血糖値は上昇する。糖尿病，境界型，低血糖症の診断および評価のために測定される。血清，全血で測定値が若干異なるので注意が必要である。高血糖（昏睡），低血糖（ショック）は救急処置が必要である。

【方法】　可視吸光光度法（酵素法，ドライケミストリー法），紫外吸光光度法（酵素法），電極法

適応疾患　▶糖尿病　▶胃切除術後（ダンピング症候群）▶甲状腺機能亢進症　▶甲状腺機能低下症　▶クッシング症候群　▶膵炎　▶膵癌　▶膵腫瘍　▶医原性高血糖　▶インスリノーマ　▶インスリン異常症　▶グルコー

ス・ガラクトース吸収不良症

1 ⑱ 乳酸デヒドロゲナーゼ（LD）lactate dehydrogenase（LD, LDH）　11点 外迅

【目的】　乳酸脱水素酵素（LD）は，解糖系の最終の段階でピルビン酸，乳酸の反応を調整する酵素である。体内のすべての臓器・組織の細胞内に存在することから，スクリーニング検査として臓器・組織の障害の評価として実施される。他の検査値が基準範囲内でLDのみが上昇している場合は悪性腫瘍なども鑑別対象となる。LD高値の場合，その原因を明らかにするためLDアイソザイム検査が行われる。

【方法】　紫外吸光光度法（IFCC対応法，JSCC標準化対応法，P→L法），可視吸光光度法（酵素法，ドライケミストリー法）

　なお，JSCC標準化対応法は，国際標準化を進めるために2020年4月以降，IFCC法に移行された。

適応疾患　▶悪性腫瘍 ▶悪性リンパ腫 ▶心筋梗塞 ▶うっ血性心不全 ▶間質性肺炎 ▶肺梗塞 ▶腎梗塞 ▶塞栓症 ▶挫滅症候群 ▶急性肝炎 ▶悪性貧血 ▶溶血性貧血 ▶白血病 ▶多発性骨髄腫 ▶伝染性単核症 ▶進行性筋ジストロフィー ▶多発性筋炎

1 ⑲ アミラーゼ amylase（Amy）　11点

【目的】　膵と唾液腺から分泌される糖質を分解する消化酵素である。膵，唾液腺の破壊性または炎症性疾患の診断に不可欠な検査である。急性腹症（著しい腹痛を示し緊急処置が必要な疾患）の1つである急性膵炎の診断を目的に緊急検査としても行われる。

【方法】　可視吸光光度法〔JSCC標準化対応法，酵素法（基質:Gal-G2,G3,G5,G7など），ドライケミストリー法〕

適応疾患　▶急性膵炎 ▶慢性再発性膵炎 ▶慢性膵炎 ▶糖尿病性ケトアシドーシス ▶薬剤性膵炎 ▶糖尿病 ▶唾液腺炎 ▶唾石症 ▶唾液腺腫瘍 ▶肺疾患 ▶慢性閉塞性肺疾患 ▶腎不全 ▶膵切除術後 ▶膵癌 ▶マクロアミラーゼ血症 ▶腹膜炎 ▶イレウス ▶高アミラーゼ尿症〔▶肝硬変症 ▶慢性肝炎 ▶胆道十二指腸疾患〕

1 ⑳ ロイシンアミノペプチダーゼ（LAP）leucine aminopeptidase（LAP）　11点

【目的】　蛋白の分解に関与する酵素。胆道の閉塞性疾患の診断に用いられたが，現在，日常検査としての実施頻度は少ない。

【方法】　可視吸光光度法（酵素法，ドライケミストリー法），紫外吸光光度法（酵素法）

適応疾患　▶胆のう結石症 ▶胆のう炎 ▶胆道閉塞症（胆管炎，胆管閉塞症など）▶急性肝炎 ▶胆汁うっ滞 ▶肝硬変症 ▶肝細胞癌 ▶転移性肝癌 ▶急性膵炎 ▶慢性膵炎 ▶肝癌 ▶胆管癌 ▶薬物性肝障害

1 ㉑ クレアチンキナーゼ（CK）creatine（phospho）kinase, creatine kinase（CK, CPK）　11点 外迅

【目的】　クレアチンキナーゼ（CK）は骨格筋や心筋，脳などに多く含まれる酵素で，ATPの再生産などエネルギーの代謝に関係している。日常臨床では急性心筋梗塞や骨格筋の破壊性疾患の診断に有用である。心筋と骨格筋ではアイソザイムが異なり，心筋梗塞の診断のためにはCK-アイソザイム，CK-MB検査が有用である。

【方法】　紫外吸光光度法（JSCC標準化対応法），可視吸光光度法（酵素法，ドライケミストリー法）

適応疾患　▶急性心筋梗塞 ▶急性冠症候群 ▶心筋炎 ▶筋ジストロフィー（進行性筋ジストロフィーなど）▶多発性筋炎 ▶皮膚筋炎 ▶挫滅症候群 ▶悪性高熱症 ▶甲状腺機能低下症 ▶糖尿病 ▶急性アルコール中毒 ▶アルコール依存症 ▶ポンペ病（糖原病2型）▶薬剤性横紋筋融解症 ▶横紋筋融解

1 ㉒ アルドラーゼ aldolase（ALD）　11点

【目的】　アルドラーゼは解糖系酵素の1つであり，心筋，骨格筋，血球，肝，腎，脳，脊髄などに多く分布し，これらの障害で血中に逸脱し，増加する。A，B，Cの3つのアイソザイムが存在するが臓器特異性が低く，保険適用外である。

【方法】　紫外吸光光度法（酵素法）

適応疾患　▶急性心筋梗塞 ▶急性肝炎 ▶脳血管障害 ▶頭蓋内圧亢進症 ▶甲状腺機能低下症 ▶筋ジストロフィー（進行性筋ジストロフィー，デュシェンヌ型筋ジストロフィーなど）▶多発性筋炎 ▶先天性ミオパチー ▶溶血性貧血 ▶悪性貧血 ▶ギラン・バレー症候群 ▶急性冠症候群

生I

1 ㉓ 遊離コレステロール　free cholesterol（F-cho，FC）　　　11点

【目的】　「総コレステロール＝遊離コレステロール＋エステル型コレステロール」の関係式が成り立つ。単独に測定されることはない。

【方法】　可視吸光光度法（酵素法），紫外吸光光度法（酵素法）

適応疾患　▶高脂血症 ▶脂質異常症 ▶閉塞性黄疸 ▶脂質代謝異常 ▶動脈硬化症 ▶栄養障害 ▶肝疾患 ▶甲状腺機能亢進症 ▶甲状腺機能低下症 ▶ネフローゼ症候群

1 ㉔ 鉄（Fe）（Fe）　　　11点

【目的】　血液中の鉄はトランスフェリンと結合し，骨髄に運搬されて赤血球の材料となる。血清鉄は摂取不足や出血により低下する。さらに，鉄が臓器に沈着する場合や骨髄での鉄利用障害では高値となる。主として，小球性貧血と二次性貧血の鑑別・診断に用いられる。

【方法】　可視吸光光度法（キレート結合法，ドライケミストリー法）

適応疾患　▶貧血（鉄欠乏性貧血，小球性貧血，鉄芽球性貧血など）▶出血，赤血球増加症 ▶ヘモクロマトーシス ▶ヘモジデリン沈着症 ▶肝疾患 ▶多血症 ▶肝炎 ▶肝硬変症 〔▶慢性炎症〕

1 ㉕ 血中ケトン体・糖・クロール検査（試験紙法・アンプル法・固定化酵素電極によるもの）　　　11点

【目的】　試験紙法，アンプル法，固定化酵素電極法はいずれもベッドサイドで実施できる簡易検査法として開発されてきた。例えば，グルコースやケトン体ではこれらの手法を用いた小型・安価な測定器が市販されており，糖尿病の患者自身が自己の血中濃度を測定することも可能になっている。アンプル法の使用は現在ほとんどない。

【方法】　試験紙法，アンプル法，固定化酵素電極法

適応疾患　▶各種疾患

1 ㉖ 不飽和鉄結合能（UIBC）（比色法），㉗ 総鉄結合能（TIBC）（比色法）　　　11点

【目的】　TIBCは血清中の鉄結合蛋白であるトランスフェリンが結合しうる総鉄量を意味し，その増減は血清トランスフェリンに並行する。UIBCは鉄結合予備能であり，一般に，「総鉄結合能（TIBC）＝血清鉄＋不飽和鉄結合能（単位 μg/dL）」の関係を示す。貧血，鉄欠乏あるいは鉄過剰が疑われる場合に測定される。

【方法】　不飽和鉄結合能：可視吸光光度法〔比色法（キレート結合法）〕
　　総鉄結合能：可視吸光光度法〔比色法（色素結合法，色素錯体法），ドライケミストリー法〕

適応疾患　▶鉄欠乏性貧血 ▶真性赤血球増加症 ▶肝炎 ▶肝硬変症 ▶再生不良性貧血 ▶ヘモクロマトーシス ▶ヘモジデリン沈着症 〔▶慢性炎症〕

《保険請求》
★「1」の総鉄結合能（TIBC）（比色法）と不飽和鉄結合能（UIBC）（比色法）を同時に実施した場合は，「1」の不飽和鉄結合能（UIBC）（比色法）または総鉄結合能（TIBC）（比色法）の所定点数を算定する。

2 ㉘ リン脂質　phospholipids（PL）　　　15点

【目的】　血清リン脂質はホスファチジルコリン（レシチン），スフィンゴミエリン，リゾレシチンなど複合体からなるため英文では複数表示される。いずれも細胞膜や神経組織に重要な成分である。コレステロールとほぼ並行して変化するため，ルーチン検査としてあまり使用されない。胆汁うっ帯および胆道閉塞の診断に有用である。

【方法】　可視吸光光度法（酵素法）

適応疾患　▶胆道閉塞症（胆管炎，胆管閉塞症など）▶甲状腺機能低下症 ▶糖尿病 ▶ネフローゼ症候群 ▶高脂血症 ▶脂質異常症 ▶家族性高リポ蛋白血症 ▶甲状腺機能亢進症 ▶劇症肝炎 ▶無ベータリポ蛋白血症 ▶閉塞性黄疸 ▶家族性高コレステロール血症

3 ㉙ HDL-コレステロール　high-density lipoprotein cholesterol（HDL-C）　　　17点　外迅

【目的】　コレステロールは血清中で蛋白と結合している。高比重リポ蛋白と結合しているのがHDL-Cであり，通称，"善玉コレステロール"といわれ，これが低値（40mg/dL 未満）だと動脈硬化症の発症

の危険因子とされ，メタボリックシンドロームの診断基準項目に含まれている。一方で，著しい高HDLコレステロール血症も動脈硬化リスクは高くなることが知られている。

【方法】　可視吸光光度法〔酵素法（直接法），ドライケミストリー法〕

適応疾患　▶CETP欠損症（高HDL血症）▶動脈硬化症▶肝障害▶糖尿病▶高脂血症▶脂質異常症 ▶低脂血症▶家族性LCAT欠損症▶アルファリポ蛋白欠乏症（タンジール病）▶肝硬変症▶腎不全 ▶魚眼病▶脂肪肝▶MASLD

《保険請求》
★「3」のHDL-コレステロール，「3」の総コレステロールおよび「4」のLDL-コレステロールを併せて測定した場合は，主たるもの2つの所定点数を算定する。

3　㉚　無機リン及びリン酸　phosphorus (inorganic P) & phosphate　　　17点

【目的】　リン（P）の大部分は骨や筋に沈着しており，血清中にはその30%が無機リンで，70%が有機リンとして存在する。カルシウム・リンを調節する内分泌ホルモンの異常（副甲状腺ホルモンやビタミンD）などの代謝性疾患や腎疾患の診断で用いられる。無機リンの測定値はカルシウムに対応させて判断されるのが一般的である。

【方法】　可視吸光光度法（酵素法，モリブデン酸法，ドライケミストリー法），紫外吸光光度法（酵素法，モリブデン酸法）

適応疾患　▶腎不全▶副甲状腺機能低下症（術後副甲状腺機能低下症，特発性副甲状腺機能低下症，続発性副甲状腺機能低下症，偽性副甲状腺機能低下症）▶骨転移▶骨軟化症▶先端巨大症▶ビタミンD過剰症▶急性組織破壊（急性膵炎など）▶筋萎縮症▶アルコール依存症▶糖尿病性ケトアシドーシス ▶原発性副甲状腺機能亢進症▶続発性副甲状腺機能亢進症▶ビタミンD欠乏症▶栄養障害▶（急性）呼吸性アルカローシス▶低リン血症▶高リン血症

《保険請求》
★「3」の無機リンおよびリン酸については，両方を測定した場合も，いずれか一方のみを測定した場合も，同一の所定点数により算定する。

3　㉛　総コレステロール　total cholesterol (T-cho, TC)　　　17点　外迅

【目的】　コレステロールは脂質の1つで，20〜30%は食事から吸収され，70〜80%は糖質や脂質をもとに肝臓で作られる。胆汁（脂肪の消化吸収に必要な分泌物）や細胞膜，さまざまなホルモン（性ホルモンなど）の原料となる。血清のTCの中には，LDLコレステロールやHDLコレステロールなど多様なリポ蛋白のコレステロールが含まれている。また，TCはエステル型コレステロールと遊離型コレステロールの総和である。日本動脈硬化学会の「動脈硬化性疾患予防ガイドライン2007」には，動脈硬化性疾患の予防，治療の観点からはTCは基準診断項目から除かれたが，一般診療では，TCを用いて計算するFriedewald式や，中性脂肪（TG）異常高値の場合，TC − HDL-Cが指標として参考になる。TCは動脈硬化性疾患のリスク評価だけでなく，肝の合成能の評価に有用な指標である。CONUTスコアなど栄養評価にも使用される。

【方法】　可視吸光光度法（酵素法，ドライケミストリー法）

適応疾患　▶動脈硬化症▶高脂血症▶脂質異常症▶甲状腺機能低下症▶ネフローゼ症候群▶閉塞性黄疸 ▶肥満症▶本態性低コレステロール血症（低脂血症，リポ蛋白欠乏症）▶無ベータリポ蛋白血症▶低ベータリポ蛋白血症▶甲状腺機能亢進症▶肝硬変症

《保険請求》
★「3」のHDL-コレステロール，「3」の総コレステロールおよび「4」のLDL-コレステロールを併せて測定した場合は，主たるもの2つの所定点数を算定する。

3　㉜　アスパラギン酸アミノトランスフェラーゼ（AST）　asparate aminotransferase (AST)　　　17点　外迅

【目的】　ASTは生体内のあらゆる組織に存在し，α-アミノ酸の除去，分解の第一段階を担っている。肝臓のほか，心臓，骨格筋に多く存在しており，これらの臓器障害では血中に逸脱してくるため，肝機能検査のほか心筋障害など幅広い疾患の診断に用いられる。以前はGOT（glutamate oxaloacetate transaminase）と呼ばれた。

【方法】　紫外吸光光度法（JSCC 標準化対応法），可視吸光光度法（ドライケミストリー法）

適応疾患　▶急性肝炎 ▶慢性肝炎 ▶劇症肝炎 ▶ウイルス性肝炎 ▶アルコール性肝炎 ▶薬物性肝炎 ▶中毒性肝炎 ▶脂肪肝 ▶肝硬変症 ▶肝膿瘍 ▶胆石症 ▶閉塞性黄疸 ▶肝癌 ▶転移性肝癌 ▶心筋梗塞 ▶心不全 ▶伝染性単核症 ▶進行性筋ジストロフィー ▶皮膚筋炎 ▶悪性腫瘍 ▶急性心筋梗塞 ▶溶血性貧血 ▶急性冠症候群

3 ㉝ アラニンアミノトランスフェラーゼ（ALT）　alanine aminotransferase（ALT）　17点　外迅

【目的】　ALT は，アミノ酸の代謝をつかさどる酵素で，主に肝臓に多く含まれる。肝機能検査として AST（GOT）に並び重要である。以前は GPT（glutamic pyruvic transaminase）と呼ばれた。AST が多臓器に分布するのに対し，ALT は肝に多く含まれるので，ALT 上昇の多くは，急性肝炎か慢性肝炎増悪例などの肝疾患である。

【方法】　紫外吸光光度法（JSCC 標準化対応法），可視吸光光度法（ドライケミストリー法）

適応疾患　▶急性肝炎 ▶慢性肝炎 ▶劇症肝炎 ▶ウイルス性肝炎 ▶アルコール性肝炎 ▶薬物性肝炎 ▶中毒性肝炎 ▶脂肪肝 ▶肝硬変症 ▶肝膿瘍 ▶胆石症 ▶閉塞性黄疸 ▶肝癌 ▶転移性肝癌 ▶肝腫瘍

4 ㉞ LDL-コレステロール　low density lipoprotein cholesterol（LDL-C）　18点　外迅

【目的】　コレステロールや中性脂肪などの脂質は，血液中ではアポリポ蛋白が結合してリポ蛋白として存在する。低比重リポ蛋白（LDL）コレステロールの高値は動脈硬化性疾患の重要なリスクである。LDL コレステロール（いわゆる「悪玉コレステロール」）は，直接測定（直接法）することが可能となったが，空腹時かつ TG400mg/dL 未満の場合は計算（Friedewald 式）によって求めることもできる。脂質異常症の診断，動脈硬化性疾患のリスク評価，治療モニタリングの指標として用いられる。

【方法】　可視吸光光度法〔酵素法（直接法）〕

適応疾患　▶動脈硬化症（脳動脈硬化症，狭心症，心筋梗塞など）▶脂質異常症 ▶高脂血症 ▶二次性高脂血症 ▶糖尿病 ▶ネフローゼ症候群 ▶甲状腺機能低下症 ▶無ベータリポ蛋白血症 ▶甲状腺機能亢進症 ▶高コレステロール血症

《保険請求》
★「3」の HDL-コレステロール，「3」の総コレステロールおよび「4」の LDL-コレステロールを併せて測定した場合は，主たるもの2つの所定点数を算定する。

4 ㉟ 蛋白分画　protein fractions　18点

【目的】　血清蛋白は100種類以上よりなるが，電気泳動法により5分画（アルブミン，$\alpha_1 \cdot \alpha_2 \cdot \beta \cdot \gamma$ グロブリン）に区分される。β をさらに β_1，β_2 に分ける方法も実施されている。多くの全身性疾患がスクリーニングされる。

【方法】　電気泳動法（セルロースアセテート膜），キャピラリー電気泳動法（CE 法）

適応疾患　▶ネフローゼ症候群 ▶肝硬変症 ▶劇症肝炎 ▶多発性骨髄腫 ▶原発性マクログロブリン血症 ▶M蛋白血症 ▶心筋梗塞 ▶膠原病 ▶急性感染症 ▶重症感染症 ▶無アルブミン血症 ▶アルファ1抗トリプシン欠損症 ▶無トランスフェリン血症 ▶無（低）免疫グロブリン血症（免疫グロブリン異常症）▶自己免疫疾患 ▶原発性免疫不全症候群 ▶慢性肝疾患 ▶高 IgA 血症 ▶高 IgG 血症 ▶高 IgM 血症 ▶高 γ-グロブリン血症

《保険請求》
★「4」の蛋白分画，「1」の総蛋白およびアルブミン（BCP 改良法・BCG 法）を併せて測定した場合は，主たるもの2つの所定点数を算定する。

5 ㊱ 銅（Cu）　copper（Cu）　23点

【目的】　銅（Cu）は血清中で95％がセルロプラスミンと，5％がアルブミンと結合している。臨床的にはセルロプラスミン先天性欠損症であるウィルソン病の診断に重要である。

【方法】　可視吸光光度法（キレート結合法），原子吸光分析法

適応疾患　▶閉塞性黄疸 ▶胆汁うっ滞性肝炎 ▶細胆管炎 ▶貧血 ▶妊娠 ▶ウィルソン病 ▶好中球減少症 ▶不応性貧血 ▶骨粗鬆症 ▶先天性銅吸収障害（銅欠乏症）▶ネフローゼ症候群 ▶肝硬変症 ▶蛋白漏出

性胃腸症　▶遺伝性低セルロプラスミン血症（無セルロプラスミン血症）

6　㊲　リパーゼ　lipase　　　　　　　　　　　　　　　　　　　　　　　　　24点

【目的】　脂肪の消化酵素であるリパーゼは血清中ではそのほとんどが膵由来である。この検査は膵臓病変に対してはアミラーゼよりも臓器特異性が高く，膵疾患の指標として有用である。またアミラーゼよりも尿排泄が少ない。

【方法】　可視吸光光度法（酵素法，ドライケミストリー法）

適応疾患　▶急性膵炎　▶慢性膵炎　▶膵腫瘍　▶肝疾患　▶腎不全　▶膵切除術後　▶膵損傷　▶膵癌　▶十二指腸乳頭部癌　▶腹部手術後　▶慢性腎炎（慢性糸球体腎炎）　▶薬剤性膵炎

7　㊳　**イオン化カルシウム**　ionized calcium　　　　　　　　　　　　　　26点

【目的】　血清カルシウム（Ca）は，アルブミンと結合しているもの，塩のかたちをとっているもの，free のものと 3 種類がある。この free のものをイオン化Ca（Ca^{2+}）という。Ca は生理的に重要な多くの働きを行っており，その大部分がイオン化Ca による。ただし採血後は不安定成分となり，測定も複雑で，臨床的意義も血清総 Ca とほとんど変わらないので，現在測定されることは少ない。

【方法】　電極法

適応疾患　▶副甲状腺機能亢進症　▶副甲状腺機能低下症　▶多発性骨髄腫　▶ビタミンD過剰症　▶ビタミンD欠乏症　▶骨転移　▶骨結核　▶サルコイドーシス　▶ミルクアルカリ症候群　▶骨軟化症

《保険請求》

★「1」のカルシウムおよび「7」のイオン化カルシウムを同時に測定した場合には，いずれか一方についてのみ所定点数を算定する。

8　㊴　**マンガン（Mn）**　mangan (Mn)　　　　　　　　　　　　　　　27点

【目的】　マンガン（Mn）は必須微量元素で，糖代謝等の酵素群に対して触媒として働く。マンガンが測定される主目的は長期経静脈栄養療法（高カロリー静脈栄養法）でのマンガン欠乏症の診断であり，保険点数算定も高カロリー静脈栄養法の場合に限られている。経静脈栄養例でなくても胆汁排泄能力低下例では欠乏症になりやすい。マンガン欠乏症は通常，マグネシウム欠乏症を合併しやすい。

　一方，産業現場において気道を介してマンガンが大量に吸入されると，神経・精神疾患を主徴としたマンガン中毒が発生し，過剰症の診断にも測定される。測定試料は全血，血清のほか尿も用いられる。

【方法】　原子吸光分析法

適応疾患　▶高カロリー静脈栄養法が行われている患者　▶マンガン欠乏症　〔▶マンガン中毒〕

《保険請求》

★「8」のマンガン（Mn）は，1 月以上（胆汁排泄能の低下している患者については 2 週間以上）高カロリー静脈栄養法が行われている患者に対して，3 月に 1 回に限り算定することができる。

●レセプト摘要欄：前回の実施日（初回の場合は初回である旨）を記載する。
　高カロリー静脈栄養法を開始した年月日を記載する。

9　㊵　**ケトン体**　ketone bodies　　　　　　　　　　　　　　　　　　30点

【目的】　ケトン体はアセト酢酸，β-ヒドロキシ酪酸（3-ヒドロキシ酪酸ともいう），アセトンの総称である。生体必須成分で，絶食時や糖代謝異常のためエネルギー源を脂質に求めたときに血中で増加する。

【方法】　可視吸光光度法（酵素法，酵素サイクリング法），紫外吸光光度法（酵素法）

適応疾患　▶1 型糖尿病　▶糖尿病性ケトアシドーシス　▶栄養失調（飢餓）　▶下痢症　▶糖尿病　▶ケトーシス　▶ケトン尿症

《保険請求》

★「9」のケトン体および「19」のケトン体分画の検査を併せて実施した場合は，ケトン体分画の所定点数のみ算定する。

10 ㊶ アポリポ蛋白 apolipoproteins（Apo AⅠ, Apo AⅡ, Apo B, Apo CⅡ, Apo CⅢ, Apo E）

「イ」1項目の場合　31点，「ロ」2項目の場合　62点，「ハ」3項目以上の場合　94点

【目的】　アポリポ蛋白はリポ蛋白を構成する血漿蛋白であり，現在10種以上が知られているが，臨床で測定されるのはアポA-Ⅰ，A-Ⅱ，B，C-Ⅱ，C-Ⅲ，Eの6種である。それぞれのアポ蛋白は脂質代謝において個別の生理的機能を有し，脂質異常症の病態診断と経過観察を目的として測定される。

【方法】　免疫比濁法（TIA），ネフェロメトリー法

（適応疾患）　▶脂質代謝異常（高脂血症，脂質異常症）▶動脈硬化症 ▶先天性リポ蛋白異常症 ▶無ベータリポ蛋白血症 ▶タンジール病（アルファリポ蛋白欠乏症）

《保険請求》
★「10」のアポリポ蛋白は，AⅠ，AⅡ，B，CⅡ，CⅢおよびEのうち，測定した項目数に応じて，所定点数を算定する。

11 ㊷ アデノシンデアミナーゼ（ADA） adenosine deaminase（ADA）　32点

【目的】　アデノシンデアミナーゼ（ADA）は，ATPなど生体の重要エネルギーの構成成分アデノシンを分解する酵素で，肝疾患の鑑別（血清），結核性胸膜炎・髄膜炎の診断（胸水・腹水・髄液など），ADA欠損症，遺伝性溶血性貧血の診断（赤血球ADA）などのために測定される。

【方法】　可視吸光光度法（酵素法），紫外吸光光度法（酵素法）

（適応疾患）　▶急性肝炎 ▶慢性肝炎 ▶アルコール性肝疾患 ▶胸膜炎 ▶肺結核 ▶悪性腫瘍 ▶白血病 ▶骨髄腫 ▶伝染性単核症 ▶ADA欠損症 ▶免疫不全 ▶癌性胸膜炎 ▶結核性胸膜炎

12 ㊸ グアナーゼ guanase　35点

【目的】　グアナーゼは，プリン体代謝産物であるグアニンを，キサンチンとアンモニアに加水分解する酵素で，肝臓に存在する。肝炎など肝細胞の破壊性病変で増加する。

【方法】　可視吸光光度法（酵素法）

（適応疾患）　▶急性肝炎 ▶劇症肝炎 ▶慢性肝炎 ▶肝硬変症 ▶肝細胞癌 ▶自己免疫性肝炎 ▶アルコール性肝炎 ▶薬物性肝炎

13 ㊹ 有機モノカルボン酸 organic monocarbonic acid　47点

【目的】　乳酸，ピルビン酸，グルタチオン，α-ケトグルタール酸など有機酸の総称である。これらのうち乳酸とピルビン酸の測定が行われる。乳酸は，グリコーゲン代謝に始まる解糖系代謝経路の最終産物であり，筋疲労の指標とされる。ピルビン酸は，組織の酸素分圧の指標となる。

【方法】　乳酸：可視吸光光度法（酵素法，ドライケミストリー法），紫外吸光光度法（酵素法），電極法
　　　　　ピルビン酸：可視吸光光度法（酵素法）

（適応疾患）

(1)　乳酸（lactic acid）
▶組織循環不全（末梢循環不全）▶急性循環不全 ▶筋疲労 ▶ショック ▶心筋梗塞 ▶心不全 ▶（大量）出血 ▶肝不全 ▶糖尿病 ▶1型糖尿病 ▶（筋）糖原病 ▶LD欠損症（酵素欠損症）▶筋ホスホグリセリン酸キナーゼ欠損症（酸素欠損症）▶乳酸アシドーシス ▶酸化型グルタチオン欠乏症 ▶劇症肝炎

(2)　ピルビン酸（pyruvic acid）
▶急性循環不全 ▶肝硬変症 ▶肝性昏睡 ▶糖尿病 ▶1型糖尿病 ▶運動後 ▶（筋）糖原病

《保険請求》
★「13」の有機モノカルボン酸については，グルタチオン，乳酸，ピルビン酸およびα-ケトグルタール酸の各物質の測定を行った場合に，それぞれの測定ごとに所定点数を算定する。

13 ㊺ 胆汁酸 bile acid　47点

【目的】　胆汁酸は肝でコレステロールから合成され，胆汁中に含まれて腸管に排泄され，脂質の消化吸収に関与する成分である。肝実質障害，胆汁うっ滞のマーカーである。

【方法】　可視吸光光度法（酵素法，酵素サイクリング法）

| 適応疾患 | ▶急性肝炎 ▶慢性肝炎 ▶肝硬変症 ▶原発性胆汁性胆管炎 ▶アルコール性肝炎 ▶胆管閉塞症 ▶閉塞性黄疸 ▶劇症肝炎 ▶原発性肝癌 |

《保険請求》

★肝胆道疾患の診断の目的で尿中硫酸抱合型胆汁酸測定を酵素法により実施した場合は，「18」のコレステロール分画に準じて算定する。「13」の胆汁酸を同時に測定した場合には，いずれか一方の所定点数のみを算定する。

14 ㊻ ALP アイソザイム　alkaline phosphatase isozyme（ALP isozyme）　48点

【目的】　アルカリホスファターゼ（ALP）は，アルカリ条件下でリン酸エステルから無機リン酸を遊離させる酵素で，生体内に広く分布している。ALP は ALP_1 から ALP_6 までの 6 つのアイソザイムからなり，成人では ALP_2（肝由来），ALP_3（骨由来）が中心で，小児までは ALP_3 の占める比率が高い。高 ALP 血症を示した例につき，その由来を知るために検査される。

【方法】　電気泳動法（アガロースゲル，セルロースアセテート膜）

| 適応疾患 | ▶閉塞性黄疸 ▶転移性肝癌 ▶薬物性肝炎 ▶胆のう結石症 ▶急性肝炎 ▶慢性肝炎 ▶原発性肝癌 ▶骨成長期 ▶くる病 ▶甲状腺機能亢進症 ▶副甲状腺機能亢進症 ▶慢性腎不全 ▶人工透析例 ▶腎透析合併症 ▶パジェット病（乳房パジェット病，乳房外パジェット病，骨パジェット病）▶妊娠（末期）▶癌 ▶骨転移 ▶骨肉腫 ▶骨軟化症 ▶骨転移癌 ▶糖尿病 ▶薬物性肝障害 ▶潰瘍性大腸炎 ▶自己免疫疾患 |

14 ㊼ アミラーゼアイソザイム　amylase isozyme　48点

【目的】　アミラーゼには膵由来（P 型）と唾液腺由来（S 型）の 2 種類がある。アミラーゼが高値のとき，その病変が膵か唾液腺かの鑑別に用いられる。

【方法】　電気泳動法（アガロースゲル，セルロースアセテート膜），可視吸光光度法〔酵素法（免疫阻害法），ドライケミストリー法〕

| 適応疾患 | ▶急性膵炎 ▶慢性膵炎 ▶膵癌 ▶マクロアミラーゼ血症 ▶肺癌 ▶唾液腺症 ▶唾液腺疾患 ▶慢性膵炎の増悪期 |

14 ㊽ γ-GT アイソザイム　γ-GT isozyme（γ-GTP isozyme）　48点

【目的】　γ-GT は健常人では $γ-GT_1$ のみ認められるが，病的には $γ-GT_2$，$γ-GT_3$ のアイソザイムが出現する。γ-GT 高値のとき，その原因診断に用いる。

【方法】　電気泳動法（セルロースアセテート膜）

| 適応疾患 | ▶急性肝炎 ▶慢性肝炎 ▶肝硬変症 ▶肝癌（原発性肝癌，転移性肝癌）▶脂肪肝 ▶胆汁うっ滞 ▶アルコール性肝炎 ▶胆管閉塞症 ▶肝障害 ▶先天性胆管閉塞症 ▶悪性腫瘍（胆管癌） |

14 ㊾ LD アイソザイム　LD isozyme（LDH isozyme）　48点

【目的】　LD は $LD_{1,2}$（心筋，腎，赤血球由来），$LD_{3,4}$（肺，癌組織由来），LD_5（筋，肝由来）の 5 分画に分けられる。LD 高値のとき，その原因診断に用いる。

【方法】　電気泳動法（アガロースゲル，セルロースアセテート膜）

| 適応疾患 | ▶肝癌 ▶心筋梗塞 ▶悪性貧血 ▶溶血性貧血 ▶悪性リンパ腫 ▶白血病 ▶悪性腫瘍 ▶肺梗塞 ▶急性肝炎 ▶進行性筋ジストロフィー ▶皮膚筋炎 |

14 ㊿ 重炭酸塩　sodium bicarbonate　48点

【目的】　重炭酸塩，HCO_3^- の評価は酸・塩基平衡障害の判定に必要な検査であり，血液ガス分析の中で評価される。血液の pH は，呼吸性因子 PCO_2（炭酸ガス分圧）と代謝性因子 HCO_3^- により調節されており，HCO_3^- は pH と PCO_2 の測定値から Henderson-Hasselbalch の式を用いて算出される。

【方法】　電極法，可視吸光光度法（酵素法，ドライケミストリー法），紫外吸光光度法（酵素法）

| 適応疾患 | ▶呼吸性アシドーシス〔肺胞性低換気（原発性肺胞低換気症候群），気管支喘息，肺気腫〕▶呼吸性アルカローシス（過換気症候群，過呼吸）▶代謝性アシドーシス（慢性腎不全，糖尿病，尿細管性アシドーシス，下痢症）▶代謝性アルカローシス（利尿，嘔吐）▶嘔吐症 |

《保険請求》

★同一検体について「14」の重炭酸塩および「36」の血液ガス分析の検査を併せて行った場合は，血液ガス分析の所定点数のみ算定する。

生Ⅰ

15 (51) ASTアイソザイム AST isozyme（GOT isozyme） 49点

【目的】 細胞内に含まれるAST（GOT）は細胞破砕上清（ｓ）のものとミトコンドリア（ｍ）のものとに大別される。通常の血清AST上昇はs-ASTの上昇であるが，広範な肝細胞壊死のときにはm-AST（m-GOT）が上昇する。ミトコンドリアASTともいう。

【方法】 紫外吸光光度法〔酵素法（プロテイナーゼ阻害法）〕

適応疾患 ▸急性肝炎 ▸慢性肝炎 ▸アルコール性脂肪肝 ▸アルコール性肝炎 ▸劇症肝炎 ▸心筋梗塞 ▸肝癌

15 (52) リポ蛋白分画 lipoprotein fraction 49点

【目的】 血清脂質の大部分はアポ蛋白に結合したリポ蛋白体になっている。電気泳動するとα，pre-β，β，カイロミクロンの４分画に分かれる。脂質異常症（病型）の診断に重要である。

【方法】 電気泳動法（アガロースゲル）

適応疾患 ▸家族性高脂血症（家族性高リポ蛋白血症，家族性複合型高脂血症）▸高脂血症 ▸脂質異常症 ▸リポ蛋白リパーゼ欠損症（高カイロミクロン血症）〔▸糖尿病〕▸ネフローゼ症候群 ▸甲状腺機能低下症 ▸アルファリポ蛋白欠乏症（タンジール病）▸魚眼病 ▸経発性脂質異常症

16 (53) アンモニア ammonia（NH_3） 50点

【目的】 アンモニアはアミノ酸など蛋白質の分解産物であり，大半は腸管で産生される。肝が正常のときは尿素に代謝され無毒化される。しかし，肝障害があると血中アンモニアが増加し，肝性脳症（肝性昏睡）を引き起こすため，緊急検査に含まれる。

【方法】 紫外吸光光度法（酵素法），可視吸光光度法（呈色反応法，ドライケミストリー法）

適応疾患 ▸肝硬変症 ▸劇症肝炎 ▸肝性脳症 ▸尿素サイクル酵素欠損症（先天性尿素サイクル異常症）▸ライ症候群 ▸尿毒症 ▸ショック

17 (54) CKアイソザイム CK isozyme（CPK isozyme） 55点

【目的】 CKは３種のアイソザイムすなわちCK-MM（骨格筋由来），CK-MB（心筋由来），CK-BB（脳・平滑筋由来）があり，健常人血清ではそれぞれ94%，４%，１%である。心筋梗塞の急性期にはCK-MBが早期に増加するため，本検査は緊急検査に含まれている。CK高値のとき，その原因診断に用いる。

※CK-MBのみを免疫学的検査法で蛋白量として測定する項目は別に設定されている（D007「22」）。

【方法】 電気泳動法（アガロースゲル），紫外吸光光度法〔酵素法（免疫阻害法）〕，可視吸光光度法（ドライケミストリー法）

適応疾患 ▸心筋梗塞 ▸心筋炎 ▸多発性筋炎 ▸皮膚筋炎 ▸挫滅症候群 ▸神経筋疾患（ミオパチー，進行性筋ジストロフィー，筋萎縮性側索硬化症など）▸筋萎縮症 ▸急性脳損傷 ▸中枢神経手術後 ▸脳腫瘍

17 (55) グリコアルブミン glycoalbumin（GA） 55点 **外迅**

【目的】 アルブミンとブドウ糖（グルコース）が結合した糖化蛋白で，過去１カ月（とくに直近の２週間）の血糖レベルを反映し，血糖コントロールの指標となる。糖尿病妊婦，糖尿病透析患者，１型糖尿病患者，異常ヘモグロビンや溶血性貧血などによりHbA1cで評価できない場合に有用である。現在は酵素法が用いられている。ただし，糖尿病の診断にはHbA1cを用いる。

【方法】 可視吸光光度法（酵素法）

適応疾患 ▸糖尿病

《保険請求》

★「17」のグリコアルブミンは，HPLC（２カラム），HPLC（１カラム）-発色法，アフィニティークロマトグラフィー・免疫比濁法によるグリコアルブミン測定装置を用いて測定した場合，EIA法または酵素法により測定した場合に所定点数を算定する。

★D005血液形態・機能検査の「９」のヘモグロビンA1c（HbA1c），D007血液化学検査「17」のグリコアルブミンまたは「21」の1,5-アンヒドロ-D-グルシトール（1,5AG）のうちいずれかを同一月中に併せて２回以上実施した場合は，月１回に限り主たるもののみ算定する。ただし，妊娠中の患者，１型糖尿病患者，経口血糖降下薬の投与を開始して６月以内の患者，インスリン治療を開始して６月以内の患者等については，いずれか１項目を月１回に限り別に算定できる。

18 ㊶ コレステロール分画　cholesterol fraction　　57点

【目的】　コレステロール（Cho）は単独でなくリポ蛋白に結合した状態で血中に存在しており，健常人での血清中 Cho 濃度は LDL ＞ HDL ＞ VLDL の関係を示す。最近は HDL-C，LDL-C が分別測定されるようになり，本検査はあまり行われていない。
【方法】　電気泳動法（アガロースゲル）

適応疾患　▶動脈硬化症 ▶家族性高脂血症（家族性高リポ蛋白血症，家族性複合型高脂血症）▶高脂血症 ▶脂質異常症〔▶糖尿病 ▶脳血管障害 ▶虚血性心疾患〕

《保険請求》
★肝胆道疾患の診断の目的で尿中硫酸抱合型胆汁酸測定を酵素法により実施した場合は，「18」のコレステロール分画に準じて算定する。「13」の胆汁酸を同時に測定した場合には，いずれか一方の所定点数のみを算定する。

19 ㊷ ケトン体分画　ketone body fraction　　59点

【目的】　ケトン体はアセト酢酸，β-ヒドロキシ酪酸（3-ヒドロキシ酪酸ともいう），アセトンの総称であるが，アセトンはごく微量であるため，ケトン体分画は前2者を対象としている。ケトン体は，生体必須成分であるが，絶食時や糖代謝異常のためエネルギー源を脂質に求めたときに血中増加をきたす。糖尿病性ケトアシドーシスの診断に有用な検査である。動脈血中のケトン体比（アセト酢酸／β-ヒドロキシ酪酸）は，肝機能障害の評価に重要とされている。
【方法】　可視吸光光度法（酵素法，酵素サイクリング法），紫外吸光光度法（酵素法）

適応疾患　▶インスリン依存型糖尿病（1型糖尿病）▶糖尿病性ケトアシドーシス ▶栄養不良（飢餓，栄養失調など）

《保険請求》
★「9」のケトン体および「19」のケトン体分画の検査を併せて実施した場合は，ケトン体分画の所定点数のみ算定する。

19 ㊸ 遊離脂肪酸　　59点

【目的】　先天性代謝異常症であるケトン体代謝異常症，脂肪酸代謝異常症，カルニチン回路異常症などの鑑別において，遊離脂肪酸と血中ケトン体分画の測定は有用である。ケトーシスを認めた場合，ケトン体代謝異常症では，遊離脂肪酸／総ケトン体比は0.3未満のことが多い。一方，脂肪酸代謝異常症やカルニチン回路異常症の場合では，低血糖の際に血中ケトン体が低値となる。遊離脂肪酸／総ケトン体比が2.5以上，遊離脂肪酸／3-ヒドロキシ酪酸比が3以上では，脂肪酸代謝異常症，カルニチン回路異常症が疑われる。
【方法】　可視吸光光度法（酵素法）

適応疾患　▶ケトン体代謝異常症（β-ケトチオラーゼ欠損症，サクシニル CoA：3-ケト酸 CoA トランスフェラーゼ欠損症など）▶脂肪酸代謝異常症〔脂肪酸代謝障害，三頭酵素欠損症，極長鎖アシル CoA 脱水素酵素欠損症（VLCAD 欠損症）など〕▶カルニチン回路異常症〔カルニチンパルミトイルトランスフェラーゼ1欠損症（CPT 1欠損症），カルニチンパルミトイルトランスフェラーゼ2欠損症（CPT 2欠損症），カルニチンアシルカルニチントランスロカーゼ欠損症（CACT 欠損症）など〕

20 ㊹ レシチン・コレステロール・アシルトランスフェラーゼ（L-CAT）　lecithin-cholesterol acyltransferase（L-CAT）　　70点

【目的】　L-CAT は HDL 上でコレステロールエステルを生成する酵素であり，肝臓での蛋白合成能を反映する。半減期は2日間である。
【方法】　可視吸光光度法（酵素法）

適応疾患　▶アルコール性肝疾患 ▶脂肪肝 ▶高脂血症 ▶急性肝炎 ▶慢性肝炎 ▶劇症肝炎 ▶肝硬変症 ▶胆汁うっ滞 ▶低コレステロール血症（低脂血症）▶無ベータリポ蛋白血症 ▶低 HDL コレステロール血症（脂質異常症）▶L-CAT 欠損症（家族性 LCAT 欠損症）▶アルファリポ蛋白欠乏症（タンジール病）▶閉塞性黄疸 ▶魚眼症

21 ⑥ グルコース-6-リン酸デヒドロゲナーゼ（G-6-PD） G-6-PD（G-6-PDH），quantitative test　80点

【目的】　G-6-PD（G-6-PDH）の定量法である。糖質代謝のペントースリン酸回路に働く酵素の1つ。G-6-PDによりグルコース6-リン酸から6-ホスホグルコノラクトンが生成されるとともにNADPHが産生される。欠損症では，感染症や酸化作用のある薬剤（サルファ剤，抗マラリア薬，スルホンアミド，ニトロフラントインなど）の使用を契機に溶血を生じることが問題になる。

【方法】　紫外吸光光度法（酵素法）

適応疾患　▶糖原病1型（G6PD欠乏症）▶G6PD欠乏性貧血　▶（先天性）溶血性貧血〔▶マラリア〕

21 ⑥ リポ蛋白分画（PAGディスク電気泳動法） lipoprotein fractions　80点

【目的】　リポ蛋白分画定量では比濁法などによりLDLとVLDLが測定されるが，ポリアクリルアミドゲルディスク電気泳動法により，HDL，LDL，VLDL，IDL（IDLは健常では検出せず）の各分画が測定される。

【方法】　電気泳動法（ポリアクリルアミドゲルディスク）

適応疾患　▶動脈硬化症　▶家族性高脂血症　▶高脂血症　▶脂質異常症　▶脂質代謝異常〔▶ネフローゼ症候群　▶糖尿病　▶脂肪肝　▶甲状腺機能低下症　▶閉塞性黄疸〕

21 ⑥ 1,5-アンヒドロ-D-グルシトール（1,5AG） 1,5-anhydro-D-glucitol（1,5-AG）　80点

【目的】　1,5-AGは構造的にグルコースに似た生体成分で，腎での排泄，再吸収はグルコースと競合し阻害を受ける。すなわちコントロール不良糖尿病のように血糖が常時高い例では尿中に1,5-AGは排泄され，血清中濃度が低下する。HbA1cやグリコアルブミンよりも短期間（数日間）の血糖変動の指標となり，とくに軽度高血糖領域のモニタリングに有効とされる。1,5AGは，血糖と異なり，採血時間や食事の影響による変動が少ないため，随時採血で検査値の評価が可能である。糖尿病の診断にはHbA1cを用いる。

【方法】　可視吸光光度法（酵素法）

適応疾患　▶糖尿病（血糖コントロールの指標）▶腎性糖尿　▶腎不全　▶妊娠後期　▶胃切除術後　▶耐糖能異常

《保険請求》
★ D005血液形態・機能検査の「9」のヘモグロビンA1c（HbA1c），D007血液化学検査「17」グリコアルブミンまたは「21」の1,5-アンヒドロ-D-グルシトール（1,5AG）のうちいずれかを同一月中に併せて2回以上実施した場合は，月1回に限り主たるもののみ算定する。ただし，妊娠中の患者，1型糖尿病患者，経口血糖降下薬の投与を開始して6月以内の患者，インスリン治療を開始して6月以内の患者等については，いずれか1項目を月1回に限り別に算定できる。

21 ⑥ グリココール酸 cholylglycine（glycocholic acid，CG）　80点

【目的】　グリココール酸（CG）は胆汁酸の主要成分で，肝臓で合成され，胆汁中に分泌される。血清中のその増加は肝・胆道疾患の異常を意味する。なお，試薬は現在，販売中止されている。

【方法】　放射性免疫測定法（RIA）

適応疾患　▶急性肝炎　▶慢性肝炎　▶肝硬変症　▶原発性胆汁性胆管炎　▶閉塞性黄疸　▶胆汁うっ滞

22 ⑥ CK-MB（蛋白量測定） CK-MB　90点

【目的】　CKにはMM，MB，BBのアイソザイムがあるが，CK-MBのみを蛋白量として測定する検査である。心筋に高濃度に存在するため，心筋梗塞，とくに心筋壊死で血液中に流出するので，急性心筋梗塞の早期診断や梗塞の程度を知るうえでの指標として広く利用されている。

【方法】　酵素免疫測定法（EIA，ELISA），化学発光免疫測定法（CLIA，CLEIA，ECLIA），蛍光発光免疫測定法（EV-FIA），免疫クロマト法（金コロイド免疫測定法）

　なお，「免疫阻害法」について，本検査での算定は2022年3月31日までの経過措置とされ終了したが，免疫阻害法は従前より「17」のCKアイソザイムとして算定されている。

適応疾患　▶急性心筋梗塞　▶心筋炎　▶多発性筋炎　▶皮膚筋炎　▶進行性筋ジストロフィー　▶急性冠症候群

23 ⑥ LDアイソザイム1型 lactate dehydrogenase（LD）・isozyme type Ⅰ　95点

【目的】　LDはLD$_1$〜LD$_5$までの5種類のアイソザイムがあり，このうちの1型（LD$_1$）を酵素学的阻

害法により測定するものである。LD_1はLD_2とともに心筋，腎，赤血球に由来するため，心筋梗塞，腎梗塞，悪性貧血，溶血性貧血で増加する。急性心筋梗塞の診断指標となるが，他の心筋梗塞マーカーよりも遅れて出現し，半日〜1週間程度持続する。

【方法】 紫外吸光光度法〔酵素法（酵素学的阻害法）〕

<u>適応疾患</u>　▶心筋梗塞 ▶腎梗塞 ▶溶血性貧血 ▶悪性貧血 ▶白血病 ▶悪性腫瘍 ▶肝硬変症 ▶急性心筋梗塞
▶急性冠症候群

《保険請求》

★「23」のLDアイソザイム1型は，酵素学的阻害法による。

---

23 ⑥⑥ **総カルニチン，** ⑥⑦ **遊離カルニチン** Total-Carnitine, Free-Carnitine　　　95点

【目的】 カルニチンは，脂肪酸代謝によるエネルギー産生や不要な有機酸の排泄等に必要なアミノ酸で，75％が食事から，25％が腎臓・肝臓・脳においてリシンとメチオニンから生合成される。生体内には遊離カルニチンと，脂肪酸や有機酸とエステル結合したアシルカルニチンが存在し，その総和が総カルニチンと呼ばれる。カルニチン欠乏症は，先天代謝異常症のほかバルプロ酸やピボキシル基含有抗菌薬などの薬剤，経管栄養，慢性腎疾患などで起こり，意識障害，横紋筋融解症，痙攣，低ケトン性低血糖，代謝性アシドーシス，肝機能異常等の多彩な臨床症状を呈するとされる。

【方法】 可視吸光光度法（酵素サイクリング法）

<u>適応疾患</u>　▶先天性カルニチン代謝異常症（カルニチン欠乏症，CPT 1欠損症，CPT 2欠損症，
CACT欠損症など）▶静脈栄養管理若しくは経腸栄養管理を長期に受けている筋ジストロフィー，筋
萎縮性側索硬化症もしくは小児の患者 ▶特殊治療用ミルクを使用中の小児患者 ▶バルプロ酸ナトリウ
ム製剤投与中の患者 ▶Fanconi症候群 ▶慢性維持透析患者

《保険請求》

★本検査は，関係学会の定める診療に関する指針を遵守し，酵素サイクリング法により測定した場合に算定する。
★本検査を先天性代謝異常症の診断補助または経過観察のために実施する場合は，月に1回を限度として算定する。
★静脈栄養管理もしくは経腸栄養管理を長期に受けている筋ジストロフィー，筋萎縮性側索硬化症もしくは小児の患者，人工乳もしくは特殊治療用ミルクを使用している小児患者，バルプロ酸ナトリウム製剤投与中の患者，Fanconi症候群の患者または慢性維持透析の患者におけるカルニチン欠乏症の診断補助もしくは経過観察のために，本検査を実施する場合は，6月に1回を限度として算定する。
★同一検体について，本検査とD010特殊分析の「8」先天性代謝異常症検査を併せて行った場合は，主たるもののみ算定する。

---

24 ⑥⑧ **ALPアイソザイム及び骨型アルカリホスファターゼ（BAP）** ALP isozyme & bone alkaline phosphatase　　　96点

【目的】 アルカリホスファターゼ（ALP）は，アルカリ条件下でリン酸エステルから無機リン酸を遊離させる酵素で，生体内に広く分布している。血中に出現するアイソザイムには骨型ALP，肝型ALP，胎盤型ALP，小腸型ALPがある。本法では，1検体につき前処理液により処理した試料と前処理液に分離液を加えて処理した試料の2つを同時に泳動することで，高分子小腸型ALPと骨型，あるいは肝型と骨型が分画されやすくなり，骨型をより正確に測定することが可能である。

【方法】 電気泳動法（プロテアーゼ/ノイラミニダーゼ処理アガロース法）

<u>適応疾患</u>　▶肝障害（閉塞性黄疸，転移性肝癌，薬物性肝炎，胆のう結石症，急性肝炎，慢性肝炎，原
発性肝癌など）▶骨成長期 ▶くる病 ▶甲状腺機能亢進症 ▶副甲状腺機能亢進症 ▶腎障害（慢性腎不全，
人工透析例，腎透析合併症）▶パジェット病（乳房パジェット病，乳房外パジェット病，骨パジェッ
ト病）▶妊娠（末期）▶癌（肺癌，卵巣癌）▶骨転移 ▶骨肉腫 ▶骨軟化症 ▶肝細胆管炎 ▶薬物性肝障害
▶肝硬変症 ▶潰瘍性大腸炎

《保険請求》

★「24」のALPアイソザイム及び骨型アルカリホスファターゼ（BAP）は，アガロース電気泳動法によって，一連の検査によって同時に行った場合に算定する。また，D008内分泌学的検査の「26」の骨型アルカリホスファターゼ（BAP）と併せて実施した場合には，いずれか主たるもののみ算定する。
★「47」のALPアイソザイム（PAG電気泳動法），「24」のALPアイソザイム及び骨型アルカリホスファターゼ（BAP）およびD008内分泌学的検査の「26」の骨型アルカリホスファターゼ（BAP）を併せて実施した場合は，主たるもののみ算定する。

生Ⅰ

25 ⑥⑨ フェリチン半定量 ferritin　　102点

【目的】　フェリチンは肝，脾，骨髄などの網内系細胞のほか，ほとんどあらゆる細胞内で合成される蛋白であり，フェリチンから放出された鉄は主に造血，とくにヘモグロビンの合成に用いられる。血液中に微量存在し，臨床的には体内の貯蔵鉄の量を反映する。また，急性・慢性炎症や外傷，腫瘍など組織破壊がある場合に高値を示す。

【方法】　血球・粒子凝集法（RPHA）

適応疾患　▶鉄欠乏性貧血　▶再生不良性貧血　▶赤芽球ろう　▶鉄芽球性貧血　▶悪性リンパ腫　▶白血病　▶肝細胞障害　▶肝癌　▶膵癌　▶肺癌　▶子宮癌　▶悪性腫瘍　▶慢性骨髄性白血病　▶多発性骨髄腫　▶ホジキン病（ホジキンリンパ腫）　など

25 ⑦⓪ フェリチン定量　　102点

【目的】　フェリチンは肝，脾，骨髄などの網内系細胞のほか，ほとんどあらゆる細胞内で合成される蛋白であり，フェリチンから放出された鉄は主に造血，とくにヘモグロビンの合成に用いられる。血液中に微量存在し，臨床的には体内の貯蔵鉄の量を反映する。また，急性・慢性炎症や外傷，腫瘍など組織破壊がある場合に高値を示す。

【方法】　酵素免疫測定法（EIA，ELISA），化学発光免疫測定法（CLIA，CLEIA，ECLIA），ラテックス凝集比濁法（機器を用いたLA，LPIA，PAMIA），ネフェロメトリー法，血球・粒子凝集法（金コロイド凝集法）

適応疾患　▶鉄欠乏性貧血　▶再生不良性貧血　▶赤芽球ろう　▶鉄芽球性貧血　▶悪性リンパ腫　▶白血病　▶肝細胞障害　▶肝癌　▶膵癌　▶肺癌　▶子宮癌　▶悪性腫瘍　▶慢性骨髄性白血病　▶多発性骨髄腫　▶ホジキン病（ホジキンリンパ腫）　など

●レセプト摘要欄：（同一月に2回以上の算定の場合）当該検査の実施年月日及び前回測定値をすべて記載する。

26 ⑦① エタノール （エチルアルコール，エタノール） alcohol (ethylalcohol, ethanol)　　105点

【目的】　急性アルコール中毒が疑われたとき検査される。血中濃度が0.5％（500mg/dL）以上は致命的中毒域である。

【方法】　紫外吸光光度法（酵素法，ドライケミストリー法）

適応疾患　▶急性アルコール中毒　▶アルコール依存症

27 ⑦② リポ蛋白（a） lipoprotein (a) 〈Lp(a)〉　　107点

【目的】　Lp(a)はLDLに類似した粒子で，脂質代謝のみならず血液凝固・線溶系にも関係している。冠動脈疾患の危険因子として注目されており，また，血清Lp(a)高値例は経皮的冠動脈拡張術（PTCA）後の再狭窄が起こりやすいことが知られている。Lp(a)は遺伝的に約70〜80％は濃度が決まっている。また，家族性高コレステロール血症では高値であることが多い。動脈硬化性疾患予防のためのLDLコレステロール低下後の残余リスクとして重要である。

【方法】　ラテックス凝集比濁法（LA・LIA），免疫比濁法（TIA）

適応疾患　▶虚血性心疾患　▶冠状動脈硬化症　▶動脈硬化症　〔▶高脂血症　▶脂質異常症〕

《保険請求》
★「27」のリポ蛋白（a）は，3月に1回を限度として算定できる。
●レセプト摘要欄：前回の実施日（初回の場合は初回である旨）を記載する。

28 ⑦③ ヘパリン heparin　　108点

【目的】　肝臓で合成される血液凝固阻止物質であり，一部，組織肥満細胞から分泌される。
　DIC，血栓塞栓症などでのヘパリン投与時の血中モニターとして測定される。

【方法】　可視吸光光度法（合成基質法）

適応疾患　▶ヘパリン投与時の血中モニター　▶血栓症（動脈血栓症，静脈血栓症）　▶人工透析　▶心臓手術　▶播種性血管内凝固（DIC）

《保険請求》
★「28」のヘパリンの血中濃度測定においては，同一の患者につき 1 月以内に当該検査を 2 回以上行った場合においては，算定は 1 回とし，1 回目の測定を行ったときに算定する。

28 ⑭ KL-6　sialyl carbohydrate antigen KL-6 (KL-6)　108点

【目的】　KL-6は肺胞の II 型上皮細胞などに発現する膜抗原の一種で，肺胞障害時に線維芽細胞の増殖を促す。KL-6 は肺疾患，とくに間質性肺炎の診断と活動性の評価が行える。
【方法】　化学発光免疫測定法（CLEIA，ECLIA），ラテックス凝集比濁法（機器を用いた LA）

適応疾患　▶間質性肺炎 ▶塵肺症 ▶特発性間質性肺炎 ▶肺胞蛋白症 ▶ニューモシスチス肺炎 ▶肺線維症
▶過敏性肺臓炎

《保険請求》
★「28」の KL-6，「35」の肺サーファクタント蛋白-A（SP-A）および「39」の肺サーファクタント蛋白-D（SP-D）のうちいずれかを併せて実施した場合は，主たるもののみ算定する。KL-6 は，EIA 法，ECLIA 法またはラテックス凝集比濁法により，肺サーファクタント蛋白-A（SP-A）は EIA 法により，肺サーファクタント蛋白-D（SP-D）は，EIA 法又はラテックス免疫比濁法による。

29 ⑮ 心筋トロポニン I　troponin I　109点

【目的】　トロポニンは横紋筋の収縮をつかさどる蛋白の1つで，トロポニン I は高い心筋特異性を有している。急性心筋梗塞などで心筋が障害を受けるとトロポニンは血中に逸脱，発症後 3 〜 4 時間で異常高値を示し，この異常高値は 1 週間程度持続する。
【方法】　酵素免疫測定法（EIA，ELISA），化学発光免疫測定法（CLIA，CLEIA）

適応疾患　▶急性心筋梗塞 ▶不安定狭心症 ▶急性冠症候群 ▶心筋炎

《保険請求》
★「29」の心筋トロポニン I と「29」の心筋トロポニン T（TnT）定性・定量を同一月に併せて実施した場合は，主たるもののみ算定する。

29 ⑯ 心筋トロポニン T（TnT）定性・定量　troponin T precise measurement　109点

【目的】　トロポニンは横紋筋の収縮をつかさどる蛋白で，とくにトロポニン T は心筋の変化に特異性が高く，心筋梗塞では血中濃度が増加する。急性心筋梗塞では約 3 〜 6 時間から上昇し，8 〜18時間にピークに達し，2 〜 3 週間上昇が続く。また，不安定心筋症の重症度の判定にも役立つ。
【方法】　定性：免疫クロマト法
　定量：酵素免疫測定法（EIA，ELISA），化学発光免疫測定法（CLEIA，ECLIA），液相結合法（LBA 法），免疫クロマト法（金コロイド免疫測定法）

適応疾患　▶急性心筋梗塞 ▶不安定狭心症 ▶急性冠症候群 ▶心筋炎

《保険請求》
★「29」の心筋トロポニン I と「29」の心筋トロポニン T（TnT）定性・定量を同一月に併せて実施した場合は，主たるもののみ算定する。

29 ⑰ アルミニウム（Al）　alminium（Al）　109点

【目的】　アルミニウム（Al）はアルツハイマー病の原因との考えがあったが，確証はない。また，かつては高血圧症是正のため透析液中に添加されていたが，Al 脳症や Al 骨症を引き起こすことで中止となった（現在は Al に代わり Ca が用いられている。しかしこれも Ca 沈着などで問題視されている）。最近では，高 Al 血症は水酸化 Al ゲルを含有する胃薬による Al 過剰症が話題となっている。
【方法】　原子吸光分析法

適応疾患　▶腎不全 ▶Al 含有制酸剤服用 ▶慢性腎不全 ▶急性腎不全 ▶高アルミニウム血症

30 ⑱ シスタチン C　cystatin-C　112点

【目的】　シスタチン C はシスタチンスーパーファミリーに属し，全身の有核細胞で産生される塩基性低分子蛋白である。血清シスタチン C 濃度は糸球体濾過率（GFR）と負の相関を有しており，GFR の低

下はシスタチンC濃度を上昇させる。

【方法】 酵素免疫測定法（EIA，ELISA），ラテックス凝集比濁法（機器を用いたLA），血球・粒子凝集法（金コロイド凝集法），ネフェロメトリー法

<u>適応疾患</u>　▶腎機能低下〔急性腎炎，慢性糸球体腎炎の早期，二次性腎障害（薬物性腎障害など），糖尿病〕▶腎機能障害 ▶腎硬化症

《**保険請求**》
★「30」のシスタチンCは，EIA法，ラテックス凝集比濁法，金コロイド凝集法またはネフェロメトリー法により実施した場合に限り算定できる。
★「30」のシスタチンCは，「1」の尿素窒素または「1」のクレアチニンにより腎機能低下が疑われた場合に，3月に1回に限り算定できる。ただし，「32」のペントシジンを併せて実施した場合は，主たるもののみ算定する。
●レセプト摘要欄：前回の実施日（初回の場合は初回である旨）を記載する。

31　⑳　25-ヒドロキシビタミン　25-hydroxy vitamin　　　　　　117点

【目的】 ビタミンDは食物から摂取されるものと皮膚から紫外線の働きにより生成されるものがあり，いずれも肝臓で水酸化されて安定な25-ヒドロキシビタミンDに変換される。日本のコホート検体を測定したところ，治療開始前の25-ヒドロキシビタミンD値が低いほど以降5年間の骨折発生率が有意に高いという結果から，原発性骨粗鬆症の患者を対象に測定される。
　また，体内のビタミンD充足状態の評価には，安定な代謝産物として血中に存在する25-ヒドロキシビタミンD濃度が用いられる。ビタミンD欠乏性くる病，ビタミンD欠乏性骨軟化症，骨粗鬆症を始めとする代謝性骨疾患におけるビタミンD不足・欠乏状態の判定補助に有用である。

【方法】 化学発光免疫測定法（CLIA，CLEIA，ECLIA）

<u>適応疾患</u>　▶骨粗鬆症 ▶ビタミンD欠乏性くる病 ▶ビタミンD欠乏性骨軟化症

《**保険請求**》
★「31」の25-ヒドロキシビタミンは，原発性骨粗鬆症の患者に対して，ECLIA法，CLIA法またはCLEIA法により測定した場合は，骨粗鬆症の薬剤治療方針の選択時に1回に限り算定できる。なお，本検査を実施する場合は関連学会が定める実施方針を遵守する。
★「31」の25-ヒドロキシビタミンは，ビタミンD欠乏性くる病もしくはビタミンD欠乏性骨軟化症の診断時またはそれらの疾患に対する治療中にECLIA法，CLIA法またはCLEIA法により測定した場合は，診断時においては1回を限度とし，その後は3月に1回を限度として算定できる。

32　⑳　ペントシジン　pentosidine　　　　　　118点

【目的】 ペントシジンは蛋白糖化反応最終生成物（advanced glycation endoproducts：AGEs）であり，腎疾患で血中ペントシジン濃度が増加する。とくに，初期腎症診断において高い診断感度を有する。

【方法】 酵素免疫測定法（EIA，ELISA）

<u>適応疾患</u>　▶腎機能障害〔腎機能低下，急性腎炎，慢性糸球体腎炎の早期，二次性腎障害（薬物性腎障害など）〕▶腎硬化症

《**保険請求**》
★「32」のペントシジンは，「1」の尿素窒素または「1」のクレアチニンにより腎機能低下（糖尿病性腎症によるものを除く）が疑われた場合に，3月に1回に限り算定できる。ただし，「30」のシスタチンCを併せて実施した場合は，主たるもののみ算定する。
●レセプト摘要欄：前回の実施日（初回の場合は初回である旨）を記載する。

33　㉛　イヌリン　inulin　　　　　　120点

【目的】 血管内に注入されたイヌリンは血漿蛋白とは結合せずに糸球体で濾過され，尿細管の分泌・再吸収の影響を受けずに尿中に排泄されることから，腎糸球体濾過値（GFR）測定に理想的な物質である。イヌリンクリアランス法を用いてGFRを算出し，腎機能の評価を行う。被検者にイヌリン製剤を生理食塩水とともに点滴静注した後，一定時間をおいて，血清及び尿中（蓄尿）のイヌリン濃度を測定する。通常，前値を含め，血清，尿で計8回の測定からイヌリンクリアランス値を算出する。

【方法】 可視吸光光度法（酵素法）

<u>適応疾患</u>　▶腎機能低下〔急性腎炎，慢性糸球体腎炎の早期，二次性腎障害（薬物性腎障害など）〕〔▶心不全 ▶ショック〕

《保険請求》

★「33」のイヌリンは，「1」の尿素窒素または「1」のクレアチニンにより腎機能低下が疑われた場合に，6月に1回に限り算定できる。ただし，「1」のクレアチニン（腎クリアランス測定の目的で行い，血清および尿を同時に測定する場合に限る）を併せて実施した場合は，主たるもののみ算定する。

●**レセプト摘要欄**：前回の実施日（初回の場合は初回である旨）を記載する。

34 (82) リポ蛋白分画（HPLC法） lipoprotein fraction（HPLC） 129点

【目的】 血清脂質の大部分はアポ蛋白に結合したリポ蛋白粒子となって存在している。HPLC法は既存の電気泳動法によるリポ蛋白分画検査で起こりやすいLDLとVLDL分離不良状態を解消し，高精度で分離検出することが可能であり，IIa，IIb，III，IV（WHO分類）型脂質異常症の診断および治療の評価に有用である。ＩおよびＶ型については参考とする。

【方法】 高性能液体クロマトグラフィー法（HPLC）

適応疾患 ▸脂質異常症 ▸高脂血症

35 (83) 肺サーファクタント蛋白-A（SP-A） surfactant protein A（SP-A） 130点

【目的】 肺サーファクタントは肺胞のII型上皮細胞が分泌する成分で，サーファクタントに含まれる蛋白成分（サーファクタントプロテイン）にはSP-A，B，C，Dの4種類がある。SP-A，SP-Dは親水性のため間質性肺炎の病勢に応じて血清濃度が増加するので，その診断と経過観察に用いられる。

【方法】 酵素免疫測定法（EIA，ELISA），化学発光酵素免疫測定法（CLEIA）

適応疾患 ▸間質性肺炎 ▸特発性間質性肺炎 ▸ニューモシスチス肺炎

《保険請求》

★「28」のKL-6，「35」の肺サーファクタント蛋白-A（SP-A）および「39」の肺サーファクタント蛋白-D（SP-D）のうちいずれかを併せて実施した場合は，主たるもののみ算定する。KL-6は，EIA法，ECLIA法またはラテックス凝集比濁法により，肺サーファクタント蛋白-A（SP-A）はEIA法により，肺サーファクタント蛋白-D（SP-D）は，EIA法又はラテックス免疫比濁法による。

35 (84) ガラクトース galactose（Gal） 130点

【目的】 ガラクトースは乳糖が加水分解酵素の働きを受けて生じる単糖類である。血中ガラクトースは，肝臓で酵素の働きにより解糖系にまで代謝されるが，遺伝的に酵素欠損があると血中に増加する。また，肝障害のときも増加する。

【方法】 紫外吸光光度法（酵素法）

適応疾患 ▸ガラクトース血症（ガラクトース1-リン酸ウリジルトランスフェラーゼ異常症，ガラクトースキナーゼ欠損症，酵素欠損症）▸急性肝炎 ▸慢性肝炎 ▸肝硬変症 ▸糖尿病 ▸黄疸 ▸脂肪肝

36 (85) 血液ガス分析 blood（arterial）gas analysis 131点

【目的】 血液ガス分析は酸・塩基平衡障害の判定に不可欠の検査である。この検査は迅速性，検体（ヘパリン加動脈血）の不安定性などから，医療機関内で行った場合にのみ，診療報酬を算定できる。

【方法】 電極法

適応疾患 ▸呼吸性アシドーシス（肺胞低換気症候群，気管支喘息，肺気腫）▸呼吸性アルカローシス（過換気症候群，過換気症）▸代謝性アシドーシス（慢性腎不全，糖尿病）▸代謝性アルカローシス（利尿，嘔吐症）▸呼吸不全 ▸腎不全

《保険請求》

★同一検体について「14」の重炭酸塩および「36」の血液ガス分析の検査を併せて行った場合は，血液ガス分析の所定点数のみ算定する。

★「36」の血液ガス分析の所定点数には，ナトリウム，カリウム，クロール，pH，PO_2，PCO_2およびHCO_3^-の各測定を含むものであり，測定項目数にかかわらず，所定点数により算定する。なお，同時に行ったヘモグロビンについては算定しない。

★「36」の血液ガス分析は，当該検査の対象患者の診療を行っている保険医療機関内で実施した場合にのみ算定できるものであり，委託契約等に基づき当該保険医療機関外で実施された検査の結果報告を受けるのみの場合は算定できない。ただし，委託契約等に基づき当該保険医療機関内で実施された検査について，その結果が当該保険医療機関に速やかに報告されるような場合は，所定点数により算定する。

なお，在宅酸素療法を実施している入院施設を有しない診療所が，緊急時に必要，かつ，密接な連携を取り得る入院施設を有する他の保険医療機関において血液ガス分析を行う場合であって，採血後，速やかに検査を実施し，

検査結果が速やかに当該診療所に報告された場合にあっては算定できる。

36 ⑧⑥ Ⅳ型コラーゲン　type Ⅳ collagen（Ⅳ-C）　131点

【目的】　血中Ⅳ型コラーゲンは肝線維化のマーカーとして用いられている。類似の検査のプロリルヒドロキシラーゼ，ヒアルロン酸または P-Ⅲ-P と併用測定される。血清中濃度は肝細胞癌＞肝硬変＞慢性肝炎＞急性肝炎の順である。尿中Ⅳ型コラーゲン測定とは臨床的意義が異なる。

【方法】　ラテックス凝集比濁法（機器を用いた LA）

適応疾患　▶肝細胞癌　▶肝硬変症　▶慢性肝炎　▶急性肝炎　▶劇症肝炎　▶肺線維症　▶糖尿病性腎症

《保険請求》
- ★「36」のⅣ型コラーゲンまたは「42」のⅣ型コラーゲン・7S は，「39」のプロコラーゲン-Ⅲ-ペプチド（P-Ⅲ-P）または「50」の Mac-2 結合蛋白糖鎖修飾異性体と併せて行った場合には，主たるもののみを算定する。
- ★「50」の Mac-2 結合蛋白糖鎖修飾異性体と「39」のプロコラーゲン-Ⅲ-ペプチド（P-Ⅲ-P），「36」のⅣ型コラーゲン，「42」のⅣ型コラーゲン・7S または「46」のヒアルロン酸を併せて実施した場合は，主たるもののみ算定する。

36 ⑧⑦ ミオグロビン定性　myoglobin（Mgb）　131点

【目的】　ミオグロビンは骨格筋，心筋に多く存在するヘム蛋白で，筋肉が赤色を示すのはこれによる。Mgb は分子量が17,200で小さく，ヘモグロビンのような結合蛋白（ハプトグロビン）もないため，筋破壊により血中に高濃度流出した場合は尿中に容易に排泄される。心筋梗塞では発症 1 〜 3 時間で血清・尿中濃度が上昇するなど，心筋障害把握のためのもっとも早期に検出できるマーカーの 1 つである。その他クラッシュ症候群の診断にも有用である。

【方法】　免疫クロマト法

適応疾患　▶心筋梗塞　▶心筋炎　▶進行性筋ジストロフィー　▶多発性筋炎　▶皮膚筋炎　▶悪性高熱症　▶挫滅症候群　▶薬剤性筋融解症　▶横紋筋融解　▶急性心筋炎　▶筋炎　▶甲状腺機能低下症　▶腎不全　▶低カリウム血症　▶ミオグロビン尿　▶薬剤性横紋筋融解症

《保険請求》
- ★心臓由来脂肪酸結合蛋白（H-FABP）定性または定量と「36」のミオグロビン定性または定量を併せて実施した場合は，主たるもののみ算定する。

36 ⑧⑧ ミオグロビン定量　131点

【目的】　ミオグロビンは骨格筋，心筋に多く存在するヘム蛋白で，筋肉が赤色を示すのはこれによる。Mgb は分子量が17,200で小さく，ヘモグロビンのような結合蛋白（ハプトグロビン）もないため，筋破壊により血中に高濃度流出した場合は尿中に容易に排泄される。心筋梗塞では発症 1 〜 3 時間で血清・尿中濃度が上昇するなど，心筋障害把握のためのもっとも早期に検出できるマーカーの 1 つである。その他クラッシュ症候群の診断にも有用である。

【方法】　酵素免疫測定法（EIA，ELISA），化学発光免疫測定法（CLIA，CLEIA，ECLIA），蛍光発光免疫測定法（EV-FIA，TR-FIA），ラテックス凝集比濁法（機器を用いた LA，LPIA），ネフェロメトリー法，免疫クロマト法（金コロイド免疫測定法）

適応疾患　▶心筋梗塞　▶心筋炎　▶進行性筋ジストロフィー　▶多発性筋炎　▶皮膚筋炎　▶悪性高熱症　▶挫滅症候群　▶薬剤性筋融解症　▶横紋筋融解　▶急性心筋炎　▶筋炎　▶甲状腺機能低下症　▶腎不全　▶低カリウム血症　▶ミオグロビン尿　▶薬剤性横紋筋融解症

《保険請求》
- ★心臓由来脂肪酸結合蛋白（H-FABP）定性または定量と「36」のミオグロビン定性または定量を併せて実施した場合は，主たるもののみ算定する。

36 ⑧⑨ 心臓由来脂肪酸結合蛋白（H-FABP）定性　human heart-type fatty-acid binding protein（H-FABP）　131点

【目的】　ヒト心臓由来脂肪酸結合蛋白は心筋において遊離脂肪酸の細胞輸送をつかさどっており，心筋細胞の細胞質内に多量に存在する。心筋に虚血性の障害が起こると比較的早く（ 3 〜 6 時間）血清中に増加してくる。このため，心筋トロポニン T や CK-MB など他の心筋障害マーカーが増加しない発症

6時間以内の急性心筋梗塞の診断に用いられる。

【方法】　免疫クロマト法

適応疾患　▶急性心筋梗塞　▶急性冠症候群

《保険請求》

★「36」の心臓由来脂肪酸結合蛋白（H-FABP）定性および定量は，ELISA法，免疫クロマト法，ラテックス免疫比濁法またはラテックス凝集法により，急性心筋梗塞の診断を目的に用いた場合に限り算定する。

ただし，心臓由来脂肪酸結合蛋白（H-FABP）定性または定量と「36」のミオグロビン定性または定量を併せて実施した場合は，主たるもののみ算定する。

---

36 ⑨ 心臓由来脂肪酸結合蛋白（H-FABP）定量　131点

【目的】　ヒト心臓由来脂肪酸結合蛋白は心筋において遊離脂肪酸の細胞輸送をつかさどっており，心筋細胞の細胞質内に多量に存在する。心筋に虚血性の障害が起こると比較的早く（3～6時間）血清中に増加してくる。このため，心筋トロポニンTやCK-MBなど他の心筋障害マーカーが増加しない発症6時間以内の急性心筋梗塞の診断に用いられる。

【方法】　酵素免疫測定法（EIA，ELISA），ラテックス凝集比濁法（機器を用いたLA），免疫クロマト法（金コロイド免疫測定法）

適応疾患　▶急性心筋梗塞　▶急性冠症候群

《保険請求》

★「36」の心臓由来脂肪酸結合蛋白（H-FABP）定性および定量は，ELISA法，免疫クロマト法，ラテックス免疫比濁法またはラテックス凝集法により，急性心筋梗塞の診断を目的に用いた場合に限り算定する。

ただし，心臓由来脂肪酸結合蛋白（H-FABP）定性または定量と「36」のミオグロビン定性または定量を併せて実施した場合は，主たるもののみ算定する。

---

37 ⑨ 亜鉛（Zn）zink（Zn）　132点

【目的】　亜鉛（Zn）は生体に必須の微量元素で赤血球に多く含まれており，血漿中では2/3がアルブミンと結合している。最近，亜鉛欠乏による味覚低下が注目されている。欠乏は極端な菜食主義者や偏食者，クローン病などによる吸収不良者，亜鉛を含まない長期的な高カロリー輸液例にみられる。

【方法】　原子吸光分析法，可視吸光光度法（キレート結合法）

適応疾患　▶低亜鉛血症　▶亜鉛欠乏症　▶溶血性貧血　▶甲状腺機能亢進症　▶甲状腺機能低下症　▶赤血球増加症　▶腸性肢端皮膚炎　▶長期の高カロリー輸液　▶妊娠　▶低アルブミン血症　▶味覚障害　▶栄養障害　▶肝機能障害　▶白血病

---

38 ⑨ アルブミン非結合型ビリルビン albumin unconjugated bilirubin　135点

【目的】　ヘモグロビンから網内系で生じたビリルビンは遊離型であり，蛋白（アルブミン）と結合して血中を移動するが，水に不溶性のため尿中に排泄されない。しかし一部はアルブミンに結合しないビリルビンが存在し，新生児では大脳基底核に沈着しやすく，新生児の核黄疸などの原因となる。アルブミン非結合型ビリルビンは，診察及び他の検査の結果から，核黄疸に進展する恐れがある新生児である患者に対して，生後2週間以内に経過観察を行う場合に算定する。

【方法】　高性能液体クロマトグラフィー（HPLC），可視吸光光度法（酵素法）

適応疾患　▶核黄疸

《保険請求》

★「38」のアルブミン非結合型ビリルビンは，診察および他の検査の結果から，核黄疸に進展するおそれがある新生児である患者に対して，生後2週間以内に経過観察を行う場合に算定する。ただし，早産児にあっては，生後2週間を超えて，修正週数として正期産に相当する期間まで経過観察を行う場合にも算定できる。

●レセプト摘要欄：〔早産児にあって，生後2週間を超えて，修正週数として正期産に相当する期間まで経過観察を行う場合〕検査を実施した日に相当する修正週数を記載する。

---

39 ⑨ 肺サーファクタント蛋白-D（SP-D）surfactant protein D (SP-D)　136点

【目的】　肺サーファクタントは肺胞のII型上皮細胞が分泌する成分で，サーファクタントに含まれる蛋白成分（サーファクタントプロテイン）にはSP-A，B，C，Dの4種類がある。SP-A，SP-Dは親水

性のため間質性肺炎の病勢に応じて血清濃度が増加するので，その診断と経過観察に用いられる。

【方法】　酵素免疫測定法（EIA，ELISA）

適応疾患　▶間質性肺炎　▶肺胞蛋白症　▶特発性間質性肺炎　▶膠原病性間質性肺炎　▶塵肺症

《保険請求》

★「28」のKL-6，「35」の肺サーファクタント蛋白-A（SP-A）および「39」の肺サーファクタント蛋白-D（SP-D）のうちいずれかを併せて実施した場合は，主たるもののみ算定する。KL-6は，EIA法，ECLIA法またはラテックス凝集比濁法により，肺サーファクタント蛋白-A（SP-A）はEIA法により，肺サーファクタント蛋白-D（SP-D）は，EIA法又はラテックス免疫比濁法による。

39 ⑭ プロコラーゲン-Ⅲ-ペプチド（P-Ⅲ-P）　（プロコラーゲン-Ⅲ-ペプチド）procollagen Ⅲ peptide　136点

【目的】　コラーゲン（膠原線維）の前駆物質プロコラーゲンは酵素により両端のペプチドが切断されてコラーゲンとなる。P-Ⅲ-PはⅢ型プロコラーゲンが切断されたペプチドの一部であるので，血清中P-Ⅲ-Pの増加はコラーゲン合成・線維化の指標となる。

【方法】　放射性免疫測定法（IRMA），化学発光免疫測定法（CLIA）

適応疾患　▶肝硬変症　▶肝細胞癌　▶急性肝炎　▶活動性慢性肝炎　▶肝線維症　▶肺線維症　▶骨髄線維症　▶原発性骨髄線維症　▶関節リウマチ　▶肝癌　▶強皮症　▶原発性胆汁性胆管炎

《保険請求》

★「36」のⅣ型コラーゲンまたは「42」のⅣ型コラーゲン・7Sは，「39」のプロコラーゲン-Ⅲ-ペプチド（P-Ⅲ-P）または「50」のMac-2結合蛋白糖鎖修飾異性体と併せて行った場合には，主たるもののみ算定する。
★「50」のMac-2結合蛋白糖鎖修飾異性体と「39」のプロコラーゲン-Ⅲ-ペプチド（P-Ⅲ-P），「36」のⅣ型コラーゲン，「42」のⅣ型コラーゲン・7Sまたは「46」のヒアルロン酸を併せて実施した場合は，主たるもののみ算定する。

39 ⑮ アンギオテンシンⅠ転換酵素（ACE）　angiotensin-1 converting enzyme（ACE）　136点

【目的】　アンギオテンシンⅠから同Ⅱをつくる働きと，ブラジキニンを不活化する働きをもつ酵素である。サルコイドーシスの胸部X線検査は診断に苦慮するが，本酵素の血清中増加は特徴的で有用である。

【方法】　可視吸光光度法〔酵素法（合成基質法）〕

適応疾患　▶サルコイドーシス　▶ACE阻害薬（降圧薬）の服用中　▶肝硬変症　▶ゴーシェ病　▶甲状腺機能亢進症　▶糖尿病　▶クローン病　▶白血病　▶多発性骨髄腫　▶珪肺症　▶のう胞性線維症

39 ⑯ ビタミンB₁₂　vitamin B₁₂（cyanocobalamin）　136点

【目的】　ビタミンB_{12}は細胞の分裂や増成に関与する重要な成分であり，これの欠乏する代表的な疾患は巨赤芽球性貧血（悪性貧血）である。胃切除によりビタミンB_{12}吸収が著しく低下する。

【方法】　化学発光免疫測定法（CLIA，CLEIA，ECLIA）

適応疾患　▶巨赤芽球性貧血　▶胃切除術後　▶萎縮性胃炎　▶吸収不良症候群　▶骨髄増殖性疾患（慢性骨髄性白血病，多血症など）▶悪性貧血　▶白血病　▶ビタミン欠乏症

40 ⑰ セレン　selenium（Se）　144点

【目的】　長期静脈栄養管理もしくは長期成分栄養剤を用いた経腸栄養管理を受けている患者，人工乳もしくは特殊治療用ミルクを使用している小児患者または重症心身障害児（者）などでは，不整脈，心筋症，心不全，甲状腺機能低下症，易感染性，筋肉痛，筋力低下，視力低下，爪の白色化などのセレン欠乏症状が出現することがある。Keshan病（克山病）と称するまれな心筋症，Kashin-Beck病と称する骨軟骨疾患もセレン欠乏との関連が指摘されている。

　セレン欠乏症が疑われる場合の診断および診断後の経過観察の際に検査し算定できる。

【方法】　原子吸光分析法

適応疾患　▶セレン欠乏症

《保険請求》

★「40」のセレンは，長期静脈栄養管理もしくは長期成分栄養剤を用いた経腸栄養管理を受けている患者，人工乳もしくは特殊治療用ミルクを使用している小児患者または重症心身障害児（者）に対して，診察および他の検査の結果からセレン欠乏症が疑われる場合の診断および診断後の経過観察を目的として実施した場合に限り算定する。

生 I

41 ⑱ 葉酸　folic acid（folate）　146点

【目的】　巨赤芽球性貧血の原因は大別すると，ビタミンB₁₂の欠乏・吸収障害によるもの（悪性貧血）と葉酸欠乏によるものとがある。ビタミンB₁₂と葉酸は生体のあらゆる増殖細胞におけるDNA合成に不可欠の成分である。食事からの摂取不足のみでなく，抗腫瘍剤である葉酸拮抗薬などある種の薬剤服用によっても血中低下が引き起こされる。

【方法】　化学発光免疫測定法（CLIA，CLEIA，ECLIA）

適応疾患　▶巨赤芽球性貧血　▶溶血性貧血　▶汎血球減少症　▶慢性白血病　▶悪性腫瘍　▶甲状腺機能亢進症　▶薬剤による吸収障害　▶吸収不良症候群　▶アルコール中毒（アルコール依存症）による摂取不良　▶葉酸欠乏症　▶葉酸欠乏性貧血　▶葉酸拮抗薬（メトトレキサートなど）服用　▶高葉酸血症

42 ⑲ Ⅳ型コラーゲン・7S　typeⅣ collagen 7S（7S）　148点

【目的】　Ⅳ型コラーゲンは，細胞の基底膜に存在する成分で，本検査はⅣ型コラーゲンのN末端ペプチドの7S領域を測定する。肝臓では線維化に伴い増加し，血清中Ⅳ型コラーゲン・7S濃度が高くなる。

【方法】　化学発光酵素免疫測定法（CLEIA）

適応疾患　▶慢性肝炎　▶アルコール性肝疾患　▶肝硬変症　▶（慢性）骨髄増殖性疾患　▶骨髄線維症　▶転移性肝癌　▶劇症肝炎　▶肺線維症　▶糖尿病性腎症　▶膠原病

　《保険請求》
- ★「36」のⅣ型コラーゲンまたは「42」のⅣ型コラーゲン・7Sは，「39」のプロコラーゲン-Ⅲ-ペプチド（P-Ⅲ-P）または「50」のMac-2結合蛋白糖鎖修飾異性体と併せて行った場合には，主たるもののみ算定する。
- ★「50」のMac-2結合蛋白糖鎖修飾異性体と「39」のプロコラーゲン-Ⅲ-ペプチド（P-Ⅲ-P），「36」のⅣ型コラーゲン，「42」のⅣ型コラーゲン・7Sまたは「46」のヒアルロン酸を併せて実施した場合は，主たるもののみ算定する。

43 ⑩ ピルビン酸キナーゼ（PK）　pyruvate kinase（PK）　150点

【目的】　PKは4種（L肝型，R赤血球型，M1筋型，M2白血球型）のアイソザイムに分かれ，生体内の化学反応できわめて重要な解糖系酵素である。この酵素の先天性欠損により，溶血性貧血を生じ，非球状性溶血性貧血で最も頻度が高い。

【方法】　紫外吸光光度法（酵素法）

適応疾患　▶溶血性貧血　▶ピルビン酸キナーゼ欠損症　▶ピルビン酸欠損症　▶急性骨髄性白血病　▶骨髄異形成症候群　▶先天性赤血球形成異常性貧血　▶ピルビン酸キナーゼ欠乏性貧血

44 ⑩ レムナント様リポ蛋白コレステロール（RLP-C）　remnant like particle-cholesterol（RLP-C）　174点

【目的】　レムナント様リポ蛋白（Remnant Lipoprotein，RLP）は腸管から吸収された脂質を運搬するカイロミクロンと肝臓で合成された超低比重リポ蛋白（VLDL）が，毛細血管内でリポ蛋白リパーゼにより水解された中間代謝物質である。動脈硬化，とくに冠動脈疾患の危険因子の1つとされる。

【方法】　可視吸光光度法（免疫吸着法-酵素法，酵素法）

適応疾患　▶高脂血症　▶脂質異常症〔▶虚血性心疾患（心筋梗塞）▶動脈硬化症　▶糖尿病　▶脂肪肝〕

　《保険請求》
- ★「44」のレムナント様リポ蛋白コレステロール（RLP-C）は，免疫吸着法-酵素法または酵素法により実施し，3月に1回を限度として算定できる。
- ●レセプト摘要欄：前回の実施日（初回の場合は初回である旨）を記載する。

45 ⑫ 腟分泌液中インスリン様成長因子結合蛋白1型（IGFBP-1）定性　insulin - like growth factor binding protein-1（IGFBP-1）　175点

【目的】　IGFBP-1は，胎盤基底脱落膜および胎児の肝臓で産生され，羊水中に出現し，その濃度は妊娠10週ぐらいから妊娠週数に伴って急速に増加する。破水によって羊水が腟内に漏出すると子宮頸管腟分泌液中のIGFBP-1が出現，増加するため，妊婦における破水診断の指標となる。

【方法】　免疫クロマト法

適応疾患　▶妊娠22週以後で破水が疑われる場合

《保険請求》
★免疫クロマト法により，破水の診断のために妊娠満22週以上満37週未満の者を対象として測定した場合に限り算定する。
★「45」の腟分泌液中インスリン様成長因子結合蛋白 1 型（IGFBP-1）定性および D015血漿蛋白免疫学的検査の「23」の癌胎児性フィブロネクチン定性（頸管腟分泌液）を併せて実施した場合は，主たるもののみ算定する。

46 ⑩ ヒアルロン酸　hyaluronic acid（HA）　　　　　　179点

【目的】　ヒアルロン酸は硝子体，関節液，皮膚，軟骨などに存在する酸性ムコ多糖体である。線維化のマーカーとされ，とくに慢性肝炎において肝の線維化が進むにつれて血清中濃度が増加する。その他，関節リウマチでも増加する。

【方法】　ラテックス凝集比濁法（機器を用いた LA，LPIA），化学発光免疫測定法（CLIA）

適応疾患　▶慢性肝炎（経過観察，肝生検の適応の確認を行う場合）▶原発性胆汁性胆管炎

《保険請求》
★「46」のヒアルロン酸は，サンドイッチ バインディング プロテイン アッセイ法，^{125}I による競合法を用いたバインディング プロテイン アッセイ法，LA 法（測定機器を用いるもの）または LBA 法による。ただし，本検査は慢性肝炎の患者に対して，慢性肝炎の経過観察および肝生検の適応の確認を行う場合に算定できる。
★「50」の Mac-2 結合蛋白糖鎖修飾異性体と「39」のプロコラーゲン-Ⅲ-ペプチド（P-Ⅲ-P），「36」のⅣ型コラーゲン，「42」のⅣ型コラーゲン・7 S または「46」のヒアルロン酸を併せて実施した場合は，主たるもののみ算定する。

47 ⑩ ALP アイソザイム（PAG 電気泳動法）　alkaline phosphatase isozyme　　　180点

【目的】　D007「14」の ALP アイソザイムの検査精度を高めた方法による測定である。健常人では ALP$_2$（肝型），ALP$_3$（骨型）が出現するが，骨型アルカリホスファターゼ（BAP）は，別に測定項目があるので，本項目が実施されることは少ない。

【方法】　電気泳動法（ポリアクリルアミドゲルディスク）

適応疾患　▶閉塞性黄疸 ▶肝疾患 ▶胆道疾患 ▶骨生成の亢進する疾患（大腿骨頭若年性骨軟骨症，骨増殖症など）▶悪性腫瘍 ▶肝硬変症 ▶潰瘍性大腸炎 ▶慢性腎不全（続発性副甲状腺機能亢進症，腎性骨異栄養症）▶副甲状腺機能亢進症 ▶骨粗鬆症 ▶転移性骨腫瘍 ▶骨肉腫 ▶腎不全

《保険請求》
★「47」の ALP アイソザイム（PAG 電気泳動法），「24」の ALP アイソザイム及び骨型アルカリホスファターゼ（BAP）および D008内分泌学的検査の「26」の骨型アルカリホスファターゼ（BAP）を併せて実施した場合は，主たるもののみ算定する。
★D008「26」の骨型アルカリホスファターゼ（BAP），「30」のインタクトⅠ型プロコラーゲン-N-プロペプチド（Intact PINP），「28」のⅠ型プロコラーゲン-N-プロペプチド（PINP）および D007血液化学検査の「47」ALP アイソザイム（PAG 電気泳動法）のうち 2 項目以上を併せて実施した場合は，主たるもののみ算定する。

47 ⑩ アセトアミノフェン　acetaminophen　　　　　　180点

【目的】　解熱鎮痛消炎剤アセトアミノフェンは日本薬局方で別名パラセタモール（paracetamol）といい，生体での有効域と中毒域とが接近している。すなわち他の血中薬物濃度測定と同様，薬物の有効濃度と中毒濃度とが近似にあるため，投与中は血中濃度の測定すなわちモニタリングを行う必要がある。

【方法】　可視吸光光度法（酵素法，ドライケミストリー法），酵素免疫測定法（EIA，ELISA）

適応疾患　▶同薬剤投与例 ▶肝不全 ▶腎不全

《保険請求》
★「47」のアセトアミノフェンは，同一の患者につき 1 月以内に 2 回以上行った場合は，第 1 回目の測定を行ったときに 1 回に限り算定する。

48 ⑩ 心室筋ミオシン軽鎖Ⅰ　（心筋ミオシン軽鎖Ⅰ）myosin light chain-1　　　184点

【目的】　ミオシン軽鎖Ⅰは筋収縮に関連する蛋白で，筋の破壊が起こると容易に細胞外に逸脱し，血清中濃度が高値を示す。心筋梗塞では発症後 3 〜 4 時間で上昇し始め，12〜24時間でピーク値を示し，7 〜15日間高値が持続し，梗塞の大きさの評価にも優れている。

【方法】　酵素免疫測定法（EIA，ELISA）

適応疾患 ▶急性心筋梗塞 ▶心筋炎 ▶心筋梗塞

《保険請求》
★「48」の心室筋ミオシン軽鎖Ⅰは，同一の患者に同一日に当該検査を2回以上行った場合は，1回のみ算定する。

49 ⑩ トリプシン trypsin 189点

【目的】 トリプシンは代表的な蛋白分解酵素である。血清中のトリプシンは膵から逸脱したものであり，膵炎など膵の炎症性疾患の診断に有用である。
【方法】 酵素免疫測定法（EIA，ELISA）

適応疾患 ▶急性膵炎 ▶慢性再発性膵炎 ▶膵癌（早期）▶胆道閉塞症（胆管炎，胆管閉塞症など）▶膵の広範な切除 ▶膵線維症 ▶糖尿病 ▶慢性間質性膵炎 〔▶慢性膵炎〕

50 ⑱ Mac-2結合蛋白糖鎖修飾異性体 Mac-2 binding protein glycosylation isomer 194点

【目的】 Mac-2結合蛋白糖鎖修飾異性体（レクチン反応性Mac-2結合蛋白）は，肝臓の線維化進展により顕著に発現することが報告されている。血清中に存在する，Mac-2結合蛋白糖鎖修飾異性体表面上の糖鎖構造変化を捉えることで，肝炎ウイルス持続感染による肝細胞癌の発症に深く関わっている肝線維化の程度を判定する。
【方法】 化学発光酵素免疫測定法（CLEIA）

適応疾患 ▶慢性肝炎 ▶肝硬変

《保険請求》
★「50」のMac-2結合蛋白糖鎖修飾異性体は，2ステップサンドイッチ法を用いた化学発光酵素免疫測定法により，慢性肝炎または肝硬変の患者（疑われる患者を含む）に対して，肝臓の線維化進展の診断補助を目的に実施した場合に算定する。
★本検査と「39」のプロコラーゲン-Ⅲ-ペプチド（P-Ⅲ-P），「36」のⅣ型コラーゲン，「42」のⅣ型コラーゲン・7Sまたは「46」のヒアルロン酸を併せて実施した場合は，主たるもののみ算定する。

50 ⑲ マロンジアルデヒド修飾LDL（MDA-LDL） malondialdehyde-modified low density lipoprotein 194点

【目的】 酸化LDLは酸化的変性を受けたLDLの総称で，動脈硬化の形成・進展に関与しており，マロンジアルデヒド修飾LDL（MDA-LDL）は代表的な酸化LDLとして知られている。糖尿病を合併した虚血性心疾患患者において，MDA-LDLは有意に上昇しており，血清中のMDA-LDL値は，虚血性心疾患既往歴のある糖尿病患者において，虚血性心疾患再発に関する予後予測のマーカーとして，また，糖尿病合併患者における経皮的冠動脈形成術後の再狭窄予測マーカーとして有用である。
【方法】 酵素免疫測定法（EIA，ELISA）

適応疾患 ▶糖尿病を有する冠動脈疾患（陳旧性心筋梗塞，急性心筋梗塞，急性冠症候群，不安定狭心症など）▶（糖尿病患者者の）経皮的冠動脈形成術前後（PTCA術後）

《保険請求》
★「50」のマロンジアルデヒド修飾LDL（MDA-LDL）は，冠動脈疾患既往歴のある糖尿病患者で，冠動脈疾患発症に関する予後予測の補助の目的で測定する場合に3月に1回に限り算定できる。糖尿病患者の経皮的冠動脈形成術治療時に，治療後の再狭窄に関する予後予測の目的で測定する場合，上記と別に術前1回に限り算定できる。
●レセプト摘要欄：前回の実施日（初回の場合は初回である旨）を記載する。

50 ⑩ オートタキシン autotaxin（ATX） 194点

【目的】 オートタキシン（ATX）はリゾホスホリパーゼD活性をもつ糖蛋白質で，肝類洞内皮細胞で代謝される。肝線維化に伴う肝類洞内皮細胞の代謝不良により血清中の濃度が上昇することから，慢性肝炎や肝硬変などにおける肝臓の線維化進展の診断補助に用いられる。
【方法】 蛍光酵素免疫測定法（FEIA），化学発光酵素免疫測定法（CLEIA），可視吸光光度法（酵素法）

適応疾患 ▶慢性肝炎 ▶肝硬変

《保険請求》
★本検査は，サンドイッチ法を用いた蛍光酵素免疫測定法，化学発光酵素免疫測定法または酵素法により，慢性肝炎または肝硬変の患者（疑われる患者を含む）に対して，肝臓の線維化進展の診断補助を目的に実施した場合に算定

する。
★本検査と「39」のプロコラーゲン-Ⅲ-ペプチド（P-Ⅲ-P），「36」のⅣ型コラーゲン，「42」のⅣ型コラーゲン・7S，「46」のヒアルロン酸または「50」のMac-2結合蛋白糖鎖修飾異性体を併せて実施した場合は，主たるもののみ算定する。

---

50 ⑪ サイトケラチン18フラグメント（CK-18F）[新]　　　194点

【目的】　非アルコール性脂肪性肝炎（NASH）診断の補助のための検査である。血清中のヒトサイトケラチン18フラグメント（CK-18F）濃度を測定する。
【方法】　酵素免疫測定法（定量）
適応疾患　▶非アルコール性脂肪性肝炎（NASH）

《保険請求》
★サイトケラチン18フラグメント（CK-18F）は，1ステップのサンドイッチ法を用いた酵素免疫測定法により，非アルコール性脂肪性疾患の患者（疑われる患者を含む）に対して，非アルコール性脂肪性肝炎の診断補助を目的として，実施した場合に算定する。
★本検査と「39」のプロコラーゲン-Ⅲ-ペプチド（P-Ⅲ-P），「36」のⅣ型コラーゲン，「42」のⅣ型コラーゲン・7S，「46」のヒアルロン酸，「50」のMac-2結合蛋白糖鎖修飾異性体または「50」のオートタキシンを併せて実施した場合は，主たるもののみ算定する。

---

50 ⑫ ELFスコア [新]　　　194点

【目的】　ELFスコアは，ヒアルロン酸，プロコラーゲンⅢアミノ末端ペプチド（P-Ⅲ-P），マトリックスメタロプロテアーゼ組織インヒビター1（TIMP-1）という線維症に関連した3つのマーカーを，血液検査の各測定値から算出するものである。他の検査所見や臨床所見と合わせて，慢性肝疾患患者の肝硬変や肝関連イベントへの進展リスクを評価することができる。肝臓の繊維化進展の診断補助又は経過観察を目的とする。
【方法】　化学発光免疫測定法（CLEIA，CLIA）
適応疾患　▶脂肪性肝疾患　▶慢性肝疾患　▶肝硬変

《保険請求》
★「50」のELFスコアは，化学発光免疫測定法により，慢性肝疾患患者（疑われる患者を含む）に対して，肝臓の繊維化進展の診断補助または経過観察を目的として，組織メタロプロテアーゼ阻害物質1（TIMP-1），プロコラーゲン-Ⅲ-ペプチド（P-Ⅲ-P）およびヒアルロン酸を測定し，ELFスコアを算出した場合に，半年に1回に限り算定する。
★本区分「39」のプロコラーゲン-Ⅲ-ペプチド（P-Ⅲ-P）および本区分「46」のヒアルロン酸の費用は，所定点数に含まれ別に算定できない。
★本検査と，本区分「36」のⅣ型コラーゲン，本区分「42」のⅣ型コラーゲン・7S，本区分「50」のMac-2結合蛋白糖鎖修飾異性体，本区分「50」のオートタキシンまたは本区分「50」のサイトケラチン18フラグメント（CK-18F）を併せて実施した場合は，主たるもののみ算定する。

---

51 ⑬ ホスフォリパーゼA₂（PLA₂）　pancreatic secretory phospholipase -A₂　　　204点

【目的】　膵PLA₂は消化酵素の1つであり，膵疾患の診断・経過観察に有用とされる。
【方法】　放射性免疫測定法（RIA）
適応疾患　▶慢性膵炎　▶膵切除術後　▶膵腫瘍　▶急性膵炎　▶膵癌　▶腎不全

---

52 ⑭ 赤血球コプロポルフィリン　（赤血球CP）RBC coproporphyrin　　　210点

【目的】　ポルフィリン体はヘムの前駆物質であり，コプロ（糞便という意味）ポルフィリンは大便中に多量に排泄される。ポルフィリン体はこのコプロポルフィリン（CP）をはじめ5種類以上あり，尿，血液，赤血球，糞便が試料となり，定性検査から定量検査と多岐にわたる。赤血球CPに関しては定性検査（D015）があるが，検査精度に乏しいので，最近は定量検査が一般に用いられる。
【方法】　高性能液体クロマトグラフィー（HPLC）
適応疾患　▶先天性ポルフィリン症　▶遺伝性コプロポルフィリン症　▶鉛中毒　▶肝疾患　▶白血病

---

53 ⑮ リポ蛋白リパーゼ（LPL）　lipoprotein lipase（LPL）　　　219点

【目的】　LPLは通常，血中に微量しか存在せず，ほとんど検出できないため，分泌を促す目的で，ヘ

パリン30単位 kg（体重）静注後10分の測定値をみる。家族性リポ蛋白リパーゼ（LPL）欠損症と高トリグリセライド血症の鑑別に必要な検査である。

【方法】 酵素免疫測定法（EIA，ELISA）

（適応疾患）　▶家族性 LPL 欠損症（酵素欠損症）▶高トリグリセライド血症　▶高カイロミクロン血症

《保険請求》
- ★「53」のリポ蛋白リパーゼ（LPL）は，高トリグリセライド血症および LPL 欠損症が疑われる場合の鑑別のために測定した場合に限り算定できる。
- ★ヘパリン負荷が行われた場合は，投与したヘパリンは D500の薬剤として算定できるが，注射料は算定できない。

---

54 ⑯ 肝細胞増殖因子（HGF）hepatocyte growth factor（HGF）　227点

【目的】 HGF は肝細胞増殖の促進因子と考えられており，肝移植後の肝機能状態の把握として注目度が高い。また，血清中の HGF 値は劇症肝炎では有意に増加し，また亜急性型や晩発性肝不全では，脳症発現前から有意に上昇し，肝炎劇症化の指標として有用である。

【方法】 酵素免疫測定法（EIA，ELISA）

（適応疾患）　▶肝炎（とくに劇症肝炎）▶肝切除術後　▶肝不全　▶肝移植後　▶肝硬変症　▶急性肝炎　▶亜急性肝炎　▶肝癌　▶アルコール性肝炎

《保険請求》
- ★「54」の肝細胞増殖因子（HGF）は，ELISA 法により，肝炎にて劇症化が疑われる場合または劇症肝炎の経過観察に用いた場合に限り算定する。

---

55 ⑰ ビタミンB₂ vitamin B₂（riboflavin）　235点

【目的】 ビタミンB₂の欠乏症は口角炎や口内炎を起こすが，通常の食事摂取者にはまずみられない。ただ極端な偏食者，アルコール依存症にまれにみられる。

【方法】 高性能液体クロマトグラフィー（HPLC），蛍光光度分析法

（適応疾患）　▶ビタミンB₂欠乏症（舌炎，口内炎，口角炎）▶ビタミン欠乏症　▶肝障害　▶糖尿病

---

56 ⑱ ビタミンB₁ vitamin B₁（thiamine）　239点

【目的】 ビタミンB₁の欠乏症として脚気は有名であるが，通常の食事摂取者にはまずみられない。ただ最近，術後"高カロリー輸液"を行われた例のB₁欠乏によるウェルニッケ脳症の発症が報告されている。また，アルコール多飲はB₁の吸収率を低下させる。

【方法】 高性能液体クロマトグラフィー（HPLC），蛍光光度分析法

（適応疾患）　▶ビタミンB₁欠乏症　▶ビタミン欠乏症　▶脚気

---

57 ⑲ ロイシンリッチα₂グリコプロテイン leucine-richalpha-2-glycoprotein（LRG）　268点

【目的】 LRG は免疫炎症性疾患の活動性マーカーとして同定された血清糖蛋白の一種で，CRP や SAA などの急性期蛋白質とは異なり，肝臓以外の炎症部位で産生され，IL-6以外の炎症性サイトカインでも誘導される。また，T 細胞の分化や線維化，血管新生の促進などの機能を有する。血清中の LRG は腸上皮の炎症の程度と関連しており，潰瘍性大腸炎，クローン病の活動性の指標となる。

【方法】 ラテックス凝集比濁法（機器を用いた LA）

（適応疾患）　▶潰瘍性大腸炎　▶クローン病

《保険請求》
- ★ロイシンリッチα₂グリコプロテインは，潰瘍性大腸炎またはクローン病の病態把握を目的として測定した場合に３月に１回を限度として算定できる。ただし，医学的な必要性から，本検査を1月に1回行う場合には，その詳細な理由および検査結果を診療録および診療報酬明細書の摘要欄に記載する。
- ★D003糞便検査の「9」カルプロテクチン（糞便）または D313大腸内視鏡検査を同一月中に併せて行った場合は，主たるもののみ算定する。
- ●レセプト摘要欄：前回の実施年月日（初回の場合は初回である旨）を記載する。医学的な必要性から，本検査を1月に1回行う場合には，その詳細な理由及び検査結果を記載する。

58 ⑫ 赤血球プロトポルフィリン　RBC protoporphyrin　　272点

【目的】　プロトポルフィリン（PP）はヘム合成の一段階前の前駆物質である。鉛中毒では赤血球中の PP が増加し，尿中 δ-アミノレブリン酸（δ-ALA）と並行して測定される。

【方法】　高性能液体クロマトグラフィー（HPLC），蛍光光度分析法

適応疾患　▶鉛中毒（ポルフィリン尿症）▶先天性ポルフィリン症　▶鉄芽球性貧血　▶鉄欠乏性貧血　▶溶血性貧血　▶肝疾患　▶白血病　▶肝性ポルフィリン症（ALA-D ポルフィリン症）▶プロトポルフィリン症

59 ⑫ プロカルシトニン（PCT）定量　　276点

【目的】　プロカルシトニンは正常な代謝状態では甲状腺の C 細胞でカルシトニンの前駆体として生成されるが，細胞内で分解され血中には放出されない。健常人における血漿中濃度は検出限界以下であるが，細菌感染症および敗血症患者で血中プロカルシトニン濃度が上昇する。ウイルス感染や真菌感染症では上昇しない。

【方法】　化学発光免疫測定法（CLIA，CLEIA，ECLIA），蛍光発光免疫測定法（TR-FIA），酵素免疫測定法（EIA，ELISA），液相結合法（LBA 法）

適応疾患　▶敗血症　〔▶細菌感染症〕

- - - 《保険請求》 - - -
★「59」のプロカルシトニン（PCT）定量または半定量は，敗血症（細菌性）を疑う患者を対象として測定した場合に算定できる。ただし，D012感染症免疫学的検査の「52」のエンドトキシンを併せて実施した場合は，主たるもののみ算定する。
★「61」のプレセプシン定量と「59」のプロカルシトニン（PCT）定量，同半定量または D012感染症免疫学的検査の「52」エンドトキシンを併せて実施した場合は，主たるもののみ算定する。

59 ⑫ プロカルシトニン（PCT）半定量　procalcitonin（PCT）　　276点

【目的】　プロカルシトニンは正常な代謝状態では甲状腺の C 細胞でカルシトニンの前駆体として生成されるが，細胞内で分解され血中には放出されない。健常人における血漿中濃度は検出限界以下であるが，細菌感染症および敗血症患者で血中プロカルシトニン濃度が上昇する。ウイルス感染や真菌感染症では上昇しない。

【方法】　免疫クロマト法

適応疾患　▶敗血症　〔▶細菌感染症〕

- - - 《保険請求》 - - -
★「59」のプロカルシトニン（PCT）定量または半定量は，敗血症（細菌性）を疑う患者を対象として測定した場合に算定できる。ただし，D012感染症免疫学的検査の「52」のエンドトキシンを併せて実施した場合は，主たるもののみ算定する。
★「61」のプレセプシン定量と「59」のプロカルシトニン（PCT）定量，同半定量または D012感染症免疫学的検査の「52」エンドトキシンを併せて実施した場合は，主たるもののみ算定する。

60 ⑫ ビタミンC　vitamin C（ascorbic acid）　　296点

【目的】　通常の食事を摂取している状態でビタミンC欠乏症（壊血病）はまずありえない。飢餓状態，アルコール中毒の例にまれにみられる。

【方法】　高性能液体クロマトグラフィー（HPLC）

適応疾患　▶ビタミンC欠乏症（壊血病）▶ビタミン欠乏症　▶血液透析例　▶急性アルコール中毒　▶アルコール依存症

61 ⑫ プレセプシン定量　presepsin　　301点

【目的】　プレセプシンは，感染に伴って生菌が顆粒球等により貪食される際に細胞内に取り込まれた CD14 がプロテアーゼにより酵素消化され，血中に分泌されると考えられている。敗血症患者の血中で上昇し，外傷や手術といった侵襲の影響を受けない。その値は臨床経過と相関するが，慢性腎不全患者では高値を示す傾向がある。

【方法】　化学発光酵素免疫測定法（CLEIA）

適応疾患　▶敗血症　〔▶細菌感染症〕

《保険請求》
- ★「61」のプレセプシン定量は，敗血症（細菌性）を疑う患者を対象として測定した場合に算定できる。
- ★「61」のプレセプシン定量と「59」のプロカルシトニン（PCT）定量，同半定量または D012感染症免疫学的検査の「52」エンドトキシンを併せて実施した場合は，主たるもののみ算定する。

62 ⑫ インフリキシマブ定性　Infliximab　310点

【目的】　関節リウマチ患者において，抗ヒト TNF-α モノクローナル抗体であるインフリキシマブ（遺伝子組換え：レミケード）の血中濃度（トラフ濃度）と薬剤の有効性とが相関することが臨床研究によって示されており，本検査により血清中濃度を測定することで，インフリキシマブの増量・切り替え等の判断の補助を行う。
【方法】　免疫クロマト法
（適応疾患）　▶関節リウマチ

《保険請求》
- ★本検査は，関節リウマチの患者に対して，インフリキシマブ投与量の増量等の判断のために，イムノクロマト法により測定した場合に，患者1人につき3回を限度として算定できる。

63 ⑫ 1,25-ジヒドロキシビタミンD₃　1α-25dihydroxy vitamin D₃　388点

【目的】　1α-25（OH)₂ビタミンD₃は血中カルシウムレベルを調節するビタミンDであり，腎で活性化される。ビタミンD欠乏症，慢性腎不全，副甲状腺機能亢進・低下など血中カルシウム，無機リンの代謝動態の評価・治療（活性型ビタミンD₃剤の投与量の調節）や，ビタミンD依存症I型，低リン血症性ビタミンD抵抗性くる病を診断・治療（活性型ビタミンD₃剤の投与量の調節）するうえで重要な検査である。
【方法】　放射性免疫測定法（RIA），酵素免疫測定法（EIA，ELISA），RI使用検査（RRA）
（適応疾患）　▶慢性腎不全　▶特発性副甲状腺機能低下症　▶偽性副甲状腺機能低下症　▶ビタミンD依存症I型　▶原発性低リン血症くる病（＝低リン血症性ビタミンD抵抗性くる病）▶活性型ビタミンD₃剤による治療中患者

《保険請求》
- ★「63」の1,25-ジヒドロキシビタミンD₃は，ラジオレセプターアッセイ法，RIA法またはELISA法により，慢性腎不全，特発性副甲状腺機能低下症，偽性副甲状腺機能低下症，ビタミンD依存症I型もしくは低リン血症性ビタミンD抵抗性くる病の診断時またはそれらの疾患に対する活性型ビタミンD₃剤による治療中に測定した場合に限り算定できる。
- ★活性型ビタミンD₃剤による治療開始後1月以内においては2回を限度とし，その後は3月に1回を限度として算定する。
- ●レセプト摘要欄：前回の実施日（初回の場合は初回である旨）を記載する。

64 ⑫ 血管内皮増殖因子（VEGF）　vascular endothelial growth factor　460点

【目的】　指定難病の一つであるクロウ・深瀬症候群（POEMS症候群）の診断補助および診断後のモニタリングのための検査である。血清中の血管内皮増殖因子（VEGF）を測定する。
【方法】　酵素免疫測定法（EIA，ELISA）
（適応疾患）　▶クロウ・深瀬（POEMS）症候群（指定難病）

《保険請求》
- ★クロウ・深瀬症候群（POEMS症候群）の診断または診断後の経過観察の目的として，ELISA法により測定した場合に，月1回を限度として算定できる。

64 ⑫ コクリントモプロテイン（CTP）新　460点

【目的】　外リンパ瘻の診断補助を目的とした検査である。中耳洗浄液中の Cochlin-tomoprotein（CTP）を測定する。外リンパ瘻とは，外リンパが内耳から漏出することによって難聴やめまいなどの症状が出現する疾患である。CTP は，外リンパ中に存在するコクリンのアイソフォームであり，外リンパに特異的な蛋白質である。
【方法】　酵素免疫測定法（EIA，ELISA）

適応疾患　▶外リンパ瘻

《保険請求》

★コクリントモプロテイン（CTP）は，ELISA法により，外リンパ瘻を疑う患者に対して，診断のために中耳洗浄液中のコクリントモプロテイン（CTP）を測定した場合に算定する。なお，本検査を実施する場合は関連学会が定める適正使用指針を遵守する。

★本検査を実施した場合，D026検体検査判断料については，「1」尿・糞便等検査判断料を算定する。

生Ⅰ

---

65 ⑫ FGF23 fibroblast growth factor 23　　　　　　　　　　　　　　　　　　788点

【目的】　低リン血症を伴う多くの疾患にFGF23（線維芽細胞増殖因子23）が関与しており，低リン血症性くる病・骨軟化症はFGF23の過剰により生ずる低リン血症とビタミンDの活性化障害が発症原因と考えられている。また，Gタンパク（Gs α）遺伝子（GNAS1）変異により内分泌腺自律性機能亢進と線維性骨異形成症を伴う先天性のMcCune-Albright症候群ではFGF23仲介性リン酸喪失が，後天性の疾患である腫瘍随伴症候群の腫瘍性骨軟化症ではFGF23の過剰産生が原因と考えられている。本検査は，FGF23関連低リン血症性くる病・骨軟化症の診断または治療効果判定に用いられる。

【方法】　化学発光酵素免疫測定法（CLEIA）

適応疾患　▶低リン血症性くる病・骨軟化症

《保険請求》

★「65」のFGF23は，CLEIA法により，FGF23関連低リン血症性くる病・骨軟化症の診断時または治療効果判定時に測定した場合に限り算定できる。ただし，診断時においては1回を限度とし，その後は腫瘍性骨軟化症の場合には腫瘍摘出後に1回，薬剤性の場合には被疑薬中止後に1回を限度として算定する。

第4章

生化学的検査（Ⅱ）

D008　内分泌学的検査

《保険請求》

■患者から1回に採取した血液を用いて本区分の12から51までに掲げる検査を3項目以上行った場合は，所定点数にかかわらず，検査の項目数に応じて次に掲げる点数により算定する。
　イ　3項目以上5項目以下　　　　　410点
　ロ　6項目又は7項目　　　　　　　623点
　ハ　8項目以上　　　　　　　　　　900点
★各種ホルモンの日内変動検査は，内分泌学的検査の該当する項目の測定回数により算定するが，その回数については妥当適切な範囲であること。

1　① ヒト絨毛性ゴナドトロピン（HCG）定性　human chorionic gonadotropin (HCG), qualitative　　55点

【目的】　胎盤・絨毛組織から分泌されるホルモンHCGを尿から検出する検査。妊娠や絨毛性疾患が考えられるときに検査する。感度は使用するキットによりさまざまで，妊娠2週目〜5週目から陽性となる。陽性ならば妊娠の可能性があるが，異常妊娠や絨毛性疾患，異所性HCG産生腫瘍（未熟奇形腫，胚細胞腫など）でも陽性となる。

【方法】　血球・粒子凝集法（金コロイド凝集法），免疫クロマト法，FEIA法

適応疾患　▶絨毛性疾患（胞状奇胎，侵入奇胎，絨毛癌）▶異所性HCG産生腫瘍（卵巣，睾丸，肺などゴナドトロピン産生腺腫）▶子宮外妊娠 ▶切迫流産 ▶稽留流産 ▶進行流産 〔▶妊娠〕

《保険請求》

★「1」のヒト絨毛性ゴナドトロピン（HCG）定性は，免疫学的妊娠試験に該当するものである。
★「17」のヒト絨毛性ゴナドトロピン-βサブユニット（HCG-β），「1」のヒト絨毛性ゴナドトロピン（HCG）定性，「18」のヒト絨毛性ゴナドトロピン（HCG）定量または同半定量を併せて実施した場合は，主たるもの1つに限り算定する。

2　② 11-ハイドロキシコルチコステロイド（11-OHCS）　11-hydroxycorticosteroid (11-OHCS)　　60点

【目的】　副腎皮質で産生されるC11位に水酸基を有するステロイドホルモンの総称。副腎皮質機能の評価に用いられる。その一種であるコルチゾールは，間脳視床下部からの刺激で下垂体前葉より分泌されるACTHによって分泌刺激を受けている。分泌されたコルチゾールは，逆に間脳や下垂体にnegative feedbackという分泌抑制をかけることで，バランスが保たれている。この視床下部−下垂体前葉−副腎皮質系の異常が疑われる際に11-OHCSが測定される。なお，コルチゾールは朝高く，夜に低値という日内変動を示し，ストレスや食事，薬剤の影響を受ける。

【方法】　蛍光光度分析法（De Moore変法），ガスクロマトグラフィー・マススペクトロメトリー（GC-MS）

適応疾患　▶副腎皮質機能亢進症（クッシング症候群，クッシング病）▶原発性副腎皮質機能低下症（アジソン病，副腎皮質酵素欠損症，ACTH不応症）▶続発性副腎皮質機能低下症（下垂体腫瘍，シーハン症候群，特発性下垂体機能低下症，ACTH単独欠損症）▶急性副腎不全（副腎クリーゼ）▶下垂体機能低下症 ▶異所性ACTH産生腫瘍 ▶汎下垂体機能低下症 ▶副腎腫瘍

3　③ ホモバニリン酸（HVA）　homovanilic acid (HVA)　　69点

【目的】　HVAは，神経伝達物質であるドーパミンとその前駆物質のドーパの最終代謝産物である。したがってドーパミン作動神経や副腎髄質，交感神経節で産生される内因性ドーパミンの量を反映して増減する。一方でドーパは，カテコールアミン（アドレナリン，ノルアドレナリン等）やメラニンの前駆物質でもある。このため，これらの過剰をもたらす病態で増加し，とりわけ褐色細胞腫，神経芽腫，悪性黒色腫などで診断的価値を有する。

【方法】 高性能液体クロマトグラフィー（HPLC）

適応疾患 ▶褐色細胞腫 ▶神経芽腫 ▶悪性黒色腫 ▶パーキンソン症候群 ▶本態性高血圧症

4 ④ バニールマンデル酸（VMA） vanillylmandelic acid（VMA） 90点

【目的】 VMA はカテコールアミンのアドレナリン，ノルアドレナリンの最終産物である。カテコールアミン産生腫瘍である褐色細胞腫，神経芽腫などのスクリーニング検査として用いられる。また起立性低血圧を呈するシャイ・ドレーガー症候群の鑑別に測定される場合がある。血漿のほか，髄液や尿でも測定される。カテコールアミンには日内変動のほか，ストレスなどで瞬時に血中濃度が大きく変動するため，その代謝産物である VMA の尿中排泄量が，より平均化された指標として病態把握に役立つ。

【方法】 高性能液体クロマトグラフィー（HPLC）

適応疾患 ▶褐色細胞腫 ▶神経芽腫 ▶シャイ・ドレーガー症候群 ▶家族性自律神経異常症 〔▶パーキンソン症候群 ▶アルツハイマー病〕

5 ⑤ 5-ハイドロキシインドール酢酸（5-HIAA） 5-hydroxyindole acetic acid（5-HIAA） 95点

【目的】 5-HIAA は神経伝達物質であるセロトニンの代謝産物である。セロトニンは中枢神経において，情動や知覚，自律神経機能に関与し，末梢においては血管平滑筋の収縮など多彩な生理活性を有している。偏頭痛や，消化管などの腫瘍細胞がセロトニンを産生するカルチノイド症候群で5-HIAA の増加が認められる。血中や尿中の5-HIAA は末梢臓器由来のセロトニン分泌量推定に，中枢神経疾患の場合は髄液中の5-HIAA が測定される。

【方法】 高性能液体クロマトグラフィー（HPLC）

適応疾患 ▶カルチノイド症候群 ▶ダンピング症候群 ▶てんかん ▶点頭てんかん ▶パーキンソン病 ▶パーキンソン症候群 ▶片頭痛 ▶うつ病 ▶フェニルケトン尿症

6 ⑥ プロラクチン（PRL） prolactin（PRL） 98点

【目的】 PRL は下垂体前葉から分泌されるペプチドホルモンで，乳腺に作用して乳汁を分泌させる。と同時に性腺機能抑制作用をもち，女性で無月経，男性ではインポテンツをもたらすことが知られている。その分泌は，視床下部由来のプロラクチン分泌促進因子（PRF）と，ドーパミンを主とする分泌抑制因子（PIF）によって調節されており，通常は抑制因子のほうが優位になっている。乳汁漏出無月経症候群（GAS）で知られる PRL の分泌過剰や，性腺機能低下症で鑑別診断に測定される。

【方法】 酵素免疫測定法（EIA，ELISA），化学発光免疫測定法（CLIA，CLEIA，ECLIA），蛍光発光免疫測定法（EV-FIA）

適応疾患 ▶乳汁漏出無月経症候群 ▶プロラクチン産生腫瘍（プロラクチノーマ） ▶下垂体機能低下症 ▶シーハン症候群 ▶視床下部腫瘍 ▶下垂体腫瘍 ▶下垂体腺腫 ▶高プロラクチン血症 ▶プロラクチン単独欠損（PRL 単独欠損症） ▶異所性 PRL 産生腫瘍 ▶薬剤性高プロラクチン血症 ▶アルゴンツデルカスティーユ症候群 ▶キアリ・フロンメル症候群

6 ⑦ 甲状腺刺激ホルモン（TSH） thyroid stimulating hormone（TSH） 98点 外迅

【目的】 下垂体前葉より分泌される甲状腺刺激ホルモン TSH は，間脳の TRH により分泌刺激を受けると同時に，甲状腺ホルモンによって negative feed back の分泌調節を受けている。本検査は，甲状腺ホルモンの過剰や不足といった病態で，下垂体に責任病変があるかをみる目的で行われる。またバセドウ病の治療が落ち着いてきた際，再発を察知する指標としても有用である。すなわち甲状腺ホルモンの過剰状態が加療で抑制されても，TSH が低値をとる場合は病勢が完全に落ち着いたとは判断できない場合が多い。逆に甲状腺機能低下症の治療で，甲状腺ホルモン剤投与量の過不足を判定するのにも TSH は有用である。

【方法】 酵素免疫測定法（EIA，ELISA），化学発光免疫測定法（CLIA，CLEIA，ECLIA）

適応疾患 ▶甲状腺機能亢進症（原発性および持続性） ▶甲状腺機能低下症（原発性および持続性） ▶バセドウ病 ▶プランマー病 ▶甲状腺中毒症 ▶TBG 増多症 ▶T₃-中毒症 ▶慢性甲状腺炎 ▶橋本病 ▶亜急性甲状腺炎 ▶クレチン病 ▶中毒性多結節性甲状腺腫 ▶無痛性甲状腺炎 ▶下垂体性甲状腺機能低下症 ▶視床下部性甲状腺機能低下症 ▶甲状腺腫 ▶甲状腺腫瘍 ▶甲状腺癌 ▶甲状腺手術後 ▶シーハン症候群 ▶異所性 TSH 産生腫瘍 ▶下垂体 TSH 産生腫瘍（TSH 産生下垂体腺腫） ▶原発性甲状腺機能低下症 ▶下垂体性 TSH 分泌亢進症 ▶下垂体性 TSH 分泌低下症 ▶下垂体腫瘍

7 ⑧ トリヨードサイロニン（T₃）　triiodothyronine（T₃）　99点

【目的】 甲状腺ホルモンには，分子内にヨードを3原子もつ T_3 と，4原子もつサイロキシン（T_4）の2種類が知られている。いずれも基礎代謝を高める作用を持ち，T_3 は T_4 よりもホルモン作用が強い。T_3，T_4 はほとんどが甲状腺ホルモン結合蛋白（TBG）と結合しており，ごく一部が遊離型として存在するが，生理活性をもつのは遊離型のみである。本検査は TBG 結合型と遊離型を区別せず定量したもので，ホルモン分泌量だけでなく結合蛋白量の影響を受ける。このため，甲状腺機能検査としての利用価値は，遊離トリヨードサイロニン（FT_3）のほうが高く，とって代わられている。

【方法】 酵素免疫測定法（EIA，ELISA），化学発光免疫測定法（CLIA，CLEIA，ECLIA）

適応疾患 ▶甲状腺機能亢進症 ▶甲状腺機能低下症 ▶バセドウ病 ▶プランマー病 ▶甲状腺中毒症 ▶TBG増多症 ▶TBG異常症 ▶T_3-中毒症 ▶慢性甲状腺炎 ▶橋本病 ▶亜急性甲状腺炎 ▶クレチン病 ▶中毒性多結節性甲状腺腫 ▶無痛性甲状腺炎 ▶下垂体性甲状腺機能低下症 ▶視床下部性甲状腺機能低下症 ▶甲状腺腫 ▶甲状腺腫瘍 ▶甲状腺癌 ▶（特発性）粘液水腫 ▶シーハン症候群 ▶甲状腺手術後

8 ⑨ レニン活性　plasma renin activity（PRA）　100点

【目的】 レニンは，腎臓の傍糸球体装置で産生され，血圧・電解質調節に関与する酵素である。レニンは，血中でレニン基質に作用してアンギオテンシンⅠを生成し，これにアンギオテンシンⅠ転換酵素（ACE）が作用してアンギオテンシンⅡが産生される。アンギオテンシンⅡには強い昇圧作用と，ナトリウム保持作用をもつ副腎皮質ホルモンであるアルドステロンの分泌促進作用がある。この一連の機構を「レニン-アンギオテンシン-アルドステロン系」と呼称するが，その律速酵素がレニンである。レニン-アンギオテンシン-アルドステロン系の関与した血圧異常が推定される病態で測定されるが，レニン濃度定量も同じ臨床的意義を有している。

【方法】 酵素免疫測定法（EIA，ELISA）

適応疾患 ▶二次性高血圧症 ▶傍糸球体細胞腫 ▶腎腫瘍 ▶腎血管性高血圧症 ▶悪性高血圧症 ▶褐色細胞腫 ▶レニン産生腫瘍 ▶腎不全 ▶バーター症候群 ▶偽性バーター症候群 ▶原発性副腎皮質機能低下症（アジソン病） ▶コルチコイド産生腫瘍 ▶クッシング症候群 ▶シャイ・ドレーガー症候群 ▶原発性アルドステロン症 ▶低レニン性低アルドステロン症 ▶21-ヒドロキシラーゼ欠損症 ▶11β-ヒドロキシラーゼ欠損症

《保険請求》
★「8」のレニン活性と「10」のレニン定量を併せて行った場合は，一方の所定点数のみ算定する。

8 ⑩ インスリン（IRI）　insulin, immuno-reactive insulin（IRI）　100点

【目的】 インスリンは膵臓ランゲルハンス島β細胞から分泌されるペプチドで，血糖降下作用のあるホルモンである。インスリンは，まずプロインスリンという前駆体のかたちでβ細胞内で産生されたのち，等モルのインスリンとC-ペプチド（CPR）に分解されて分泌されるが，ごくわずかにプロインスリンも分泌される。どちらも免疫学的にインスリンとして測定され，immuno-reactive insulin（IRI）と総称される。

【方法】 酵素免疫測定法（EIA，ELISA），化学発光免疫測定法（CLIA，CLEIA，ECLIA），ラテックス凝集比濁法（機器を用いた LA，PAMIA）

適応疾患 ▶糖尿病（1型糖尿病，2型糖尿病） ▶二次性糖尿病 ▶高インスリン血症 ▶インスリン抵抗性糖尿病 ▶抗インスリン抗体症候群 ▶異常インスリン症候群（インスリン異常症） ▶耐糖能障害（耐糖能異常） ▶インスリノーマ ▶慢性膵炎 ▶インスリン自己免疫症候群 ▶膵島細胞腫（膵神経内分泌腫瘍）

9 ⑪ ガストリン　gastrin　101点

【目的】 ガストリンは，おもに胃幽門部から分泌される胃酸分泌刺激ホルモンである。食物摂取刺激で分泌されたガストリンは，胃の壁細胞からの胃酸分泌を亢進させる。ガストリンの過剰産生で難治性胃潰瘍をきたすゾリンジャー・エリソン症候群では必須の検査である。ガストリンの分泌亢進が不完全な場合には，セクレチン負荷による分泌刺激試験が行われることがある。

【方法】 放射性免疫測定法（RIA）

なお，体外診断用医薬品キットは2022年3月末に販売中止された。

適応疾患　▶ゾリンジャー・エリソン症候群　▶ガストリノーマ　▶多発性胃潰瘍

10 ⑫ レニン定量　active renin concentration (ARC)　102点

【目的】　レニンは腎臓の傍糸球体装置で産生され，血圧・電解質調節に預かる酵素である〔レニン活性PRA の項（D008「8」）参照〕。レニン定量は，従来行われてきたレニン活性に比べ，アンジオテンシノーゲンの影響がないため，体内のレニン産生量をより正確に知ることができる。

【方法】　化学発光酵素免疫測定法（CLEIA）

適応疾患　▶二次性高血圧症　▶傍糸球体細胞腫（腎腫瘍）　▶腎血管性高血圧症　▶悪性高血圧症　▶褐色細胞腫　▶レニン産生腫瘍　▶腎不全　▶バーター症候群　▶偽性バーター症候群　▶原発性副腎皮質機能低下症（アジソン病）　▶コルチコイド産生腫瘍　▶クッシング症候群　▶シャイ・ドレーガー症候群　▶原発性アルドステロン症　▶低レニン性低アルドステロン症　▶リデル症候群

《保険請求》
★「8」のレニン活性と「10」のレニン定量を併せて行った場合は，一方の所定点数のみ算定する。

11 ⑬ サイロキシン（T₄）　thyroxin (T₄)　105点

【目的】　甲状腺で産生されるホルモンの1つ。前記トリヨードサイロニンの項目（D008「7」）参照。T_3と同様，T_4の分泌量だけでなく結合蛋白量の影響を強く受けるため，甲状腺機能検査としてはT_4よりもFT_4のほうがよく用いられる。

【方法】　酵素免疫測定法（EIA，ELISA），化学発光免疫測定法（CLIA，CLEIA，ECLIA）

適応疾患　▶甲状腺機能亢進症（原発性および持続性）　▶甲状腺機能低下症（原発性および持続性）　▶バセドウ病　▶プランマー病　▶甲状腺中毒症　▶TBG 異常症　▶T₃-中毒症　▶慢性甲状腺炎　▶橋本病　▶亜急性甲状腺炎　▶クレチン病　▶中毒性多結節性甲状腺腫　▶無痛性甲状腺炎　▶下垂体性甲状腺機能低下症　▶視床下部性甲状腺機能低下症　▶甲状腺腫　▶甲状腺腫瘍　▶甲状腺癌　▶（特発性）粘液水腫　▶シーハン症候群　▶甲状腺手術後

12 ⑭ 成長ホルモン（GH）　growth hormone (GH)　105点

【目的】　下垂体前葉から分泌されるホルモンで成長促進，糖・脂質代謝作用がある。日内変動があり，夜間睡眠中は高値となるため，採血時刻とともに値の変動を見る必要がある。また GH 分泌不足に基づく下垂体性小人症では，インスリン等により分泌刺激試験を行い，GH を体外から補う治療の要否を決定する。

【方法】　酵素免疫測定法（EIA，ELISA），化学発光免疫測定法（CLEIA，ECLIA）

適応疾患　▶巨人症　▶先端巨大症　▶下垂体性小人症（成長ホルモン分泌不全性低身長症）　▶GH-RH 産生腫瘍　▶下垂体性巨人症　▶甲状腺機能低下症　▶肉芽腫性下垂体炎　▶成長ホルモン分泌不全　▶視床下部機能障害　▶下垂体機能低下症　▶下垂体腫瘍　▶神経性食思不振症　▶シーハン症候群

12 ⑮ 卵胞刺激ホルモン（FSH）　follicle stimulating hormone (FSH)　105点

【目的】　下垂体前葉から分泌される性腺刺激ホルモンの1つで，標的臓器である性腺に対して作用する。女性では月経周期により大きく濃度が変動し，排卵促進作用がある。閉経後は標的臓器である卵巣の機能低下に伴い高値となる。

【方法】　酵素免疫測定法（EIA，ELISA），化学発光免疫測定法（CLIA，CLEIA，ECLIA），蛍光発光免疫測定法（EV-FIA）

適応疾患　▶卵巣機能不全　▶精巣機能不全症　▶ローレンス・ムーン症候群　▶クラインフェルター症候群　▶ターナー症候群　▶睾丸女性化症候群　▶下垂体機能低下症（シーハン症候群，汎下垂体機能低下症）　▶多のう胞性卵巣症候群　▶卵巣性無月経　▶視床下部性無月経　▶更年期症候群　▶不妊症　▶下垂体腫瘍　▶下垂体ゴナドトロピン単独欠損症　▶副腎性器症候群　▶ゴナドトロピン産生下垂体腺腫

12 ⑯ C-ペプチド（CPR）　connecting peptide immunoreactivity (CPR)　105点

【目的】　インスリンは，膵臓でまずプロインスリンという前駆体のかたちで産生され，等モルのインスリンとC-ペプチド（CPR）に分解されて分泌される。インスリン製剤による治療などにより血中にインスリン抗体が出現した場合は，免疫学的測定による IRI は抗体が干渉するため，正確な測定ができな

くなる。このため，CPR を測定してインスリン分泌能の指標として用いる。また，インスリン製剤投与時にインスリン分泌能を知りたい場合も同様に CPR を測定して評価する。CPR は血中濃度や負荷試験での尿中濃度が測定される。

【方法】 酵素免疫測定法（EIA，ELISA），化学発光免疫測定法（CLIA，CLEIA，ECLIA）

適応疾患 ▶糖尿病 ▶インスリノーマ ▶インスリン自己免疫症候群 ▶耐糖能障害（耐糖能異常）▶家族性高プロインスリン血症 ▶慢性膵炎 ▶膵手術後 ▶胃切除術後

《保険請求》
★「12」のC-ペプチド（CPR）を同時に血液および尿の両方の検体について測定した場合は，血液の場合の所定点数のみ算定する。

12 ⑰ 黄体形成ホルモン（LH）luteinizing hormone（LH）　　　　105点

【目的】 下垂体前葉から分泌される性腺刺激ホルモンの1つ。標的臓器である性腺に作用し，男性ではテストステロンの産生を促す。女性では月経周期で大きく変動し，排卵を誘発，黄体を形成させ，プロゲステロン分泌を促す。更年期以降は標的臓器の反応性低下のため，高値となる。下垂体の機能評価や，不妊・月経異常の責任病巣検索などに用いられる。

【方法】 酵素免疫測定法（EIA，ELISA），化学発光免疫測定法（CLIA，CLEIA，ECLIA），蛍光発光免疫測定法（EV-FIA）

適応疾患 ▶不妊症 ▶月経困難症 ▶更年期症候群 ▶卵巣性無月経 ▶視床下部性無月経 ▶汎下垂体機能低下症 ▶下垂体腫瘍 ▶シーハン症候群 ▶カルマン症候群 ▶神経性食欲不振症 ▶多のう胞性卵巣症候群 ▶ターナー症候群 ▶睾丸女性化症候群 ▶クラインフェルター症候群 ▶無月経症 ▶ゴナドトロピン産生下垂体腺腫 ▶男性不妊症

《保険請求》
★「12」の黄体形成ホルモン（LH）は LA 法等による。

13 ⑱ テストステロン testosterone　　　　119点

【目的】 睾丸から分泌される男性ホルモンである。下垂体前葉ホルモンである LH，FSH によってその分泌が調節されている。

【方法】 酵素免疫測定法（EIA，ELISA），化学発光免疫測定法（CLIA，CLEIA，ECLIA）

適応疾患 ▶性腺機能低下症 ▶女性化乳房症 ▶精巣機能不全症 ▶クラインフェルター症候群 ▶無精巣症（無精子症）▶副腎癌 ▶精巣腫瘍 ▶多のう胞性卵巣症候群 ▶先天性副腎性器症候群（先天性副腎過形成，副腎皮質腫瘍）▶男性化卵巣腫瘍 ▶特発性多毛症

14 ⑲ 遊離サイロキシン（FT₄）free thyroxine（FT₄）　　　　121点 外迅

【目的】 甲状腺ホルモンの1つである T_4 のうち甲状腺ホルモン結合蛋白（TBG）と結合していない遊離型のみを測定する。生理活性を有するのは遊離型のみであり，TBG 増減の影響を受けにくく，病態をよく反映する。甲状腺機能検査としては，TSH や FT_3 とともに第一に選択される項目である。

【方法】 酵素免疫測定法（EIA，ELISA），化学発光免疫測定法（CLIA，CLEIA，ECLIA）

適応疾患 ▶甲状腺機能亢進症 ▶甲状腺機能低下症 ▶バセドウ病 ▶プランマー病 ▶甲状腺中毒症 ▶TBG異常症 ▶T_3-中毒症 ▶慢性甲状腺炎 ▶橋本病 ▶亜急性甲状腺炎 ▶クレチン病 ▶中毒性多結節性甲状腺腫 ▶無痛性甲状腺炎 ▶下垂体性甲状腺機能低下症 ▶視床下部性甲状腺機能低下症 ▶甲状腺腫 ▶甲状腺腫瘍 ▶甲状腺癌 ▶（特発性）粘液水腫 ▶シーハン症候群 ▶甲状腺手術後

14 ⑳ 遊離トリヨードサイロニン（FT₃）free triiodothyronine（FT₃）　　　　121点 外迅

【目的】 血中トリヨードサイロニン（T_3）はサイロキシン（T_4）とともに血中に存在する甲状腺ホルモンで，分子中にヨードを3原子もつためこの名がある。大半は血清蛋白と結合しているが，一部は遊離型（FT_3）として存在し，遊離型のみ生理活性をもつ。FT_3は甲状腺機能の指標として活用される。

【方法】 酵素免疫測定法（EIA，ELISA），化学発光免疫測定法（CLIA，CLEIA，ECLIA）。進行がゆっくりで年余にわたる慢性的な疾患では，毎月でなく，より低頻度の測定が求められることがある。

適応疾患 ▶甲状腺機能亢進症 ▶甲状腺機能低下症 ▶バセドウ病 ▶プランマー病 ▶甲状腺中毒症 ▶TBG

増多症 ▶T₃-中毒症 ▶慢性甲状腺炎 ▶橋本病 ▶亜急性甲状腺炎 ▶クレチン病 ▶中毒性多結節性甲状腺腫 ▶無痛性甲状腺炎 ▶下垂体性甲状腺機能低下症 ▶視床下部性甲状腺機能低下症 ▶甲状腺腫 ▶甲状腺腫瘍 ▶甲状腺癌 ▶(特発性) 粘液水腫 ▶シーハン症候群

14 ㉑ コルチゾール　cortisol　　　　121点

【目的】　副腎皮質から分泌される糖質コルチコイドで，コレステロール骨格をもつステロイドホルモンである。下垂体ホルモンの ACTH により分泌刺激を受け，朝高く，夕方低いという明瞭な日内変動を示す。過剰分泌で中心性肥満，高血圧，低カリウム血症，皮膚線条，赤ら顔など，クッシング症候群で代表される症状を呈する。下垂体—副腎皮質機能判定の指標としてもっとも重要なものの1つとされる。
【方法】　酵素免疫測定法（EIA，ELISA），化学発光免疫測定法（CLIA，CLEIA，ECLIA）
適応疾患　▶クッシング症候群 ▶クッシング病（下垂体依存性クッシング病） 副腎腫瘍 ▶副腎皮質過形成症 ▶異所性 ACTH 産生腫瘍 ▶原発性副腎皮質機能低下症（アジソン病） ▶副腎結核 ▶続発性副腎皮質機能低下症 ▶汎下垂体機能低下症 ▶ACTH 単独欠損症 ▶ACTH 不応症 ▶急性副腎皮質不全 ▶神経性食欲不振症 ▶先天性副腎過形成 ▶下垂体機能低下症

15 ㉒ アルドステロン　aldosterone　　　　122点

【目的】　副腎皮質から分泌される電解質（鉱質）コルチコイドで，腎のナトリウムイオンの再吸収とカリウムイオンの排泄を促す作用がある。このため過剰分泌で，低カリウム血症に高血圧を合併した，いわゆるアルドステロン症の所見をもたらす。血中アルドステロン濃度は，腎臓で産生されるレニンが，肝臓で産生されるレニン基質（アンギオテンシノーゲン）に作用したのち，肺で転換酵素の作用を受け合成されるアンギオテンシンの制御を受ける。このため副腎病変以外に，レニン-アンギオテンシン系の異常により変動することがあり，アルドステロン測定時にはレニンを同時に測定することが多い。
【方法】　化学発光酵素免疫測定法（CLEIA）
適応疾患　▶原発性アルドステロン症 ▶特発性アルドステロン症 ▶続発性アルドステロン症 ▶バーター症候群 ▶腎血管性高血圧症 ▶悪性腎硬化症 ▶選択的低アルドステロン症（低レニン血症） ▶ミネラルコルチコイド過剰症 ▶高アルドステロン症 ▶レニン産生腫瘍 ▶二次性高血圧症 ▶クッシング症候群 ▶アジソン病 ▶原発性副腎機能不全 ▶ロバートソン木原症候群 ▶17α-ヒドロキシラーゼ欠損症（低レニン性低アルドステロン症） ▶21ヒドロキシラーゼ欠損症 ▶特発性浮腫 ▶11β-ヒドロキシラーゼ欠損症（低レニン性低アルドステロン症） ▶DOC 産生腫瘍 ▶内分泌性高血圧症 ▶副腎腫瘍 ▶リデル症候群

16 ㉓ サイログロブリン　thyroglobulin　　　　128点

【目的】　サイログロブリンは甲状腺ホルモンの前駆体として甲状腺細胞内で合成され，甲状腺濾胞内に貯蔵されている糖蛋白である。甲状腺以外では作られないため，臓器特異性は高いが，疾患特異性には乏しい。甲状腺濾胞からの漏出状況を反映し，甲状腺分化癌の診断，治療マーカーとして用いられる。
【方法】　酵素免疫測定法（EIA，ELISA），化学発光免疫測定法（CLEIA，ECLIA）
適応疾患　▶甲状腺分化癌（甲状腺乳頭癌） ▶甲状腺癌（甲状腺未分化癌，甲状腺髄様癌） ▶甲状腺腺腫 ▶バセドウ病 ▶腺腫様甲状腺腫 ▶橋本病

17 ㉔ ヒト絨毛性ゴナドトロピン-β サブユニット（HCG-β）　human chorionic gonadotropin β-subunit (HCG-β)　　　　129点

【目的】　HCG は，α，β 2種のサブユニットからなるペプチドである。このうちα サブユニットは，胎盤の HCG と下垂体ホルモンである TSH，LH，FSH との間で共通構造をとるが，β サブユニットはそれぞれ構造が異なる。したがって胎盤由来の HCG 増加が考えられる場合には，HCG β 分画を測定対象とする。妊娠や絨毛性疾患，HCG を産生する卵巣，精巣腫瘍などで上昇し，スクリーニングや治療効果判定，再燃のモニタリングなどに使われる。
【方法】　化学発光免疫測定法（CLIA）
適応疾患　▶絨毛性疾患（胞状奇胎，絨毛癌） ▶HCG 産生腫瘍（ゴナドトロピン産生腺腫）〔▶子宮外妊娠 ▶切迫流産〕

《保険請求》
★「17」のヒト絨毛性ゴナドトロピン-β サブユニット（HCG-β）は，HCG 産生腫瘍患者に対して測定した場合

に限り算定できる。
★「17」のヒト絨毛性ゴナドトロピン-βサブユニット（HCG-β），「1」のヒト絨毛性ゴナドトロピン（HCG）定性，「18」のヒト絨毛性ゴナドトロピン（HCG）定量または同半定量を併せて実施した場合は，主たるもの1つに限り算定する。

18 ㉕ サイロキシン結合グロブリン（TBG）　thyroxine binding globulin（TBG）　130点

【目的】　TBGは肝臓で合成される甲状腺ホルモン輸送蛋白である。甲状腺ホルモンはTBGと結合していない遊離型に生理活性があるが，TBGが存在することで甲状腺ホルモンの貯蔵や，温度変化への緩衝作用が発揮される。肝炎など肝実質破壊性病変で増加し，ネフローゼなど蛋白喪失疾患で減少する。
【方法】　放射性免疫測定法（RIA），化学発光酵素免疫測定法（CLEIA）
適応疾患　▶甲状腺機能低下症　▶甲状腺機能亢進症　▶バセドウ病　▶遺伝性TBG減少症（TBG異常症，TBG低下症）▶TBG欠損症　▶TBG増多症

18 ㉖ 脳性Na利尿ペプチド（BNP）　brain natriuretic peptide（BNP）　130点

【目的】　主として心室から分泌され，血管拡張作用，利尿作用をもち，体液量や血圧の調整に関与する小分子である。健常人の血漿中BNP濃度はきわめて低いが，心室機能を直接反映し，慢性および急性心不全患者では重症度に応じて著明に増加するため，心不全の程度を把握するのに有用である。
【方法】　酵素免疫測定法（EIA，ELISA），化学発光免疫測定法（CLIA，CLEIA），免疫クロマト法
適応疾患　▶急性心不全　▶慢性心不全　▶うっ血性心不全　▶急性心筋梗塞

《保険請求》
★「18」の脳性Na利尿ペプチド（BNP）は，心不全の診断または病態把握のために実施した場合に月1回に限り算定する。
★「18」の脳性Na利尿ペプチド（BNP），「20」の脳性Na利尿ペプチド前駆体N端フラグメント（NT-proBNP）および「46」の心房性Na利尿ペプチド（ANP）のうち2項目以上をいずれかの検査を行った日から起算して1週間以内に併せて実施した場合は，主たるもの1つに限り算定する。
●レセプト摘要欄：〔脳性Na利尿ペプチド（BNP），脳性Na利尿ペプチド前駆体N端フラグメント（NT-proBNP）及び心房性Na利尿ペプチド（ANP）のうち2項目以上を実施した場合〕各々の検査の実施日を記載する。

18 ㉗ カルシトニン　calcitonin（CT）　130点

【目的】　カルシトニン（CT）は，血中カルシウム濃度低下作用を有するペプチドホルモンである。甲状腺の傍濾胞細胞から分泌され，ビタミンD，副甲状腺ホルモンとともにカルシウム代謝に関与している。主として骨，腎に作用し，破骨細胞の骨吸収を抑制することで，骨カルシウムの含有量を保持する役割をもつ。甲状腺の髄様癌，肺小細胞癌などで過剰産生がみられ，腫瘍マーカーとして測定される。
【方法】　電気化学発光免疫測定法（ECLIA）
適応疾患　▶甲状腺髄様癌　▶異所性CT産生腫瘍（カルシトニンの分泌過多，肺癌，カルチノイド症候群，神経芽腫）▶原発性副甲状腺機能亢進症　▶続発性副甲状腺機能亢進症　▶高カルシウム血症　▶低カルシウム血症　▶甲状腺全摘後　▶転移性骨腫瘍　▶慢性腎不全　▶悪性腫瘍　▶術後副甲状腺機能低下症

18 ㉘ ヒト絨毛性ゴナドトロピン（HCG）定量　human chorionic gonadotropin（HCG, hCG）, quantitative　130点

【目的】　HCGは胎盤絨毛細胞から分泌される性腺刺激ホルモンで，妊娠中大量に分泌され，妊娠の早期診断や進行状況の確認，流産や子宮外妊娠などの異常妊娠の鑑別に用いられる。さらに，絨毛性疾患やHCG産生腫瘍のマーカーとして利用される。基準値は，妊娠週数等で大きく異なる。
【方法】　酵素免疫測定法（EIA，ELISA），化学発光免疫測定法（CLIA，CLEIA，ECLIA，FEIA），ラテックス凝集比濁法（機器を用いたLA，LPIA），蛍光発光免疫測定法（EV-FIA）
適応疾患　▶絨毛性疾患（胞状奇胎，侵入胞状奇胎，絨毛癌）▶HCG産生腫瘍（ゴナドトロピン産生腺腫）▶ゴナドトロピン産生下垂体腺腫　▶子宮外妊娠　▶切迫流産　▶稽留流産　▶子宮内胎児死亡

《保険請求》
★「18」のヒト絨毛性ゴナドトロピン（HCG）定量および同半定量は，HCG・LH検査（試験管法）を含む。
★「17」のヒト絨毛性ゴナドトロピン-βサブユニット（HCG-β），「1」のヒト絨毛性ゴナドトロピン（HCG）定性，「18」のヒト絨毛性ゴナドトロピン（HCG）定量または同半定量を併せて実施した場合は，主たるもの1つに限り算定する。

18 ㉙ ヒト絨毛性ゴナドトロピン（HCG）半定量　human chorionic gonadotropin (HCG, hCG)　130点

【目的】　HCG は胎盤絨毛細胞から分泌される性腺刺激ホルモンで，妊娠中大量に分泌され，妊娠の早期診断，流産や子宮外妊娠などの異常妊娠と他の急性腹症をきたす疾患の鑑別に用いられる。さらに，絨毛性疾患や HCG 産生腫瘍のマーカーとして利用される。基準値は，妊娠週数等で大きく異なる。
【方法】　現在，半定量に該当する試薬は見当たらず，ここに記載すべき検査方法はない。

適応疾患　▶HCG 産生腫瘍（ゴナドトロピン産生腺腫）▶子宮外妊娠　▶切迫流産　▶稽留流産　▶子宮内胎児死亡　▶正常妊娠の診断〔▶絨毛性疾患（胞状奇胎，侵入胞状奇胎，絨毛癌）〕

《保険請求》
★「18」のヒト絨毛性ゴナドトロピン（HCG）定量および同半定量は，HCG・LH 検査（試験管法）を含む。
★「17」のヒト絨毛性ゴナドトロピン-β サブユニット（HCG-β），「1」のヒト絨毛性ゴナドトロピン（HCG）定性，「18」のヒト絨毛性ゴナドトロピン（HCG）定量または同半定量を併せて実施した場合は，主たるもの 1 つに限り算定する。

生Ⅱ

内分泌

19 ㉚ 抗グルタミン酸デカルボキシラーゼ抗体（抗 GAD 抗体）　anti-glutamic acid decarboxylase antibody (anti-GAD Ab)　134点

【目的】　インスリン依存型糖尿病（1 型糖尿病，IDDM）は膵 β 細胞の減失によるインスリンの絶対的不足によって発症するが，その70〜80％に自己免疫機序が関与している。抗 GAD 抗体は，膵 β 細胞に対する自己抗体の 1 つである。抗 GAD 抗体値の上昇は，自己免疫による膵 β 細胞破壊機構の存在を示し，2 型糖尿病の進行例でも認められることがある。
【方法】　酵素免疫測定法（EIA，ELISA）

適応疾患　▶1 型糖尿病　▶糖尿病　▶自己免疫疾患　▶自己免疫介在性脳炎・脳症（自己免疫性辺縁系脳炎）

《保険請求》
★「19」の抗グルタミン酸デカルボキシラーゼ抗体（抗 GAD 抗体）は，すでに糖尿病の診断が確定した患者に対して 1 型糖尿病の診断に用いた場合または自己免疫介在性脳炎・脳症の診断に用いた場合に算定できる。

20 ㉛ 脳性 Na 利尿ペプチド前駆体 N 端フラグメント（NT-proBNP）　N-terminal proBNP (NT-proBNP)　136点

【目的】　循環血液量の増加や心室壁へのストレスなど心負荷の増大により脳性ナトリウム利尿ペプチド前駆体（proBNP）がヒト心臓中で産生される。これが蛋白分解酵素により生理活性を持つ BNP と生理活性を有しない NT-proBNP に分解されて血中に放出される。NT-proBNP の血中濃度は BNP と同様，健常者では極めて低値であるが，心負荷に応じて増加する。NYHA 分類による心不全重症度をよく反映するため，心不全の病態把握および心機能障害の指標として有用である。BNP に比べ，より安定な物質のため，検査室をもたない施設で活用される。
【方法】　酵素免疫測定法（EIA，ELISA），化学発光免疫測定法（CLEIA，ECLIA），液相結合法（LBA 法），免疫クロマト法（金コロイド免疫測定法）

適応疾患　▶急性心不全　▶慢性心不全　▶うっ血性心不全　▶急性心筋梗塞

《保険請求》
★「20」の脳性 Na 利尿ペプチド前駆体 N 端フラグメント（NT-proBNP）は，心不全の診断または病態把握のために実施した場合に月に 1 回に限り算定する。
★「20」の脳性 Na 利尿ペプチド前駆体 N 端フラグメント（NT-proBNP），「18」の脳性 Na 利尿ペプチド（BNP）および「46」の心房性 Na 利尿ペプチド（ANP）のうち 2 項目以上をいずれかの検査を行った日から起算して 1 週間以内に併せて実施した場合は，主たるもの 1 つに限り算定する。
●レセプト摘要欄：〔脳性 Na 利尿ペプチド（BNP），脳性 Na 利尿ペプチド前駆体 N 端フラグメント（NT-proBNP）および心房性 Na 利尿ペプチド（ANP）のうち 2 項目以上を実施した場合〕各々の検査の実施日を記載する。

20 ㉜ ヒト胎盤性ラクトーゲン（HPL）　human placental lactogen (HPL)　136点

【目的】　HCG とともに胎盤で産生される代表的なホルモンである。HPL は直接胎児に作用することはなく，妊娠母体での糖・脂質代謝を介して胎児発育に寄与している。意義として妊娠初期は切迫流産や胞状奇胎の指標として低値を示し，多胎妊娠では高値となる。妊娠後期や末期には HPL の低下が胎児

－胎盤機能低下の指標に応用される。

【方法】 ラテックス凝集比濁法（機器を用いた LA，LPIA）

適応疾患　▶胎盤機能不全症　▶多胎妊娠　▶切迫流産　▶胎児仮死　▶胎児発育遅延　▶胞状奇胎

21 ㉝ サイロキシン結合能（TBC）　thyroxine binding capacity（TBC）　137点

【目的】 サイロキシン（T_4）結合蛋白の T_4 に対する結合予備能を知るための検査。血中の甲状腺ホルモン濃度だけでなく，サイロキシン結合蛋白量（TBG）の影響を受ける。化学発光物あるいは酵素標識物が T_4 未結合部位に結合する率で測定する。最近は TBG を測定することが多い。

【方法】 可視吸光光度法（酵素標識法），化学発光酵素免疫測定法（CLEIA）

適応疾患　▶甲状腺機能低下症　▶甲状腺機能亢進症　▶バセドウ病　▶TBG 増多症　▶TBG 減少症

22 ㉞ プロゲステロン　progesterone　143点

【目的】 黄体ホルモンとも呼ばれ，プレグネノロンから生成されるステロイドホルモンである。女性では卵巣あるいは胎盤から生成，分泌され，黄体機能や妊娠の維持に重要な役割を果たす。子宮内膜や子宮筋に作用し，月経周期で大きく変動する。すなわち，LH，FSH に遅れて上昇したのち低下するが，妊娠成立時は妊娠黄体・胎盤からの分泌で高値を保つ。なお合成黄体ホルモン剤は経口避妊薬にも用いられている。男性では，おもに副腎皮質や睾丸組織より分泌され，末梢血中に微量に検出される。

【方法】 酵素免疫測定法（EIA，ELISA），化学発光免疫測定法（CLIA，CLEIA，ECLIA），蛍光発光免疫測定法（EV-FIA）

適応疾患　▶不妊症　▶無月経症　▶排卵障害　▶卵巣機能不全　▶黄体機能不全　▶胎盤機能不全症　▶副腎癌　▶先天性副腎過形成　▶クッシング症候群　▶アジソン病　▶汎下垂体機能低下症　▶胞状奇胎　▶絨毛上皮腫（絨毛癌）

23 ㉟ グルカゴン　immuno-reactive glucagon（IRG）　150点

【目的】 血糖を上昇させるホルモンで，インスリンとは拮抗的に糖代謝に作用する。グルカゴンには膵由来と腸由来のものが存在するが，本測定は膵グルカゴンを特異的に測定する。

【方法】 酵素免疫測定法（EIA，ELISA）

適応疾患　▶（家族性）高グルカゴン血症　▶グルカゴン欠損症（膵内分泌障害）　▶グルカゴン産生腫瘍（グルカゴノーマ）　▶低血糖　▶特発性グルカゴン欠損症　▶（重症）慢性膵炎　▶糖尿病　▶耐糖能異常　▶膵腫瘍　▶膵全摘後

24 ㊱ 低カルボキシル化オステオカルシン（ucOC）　undercarboxylated osteocalcin（ucOC）　154点

【目的】 骨粗鬆症の治療効果を判定するマーカーの一種である。ビタミンK欠乏状態においては，骨特異蛋白である「オステオカルシン」のグルタミン酸残基が，γ-カルボキシグルタミン酸残基に変換されず，骨代謝機能のない「低カルボキシル化オステオカルシン」となってすべてが血中に放出される。したがって，これを定量することで，骨粗鬆症患者におけるビタミンK不足の診断ならびにビタミンK_2剤投与による治療効果が判定される。

【方法】 電気化学発光免疫測定法（ECLIA）

適応疾患　▶骨粗鬆症　▶ビタミンK欠乏症

《保険請求》
- ★「24」の低カルボキシル化オステオカルシン（ucOC）は，骨粗鬆症におけるビタミンK_2剤の治療選択目的で行った場合または治療経過観察を行った場合に算定できる。ただし，治療開始前においては1回，その後は6月以内に1回に限り算定できる。
- ●レセプト摘要欄：（2回目を算定した場合）前回算定年月日を記載する。

25 ㊲ Ⅰ型コラーゲン架橋N-テロペプチド（NTX）　type I collagen cross-linked N-telopeptides　156点

【目的】 NTX は，骨組織を形成するⅠ型コラーゲンの分解産物である。骨吸収マーカーとして特異性が高い。骨粗鬆症や悪性腫瘍の骨転移で骨吸収が起こった場合，血中 NTX が上昇する。試料は血清と部分尿が用いられ，部分尿は，クレアチニン補正により結果が表示される。同時に血中のⅠ型コラーゲンC末端テロペプチド（ICTP）の測定を行えば，骨吸収状態がより正確に把握できる。骨粗鬆症の治

療目的でホルモン剤が奏効すると，尿中排泄量が低下する。

【方法】　酵素免疫測定法（EIA，ELISA），化学発光酵素免疫測定法（CLEIA）

適応疾患　▶骨粗鬆症 ▶副甲状腺機能亢進症 ▶原発性副甲状腺機能亢進症 ▶続発性副甲状腺機能亢進症 〔▶転移性骨腫瘍 ▶骨パジェット病〕

《保険請求》

- ★「25」のⅠ型コラーゲン架橋N-テロペプチド（NTX）および「39」のデオキシピリジノリン（DPD）（尿）は，原発性副甲状腺機能亢進症の手術適応の決定，副甲状腺機能亢進症手術後の治療効果判定または骨粗鬆症の薬剤治療方針の選択に際して実施された場合に算定する。
- ★なお，骨粗鬆症の薬剤治療方針の選択時に1回，その後6月以内の薬剤効果判定時に1回に限り，また薬剤治療方針を変更したときは変更後6月以内に1回に限り算定できる。
- ★「25」の酒石酸抵抗性酸ホスファターゼ（TRACP-5b），「25」のⅠ型コラーゲン架橋N-テロペプチド（NTX），「26」のオステオカルシン（OC）または「39」のデオキシピリジノリン（DPD）（尿）を併せて実施した場合は，いずれか1つのみ算定する。
- ★D009腫瘍マーカーの「23」のⅠ型コラーゲン-C-テロペプチド（ICTP），D008内分泌学的検査の「25」のⅠ型コラーゲン架橋N-テロペプチド（NTX）または同区分「39」のデオキシピリジノリン（DPD）（尿）は，乳癌，肺癌または前立腺癌であると確定診断された患者について骨転移の診断のために当該検査を行い，当該検査の結果に基づいて計画的な治療管理を行った場合に限り，B001特定疾患治療管理料の「3」悪性腫瘍特異物質治療管理料の「ロ」を算定する。

25　㊳　**酒石酸抵抗性酸ホスファターゼ（TRACP-5b）**　tartrate-resistant acid phosphatase-5b　　156点

【目的】　TRACP-5bは，破骨細胞に由来する酸ホスファターゼの1つで，破骨細胞活性を表現しており，骨代謝回転，とくに骨吸収が亢進している病態で高値となる。血液を検体としているため腎機能の影響を受けず，日内変動も少ない。代謝性骨疾患のほか，癌の骨転移でも高値を示す。

【方法】　酵素免疫測定法（EIA，ELISA）

適応疾患　▶腎性骨異栄養症（腎性骨ジストロフィー）▶副甲状腺機能亢進症 ▶慢性腎不全・透析患者などの代謝性骨疾患 ▶癌（肺癌，乳癌，前立腺癌など）の骨転移（転移性骨腫瘍）〔▶骨粗鬆症〕

《保険請求》

- ★「25」の酒石酸抵抗性酸ホスファターゼ（TRACP-5b）は，代謝性骨疾患および骨転移（代謝性骨疾患や骨折の併発がない肺癌，乳癌，前立腺癌に限る）の診断補助として実施した場合に1回，その後6月以内の治療経過観察時の補助的指標として実施した場合に1回に限り算定できる。また治療方針を変更した際には変更後6月内に1回に限り算定できる。
- ★本検査と「25」Ⅰ型コラーゲン架橋N-テロペプチド（NTX），「26」オステオカルシン（OC）または「39」デオキシピリジノリン（DPD）（尿）を併せて実施した場合は，いずれか1つのみ算定する。
  なお，乳癌，肺癌または前立腺癌であると既に確定診断された患者について骨転移の診断のために当該検査を行い，当該検査に基づいて計画的な治療管理を行った場合は，B001特定疾患治療管理料の「3」悪性腫瘍特異物質治療管理料の「ロ」を算定する。
- ●レセプト摘要欄：（診断補助として実施した後，6月以内の治療経過観察時の補助的指標として実施した場合）診断補助として実施した日を記載する。
  （治療方針を変更した際に実施した場合）治療方針の変更年月日を記載する。

26　㊴　**オステオカルシン（OC）**　osteocalcin　　157点

【目的】　オステオカルシンは，骨の主要成分であるヒドロキシアパタイトと強い親和性をもつ蛋白であり，骨形成のマーカーとして測定される。血清濃度の増加は，腎性骨萎縮症，骨肉腫，甲状腺機能亢進症，副甲状腺機能亢進症，悪性腫瘍の骨転移などで認められる。

【方法】　酵素免疫測定法（EIA，ELISA），電気化学発光免疫測定法（ECLIA）

適応疾患　▶原発性副甲状腺機能亢進症 ▶続発性副甲状腺機能亢進症 ▶副甲状腺腺腫 〔▶骨粗鬆症 ▶くる病 ▶骨パジェット病 ▶骨軟化症 ▶骨肉腫 ▶骨腫瘍〕

《保険請求》

- ★「26」のオステオカルシン（OC）は，続発性副甲状腺機能亢進症の手術適応の決定および原発性または続発性の副甲状腺機能亢進症による副甲状腺（上皮小体）腫瘍過形成手術後の治療効果判定に際して実施した場合に限り算定できる。
- ★「25」の酒石酸抵抗性酸ホスファターゼ（TRACP-5b），「25」のⅠ型コラーゲン架橋N-テロペプチド（NTX），「26」のオステオカルシン（OC）または「39」のデオキシピリジノリン（DPD）（尿）を併せて実施した場合は，いずれか1つのみ算定する。

26 ⑩ 骨型アルカリホスファターゼ（BAP）　bone alkaline phosphatase (BAP)　157点

【目的】　アルカリホスファターゼには，肝・骨・胎盤・小腸など，由来臓器によりアイソザイムが存在する。このうち骨に由来する「骨型アルカリホスファターゼ（BAP）」は，骨の形成を担う骨芽細胞の細胞膜に存在する酵素である。骨の代謝回転が亢進する癌の骨転移や，カルシウムの骨からの喪失が起こる慢性腎不全，副甲状腺機能亢進症で血清中濃度が上昇する。

【方法】　酵素免疫測定法（EIA，ELISA），化学発光酵素免疫測定法（CLEIA）

適応疾患　▶慢性腎不全（続発性副甲状腺機能亢進症，腎性骨異栄養症）▶副甲状腺機能亢進症 ▶骨粗鬆症 ▶転移性骨腫瘍（前立腺癌，乳癌，肺癌など）▶骨肉腫 ▶原発性副甲状腺機能亢進症 ▶骨軟化症 ▶骨パジェット病

《保険請求》

★ D007血液化学検査「24」のALPアイソザイム及び骨型アルカリホスファターゼ（BAP）は，アガロース電気泳動法によって，一連の検査によって同時に行った場合に算定する。また，D008内分泌学的検査の「26」の骨型アルカリホスファターゼ（BAP）と併せて実施した場合には，いずれか主たるもののみ算定する。

★「26」の骨型アルカリホスファターゼ（BAP），「28」のⅠ型プロコラーゲン-N-プロペプチド（PINP），「30」のインタクトⅠ型プロコラーゲン-N-プロペプチド（Intact PINP），およびD007血液化学検査の「47」ALPアイソザイム（PAG電気泳動法）のうち2項目以上を併せて実施した場合は，主たるもののみ算定する。

図表　骨芽細胞と破骨細胞

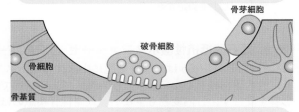

《骨芽細胞は溶けた部分を修復する働きを担う》
①増殖期⇒PINPが高くなる（D008「28」「30」）
②マトリックス形成・成熟期　⇒BAPが高くなる（D008「26」）
③石灰化期⇒OCが高くなる（D008「26」）

骨芽細胞
破骨細胞
骨細胞
骨基質

《破骨細胞は古い骨の細胞を溶かす（吸収する）働きを担う》
①破骨細胞活性期⇒TRACP-5bが高くなる（D008「25」）
②吸収期⇒PYD・DPD
NTX・β-CTX　が高くなる（D008「25」「34」「35」「39」）

27 ㊶ 遊離テストステロン　free testosterone　159点

【目的】　テストステロンは睾丸から分泌される主要なアンドロゲン（男性ホルモン）で，主として性腺機能の判定や睾丸腫瘍のマーカーに用いられる。女性では副腎機能亢進の検査として意義をもつ。甲状腺ホルモンと同様，血清蛋白に結合した形では活性がないのに対し，遊離型のテストステロンは生物活性を示す。このため，肝疾患，甲状腺機能亢進症，妊娠などで特異結合蛋白（SHBG）に変動がみられる場合に，結合型も測りこんでしまうテストステロンより正確に性腺機能を反映する。

【方法】　放射性免疫測定法（RIA），酵素免疫測定法（EIA，ELISA）

適応疾患　▶精巣機能不全症 ▶男性不妊症 ▶無精子症 ▶副腎癌 ▶精巣腫瘍（睾丸腫瘍）▶多のう胞性卵巣症候群 ▶先天性副腎性器症候群（先天性副腎過形成，副腎皮質腫瘍）▶思春期早発症 ▶クラインフェルター症候群

28 ㊷ Ⅰ型プロコラーゲン-N-プロペプチド（PINP）　aminoterminal propeptide of type Ⅰ procollagen (total-PINP)　160点

【目的】　P1NPは骨基質の90％以上を占めるⅠ型コラーゲンの産生過程で放出される副産物（N末端プロペプチド）であり，骨形成の度合いをよく反映することから骨形成マーカーとして分類される。インタクトⅠ型プロコラーゲン-N-プロペプチド（Intact PINP）が三量体構造のP1NPだけを測定するのに対し，本検査では三量体（通常の臨床検体においては，ほとんどのP1NP分子は三量体構造で存在すると考えられている）および単量体構造のP1NPを併せてtotal P1NPとして測定する。

【方法】　電気化学発光免疫測定法（ECLIA）

適応疾患　▶骨粗鬆症 ▶骨Paget病 ▶バセドウ病 ▶転移性骨腫瘍

《保険請求》

★「26」の骨型アルカリホスファターゼ（BAP），「28」のⅠ型プロコラーゲン-N-プロペプチド（PINP），「30」のインタクトⅠ型プロコラーゲン-N-プロペプチド（Intact PINP）およびD007血液化学検査の「47」ALPアイソザイム（PAG電気泳動法）のうち2項目以上を併せて実施した場合，主たるもののみ算定する。

生Ⅱ

内分泌

29 ㊸ 副甲状腺ホルモン（PTH）parathyroid hormone (PTH) 161点

【目的】　副甲状腺（上皮小体）から分泌される副甲状腺ホルモン（PTH）は，おもに骨や腎に作用し，血中カルシウム濃度を上昇させるペプチドホルモンである。カルシトニンやビタミンDとともに，生体内のカルシウム・リンの恒常性維持に関与している。PTHは骨と腎が標的器官であるが，間接的に腸管にも作用している。一方，悪性腫瘍に伴う高カルシウム血症には，骨転移がみられない場合，腫瘍が産生する副甲状腺ホルモン関連蛋白（PTHrP）による場合があるため，PTHrPの測定が推奨される。

【方法】　酵素免疫測定法（EIA, ELISA），化学発光免疫測定法（CLIA, CLEIA, ECLIA）

適応疾患　▶原発性副甲状腺機能亢進症 ▶続発性副甲状腺機能亢進症 ▶副甲状腺機能低下症 ▶続発性副甲状腺機能低下症 ▶慢性腎不全 ▶ビタミンD欠乏症 ▶ビタミンD過剰症 ▶異所性PTH産生腫瘍（異所性ホルモン産生腫瘍，肺癌）▶高カルシウム血症 ▶低カルシウム血症 ▶偽性副甲状腺機能低下症 ▶骨軟化症 ▶骨粗鬆症 ▶副甲状腺機能亢進症 ▶副腎皮質形成不全 ▶妊娠 ▶異所性副甲状腺ホルモン産生腫瘍

29 ㊹ カテコールアミン分画 catecholamine fractions (CA) 161点

【目的】　カテコールアミンはおもに脳，副腎髄質および交感神経に存在する生体アミンの総称で，生体内ではドーパミン（DA），ノルアドレナリン（NA），アドレナリン（A）の3種の分画が知られている。脳，交感神経節，腸管クロム親和性細胞などに広く分布し，心拍動を早め，末梢血管を収縮させることで血圧を上げる作用をもつ。高血圧を呈する褐色細胞腫，神経芽細胞腫などで測定されるほか，低血圧を呈する疾患でも鑑別に測定されることがある。カテコールアミンの血中濃度は日内変動があるほか，ストレス，体位などで大きく変動するため，これを平均化した尿中濃度が測定される。ドーパミン，ノルアドレナリン，アドレナリン分画を血漿，尿を用いてHPLCなどの分離分析によって測定する。

【方法】　高性能液体クロマトグラフィー（HPLC）

適応疾患　▶褐色細胞腫 ▶神経芽腫 ▶副腎髄質過形成 ▶本態性高血圧症 ▶アジソン病 ▶起立性低血圧症 ▶シャイ・ドレーガー症候群 ▶心不全 ▶うつ病 ▶パーキンソン症候群 ▶下垂体機能低下症 ▶家族性自律神経失調症

30 ㊺ インタクトⅠ型プロコラーゲン-N-プロペプチド（Intact PINP）intact aminoterminal propeptide of type Ⅰ procollagen 163点

【目的】　インタクトⅠ型プロコラーゲン-N-プロペプチドは，骨芽細胞分化の初期から産生される物質であり，骨形成をより早期から鋭敏に反映する。酵素活性を測定する骨形成マーカーとして，骨密度増加の治療効果判定に用いられる。

【方法】　放射性免疫測定法（RIA）

適応疾患　▶骨粗鬆症 ▶骨軟化症 ▶先端巨大症（末端肥大症）▶骨腫瘍

《保険請求》
★「26」の骨型アルカリホスファターゼ（BAP），「28」のⅠ型プロコラーゲン-N-プロペプチド（PINP），「30」のインタクトⅠ型プロコラーゲン-N-プロペプチド（Intact PINP）およびD007血液化学検査の「47」ALPアイソザイム（PAG電気泳動法）のうち2項目以上を併せて実施した場合，主たるもののみ算定する。

31 ㊻ デヒドロエピアンドロステロン硫酸抱合体（DHEA-S）dehydroepiandrosterone sulfate (DHEA-S) 164点

【目的】　デヒドロエピアンドロステロンサルフェート（DHEA-S）は，ヒトの副腎皮質から分泌される副腎性男性ホルモンの代謝産物の1つである。血中濃度は男性でやや高いが正常人での分泌量に性差はなく，加齢により減少する。半減期が長いため，日内変動は少ない。下垂体-副腎-性腺系の疾患（とくに副腎癌）の診断・治療効果判定に有用である。

【方法】　酵素免疫測定法（EIA, ELISA），化学発光酵素免疫測定法（CLEIA）

適応疾患　▶副腎癌 ▶クッシング病 ▶異所性ACTH産生腫瘍 ▶先天性副腎過形成 ▶（特発性）多毛症 ▶思春期早発症 ▶高プロラクチン血症 ▶クッシング症候群 ▶アジソン病 ▶シーハン症候群 ▶ターナー症候群 ▶原発性アルドステロン症 ▶ゴナドトロピン単独欠損症 ▶先天性ACTH不応症 ▶11β水酸化酵素欠損症 ▶21水酸化酵素欠損症 ▶3βヒドロキシステロイド脱水素酵素欠損症 ▶下垂体機能低下症 ▶17α水酸化酵素欠損症 ▶クラインフェルター症候群 ▶多のう胞性卵巣症候群 ▶副腎腺腫によるクッ

シング症候群

32 ㊼ 低単位ヒト絨毛性ゴナドトロピン（HCG）半定量　lower unit of human chorionic gonadotropin（HCG, hCG）, semi-quantitative　　　165点

【目的】　HCG は，胎盤の絨毛細胞から分泌される性腺刺激ホルモンで，妊娠中に大量に分泌され，妊娠の早期診断，流産，子宮外妊娠などの異常妊娠の鑑別に用いられる。胞状奇胎や絨毛癌では，HCG が病勢や治療効果のマーカーとして利用される。HCG 定性（D008「1」①）と比較して「低単位」を検出できる半定量検査であるが，近年は検出感度の優れた定量検査（D008「21」㉙）が用いられることが多い。

【方法】　ラテックス凝集法（LA）

適応疾患　▶絨毛性疾患（胞状奇胎，侵入胞状奇胎，絨毛癌）▶HCG 産生腫瘍 ▶ゴナドトロピン産生腺腫 ▶子宮外妊娠 ▶切迫流産 ▶精巣腫瘍

32 ㊽ サイクリック AMP（cAMP）　cyclic-AMP（cAMP）　　　165点

【目的】　核酸の一種サイクリック AMP は，種々のホルモンや神経伝達物質の作用を，細胞膜受容体を介し遺伝子等に伝える伝達物質である。cAMP きわめて多様な代謝調節，細胞分化・増殖，免疫機能に関与している。全身臓器に分布するため，疾患特異性は低いが，負荷試験における細胞の反応をみる指標として用いられる。例えば副甲状腺機能低下症におけるエルスワース・ハワード試験で，PTH に対する反応性の指標として定量される。

【方法】　放射性免疫測定法（RIA）

適応疾患　▶偽性副甲状腺機能低下症 ▶副甲状腺機能低下症 ▶副甲状腺機能亢進症 ▶甲状腺機能低下症 ▶甲状腺機能亢進症 ▶躁うつ病

33 ㊾ エストラジオール（E₂）　estradiol（E₂）　　　167点

【目的】　代表的な女性ホルモンであるエストロゲンは，ステロイド構造を骨格にもち，おもにエストロン（E₁），エストラジオール（E₂），エストリオール（E₃）の3つで構成される。このうち，2つの水酸基をもつ構造をした，E₂の生理活性がもっとも高いとされる。主として卵巣から産生され，卵胞発育に伴い特徴的な分泌パターンを示し，妊娠中は大量に分泌される。また，性腺系の発育，骨代謝に関与するほか，特定の性腺腫瘍で上昇をみることがある。したがって E₂は妊娠時における胎盤機能の指標や，思春期，不妊症，更年期，閉経婦人における卵巣機能の評価，さらに性腺腫瘍のマーカーとして用いられる。

【方法】　酵素免疫測定法（EIA, ELISA），化学発光免疫測定法（CLIA, CLEIA, ECLIA），蛍光発光免疫測定法（EV-FIA）

適応疾患　▶卵巣機能不全 ▶無月経症 ▶卵胞発育不全（卵巣発育不全）▶胎盤機能不全症 ▶重症妊娠中毒症（重症妊娠高血圧症候群）▶切迫流産 ▶子宮内胎児発育遅延 ▶子宮内胎児死亡 ▶多胎妊娠 ▶エストロゲン産生腫瘍 ▶卵巣腫瘍 ▶先天性副腎性器症候群（先天性副腎過形成，副腎皮質腫瘍）▶卵巣過剰刺激症候群 ▶副腎皮質過形成症（男性）▶ターナー症候群

《保険請求》

★「36」のエストロゲン半定量または定量については，「36」のエストリオール（E₃）または「33」のエストラジオール（E₂）と同時に実施した場合は算定できない。

34 ㊿ I型コラーゲン架橋 C-テロペプチド-β 異性体（β-CTX）（尿）　β cross laps　　　169点

【目的】　β クロスラプスは I 型コラーゲン架橋 C-テロペプチド-β 異性体（β-CTX）を指す。骨吸収過程において骨マトリックス I 型コラーゲンが分解されて，最終的に生じるペプチド断片のうち，8個のアミノ酸配列に対する呼称である。血液中に放出された後，β-CTX は尿中に排泄される。その尿中濃度は骨吸収の程度を反映することから，骨吸収マーカーとして位置付けられ，骨粗鬆症の治療効果を判定するマーカーとして最近活用されている。なお，尿中 β-CTX は，尿中クレアチニンで補正した値が用いられる。

【方法】　酵素免疫測定法（EIA, ELISA）

適応疾患　▶骨粗鬆症（骨吸収抑制治療の治療効果判定および経過観察）

《保険請求》

★「34」のⅠ型コラーゲン架橋C-テロペプチド-β異性体（β-CTX）（尿）は，骨粗鬆症におけるホルモン補充療法およびビスフォスフォネート療法等，骨吸収抑制能を有する薬物療法の治療効果判定または治療経過観察を行った場合に算定できる。ただし，治療開始前においては1回，その後は6月以内に1回に限り算定できる。

★「35」のⅠ型コラーゲン架橋C-テロペプチド-β異性体（β-CTX）と併せて実施した場合は，主たるもののみ算定する。

35 (51) Ⅰ型コラーゲン架橋C-テロペプチド-β異性体（β-CTX） β cross laps 170点

【目的】 βクロスラプスはⅠ型コラーゲン架橋C-テロペプチド-β異性体（β-CTX）を指し，骨吸収過程において，骨マトリックスⅠ型コラーゲンが分解されて最終的に生じるペプチド断片のうち，8個のアミノ酸配列に対する名称である。血液中に放出された後，β-CTXは，尿中に排泄される。その血中濃度は骨吸収の程度を反映することから，骨吸収マーカーとして位置づけられる。尿中β-CTXと同一物質であり，使用目的，効能効果も同一で同等の有用性を有するが，本法は血中濃度を直接測定するものである。

【方法】 酵素免疫測定法（EIA，ELISA），電気化学発光免疫測定法（ECLIA）

適応疾患 ▶骨粗鬆症（骨吸収抑制治療の治療効果判定および経過観察）

《保険請求》

★「35」のⅠ型コラーゲン架橋C-テロペプチド-β異性体（β-CTX）は，骨粗鬆症におけるホルモン補充療法およびビスフォスフォネート療法等，骨吸収抑制能を有する薬物療法の治療効果判定または治療経過観察を行った場合に算定できる。ただし，治療開始前においては1回，その後は6月以内に1回に限り算定できる。

★「34」のⅠ型コラーゲン架橋C-テロペプチド-β異性体（β-CTX）（尿）と併せて実施した場合は，主たるもののみ算定する。

36 (52) エストリオール（E_3） estriol（E_3） 180点

【目的】 水酸基を3つもつエストロゲンで，エストロン（E_1），エストラジオール（E_2）の代謝産物。尿中に最も多く排出されるエストロゲンである。卵巣での生成量は少なく，エストロゲン活性はE_1やE_2より弱い。E_3は妊娠後期に胎児の副腎より産生され，胎盤で修飾を受け母体血中へ多量に分泌されるため，胎児胎盤機能の指標として有用である。低値の場合，子宮内胎児死亡や無脳児妊娠が疑われる。HPLが胎盤自体の機能を反映するのに対し，E_3は胎児と胎盤両者の機能を反映するため，同時測定には意義が認められる。

【方法】 ラテックス凝集比濁法（機器を用いたLA）

適応疾患 ▶胎盤機能不全症 ▶重症妊娠高血圧症候群 ▶胎児仮死 ▶切迫流産 ▶多胎妊娠 ▶Rh型不適合妊娠（胎児Rh不適合）▶無脳児妊娠（無脳症）▶エストロジェン産生腫瘍 ▶副腎皮質過形成 ▶卵巣機能低下症 ▶無月経症 ▶胎児発育不全 ▶潜在胎児仮死 ▶胞状奇胎 ▶肝疾患 ▶胎児発育不良（子宮内胎児発育遅延）▶子宮内胎児死亡 ▶多胎妊娠

《保険請求》

★「36」のエストロゲン半定量または定量については，「36」のエストリオール（E_3）または「33」のエストラジオール（E_2）と同時に実施した場合は算定できない。

36 (53) エストロゲン半定量 estrogen, semi-quantitative 180点

【目的】 エストロン（E_1），エストラジオール（E_2），エストリオール（E_3）など，卵胞ホルモン作用をもつステロイドホルモンの総称。卵巣，黄体，胎盤，副腎，睾丸などで産生され，卵巣機能検査，胎児－胎盤系機能検査の指標，男性では副腎過形成の指標となる。とくに半定量法は卵胞の成熟度や卵巣過剰刺激症候群の簡便迅速なモニタリングに用いられる。

【方法】 ラテックス凝集阻止反応

適応疾患 ▶切迫流産 ▶胎児死亡 ▶卵巣機能不全 ▶無月経症 ▶黄体機能低下症候群 ▶不妊症 ▶肝疾患 ▶子宮内胎児死亡〔▶エストロジェン産生腫瘍（エストロゲン産生腫瘍）▶卵巣腫瘍〕

《保険請求》

★「36」のエストロゲン半定量または定量については，「36」のエストリオール（E_3）または「33」のエストラジオール（E_2）と同時に実施した場合は算定できない。

36 (54) エストロゲン定量 estrogen, quantitative 180点

【目的】　エストロン（E_1），エストラジオール（E_2），エストリオール（E_3）など，卵胞ホルモン作用をもつステロイドホルモンの総称。卵巣，黄体，胎盤，副腎，睾丸などで産生され，卵巣機能検査，胎児－胎盤系機能検査の指標，男性では副腎過形成の指標として用いられる。

【方法】　ラテックス凝集比濁法（機器を用いたLA，LPIA）

適応疾患　▶エストロジェン産生腫瘍（エストロゲン産生腫瘍）▶卵巣腫瘍 ▶切迫流産 ▶胎児死亡 ▶卵巣機能不全 ▶無月経症 ▶黄体機能低下症候群 ▶不妊症 ▶睾丸腫瘍 ▶副腎皮質腫瘍 ▶肝疾患 ▶子宮内胎児死亡

生Ⅱ　内分泌

《保険請求》

★「36」のエストロゲン半定量または定量については，「36」のエストリオール（E_3）または「33」のエストラジオール（E_2）と同時に実施した場合は算定できない。

36 (55) 副甲状腺ホルモン関連蛋白C端フラグメント（C-PTHrP） PTH-related protein-C terminal fragment 180点

【目的】　悪性腫瘍に合併する高カルシウム血症には，その機序から骨転移による骨融解と，腫瘍から産生される副甲状腺ホルモン関連蛋白（PTHrP）による全身の骨組織からの遊離という2つの型が存在する。PTHがこのうち後者の鑑別に用いられることもあるが，現在はPTHrPの直接測定も可能となっている。本検査はPTHrPのC端フラグメントを測定対象としているが，測定試薬は現在，販売中止されている。

【方法】　放射性免疫測定法（RIA）

適応疾患　▶高カルシウム血症 ▶原発性副甲状腺機能亢進症 ▶続発性副甲状腺機能亢進症 ▶副甲状腺機能低下症 ▶続発性副甲状腺機能低下症 ▶原発性・転移性骨腫瘍 ▶悪性腫瘍

《保険請求》

★「36」の副甲状腺ホルモン関連蛋白C端フラグメント（C-PTHrP）は，高カルシウム血症の鑑別並びに悪性腫瘍に伴う高カルシウム血症に対する治療効果の判定のために測定した場合に限り算定する。

37 (56) 副腎皮質刺激ホルモン（ACTH） adrenocorticotropic hormone (ACTH) 184点

【目的】　ACTHは，脳下垂体前葉から分泌されるペプチドホルモンである。主として視床下部からのACTH放出刺激ホルモン（CRH）や，ストレスにより分泌が促進され，副腎からのグルココルチコイドによるネガティブフィードバックにより分泌が抑制されている。朝高く夕方低い日内変動がみられ，採血時間には注意が必要である。血漿ACTH濃度は，下垂体からのACTH分泌能を反映し，その測定は，視床下部-下垂体-副腎皮質系の責任病巣特定と，その程度を知るうえで重要である。異所性ACTH産生腫瘍は肺癌，胸腺腫瘍などでみられ，異所性CRH産生腫瘍でもACTH過剰分泌がみられる。

【方法】　酵素免疫測定法（EIA，ELISA），化学発光免疫測定法（CLEIA，ECLIA）

適応疾患　▶クッシング病 ▶汎下垂体機能低下症（下垂体腺腫，シモンズ病，シーハン症候群）▶視床下部機能障害（脳腫瘍，サルコイドーシス）▶アジソン病 ▶副腎性器症候群 ▶異所性ACTH産生腫瘍 ▶異所性CRH産生腫瘍 ▶ネルソン症候群 ▶クッシング症候群 ▶先天性副腎過形成 ▶ACTH単独欠損症 ▶ACTH不応症 ▶副腎皮質機能低下症 ▶神経性食欲不振症 ▶うつ病 ▶ステロイドホルモン大量投与後 ▶副腎性クッシング症候群 ▶肉芽腫性下垂体炎 ▶ACTH分泌低下症 ▶グルココルチコイド不応症

37 (57) カテコールアミン catecholamine (CA) 184点

【目的】　カテコールアミンはおもに脳，副腎髄質および交感神経に存在する生体アミンの総称で，生体内ではドーパミン（DA），ノルアドレナリン（NA），アドレナリン（A）の3分画が知られている。脳，交感神経節，腸管クロム親和性細胞などに広く分布し，心拍動を早め，末梢血管を収縮させることで血圧を上げる作用をもつ。高血圧を呈する褐色細胞腫，神経芽細胞腫などで測定されるほか，シャイ・ドレーガー症候群など低血圧を呈する疾患でも鑑別に測定されることがある。カテコールアミンの血中濃度は日内変動があるほか，ストレス，体位などで瞬間的に大きく変動するため，これを平均化した尿中

濃度が測定される。

【方法】　高性能液体クロマトグラフィー（HPLC）

適応疾患　▶褐色細胞腫 ▶神経芽腫 ▶副腎髄質過形成 ▶本態性高血圧症 ▶アジソン病 ▶起立性低血圧症 ▶シャイ・ドレーガー症候群 ▶心不全 ▶うつ病 ▶パーキンソン症候群 ▶下垂体機能低下症 ▶家族性自律神経失調症

---

38 ⑤⑧ 副甲状腺ホルモン関連蛋白（PTHrP）parathyroid hormone-related protein（PTHrP）　186点

【目的】　悪性腫瘍でしばしば認められる高カルシウム血症の原因物質。とくに骨転移のない悪性腫瘍患者において，血中 PTHrP の増加が注目されている。腫瘍から産生される副甲状腺ホルモン関連蛋白（PTHrP）が，全身の骨組織からカルシウムを遊離させるため起こるとされ，肺癌などで多く認められる。高カルシウム血症の原因鑑別のために，PTH の測定とともに利用される。

【方法】　放射性免疫測定法（IRMA）

適応疾患　▶（悪性腫瘍に伴う）高カルシウム血症 ▶骨腫瘍 ▶転移性骨腫瘍 ▶原発性骨腫瘍

《保険請求》
- ★「38」の副甲状腺ホルモン関連蛋白（PTHrP）は，高カルシウム血症の鑑別ならびに悪性腫瘍に伴う高カルシウム血症に対する治療効果の判定のために測定した場合に限り算定する。

---

39 ⑤⑨ デオキシピリジノリン（DPD）（尿）urinary deoxypyridinoline（DPD）　191点

【目的】　デオキシピリジノリン（DPD）は，骨を構成するI型コラーゲンを束ねる役割をもつ蛋白である。骨吸収に伴い血液を介し尿中に排出されるため，骨吸収の優れたマーカーとして使われる。試料は部分尿で，クレアチニン補正により結果が報告される。類似物質であるピリジノリンが軟骨の吸収をも反映するのに対し，DPD は主として骨，歯の吸収のみを反映するところが異なる。

【方法】　酵素免疫測定法（EIA，ELISA），化学発光酵素免疫測定法（CLEIA）

適応疾患　▶骨粗鬆症 ▶原発性副甲状腺機能亢進症 ▶副甲状腺機能亢進症 ▶高代謝回転型骨粗鬆症 ▶転移性骨腫瘍（前立腺癌，乳癌，肺癌など）▶骨パジェット病 ▶関節リウマチ ▶下垂体性小人症 ▶骨軟化症

《保険請求》
- ★「25」のI型コラーゲン架橋N-テロペプチド（NTX）および「39」のデオキシピリジノリン（DPD）（尿）は，原発性副甲状腺機能亢進症の手術適応の決定，副甲状腺機能亢進症手術後の治療効果判定または骨粗鬆症の薬剤治療方針の選択に際して実施された場合に算定する。
  　なお，骨粗鬆症の薬剤治療方針の選択時に1回，その後6月以内の薬剤効果判定時に1回に限り，また薬剤治療方針を変更したときは変更後6月以内に1回に限り算定できる。
- ★「25」の酒石酸抵抗性酸ホスファターゼ（TRACP-5b），「25」のI型コラーゲン架橋N-テロペプチド（NTX），「26」のオステオカルシン（OC）または「39」のデオキシピリジノリン（DPD）（尿）を併せて実施した場合は，いずれか1つのみ算定する。
- ★D009腫瘍マーカーの「23」のI型コラーゲン-C-テロペプチド（ICTP），D008内分泌学的検査の「25」のI型コラーゲン架橋N-テロペプチド（NTX）または同区分「39」のデオキシピリジノリン（DPD）（尿）は，乳癌，肺癌または前立腺癌であると既に確定診断された患者について骨転移の診断のために当該検査を行い，当該検査の結果に基づいて計画的な治療管理を行った場合に限り，B001特定疾患治療管理料の「3」悪性腫瘍特異物質治療管理料の「ロ」を算定する。
- ●レセプト摘要欄：前回の実施日（初回の場合は初回である旨）を記載する。

---

40 ⑥⓪ 17-ケトジェニックステロイド（17-KGS）17-ketogenic steroids（17-KGS）　200点

【目的】　副腎皮質ホルモンであるコルチゾールの尿中代謝産物で，副腎皮質機能の評価に用いられる。血中コルチゾールが大きな日内変動を有するのに対し，尿中排泄量は比較的安定しているという長所がある半面，正確な蓄尿の手間がかかる。

【方法】　可視吸光光度法（Few-神戸川法）

適応疾患　▶副腎皮質機能亢進症 ▶下垂体機能低下症 ▶クッシング症候群 ▶クッシング病 ▶原発性副腎皮質機能低下症〔アジソン病，先天性副腎皮質酵素欠損症（先天性副腎性器症候群），ACTH 不応症〕▶続発性副腎皮質機能低下症（下垂体腫瘍，シーハン症候群，特発性下垂体機能低下症，ACTH 単独欠損症）▶副腎性器症候群 ▶急性副腎不全 ▶副腎癌 ▶異所性 ACTH 産生腫瘍

41 ⑥ エリスロポエチン erythropoietin（EPO） 209点

【目的】　エリスロポエチン（EPO）は，おもに腎臓で産生され，赤血球系幹細胞（前駆細胞）の分化誘導を刺激し，赤血球産生を促進するホルモンである。慢性的な腎障害に基づく貧血の診断や，多血症の鑑別に有用な検査である。

【方法】　酵素免疫測定法（EIA，ELISA），化学発光酵素免疫測定法（CLEIA）

適応疾患　▶慢性腎不全　▶腎性貧血　▶骨髄異形成症候群に伴う貧血　▶EPO産生腫瘍　▶真性多血症（真性赤血球増加症）▶続発性赤血球増多症　▶赤血球増加症〔▶再生不良性貧血　▶鉄欠乏性貧血〕

《保険請求》
★「41」のエリスロポエチンは，以下のいずれかの目的で行った場合に算定する。
　ア　赤血球増加症の鑑別診断
　イ　重度の慢性腎不全患者またはエリスロポエチン，ダルベポエチン，エポエチンベータペゴルもしくはHIF-PH阻害薬投与前の透析患者における腎性貧血の診断
　ウ　骨髄異形成症候群に伴う貧血の治療方針の決定

42 ⑥ ソマトメジンC somatomedin-C（Sm-C），インスリン様成長因子 insulin-like growth factor-1（IGF-1） 212点

【目的】　ソマトメジンCは，IGF-1（インスリン様成長因子1）とも呼ばれ，成長ホルモン（GH）の骨格組織への作用を仲介する物質である。GHの分泌状態をよく反映するが，GHよりも日内変動が少なく，安定した物質であるため，分泌不全や過剰分泌の診断に活用される。

【方法】　放射性免疫測定法（IRMA），ECLIA法

適応疾患　▶下垂体性小人症　▶下垂体機能低下症　▶思春期遅発症　▶末端肥大症（先端巨大症）▶巨人症　▶成長ホルモン分泌不全性低身長症　▶下垂体性巨人症

《保険請求》
★「50」のインスリン様成長因子結合蛋白3型（IGFBP-3）を「42」のソマトメジンCと併せて実施した場合は，主たるもののみ算定する。

43 ⑥ 17-ケトステロイド分画（17-KS分画） 17-ketosteroid fractions（17-KS-F） 213点

【目的】　17-ケトステロイドとは，副腎と男性性腺で産生されるホルモンの代謝産物である。17-KSは，分画として11-deoxy-17-KSと，11-oxy-17-KSに分けられ，前者は副腎，睾丸由来のアンドロステロン（An），エチオコラノロン（Et），デヒドロエピアンドロステロン（DHEA）の3分画があり，後者は糖質コルチコイド由来の11-ケトエチオコラノロン（11-keto-Et），11-OH-アンドロステロン（11-OH-An），11-OH-エチオコラノロン（11-OH-Et），11-ケトアンドロステロン（11-keto-An）の4分画がある。副腎癌，クッシング症候群ではEt/Anが大で，DHEAは癌で非常に高く，腺腫，過形成では低値を示す傾向が見られる。また，酵素欠損による先天性副腎過形成の鑑別，欠損酵素の推定にも，各分画の比率が有用な手がかりを与える。

【方法】　ガスクロマトグラフィー・マススペクトロメトリー（GC-MS/MS）法

適応疾患　▶クッシング症候群　▶クッシング病　▶異所性ACTH産生腫瘍　▶副腎癌　▶先天性副腎過形成　▶副腎腺腫　▶男性化副腎腫瘍　▶男性化卵巣腫瘍（ホルモン産生卵巣腫瘍）▶精巣腫瘍（ライディッヒ細胞癌）▶多のう胞性卵巣症候群　▶副腎性器症候群　▶アジソン病　▶性腺機能低下症　▶11β水酸化酵素欠損症　▶21水酸化酵素欠損症　▶クラインフェルター症候群　▶ターナー症候群　▶下垂体機能低下症

43 ⑥ 17α-ヒドロキシプロゲステロン（17α-OHP） 17α-hydroxyprogesterone（17α-OHP） 213点

【目的】　先天性副腎皮質過形成の診断に用いられる検査である。17α-OHPは，副腎皮質においてコレステロールから合成され，21-hydroxylaseの作用を受け11-デオキシコルチゾールを経てコルチゾールとなる。この生合成経路が障害されると，17α-OHPの血中濃度が増加する。先天性副腎過形成の診断・経過観察に有用な検査であるが，有病者数は1万人に1人程度で多くはない。

【方法】　酵素免疫測定法（EIA，ELISA）

適応疾患　▶先天性副腎過形成　▶性腺形成不全　▶卵巣機能不全　▶17α水酸化酵素欠損症　▶汎下垂体機能低下症

《保険請求》
★「43」の17α-ヒドロキシプロゲステロン（17α-OHP）は，先天性副腎皮質過形成症の診断または治療効果判定

のために行った場合に算定する。

43 ⑥⑤ 抗 IA-2抗体 anti-insulinoma-associated tyrosine phosphatase-like protein-2 antibody　213点

【目的】　抗 IA-2抗体は膵 β 細胞に対する自己抗体の１つで，１型糖尿病患者血清中に高率に存在している。１型糖尿病は，主として自己免疫学的機序により膵 β 細胞が破壊されるもので，思春期前の小児例では感冒などのストレスを契機に病態の急激な悪化をきたすものが少なくない。抗グルタミン酸デカルボキシラーゼ抗体（抗 GAD 抗体）とは補完関係にある項目と位置づけられ，１型糖尿病の診断に用いられる。

【方法】　酵素免疫測定法（EIA，ELISA）

適応疾患　▶１型糖尿病

《保険請求》

★「43」の抗 IA-2抗体は，すでに糖尿病の診断が確定し，かつ，「19」の抗グルタミン酸デカルボキシラーゼ抗体（抗 GAD 抗体）の結果，陰性が確認された患者に対し，１型糖尿病の診断に用いた場合に算定する。
●レセプト摘要欄：抗グルタミン酸デカルボキシラーゼ抗体（抗 GAD 抗体）の結果，陰性を確認した年月日を記載する。

43 ⑥⑥ プレグナンジオール（pregnanediol（P2）　213点

【目的】　プレグナンジオール（P2）は，黄体ホルモンであるプロゲステロンの代謝産物であり，ほとんどが肝で代謝され尿中に排泄される。プロゲステロンは卵巣，胎盤，副腎皮質および睾丸などで産生され，尿中プレグナンジオールは，それらの器官の機能をよく反映する。女性においては性周期の黄体期に最高値を示し，また妊娠週数とともに増加するため，不妊症における排卵状態の推定や，卵巣機能の評価，切迫流産，絨毛性疾患の予後判定などに用いられる。また，アジソン病，副腎皮質の腫瘍，副腎性器症候群などの内分泌疾患の診断にも有用である。

【方法】　ガスクロマトグラフィー・マススペクトロメトリー（GC-MS）

適応疾患　▶思春期早発症　▶先天性副腎過形成　▶副腎性器症候群　▶副腎癌　▶絨毛癌　▶クッシング症候群　▶睾丸間質細胞腫（精巣腫瘍）▶切迫流産　▶黄体機能低下症候群　▶卵巣機能不全　▶卵巣腫瘍　▶卵巣のう腫　▶無月経症　▶副腎機能低下症　▶下垂体機能低下症　▶黄体機能不全　▶ステロイド産生卵巣腫瘍（ホルモン産生卵巣腫瘍）▶副腎嚢機能低下症　▶排卵障害　▶絨毛性疾患　▶胎盤機能不全症

44 ⑥⑦ メタネフリン metanephrine（MN）　217点

【目的】　交感神経および副腎髄質で合成・分泌されたアドレナリン，ノルアドレナリンなどカテコールアミンの尿中代謝産物である。メタネフリン（MN）とノルメタネフリン（NMN）の２分画が存在し，両者とも昇圧などカテコールアミンの生理活性はもたない。通常，ノルメタネフリンとの分画測定が行われ，単独で測定されることはほとんどない。カテコールアミンが増加する疾患，すなわち褐色細胞腫や神経芽腫などで，これらの尿中排泄が増加する。

【方法】　高性能液体クロマトグラフィー（HPLC），液体クロマトグラフィー・マススペクトロメトリー（LC-MS）

適応疾患　▶褐色細胞腫　▶神経芽腫　▶本態性高血圧症　▶心不全　▶シャイ・ドレーガー症候群

《保険請求》

★「49」のノルメタネフリンは，褐色細胞腫の診断または術後の効果判定のため行った場合に算定し，「44」のメタネフリンを併せて行った場合は，主たるもののみ算定する。

45 ⑥⑧ 17-ケトジェニックステロイド分画（17-KGS 分画）17-ketogenic steroids fractions（17-KGS）　220点

【目的】　17-KGS は副腎皮質機能を反映する指標であるが，総17-KGS に異常がみられた場合，その分画が病態の鑑別に役立つ。すなわち17-KGS は，11-deoxy 分画と11-oxy 分画の２つに分けることができ，11-deoxy/11-oxy 分画の比は，健常人で0.2前後である。これに対し先天的な酵素欠損による副腎性器症候群では上昇し，1.0以上に及ぶこともある。このほか総17-KGS とその分画濃度をみることで，間脳・下垂体・副腎皮質系の病態診断が行われる。

【方法】　GC-MS/MS 法

適応疾患　▶副腎皮質機能亢進症　▶クッシング症候群　▶クッシング病　▶原発性副腎皮質機能低下症（アジソン病，先天性副腎皮質酵素欠損症，先天性副腎性器症候群，ACTH不応症）▶異所性ACTH産生腫瘍　▶続発性副腎皮質機能低下症（下垂体腫瘍，シーハン症候群，特発性下垂体機能低下症，ACTH単独欠損症）▶副腎性器症候群　▶副腎癌　▶急性副腎不全（副腎クリーゼ）▶下垂体機能低下症

45 ㊿ メタネフリン・ノルメタネフリン分画　metanephrine fraction（MN-F）　220点

【目的】　交感神経および副腎髄質で合成・分泌された，アドレナリン，ノルアドレナリンなどカテコールアミンの尿中代謝産物である。メタネフリン（MN）とノルメタネフリン（NMN）の2分画が存在し，両者とも昇圧などカテコールアミンの生理活性はもたない。カテコールアミンが増加する疾患，すなわち褐色細胞腫や神経芽細胞腫で，これらの尿中排泄が増加する。カテコールアミンはストレスによる血中濃度の変動が大きいだけでなく，尿中排泄後も分解されやすいため，メタネフリン分画測定で診断精度を上げることができる。

【方法】　高性能液体クロマトグラフィー（HPLC），液体クロマトグラフィー・マススペクトロメトリー（LC-MS）

適応疾患　▶褐色細胞腫　▶神経芽腫　▶本態性高血圧症　▶心不全　▶家族性自律神経失調症　▶シャイドレーガー症候群

46 ㊼ 心房性Na利尿ペプチド（ANP）　human atrial natriuretic peptide（HANP）　221点

【目的】　心房性ナトリウム利尿ペプチド（ANP）は，おもに心房で合成され，血中に分泌されるホルモンである。腎臓に働き利尿を促進するとともに，末梢血管を拡張し血圧降下作用物質としても働く。

心房筋の伸展により分泌が刺激されることから，ANP高値の場合，心房負荷や循環血漿量増加をきたす病態の存在が示唆される。浮腫を伴う疾患の診断，心不全の重症度判定に有用である。また慢性腎不全における適切な除水量の評価にも応用される。

【方法】　酵素免疫測定法（EIA，ELISA），化学発光酵素免疫測定法（CLEIA）

適応疾患　▶うっ血性心不全　▶心筋梗塞　▶慢性心不全　▶急性心不全　▶腎不全　▶高血圧症

《保険請求》
★「46」の心房性Na利尿ペプチド（ANP），「18」の脳性Na利尿ペプチド（BNP）および「20」の脳性Na利尿ペプチド前駆体N端フラグメント（NT-proBNP）のうち2項目以上をいずれかの検査を行った日から起算して1週間以内に併せて実施した場合は，主たるもの1つに限り算定する。
●レセプト摘要欄：〔脳性Na利尿ペプチド（BNP），脳性Na利尿ペプチド前駆体N端フラグメント（NT-proBNP）及び心房性Na利尿ペプチド（ANP）のうち2項目以上を実施した場合〕各々の検査の実施日を記載する。

47 ㊽ 抗利尿ホルモン（ADH）　anti-diuretic hormone（ADH）・arginine vasopressin（AVP）　224点

【目的】　アルギニンバゾプレッシン arginine vasopressin（AVP）は抗利尿ホルモン anti-diuretic hormone（ADH）とも呼ばれ，体液量の保持を行うホルモンである。視床下部—下垂体後葉系で合成分泌され，腎尿細管における水の再吸収を促進することで，体液量と血漿浸透圧調節を行う。ADHの分泌低下で尿崩症が，過剰分泌で低ナトリウム血症が特徴的なADH不適合分泌症候群を発来する。これらの診断には血漿浸透圧との同時測定が有用である。

【方法】　放射性免疫測定法（RIA）

適応疾患　▶尿崩症　▶腎性尿崩症　▶中枢性尿崩症　▶抗利尿ホルモン不適合分泌症候群（SIADH）▶下垂体機能低下症　▶異所性ADH産生腫瘍　▶肝硬変症　▶慢性腎不全　▶ネフローゼ症候群　▶アジソン病　▶心不全　▶脱水症　▶心因性多飲症

48 ㊾ プレグナントリオール　pregnanetriol　232点

【目的】　プレグナントリオールは，黄体ホルモンの尿中代謝産物である。

副腎皮質において，コレステロールは17α-ヒドロキシプロゲステロン（17α-OHP）を経てコルチゾールに合成される。この過程で21β-ヒドロキシラーゼ，11β-ヒドロキシラーゼなどの酵素による代謝を受ける。先天性副腎過形成等で，これら酵素が欠損すると，17α-OHPが溜まり，コルチゾールが不足する結果，ACTHによるnegative feed backが弱まる。プレグナントリオールは，プロゲステロン，17α-OHPの増加を反映して上昇するため，先天性副腎過形成の診断や，コルチゾール補充療法の指標

に有用である。

【方法】 ガスクロマトグラフィー・マススペクトロメトリー（GC-MS）

適応疾患　▶先天性副腎過形成　▶副腎癌　▶副腎性器症候群　▶無月経症　▶排卵障害　▶不妊症　▶汎下垂体機能低下症　▶クッシング症候群　▶副腎機能低下症

---

49 ⑦ ノルメタネフリン　normetanephrine（NMN）　250点

【目的】 交感神経および副腎髄質で合成・分泌されたノルアドレナリンの不活性型の尿中代謝産物。交感神経・副腎髄質の機能亢進指標として有用な検査。通常，メタネフリンとの分画測定が行われ，単独で測定されることはほとんどない。

【方法】 高性能液体クロマトグラフィー（HPLC），液体クロマトグラフィー・マススペクトロメトリー（LC-MS）

適応疾患　▶褐色細胞腫　▶神経芽腫　▶本態性高血圧症　▶家族性自律神経失調症（家族性自律神経異常症）▶シャイ・ドレーガー症候群

《保険請求》
* ★「49」のノルメタネフリンは，褐色細胞腫の診断または術後の効果判定のため行った場合に算定し，「44」のメタネフリンを併せて行った場合には，主たるもののみ算定する。

---

50 ⑦ インスリン様成長因子結合蛋白3型（IGFBP-3）　insulin-like growth factor-binding protein-3（IGFBP-3）　280点

【目的】 IGFBP-3は肝臓で合成される糖蛋白である。成長ホルモン（GH）がもたらす成長促進作用は，インスリン様成長因子（IGF）を介して発揮される。そのIGFに特異的に結合する蛋白がIGFBP-3で，成長ホルモン分泌不全による小人症で低下を示す。すなわち下垂体性小人症の診断指標となる項目であるが，GH補充療法の適応となるかを判断するため，各種負荷試験と併せて測定される。血中ソマトメジンCと臨床的意義は似ており，多くの症例でより正確度が高いとされる。なお同様に低身長をきたすターナー症候群では，低下を認めないため，鑑別の手がかりにもなり得る。

測定試薬は現在，販売中止されている。

【方法】 放射性免疫測定法（RIA）

適応疾患　▶下垂体性小人症（成長ホルモン分泌不全性低身長症）▶GH不応症　▶成長ホルモン分泌不全　▶ターナー症候群　▶ラッセル・シルバー症候群　▶下垂体性巨人症〔▶巨人症　▶末端肥大症（先端巨大症）▶神経性食欲不振症〕

《保険請求》
* ★「50」のインスリン様成長因子結合蛋白3型（IGFBP-3）は，成長ホルモン分泌不全症の診断と治療開始時の適応判定のために実施した場合に算定できる。なお，成長ホルモン分泌不全症の診断については，厚生労働省間脳下垂体機能障害に関する調査研究班「成長ホルモン分泌不全性低身長症診断の手引き」を，治療開始時の適応判定については（財）成長科学協会「ヒト成長ホルモン治療開始時の適応基準」を参照する。
* ★「50」のインスリン様成長因子結合蛋白3型（IGFBP-3）を，「42」のソマトメジンCと併せて実施した場合は，主たるもののみ算定する。

---

51 ⑦ 遊離メタネフリン・遊離ノルメタネフリン分画　plasma free metanephrine, normetanephrine　450点

【目的】 褐色細胞腫の診断には，アドレナリン，ノルアドレナリンなどカテコールアミンの血中濃度が測定される。これらは採血時の緊張など採血条件により変動幅が大きく，対策として蓄尿による代謝産物の測定が行われてきた。だが蓄尿では高濃度の塩酸が入った遮光容器に24時間尿を貯める手間がかかるため，より簡便な方法が求められてきた。遊離メタネフリン・ノルメタネフリンでは，外来での随時採血で評価が可能となるため，より容易に診断が可能となる。

【方法】 酵素免疫測定法（EIA，ELISA）

適応疾患　▶褐色細胞腫〔神経芽細胞腫〕

《保険請求》
* ★「51」の遊離メタネフリン・遊離ノルメタネフリン分画は，褐色細胞腫の鑑別診断を行った場合に1回に限り算定する。本検査を実施するに当たっては，関連学会が定める指針を遵守し，褐色細胞腫を疑う医学的な理由を診療録に記載すること。
* ★「44」メタネフリン，「45」メタネフリン・ノルメタネフリン分画，「49」ノルメタネフリンまたは「51」遊離メタ

生Ⅱ

内分泌

ネフリン・遊離ノルメタネフリン分画のうちいずれかを併せて実施した場合は，主たるもののみ算定する。

52　⑳　抗ミュラー管ホルモン（AMH）　597点

【目的】　女性生殖器の原型であるミュラー管の発育を抑制するホルモンである。卵子の成熟過程において，原始細胞が成熟し始めると AMH を分泌，思春期に入ると卵胞の成熟に伴い AMH 分泌量は上昇し，およそ25歳頃まで高値を持続する。その後徐々に減少し40歳程度で20代の半分以下となり，閉経の頃には分泌されなくなる。AMH は「発育中の卵子数」の推定に有用で，不妊女性において卵巣の予備能の評価，体外受精の成否を予測する因子として活用される。LH や FSH と比較し，性周期による変動幅が小さく，採血時期の制約が少ないというメリットを持つ。一方，無月経の原因となる多嚢胞性卵巣症候群（PCOS）では高値をとる。

【方法】　酵素免疫測定法（EIA，ELISA），化学発光免疫測定法（CLEIA，ECLIA）

適応疾患　▶不妊症

《保険請求》

★不妊症の患者に対して，卵巣機能の評価および治療方針の決定を目的として，血清または血漿を検体として EIA 法，CLEIA 法または ECLIA 法により測定した場合に，6月に1回に限り算定できる。

●レセプト摘要欄：前回の実施日（初回の場合は初回である旨）を記載する。

53　⑳　レプチン　1,000点

【目的】　レプチンは脂肪組織から分泌され，摂食抑制やエネルギー消費を促進するホルモンである。体脂肪量と相関し，肥満者で高値傾向を示す。一方，全身の脂肪組織が消失する指定難病「全身性脂肪萎縮症」では血中レプチン濃度の低下が認められる。本症では重度のインスリン抵抗性糖尿病や高中性脂肪血症もみられるため，全身性脂肪萎縮症と糖脂質代謝異常症の鑑別を目的にレプチンが用いられる。

【方法】　酵素免疫測定法（EIA，ELISA）

適応疾患　▶全身性脂肪萎縮症

《保険請求》

★脂肪萎縮，食欲亢進，インスリン抵抗性，糖尿病および脂質異常症のいずれも有する患者に対して，全身性脂肪萎縮症の診断の補助を目的として，ELISA 法により測定した場合に，患者1人につき1回に限り算定する。

★本検査の実施に当たっては，関連学会が定める指針を遵守し，脂肪萎縮の発症時期および全身性脂肪萎縮症を疑う医学的な理由を診療報酬明細書の摘要欄に記載する。

●レセプト摘要欄：脂肪萎縮の発症時期及び全身性脂肪萎縮症を疑う医学的な理由を記載する。

D009　腫瘍マーカー

21	サイトケラチン8・18（尿）	160点／p.124
22	抗 p53抗体	163点／p.124
23	Ⅰ型コラーゲン-C-テロペプチド（ICTP）	170点／p.125
24	ガストリン放出ペプチド前駆体（ProGRP）	175点／p.125
25	CA54／61	184点／p.125
26	α-フェトプロテインレクチン分画（AFP-L3%）	185点／p.125
27	CA602，組織因子経路インヒビター2（TFPI2）	190点／p.125
28	γ-セミノプロテイン（γ-Sm）	192点／p.126
29	ヒト精巣上体蛋白4（HE4）	200点／p.126
30	可溶性メソテリン関連ペプチド	220点／p.126
31	S2,3PSA%	248点／p.127
32	プロステートヘルスインデックス（phi）	281点／p.127
33	癌胎児性抗原（CEA）定性（乳頭分泌液），癌胎児性抗原（CEA）半定量（乳頭分泌液）	305点／p.127
34	HER2蛋白	320点／p.128
35	アポリポ蛋白 A2（APOA2）アイソフォーム	335点／p.128
36	可溶性インターロイキン-2レセプター（sIL-2R）	438点／p.128
注2	「イ」「2」～「36」の検査を2項目実施	230点／p.119
注2	「ロ」「2」～「36」の検査を3項目実施	290点／p.119
注2	「ハ」「2」～「36」の検査を4項目以上実施	385点／p.119

《保険請求》

■診療および腫瘍マーカー以外の検査の結果から悪性腫瘍の患者であることが強く疑われる者に対して，腫瘍マーカーの検査を行った場合に，1回に限り算定する。ただし，B001の3に掲げる悪性腫瘍特異物質治療管理料を算定している患者については算定しない。

■患者から1回に採取した血液等を用いて本区分の2から36までに掲げる検査を2項目以上行った場合は，所定点数にかかわらず，検査の項目数に応じて次に掲げる点数により算定する。

　イ　2項目　230点，ロ　3項目　290点，ハ　4項目以上　385点

★腫瘍マーカーは，悪性腫瘍の患者であることが強く疑われる者に対して検査を行った場合に，悪性腫瘍の診断の確定または転帰の決定までの間に1回を限度として算定する。悪性腫瘍の診断が確定し，計画的な治療管理を開始した場合，当該治療管理中に行った腫瘍マーカーの検査の費用は，B001特定疾患治療管理料の「3」悪性腫瘍特異物質治療管理料に含まれ，腫瘍マーカーは，原則として，悪性腫瘍特異物質治療管理料と同一月に併せて算定できない。ただし，悪性腫瘍の診断が確定した場合であっても，次に掲げる場合においては，悪性腫瘍特異物質治療管理料とは別に腫瘍マーカーの検査料を算定できる。

　ア　急性および慢性膵炎の診断および経過観察のために「8」のエラスターゼ1を行った場合

　イ　肝硬変，HBs 抗原陽性の慢性肝炎または HCV 抗体陽性の慢性肝炎の患者について，「2」のα-フェトプロテイン（AFP），「10」の PIVKA-Ⅱ半定量または定量を行った場合（月1回に限る）

　ウ　子宮内膜症の診断または治療効果判定を目的として「11」の CA125または「27」の CA602を行った場合（診断または治療前および治療後の各1回に限る）

　エ　家族性大腸腺腫症の患者に対して「3」の癌胎児性抗原（CEA）を行った場合

★「11」の CA125，「27」の CA602を併せて測定した場合は，主たるもののみ算定する。

★上記にかかわらず，「11」の CA125，「27」の CA602について，1つを悪性腫瘍特異物質治療管理料の項目とし，他の1つの検査を腫瘍マーカーの項目として算定することはできず，いずれか一方のみ算定する。

★「注2」に係る規定は，本区分に掲げる血液を検体とする検査と「33」癌胎児性抗原（CEA）定性（乳頭分泌液）または同半定量（乳頭分泌液）を同一日に行った場合にも適用する。

---

1 ① 尿中 BTA　Urine bladder tumor antigen (BTA)　　80点

【目的】　膀胱癌の経過観察に用いる。膀胱癌では露出した膀胱基底膜由来の BTA が尿中に放出される。早期膀胱癌で尿細胞診に比べ有用であるが，膀胱炎における陽性率も60～80% と高い。特に非浸潤性再発の発見に有用とされている。保険請求においては，膀胱癌と確定診断された患者の再発の補助診断に限られる。

【方法】　ラテックス凝集法（LA）。

適応疾患　▶膀胱癌（再発）

《保険請求》

★「1」尿中 BTA は，膀胱癌であるとすでに確定診断がされた患者に対して，膀胱癌再発の診断のために行い，当該検査の結果に基づいて計画的な治療管理を行った場合に限り，悪性腫瘍特異物質治療管理料「イ」を算定する。

---

2 ② α-フェトプロテイン（AFP）　α-fetoprotein (AFP)　　98点 外迅

【目的】　原発性肝細胞癌，ヨークサック腫瘍（悪性奇形腫），AFP 産生腫瘍（転移性肝癌を含む）の補

助診断，治療効果判定，経過観察に用いる。原発性肝癌の90％以上に出現することから，原発性肝癌の鑑別診断や早期発見に利用されている。一方，AFP は妊婦の血中，羊水中にも検出され，異常妊娠や胎児管理の指標に有効であり，肝疾患の診断のみならず，産科領域においても用いられる。

【方法】 酵素免疫測定法（EIA，ELISA），化学発光免疫測定法（CLIA，CLEIA，ECLIA），ラテックス凝集比濁法（機器を用いた LA，LPIA，PAMIA），液相結合法（LBA 法）

適応疾患　▶原発性肝癌 ▶転移性肝癌 ▶胎児性癌 ▶肝硬変 ▶卵巣腫瘍 ▶肝芽腫 ▶睾丸腫瘍 ▶悪性奇形腫 ▶B型慢性肝炎 ▶C型慢性肝炎 ▶ヨークサック腫瘍（卵黄のう腫瘍）

3　③　癌胎児性抗原（CEA）carcinoembryonic antigen（CEA）　99点　外迅

【目的】 消化器癌をはじめとする多くの癌の補助診断，治療効果判定（手術・放射線・化学療法後），経過観察に用いる。他の検査法と組み合わせることにより，癌スクリーニングの補助診断に用いられる。AFP と組み合わせることで AFP が高値の場合，原発性肝癌，CEA が高値の場合，転移性肝癌が推測される。

【方法】 酵素免疫測定法（EIA，ELISA），化学発光免疫測定法（CLIA，CLEIA，ECLIA），ラテックス凝集比濁法（機器を用いた LA，LPIA，PAMIA）

適応疾患　▶大腸癌 ▶胃癌 ▶食道癌 ▶十二指腸癌 ▶肺癌 ▶膵癌 ▶胆管癌 ▶膀胱癌 ▶卵巣癌 ▶肝癌 ▶乳癌 ▶甲状腺癌 ▶子宮頸癌 ▶その他腺癌 ▶家族性大腸ポリポーシス（家族性大腸腺腫症）▶大腸腺腫症 ▶転移性腫瘍

《保険請求》
★「3」の癌胎児性抗原（CEA）と「7」の DUPAN-2 を併せて測定した場合は主たるもののみ算定する。

4　④　扁平上皮癌関連抗原（SCC 抗原）squamous cell carcinoma antigen（SCC）　101点

【目的】 子宮頸部扁平上皮癌および他の臓器の扁平上皮癌の補助診断，治療効果判定，経過観察に用いる。ただし，扁平上皮細胞の存在する部位での良性疾患でも上昇する。

【方法】 酵素免疫測定法（EIA，ELISA），化学発光免疫測定法（CLIA，CLEIA，ECLIA）

適応疾患　▶子宮頸癌 ▶肺癌 ▶食道癌 ▶その他の部位の扁平上皮癌一般（頭頸部癌，皮膚扁平上皮癌など）

5　⑤　組織ポリペプタイド抗原（TPA）tissue polypeptide antigen（TPA）　110点

【目的】 各種悪性腫瘍の補助診断，治療効果判定，経過観察に用いる。進行性の悪性腫瘍で体液中の TPA は上昇する。一方，肝炎，肝硬変，胆道感染症，糖尿病，呼吸器感染症，泌尿器感染症，インフルエンザなど炎症性疾患，感染症でも一過性に上昇する。

【方法】 化学発光免疫測定法（CLIA）

適応疾患　▶消化器癌（食道，胃，大腸，肝臓，胆道，膵臓）▶肺癌 ▶乳癌 ▶卵巣癌 ▶膀胱癌 ▶尿管癌 ▶腎臓癌などの悪性腫瘍

6　⑥　NCC-ST-439　NCC-ST-439　112点

【目的】 胃癌，乳癌をはじめとする各種癌の補助診断，治療効果判定，経過観察に用いる。ただし，顎下腺，気管支腺，他の正常組織にも存在するので，健常人でも血中に存在することがある。

【方法】 酵素免疫測定法（EIA，ELISA），化学発光酵素免疫測定法（CLEIA）

適応疾患　▶胃癌 ▶膵癌 ▶胆道癌 ▶大腸癌 ▶乳癌 ▶肺癌 ▶肝癌 ▶顎下腺癌など多くの腺癌

6　⑦　CA15-3　carbohydrate antigen 15-3（CA15-3）　112点

【目的】 乳癌の補助診断・治療効果判定・経過観察に用いる。乳癌に対して特異性が高い。

【方法】 酵素免疫測定法（EIA，ELISA），化学発光免疫測定法（CLIA，CLEIA，ECLIA）

適応疾患　▶乳癌 ▶卵巣癌

《保険請求》
★「19」のシアリル Le^X 抗原（CSLEX）と「6」の CA15-3 を併せて測定した場合は，主たるもののみ算定する。

7 ⑧ DUPAN-2　DUPAN-2　115点

【目的】　膵癌，胆道癌，肝細胞癌の補助診断，治療効果判定，経過観察に用いる。ただし，肝・胆道系の良性疾患でも高値となることがあり，他の腫瘍マーカーと組み合わせて使用したほうがよい。
【方法】　酵素免疫測定法（EIA，ELISA）
適応疾患　▶膵癌 ▶胆道癌 ▶肝細胞癌

《保険請求》
★「3」の癌胎児性抗原（CEA）と「7」のDUPAN-2を併せて測定した場合は主たるもののみ算定する。

生Ⅱ

腫瘍

8 ⑨ エラスターゼ1　elastase 1　120点

【目的】　膵癌の早期診断に用いられ，切除可能例も多く発見される。ただし，急性膵炎，慢性膵炎，胆石症でも高値を示し，回復とともに基準範囲に戻る。また，腎不全でも腎からの排泄減少により血中に長く留まり，高値を示すことがある。
【方法】　ラテックス凝集比濁法（機器を用いたLA）
適応疾患　▶膵癌 ▶十二指腸癌 ▶乳頭部癌（膵頭部癌，十二指腸乳頭部癌）▶急性膵炎 ▶慢性膵炎

9 ⑩ 前立腺特異抗原（PSA）　prostate specific antigen　121点 外迅

【目的】　PSAにはα₁-アンチキモトリプシン（ACT）と結合したcomplete PSA（c-PSA）と単独で存在するfree PSA（f-PSA）があり，前者が前立腺癌で，後者が前立腺肥大症で上昇する。通常，PSAとして測定されるのは両者を含む「トータルPSA」である。前立腺癌で早期に上昇するため，スクリーニング検査として用いる。また，治療効果判定，経過観察にも用いる。前立腺肥大症でも上昇することがあるが，高値になるほど前立腺癌の可能性が高くなる。なお，ACTと結合したc-PSAだけを測定する試薬もあり，保険点数は本項目で算定される。
【方法】　酵素免疫測定法（EIA，ELISA），化学発光免疫測定法（CLIA，CLEIA，ECLIA），ラテックス凝集比濁法（機器を用いたLA，PAMIA）
適応疾患　▶前立腺癌

《保険請求》
★「9」の前立腺特異抗原（PSA）は，診察，腫瘍マーカー以外の検査，画像診断等の結果から，前立腺癌の患者であることを強く疑われる者に対して検査を行った場合に，前立腺癌の診断の確定または転帰の決定までの間に原則として，1回を限度として算定する。ただし，前立腺特異抗原（PSA）の検査結果が4.0ng/mL以上であって前立腺癌の確定診断がつかない場合においては，3月に1回に限り，3回を限度として算定できる。
なお，当該検査を2回以上算定するに当たっては，検査値を診療報酬明細書の摘要欄に記載する。
●レセプト摘要欄：〔前立腺癌の確定診断がつかず前立腺特異抗原（PSA）を2回以上算定する場合〕未確と表示し，当該検査の実施年月日及び検査値をすべて記載する。
（3月に1回を超える算定の場合）当該検査の実施年月日及び前回測定値を記載する。〔明細書別表Ⅲ〕

9 ⑪ CA19-9　carbohydrate antigen 19-9（CA19-9）　121点 外迅

【目的】　膵癌，胆のう癌，胆管癌の補助診断，治療効果判定，経過観察に用いる。また，肺癌，乳癌，生殖器癌でも上昇することがある。膵癌で80％近くの陽性率がある。血液型（Lewis式）と関係するために，Lewis式血液型抗原を産生しない日本人の約10％は上昇しない。
【方法】　酵素免疫測定法（EIA，ELISA），化学発光免疫測定法（CLIA，CLEIA，ECLIA），ラテックス凝集比濁法（機器を用いたLA，LPIA）
適応疾患　▶膵癌 ▶胆のう癌 ▶胆管癌 ▶胃癌 ▶大腸癌〔▶食道癌 ▶肺癌 ▶肺腺癌 ▶乳癌 ▶肝癌 ▶前立腺癌 ▶卵巣癌 ▶生殖器癌〕

10 ⑫ PIVKA-Ⅱ半定量　protein induced by vitamin K absence or antagonist-Ⅱ（PIVKA-Ⅱ），semi-quantitative　131点

【目的】　α-フェトプロテインとは相関がなく，肝細胞癌の相補的な腫瘍マーカーである。PIVKA-Ⅱ半定量法は従来，ラテックス凝集反応で行われてきたが，これは，出血凝固検査として認められたもので，腫瘍マーカーとして使用されていない。
【方法】　現在，半定量に該当する試薬は見当たらず，ここに記載すべき検査方法はない。
適応疾患　▶肝細胞癌 ▶肝硬変 ▶B型慢性肝炎 ▶C型慢性肝炎

10 ⑬ PIVKA-Ⅱ定量　protein induced by vitamin K absence or antagonist-Ⅱ（PIVKA-Ⅱ）　131点

【目的】　肝細胞癌の補助診断，治療効果判定，経過観察に用いる。α-フェトプロテインとは相関がなく相補的な腫瘍マーカーである。ワルファリン投与，抗菌薬投与によりビタミンK欠乏状態となることがあり，PIVKA-Ⅱが上昇することがあるので注意を要する。
【方法】　酵素免疫測定法（EIA，ELISA），化学発光免疫測定法（CLIA，CLEIA，ECLIA），液相結合法（LBA法）
適応疾患　▶肝細胞癌　▶肝硬変　▶B型慢性肝炎　▶C型慢性肝炎

11 ⑭ CA125　carbohydrate antigen 125（CA125）　136点

【目的】　卵巣癌の補助診断，治療効果判定，経過観察に用いる。子宮内膜症，類皮嚢胞腫，消化器癌，妊娠，生理でも上昇する。
【方法】　酵素免疫測定法（EIA，ELISA），化学発光免疫測定法（CLIA，CLEIA，ECLIA）
適応疾患　▶卵巣癌　▶子宮内膜症〔▶膵癌　▶肺癌　▶結腸癌　▶乳癌　▶胃癌　▶子宮頚癌〕

12 ⑮ 核マトリックスプロテイン22（NMP22）定量（尿）　urine nuclear matrix protein 22（NMP22）　139点

【目的】　膀胱癌，腎盂癌，尿管癌などの尿路上皮腫瘍の補助診断，治療効果判定，経過観察に用いる。尿細胞診よりも感度が高い。NMP22は核蛋白で，尿路上皮腫瘍で尿中に陽性となる。膀胱癌があれば，約60％陽性となる。
【方法】　酵素免疫測定法（EIA，ELISA）
適応疾患　▶尿路上皮癌（尿管癌，腎盂癌，膀胱癌，尿道癌）

《保険請求》
★「12」の核マトリックスプロテイン22（NMP22）定量（尿）および「12」の核マトリックスプロテイン22（NMP22）定性（尿）は，D002尿沈渣（鏡検法）により赤血球が認められ，尿路上皮癌の患者であることが強く疑われる者に対して行った場合に限り算定する。
★尿路上皮癌の診断が確定した後に行った場合でも，B001「3」悪性腫瘍特異物質治療管理料は算定できない。
★「12」の核マトリックスプロテイン22（NMP22）定量（尿）または「12」の核マトリックスプロテイン22（NMP22）定性（尿）および「21」のサイトケラチン8・18（尿）を同時に実施した場合は，いずれか一方の所定点数を算定する。

12 ⑯ 核マトリックスプロテイン22（NMP22）定性（尿）　urine nuclear matrix protein 22（NMP22）　139点

【目的】　膀胱癌，腎盂癌，尿管癌などの尿路上皮腫瘍の補助診断に用いる。定性検査は免疫クロマト法で行うため，迅速検査として行うことができる。
【方法】　免疫クロマト法
適応疾患　▶尿路上皮癌（尿管癌，腎盂癌，膀胱癌，尿道癌）

《保険請求》
★「12」の核マトリックスプロテイン22（NMP22）定量（尿）および「12」の核マトリックスプロテイン22（NMP22）定性（尿）は，D002尿沈渣（鏡検法）により赤血球が認められ，尿路上皮癌の患者であることが強く疑われる者に対して行った場合に限り算定する。
★尿路上皮癌の診断が確定した後に行った場合でも，B001「3」悪性腫瘍特異物質治療管理料は算定できない。
★「12」の核マトリックスプロテイン22（NMP22）定量（尿）または「12」の核マトリックスプロテイン22（NMP22）定性（尿）および「21」のサイトケラチン8・18（尿）を同時に実施した場合は，いずれか一方の所定点数を算定する。

13 ⑰ シアリルLe^x-i抗原（SLX）　sialyl Lewis^x-i antigen（SLX）　140点

【目的】　肺癌，膵癌，卵巣癌の補助診断，治療効果判定，経過観察に用いる。その他消化器癌，子宮癌でも上昇する。良性疾患での偽陽性率は低い。
【方法】　放射性免疫測定法（IRMA）
適応疾患　▶肺癌　▶卵巣癌　▶膵癌

14 ⑱ 神経特異エノラーゼ（NSE）　neuron specific enolase（NSE）　142点

【目的】　小細胞肺癌，褐色細胞腫，神経芽細胞腫などの神経内分泌腫瘍の補助診断，治療効果判定，経過観察に用いる。神経芽細胞腫では高率にNSEが陽性を示し，治療経過をモニタリングするのに有用

である。
【方法】　化学発光免疫測定法（CLEIA, ECLIA）

適応疾患　▶小細胞肺癌　▶腎細胞癌　▶神経芽腫　▶褐色細胞腫　▶甲状腺髄様癌　▶インスリノーマ　▶グルカゴノーマ　▶膿胸関連リンパ腫　▶その他神経内分泌腫瘍

《保険請求》
★「24」のガストリン放出ペプチド前駆体（ProGRP）を「14」の神経特異エノラーゼ（NSE）と併せて実施した場合には，主たるもののみ算定する。

---

15 ⑲ **SPan-1**　SPan-1 antigen　　　　　　　　　　　　　　　144点

【目的】　膵癌，胆道系癌などの補助診断，治療効果判定，経過観察に用いる。良性肝疾患でも陽性となる。SPan-1抗原は正常膵組織，胆管，腎などでも微量に存在する。
【方法】　放射性免疫測定法（IRMA）

適応疾患　▶膵癌　▶肝内胆管癌　▶胆道癌　〔▶肝癌〕

---

16 ⑳ **CA72-4**　carbohydrate antigen 72-4 (CA72-4)　　　　　　146点

【目的】　卵巣癌，乳癌，消化器癌（胃癌，結腸癌，直腸癌）などの補助診断，治療効果判定，経過観察に用いる。消化器，生殖器のムチン性腺癌で高い陽性率を示す。卵巣癌ではムチン性嚢胞癌での陽性率が高い。消化器系の癌においてとくに再発胃癌での陽性率が高い。卵巣癌および消化器系癌の治療経過観察や再発の確認モニターとして有用である。
【方法】　電気化学発光免疫測定法（ECLIA）

適応疾患　▶卵巣癌　▶胃癌　▶直腸癌　▶結腸癌　▶乳癌　▶膵癌

---

16 ㉑ **シアリル Tn 抗原（STN）**　sialyl Tn antigen (STN)　　　146点

【目的】　胃癌，卵巣癌，大腸癌，膵癌，胆道系癌，肺癌などの補助診断，治療効果判定，経過観察に用いる。卵巣癌や各種消化器癌で高値を示し，良性疾患で低値を示すことから，癌特異性が高い。
【方法】　放射性免疫測定法（RIA）

適応疾患　▶卵巣癌　▶子宮頸癌　▶胃癌（胃進行癌，再発例）▶大腸癌　▶膵癌　▶胆道癌　▶肺癌　▶その他各種腺癌

---

17 ㉒ **塩基性フェトプロテイン（BFP）**　basic fetoprotein (BFP)　　150点

【目的】　血中BFPは，消化器癌（肝・胆・膵）および種々の悪性腫瘍の補助診断，治療効果判定，経過観察に用いる。臓器特異性の低い腫瘍マーカーであるが，術後の再発の指標としては有効である。他の腫瘍マーカーとの相関性が低い。
　尿中BFPは，膀胱癌を主体とする移行上皮癌の早期診断，治療効果判定，経過観察に用いられてきたが，検査試薬は現在，販売中止されている。
【方法】　酵素免疫測定法（EIA, ELISA）

適応疾患　【血中BFP】▶消化器癌（肝癌，胆道癌，膵癌など）▶その他の種々の臓器癌
　【尿中BFP】▶膀胱癌　▶その他の尿路上皮癌（尿管癌，腎盂癌，尿道癌）▶腎臓癌

---

17 ㉓ **遊離型 PSA 比（PSA　F/T 比）**　free/total PSA ratio　　150点

【目的】　前立腺癌の補助診断に用いる。PSAにはα_1-アンチキモトリプシン（ACT）と結合したcomplete PSA（c-PSA）と単独で存在するfree PSA（f-PSA）があり，前者が前立腺癌で，後者が前立線肥大症で上昇する。フリーPSA／トータルPSA比が低ければ前立腺癌の可能性が高くなる。PSAは特異性に問題があり，トータルPSA値がグレーゾーンにある場合，前立腺癌と非癌との区別が困難だった。前立腺癌で，良性疾患に比べ低値を示し鑑別が可能になった。
【方法】　酵素免疫測定法（EIA, ELISA），化学発光免疫測定法（CLIA, CLEIA, ECLIA）

適応疾患　▶前立腺癌

《保険請求》
★「17」の遊離型PSA比（PSA　F/T比）は，診療および他の検査〔前立腺特異抗原（PSA）等〕の結果から前立腺癌の患者であることが強く疑われる者に対して行った場合に限り算定する。

18 ㉔ サイトケラチン19フラグメント（シフラ）cytokeratin 19 fragment（CYFRA）　154点

【目的】　肺癌の補助診断，治療効果判定，経過観察に用いる。小細胞癌を除く肺癌（特に扁平上皮癌）で高値となる。サイトケラチンは皮膚角質層を構成する線維性蛋白質で，19種のサブタイプがあり，サイトケラチン19は，そのなかの1つのペプチドである。SCC抗原とは相関がない。肺良性疾患では大部分が陰性である。検体は血清，血漿（EDTA，ヘパリン）を用いる。

【方法】　化学発光免疫測定法（CLIA，CLEIA，ECLIA）

適応疾患　▶肺癌（肺扁平上皮癌，肺腺癌，肺大細胞癌）

《保険請求》
- ★「18」のサイトケラチン19フラグメント（シフラ）は，悪性腫瘍であることが既に確定診断された患者については，小細胞癌を除く肺癌の場合に限り，B001「3」悪性腫瘍特異物質治療管理料を算定できる。

19 ㉕ シアリル Le^{X}抗原（CSLEX）sialyl Lewis^X antigen（CSLEX）　156点

【目的】　乳癌の補助診断，治療効果判定，経過観察に用いる。良性乳腺疾患での擬陽性率は低い。

【方法】　酵素免疫測定法（EIA，ELISA）

適応疾患　▶乳癌

《保険請求》
- ★「19」のシアリル Le^{X}抗原（CSLEX）は，診療および他の検査の結果から乳癌の患者であることが強く疑われる者に対して検査を行った場合に算定する。
- ★シアリル Le^{X}抗原（CSLEX）と「6」のCA15-3を併せて測定した場合は，主たるもののみ算定する。

20 ㉖ BCA225 breast carcinoma-associated antigen 225（BCA225）　158点

【目的】　乳癌の補助診断，治療効果判定，経過観察に用いる。乳腺症では高値を示す例は少ない。進行性乳癌患者および再発・転移乳癌患者では高頻度に高値を示す。BCA225とCA15-3は血清測定値間に高い相関があり，臨床的意義もほぼ同じであるため，同時に測定する意義は少ない。

【方法】　酵素免疫測定法（EIA，ELISA），化学発光酵素免疫測定法（CLEIA）

適応疾患　▶乳癌　▶転移性乳癌（乳癌再発）

21 ㉗ サイトケラチン8・18（尿）cytokeratin 8・cytokeratin 18　160点

【目的】　サイトケラチン8およびサイトケラチン18（CK8・18）は上皮性組織に由来する癌細胞内に高濃度で検出される蛋白であり，とくに膀胱癌の初期ステージでCK8・18が対で発現されていることが知られている。尿路上皮膀胱癌で尿中濃度が上昇する。なお，測定試薬は現在，販売中止されている。

【方法】　酵素免疫測定法（EIA，ELISA）

適応疾患　▶尿路上皮癌（尿管癌，腎盂癌，膀胱癌，尿道癌）〔▶膀胱腫瘍〕

《保険請求》
- ★「21」のサイトケラチン8・18（尿）は，D002尿沈渣（鏡検法）により赤血球が認められ，尿路上皮癌の患者であることが強く疑われる者に対して行った場合に限り算定する。
- ★「21」のサイトケラチン8・18（尿）は，尿路上皮癌の診断が確定した後に行った場合であっても，B001特定疾患治療管理料の「3」悪性腫瘍特異物質治療管理料は算定できない。
- ★「12」の核マトリックスプロテイン22（NMP22）定量（尿）または「12」の核マトリックスプロテイン22（NMP22）定性（尿）および「21」のサイトケラチン8・18（尿）を同時に実施した場合は，いずれか一方の所定点数を算定する。

22 ㉘ 抗 p53抗体 anti-p53 antibody　163点

【目的】　TP53（p53）遺伝子の変異は各種の悪性腫瘍において高頻度に検出されており，変異p53遺伝子により生じた変異p53タンパクは，細胞の癌化を誘導するとされる。変異のないp53タンパクは分解されて蓄積されないのに対し，この変異p53タンパクは細胞の核内に異常蓄積を起こし，その結果として変異p53タンパクに対する抗体である抗p53抗体が血清中に出現してくる。食道癌，大腸癌などで早期から血清中に検出され，腫瘍マーカーとして使用される。

【方法】　酵素免疫測定法（EIA，ELISA），化学発光酵素免疫測定法（CLEIA）

適応疾患　▶食道癌　▶大腸癌　▶乳癌など

《保険請求》

★「22」抗 p53抗体は，食道癌，大腸癌，乳癌が強く疑われる患者に対して行った場合に月1回に限り算定できる。

23 ㉙ Ⅰ型コラーゲン-C-テロペプチド（ICTP）C-terminal telopeptide of type I collagen（ICTP）　170点

【目的】　乳癌，肺癌，前立腺癌の骨転移の補助診断および経過観察に用いる。骨組織中のⅠ型コラーゲンが分解されたものの一部で，骨吸収（溶骨性）を反映する。血清，血漿（ヘパリン）を検体として測定する。すでに乳癌，肺癌，前立腺癌と診断された症例において，骨転移の診断のために行われ，かつ計画的な治療管理を行った場合にのみ実施が可能。

【方法】　放射性免疫測定法（RIA）

適応疾患　▶乳癌 ▶肺癌 ▶前立腺癌の転移性骨腫瘍〔▶副甲状腺機能亢進症 ▶甲状腺機能亢進症 ▶骨パジェット病〕

《保険請求》

★「23」のⅠ型コラーゲン-C-テロペプチド（ICTP），D008内分泌学的検査の「25」のⅠ型コラーゲン架橋N-テロペプチド（NTX）または同区分「39」のデオキシピリジノリン（DPD）（尿）は，乳癌，肺癌または前立腺癌であると既に確定診断された患者について骨転移の診断のために当該検査を行い，当該検査の結果に基づいて計画的な治療管理を行った場合に限り，B001「3」悪性腫瘍特異物質治療管理料の「ロ」を算定する。

24 ㉚ ガストリン放出ペプチド前駆体（ProGRP）pro-gastrin-releasing peptide（ProGRP）　175点

【目的】　小細胞肺癌の補助診断，治療効果判定，経過観察に用いる。ガストリン放出ペプチド前駆体は小細胞肺癌において，比較的早期に陽性となる。小細胞肺癌のマーカーである神経特異エノラーゼ（NSE）と比較しても，感度，特異度ともに劣らない。

【方法】　酵素免疫測定法（EIA，ELISA），化学発光免疫測定法（CLIA，CLEIA，ECLIA）

適応疾患　▶肺癌（小細胞肺癌，肺大細胞神経内分泌癌）

《保険請求》

★「24」のガストリン放出ペプチド前駆体（ProGRP）を「14」の神経特異エノラーゼ（NSE）と併せて実施した場合には，主たるもののみ算定する。

25 ㉛ CA54／61 carbohydrate antigen 54/61（CA54/61）　184点

【目的】　卵巣癌（特に粘液性のう胞腺癌）の補助診断，治療効果判定，経過観察に用いる。卵巣癌に特異性の高い腫瘍マーカーである。CA125などの腫瘍マーカーとのコンビネーションアッセイをすることで卵巣癌の診断の指標となる。

【方法】　酵素免疫測定法（EIA，ELISA）

適応疾患　▶卵巣癌（特に粘液性嚢胞癌）

26 ㉜ α-フェトプロテインレクチン分画（AFP-L3%）lectin-reactive α-fetoproteins（AFP-L₃%）　185点

【目的】　肝細胞癌の早期補助診断，治療効果判定，経過観察に用いる。AFP が高値のときに肝細胞癌と良性疾患を鑑別する。肝細胞癌に対し，感度，特異度の高いL3の分画比を測定する検査である。従来の AFP や PIVKA-Ⅱよりも肝細胞癌に対する感度，特異度が高く，肝細胞癌の早期診断や治療効果の判定に役立つ。

【方法】　電気泳動法および抗体親和性転写法，液相結合法（LBA 法）

適応疾患　▶肝細胞癌

《保険請求》

★「26」のα-フェトプロテインレクチン分画（AFP-L3%）は，電気泳動法および抗体親和性転写法またはLBA 法による。

27 ㉝ CA602 carbohydrate antigen 602（CA602）　190点

【目的】　卵巣癌（特に粘液性のう胞腺癌）の補助診断，治療効果判定，経過観察に用いる。内膜症性のう胞，良性卵巣腫瘍，月経期から卵胞期前期および妊娠初期でも高値となるので注意を要する。CA602は，卵巣癌（とくに粘液性のう胞腺癌）に特異性の高い腫瘍マーカーであり，その感度，特異度は

生Ⅱ

腫瘍

CA125とほぼ同様である。

【方法】　酵素免疫測定法（EIA，ELISA）

適応疾患　▶卵巣癌〔類内膜癌，粘液性のう胞腺癌〕▶漿液性卵巣のう胞腺腫 ▶子宮内膜症

---

27 ㉞ 組織因子経路インヒビター2（TFPI2）　　　190点

【目的】　卵巣癌の診断の補助に用いられる。腫瘍マーカーとして血清の TFPI2を測定する。CA125との相関性はない。

【方法】　酵素免疫測定法（EIA，ELISA）

適応疾患　▶卵巣癌

《保険請求》
　★本検査は，EIA 法により測定した場合に算定できる。

---

28 ㉟ γ-セミノプロテイン（γ-Sm）gamma seminoprotein（γ-Sm）　　　192点

【目的】　前立腺癌の補助診断，治療効果判定，経過観察に用いられる。病期の進行に伴い高値となる。γ-Sm は，血中の遊離型 PSA（フリー PSA）と同一物質とされ，一般には PSA，フリー PSA／トータル PSA 比が用いられている。

【方法】　化学発光酵素免疫測定法（CLEIA）

適応疾患　▶前立腺癌

---

29 ㊱ ヒト精巣上体蛋白4（HE4）human epididymis protein 4（HE4）　　　200点

【目的】　ヒト精巣上体蛋白4（human epididymis protein 4：HE4）は，卵巣癌患者の血清中に高濃度で検出され病期進行に伴い上昇する。CA125に比較し良性疾患で上昇することが少なく，卵巣癌に特異性が高い。CA125と組み合わせて検査することにより，診断効率が高まるとされる。HE4は，正常組織では精巣上体遠位の上皮細胞で特定され，男性生殖器以外にも気道，鼻咽頭の細胞でも認められる。他の癌細胞でも発現が確認されている。

【方法】　化学発光免疫測定法（CLIA，ECLIA）

適応疾患　▶卵巣癌 ▶卵巣腫瘍

《保険請求》
　★本検査は，CLIA 法または ECLIA 法により測定した場合に算定できる。

---

30 ㊲ 可溶性メソテリン関連ペプチド（SMRP：soluble mesothelin-related peptides）　　　220点

【目的】　悪性中皮腫の診断補助，治療効果判定，経過観察に用いる。メソテリンは正常組織では胸膜，心膜，腹膜等の中皮細胞に認められ，腫瘍組織では悪性中皮腫，卵巣癌，肺癌等で高発現することが知られている。可溶性メソテリン関連ペプチドは膜結合型糖タンパク質であるメソテリンの可溶化分子であり，血中の SMRP は，悪性中皮腫患者において高濃度に検出される。

【方法】　化学発光酵素免疫測定法（CLEIA）

適応疾患　▶悪性中皮腫 ▶胸膜腫瘍・腹膜腫瘍等の漿膜腫瘍〔▶感染症・悪性疾患以外の胸水貯留例〕

《保険請求》
　★「30」の可溶性メソテリン関連ペプチドは，悪性中皮腫の診断の補助または悪性中皮腫であると既に確定診断された患者に対して治療効果の判定もしくは経過観察を目的として実施した場合に算定する。
　★本検査を悪性中皮腫の診断の補助を目的として実施する場合は，以下のいずれかに該当する患者に対して使用した場合に限り算定する。この場合，本検査が必要である理由を診療報酬明細書の摘要欄に記載する。
　（イ）石綿曝露歴があり，胸水，腹水等の貯留が認められる患者
　（ロ）体腔液細胞診で悪性中皮腫が疑われる患者
　（ハ）画像診断で胸膜腫瘍，腹膜腫瘍等の漿膜腫瘍が認められる患者
　★本検査を悪性中皮腫の治療効果の判定または経過観察を目的として実施する場合は，悪性中皮腫であると既に確定診断された患者に対して，本検査の結果に基づいて計画的な治療管理を行った場合に限り，B001特定疾患治療管理料の「3」悪性腫瘍特異物質治療管理料の「ロ」を算定する。
　●レセプト摘要欄：（悪性中皮腫の診断の補助を目的として実施する場合）本検査が必要である理由を記載する

31 ㊳ S2, 3PSA% 新

生Ⅱ

腫瘍

248点

【目的】　前立腺癌が強く疑われる者で，前立腺癌特異抗体（PSA）が4.0ng/mL 以上かつ10.0ng/mL 以下である場合に確定診断目的で行う。

【方法】　LBA 法（定量）

適応疾患　▶前立腺癌

《保険請求》

★「31」の S2, 3PSA%は，前立腺癌であることが強く疑われる者であって，前立腺特異抗原（PSA）の結果が4.0ng/mL 以上10.0ng/mL 以下である者に対して，LBA 法（定量）により，S2, 3PSA%を測定した場合に限り算定できる。

★本検査は，前立腺癌の診断に当たって実施した場合に，原則として1回を限度として算定する。ただし，前立腺針生検法等により前立腺癌の確定診断がつかない場合においては，3月に1回に限り，3回を限度として算定できる。

★S2, 3PSA%と，「9」前立腺特異抗原（PSA），「17」遊離型 PSA 比（PSA F/T 比）または「32」プロステートヘルスインデックス（phi）を併せて実施した場合には，いずれか主たるもののみ算定する。

●レセプト摘要欄：（前立腺針生検法等により前立腺癌の確定診断がつかない場合）前回の実施日（初回の場合は初回である旨）を記載する。

前立腺特異抗原（PSA）の測定年月日および測定結果を記載する。（2回以上算定する場合）本検査の2回以上の実施が必要と判断した医学的根拠を記載する。

32 ㊴ プロステートヘルスインデックス（phi）

281点

【目的】　前立腺癌の診断補助に用いられる検査である。前立腺特異抗原（PSA）検査で下記の（イ）～（ハ）に該当し前立腺癌が強く疑われた場合，血清中の[-2]proPSA（p2PSA），PSA，遊離型 PSA を測定して phi を算出する。

【方法】　化学発光酵素免疫測定法（CLEIA）

適応疾患　▶前立腺癌

《保険請求》

★診療および他の検査〔前立腺特異抗原（PSA）等〕の結果から前立腺癌の患者であることが強く疑われる者であって，以下の（イ）から（ハ）までのいずれかに該当する者に対して，CLEIA 法により，前立腺特異抗原（PSA），遊離型 PSA および[-2]proPSA を測定し，プロステートヘルスインデックス（phi）を算出した場合に限り算定する。

　　（イ）前立腺特異抗原（PSA）値が4.0ng/mL 以上かつ10.0ng/mL 以下

　　（ロ）50歳以上65歳未満であって，前立腺特異抗原（PSA）値が3.0ng/mL 以上かつ10.0ng/mL 以下

　　（ハ）65歳以上70歳未満であって，前立腺特異抗原（PSA）値が3.5ng/mL 以上かつ10.0ng/mL 以下

★上記に該当する患者に対して，前立腺癌の診断の確定または転帰の決定までの間に，原則として1回を限度として算定する。ただし，前立腺針生検法等により前立腺癌の確定診断がつかない場合においては，3月に1回に限り，3回を限度として算定できる。

★「9」前立腺特異抗原（PSA）を併せて実施した場合には，主たるもののみ算定する。

★「17」遊離型 PSA 比（PSA F/T 比）を併せて実施した場合には，主たるもののみ算定する。

●レセプト摘要欄：（前立腺針生検法等により前立腺癌の確定診断がつかない場合）前回の実施日（初回の場合は初回である旨）を記載する。

前立腺特異抗原（PSA）の測定年月日及び測定結果を記載する。

（2回以上算定する場合）必要性を記載する。

33 ㊵ 癌胎児性抗原（CEA）定性（乳頭分泌液）carcinoembryonic antigen in nipple discharge, qualitative

305点

【目的】　乳癌の補助診断，経過観察に用いる。免疫クロマト法は迅速検査として行うことができる。乳頭異常分泌の微量な CEA の測定が可能であり，早期乳癌でも検出感度は高い。

【方法】　免疫クロマト法

適応疾患　▶乳癌

《保険請求》

★「33」の癌胎児性抗原（CEA）定性（乳頭分泌液）または同半定量（乳頭分泌液）は，乳頭異常分泌患者に対して非腫瘤性乳癌を強く疑って，乳頭分泌液中の癌胎児性抗原（CEA）を測定した場合に算定する。

33 ㊶ 癌胎児性抗原（CEA）半定量（乳頭分泌液）carcinoembryonic antigen in nipple discharge, semi-quantitative

305点

【目的】　乳癌の補助診断，経過観察に用いる。免疫クロマト法は迅速検査として行うことができる。乳

頭異常分泌の微量な CEA の測定が可能であり，早期乳癌でも検出感度は高い。

【方法】 免疫クロマト法

適応疾患　▶乳癌

《保険請求》

★「33」の癌胎児性抗原（CEA）定性（乳頭分泌液）または同半定量（乳頭分泌液）は，乳頭異常分泌患者に対して非腫瘍性乳癌を強く疑って，乳頭分泌液中の癌胎児性抗原（CEA）を測定した場合に算定する。

34　㊷　HER2蛋白　human epidermal growth factor receptor 2 protein, serum（略）HER2 protein　320点

【目的】 乳癌や胃癌などの治療効果判定，経過観察に用いる。また，再発乳癌や胃癌などの HER2タンパク産生の確認のためにも用いる。HER2タンパクは，乳癌症例の約1/4に過剰発現しており，HER2タンパク量が多い乳癌は予後不良と考えられる。本検査は乳癌や胃癌など患者の術後経過観察の腫瘍マーカーであり，HER2の過剰発現がある患者に対しては，他の腫瘍マーカーより優れた役割を果たす。保険請求上は，悪性腫瘍であることが確定診断された患者，再発癌患者に限られるため，「腫瘍マーカー」として算定されることはない。

【方法】 化学発光免疫測定法（CLIA）

適応疾患　▶乳癌　▶胃癌

《保険請求》

★「34」の HER2蛋白は，悪性腫瘍がすでに確定診断され，かつ，HER2蛋白過剰発現が認められている患者または他の測定法により，HER2蛋白過剰発現の有無が確認されていない再発癌患者に対して，当該検査の結果に基づいて計画的な治療管理を行った場合に限り，B001「3」悪性腫瘍特異物質治療管理料の「ロ」を算定する。

35　㊸　アポリポ蛋白 A2（APOA2）アイソフォーム　新　335点

【目的】 膵癌患者の血中では，一部アミノ酸が欠失したアポリポ蛋白 A2アイソフォームの減少が明らかであるため，膵癌患者の診断の補助に用いる。関連学会が定める指針に基づき膵癌が疑われる患者に検査する。

【方法】 ELISA 法

適応疾患　▶膵癌

《保険請求》

★「35」のアポリポ蛋白 A2（APOA2）アイソフォームは，以下のイからハまでのいずれかに該当する者に対して膵癌の診断の補助を目的として，血液を検体として ELISA 法により測定した場合に，膵癌の診断の確定までの間に原則として1回を限度として算定できる。本検査を実施するに当たっては，関連学会が定める指針を遵守する。
　イ　関連学会が定める指針に基づき膵癌の高度リスクに該当する患者。ただし，本検査を実施する患者が3月以内に CA19-9検査を行われており，CA19-9の値が37.0U/mL 以上である場合には，本検査は算定できない。
　ロ　関連学会が定める指針に基づき膵癌の中等度リスクに該当する患者であって，癌胎児性抗原（CEA）検査の結果が陰性であり，CA19-9値が37.0U/mL 以上かつ100U/mL 以下の患者。
　ハ　関連学会が定める指針に基づき膵癌のリスク因子が3項目以上該当する患者であって，癌胎児性抗原（CEA）および CA19-9検査の結果が陰性である患者。
★アポリポ蛋白 A2（APOA2）アイソフォームと，「3」の癌胎児性抗原（CEA），「7」DUPAN-2または「15」のSPan-1を併せて測定した場合は主たるもののみ算定する。
●レセプト摘要欄：本検査が必要と判断した医学的根拠を記載する。
　本検査を上記★のイに対して実施する場合は CA19-9の測定年月日および測定結果を，上記★のロおよびハに対して実施する場合は癌胎児性抗原（CEA）および CA19-9の測定年月日並びに測定結果を記載する。

36　㊹　可溶性インターロイキン-2レセプター（sIL-2R）　soluble interleukin-2 receptor　438点

【目的】 非ホジキンリンパ腫，成人T細胞性白血病の補助診断，治療効果判定，経過観察に用いる。T細胞増殖に関連する蛋白で，病期の進展や腫瘍の大きさと相関する。IL-2は免疫機構に係るT細胞の増殖に関連する蛋白質である。IL-2レセプターは α，β，γ 鎖からなり，Tリンパ球をはじめ，Bリンパ球などの細胞表面に存在し，非ホジキンリンパ腫，ATL の細胞増殖に伴い，α 鎖が血中に多量に遊離する。そのため，血清を対象とする項目としては，「可溶性」IL-2R と表現されることが多い。ATL においても病態とよく一致している。最近，肝炎の病態との相関が報告されている。

【方法】 酵素免疫測定法（EIA，ELISA），化学発光酵素免疫測定法（CLEIA），ラテックス凝集比濁法

適応疾患　▶非ホジキンリンパ腫　▶成人Ｔ細胞性白血病

《保険請求》

★「36」の可溶性インターロイキン-2レセプター（sIL-2R）は，非ホジキンリンパ腫，ATLまたはメトトレキサート使用中のリンパ増殖性疾患の診断の目的で測定した場合に算定できる。また，非ホジキンリンパ腫またはATLであることが既に確定診断された患者に対して，経過観察のために測定した場合は，B001「3」悪性腫瘍特異物質治療管理料の「ロ」により算定する。

D010　特殊分析

```
1   糖分析（尿） ……………………………………………………………………………… 38点
2   結石分析 ………………………………………………………………………………… 117点
3   チロシン ………………………………………………………………………………… 200点
4   アミノ酸
 イ　1種類につき …………………………………………………………………………… 279点
 ロ　5種類以上 …………………………………………………………………………… 1,107点
5   総分岐鎖アミノ酸／チロシンモル比（BTR） ……………………………………………… 283点
6   アミノ酸定性 …………………………………………………………………………… 350点
7   脂肪酸分画 ……………………………………………………………………………… 393点
8   先天性代謝異常症検査
 イ　尿中有機酸分析 …………………………………………………………………… 1,141点
 ロ　血中極長鎖脂肪酸 ………………………………………………………………… 1,141点
 ハ　タンデムマス分析 ………………………………………………………………… 1,107点
 ニ　その他 ……………………………………………………………………………… 1,107点
```

1　糖分析（尿）　urine saccharides analysis　38点

【目的】　糖代謝異常症などを疑う場合に尿中に含まれるブドウ糖以外の糖成分を分析する検査。

【方法】　高性能液体クロマトグラフィー（HPLC），薄層クロマトグラフィー，濾紙クロマトグラフィー

適応疾患　▶先天性糖代謝異常　▶乳糖不耐症　▶フルクトース（果糖）代謝障害（果糖血症，果糖尿症）▶ガラクトース代謝障害（ガラクトース血症，ガラクトース尿症）▶ペントース尿症

2　結石分析　stone analysis, calculus analysis　117点

【目的】　胆石や尿路結石など，結石の成分を分析して結石症の病因を知るための検査。治療や再発防止の指導に役立つ。

【方法】　赤外吸光光度法（IR法）

適応疾患　▶胆のう結石症　▶腎結石症　▶尿管結石症　▶膀胱結石症　▶尿道結石症　▶尿路結石症　▶腸管結石（腸結石）▶膵石　▶唾石症

3　チロシン　tyrosin　200点

【目的】　チロシンは蛋白を構成するアミノ酸の1つであり，肝臓で代謝される。また，ドーパミン，ノルアドレナリン，アドレナリン，メラニン，サイロキシンの前駆物質として重要な働きをしている。血中チロシン濃度を測定することで，チロシン代謝障害の診断に用いる。

【方法】　可視吸光光度法（酵素法）

適応疾患　▶チロシン代謝障害（チロシン血症，チロシン尿症）▶遺伝性高チロシン血症　▶肝硬変症

《保険請求》

★「3」のチロシンは，酵素法による。

4　アミノ酸　amino acid analysis

「イ」1種類につき　279点，「ロ」5種類以上　1,107点

【目的】　血漿や尿中に存在する遊離アミノ酸を分離，定量することでアミノ酸代謝障害をきたす疾患の病態を明らかにするために行う検査。

【方法】　高性能液体クロマトグラフィー（HPLC），液体クロマトグラフィー・マススペクトロメトリー（LC-MS）

適応疾患　▶アミノ酸代謝障害（アミノ酸代謝異常症，後天性アミノ酸代謝障害）▶芳香族アミノ酸代謝障害　▶フェニルケトン尿症　▶高フェニルアラニン血症　▶チロシン代謝障害　▶メープルシロップ尿症　▶側鎖（分岐型）アミノ酸代謝障害　▶ホモシスチン尿症　▶高プロリン血症　▶高グリシン血症　▶肝硬変症　▶劇症肝炎　▶肝不全　▶肝性脳症　▶慢性腎不全　▶慢性呼吸不全　▶糖尿病　▶栄養障害　▶糖尿病性昏睡　▶チロシン血症

《保険請求》
★フェニール・アラニンまたはヒスチジンを服用させ血清または尿中のフェニール・アラニンまたはヒスチジンの定量検査を行った場合は，それぞれ1回の測定につき「4」のアミノ酸により算定し，使用した薬剤は，D500薬剤により算定する。

5　総分岐鎖アミノ酸／チロシンモル比（BTR）　branched-chain amino acid and tyrosin molar ratio (BTR)　283点

【目的】　チロシンを含む芳香族アミノ酸は主に肝で代謝されるので肝不全時には代謝低下により上昇する。一方，分岐鎖アミノ酸は骨格筋でも代謝されるので肝不全時にも上昇しにくいうえ，末梢組織での利用亢進や低栄養により低下する。このため，総分岐鎖アミノ酸／チロシンモル比は肝の代謝能・予備能の指標，肝障害の重症度判定に有用である。
【方法】　可視吸光光度法（酵素法）

適応疾患　▶肝硬変症　▶肝細胞癌　▶劇症肝炎　▶慢性肝炎　▶肝性脳症　▶肝不全

《保険請求》
★「5」の総分岐鎖アミノ酸／チロシンモル比（BTR）は，酵素法による。

6　アミノ酸定性　amino acid screening　350点

【目的】　先天性アミノ酸代謝異常症や肝機能障害などのアミノ酸代謝障害が疑われる場合，アミノ酸の欠損等の有無を知るための検査。
【方法】　高性能液体クロマトグラフィー（HPLC）

適応疾患　▶（先天性）アミノ酸代謝異常症（フェニルケトン尿症，メープルシロップ尿症など）▶肝障害　▶肝硬変症　▶劇症肝炎　▶糖尿病　▶栄養障害　▶肝性昏睡

7　脂肪酸分画　fatty acid non-esterified, fractionations　393点

【目的】　血中に存在する脂肪酸のうちエイコサペンタエン酸（EPA），アラキドン酸（AA），ドコサヘキサエン酸（DHA），ジホモ-γ-リノレン酸（DHLA）などを測定し，おもに生活習慣病など動脈硬化性病変と関連のある疾患の要因を知る手掛かりとする検査。
【方法】　ガスクロマトグラフィー（GC），タンデム・マススペクトロメトリー（LC-MS/MS）

適応疾患　▶動脈硬化症　▶L-CAT欠損症（家族性LCAT欠損症）▶脳梗塞　▶血栓症（静脈血栓症，動脈血栓症，肺塞栓症，肺静脈血栓症，肺動脈血栓症など）▶脳血栓症　▶高脂血症

8　先天性代謝異常症検査　analysis of congenital metabolic diseases

「イ」尿中有機酸分析　1,141点，「ロ」血中極長鎖脂肪酸　1,141点，「ハ」タンデムマス分析　1,107点，「ニ」その他　1,107点

【目的】　先天性代謝異常症のうち，とくに先天性有機酸代謝異常症の診断として尿中または血中に増加する有機酸を分析するものや脂肪酸，カルニチン，ムコ多糖体分画の分析・測定を行うものを対象とする。なお，「ニ」で取り扱われる，セルロースアセテート膜電気泳動によるムコ多糖体分画定量等の検査については，保険医療機関内で実施した場合に月1回に限り算定できる。
【方法】　「イ」尿中有機酸分析：ガスクロマトグラフィー・マススペクトロメトリー（GC-MS）
　　　　「ロ」血中極長鎖脂肪酸：ガスクロマトグラフィー・マススペクトロメトリー（GC-MS）
　　　　「ハ」タンデムマス分析：タンデム・マススペクトロメトリー（LC-MS/MS）
　　　　「ニ」その他：電気泳動法（セルロースアセテート膜）

適応疾患 ▶有機酸代謝異常症 ▶脂肪酸代謝異常症 ▶副腎白質ジストロフィー ▶ペルオキシソーム形成異常症 ▶ペルオキシソームβ酸化系酵素欠損症 ▶ムコ多糖症 ▶ムコリピドーシス ▶アルカプトン尿症 ▶プロピオン酸血症 ▶メチルマロン酸血症 ▶乳酸血症（高乳酸血症）▶イソロイシン血症 ▶高バリン血症 ▶高アラニン血症 ▶高ロイシン・イソロイシン血症 ▶分岐鎖有機酸尿症 ▶グルタミン酸血症 ▶ミトコンドリアβ−酸化異常症 ▶酸化的リン酸化異常症 ▶フェニルケトン尿症 ▶メープルシロップ尿症 ▶ホモシスチン尿症

《保険請求》

■イ，ロおよびハについては，別に厚生労働大臣が定める施設基準に適合しているものとして地方厚生局長等に届け出た保険医療機関において行われる場合に，患者1人につき1回に限り算定する。

■ニについては，別に厚生労働大臣が定める施設基準に適合しているものとして地方厚生局長等に届け出た保険医療機関において，当該保険医療機関内で検査を行った場合に，患者1人につき月1回に限り算定する。

★「8」の先天性代謝異常症検査は，臨床症状・検査所見・家族歴等から先天性代謝異常症等が強く疑われた患者に対し，疾患の診断または経過観察を目的に行った場合に算定する。

ア　「イ」の尿中有機酸分析は，有機酸代謝異常症が疑われる患者に対して，ガスクロマトグラフ質量分析装置を用いて尿中有機酸の分析を行った場合に算定する。

イ　「ロ」の血中極長鎖脂肪酸は，副腎白質ジストロフィーやペルオキシソーム形成異常症，ペルオキシソームβ酸化系酵素欠損症が疑われる患者に対して，ガスクロマトグラフ質量分析装置を用いて血中極長鎖脂肪酸の測定を行った場合に算定する。

ウ　「ハ」のタンデムマス分析は，有機酸代謝異常症，脂肪酸代謝異常症が疑われる患者に対して，タンデム質量分析装置を用いて遊離カルニチンおよびアシルカルニチンの分析を行った場合に算定する。

エ　「ニ」のその他は，ムコ多糖症，ムコリピドーシスが疑われる患者に対して，セルロースアセテート膜電気泳動を用いてムコ多糖体分画の定量検査等を行った場合に算定する。

生Ⅱ

特殊

第5章

免疫学的検査

D011　免疫血液学的検査

1　① ABO 血液型 ABO blood groups test，② Rh（D）血液型 Rh（D）blood group test（血型）　　24点

【目的】　血液型不適合による輸血副作用を起こさないため，また，不適合妊娠や新生児溶血性疾患診療に必要な血液型を判定する検査。ABO 血液型と Rh 式血液型を検査する。ABO 血液型は，受血者血球と抗 A，抗 B 抗体を反応させる「オモテ試験」と受血者血清と標準 A 血球，B 血球を反応させる「ウラ試験」を実施する。Rh 式血液型は，もっとも抗原性が強く輸血副作用を起こす頻度が高い D 抗原を有する場合を Rh 陽性，D抗原のない場合を Rh 陰性という。

【方法】　血球・粒子凝集法（スライド法，試験管法，カラム凝集法）

適応疾患　▶輸血 ▶貧血 ▶出血 ▶不適合妊娠（血液型不適合，Rh 不適合）▶新生児溶血性貧血 ▶臓器移植 ▶母子間血液型不適合

2　③ Coombs 試験，イ．直接 direct Coombs（antiglobulin）test（直接クームス）　　34点

【目的】　クームス試験は，赤血球抗体の存在の有無を調べる検査である。直接クームス試験では，患者赤血球に存在する抗赤血球自己抗体や補体成分を検出する。

【方法】　血球・粒子凝集法（試験管法，カラム凝集法）

適応疾患　▶自己免疫性溶血性貧血 ▶新生児溶血性貧血 ▶全身性エリテマトーデス ▶膠原病 ▶シェーグレン症候群 ▶発作性夜間ヘモグロビン尿症 ▶寒冷凝集素症 ▶免疫性汎血球減少症 ▶続発性溶血性貧血 ▶悪性リンパ腫 ▶白血病

2　④ Coombs 試験，ロ．間接 indirect Coombs（antiglobulin）test（間接クームス）　　47点

【目的】　クームス試験は，赤血球抗体の存在の有無を調べる検査である。間接クームス試験では患者血清中の同種抗体，不規則抗体を検出する。

【方法】　血球・粒子凝集法（試験管法，カラム凝集法）

適応疾患　▶血液型不適合輸血後（ABO 因子不適合輸血，Rh 因子不適合輸血，不適合輸血反応）▶血液型不適合妊娠（血液型不適合，ABO 因子不適合，Rh 不適合など）▶輸血時 ▶輸血後 ▶自己免疫性溶血性貧血

3　⑤　Rh（その他の因子）血液型　Rh blood groups　148点

【目的】　Rh式血液型（その他の因子）はD抗原以外のC, c, d, E, eについての型である。C, c, d, E, eも不規則抗体の原因になる。

【方法】　血球・粒子凝集法（スライド法，試験管法，カラム凝集法），免疫クロマト法

適応疾患　▶輸血　▶貧血　▶出血　▶不適合妊娠（血液型不適合）▶新生児溶血性貧血　▶臓器移植

《保険請求》

★「3」のRh（その他の因子）血液型については，同一検体による検査の場合は因子の種類および数にかかわらず，所定点数を算定する。

[参考]　輸血に伴う血液型検査，間接クームス

(1) 輸血を前提とした場合の目的
・輸血は一種の臓器移植といえるものであるから，いろいろな免疫反応（抗原抗体反応）による副作用が起こる。このため，輸血が予定される場合は事前に，輸血血液と受血者との適合性を確認する各検査を行う。
(2) 各検査の手順
①輸血が予定されたら，まず，受血者の血液型検査（K920「注5」）や不規則抗体検査（K920「注6」）を行い，適合する血液の供給準備をする。
・ABO式血液型における抗A抗体，抗B抗体等を"規則抗体"といい，その他の血液型抗原を有する赤血球に対する抗体を"不規則抗体"という。
・受血者に不規則抗体の存在の確認された場合は，その不規則抗体に対する抗原をもっていない輸血血液（適合する血液）を選択し，抗原抗体反応（副作用）が起こらないようにする。
②輸血直前には，輸血血液と受血者との適合性を最終確認するために，血液交叉試験（K920「注8」），間接クームス検査（K920「注8」），コンピュータクロスマッチ（K920「注8」）を行う。
・交叉試験は，輸血血液と受血者の血液を交叉し，抗原抗体反応の出現の有無を調べるものであり，規則抗体の検出に適している方法として血清法，生食法があり，不規則抗体の検出に適している方法として高蛋白法，間接クームス法などがある。
・交叉試験にあたって間接クームス法を用いた場合は，"間接クームス法"の所定点数により算定し，その他の検査法による交叉試験については"血液交叉試験"の所定点数により算定する。

免疫

免疫
血液

4　⑥　不規則抗体　irregular antibody　159点

【目的】　ABO式血液型に関連する抗Aと抗B抗体を規則抗体というのに対し，他の血液型に対する抗体を赤血球不規則抗体という。輸血や妊娠によって生じる不規則抗体はその後の輸血副作用や新生児溶血性疾患の原因になるので，輸血時や妊娠時にスクリーニング検査が行われる。スクリーニング検査の結果，何らかの抗体の存在が確認された場合には，その抗体を同定するための検査を行う。受血者に不規則抗体の存在の確認された場合は，その不規則抗体に対する抗原をもっていない輸血血液（適合する血液）を選択し，抗原抗体反応（副作用）が起こらないようにする。

【方法】　血球・粒子凝集法（試験管法，カラム凝集法）

適応疾患　▶輸血既往例または妊娠歴のある場合の輸血時　▶輸血副作用（輸血反応）▶妊婦（妊娠）

《保険請求》

■第10部手術第7款の各区分に掲げる胸部手術，同部第8款の各区分に掲げる心・脈管手術，同部第9款の各区分に掲げる腹部手術または同部第11款の各区分に掲げる性器手術のうちK898に掲げる帝王切開術等を行った場合に算定する。
★「4」の不規則抗体は，輸血歴または妊娠歴のある患者に対し，第10部手術第7款の各区分に掲げる胸部手術，同部第8款の各区分に掲げる心・脈管手術，同部第9款の各区分に掲げる腹部手術またはK877子宮全摘術，K879子宮悪性腫瘍手術，K889子宮附属器悪性腫瘍手術（両側），K898帝王切開術またはK912異所性妊娠手術が行われた場合に，手術の当日に算定する。
また，手術に際して輸血が行われた場合は，本検査またはK920輸血の「注6」に定める不規則抗体検査加算のいずれかを算定する。
この場合，診療報酬明細書の摘要欄に輸血歴がある患者または妊娠歴がある患者のいずれに該当するかを記載する。
●レセプト摘要欄：輸血歴あり又は妊娠歴ありのうち該当するものを選択して記載する。

5　⑦　ABO血液型関連糖転移酵素活性　α-D-acetyl-galactosaminyl transferase activity（A型転移酵素），α-D-galactosyl transferase activity（B型転移酵素）　181点

【目的】　ABO式血液型のA抗原，B抗原は基本構造であるH抗原にN－アセチルガラクトサミンあるいはD－ガラクトースが結合することにより完成する。この過程に働く酵素が，α－D－Nアセチルガラクトサミニルトランスフェラーゼ（A型転移酵素），α－Dガラクトシルトランスフェラーゼ（B型転移

酵素）である。先天的または後天的にこれらの酵素が欠乏すると ABO 式血液型でオモテ試験とウラ試験の結果に不一致が生じる。オモテ・ウラ試験不一致があった場合にはこれらの酵素を測定する。

【方法】 血球・粒子凝集法（酵素法）

　検体（血清または血漿），基質（UDP-GalNAc または UDP-Gal）および緩衝液（それぞれの酵素の最適 pH に調整）に，O 型健常人赤血球を加えて37℃で反応させる。糖転移酵素が存在すると，O 型赤血球が A 型または B 型に変化するので，抗 A または抗 B 抗体による凝集反応を測定する。

適応疾患　▶輸血検査におけるオモテ・ウラ試験不一致症例　▶輸血副作用（輸血反応）　▶臓器移植

6 ⑧ 血小板関連 IgG（PA-IgG）platelet-associated IgG　190点

【目的】 血小板膜に結合した IgG 量を測定する検査。血小板に対する自己抗体が存在する場合，免疫複合体が血小板の Fc レセプターに結合した場合に陽性になる。抗血小板自己抗体は特発性血小板減少性紫斑病の原因抗体であり，診断に役立つ。抗血小板自己抗体は患者自身の血小板と反応するため血清中では測定は困難である。そのため患者自身の血小板に結合した IgG（PAIgG）を検出する方法が主流となった。

【方法】 酵素免疫測定法（EIA，ELISA）

適応疾患　▶特発性血小板減少性紫斑病〔▶全身性エリテマトーデス（ループス血小板減少症）▶悪性リンパ腫等に伴う免疫性血小板減少症（続発性血小板減少性紫斑病）〕

《保険請求》
★「6」の血小板関連 IgG（PA-IgG）は，特発性血小板減少性紫斑病の診断または経過判定の目的で行った場合に算定する。

7 ⑨ ABO 血液型亜型 ABO blood group variant（亜型）　260点

【目的】 ABO 型血液型で赤血球の抗原性や凝集性が弱い場合や発現しない場合，変異を亜型（変異型）という。輸血検査におけるオモテ・ウラ試験不一致の原因の1つである。

【方法】 血球・粒子凝集法（スライド法，試験管法，カラム凝集法）

　抗血清による吸着解離試験，抗 A，抗 B，抗 H に対する被凝集素価の測定，ABO 血液型関連糖転移酵素活性

適応疾患　▶輸血検査におけるオモテ・ウラ試験不一致症例

8 ⑩ 抗血小板抗体 anti-platelet antibodies　261点

【目的】 血清中の抗血小板抗体を検出する検査である。抗血小板抗体には自己免疫反応による自己抗体と輸血や妊娠などによって産生される同種免疫抗体がある。同種免疫抗体には，抗 HLA 抗体と抗 HPA（human platelet antigen）抗体がある。抗 HLA 抗体は血小板輸血患者に見られる血小板輸血不応状態の原因となり，抗 HPA 抗体は血小板特異型母児不適合の場合の新生児血小板減少性紫斑病や輸血後紫斑病の原因となる。特発性血小板減少性紫斑病（ITP）における血清中自己抗体は陽性率が低い。

【方法】 血球・粒子凝集法〔MPHA 法（混合受身赤血球凝集法）〕

適応疾患　▶血小板輸血不応状態　▶（新生児）血小板減少性紫斑病　▶（輸血後）紫斑病　▶頻回輸血　▶妊娠歴のある女性〔▶特発性血小板減少性紫斑病〕

9 ⑪ 血小板第4因子-ヘパリン複合体抗体（IgG 抗体）anti-platelet factor4-heparin complex antibody（IgG antibody）　376点

【目的】 ヘパリンの重大な副作用であるヘパリン起因性血小板減少症（heparin-induced thrombocytopenia; HIT）には，抗血小板第4因子−ヘパリン複合体抗体（HIT 抗体）が病態形成に関わるが，本検査は，血漿または血清中の HIT 抗体（IgG）を測定するものである。これにより，HIT の診断や血小板減少の原因追求が可能となる。なお，HIT を起こすのは主に IgG HIT 抗体とされている。

【方法】 化学発光免疫測定法（CLIA）

適応疾患　▶ヘパリン起因性血小板減少症またはそれと鑑別を要する血小板減少症

《保険請求》
★「9」の血小板第4因子-ヘパリン複合体抗体（IgG 抗体）および「10」の血小板第4因子-ヘパリン複合体抗体（IgG，IgM および IgA 抗体）および「11」の血小板第4因子-ヘパリン複合体抗体定性はヘパリン起因性血小

減少症の診断を目的として行った場合に算定する。

★「11」の血小板第4因子-ヘパリン複合体抗体定性は、イムノクロマト法により測定した場合に算定する。

★一連の検査で、「9」の血小板第4因子-ヘパリン複合体抗体（IgG抗体）および「10」の血小板第4因子-ヘパリン複合体抗体（IgG，IgMおよびIgA抗体）および「11」の血小板第4因子-ヘパリン複合体抗体定性を測定した場合は、主たるもののみ算定する。

10 ⑫ 血小板第4因子-ヘパリン複合体抗体（IgG，IgM及びIgA抗体） anti-platelet factor4-heparin complex antibody（IgG, IgM, and IgA antibody）

390点

【目的】 ヘパリンの重大な副作用であるヘパリン起因性血小板減少症（heparin-induced thrombocytopenia; HIT）には、抗血小板第4因子-ヘパリン複合体抗体（HIT抗体）が病態形成に関わるが、本検査は、血漿または血清中のHIT抗体（IgG，IgM及びIgA）を測定するものである。これにより、HITの診断や血小板減少の原因追求が可能となる。HITを起こすのは主にIgG HIT抗体とされているが、IgM，IgA HIT抗体が関与するHITも（特に高い濃度の場合に）あり得ることとされており、IgG，IgM，およびIgA HIT抗体を検出するほうが高感度であるとする報告もある。

【方法】 ラテックス凝集比濁法（機器を用いたLA），化学発光免疫測定法（CLIA）

適応疾患 ▶ヘパリン起因性血小板減少症またはそれと鑑別を要する血小板減少症

《保険請求》

★「9」の血小板第4因子-ヘパリン複合体抗体（IgG抗体）および「10」の血小板第4因子-ヘパリン複合体抗体（IgG，IgMおよびIgA抗体）および「11」の血小板第4因子-ヘパリン複合体抗体定性はヘパリン起因性血小板減少症の診断を目的として行った場合に算定する。

★「11」の血小板第4因子-ヘパリン複合体抗体定性は、イムノクロマト法により測定した場合に算定する。

★一連の検査で、「9」の血小板第4因子-ヘパリン複合体抗体（IgG抗体）および「10」の血小板第4因子-ヘパリン複合体抗体（IgG，IgMおよびIgA抗体）および「11」の血小板第4因子-ヘパリン複合体抗体定性を測定した場合は、主たるもののみ算定する。

11 ⑬ 血小板第4因子-ヘパリン複合体抗体定性 新

420点

【目的】 ヘパリン起因性血小板減少症（HIT）の診断補助のための検査である。血漿または血清中の抗血小板第4因子（抗PF4）-ヘパリン複合体IgG抗体を検出する。ヘパリン起因性血小板減少症（HIT）は、ヘパリンの投与が誘引となり、血小板減少症および血栓塞栓症が誘発される重篤な疾患である。本検査は、イムノクロマト法により、約15分で抗PF4-ヘパリン複合体IgG抗体の有無を判定可能であるため、HITの迅速な診断とその結果に基づく適切な処置が可能となる。

【方法】 免疫クロマト法（ICT）

適応疾患 ▶ヘパリン起因性血小板減少症

《保険請求》

★「9」の血小板第4因子-ヘパリン複合体抗体（IgG抗体）および「10」の血小板第4因子-ヘパリン複合体抗体（IgG，IgMおよびIgA抗体）および「11」の血小板第4因子-ヘパリン複合体抗体定性はヘパリン起因性血小板減少症の診断を目的として行った場合に算定する。

★「11」の血小板第4因子-ヘパリン複合体抗体定性は、イムノクロマト法により測定した場合に算定する。

★一連の検査で、「9」の血小板第4因子-ヘパリン複合体抗体（IgG抗体）および「10」の血小板第4因子-ヘパリン複合体抗体（IgG，IgMおよびIgA抗体）および「11」の血小板第4因子-ヘパリン複合体抗体定性を測定した場合は、主たるもののみ算定する。

D012 感染症免疫学的検査

免疫

感染症

1 ① 梅毒血清反応（STS）定性 standard serological tests for syphilis (STS), qualitative　　15点

【目的】　梅毒は血液を介して伝播する可能性があるため，手術や内視鏡検査の前にスクリーニングを行って感染の有無を確認し，必要に応じて感染防御策を講じる。本検査は，梅毒トレポネーマの抗原ではなく，脂質抗原を用いて梅毒に感染した際に産生される抗体を検出する。

　自己免疫性疾患の一部に脂質抗原と交差反応する抗体が産生されると，梅毒に非感染の場合でも陽性と判断される（生物学的偽陽性）。定性検査で陽性の場合は半定量検査あるいは定量検査を行うことが多い。なお，全身性エリテマトーデス，EBウイルス感染症，関節リウマチ，妊娠例では生物学的偽陽性（BFP）が生じる場合がある。

【方法】　血球・粒子凝集法（ガラス板法，RPRカード法，凝集法）

適応疾患　▶梅毒 ▶手術前 ▶内視鏡検査等実施前

《保険請求》
★「1」および「5」における梅毒血清反応（STS）定性，梅毒血清反応（STS）半定量および梅毒血清反応（STS）定量は，従来の梅毒沈降反応（ガラス板法，VDRL法，RPR法，凝集法等）をいい，梅毒血清反応（STS）定性，梅毒血清反応（STS）半定量および梅毒血清反応（STS）定量ごとに梅毒沈降反応を併せて2種類以上ずつ行った場合でも，それぞれ主たるもののみ算定する。
★緒方法等の補体結合反応による梅毒脂質抗原使用検査は，基本診療料に含まれる検査であるため，別に点数は算定できない。

1 ② 抗ストレプトリジンO（ASO）定性 anti-streptolysin O antibody (ASO, qualitative)　　15点

【目的】　A群β溶連菌が産生するストレプトリジンO（ASO）に対する抗体を検出する方法である。疾患によっては，ASO価だけでなくA群β溶連菌迅速試験による抗原検査や他の溶連菌抗体（ASKなど）と組み合わせて検査をするのが望ましい。

【方法】　ラテックス凝集法（LA）

適応疾患　▶A群溶連菌感染症 ▶急性扁桃炎 ▶膿痂疹 ▶丹毒 ▶猩紅熱 ▶リウマチ熱 ▶急性糸球体腎炎

1 ③ 抗ストレプトリジンO（ASO）半定量 anti-streptolysin O antibody (ASO) titer　　15点

【目的】　A群β溶連菌が産生するストレプトリジンO（ASO）に対する抗体を検出する方法である。ASO価は，A群溶連菌感染後2週目頃から上昇し，3～5週で最高に達し，その後数カ月で下降する。本検査に際しては，ペア血清による有意な上昇を確認することが望ましい。しかし実際の臨床の場では溶連菌感染症の診断を2週間以上待つわけにはいかないので，基準値を参考に判断する場合もある。疾患によっては，ASO価だけでなくA群β溶連菌迅速試験による抗原検査や他の溶連菌抗体（ASKなど）と組み合わせて検査をするのが望ましい。

【方法】　※現在，半定量に該当する試薬は見当たらず，ここに記載すべき検査方法はなし。

適応疾患　▶A群溶連菌感染症 ▶急性扁桃炎 ▶膿痂疹 ▶丹毒 ▶猩紅熱 ▶リウマチ熱 ▶急性糸球体腎炎

1 ④ 抗ストレプトリジンO（ASO）定量 anti-streptolysin O antibody (ASO)　　15点

【目的】　A群β溶連菌が産生するストレプトリジンO（ASO）に対する抗体を検出する方法である。ASO価は，A群溶連菌感染後2週目頃から上昇し，3～5週で最高に達し，その後数カ月で下降する。本検査に際しては，基準値を参考に判断する。疾患によっては，ASO価だけでなくA群β溶連菌迅速試験による抗原検査や他の溶連菌抗体（ASKなど）と組み合わせて検査をするのが望ましい。

【方法】　ラテックス凝集比濁法（機器を用いたLA，LPIA），免疫比濁法（TIA），ネフェロメトリー法

適応疾患　▶A群溶連菌感染症 ▶急性扁桃炎 ▶膿痂疹 ▶丹毒 ▶猩紅熱 ▶リウマチ熱 ▶急性糸球体腎炎

2 ⑤ トキソプラズマ抗体定性 anti-Toxoplasma antibody, qualitative　　26点

【目的】　トキソプラズマは，猫，犬，豚などに存在する原虫の1つで，経口的に人に感染する。トキソプラズマ症には，妊娠中の女性が感染すると胎児に高率に先天性トキソプラズマ症を発症する。また免疫能の低下した症例，特にAIDS患者では脳炎を発症しやすい。なお免疫能が正常な成人ではトキソプラズマによる不顕性感染も多く，まれに発熱，発疹，リンパ節炎，網脈絡膜炎等の症状を呈する。先天性トキソプラズマ症では，胎児の脳水腫や脳の石灰化をきたすため，臨床的には，妊婦の初感染の診断が最も重要である。不顕性感染によって抗体陽性を示す場合が健常人でも1割以上存在するといわれて

いるため，活動性感染の診断は繰り返し測定し，抗体価の上昇があるかどうかによって判断する。

　なお，検査試薬は現在，販売中止されている。

【方法】　血球・粒子凝集法（PA，PHA），ラテックス凝集法（LA），蛍光抗体法（IFA）

適応疾患　▶先天性トキソプラズマ症（先天性トキソプラズマ症）▶トキソプラズマ症（トキソプラズマ症）▶局所性トキソプラズマ症　▶網脈絡膜炎　▶脳炎

2 ⑥ トキソプラズマ抗体半定量 anti-Toxoplasma antibody titer　26点

【目的】　トキソプラズマは，猫，犬，豚などに存在する原虫の1つで，経口的に人に感染する。トキソプラズマ症には，妊娠中の女性が感染すると胎児に高率に先天性トキソプラズマ症を発症する。また免疫能の低下した症例，特にAIDS患者では脳炎を発症しやすい。なお免疫能が正常な成人ではトキソプラズマによる不顕性感染も多く，まれに発熱，発疹，リンパ節炎，網脈絡膜炎等の症状を呈する。先天性トキソプラズマ症では，胎児の脳水腫や脳の石灰化をきたすため，臨床的には，妊婦の初感染の診断が最も重要である。不顕性感染によって抗体陽性を示す場合が健常人でも1割以上存在するといわれているため，活動性感染の診断は繰り返し測定し，抗体価の上昇があるかどうかによって判断する。

　なお，検査試薬は現在，販売中止されている。

【方法】　血球・粒子凝集法（PA，PHA），ラテックス凝集法（LA），蛍光抗体法（IFA）

適応疾患　▶先天性トキソプラズマ症（先天性トキソプラズマ症）▶トキソプラズマ症（トキソプラズマ症）▶局所性トキソプラズマ症　▶網脈絡膜炎　▶脳炎

3 ⑦ 抗ストレプトキナーゼ（ASK）定性 anti-streptokinase antibody（ASK）, qualitative　29点

【目的】　溶血性連鎖球菌の中で主にA，C，G群の菌が産生するストレプトキナーゼに対する抗体価を測定して本菌による感染症の有無を診断する方法である。ASO価と併せて検査されることが多い。ペア血清で測定し，抗体価の変動で判断する。

【方法】　血球・粒子凝集法（PA）

適応疾患　▶A群溶連菌感染症　▶急性扁桃炎　▶膿痂疹　▶丹毒　▶猩紅熱　▶リウマチ熱　▶急性糸球体腎炎

3 ⑧ 抗ストレプトキナーゼ（ASK）半定量 anti-streptokinase antibody（ASK）titer　29点

【目的】　溶血性連鎖球菌の中で主にA，C，G群の菌が産生するストレプトキナーゼに対する抗体価を測定して本菌による感染症の有無を診断する方法である。菌が分離できなくなった時点でも診断することができる。ASO価と併せて検査されることが多い。ペア血清で測定し，抗体価の変動で判断する。

【方法】　血球・粒子凝集法（PA）　なお，試薬は現在，販売中止されている。

適応疾患　▶A群溶連菌感染症　▶急性扁桃炎　▶膿痂疹　▶丹毒　▶猩紅熱　▶リウマチ熱　▶急性糸球体腎炎

4 ⑨ 梅毒トレポネーマ抗体定性 anti-*Treponema pallidum* antibody, qualitative　32点

【目的】　梅毒トレポネーマの抽出抗原を利用して抗体の有無を検出する方法である。脂質抗原を用いた検査（STS）よりも特異性が高い。ただし梅毒トレポネーマ抗体とSTSを組み合わせることにより病期を判断する手がかりになる。また治療によって改善した後も梅毒トレポネーマ抗体は陽性のまま持続するが，STSは陰性化するため，治療効果の判定を行う際にも両者を比較して判断する。TPHA（HAは赤血球凝集反応）と呼ばれてきたが，近年はラテックスなどの球状粒子を用いることが多い。

【方法】　血球・粒子凝集法（PA，PHA），免疫クロマト法

適応疾患　▶梅毒　▶手術前　▶内視鏡検査等実施前

4 ⑩ マイコプラズマ抗体定性 Mycoplasma antibody, qualitative　32点

【目的】　肺炎マイコプラズマ（*Mycoplasma pneumoniae*）は主として小児から若年の成人に，上気道炎，気管支炎，肺炎を起こす。マイコプラズマの培養は特殊な培地が必要なため一般の検査室では実施されておらず，それに代わる方法としてマイコプラズマ抗体価による血清学的診断が一般的に用いられてきた。1回の検査ではそれが過去の感染による上昇か，現在の感染による上昇かの判定はむずかしいため，急性期と発症後2〜4週間後の回復期のペア血清による判定が望ましい。感染早期にはIgM抗体が出現する。寒冷凝集反応は非特異的だが，簡便に実施できるため補助的な検査として有用である。

　なお，現在では，迅速性に優れた検査法として，抗原検出および遺伝子増幅法（LAMP法）が使用可能となっている。

【方法】　血球・粒子凝集法（PA，PHA），酵素免疫測定法〔EIA（簡易法）〕

適応疾患　▶マイコプラズマ感染症　▶マイコプラズマ肺炎　▶非定型肺炎　▶気管支炎　▶ギランバレー症候群　▶関節炎　▶紅斑丘疹性発疹症

《保険請求》

★「4」のマイコプラズマ抗体定性，マイコプラズマ抗体半定量，「27」のマイコプラズマ抗原定性（免疫クロマト法）または「36」のマイコプラズマ抗原定性（FA法）併せて実施した場合は，主たるもののみ算定する。

---

4 ⑪ マイコプラズマ抗体半定量　Mycoplasma antibody titer　32点

【目的】　肺炎マイコプラズマ（*Mycoplasma pneumoniae*）は主として小児から若年の成人に，上気道炎，気管支炎，肺炎を起こす。マイコプラズマの培養は特殊な培地が必要なため一般の検査室では実施されておらず，それに代わる方法としてマイコプラズマ抗体価による血清学的診断が一般的に用いられてきた。1回の検査ではそれが過去の感染による上昇か，現在の感染による上昇かの判定はむずかしいため，急性期と発症後2〜4週間後の回復期のペア血清による判定が望ましい。感染早期にはIgM抗体が出現する。寒冷凝集反応は非特異的だが，簡便に実施できるため補助的な検査として有用である。

なお，現在では，迅速性に優れた検査法として，抗原検出および遺伝子増幅法（LAMP法）が使用可能となっている。

【方法】　補体結合反応（CF），血球・粒子凝集法（PA，PHA）

適応疾患　▶マイコプラズマ感染症　▶マイコプラズマ肺炎　▶非定型肺炎　▶気管支炎　▶ギランバレー症候群　▶関節炎　▶紅斑丘疹性発疹症

《保険請求》

★「4」のマイコプラズマ抗体定性，マイコプラズマ抗体半定量，「27」のマイコプラズマ抗原定性（免疫クロマト法）または「36」のマイコプラズマ抗原定性（FA法）を併せて実施した場合は，主たるもののみ算定する。

---

5 ⑫ 梅毒血清反応（STS）半定量　standard serological tests for syphilis（STS），semi-quantitative　34点

【目的】　梅毒感染の有無を確認する方法の一つとして梅毒脂質抗原（カルジオリピン）を用いたSTS定性検査が実施されるが，定性検査で陽性となった場合あるいは疑陽性の確認のために，同一試薬を用いて，血清を段階希釈して最高希釈倍率を得る半定量検査が行われる。脂質抗原を用いた検査は梅毒感染の治療に反応して陰性となるといわれ，STS半定量は治療経過を反映する指標として評価されている。STS法は感染後，陽性となるまで2〜4週間を要する。

カルジオリピン使用検査では梅毒に非感染でも陽性と判断される「生物学的偽陽性（BFP）」が生じることがあるので，臨床上は梅毒トレポネーマ抗原を用いた検査と併せて実施されることが多い。

【方法】　血球・粒子凝集法（ガラス板法，RPRカード法，凝集法）

適応疾患　▶梅毒

《保険請求》

★「1」および「5」における梅毒血清反応（STS）定性，梅毒血清反応（STS）半定量および梅毒血清反応（STS）定量は，従来の梅毒沈降反応（ガラス板法，VDRL法，RPR法，凝集法等）をいい，梅毒血清反応（STS）定性，梅毒血清反応（STS）半定量および梅毒血清反応（STS）定量ごとに梅毒沈降反応を併せて2種類以上ずつ行った場合でも，それぞれ主たるもののみ算定する。

★緒方法等の補体結合反応による梅毒脂質抗原使用検査は，基本診療料に含まれる検査であるため，別に点数は算定できない。

---

5 ⑬ 梅毒血清反応（STS）定量　standard serological tests for syphilis（STS），quantitative　34点

【目的】　梅毒脂質抗原（カルジオリピン）を用いたSTS定性検査で陽性となった場合あるいは疑陽性の確認のために，半定量検査が行われ，梅毒感染の診断補助や治療経過に用いられている。しかし近年，自動機器の普及に伴い，定量検査も実施可能となってきた。

定量検査では数値を半定量検査値と比較するための工夫がなされているが，臨床評価するうえでは検査の標準化が望まれている。なお，カルジオリピン使用検査では梅毒に非感染での場合でも陽性と判断される生物学的偽陽性（BFP）が生じることがあるので，臨床上は梅毒トレポネーマ抗原を用いた検査と組み合わせて実施されることが多い。

【方法】　ラテックス凝集比濁法（機器を用いたLA，PAMIA）

免疫

感染症

適応疾患　▶梅毒

《保険請求》
★「1」および「5」における梅毒血清反応（STS）定性，梅毒血清反応（STS）半定量および梅毒血清反応（STS）定量は，従来の梅毒沈降反応（ガラス板法，VDRL法，RPR法，凝集法等）をいい，梅毒血清反応（STS）定性，梅毒血清反応（STS）半定量および梅毒血清反応（STS）定量ごとに梅毒沈降反応を併せて2種類以上ずつ行った場合でも，それぞれ主たるもののみ算定する。
★緒方法等の補体結合反応による梅毒脂質抗原使用検査は，基本診療料に含まれる検査であるため，別に点数は算定できない。

6 ⑭ 梅毒トレポネーマ抗体半定量　anti-*Treponema pallidum* antibody, semi-quantitative　53点

【目的】　本検査法の意義は梅毒トレポネーマ抗体定性と同様であるが，定量値が高値の場合は活動性梅毒，低値が持続する場合は治療後の可能性が高い。TPHA（HAは赤血球凝集反応）と呼ばれてきたが，近年はラテックスなどの球状粒子を用いることが多い。

【方法】　血球・粒子凝集法（PHA）

適応疾患　▶梅毒

6 ⑮ 梅毒トレポネーマ抗体定量　anti-*Treponema pallidum* antibody　53点

【目的】　本検査法の意義は梅毒トレポネーマ抗体定性，半定量と同様であるが，定量値が高値の場合は活動性梅毒，低値が持続する場合は治療後の可能性が高い。TPHA（HAは赤血球凝集反応）と呼ばれ，半定量検査が実施されてきたが，近年は精度の高い自動機器による定量検査が行われるようになった。

【方法】　ラテックス凝集比濁法（機器を用いたLA，LPIA，PAMIA），酵素免疫測定法（EIA，ELISA），化学発光免疫測定法（CLIA，CLEIA，ECLIA），蛍光発光免疫測定法（EV-FIA）

適応疾患　▶梅毒

7 ⑯ アデノウイルス抗原定性（糞便）　fecal adenovirus antigen　60点

【目的】　アデノウイルスはロタウイルスとともに小児の急性胃腸炎の重要な病原体である。とくに冬期の乳幼児の嘔吐下痢症では，細菌性胃腸炎との鑑別において重要である。また，アデノウイルスは流行性角結膜炎や咽頭結膜熱の原因ともなり得るが，これらの疾患では各結膜ぬぐい液や咽頭ぬぐい液を検体として「アデノウイルス抗原」が診断に用いられるため，本検査とは異なるものとして区別する必要がある（D012「38」）。現在は便中のロタウイルス抗原も同時に検出可能なキットも市販されている。

【方法】　免疫クロマト法，酵素免疫測定法（EIA，ELISA）

適応疾患　▶急性胃腸炎（とくに小児）▶乳児冬期下痢症▶咽頭炎▶滲出性扁桃炎▶咽頭結膜炎（プール熱）▶急性濾胞性結膜炎▶流行性角結膜炎▶出血性膀胱炎▶肺炎▶アデノウイルス感染症

《保険請求》
★「7」のアデノウイルス抗原定性（糞便）と「8」のロタウイルス抗原定性（糞便）または定量（糞便）を同時に行った場合は，主たる検査のみ算定する。

7 ⑰ 迅速ウレアーゼ試験定性　rapid urease test　60点

【目的】　ヘリコバクター・ピロリは強いウレアーゼ活性を持っており，胃粘膜生検材料中のウレアーゼ酵素活性を測定することで，ヘリコバクター・ピロリ感染の診断に用いられる。本検査は胃内視鏡検査を行って生検組織を採取する必要があるが，除菌前の診断には有用性が高い。除菌後の検出感度は低くなるため，除菌判定には検体採取が容易な他の検査を組み合わせて用いることが多い。

【方法】　ウレアーゼ法

適応疾患　▶ヘリコバクター・ピロリ感染症▶胃潰瘍▶十二指腸潰瘍▶胃MALTリンパ腫▶特発性血小板減少性紫斑病▶早期胃癌に対する内視鏡的治療後▶慢性胃炎

《保険請求》
★「7」の迅速ウレアーゼ試験定性を含むヘリコバクター・ピロリ感染診断の保険診療上の取扱いについては，「ヘリコバクター・ピロリ感染の診断及び治療に関する取扱い」（平成12年10月31日保険発180号）に即して行う。
→D012（9）ヘリコバクター・ピロリ抗体定性・半定量の項参照。

8　⑱　ロタウイルス抗原定性（糞便）　rotavirus antigen, qualitative　65点

【目的】　乳幼児嘔吐下痢症は冬季に乳幼児に多発するロタウイルスの感染により発熱，嘔吐，白色水様性下痢症を呈する疾患である。糞便中のロタウイルス抗原の検査はその感染の有無を知るために測定される。糞便中アデノウイルスを同時に検出可能なキットも市販されている。

【方法】　免疫クロマト法（ICT），酵素免疫測定法（EIA，ELISA）

適応疾患　▶乳児嘔吐下痢症（乳児下痢）▶乳幼児急性胃腸炎 ▶ウイルス性胃腸炎

《保険請求》
- ★「7」のアデノウイルス抗原定性（糞便）と「8」のロタウイルス抗原定性（糞便）または定量（糞便）を同時に行った場合は，主たる検査のみ算定する。

8　⑲　ロタウイルス抗原定量（糞便）　rotavirus antigen　65点

【目的】　乳幼児嘔吐下痢症は冬季に乳幼児に多発するロタウイルスの感染により発熱，嘔吐，白色水様性下痢症を呈する疾患である。糞便中のロタウイルス抗原の検査はその感染の有無を知るために測定される。

【方法】　※現在，定量に該当する試薬は見当たらず，ここに記載すべき検査方法はなし。

適応疾患　▶乳児嘔吐下痢症（乳児下痢）▶乳幼児急性胃腸炎 ▶ウイルス性胃腸炎

《保険請求》
- ★「7」のアデノウイルス抗原定性（糞便）と「8」のロタウイルス抗原定性（糞便）または定量（糞便）を同時に行った場合は，主たる検査のみ算定する。

9　⑳　ヘリコバクター・ピロリ抗体定性・半定量　70点

【目的】　ヘリコバクター・ピロリは，慢性胃炎，胃および十二指腸潰瘍の誘因となっており，胃癌のリスクファクターとして重要とされている。内視鏡検査で確定診断された胃炎，胃潰瘍および十二指腸潰瘍を有する患者などで，本菌の保菌例に対しては除菌の適応となる。本検査法では血清あるいは尿を検体として，抗ヘリコバクター・ピロリ抗体を検出するため，非侵襲的である。しかし，除菌後の抗体価の低下は緩徐であり，本検査を除菌判定を目的として使用する際には除菌後6カ月以上の期間を要する。

【方法】　ラテックス凝集法（LA），免疫クロマト法（ICT），血球・粒子凝集法（金コロイド凝集法），酵素免疫測定法（EIA，ELISA）

適応疾患　▶慢性胃炎 ▶胃潰瘍 ▶十二指腸潰瘍 ▶胃 MALT リンパ腫 ▶特発性血小板減少性紫斑病 ▶早期胃癌に対する内視鏡的治療後 ▶萎縮性胃炎 ▶ヘリコバクター・ピロリ感染症

《保険請求》
- ★「9」のヘリコバクター・ピロリ抗体定性・半定量は，LA 法，免疫クロマト法，金コロイド免疫測定法またはEIA 法（簡易法）により実施した場合に算定する。
- ★当該検査を含むヘリコバクター・ピロリ感染診断の保険診療上の取扱いについては「ヘリコバクター・ピロリ感染の診断及び治療に関する取扱い」（平成12年10月31日保険発180号）に即して行う。

《ヘリコバクター・ピロリ感染の診断及び治療に関する取扱い》
1　**対象患者**：ヘリコバクター・ピロリ感染症に係る検査については，以下に掲げる患者のうち，ヘリコバクター・ピロリ感染が疑われる患者に限り算定できる。
① 内視鏡検査又は造影検査において胃潰瘍又は十二指腸潰瘍の確定診断がなされた患者
② 胃 MALT リンパ腫の患者
③ 特発性血小板減少性紫斑病の患者
④ 早期胃癌に対する内視鏡的治療後の患者
⑤ 内視鏡検査において胃炎の確定診断がなされた患者
2　**除菌前の感染診断**
(1)　除菌前の感染診断については，次の7項目の検査法のうちいずれかの方法を実施した場合に1項目のみ算定できる。ただし，①から⑥までの検査の結果，ヘリコバクター・ピロリ陰性となった患者に対して，異なる検査法により再度検査を実施した場合に限り，さらに1回に限り算定できる。また，⑦の検査の結果，ヘリコバクター・ピロリ陰性となった患者について，胃粘膜に同感染症特有の所見が認められているなど，同感染症を強く疑う特有の所見がある場合に，異なる検査法により再度検査を実施した場合に限り，さらに1項目に限り算定できる。なお，この場合において，医療上の必要性について診療報酬明細書の摘要欄に記載する。
　　①迅速ウレアーゼ試験，②鏡検法，③培養法，④抗体測定，⑤尿素呼気試験，⑥糞便中抗原測定，⑦核酸増幅法
(2)　(1)に掲げる①および②の検査を同時に実施した場合または④，⑤および⑥のうちいずれか2つの検査を同時に

　　実施した場合にあっては，(1)の規定にかかわらずそれぞれの所定点数（①＋②，④＋⑤，④＋⑥，⑤＋⑥）を初回実施に限り算定することができる。

3　除菌の実施：2の感染診断により，ヘリコバクター・ピロリ陽性であることが確認された対象患者に対しては，ヘリコバクター・ピロリ除菌及び除菌の補助が薬事法上効能として承認されている薬剤を薬事承認事項に従い，3剤併用・7日間投与し除菌治療を行う。

4　除菌後の潰瘍治療：除菌終了後の抗潰瘍剤投与については，薬事承認事項に従い適切に行う。

5　除菌後の感染診断（除菌判定）

(1)　除菌後の感染診断については，3の除菌終了後4週間以上経過した患者に対し，ヘリコバクター・ピロリの除菌判定のために2に掲げる検査法のうちいずれかの方法を実施した場合に1項目のみ算定できる。ただし，検査の結果，ヘリコバクター・ピロリ陰性となった患者に対して，異なる検査法により再度検査を実施した場合に限り，さらに1項目に限り算定できる。

(2)　2に掲げる④から⑥の検査を同時に実施した場合は，(1)の規定にかかわらず主たる2つの所定点数を初回実施に限り算定することができる。

(3)　除菌後の感染診断の結果，ヘリコバクター・ピロリ陽性の患者に対し再度除菌を実施した場合は，1回に限り再除菌に係る費用及び再除菌後の感染診断に係る費用を算定することができる。

6　感染診断実施上の留意事項

(1)　静菌作用を有する薬剤について

　　ランソプラゾール等，ヘリコバクター・ピロリに対する静菌作用を有するとされる薬剤が投与されている場合については感染診断の結果が偽陰性となるおそれがあるので，除菌前および除菌後の感染診断の実施にあたっては，当該静菌作用を有する薬剤投与中止または終了後2週間以上経過していることが必要である。

(2)　抗体測定について

　　除菌後の感染診断を目的として抗体測定を実施する場合については，3の除菌終了後6カ月以上経過した患者に対し実施し，かつ，除菌前の抗体測定結果との定量的な比較が可能である場合に限り算定できる。

7　診療報酬明細書への記載について

(1)　「1」の対象患者①および⑤において，内視鏡検査等で確定診断した際の所見・結果を診療報酬明細書の摘要欄に記載する。

(2)　「1」の対象患者①および⑤において，健康診断として内視鏡検査を行った場合には，診療報酬明細書の摘要欄にその旨を記載する。

(3)　「2」の除菌前感染診断および「5」の除菌後感染診断において，検査の結果ヘリコバクター・ピロリ陰性となった患者に対し再度検査を実施した場合は，診療報酬明細書の摘要欄に各々の検査法および検査結果について記載する。

(4)　「5」の除菌後感染診断を算定する場合には，診療報酬明細書の摘要欄に除菌終了年月日を記載する。

(5)　6(1)の静菌作用を有する薬剤を投与していた患者に対し，2の除菌前感染診断及び5の除菌後感染診断を実施する場合は，診療報酬明細書の摘要欄に当該静菌作用を有する薬剤投与中止又は終了年月日を記載する。

(6)　6(2)により抗体測定を実施した場合は，除菌前ならびに除菌後の抗体測定実施年月日及び測定結果を診療報酬明細書の摘要欄に記載する。

8　その他：ヘリコバクター・ピロリ感染の診断及び治療については，関係学会よりガイドラインが示されているので参考とする。

9　㉑　クラミドフィラ・ニューモニエ IgG 抗体　anti-*Chlamydophila pneumoniae* IgG antibody　　**70点**

【目的】　*Chlamydia (Chlamydophila) pneumoniae*〔肺炎クラミジア（クラミドフィラ）〕はマイコプラズマと並んで市中呼吸器感染の主要な病原体であり，咽頭炎，喉頭炎，気管支炎，非定型肺炎などを起こす。本菌の培養には細胞培養が必要であり，その他の検査法として PCR，蛍光抗体法などがあるが日常的な検査法とはなっていない。そこで *C. pneumoniae* に対する血清抗体価の測定が一般的に利用されている。初感染では感染後3週以降に IgM 抗体が上昇し，ついで IgA，IgG 抗体が上昇する。IgM は再感染では上昇しない。ただし我が国の成人の *C. pneumoniae* 抗体保有率は50～60％に及び，不顕性感染も多いため，IgM およびペア血清による IgG の組合せなどで判定することが望ましい。

【方法】　酵素免疫測定法（EIA，ELISA）

適応疾患　▶クラミジア肺炎　▶クラミジア咽頭炎　▶クラミジア気管支炎　▶気管支炎

《保険請求》

★　「29」のクラミドフィラ・ニューモニエ IgM 抗体を，「9」のクラミドフィラ・ニューモニエ IgG 抗体または「10」のクラミドフィラ・ニューモニエ IgA 抗体と併せて実施した場合は，主たるもの1つに限り算定する。

10　㉒　クラミドフィラ・ニューモニエ IgA 抗体　anti-*Chlamydophila pneumoniae* IgA antibody　　**75点**

【目的】　*Chlamydia (Chlamydophila) pneumoniae*〔肺炎クラミジア（クラミドフィラ）〕はマイコプラズマと並んで市中呼吸器感染の主要な病原体であり，咽頭炎，喉頭炎，気管支炎，非定型肺炎などを起こす。本菌の培養には細胞培養が必要であり，その他の検査法として PCR，蛍光抗体法などがあるが

日常的な検査法とはなっていない。そこで *C. pneumoniae* に対する血清抗体価の測定が一般的に利用されている。初感染では感染後３週以降に IgM 抗体が上昇し，次いで IgA，IgG 抗体が上昇する。IgM は再感染では上昇しない。ただし我が国の成人の *C. pneumoniae* 抗体保有率は50〜60％に及び，不顕性感染も多いため，IgM およびペア血清による IgG の組合せなどで判定することが望ましい。

【方法】 酵素免疫測定法（EIA，ELISA）

適応疾患 ▶クラミジア肺炎 ▶クラミジア咽頭炎 ▶クラミジア気管支炎 ▶気管支炎

《保険請求》

★「29」のクラミドフィラ・ニューモニエ IgM 抗体を，「9」のクラミドフィラ・ニューモニエ IgG 抗体または「10」のクラミドフィラ・ニューモニエ IgA 抗体と併せて実施した場合は，主たるもの１つに限り算定する。

---

11 ㉓ ウイルス抗体価（定性・半定量・定量）（１項目当たり） anti-viral antibody　**79点**

【目的】 特定のウイルスに対する特異抗体を調べる検査。疾患によっては検査対象となるウイルスの種類は多岐にわたるため，臨床症状，各種検査所見，流行の有無などから可能性の高いウイルスを選定し，抗体価を測定する。中和反応（NT）は特異性が高く長期間抗体価が持続する。赤血球凝集抑制反応（HI）は感染早期から上昇がみられる。補体結合反応（CF）は主として IgG 抗体価を反映しており，比較的早期に抗体価が低下する。受身血球凝集反応（PHA）は感染後抗体価が上昇するまでに時間を要し，持続しやすい。免疫蛍光抗体法（FA）および酵素免疫法（ELISA）は感度が高く抗体のクラス別測定が可能である。

【方法】 中和反応（NT），血球・粒子凝集法（HI，IAHA，PHA），補体結合反応（CF），蛍光抗体法（IFA），ラテックス凝集比濁法（機器を用いた LA）

適応疾患 ▶ウイルス感染症 ▶気管支炎 ▶髄膜炎 ▶脳炎 ▶麻疹 ▶単純ヘルペス ▶唾液腺炎 ▶精巣炎 ▶流行性角結膜炎 ▶口内炎など ▶流行性耳下腺炎（おたふくかぜ）▶心筋炎 ▶伝染性単核球症（伝染性単核症）▶肺炎 ▶咽頭炎 ▶出血性膀胱炎 ▶咽頭結膜熱 ▶上気道炎（急性上気道炎）▶乳幼児下痢症 ▶ヘルパンギーナ ▶手足口病 ▶無菌性髄膜炎 ▶上気道感染症（急性上気道炎）▶流行性胸膜痛 ▶サイトメガロウイルス肺炎 ▶先天性巨細胞封入体症（先天性サイトメガロウイルス感染症）▶乳児肝炎 ▶骨髄移植後 ▶腎移植後 ▶肝移植後 ▶HIV 感染症 ▶バーキットリンパ腫 ▶上咽頭癌 ▶B 細胞日和見リンパ腫 ▶NK 白血病 ▶胃癌 ▶膿胸関連リンパ腫 ▶麻痺 ▶発疹性疾患 ▶心膜炎 ▶肝炎 ▶流行性筋痛症（流行性胸膜痛）▶睾丸炎（精巣炎）▶結膜炎 ▶気道疾患 ▶インフルエンザ ▶急性呼吸器感染症 ▶急性閉塞性喉頭炎 ▶ポリオ ▶急性灰白髄炎 ▶細気管支炎（急性細気管支炎）▶乳児肺炎 ▶風疹 ▶日本脳炎 ▶間質性肺炎 ▶非定型肺炎 ▶心外膜炎 ▶口唇ヘルペス ▶ヘルペスウイルス性角結膜炎 ▶水痘 ▶帯状疱疹

《保険請求》

■同一検体についてウイルス抗体価（定性・半定量・定量）の測定を行った場合は，８項目を限度として算定する。

★「11」のウイルス抗体価（定性・半定量・定量）は，治療上必要な場合に行うものとし，次に掲げるものを当該検査の対象とする。

（イ）	アデノウイルス	（ヲ）	パラインフルエンザウイルスⅢ型
（ロ）	コクサッキーウイルス	（ワ）	ポリオウイルスⅠ型
（ハ）	サイトメガロウイルス	（カ）	ポリオウイルスⅡ型
（ニ）	EB ウイルス	（ヨ）	ポリオウイルスⅢ型
（ホ）	エコーウイルス	（タ）	RS ウイルス
（ヘ）	ヘルペスウイルス	（レ）	風疹ウイルス
（ト）	インフルエンザウイルスA 型	（ソ）	麻疹ウイルス
（チ）	インフルエンザウイルスB 型	（ツ）	日本脳炎ウイルス
（リ）	ムンプスウイルス	（ネ）	オーム病クラミジア
（ヌ）	パラインフルエンザウイルスⅠ型	（ナ）	水痘・帯状疱疹ウイルス
（ル）	パラインフルエンザウイルスⅡ型		

★ウイルス抗体価（定性・半定量・定量）にあたって，同一検体について同一ウイルスに対する複数の測定方法を行った場合であっても，所定点数のみ算定する。

★「22」のインフルエンザウイルス抗原定性と「11」のウイルス抗体価（定性・半定量・定量）のインフルエンザウイルスA 型もしくはインフルエンザウイルスB 型を併せて実施した場合は，主たるもののみ算定する。

★「44」のグロブリンクラス別ウイルス抗体価は，「11」のウイルス抗体価（定性・半定量・定量）と併せて測定した場合にあっては，いずれか一方の点数を算定する。

★「25」のヒトメタニューモウイルス抗原定性と「11」のウイルス抗体価（定性・半定量・定量）のインフルエンザウイルスA 型もしくはインフルエンザウイルスB 型，「22」のインフルエンザウイルス抗原定性または「24」の RS ウイルス抗原定性のうち３項目を併せて実施した場合には，主たるもの２つに限り算定する。ただし，「11」のウイルス抗体価（定性・半定量・定量）のインフルエンザウイルスA 型もしくはインフルエンザウイルスB 型ま

免疫

感染症

たは「22」のインフルエンザウイルス抗原定性を併せて実施した場合は1項目として数える。

12 ㉔ クロストリジオイデス・ディフィシル抗原定性　*Clostridioides（Clostridium）difficile* antigen　80点

【目的】　クロストリジオイデス・ディフィシルは抗菌薬の投与に伴う下痢（抗菌薬関連下痢症）および偽膜性腸炎の原因菌である。抗菌薬投与の影響を受けて腸内細菌叢が菌交代を起こすと，本菌が増殖しトキシンAおよびBと呼ばれる毒素を産生する。診断には便の嫌気培養によって本菌を分離・同定する必要があるが，結果が得られるまで時間を要する。そこでトキシンAを検出可能な迅速診断がキット化され利用されたが，トキシンBのみを産生する株も出現しているため，A，B両方のトキシンが検出可能なキットの使用が推奨される。なお現在は，菌の名称が旧名称のクロストリジウムからクロストリジオイデスに変更され，クロストリジオイデス・ディフィシル（*Clostridioides difficile*）に改名されている。さらに近年は，本菌の存在確認を目的として，菌の持つ酵素（グルタミン酸デヒドロゲナーゼ：GDH）を「抗原」としてトキシンと同時に検出する試薬も開発され，利用できるようになった。

【方法】　酵素免疫測定法（EIA，ELISA），免疫クロマト法（ICT），ラテックス凝集法（LA）

適応疾患　▶偽膜性大腸炎　▶抗菌薬関連下痢症（非感染性下痢）

12 ㉕ ヘリコバクター・ピロリ抗体　anti-*Helicobacter pylori* antibody　80点

【目的】　ヘリコバクター・ピロリは慢性胃炎，胃および十二指腸潰瘍の誘因となっており，胃癌のリスクファクターとして重要とされている。内視鏡検査で確定診断された胃炎，胃潰瘍および十二指腸潰瘍を有する患者などで本菌の保菌例に対しては除菌の適応となる。本検査法では血清あるいは尿を検体として抗ヘリコバクター・ピロリ抗体を検出するため，非侵襲的である。しかし除菌後の抗体価の低下は緩徐であり，本検査を除菌判定を目的として使用する際には除菌後6カ月以上の期間を要する。

【方法】　酵素免疫測定法（EIA，ELISA），化学発光酵素免疫測定法（CLEIA），ラテックス凝集比濁法（機器を用いたLA）

適応疾患　▶慢性胃炎　▶胃潰瘍　▶十二指腸潰瘍　▶胃MALTリンパ腫　▶特発性血小板減少性紫斑病　▶早期胃癌に対する内視鏡的治療後の患者　▶ヘリコバクター・ピロリ感染症　▶萎縮性胃炎

《保険請求》
★「12」のヘリコバクター・ピロリ抗体を含むヘリコバクター・ピロリ感染診断の保険診療上の取扱いについては「ヘリコバクター・ピロリ感染の診断及び治療に関する取扱いについて」（平成12年10月31日保険発180号）に即して行う。

12 ㉖ 百日咳菌抗体定性　anti-*Bordetella pertussis* antibody　80点

【目的】　百日咳は百日咳菌（*Bordetella pertussis*）による急性呼吸器疾患であり，発作性の連続的な咳が特徴的である。従来，小児以外の感染はまれと考えられてきたが，最近では成人例の発症が多くなっている。感染早期であるカタル期には培養による百日咳菌の検出率は高いが，その後は低くなるため，百日咳凝集抗体価あるいは百日咳菌の産生する百日咳毒素（Pertussis Toxin；PT）や線維状赤血球凝集素（Filamentous Hemagglutinin；FHA）に対する抗体価を測定する。抗体価がきわめて高い場合，感染初期と回復期の抗体価に変化がある場合は百日咳感染が疑われる。最近，ELISA法によるIgA抗体とIgM抗体の検出が可能となり，臨床においても血清診断の一次検査として推奨されている。

【方法】　酵素免疫測定法（EIA，ELISA）

適応疾患　▶百日咳

12 ㉗ 百日咳菌抗体半定量　anti-*Bordetella pertussis* antibody　80点

【目的】　百日咳は百日咳菌（*Bordetella pertussis*）による急性呼吸器疾患であり，発作性の連続的な咳が特徴的である。従来，小児以外の感染はまれと考えられてきたが，最近では成人例の発症が多くなっている。感染早期であるカタル期には培養による百日咳菌の検出率は高いが，その後は低くなるため，百日咳菌に対する抗体価を測定する。抗体価がきわめて高い場合，感染初期と回復期の抗体価に変化がある場合は百日咳感染が疑われる。本検査は，不活化した菌体（Ⅰ相菌）に対する抗体を凝集反応によって検出するものであるが，新たに百日咳菌のもつ毒素（PT）および線維状赤血球凝集素（FHA）に対する抗体価測定が可能となったため，本検査試薬は販売中止された。

【方法】　細菌凝集反応
適応疾患　▶百日咳

13 ㉘ HTLV-Ⅰ抗体定性 anti-adult T cell leukemia virus antibody, human T cell leukemia virus antibody (HTLV-1), qualitative
85点

【目的】　成人T細胞性白血病の原因ウイルスであるヒトT細胞性白血病ウイルス（HTLV-1）に対する抗体の検査である．PA法，CLEIA法はスクリーニングに適しており，陽性と判断された場合は，FA法，WB法，ラインブロット法での確認が必要である．
【方法】　血球・粒子凝集法（PA）
適応疾患　▶成人T細胞性白血病　▶HTLV-1関連ミエロパシー（HAM，HTLV-Ⅰ関連脊髄症）

《保険請求》
- ★「13」のHTLV-Ⅰ抗体定性または半定量は，粒子凝集法により実施した場合に算定する．
- ★「60」のHTLV-Ⅰ抗体（ウエスタンブロット法及びラインブロット法）は，「13」のHTLV-Ⅰ抗体定性，半定量または「31」のHTLV-Ⅰ抗体によって陽性が確認された症例について，確定診断を目的としてウエスタンブロット法またはラインブロット法により行った場合に算定する．

13 ㉙ HTLV-Ⅰ抗体半定量 anti-adult T cell leukemia virus antibody, human T cell leukemia virus antibody (HTLV-1), semi-quantitative
85点

【目的】　成人T細胞性白血病の原因ウイルスであるヒトT細胞性白血病ウイルス（HTLV-1）に対する抗体価の検査である．PA法，CLEIA法はスクリーニングに適しており，陽性と判断された場合は，FA法，WB法，ラインブロット法での確認が必要である．本検査は粒子凝集法（PA法）による半定量検査である．
【方法】　血球・粒子凝集法（PA）
適応疾患　▶成人T細胞性白血病　▶HTLV-1関連ミエロパシー（HAM，HTLV-Ⅰ関連脊髄症）

《保険請求》
- ★「13」のHTLV-1抗体定性または半定量は，粒子凝集法により実施した場合に算定する．
- ★「60」のHTLV-Ⅰ抗体（ウエスタンブロット法及びラインブロット法）は，「13」のHTLV-Ⅰ抗体定性，半定量または「31」のHTLV-1抗体によって陽性が確認された症例について，確定診断を目的としてウエスタンブロット法またはラインブロット法により行った場合に算定する．

14 ㉚ トキソプラズマ抗体 anti-Toxoplasma antibody
93点

【目的】　トキソプラズマ感染の有無を判定するための定量検査である．血清中のトキソプラズマ抗体をELISA法などを用いて測定する．妊娠初期に陰性で，中期以降に陽転化した場合は，妊娠中の感染を疑い，さらにIgMおよびIgG抗体を測定するなどして精査が必要である．
【方法】　酵素免疫測定法（EIA，ELISA），化学発光免疫測定法（CLIA，CLEIA）
適応疾患　▶先天性トキソプラズマ症（先天性トキソプラズマ症）▶トキソプラズマ症（トキソプラズマ症）

15 ㉛ トキソプラズマ IgM 抗体 anti-Toxoplasma IgM antibody
95点

【目的】　トキソプラズマ感染の有無を測定するIgM抗体の定量検査である．妊娠中の初感染，新生児感染の診断にはIgM，IgG抗体測定が有用で，IgM抗体の検出はトキソプラズマの初感染を示唆する．不顕性感染も多いためIgG抗体だけが単独で上昇している場合は急性感染は否定的であるが，2，3週間後に再検査を実施して総合的に判断する必要がある．
【方法】　酵素免疫測定法（EIA，ELISA），化学発光免疫測定法（CLIA，CLEIA）
適応疾患　▶先天性トキソプラズマ症（先天性トキソプラズマ症）▶トキソプラズマ症（トキソプラズマ症）

16 ㉜ HIV-1，2抗体定性 anti-human immunodeficiency virus-1 and2 antibody
109点

【目的】　AIDSの原因ウイルスのHIV-1，HIV-2に対する抗体の存在を同時に調べる方法である．本法で陽性の場合は，確認試験としてウエスタンブロット法（WB法），免疫クロマト法の確認検査，HIV-

1核酸定量検査（RT-PCR）を実施する。

【方法】　酵素免疫測定法（EIA，ELISA），化学発光免疫測定法（CLIA，CLEIA），血球・粒子凝集法（PA），ラテックス凝集比濁法（PAMIA），免疫クロマト法

適応疾患　▶後天性免疫不全症候群　▶HIV 感染症　▶非加熱血液凝固因子製剤使用例　▶輸血前検査　▶手術前

●レセプト摘要欄：〔K920輸血料（「4」の自己血輸血を除く）を算定した患者又は血漿成分製剤（新鮮液状血漿，新鮮凍結人血漿等）の輸注を行った患者の場合〕当該輸血又は輸注が行われた最終年月日を記載する。

16 ㉝ HIV-1，2抗体半定量　　　　　　　　　　109点

【目的】　AIDS の原因ウイルスの HIV-1，HIV-2に対する抗体を同時に調べる方法。本法で陽性の場合は，確認試験としてウエスタンブロット法（WB 法），免疫クロマト法の確認検査，HIV-1核酸定量検査を実施する。

【方法】　血球・粒子凝集法（PA）

適応疾患　▶後天性免疫不全症候群　▶HIV 感染症　▶非加熱血液凝固因子製剤使用例　▶輸血前検査　▶手術前

●レセプト摘要欄：〔K920輸血料（「4」の自己血輸血を除く）を算定した患者又は血漿成分製剤（新鮮液状血漿，新鮮凍結人血漿等）の輸注を行った患者の場合〕当該輸血又は輸注が行われた最終年月日を記載する。

16 ㉞ HIV-1，2抗原・抗体同時測定定性　　　　　　　　　　109点

【目的】　後天性免疫不全症候群の原因ウイルスの HIV-1，HIV-2抗体を同時に調べる方法を用いて測定する。本法はさらに HIV の p24抗原も同時に検出することで抗体が産生されるまでのウインドウピリオドを短縮することができる。免疫クロマト法は，全血検体で検査が可能なキットも市販されている。本法で陽性の場合は，確認試験としてウエスタンブロット法（WB 法），免疫クロマト法の確認検査，HIV-1核酸定量検査を実施する。

　なお，化学発光免疫測定法等の検査試薬は定性検査として承認されているが，定性判定する際に検査試薬独自の測定数値も算出されるため，定量とみなす場合がある。

【方法】　酵素免疫測定法（EIA，ELISA），化学発光免疫測定法（CLIA，CLEIA，ECLIA），免疫クロマト法

適応疾患　▶後天性免疫不全症候群　▶HIV 感染症　▶非加熱血液凝固因子製剤使用例　▶輸血前検査　▶手術前

●レセプト摘要欄：〔K920輸血料（「4」の自己血輸血を除く）を算定した患者又は血漿成分製剤（新鮮液状血漿，新鮮凍結人血漿等）の輸注を行った患者の場合〕当該輸血又は輸注が行われた最終年月日を記載する。

17 ㉟ HIV-1抗体　anti-human immunodeficiency virus-1 antibody　　　　113点

【目的】　後天性免疫不全症候群（AIDS）の原因ウイルスである HIV-1感染の有無を調べるスクリーニング検査。本法で陽性の場合は，確認試験としてウエスタンブロット法（WB 法），免疫クロマト法の確認検査，HIV-1核酸定量検査を実施する。なお，現在は HIV-1抗体のみを単独で検出することは行われず，HIV-1，2抗体価として同時検出する方法や，p24抗原を同時に検出する方法が用いられる。

【方法】　酵素免疫測定法（EIA，ELISA）

適応疾患　▶後天性免疫不全症候群　▶HIV 感染症　▶非加熱血液凝固因子製剤使用例　▶輸血前検査　▶手術前

●レセプト摘要欄：〔K920輸血料（「4」の自己血輸血を除く）を算定した患者又は血漿成分製剤（新鮮液状血漿，新鮮凍結人血漿等）の輸注を行った患者の場合〕当該輸血又は輸注が行われた最終年月日を記載する。

免疫

感染症

18 ㊱ 抗酸菌抗体定量 anti-mycobacteria antibody, quantitative 116点

【目的】 結核などの抗酸菌感染においては，防御免疫の主体は細胞性免疫であるが，液性免疫も成立し抗体が産生される。現在，本検査では次の2つの内容の検査が取り扱われており，それぞれの対象とする疾患が，結核と非結核性抗酸菌と異なる点に注意を要する。

① 結核菌の細胞表層成分由来の糖脂質成分である TBGL（Tuberculous Glycolipids）を抗原とし，血清中の抗酸菌抗体を検出する検査。

② 非結核性抗酸菌である *Mycobacterium avium* complex（MAC）細胞壁由来の糖脂質 GPL core 抗原に対する血清中の抗体を検出する検査。

ともに主対象疾患以外の疾患においても上昇がみられる場合があることなどから，補助的な診断法に留まることを認識したうえで利用されている。通常①，②ともに定性検査として扱われるが，定性判定する際に検査試薬独自の抗体濃度も算出されるため，定量とみなしている場合もある。

なお，①の TBGL 抗体検出試薬は現在，販売中止されている。

【方法】 酵素免疫測定法（EIA，ELISA）

適応疾患 ▶結核 ▶非結核性抗酸菌症

《保険請求》

★「18」の抗酸菌抗体定量または同定性は，金コロイド免疫測定法または EIA 法により実施した場合に算定する。

18 ㊲ 抗酸菌抗体定性 anti-mycobacteria antibody, qualitative 116点

【目的】 結核などの抗酸菌感染においては，防御免疫の主体は細胞性免疫であるが，液性免疫も成立し抗体が産生される。現在，本検査では次の2つの内容の検査が取り扱われており，それぞれの対象とする疾患が，結核と非結核性抗酸菌と異なる点に注意を要する。

① 結核菌の細胞表層成分由来の糖脂質成分である TBGL（Tuberculous Glycolipids）を抗原とし，血清中の抗酸菌抗体を検出する検査。

② 非結核性抗酸菌である *Mycobacterium avium* complex（MAC）細胞壁由来の糖脂質 GPL core 抗原に対する血清中の抗体を検出する検査。

ともに主対象疾患以外の疾患においても上昇がみられる場合があることなどから，補助的な診断法に留まることを認識したうえで利用されている。

通常①，②ともに定性検査として扱われるが，定性判定する際に検査試薬独自の抗体濃度も算出されるため，定量とみなしている場合もある。

なお，①の TBGL 抗体検出試薬は現在，販売中止されている。

【方法】 酵素免疫測定法（EIA，ELISA）

適応疾患 ▶結核 ▶非結核性抗酸菌症

19 ㊳ A群β溶連菌迅速試験定性 rapid detection of group A-β hemolytic streptococci 121点

【目的】 A群β溶連菌（*Streptococcus pyogenes*）による咽頭炎や扁桃腺炎は，他の病原体によるものと肉眼的な所見だけでは起因病原体の鑑別が困難とされている。そのためペニシリン等の抗菌薬の投与の可否を決定するうえでも起因病原体の迅速な診断は重要な意味をもっている。検体は綿棒で採取した咽頭拭い液を用いる。全工程10分程度で結果が判明し，検出感度も良好であるが，検体中の菌量が少数の場合は感度が低下する。

【方法】 免疫クロマト法（ICT），酵素免疫測定法（EIA，ELISA）

適応疾患 ▶A群溶連菌感染症 ▶リウマチ熱 ▶扁桃炎 ▶咽頭炎（頸部リンパ節炎）▶猩紅熱

《保険請求》

★「19」のA群β溶連菌迅速試験定性と D018細菌培養同定検査を同時に実施した場合は，A群β溶連菌迅速試験定性の所定点数のみを算定する。この場合において，A群β溶連菌迅速試験定性の結果が陰性のため，引き続いて細菌培養同定検査を実施した場合であっても，A群β溶連菌迅速試験定性の所定点数のみ算定する。

20 ㊴ HIV-1，2抗体定量 127点

【目的】 AIDS の原因ウイルスの HIV-1，HIV-2を同時に調べる方法。本法で陽性の場合は，確認試験としてウエスタンブロット法（WB 法），免疫クロマト法の確認検査，HIV-1核酸定量検査を実施する。

なお，使用する検査試薬は定性検査として承認されているが，定性判定する際に検査試薬独自の測定数値も算出されるため，定量とみなす場合がある。

【方法】　化学発光免疫測定法（CLIA，CLEIA），ラテックス凝集比濁法（PAMIA）

適応疾患　▶後天性免疫不全症候群　▶HIV 感染症　▶非加熱血液凝固因子製剤使用例　▶輸血前検査　▶手術前

20 ㊵ HIV-1，2抗原・抗体同時測定定量　　127点

【目的】　後天性免疫不全症候群の原因ウイルスの HIV-1，HIV-2抗体を同時に調べる方法を用いて測定する。近年はさらに p24抗原も同時検出する方法が用いられるようになってきた。本法で陽性の場合は，確認試験としてウエスタンブロット法（WB 法），免疫クロマト法の確認検査，HIV-1核酸定量検査を実施する。

なお，使用する検査試薬は定性検査として承認されているが，定性判定する際に検査試薬独自の測定数値も算出されるため，定量とみなす場合がある。

【方法】　酵素免疫測定法（EIA，ELISA），化学発光免疫測定法（CLIA，CLEIA，ECLIA）

適応疾患　▶後天性免疫不全症候群　▶HIV 感染症　▶非加熱血液凝固因子製剤使用例　▶輸血前検査　▶手術前

《保険請求》

★診療録等から非加熱血液凝固因子製剤の投与歴が明らかな者および診療録等が確認できないため血液凝固因子製剤の投与歴は不明であるが，昭和53年から昭和63年の間に入院し，かつ，次のいずれかに該当する者に対して，「17」の HIV-1抗体，「16」の HIV-1，2抗体定性，同半定量，「20」の HIV-1，2抗体定量，「16」の HIV-1，2抗原・抗体同時測定定性または「20」の HIV-1，2抗原・抗体同時測定定量を実施した場合は，HIV 感染症を疑わせる自他覚症状の有無に関わらず所定点数を算定する。ただし，保険医療機関において採血した検体の検査を保健所に委託した場合は，算定しない。
ア　新生児出血症（新生児メレナ，ビタミン K 欠乏症等）等の病気で，「血が止まりにくい」との指摘を受けた者
イ　肝硬変や劇症肝炎で入院し，出血の著しかった者
ウ　食道静脈瘤の破裂，消化器系疾患により大量の吐下血があった者
エ　大量に出血するような手術を受けた者（出産時の大量出血も含む）
　　なお，間質性肺炎等後天性免疫不全症候群の疾病と鑑別が難しい疾病が認められる場合や HIV の感染に関連しやすい性感染症が認められる場合，既往がある場合または疑われる場合で，HIV 感染症を疑う場合は，本検査を算定できる。
★K920輸血（「4」の自己血輸血を除く。以下この項において同じ）を算定した患者または血漿成分製剤（新鮮液状血漿，新鮮凍結人血漿等）の輸注を行った患者に対して，一連として行われた当該輸血または輸注の最終日から起算して，おおむね 2 カ月後に「17」の HIV-1抗体，「16」の HIV-1，2抗体定性，同半定量，「20」の HIV-1，2抗体定量，「16」の HIV-1，2抗原・抗体同時測定定性または「20」の HIV-1，2抗原・抗体同時測定定量の測定が行われた場合は，HIV 感染症を疑わせる自他覚症状の有無に関わらず，当該輸血または輸注につき 1 回に限り，所定点数を算定できる。他の保険医療機関において輸血料の算定または血漿成分製剤の輸注を行った場合であっても同様とする。
★「16」の HIV-1，2抗体定性，同半定量，および「20」の HIV-1，2抗体定量は，LA 法，EIA 法，PA 法または免疫クロマト法による。
★「18」の抗酸菌抗体定量または同定性は，金コロイド免疫測定法または EIA 法により実施した場合に算定する。
●レセプト摘要欄：〔K920輸血料（「4」の自己血輸血を除く）を算定した患者又は血漿成分製剤（新鮮液状血漿，新鮮凍結人血漿等）の輸注を行った患者の場合〕当該輸血又は輸注が行われた最終年月日を記載する。

21 ㊶ ヘモフィルス・インフルエンザ b 型（Hib）抗原定性（尿・髄液）　*Haemophilus influenzae* antigen in cerebrospinal fliud or urine　　129点

【目的】　インフルエンザ菌の場合は髄膜炎など侵襲性の高い感染症の大半が b 型の血清型を有する菌によって起こるため，b 型抗原の検出によって診断が可能となる。ただし，b 型インフルエンザ菌（Hib）に対するワクチンの普及によって b 型菌による髄膜炎の症例は減少しており，他の血清型の割合が増加している。

【方法】　ラテックス凝集法（LA）

適応疾患　▶インフルエンザ菌感染症　▶細菌性髄膜炎　▶急性細菌性髄膜炎　▶インフルエンザ菌性髄膜炎

22 ㊷ インフルエンザウイルス抗原定性　influenza virus antigen　　132点

【目的】　インフルエンザは発症後48時間以内であれば，オセルタミビル（タミフル）など抗インフルエンザ薬の適用となる。そこで抗原検出による迅速診断によって抗インフルエンザ薬による治療の可否が

決定される。一般的に咽頭拭い液は鼻腔拭い液に比べて検出の感度が低くなる。また発症後早期は偽陰性となることもある。検査キットによってはインフルエンザウイルスＡ型とＢ型の鑑別が可能である。

【方法】 免疫クロマト法，酵素免疫測定法（EIA，ELISA）

適応疾患 ▶インフルエンザ

《保険請求》
- ★「22」のインフルエンザウイルス抗原定性は，発症後48時間以内に実施した場合に限り算定することができる。
- ★本検査と「11」のウイルス抗体価（定性・半定量・定量）のインフルエンザウイルスＡ型もしくはインフルエンザウイルスＢ型を併せて実施した場合は，主たるもののみ算定する。
- ★本検査は光学的抗原抗体反応（OIA 法）により実施した場合にも算定できる。
- ★「25」のヒトメタニューモウイルス抗原定性と「11」のウイルス抗体価（定性・半定量・定量）のインフルエンザウイルスＡ型もしくはインフルエンザウイルスＢ型，「22」のインフルエンザウイルス抗原定性または「24」のRS ウイルス抗原定性のうち３項目を併せて実施した場合には，主たるもの２つに限り算定する。ただし，「11」のウイルス抗体価（定性・半定量・定量）のインフルエンザウイルスＡ型もしくはインフルエンザウイルスＢ型または「22」のインフルエンザウイルス抗原定性を併せて実施した場合は１項目として数える。

---

23 ㊸ カンジダ抗原定性 Candida antigen　　　　134点

【目的】 *Candida albicans* を代表とするカンジダは，口腔や消化管などに常在する真菌であるが，免疫不全患者においては深在性真菌症を発症する。本検査はカンジダ属の易熱性蛋白や細胞壁構成成分であるマンナンを血清から検出し，深在性カンジダ症の診断に用いられる。

【方法】 フロースルー免疫測定法（EIA）

適応疾患 ▶カンジダ血症（カンジダ菌血症，カンジダ性敗血症）▶カンジダ肺炎（肺カンジダ症）▶深在性カンジダ症（消化管カンジダ症など）

---

23 ㊹ カンジダ抗原半定量　　　　134点

【目的】 *Candida albicans* を代表とするカンジダは，口腔や消化管などに常在する真菌であるが，免疫不全患者においては深在性真菌症を発症する。本検査はカンジダ属の易熱性蛋白や細胞壁構成成分であるマンナンを血清から検出し，深在性カンジダ症の診断に用いられる。

【方法】 ラテックス凝集法（LA）　なお，試薬は現在，販売中止されている。

適応疾患 ▶カンジダ血症（カンジダ菌血症，カンジダ性敗血症）▶カンジダ肺炎（肺カンジダ症）▶深在性カンジダ症（消化管カンジダ症など）

---

23 ㊺ カンジダ抗原定量　　　　134点

【目的】 *Candida albicans* を代表とするカンジダは，口腔や消化管などに常在する真菌であるが，免疫不全患者においては深在性真菌症を発症する。本検査はカンジダ属の細胞壁構成成分であるマンナンを血清から検出し，深在性カンジダ症の診断に用いられる。

【方法】 酵素免疫測定法（EIA，ELISA）

適応疾患 ▶カンジダ血症（カンジダ菌血症，カンジダ性敗血症）▶カンジダ肺炎（肺カンジダ症）▶深在性カンジダ症（消化管カンジダ症など）

《保険請求》
- ★「23」のカンジダ抗原定性，半定量または定量は，カンジダ血症またはカンジダ肺炎の診断の目的で行った場合に算定する。
- ★「42」の(1→3)-β-D-グルカンを「23」のカンジダ抗原定性，同半定量，同定量，「30」のアスペルギルス抗原，「32」のD-アラビニトール，「34」のクリプトコックス抗原半定量または「35」のクリプトコックス抗原定性と併せて実施した場合は，主たるもののみ算定する。

---

23 ㊻ 梅毒トレポネーマ抗体（FTA-ABS 試験）定性 fluorescent treponemal antibody-absorption tests for syphilis (FTA-ABS), qualitative　　　　134点

【目的】 梅毒トレポネーマに対する抗体の検出を目的とした定性検査である。梅毒トレポネーマの菌体抗原に対する IgG 抗体を検出しており，特異度が高く，梅毒脂質使用検査（STS）や TPHA などの血球・粒子凝集法による梅毒トレポネーマ抗体検査に対する確認試験として位置づけられてきた検査である。しかし，治療を行っても FTA-ABS 試験では抗体価の低下はみられず，治療効果の判定には不向きである。FTA-ABS-IgM は IgM 抗体を検出する検査であり，感染１週間後頃より上昇が認められる。

FTA-ABS 試験は血球・粒子凝集法による梅毒トレポネーマ抗体検査より高い感度を有しており，神経梅毒においては髄液を検体として検査が行われる。

【方法】　蛍光抗体法（IFA）

適応疾患　▶梅毒

---

23 ㊼ 梅毒トレポネーマ抗体（FTA-ABS 試験）半定量 fluorescent treponemal antibody-absorption tests for syphilis (FTA-ABS), semi-quantitative　134点

【目的】　梅毒トレポネーマ抗体（FTA-ABS 試験）において，血清を段階希釈して最高希釈倍率を得る半定量検査を行うものである。FTA-ABS 試験は特異度が高く診断に有用であるが，治療を行っても抗体価の低下はみられず，治療効果の判定には不向きであるとされ，今では半定量検査としてはほとんど実施されない。FTA-ABS-IgM は IgM 抗体を検出する検査であるが，感染 1 週間後頃より上昇が認められる。神経梅毒においては髄液を検体として検査が行われる。

【方法】　蛍光抗体法（IFA）

適応疾患　▶梅毒

---

24 ㊽ RS ウイルス抗原定性 respiratory syncytial virus (RS virus) antigen　138点

【目的】　RS ウイルスはおもに小児に呼吸器感染を起こすウイルスであり，冬期に流行がみられる。乳幼児では細気管支炎や肺炎を起こし，ときに重篤な感染を起こし，院内で流行を起こすこともまれでない。さらに，高齢者においても肺炎を起こし，COPD などの基礎疾患や免疫不全患者においては重症化する例も認められる。本検査は鼻咽頭分泌物，咽頭拭い液を検体とし，迅速診断が可能である。

【方法】　免疫クロマト法，酵素免疫測定法（EIA，ELISA）

適応疾患　▶RS ウイルス感染症　▶肺炎（乳児肺炎，小児肺炎）　▶（乳幼児・小児）気管支炎　▶急性細気管支炎

《保険請求》
★「24」のＲＳウイルス抗原定性は，以下のいずれかに該当する患者について，当該ウイルス感染症が疑われる場合に適用する。
　　ア　入院中の患者
　　イ　1 歳未満の乳児
　　ウ　パリビズマブ製剤の適応となる患者
★「25」のヒトメタニューモウイルス抗原定性と「11」のウイルス抗体価（定性・半定量・定量）のインフルエンザウイルスＡ型もしくはインフルエンザウイルスＢ型，「22」のインフルエンザウイルス抗原定性または「24」のRS ウイルス抗原定性のうち 3 項目を併せて実施した場合には，主たるもの 2 つに限り算定する。ただし，「11」のウイルス抗体価（定性・半定量・定量）のインフルエンザウイルスＡ型もしくはインフルエンザウイルスＢ型または「22」のインフルエンザウイルス抗原定性を併せて実施した場合は 1 項目として数える。

---

25 ㊾ ヘリコバクター・ピロリ抗原定性 Helicobacter pylori antigen in stool　142点

【目的】　ヘリコバクター・ピロリは慢性胃炎，消化性潰瘍の病原因子・胃癌のリスクファクターとして認識されており，本菌関連の胃炎，胃潰瘍，十二指腸潰瘍に対するヘリコバクター・ピロリ除菌療法には感染診断が必須となる。本検査は糞便を材料とするため無侵襲的であり，小児の検査にも有用である。治療後の除菌判定にも用いられる。

【方法】　酵素免疫測定法（EIA，ELISA），免疫クロマト法（ICT）

適応疾患　▶胃潰瘍　▶十二指腸潰瘍　▶胃 MALT リンパ腫　▶特発性血小板減少性紫斑病　▶早期胃癌に対する内視鏡的治療後の患者　▶ヘリコバクター・ピロリ感染症　▶慢性胃炎　▶萎縮性胃炎

《保険請求》
★「25」のヘリコバクター・ピロリ抗原定性は，EIA 法または免疫クロマト法により測定した場合に限り算定できる。
★当該検査を含むヘリコバクター・ピロリ感染診断の保険診療上の取扱いについては「ヘリコバクター・ピロリ感染の診断及び治療に関する取扱いについて」（平成12年10月31日保険発180号）に即して行う。

---

25 ㊿ ヒトメタニューモウイルス抗原定性 Human metapneumovirus(hMPV) antigen　142点

【目的】　ヒトメタニューモウイルスは，主に乳児および幼児に季節性（流行期間は 2 〜 6 月）の呼吸器感染を引き起こすウイルスであるが，成人例での感染も認められる。RS ウイルスと同様に，重症化例

や集団感染が問題になる。鼻咽頭拭い液または鼻腔吸引液を検体とし，迅速診断が可能である。

【方法】 免疫クロマト法（ICT）

適応疾患 ▶ヒトメタニューモウイルス感染症 ▶乳児肺炎 ▶小児肺炎

《保険請求》

★「25」のヒトメタニューモウイルス抗原定性と「11」のウイルス抗体価（定性・半定量・定量）のインフルエンザウイルスＡ型もしくはインフルエンザウイルスＢ型，「22」のインフルエンザウイルス抗原定性または「24」のRSウイルス抗原定性のうち３項目を併せて実施した場合には，主たるもの２つに限り算定する。ただし，「11」のウイルス抗体価（定性・半定量・定量）のインフルエンザウイルスＡ型もしくはインフルエンザウイルスＢ型または「22」のインフルエンザウイルス抗原定性を併せて実施した場合は１項目として数える。

★本検査は，当該ウイルス感染症が疑われる６歳未満の患者であって，画像診断または胸部聴診所見により肺炎が強く疑われる患者を対象として測定した場合に算定する。

26 (51) 肺炎球菌抗原定性（尿・髄液） pneumococcal antigen in cerebrospinal fluid 146点

【目的】 肺炎球菌は髄膜炎の主要な起因菌であるが，培養検査では結果が判明するまでに時間を要する。そこで髄液中の肺炎球菌抗原の検出によって迅速な診断が可能となる。

【方法】 ラテックス凝集法（LA）

適応疾患 ▶肺炎 ▶肺炎球菌感染症（肺炎球菌性咽頭炎，肺炎球菌性気管支炎，肺炎球菌性心膜炎，肺炎球菌性髄膜炎，肺炎球菌性敗血症，肺炎球菌性肺炎など）

27 (52) マイコプラズマ抗原定性（免疫クロマト法） *Mycoplasma pneumoniae* antigen 148点

【目的】 マイコプラズマ・ニューモニエ（*Mycoplasma pneumoniae*）は非定型肺炎の代表的起因菌である。肺炎を中心とする気道・呼吸器感染症患者から採取された咽頭拭い液中のマイコプラズマ・ニューモニエ抗原を検出することで，迅速診断することが可能である。

【方法】 免疫クロマト法（ICT）

適応疾患 ▶マイコプラズマ感染症 ▶マイコプラズマ肺炎 ▶マイコプラズマ上気道炎

《保険請求》

★「27」のマイコプラズマ抗原定性（免疫クロマト法），「４」のマイコプラズマ抗体定性，もしくは同半定量または「36」のマイコプラズマ抗原定性（FA法）を併せて実施した場合は，主たるもののみ算定する。

28 (53) ノロウイルス抗原定性 Noro virus antigen 150点

【目的】 ノロウイルスは腸管感染症の主要原因ウイルスの１つで，嘔吐，腹痛，下痢，発熱などを主症状として，わが国では冬季を中心に発症する。伝播力・感染力は極めて強力で，汚染された食品の摂食以外に，便との接触や吐物の飛沫により経口感染する。糞便を試料とし，ノロウイルス抗原を検出する。

【方法】 免疫クロマト法

適応疾患 ▶急性感染性胃腸炎（急性嘔吐下痢症）▶急性胃腸炎 ▶急性下痢症

《保険請求》

★「28」のノロウイルス抗原定性は，以下のいずれかに該当する患者について，当該ウイルス感染症が疑われる場合に算定する。①３歳未満の患者，②65歳以上の患者，③悪性腫瘍の診断が確定している患者，④臓器移植後の患者，⑤抗悪性腫瘍剤，免疫抑制剤，または免疫抑制効果のある薬剤を投与中の患者

28 (54) インフルエンザ菌（無莢膜型）抗原定性 *Haemophilus influenzae* antigen 150点

【目的】 インフルエンザ菌は，インフルエンザウイルスとは異なるヘモフィルス属のグラム陰性桿菌である。肺炎球菌と並び肺炎などの下気道感染症，中耳炎，副鼻腔炎などの上気道感染症の主要な原因菌であり，とくに小児では気道感染症の３大起炎菌の１つとされ，急性中耳炎での検出率はおよそ40％を占める。中耳貯留液・耳漏または上咽頭（鼻咽腔）鼻汁を試料とし，インフルエンザ菌抗原を検出する。

【方法】 酵素免疫測定法（EIA，ELISA）

適応疾患 ▶中耳炎（インフルエンザ中耳炎）▶副鼻腔炎（インフルエンザ性副鼻腔炎）

《保険請求》

★「28」のインフルエンザ菌（無莢膜型）抗原定性は，ELISA法により，インフルエンザ菌感染が疑われる中耳炎または副鼻腔炎患者に対して，インフルエンザ菌（無莢膜型）感染の診断の目的で実施した場合に算定する。

28 (55) SARS-CoV-2抗原定性 Quantitative antigen detection of SARS-CoV-2 新 150点

【目的】 本検査法はCOVID-19（新型コロナウイルス感染症）の診断法の1つであり，免疫クロマト法（ICT）を用いることで簡便で迅速な検査が可能である。ただし，感度は遺伝子検出検査や抗原定量検査に比べれば劣るため，偽陰性が起こる可能性がある。ただし，陽性の結果が出た場合は追加の検査を行わずとも感染していることの診断は可能である。

【方法】 免疫クロマト法（ICT）

適応疾患 ▶COVID-19（新型コロナウイルス感染症）

《保険請求》

★「28」のSARS-CoV-2抗原定性は，COVID-19（新型コロナウイルス感染症をいう。以下同じ）が疑われる患者に対して，COVID-19の診断を目的として実施した場合に1回に限り算定する。ただし，本検査の結果が陰性であったものの，COVID-19以外の診断がつかない場合は，さらに1回に限り算定できる。

★本検査を実施した場合，本区分の「50」SARSCoV-2・インフルエンザウイルス抗原同時検出定性，「59」SARS-CoV-2・RSウイルス抗原同時検出定性，SARS-CoV-2・インフルエンザウイルス・RSウイルス抗原同時検出定性および「61」SARS-CoV-2抗原定量については，別に算定できない。

●**レセプト摘要欄：**（本検査の結果が陰性であったものの，COVID-19以外の診断がつかない場合であって，さらに1回算定した場合）本検査が必要と判断した医学的根拠を記載する。

29 (56) クラミドフィラ・ニューモニエIgM抗体 anti-*Chlamydophila pneumoniae* IgM antibody 152点

【目的】 クラミドフィラ（クラミジア）・ニューモニエは市中肺炎のうち，非定型肺炎の起炎菌として頻度も高く，適切な抗菌薬選択のためにも，とくに細菌性肺炎との鑑別が重要である。初感染の場合，IgM抗体は感染後2～3週間後から急激に上昇し，次いでIgG抗体やIgA抗体が感染後4～5週間後からゆっくりと上昇する。

【方法】 酵素免疫測定法（EIA，ELISA）

適応疾患 ▶クラミジア感染症 ▶肺炎 ▶上気道感染症（急性上気道炎，急性咽頭喉頭炎）などの呼吸器疾患 ▶クラミジア・ニューモニエ感染症 ▶気管支炎

《保険請求》

★「29」のクラミドフィラ・ニューモニエIgM抗体を，「9」のクラミドフィラ・ニューモニエIgG抗体または「10」のクラミドフィラ・ニューモニエIgA抗体と併せて実施した場合は，主たるもの1つに限り算定する。

29 (57) クラミジア・トラコマチス抗原定性 *Chlamydia trachomatis* antigen 152点

【目的】 クラミジア・トラコマチスは泌尿生殖器感染から眼感染まで広い範囲の感染症を引き起こす。このうち泌尿生殖器の感染症では男性の場合は尿道炎，女性では子宮頸管炎または尿道炎が起こる。尿道分泌物，頸管粘液，初尿を材料として，本菌抗原の有無を調べることで診断が可能となる。クラミジア・トラコマチスは性感染症以外に結膜炎や肺炎の原因となる病原菌である。結膜，鼻咽腔粘膜を材料として抗原を測定する。

【方法】 酵素免疫測定法（EIA，ELISA），免疫クロマト法，蛍光抗体法（FA）

適応疾患 ▶鼡径リンパ肉芽腫症 ▶非淋菌性尿道炎 ▶卵管卵巣炎 ▶骨盤内感染症（クラミジア性女性骨盤炎）▶前立腺炎 ▶新生児結膜炎 ▶トラコーマ ▶子宮頸部炎（クラミジア子宮頸管炎）▶クラミジア肺炎 ▶新生児肺炎（乳児肺炎）▶クラミジア尿道炎 ▶子宮頸管炎 ▶封入体性結膜炎（クラミジア結膜炎）

《保険請求》

★「29」のクラミジア・トラコマチス抗原定性は，泌尿器，生殖器，結膜または鼻咽腔内からの検体によるものであり，本検査に係る検体採取料は所定点数に含まれる。

★「29」のクラミジア・トラコマチス抗原定性について，結膜または鼻咽腔内からの検体による場合は，封入体結膜炎もしくはトラコーマまたは乳児クラミジア・トラコマチス肺炎の診断のために実施した場合に算定できる。

★D023微生物核酸同定・定量検査の「1」のクラミジア・トラコマチス核酸検出とD012感染症免疫学的検査の「29」のクラミジア・トラコマチス抗原定性を併用した場合は，主なもののみ算定する。

★D023「5」淋菌及びクラミジア・トラコマチス同時核酸検出は，D012感染症免疫学的検査の「29」のクラミジア・トラコマチス抗原定性，同区分「39」の淋菌抗原定性，D018細菌培養同定検査（淋菌及びクラミジア感染を疑って実施するもの），D023微生物核酸同定・定量検査の「1」のクラミジア・トラコマチス核酸検出または「2」の淋菌核酸検出を併せて実施した場合は，主たるもののみ算定する。

30 ⑤ アスペルギルス抗原 *Aspergillus fumigatus* antigen　157点

【目的】　*Aspergillus fumigatus* に代表されるアスペルギルスは，悪性腫瘍や臓器移植後などの免疫不全患者を中心に日和見感染を起こす。患者の多くが免疫不全を抱えているため，アスペルギルス肺炎例などにおいても本菌に対する抗体価の上昇は認めにくく診断上問題があった。それに対してアスペルギルスのガラクトマンナン抗原を検出する方法は感度も良好であり，有用な検査法とされている。

【方法】　酵素免疫測定法（EIA，ELISA）

（適応疾患）　▶侵襲性肺アスペルギルス症 ▶アスペルギルス症 ▶アスペルギルス肺炎（肺真菌症）▶肺アスペルギルス症 ▶アレルギー性気管支肺アスペルギルス症

《保険請求》
- ★「30」のアスペルギルス抗原は，LA法またはELISA法により，侵襲性肺アスペルギルス症の診断のために実施した場合のみ算定できる。
- ★「42」の$(1→3)-\beta-D-$グルカンを「23」のカンジダ抗原定性，同半定量，同定量，「30」のアスペルギルス抗原，「32」のD-アラビニトール，「34」のクリプトコックス抗原半定量または「35」のクリプトコックス抗原定性と併せて実施した場合は，主たるもののみ算定する。

31 ⑤ 大腸菌 O157抗体定性 anti-*Escherichia coli* O157 lipopolysaccharide antibody　159点

【目的】　腸管出血性大腸菌感染症の約90%が大腸菌O157が原因となっており，腹痛，血性下痢などを主症状とし，溶血性尿毒症性症候群を合併することがある。大腸菌O157LPS抗体は菌体が有するリポポリサッカライド（LPS）に対する抗体で，感染第3病日から血中に出現し，6日目にはほぼ全例で陽性となるといわれている。本菌感染症の診断には，従来から用いられている便培養および菌の血清型判別検査が有用であるが，抗菌薬投与の影響などにより検出率が低下する可能性もあり，血清中の抗体価測定も診断の一助となる。

【方法】　ラテックス凝集法（LA）

（適応疾患）　▶腸管出血性大腸菌感染症 ▶出血性腸炎 ▶溶血性尿毒症性症候群（HUS）

《保険請求》
- ★「31」の大腸菌O157抗体定性，「33」の大腸菌O157抗原定性およびD018細菌培養同定検査の「2」の消化管からの検体によるもののうちいずれかを複数測定した場合は，主たるもののみ算定する。なお「33」の大腸菌O157抗体定性はLA法による。

31 ⑥ HTLV-Ⅰ抗体 adult T cell leukemia virus antibody, human T cell leukemia virus-1 antibody（HTLV-1）　159点

【目的】　成人T細胞白血病はHTLV-1の感染により発症するため，成人T細胞白血病を疑う場合にはHTLV-1抗体価を測定する。陽性時にはウエスタンブロット法（WB法），ラインブロット法などによる確認を行う。

【方法】　化学発光免疫測定法（CLIA，CLEIA），ラテックス凝集比濁法（PAMIA）

（適応疾患）　▶成人T細胞性白血病 ▶HTLV-1関連ミエロパシー（HAM，HTLV-Ⅰ関連脊髄症）

《保険請求》
- ★「60」のHTLV-Ⅰ抗体（ウエスタンブロット法及びラインブロット法）は，「13」のHTLV-Ⅰ抗体定性，半定量または「31」のHTLV-Ⅰ抗体によって陽性が確認された症例について，確定診断を目的としてウエスタンブロット法またはラインブロット法により行った場合に算定する。

32 ⑥ D-アラビニトール D-arabinitol　160点

【目的】　D-アラビニトールはカンジダ属の主要代謝産物で，深在性（全身性）真菌症で血中濃度が上昇する。本検査は深在性カンジダ症のみならず，菌交代現象による腸管内でのカンジダの異常増殖でも血中濃度の上昇がみられる。なお，*C. glabrata, C. krusei, C. pseudotropicalis, C. lipolytica* による感染症ではD-アラビニトールの血中濃度の上昇は認めない。

【方法】　可視吸光光度法（酵素法）

（適応疾患）　▶カンジダ血症（カンジダ性敗血症）▶カンジダ肺炎（肺カンジダ症）▶深在性カンジダ症（消化管カンジダ症など）

《保険請求》
- ★「32」のD-アラビニトールは，カンジダ血症またはカンジダ肺炎の診断の目的で行った場合に算定する。

免疫

感染症

★「42」の(1→3)-β-D-グルカンを「23」のカンジダ抗原定性，同半定量，同定量，「30」のアスペルギルス抗原，「32」のD-アラビニトール，「34」のクリプトコックス抗原半定量または「35」のクリプトコックス抗原定性と併せて実施した場合は，主たるもののみ算定する。

---

33 ⑥ 大腸菌 O157抗原定性　*Escherichia coli* O157 lipopolysaccharide (LPS) antigen　161点

【目的】　腸管出血性大腸菌はベロ毒素を産生し，その多くはO157の血清型を有している。本菌による感染によって腹痛や血性下痢などを主症状とする腸炎を起こし，溶血性尿毒症性症候群を合併することがある。本菌の感染が疑われる症例の糞便から，大腸菌 O157のLPS抗原を検出することにより，培養に比べて迅速な診断が可能となる。ただしO26やO111など他の血清型の腸管出血性大腸菌は本検査では陰性となるため注意が必要である。

【方法】　免疫クロマト法（ICT），ラテックス凝集法（LA）

適応疾患　▶腸管出血性大腸菌感染症　▶出血性腸炎　▶溶血性尿毒症性症候群（HUS）

《保険請求》

★「31」の大腸菌O157抗体定性，「33」の大腸菌O157抗原定性およびD018細菌培養同定検査の「2」の消化管からの検体によるもののうちいずれかを複数測定した場合は，主たるもののみ算定する。なお「33」の大腸菌O157抗体定性はLA法による。

---

34 ⑥ クリプトコックス抗原半定量　*Cryptococcus neoformans* antigen　166点

【目的】　クリプトコックス・ネオフォルマンスは，経気道感染により肺に感染し，その後しばしば血行性に皮膚や中枢神経に播種される。肺クリプトコックス症，皮膚クリプトコックス症，中枢神経クリプトコックス症（髄膜炎）および全身性（播種性）クリプトコックス症の病型がある。悪性リンパ腫，白血病やAIDSを有する患者では日和見感染症として発症しやすい。本検査は菌の莢膜多糖体抗原を検出する方法であり，血清あるいは髄液を検体として用いる。

【方法】　ラテックス凝集法（LA）

適応疾患　▶肺クリプトコッカス症（急性肺クリプトコッカス症）▶皮膚クリプトコッカス症　▶中枢神経クリプトコッカス症（クリプトコッカス性髄膜炎）▶全身性（播種性）クリプトコッカス症

《保険請求》

★「42」の(1→3)-β-D-グルカンを「23」のカンジダ抗原定性，同半定量，同定量，「30」のアスペルギルス抗原，「32」のD-アラビニトール，「34」のクリプトコックス抗原半定量または「35」のクリプトコックス抗原定性と併せて実施した場合は，主たるもののみ算定する。

---

35 ⑥ クリプトコックス抗原定性　*Cryptococcus neoformans* antigen　169点

【目的】　クリプトコックス・ネオフォルマンスは，経気道感染により肺に感染し，その後しばしば血行性に皮膚や中枢神経に播種される。肺クリプトコックス症，皮膚クリプトコックス症，中枢神経クリプトコックス症（髄膜炎）および全身性（播種性）クリプトコックス症の病型がある。悪性リンパ腫，白血病やAIDSを有する患者では日和見感染症として発症しやすい。本検査は菌の莢膜多糖体抗原を検出する方法であり，血清あるいは髄液を検体として用いる。

【方法】　ラテックス凝集法（LA）

適応疾患　▶肺クリプトコッカス症（急性肺クリプトコッカス症）▶皮膚クリプトコッカス症　▶中枢神経クリプトコッカス症（クリプトコッカス性髄膜炎）▶全身性（播種性）クリプトコッカス症　▶骨クリプトコッカス症　▶播種性クリプトコッカス症

《保険請求》

★「42」の(1→3)-β-D-グルカンを「23」のカンジダ抗原定性，同半定量，同定量，「30」のアスペルギルス抗原，「32」のD-アラビニトール，「34」のクリプトコックス抗原半定量または「35」のクリプトコックス抗原定性と併せて実施した場合は，主たるもののみ算定する。

---

36 ⑥ マイコプラズマ抗原定性（FA法）　Mycoplasma antigen　170点

【目的】　呼吸器感染症の原因病原体の1つである肺炎マイコプラズマ（*Mycoplasma pneumoniae*）感染症が疑われる場合に実施される。咽頭拭い液などから直接マイコプラズマ抗原を検出できるため，迅速

診断として有用である。FA 法の測定試薬は現在，販売中止されている。
【方法】　蛍光抗体法（FA）
適応疾患　▶マイコプラズマ感染症　▶マイコプラズマ肺炎　▶非定型肺炎〔▶急性気管支炎〕

《保険請求》
★「36」のマイコプラズマ抗原定性（FA 法），「4」のマイコプラズマ抗体定性，同半定量または「27」のマイコプラズマ抗原定性（免疫クロマト法）を併せて実施した場合は，主たるもののみ算定する。

免疫

37 ㊻ 大腸菌血清型別　　　　　175点

【目的】　大腸菌は本来，腸管の常在菌であり，通常病原性を発揮することはない。しかし一部の大腸菌は各種の毒素を産生して，下痢などの症状をもたらす。腸管に病原性を示すこれらの大腸菌は，総括して下痢原性大腸菌と呼ばれているが，これらの菌は特定の血清型（O 抗原，H 抗原）を有する場合が多い。そこで分離された菌の血清型を調べることにより，病原性を有する大腸菌かどうかを判定する。なおこの検査は毒素の産生性そのものを調べる方法ではないため，直接的に菌の病原性と血清型を結びつけることはできない。
【方法】　細菌凝集反応（血清抗体法）
適応疾患　▶食中毒　▶下痢症　▶下痢原性大腸菌感染症（病原性大腸菌感染症）▶出血性大腸菌感染症（腸管出血性大腸菌感染症）

感染症

《保険請求》
★「37」の大腸菌血清型別は，D018 細菌培養同定検査により大腸菌が確認され，および D023-2 の「3」大腸菌ベロトキシン定性により毒素が確認または腸管出血性大腸菌用の選択培地に菌の発育が確認され，ならびに血清抗体法により大腸菌の O 抗原または H 抗原の同定を行った場合に，使用した血清の数，菌種等に関わらず算定する。この場合において D018 細菌培養同定検査の費用は別に算定できない。

38 ㊼ アデノウイルス抗原定性（糞便を除く）　adeno virus antigen　　　179点

【目的】　アデノウイルスは飛沫ないし接触感染により咽頭や結膜の上皮細胞に侵入し，局所的に増殖，咽頭結膜熱や肺炎などを引き起こすウイルスである。咽頭拭い液などのアデノウイルス粒子量を測定し，アデノウイルス感染の診断に供する。
　また，アデノウイルスは流行性角結膜炎や咽頭結膜熱を起こし，伝染力が強い。ときに院内で流行することがあり，特に眼科領域で注意が促されている。結膜炎発症から 1 週間以内ならば検出率が高い。
【方法】　免疫クロマト法（ICT），酵素免疫測定法（EIA，ELISA）
適応疾患　▶アデノウイルス感染症　▶咽頭結膜熱　▶流行性角結膜炎　▶急性出血性結膜炎　▶アデノウイルス結膜炎

38 ㊽ 肺炎球菌細胞壁抗原定性　*Streptococcus pneumoniae* cell wall antigen　　　179点

【目的】　喀痰または上咽頭ぬぐい液を試料として，肺炎や下気道感染症において感染率の高い原因菌である肺炎球菌の莢膜細胞壁抗原を特異的に検出する。尿中抗原検出法と比べ感度は高いという報告があるが，小児における偽陽性などに注意が必要である。
【方法】　免疫クロマト法（ICT）
適応疾患　▶肺炎　▶下気道感染症（気管支炎，細気管支炎）▶肺炎球菌性肺炎（肺炎球菌肺炎）▶肺炎球菌性気管支炎　▶中耳炎　▶副鼻腔炎〔▶小児中耳炎〕

《保険請求》
★「38」の肺炎球菌細胞壁抗原定性は，次のいずれかの場合に算定する。
　イ　喀痰または上咽頭ぬぐいを検体として，イムノクロマト法により，肺炎または下気道感染症の診断に用いた場合。
　ロ　イムノクロマト法により，中耳炎および副鼻腔炎の診断に用いた場合。
★本検査と「41」の肺炎球菌莢膜抗原定性（尿・髄液）を併せて実施した場合には，主たるもののみ算定する。

39 ㊾ 淋菌抗原定性　*Neisseria gonorrhoeae* antigen　　　180点

【目的】　淋菌感染が疑われる場合，尿道や子宮頸管擦過検体を材料とし，淋菌抗原を検出する方法。本検査は培養に比べて迅速で，検体中の菌が死滅していても検出可能である。同じ目的では淋菌核酸同定

検査などが利用されている。

【方法】　免疫クロマト法（ICT）

適応疾患　▶淋病 ▶尿道炎 ▶子宮頸管炎 ▶不妊症 ▶淋菌性咽頭炎など

《保険請求》
★「39」の淋菌抗原定性は，D018細菌培養同定検査を同時に実施した場合は，別に算定できない。
★D023微生物核酸同定・定量検査の「2」の淋菌核酸検出，D012感染症免疫学的検査の「39」の淋菌抗原定性または D018細菌培養同定検査（淋菌感染を疑って実施するもの）を併せて実施した場合は，主なもののみ算定する。
★D023「5」淋菌及びクラミジア・トラコマチス同時核酸検出は，D012感染症免疫学的検査の「29」のクラミジア・トラコマチス抗原定性，同区分「39」の淋菌抗原定性，D018細菌培養同定検査（淋菌及びクラミジアによる感染を疑って実施するもの），D023微生物核酸同定・定量検査の「1」のクラミジア・トラコマチス核酸検出または「2」の淋菌核酸検出を併せて実施した場合は，主たるもののみ算定する。

39 ⑦ 単純ヘルペスウイルス抗原定性 Herpes simplex virus antigen　180点

【目的】　本検査は単純ヘルペスウイルス1型と2型にそれぞれ特異的なモノクローナル抗体を用いて，ウイルス抗原を検出する方法である。水疱を伴う性器の病変や潰瘍性病変，結膜炎など単純ヘルペスウイルス感染が疑われる場合，皮膚病変，咽頭拭い液，生検材料を用いて検査を行う。新生児ヘルペスが疑われるが病巣が明らかでない場合は，咽頭拭い液などの検体を用いる。

【方法】　蛍光抗体法（FA），免疫クロマト法（ICT）

適応疾患　▶（単純）ヘルペスウイルス感染症 ▶口唇ヘルペス ▶その他のヘルペスウイルス感染症〔急性歯肉口内炎（急性歯肉炎，ヘルペスウイルス性歯肉口内炎），鼻炎，咽頭喉頭炎，扁桃炎，気管支炎，肺炎，脳炎，脊髄炎，神経炎，カポジ水痘様発疹症〕▶ヘルペスウイルス性角結膜炎 ▶性器ヘルペス ▶先天性ヘルペスウイルス感染症（新生児ヘルペスウイルス感染症）

《保険請求》
★「39」の単純ヘルペスウイルス抗原定性は，ヘルペスウイルスの型別確認を行った場合に算定できる。

39 ⑦ 単純ヘルペスウイルス抗原定性（皮膚）新　180点

【目的】　単純ヘルペスウイルス感染の診断補助を目的とした検査である。皮疹（水疱・膿疱）の内容物またはびらん・潰瘍のぬぐい液を用いて，病変部位の単純ヘルペスウイルス抗原を検出する。

【方法】　免疫クロマト法（ICT）

適応疾患　▶単純ヘルペスウイルス感染症

《保険請求》
★単純ヘルペスウイルス感染症が疑われる皮膚病変を認めた初発の患者を対象として，イムノクロマト法により測定した場合に算定する。ただし，本区分「39」単純ヘルペスウイルス抗原定性および「47」単純ヘルペスウイルス抗原定性（角膜），単純ヘルペスウイルス抗原定性（性器）は併せて算定できない。
●レセプト摘要欄：医学的な必要性から，本検査を2回以上算定する場合は，その理由を記載する。

40 ⑦ カンピロバクター抗原定性（糞便）新　184点

【目的】　カンピロバクター感染の診断補助のための検査である。糞便中のカンピロハバクター抗原を検出する。

【方法】　免疫クロマト法（ICT）

適応疾患　▶カンピロバクター感染症

《保険請求》
★糞便中カンピロバクター抗原（定性）は，カンヒピロバクター感染を疑う患者を対象として，イムノクロマト法により測定した場合に本区分「38」肺炎球菌細胞壁抗原定性を準用して算定できる。

41 ⑦ 肺炎球菌莢膜抗原定性（尿・髄液） Streptococcus pneumoniae capsular antigen in urine　188点

【目的】　肺炎球菌による肺炎は，市中肺炎の原因菌のうちの第一位（約25%）を占めると同時に，適切な抗菌薬使用を誤ると重症化する危険性が高い。肺炎球菌は自己融解酵素をもつため死滅しやすいが，菌そのものではなく尿中の莢膜抗原を検出するため，自己融解酵素や事前の抗菌薬投与による影響も受けにくい。

【方法】　免疫クロマト法（ICT）

適応疾患　▶肺炎球菌性肺炎（肺炎球菌肺炎）▶急性肺炎 ▶肺炎球菌性髄膜炎

《保険請求》
- ★「41」の肺炎球菌莢膜抗原定性（尿・髄液）は，免疫クロマト法により実施した場合に限り算定できる。
- ★「38」の肺炎球菌細胞壁抗原定性と「41」肺炎球菌莢膜抗原定性（尿・髄液）を併せて実施した場合には，主たるもののみ算定する。

---

42 ⑭ (1→3)-β-D-グルカン　(1→3) β-D glucan (β-D glucan) 　195点

【目的】　β-D-グルカンは真菌細胞壁多糖に由来するカンジダ，アスペルギルスなど多くの真菌の構成成分である。深在性真菌感染症は，全身の免疫機能低下をきたす疾患で，抵抗力の減弱した患者などにみられる日和見感染症である。ただし一般的にクリプトコックス症やムコール症では(1→3)-β-D-グルカンの上昇を認めない。

【方法】　ゲル化反応（比濁時間分析法），可視吸光光度法（発色合成基質法），酵素免疫測定法（EIA，ELISA）

適応疾患　▶深在性真菌症 ▶播種性真菌症（外陰真菌症，汎発性皮膚真菌症）▶ニューモシスチス肺炎
　　　▶アスペルギルス肺炎（肺真菌症）▶侵襲性肺アスペルギルス症 ▶深在性カンジダ症（消化管カンジダ症など）▶消化管カンジダ症

《保険請求》
- ★「42」の(1→3)-β-D-グルカンは，発色合成基質法，比濁時間分析法またはELISA法により，深在性真菌感染症が疑われる患者に対する治療法の選択または深在性真菌感染症に対する治療効果の判定に使用した場合に算定する。
- ★本検査を「23」のカンジダ抗原定性，同半定量，同定量，「30」のアスペルギルス抗原，「32」のD-アラビニトール，「34」のクリプトコックス抗原半定量または「35」のクリプトコックス抗原定性と併せて実施した場合は，主たるもののみ算定する。

---

43 ⑮ ブルセラ抗体定性　Brucella agglutination reaction, qualitative 　200点

【目的】　ブルセラ属の菌は，主として家畜などに感染し，人獣共通感染症であるブルセラ症を起こす。本疾患は，波状熱とも呼ばれ，波形の熱が持続する。本疾患は中東などの流行地域に旅行して感染する機会が高いが，無症候性の感染も多く，さらに持続する倦怠感やうつ症状など非特異的な症状を訴える場合も多い。血液培養によって本菌が分離されれば確定診断が可能であるが，本菌の培養には長時間を要するため偽陰性となりやすい。そこで血清学的診断として，患者血清とブルセラ菌液を反応させて凝集の反応をみる。

　ウシ，ブタ，ヤギ，イヌ，ヒツジなどに対する感染症の原因菌種は異なるが，共通抗原性があるとされる。現在，検査試薬は販売されておらず，国内では研究機関において半定量検査が実施されている。

【方法】　細菌凝集反応

適応疾患　▶ブルセラ症 ▶不明熱 ▶波状熱 ▶マルタ熱

---

43 ⑯ ブルセラ抗体半定量　Brucella agglutination reaction, semi-quantitative 　200点

【目的】　ブルセラ属の菌は，主としてウシ，ブタ，ヤギ，イヌ，ヒツジなどの家畜に感染し，人獣共通感染症であるブルセラ症を起こす。本疾患は，波状熱とも呼ばれ，波形の熱が持続する。血液培養によって本菌が分離されれば確定診断が可能であるが，本菌の培養には長時間を要するため偽陰性となりやすい。そこで血清学的診断として，患者血清とブルセラ菌液を反応させて凝集の反応をみる。

　上記の家畜の菌種には共通抗原性があるとされる。現在，検査試薬は販売されておらず，国内では研究機関において半定量検査が実施されている。

　なお，感染症法におけるブルセラ症の届出基準には，血清を用いた細菌凝集反応による抗体価が「使用抗原がBrucella abortus（ウシ由来菌）の場合は40倍以上，B.canis（イヌ由来菌）の場合は160倍以上の抗体価」との記載がみられる。

【方法】　細菌凝集反応

適応疾患　▶ブルセラ症 ▶不明熱 ▶波状熱 ▶マルタ熱

免疫

感染症

免疫

43 ⑦ グロブリンクラス別クラミジア・トラコマチス抗体 anti-*Chlamydia trachomatis* antibody, IgG, IgA, IgM
200点

【目的】　クラミジア・トラコマチスの感染の確認には通常抗原検査が行われるが，抗原検出不能例や検体採取が困難な症例には抗体検査が実施される。抗体検査はクラミジア感染の既往を証明するが，活動性の場合は高い抗体価，持続的抗体価の上昇を認める。とくに，新生児・乳幼児におけるクラミジア・トラコマチス肺炎においては，IgG 抗体や IgA 抗体よりも先に IgM 抗体が出現してくることから，活動性肺炎の指標として IgM 抗体価の測定を行うことは診断的価値が高い。IgG クラス，IgA クラス，IgM クラス抗体価がある。

【方法】　酵素免疫測定法（EIA，ELISA），蛍光抗体法（IFA）

適応疾患　▶クラミジア感染症 ▶鼡径リンパ肉芽腫症 ▶トラコーマ ▶非淋菌性尿道炎 ▶骨盤内感染症（クラミジア性女性骨盤炎）▶卵管炎 ▶副睾丸炎（精巣上体炎）▶子宮頚管炎 ▶新生児クラミジア感染症 ▶新生児肺炎（乳児肺炎）▶骨盤内炎症性疾患 ▶女性性器クラミジア感染症

《保険請求》
★「43」のグロブリンクラス別クラミジア・トラコマチス抗体は，クラミジア・トラコマチス抗原検出不能または検体採取の困難な疾患（骨盤内感染症，卵管炎，副睾丸炎，新生児・乳児肺炎等）の診断に際し，IgG 抗体価または IgA 抗体価を測定した場合，または新生児・乳幼児肺炎の診断に際し，IgM 抗体価を測定した場合に算定する。
★IgG 抗体価，IgA 抗体価および IgM 抗体価のうち2項目以上を同時に測定した場合は，主たるもののみ算定する。

感染症

44 ⑱ グロブリンクラス別ウイルス抗体価（1項目当たり） anti-viral antibody (IgM, IgG)
200点

【目的】　ヘルペスウイルス（単純ヘルペスウイルス，水痘・帯状疱疹ウイルス），風疹ウイルス，サイトメガロウイルス，EB ウイルス，麻疹ウイルス，ムンプスウイルス，ヒトパルボウイルス B19 の IgG クラス抗体価または IgM クラス抗体価を測定する。IgM 抗体価の有意な上昇が認められれば単独の検査でも診断が可能であるが，通常は急性期（発症初期）と回復期（発症後2〜3週間後）に IgG のウイルス抗体価を測定し，両者の値を比較して判断する。なお，ヒトパルボウイルス B19 については，紅斑が出現している15歳以上の成人における IgM 抗体価測定のみが算定の対象とされている。

【方法】　酵素免疫測定法（EIA，ELISA），化学発光免疫測定法（CLIA，CLEIA），蛍光免疫測定法（FIA），蛍光抗体法（IFA）

適応疾患　▶単純ヘルペス ▶水痘 ▶帯状疱疹 ▶風疹 ▶サイトメガロウイルス感染症 ▶伝染性単核症 ▶肝機能障害 ▶麻疹 ▶流行性耳下腺炎（おたふくかぜ）▶急性肝炎 ▶パルボウイルス感染症 ▶バーキットリンパ腫 ▶上咽頭癌 ▶B 細胞日和見リンパ腫 ▶NK 細胞性白血病 ▶胃癌 ▶気管支炎 ▶中耳炎 ▶亜急性硬化性全脳炎 ▶睾丸炎 ▶無菌性髄膜炎 ▶伝染性紅斑

《保険請求》
■同一検体について，グロブリンクラス別ウイルス抗体価の測定を行った場合は，2項目を限度として算定する。
★「44」のグロブリンクラス別ウイルス抗体価は，下記の項目のウイルスの IgG 型ウイルス抗体価または IgM 型ウイルス抗体価を測定した場合に算定する。
（イ）　ヘルペスウイルス　　　　　　　　　（ホ）　麻疹ウイルス
（ロ）　風疹ウイルス　　　　　　　　　　　（ヘ）　ムンプスウイルス
（ハ）　サイトメガロウイルス　　　　　　　（ト）　ヒトパルボウイルス B19
（ニ）　EB ウイルス　　　　　　　　　　　 （チ）　水痘・帯状疱疹ウイルス
★ただし，「（ト）」のヒトパルボウイルス B19は，紅斑が出現している15歳以上の成人について，このウイルスによる感染症が強く疑われ，IgM 型ウイルス抗体価を測定した場合に算定する。
★同一ウイルスについて IgG 型ウイルス抗体価および IgM 型ウイルス抗体価を測定した場合にあっては，いずれか一方の点数を算定する。
★「11」のウイルス抗体価（定性・半定量・定量）と併せて測定した場合にあっては，いずれか一方の点数を算定する。

45 ⑲ ツツガムシ抗体定性 anti-*Orientia tsutsugamushi* antibody
203点

【目的】　ツツガムシ病はリケッチアに属する *Orientia (Richettsia) tsutsugamushi* の感染で起こる。特徴的な症状として，高熱，発疹および特有の刺し口が認められる。リケッチアの培養は特殊な条件が必要なため一般的には行われない。そこで確定診断は一般的に抗体価の測定によってなされる。通常，ギリアム（Gilliam），カープ（Karp），カトウ（Kato）の3株を標準株として抗体検査が実施される。早期診断可能な方法で，抗体別（IgG，IgM）の測定が可能。発病時期の判別にも有用である。

【方法】　※現在，定性の試薬はなく，該当する検査方法はなし。

適応疾患　▶つつが虫病

《保険請求》

★「45」のツツガムシ抗体半定量または同定性は，各株ごとに算定する。

45 ⑳ ツツガムシ抗体半定量　203点

【目的】　ツツガムシ病はリケッチアに属する *Orientia (Richettsia) tsutsugamushi* の感染で起こる。特徴的な症状として，高熱，発疹および特有の刺し口が認められる。リケッチアの培養は特殊な条件が必要なため一般的には行われない。そこで確定診断は一般的に抗体価の測定によってなされる。通常，ギリアム（Gilliam），カープ（Karp），カトウ（Kato）の３株を標準株として抗体検査が実施される。早期診断可能な方法で，抗体別（IgG，IgM）の測定が可能。発病時期の判別にも有用である。

【方法】　蛍光抗体法（IFA）

適応疾患　▶つつが虫病

《保険請求》

★「45」のツツガムシ抗体半定量または同定性は，各株ごとに算定する。

免疫

46 ㉛ レジオネラ抗原定性（尿）　*Legionella pneumophila* antigen in urine　205点

【目的】　クーリングタワー水，循環式浴槽内や温泉などで発育したレジオネラがエアロゾルを介してヒトに感染する。重症のレジオネラ肺炎（在郷軍人病）と一過性の発熱（ポンティアック熱）の起炎菌であり，ときに集団感染を起こす。

【方法】　免疫クロマト法（ICT）

　免疫クロマト法は，簡便で迅速性に優れた方法であるが，従来の製品は *L.pneumophila* 血清型１のみ検出が可能であり，他のレジオネラについては偽陰性になりやすかったが，新しくすべての血清型（１〜15）を検出できるキットが発売されている。

適応疾患　▶レジオネラ症〔レジオネラ肺炎，ポンティアック熱（非肺炎性レジオネラ症）〕

《保険請求》

★「46」のレジオネラ抗原定性（尿）は，症状や所見からレジオネラ症が疑われる患者に対して，ELISA 法または免疫クロマト法により実施した場合に限り１回を限度として算定する。

感染症

47 ㉜ 単純ヘルペスウイルス抗原定性（角膜）　Herpes simplex virus antigen　210点

【目的】　ヘルペス角膜炎の原因となる単純ヘルペスウイルス（HSV）を，迅速キットにより診断する。病変の辺縁部を綿棒で擦過して得られた角膜上皮細胞（角膜拭い液）抽出液から，HSV-1および HSV-2抗原を，その共通部分を認識するモノクローナル抗体を用いて検出する。

【方法】　免疫クロマト法（ICT）

適応疾患　▶ヘルペス角膜炎　▶感染性角膜炎　▶角膜ヘルペス

《保険請求》

★「47」の単純ヘルペスウイルス抗原定性（角膜）は，角膜ヘルペスが疑われる角膜上皮病変を認めた患者に対し，イムノクロマト法により行った場合に算定する。

47 ㉝ 単純ヘルペスウイルス抗原定性（性器）　Herpes simplex virus antigen　210点

【目的】　水疱，潰瘍またはびらんを伴う性器病変において，水疱中，潰瘍またはびらん上皮細胞中の単純ヘルペスウイルス抗原を検出する。

【方法】　免疫クロマト法（ICT）

適応疾患　▶性器ヘルペスウイルス感染症〔▶急性外陰潰瘍　▶外陰部接触性皮膚炎〕

47 ㉞ アニサキス IgG・IgA 抗体　anti Anisakis IgG・IgA antibody　210点

【目的】　アニサキス感染症はサバ，アジ，タラ，イカなどの海産物の生食で感染し，胃・腸粘膜に侵入し胃腸症状を引き起こす。抗アニサキス抗体は血清中の IgG，IgA を測定する。魚介類を生食後，数時間以内に起こるタイプの胃アニサキス症では，内視鏡的に虫体を確認し摘出する方法がとられるため，

抗体価の測定は通常行わない。

【方法】　酵素免疫測定法（EIA，ELISA）

適応疾患　▶アニサキス症 ▶胃アニサキス症 ▶腸アニサキス症 ▶異所性アニサキス症

《保険請求》

★「47」のアニサキス IgG・IgA 抗体は，腸アニサキス症，肉芽腫を伴う慢性胃アニサキス症またはアニサキス異所迷入例（肺アニサキス症等）における診断のために実施した場合のみ算定できる。

免疫

48 ㊙ 百日咳菌抗原定性　217点

【目的】　百日咳菌感染の診断の補助のための検査である。免疫クロマト法により，鼻咽頭拭い液中の百日咳菌抗原を検出する。

【方法】　免疫クロマト法（ICT）

適応疾患　▶百日咳

《保険請求》

★関連学会が定めるガイドラインの百日咳診断基準における臨床判断例の定義を満たす患者に対して，イムノクロマト法により百日咳菌抗原を測定した場合に算定する。

★本検査と D023微生物核酸同定・定量検査の「13」百日咳菌核酸検出または同区分「22」ウイルス・細菌核酸多項目同時検出（SARS-CoV-2核酸検出を含まないもの）または「23」ウイルス・細菌核酸多項目同時検出（SARS-CoV-2核酸検出を含む）を併せて実施した場合は，主たるもののみ算定する。

感染症

49 ㊱ 赤痢アメーバ抗体半定量　anti-*Entamoeba histolytica* antibody　223点

【目的】　アメーバ症の病原体である赤痢アメーバの感染症の血清学的診断法である。糞便の鏡検による虫体の検出も可能であるが，それがむずかしい場合は抗体価測定が活用される。なおアメーバ性肝膿瘍の抗体価の陽性率は9割以上に達する。なお，検査試薬は現在，販売中止されている。

【方法】　蛍光抗体法（IFA）

適応疾患　▶アメーバ性肝膿瘍 ▶アメーバ赤痢 ▶アメーバ性大腸炎

49 ㊲ 赤痢アメーバ抗原定性　223点

【目的】　赤痢アメーバ感染の診断の補助のための検査である。酵素免疫測定法を原理とした免疫クロマト法により，糞便中の赤痢アメーバ抗原を検出する。

【方法】　酵素免疫測定法（定性），免疫クロマト法（ICT）

適応疾患　▶赤痢アメーバ感染症 ▶肝膿瘍

《保険請求》

★腸管アメーバ症の症状を呈する患者に対して，アメーバ赤痢の診断を目的として，酵素免疫測定法（定性）により糞便中の赤痢アメーバ抗原を測定した場合に算定する。

50 ㊳ SARS-CoV-2・インフルエンザウイルス抗原同時検出定性 新　225点

【目的】　SARS-CoV-2感染またはインフルエンザウイルス感染の診断補助のための検査である。免疫クロマト法により鼻咽頭ぬぐい液または鼻腔ぬぐい液中のSARS-CoV-2抗原，A型インフルエンザウイルス抗原およびB型インフルエンザウイルス抗原を同時に測定する。

【方法】　免疫クロマト法（ICT）

適応疾患　▶COVID-19（新型コロナウイルス感染症）▶インフルエンザ感染症

《保険請求》

★「50」の SARS-CoV-2・インフルエンザウイルス抗原同時検出定性は，COVID-19が疑われる患者に対して，COVID-19の診断を目的として実施した場合に1回に限り算定する。ただし，本検査の結果が陰性であったものの，COVID-19以外の診断がつかない場合は，さらに1回に限り算定できる。

★本検査を実施した場合，本区分の「22」インフルエンザウイルス抗原定性，「28」SARS-CoV-2抗原定性，「59」SARS-CoV-2・RS ウイルス抗原同時検出定性，SARS-CoV-2・インフルエンザウイルス・RS ウイルス抗原同時検出定性および「61」SARS-CoV-2抗原定量については，別に算定できない。

●**レセプト摘要欄：**（本検査の結果が陰性であったものの，COVID-19以外の診断がつかない場合であって，さらに1回算定した場合）本検査が必要と判断した医学的根拠を記載する。

51 ⑧ 水痘ウイルス抗原定性（上皮細胞）varicella zoster virus antigen in epithroid cells　227点

【目的】　水痘・帯状疱疹ウイルスはヘルペスウイルスの一種で，一般的には小児期の初感染で水痘を発生させるが，症状は軽快してもウイルスは排除されず神経節内に潜伏感染を起こす。その後，高齢や各種疾患に伴って免疫能が低下するとウイルスは再活性化し，帯状疱疹となって現れる。患部を擦過して採取した上皮細胞中の水痘ウイルスを検出する。

【方法】　蛍光抗体法（FA），免疫クロマト法（ICT）

適応疾患　▶水痘　▶帯状疱疹

52 ⑩ エンドトキシン endotoxin precise measurement　229点

【目的】　グラム陰性菌の菌体の構成成分であるリポポリサッカライドは内毒素あるいはエンドトキシンとも呼ばれ，血中に入ると播種性血管内凝固（DIC）の引き金となったり，ショック症状を引き起こす。エンドトキシンはカブトガニ血漿の凝固反応系を促進させる作用がある（リムルス反応）。血中エンドトキシンの検出は，グラム陰性菌による敗血症の診断に有用な検査である。

【方法】　ゲル化反応（比濁時間分析法）

適応疾患　▶敗血症（とくにグラム陰性桿菌によるグラム陰性菌敗血症）▶エンドトキシン性ショック　▶エンドトキシン血症

《保険請求》
- ★D007血液化学検査「59」のプロカルシトニン（PCT）定量または同半定量は，敗血症（細菌性）を疑う患者を対象として測定した場合に算定できる。ただし，D012感染症免疫学的検査の「52」のエンドトキシンを併せて実施した場合は，主たるもののみ算定する。
- ★D007血液化学検査「61」のプレセプシン定量と「59」のプロカルシトニン（PCT）定量，同半定量または D012感染症免疫学的検査の「52」エンドトキシンを併せて実施した場合は，主たるもののみ算定する。

53 ⑨ デングウイルス抗原定性 dengue fever　233点

【目的】　デング熱は，熱帯・亜熱帯地域に広く分布する蚊媒介ウイルス性疾患であり，第4類感染症に指定されている。デングウイルスは，蚊（ネッタイシマカ，ヒトスジシマカ）によって媒介され，4つの血清型（1型，2型，3型，4型）に分類される。このうち，1型に対しては終生免疫が得られるが，他の血清型に対する交叉防御免疫は数カ月で消失し，その後は他の型に感染しうる。感染初期から発症7日目程度まで血清中に存在するデングウイルス NS1抗原を検出する。

【方法】　酵素免疫測定法（EIA，ELISA）

適応疾患　▶デング熱

《保険請求》
- ★「53」のデングウイルス抗原定性および同抗原・抗体同時測定定性は，国立感染症研究所が作成した「蚊媒介感染症の診療ガイドライン」に基づきデング熱を疑う患者が，入院を要する場合に限り算定できる。
- ★「53」のデングウイルス抗原定性および同抗原・抗体同時測定定性は，感染症の発生の状況，動向および原因を明らかにするための積極的疫学調査を目的として実施された場合は算定できない。
- ★「53」のデングウイルス抗原定性と同抗原・抗体同時測定定性を併せて実施した場合は，主たるもののみ算定する。

53 ⑫ デングウイルス抗原・抗体同時測定定性 dengue fever Ag. & Ab.　233点

【目的】　デング熱は，熱帯・亜熱帯地域に広く分布し，蚊（ネッタイシマカ，ヒトスジシマカ）によって媒介される蚊媒介ウイルス性疾患である。デング熱は発症すると，まず血中に NS1抗原が出現し，発症数日で血中濃度はピークを迎え，その後は速やかに消失する。その後 IgM 抗体が上昇して数カ月持続，次いで IgG 抗体が出現し数年間持続する。本検査では，血清中のデングウイルス NS1抗原および抗デングウイルス IgG 抗体および IgM 抗体を別々に検出する。

【方法】　免疫クロマト法（ICT）

適応疾患　▶デング熱

《保険請求》
- ★デングウイルス抗原・抗体同時測定定性は，デングウイルス NS1抗原，IgG 抗体および IgM 抗体を，イムノクロマト法を用いて同時に測定した場合に算定できる。
- ★「53」のデングウイルス抗原定性および同抗原・抗体同時測定定性は，国立感染症研究所が作成した「蚊媒介感染症の診療ガイドライン」に基づきデング熱を疑う患者が，入院を要する場合に限り算定できる。
- ★「53」のデングウイルス抗原定性および同抗原・抗体同時測定定性は，感染症の発生の状況，動向および原因を明

免疫

感染症

らかにするための積極的疫学調査を目的として実施された場合は算定できない。
★「53」のデングウイルス抗原定性と同抗原・抗体同時測定定性を併せて実施した場合は，主たるもののみ算定する。

53 ⑨ 白癬菌抗原定性　　　　233点

【目的】　爪白癬の診断の補助のための検査である。爪中の白癬菌抗原を検出する。
【方法】　免疫クロマト法（ICT）
適応疾患　▶爪白癬

《保険請求》
★爪白癬が疑われる患者に対して，イムノクロマト法により爪中の白癬菌抗原を測定した場合に算定する。
★本検査は，以下のいずれかに該当する場合に算定できる。
　（イ）KOH直接鏡検が陰性であったものの，臨床所見等から爪白癬が疑われる場合。なお，この場合においては，本検査を実施した医学的な必要性を診療報酬明細書の摘要欄に記載する。
　（ロ）KOH直接鏡検が実施できない場合。なお，この場合においては，KOH直接鏡検を実施できない理由を診療報酬明細書の摘要欄に記載する。
★本検査は，関連学会の定める指針に従って実施する。
●レセプト摘要欄：（KOH直接鏡検が陰性であったものの，臨床所見等から爪白癬が疑われる場合）検査を実施した医学的な必要性を記載する。
　（KOH直接鏡検が実施できない場合）KOH直接鏡検を実施できない理由を記載する。

54 ⑨ 百日咳菌抗体　anti-*Bordetella pertussis* antibody　　　257点

【目的】　百日咳は，特徴的な咳込みと頑固な咳を症状とする小児の代表的な感染性疾患であり，百日咳菌の感染により起こる。ただし最近では小児に限らず成人例においても百日咳の流行を認めている。百日咳の最も確実な診断は百日咳菌を分離培養することであるが，必ずしもその感度は高くないため，百日咳毒素（PT）および線維状赤血球凝集素（FHA）に対する血清抗体価の測定が補助診断として行われている。感染初期と回復期のペア血清による測定が望ましいが，単独でも一定の値以上に抗体価の上昇が認められれば診断学的意義が高い。
【方法】　酵素免疫測定法（EIA，ELISA）
適応疾患　▶百日咳

55 ⑨ HIV-1抗体（ウエスタンブロット法）　anti-human immunodeficiency virus-1 antibody（Western blotting method）　　　280点

【目的】　後天性免疫不全症候群（AIDS）の原因ウイルスであるHIV-1の感染を診断するための確認検査の1つである。凝集法（PA），酵素抗体法（ELISA）などのスクリーニングでHIV-1抗体価またはHIV-1，2抗体価が陽性であったときに実施する。
【方法】　ウエスタンブロット法（WB法）
適応疾患　▶後天性免疫不全症候群　▶HIV感染症　▶非加熱性血液凝固因子製剤使用例

《保険請求》
★「55」のHIV-1抗体（ウエスタンブロット法）および「58」のHIV-2抗体（ウエスタンブロット法）は，スクリーニング検査としての「16」のHIV-1，2抗体定性もしくは同半定量，「16」のHIV-1，2抗原・抗体同時測定定性，「17」のHIV-1抗体，「20」のHIV-1，2抗体定量または「20」のHIV-1，2抗原・抗体同時測定定量によって陽性が確認された症例について，確認診断を目的としてウエスタンブロット法により行った場合に，それぞれ算定する。
★D023「18」HIV-1核酸定量とD012感染症免疫学的検査の「55」HIV-1抗体（ウエスタンブロット法）を併せて実施した場合は，それぞれを算定することができる。

56 ⑨ 結核菌群抗原定性　　　　291点

【目的】　結核菌群が特異的に菌体外に分泌するMPB64タンパクを検出し，結核菌群の同定に用いる方法である。免疫クロマト法によって操作は簡便であり，短時間（15分）で結果が得られる。固形培地に発育したコロニーの菌懸濁液あるいは液体培地の培養液を検体として用いるため，操作はすべて安全キャビネット内で実施する。
【方法】　免疫クロマト法（ICT）
適応疾患　▶結核

57 ⑨ サイトメガロウイルス pp65抗原定性　leukocyte cytomegalovirus pp65 antigen　356点

【目的】　サイトメガロウイルス（CMV）は成人の過半数が感染の既往を有し，不顕性感染後に持続感染を起こす。臓器移植後，AIDS 患者などの免疫不全患者においては，感染が再燃し重篤な感染を引き起こしやすい。pp65抗原は CMV のエンベロープを構成する主要な物質であり，T細胞の標的抗原となる。抗サイトメガロウイルス抗体を用いて白血球中に存在するサイトメガロウイルス抗原を検出することで，活動性のサイトメガロウイルス感染症の早期診断が可能となる。また，本抗原は治療効果判定にも有用である。伝染性単核球症の約１割が CMV 感染によるものと推定され，本検査にて陽性となる。

【方法】　酵素抗体法（免疫染色法）

適応疾患　▶サイトメガロウイルス感染症 ▶サイトメガロウイルス肺炎 ▶後天性免疫不全症候群 ▶移植後（肝移植後，腎移植後，臍帯血移植後，骨髄移植後，同種末梢血幹細胞移植後など）▶高度細胞性免疫不全の患者〔▶網膜炎 ▶腸炎 ▶肝炎〕

《保険請求》
- ★「57」のサイトメガロウイルス pp65抗原定性は免疫染色法により，臓器移植後もしくは造血幹細胞移植後の患者または HIV 感染者または高度細胞性免疫不全の患者に対して行った場合に限り算定できる。
- ●レセプト摘要欄：（高度細胞性免疫不全の患者に対して算定した場合）当該検査が必要であった理由を記載する。

58 ⑨ HIV-2抗体（ウエスタンブロット法）　anti-human immunodeficiency virus-2 antibody（Western blotting method）　380点

【目的】　後天性免疫不全症候群（AIDS）の原因ウイルスである HIV-2の感染を診断するための確認検査の１つで，凝集法（PA）や酵素抗体法（ELISA）などのスクリーニングで HIV-1，2抗体価が陽性であったときに実施する。

【方法】　ウエスタンブロット法（WB 法）

適応疾患　▶後天性免疫不全症候群 ▶HIV 感染症 ▶非加熱性血液凝固因子製剤使用例

《保険請求》
- ★「55」の HIV-1抗体（ウエスタンブロット法）および「58」の HIV-2抗体（ウエスタンブロット法）は，スクリーニング検査としての「16」の HIV-1，2抗体定性もしくは同半定量，「16」の HIV-1，2抗原・抗体同時測定定性，「17」の HIV-1抗体，「20」の HIV-1，2抗体定量または「20」の HIV-1，2抗原・抗体同時測定定量によって陽性が確認された症例について，確認診断を目的としてウエスタンブロット法により行った場合に，それぞれ算定する。

59 ⑨ SARS-CoV-2・RS ウイルス抗原同時検出定性　新　420点

【目的】　鼻咽頭ぬぐい液または鼻腔ぬぐい液中の SARS-CoV-2抗原および RS ウイルス抗原を同時に検出する（SARS-CoV-2感染または RS ウイルス感染の診断補助）。

【方法】　免疫クロマト法（ICT）

適応疾患　▶COVID-19（新型コロナウイルス感染症）▶RS ウイルス感染症

《保険請求》
- ★「59」の SARS-CoV-2・RS ウイルス抗原同時検出定性は，COVID-19 が疑われる患者に対して，COVID-19の診断を目的として実施した場合に１回に限り算定する。ただし，本検査の結果が陰性であったものの，COVID-19または RS ウイルス感染以外の診断がつかない場合は，さらに１回に限り算定できる。
- ★本検査を実施した場合，本区分の「24」RS ウイルス抗原定性，「28」SARS-CoV-2 抗原定性，「50」SARS-CoV-2・インフルエンザウイルス抗原同時検出定性，「59」SARS-CoV-2・インフルエンザウイルス・RS ウイルス抗原同時検出定性および「61」SARS-CoV-2抗原定量については，別に算定できない。
- ●レセプト摘要欄：（本検査の結果が陰性であったものの，COVID-19または RS ウイルス感染以外の診断がつかない場合であって，さらに１回算定した場合）本検査が必要と判断した医学的根拠を記載する。

59 ⑩ SARS-CoV-2・インフルエンザウイルス・RS ウイルス抗原同時検出定性　新　420点

【目的】　鼻咽頭ぬぐい液または鼻腔ぬぐい液中の SARS-CoV-2抗原，A 型インフルエンザウイルス抗原，B 型インフルエンザウイルス抗原および RS ウイルス抗原を同時に検出する（SARS-CoV-2感染または RS ウイルス感染の診断補助）。

【方法】　免疫クロマト法（ICT）

適応疾患　▶COVID-19（新型コロナウイルス感染症）▶インフルエンザウイルス感染症 ▶RS ウイルス

感染症

《保険請求》

★「59」のSARS-CoV-2・インフルエンザウイルス・RSウイルス抗原同時検出定性は，COVID-19が疑われる患者に対して，COVID-19の診断を目的として実施した場合に1回に限り算定する。ただし，本検査の結果が陰性であったものの，COVID-19以外の診断がつかない場合は，さらに1回に限り算定できる。

★本検査を実施した場合，本区分の「22」インフルエンザウイルス抗原定性，「24」RSウイルス抗原定性，「28」SARS-CoV-2抗原定性，「50」SARS-CoV-2・インフルエンザウイルス抗原同時検出定性，「59」SARS-CoV-2・RSウイルス抗原同時検出定性および「61」SARS-CoV-2抗原定量については，別に算定できない。

●レセプト摘要欄：（本検査の結果が陰性であったものの，COVID-19以外の診断がつかない場合であって，さらに1回算定した場合）本検査が必要と判断した医学的根拠を記載する。

免疫

60 ⑩ HTLV-Ⅰ抗体（ウエスタンブロット法及びラインブロット法）anti-adult T cell leukemia virus antibody, anti-human T cell leukemia virus-1 antibody〈western blotting method, line immunoassay〉(HTLV-1)　425点

【目的】　HTLVはⅠ型とⅡ型に分かれ，Ⅰ型（HTLV-I）は主に成人T細胞白血病（adult T-cell leukemia：ATL）の原因となる。HTLV-1感染のスクリーニングは，ELISA法もしくは凝集法（PA法）で行われるが，偽陽性となることがあるため，ウエスタンブロット法またはラインブロット法により確認を行うことが必要である。

【方法】　ウエスタンブロット法（WB法），ラインブロット法（LIA）

（適応疾患）　▶成人T細胞性白血病　▶HTLV-1感染症（成人T細胞白血病ウイルス感染母体より出生した児，HTLV-Ⅰキャリア）▶HTLV-Ⅰ関連脊髄症

感染症

《保険請求》

★「60」のHTLV-Ⅰ抗体（ウエスタンブロット法及びラインブロット法）は，「13」のHTLV-Ⅰ抗体定性，半定量，または「31」のHTLV-Ⅰ抗体によって陽性が確認された症例について，確定診断を目的としてウエスタンブロット法またはラインブロット法により行った場合に算定する。

★D023微生物核酸同定・定量検査「16」のHTLV-1核酸検出は，D012感染症免疫学的検査の「56」のHTLV-Ⅰ抗体（ウエスタンブロット法及びラインブロット法）によって判定保留となった妊婦，移植者（生体部分肺移植，生体部分肝移植，生体腎移植または生体部分小腸移植の場合に限る）または臓器等提供者（生体部分肺移植，生体部分肝移植，生体腎移植または生体部分小腸移植の場合に限る）を対象として測定した場合にのみ算定する。

61 ⑩ SARS-CoV-2抗原定量 Qualitative antigen detection of SARS-CoV-2 新　560点

【目的】　本検査法はCOVID-19（新型コロナウイルス感染症）の診断法の1つである。感度はPCRなどの遺伝子検出検査とほぼ同等と考えられるが，ウイルス量が低い場合などでは判定保留が起こり得る。PCRと比べて検査に要する時間を短縮できる利点がある。

【方法】　化学発光免疫測定法（CLIA，CLEIA，ECLIA）

（適応疾患）　▶COVID-19（新型コロナウイルス感染症）

《保険請求》

★「61」のSARS-CoV-2抗原定量は，COVID-19が疑われる患者に対して，COVID-19の診断を目的として，化学発光酵素免疫測定法（定量），電気化学発光免疫測定法（定量），化学発光免疫測定法（定量）または免疫光導波検出法により実施した場合に1回に限り算定する。ただし，本検査の結果が陰性であったものの，COVID-19以外の診断がつかない場合は，さらに1回に限り算定できる。

★本検査を実施した場合，本区分の「28」SARS-CoV-2抗原定性，「50」SARS-CoV-2・インフルエンザウイルス抗原同時検出定性，「59」SARS-CoV-2・RSウイルス抗原同時検出定性およびSARS-CoV-2・インフルエンザウイルス・RSウイルス抗原同時検出定性については，別に算定できない。

●レセプト摘要欄：（本検査の結果が陰性であったものの，COVID-19以外の診断がつかない場合であって，さらに1回算定した場合）本検査が必要と判断した医学的根拠を記載する。

62 ⑩ HIV抗原 human immunodeficiency virus antigen　600点

【目的】　HIVに感染してから抗体が検出されるまでには平均6～8週間を要することがわかっているが，この期間（ウインドウ・ピリオド window period）でも血清中にはHIVの抗原やゲノムが存在する。そこでHIV感染が疑われるがまだ初期の段階では，抗体ではなく抗原の検査を実施する。また，抗原と抗体の結果を併せて判断することで，感染のステージを知る手がかりとなる。なお，HIVに感染しても抗体が出現せず経過し，抗体陽性となるまで数カ月から数年を要する例もあり，また高度な免疫不全の例ではHIV抗体陰性となる場合もあるため，HIV感染のリスクが高い症例の場合はHIV抗原

（p24抗原）の検索が重要である。

【方法】　化学発光酵素免疫測定法（CLEIA）

適応疾患　▶後天性免疫不全症候群　▶HIV 感染症　▶非加熱血液凝固因子製剤使用例

《保険請求》

★「62」の HIV 抗原は，HIV 感染者の経過観察または HIV 感染ハイリスク群が急性感染症状を呈した場合の確定診断に際して測定した場合に算定する。

---

63 ⑩ HIV-1特異抗体・HIV-2特異抗体　　　660点

【目的】　HIV は AIDS の原因ウイルスであり，CD4陽性リンパ球細胞に感染し破壊することで細胞性免疫不全を招き，日和見感染を起こす。HIV 感染の診断には抗原抗体検査および抗体検査によるスクリーニング検査と，ウエスタンブロット法および遺伝子増幅法による確認検査が用いられている。HIV-1特異抗体・HIV-2特異抗体の測定は HIV-1および HIV-2の両方に対する抗体の存在を確認することができ，ウエスタンブロット法に比べて操作が簡便であり，迅速性に優れ，高い感度や特異度を有している。

【方法】　免疫クロマト法（ICT）

適応疾患　▶HIV 感染症　▶AIDS　▶AIDS 関連症候群　▶HIV 無症候性キャリア

《保険請求》

★スクリーニング検査としての「16」の HIV-1，2抗体定性もしくは同半定量，「16」の HIV-1，2抗原・抗体同時測定定性，「17」の HIV-1抗体，「20」の HIV-1，2抗体定量または「20」の HIV-1，2抗原・抗体同時測定定量によって陽性が確認された症例について，確定診断を目的として，全血，血清または血漿を検体とし，イムノクロマト法により測定した場合に算定する。なお，本検査を実施した場合，本区分の「55」HIV-1抗体（ウエスタンブロット法）および「58」HIV-2抗体（ウエスタンブロット法）は，別に算定できない。

---

64 ⑩ 抗トリコスポロン・アサヒ抗体　anti-*Trichosporon asahii* antibody　　　822点

【目的】　夏型過敏性肺炎は真菌によるアレルギー疾患であり，世界的には少ないが日本では高温多湿な夏季に秋田・岩手以南の地域でみられる（冬季には発症しない）。わが国の過敏性肺炎の75%を占めており，その主たる原因抗原はトリコスポロンという真菌で，風通しや日当たりが悪く湿気の多い古い家屋で発症がみられる。血清を試料とし，*Trichosporon asahii* に対する抗体を検出する。

【方法】　酵素免疫測定法（EIA，ELISA）

適応疾患　▶夏型過敏性肺炎　▶過敏性肺炎

《保険請求》

★「64」の抗トリコスポロン・アサヒ抗体は，ELISA 法により，夏型過敏性肺炎の鑑別診断を目的として測定した場合に算定できる。なお，鑑別診断目的の対象患者は，厚生省特定疾患びまん性肺疾患調査研究班による「過敏性肺炎の診断の手引と診断基準」により，夏型過敏性肺炎が疑われる患者とする。

---

65 ⑩ 鳥特異的IgG 抗体　　　873点

【目的】　鳥関連過敏性肺炎の診断補助のための検査である。蛍光酵素免疫測定法（FEIA 法）により血清中または血漿中のセキセイインコおよびハトの抗原に対する特異的免疫グロブリン G（IgG）を測定する。

【方法】　蛍光酵素免疫測定法（FEIA）

適応疾患　▶鳥関連過敏性肺炎の患者（疑い例含む）

《保険請求》

★診察または画像診断等により鳥関連過敏性肺炎が強く疑われる患者を対象として，EIA 法により測定した場合に算定する。

●レセプト摘要欄：検査が必要と判断した医学的根拠を記載する。

---

66 ⑩ 抗アデノ随伴ウイルス 9 型（AAV9）抗体　anti-adeno-associated virus 9 antibody　　　12,850点

【目的】　脊髄性筋萎縮症の遺伝子治療であるオナセムノゲンアベパルボベックは，遺伝子導入にアデノ随伴ウイルス9型（AAV9）ベクターを使用している。このベクターに抗体があると治療効果に影響す

免疫

感染症

るため，同治療の適応を考慮するために投薬前の必須検査として実施される。

【方法】　酵素免疫測定法（EIA，ELISA）

適応疾患　▶脊髄性筋萎縮症（オナセムノゲンアベパルボベックによる治療を予定）

《保険請求》
★2歳未満の脊髄性筋萎縮症患者に対して，オナセムノゲンアベパルボベックの適応の判定の補助を目的として実施する場合に，原則として患者1人につき1回に限り算定できる。
●レセプト摘要欄：（2回以上算定する場合）必要性を記載する。

D013　肝炎ウイルス関連検査

1	HBs 抗原定性・半定量	29点／p.166
2	HBs 抗体定性，HBs 抗体半定量	32点／p.166
3	HBs 抗原，HBs 抗体	88点／p.167
4	HBe 抗原，HBe 抗体	98点／p.168
5	HCV 抗体定性・定量，HCV コア蛋白	102点／p.168
6	HBc 抗体半定量・定量	130点／p.169
7	HCV コア抗体	143点／p.169
8	HA - IgM 抗体，HA 抗体，HBc - IgM 抗体	146点／p.169
9	HCV 構造蛋白及び非構造蛋白抗体定性，HCV 構造蛋白及び非構造蛋白抗体半定量	160点／p.170
10	HE - IgA 抗体定性	210点／p.170
11	HCV 血清群別判定	215点／p.170
12	HBV コア関連抗原（HBcrAg）	252点／p.170
13	デルタ肝炎ウイルス抗体	330点／p.171
14	HCV 特異抗体価，HBV ジェノタイプ判定	340点／p.171
注「イ」	「3」～「14」の検査を3項目実施	290点／p.166
注「ロ」	「3」～「14」の検査を4項目実施	360点／p.167
注「ハ」	「3」～「14」の検査を5項目以上実施	425点／p.167

《保険請求》
■患者から1回に採取した血液を用いて本区分の3から14までに掲げる検査を3項目以上行った場合は，所定点数にかかわらず，検査の項目数に応じて次に掲げる点数により算定する。
イ　3項目　　　　　　290点
ロ　4項目　　　　　　360点
ハ　5項目以上　　　　425点

1　① HBs 抗原定性・半定量　Hepatitis B surface antigen（HBs Ag）　　29点

【目的】　肝機能障害がありB型肝炎ウイルスの感染による急性B型肝炎または慢性B型肝炎を疑うときに行う。また，肝機能障害がなくてもB型肝炎ウイルスキャリアの検索に使う。術前などの感染症検査にも使われる。HBs 抗原陰性でも HBs 抗体陰性，HBc 抗体が高力価陽性の場合は，低ウイルス量の持続感染者（無症候性キャリア）や変異株の場合であり，無症状でも感染源となる。HBc 抗体も同時に検査することが望ましい。検出時間が短く，簡便な方法であるが，定量測定に比べて感度は低いので，本法の活用には注意が必要である。

【方法】　血球・粒子凝集法（PA，金コロイド凝集法，RPHA），酵素免疫測定法〔EIA（簡易法）〕，免疫クロマト法

適応疾患　▶ウイルス性肝炎 ▶肝機能障害 ▶B型肝炎無症候性キャリア（HB キャリア）▶B型急性肝炎 ▶B型慢性肝炎 ▶肝硬変症 ▶肝癌 ▶劇症肝炎 ▶手術前検査 ▶輸血前 ▶輸血後検査 ▶B型肝炎ワクチン接種時

《保険請求》
★「1」の HBs 抗原定性・半定量は，免疫クロマト法，赤血球凝集法，粒子凝集法，EIA 法（簡易法），金コロイド凝集法による。

2　② HBs 抗体定性　Hepatitis B surface antibody（HBs Ab），qualitative　　32点

【目的】　肝機能障害がありB型肝炎ウイルスの感染による急性B型肝炎または慢性B型肝炎を疑うとき，

既往感染を確認するとき，被感染性を判断するときなどに行う。既感染の場合はHBs抗体とHBe抗体陽性で抗原は陰性となる。また，B型肝炎ウイルスワクチン接種後はHBs抗体のみ陽性となる。検出時間が短く，簡便な方法であるが，定量測定よりも感度は低い。ワクチンの追加接種の判断や曝露事故の治療法決定に際しては定量的評価が必要である。

【方法】　免疫クロマト法，酵素免疫測定法〔EIA（簡易法）〕，血球・粒子凝集法（PA，PHA）

適応疾患　▶ウイルス性肝炎　▶肝機能障害　▶B型肝炎無症候性キャリア（HBキャリア）▶B型急性肝炎　▶B型慢性肝炎　▶肝硬変症　▶肝癌　▶劇症肝炎　▶手術前検査　▶B型肝炎ワクチン接種時

2　③ HBs抗体半定量　Hepatitis B surface antibody（HBs Ab），semi-quantitative　32点

【目的】　肝機能障害がありB型肝炎ウイルスの感染による急性B型肝炎または慢性B型肝炎を疑うとき，既往感染を確認するとき，被感染性を判断するときなどに行う。既感染の場合はHBs抗体とHBe抗体陽性で抗原は陰性となる。また，B型肝炎ウイルスワクチン接種後はHBs抗体のみ陽性となる。検出時間が短く，簡便な方法であるが，定量測定よりも感度は低い。ワクチンの追加接種の判断や曝露事故の治療法決定に際しては定量的評価が必要である。

【方法】　血球・粒子凝集法（PA，PHA）

適応疾患　▶ウイルス性肝炎　▶肝機能障害　▶B型肝炎無症候性キャリア（HBキャリア）▶B型急性肝炎　▶B型慢性肝炎　▶肝硬変症　▶肝癌　▶劇症肝炎　▶手術前検査　▶輸血前　▶輸血後検査　▶ドナー（輸血，臓器移植）検査　▶感染曝露事故（針刺し事故など）▶B型肝炎ワクチン接種時

《保険請求》

★「2」のHBs抗体半定量は，赤血球凝集法，粒子凝集法，EIA法（簡易法），金コロイド凝集法による。

3　④ HBs抗原　Hepatitis B surface antigen（HBs Ag）　88点

【目的】　肝機能障害がありB型肝炎ウイルスの感染による急性B型肝炎または慢性B型肝炎を疑うときに行う。また，肝機能障害がなくてもB型肝炎ウイルスキャリアの検索に使う。術前などの感染症検査にも使われる。HBs抗原陰性でもHBs抗体陰性，HBc抗体が高力価陽性の場合は，低ウイルス量の持続感染者（無症候性キャリア）や変異株の場合であり，無症状でも感染源となる。HBc抗体も同時に検査することが望ましい。

【方法】　酵素免疫測定法（EIA，ELISA），化学発光免疫測定法（CLIA，CLEIA，ECLIA，BLEIA），ラテックス凝集比濁法（機器を用いたLA，PAMIA）

適応疾患　▶ウイルス性肝炎　▶肝機能障害　▶B型肝炎無症候性キャリア（HBキャリア）▶B型急性肝炎　▶B型慢性肝炎　▶肝硬変症　▶肝癌　▶劇症肝炎　▶手術前検査　▶輸血前　▶輸血後検査　▶ドナー（輸血，臓器移植）検査　▶感染曝露事故（針刺し事故など）▶B型肝炎ワクチン接種時　▶B型肝炎治療中のモニター

《保険請求》

★免疫抑制剤の投与や化学療法を行う患者に対して，B型肝炎の再活性化を考慮し，当該治療開始時に「3」のHBs抗原，HBs抗体および「6」のHBc抗体半定量・定量を同時に測定した場合は，患者1人につきそれぞれ1回に限り算定できる。

3　⑤ HBs抗体　Hepatitis B surface antibody（HBs Ab）　88点

【目的】　肝機能障害がありB型肝炎ウイルスの感染による急性B型肝炎または慢性B型肝炎を疑うとき，既往感染を確認するとき，被感染性を判断するとき，ワクチンの効果や接種を判断するときに行う。既感染の場合はHBs抗体とHBe抗体陽性で抗原は陰性となる。また，B型肝炎ウイルスワクチン接種後はHBs抗体のみ陽性となる。ワクチンの追加接種の判断や曝露事故の治療法決定にも用いられる。

【方法】　酵素免疫測定法（EIA，ELISA），化学発光免疫測定法（CLIA，CLEIA，ECLIA），ラテックス凝集比濁法（機器を用いたLA，LPIA，PAMIA），蛍光発光免疫測定法（EV-FIA）

適応疾患　▶ウイルス性肝炎　▶肝機能障害　▶B型肝炎無症候性キャリア（HBキャリア）▶B型急性肝炎　▶B型慢性肝炎　▶肝硬変症　▶肝癌　▶劇症肝炎　▶手術前検査　▶輸血前　▶輸血後検査　▶ドナー（輸血，臓器移植）検査　▶感染曝露事故（針刺し事故など）▶B型肝炎ワクチン接種時　▶B型肝炎治療中のモニター

免疫

肝炎

《保険請求》

★免疫抑制剤の投与や化学療法を行う患者に対して，B型肝炎の再活性化を考慮し，当該治療開始時に「3」のHBs抗原，HBs抗体および「6」のHBc抗体半定量・定量を同時に測定した場合は，患者1人につきそれぞれ1回に限り算定できる。

4 ⑥ HBe抗原 Hepatitis B e antigen（HBe Ag）　　98点

【目的】　肝機能障害がありB型肝炎ウイルスの感染による急性B型肝炎または慢性B型肝炎を疑うとき，既往感染やB型肝炎無症候性キャリアの臨床状態を確認するときなどに行う。既感染の場合はHBs抗体とHBe抗体陽性で抗原は陰性となる。また，B型肝炎ウイルスワクチン接種後はHBs抗体のみ陽性となる。HBs抗原およびHBe抗原陽性ならばB型肝炎ウイルス量が多い感染状態で，さらに感染性は高い。持続感染が疑われる場合はHBVの血中DNA検査を行う。

【方法】　酵素免疫測定法（EIA，ELISA），化学発光免疫測定法（CLIA，CLEIA，ECLIA），ラテックス凝集比濁法（機器を用いたLA，PAMIA），蛍光発光免疫測定法（EV-FIA）

適応疾患　▶ウイルス性肝炎 ▶肝機能障害 ▶B型肝炎無症候性キャリア（HBキャリア）▶B型急性肝炎 ▶B型慢性肝炎 ▶肝硬変症 ▶肝癌 ▶劇症肝炎 ▶手術前検査 ▶輸血前 ▶輸血後検査 ▶ドナー（輸血，臓器移植）検査 ▶感染曝露事故（針刺し事故など）の曝露源検査時

4 ⑦ HBe抗体 Hepatitis B e antibody（HBe Ab）　　98点

【目的】　肝機能障害がありB型肝炎ウイルスの感染による急性B型肝炎または慢性B型肝炎を疑うとき，既往感染やB型肝炎無症候性キャリアを確認するときなどに行う。既感染の場合はHBs抗体とHBe抗体陽性で抗原は陰性となる。また，B型肝炎ウイルスワクチン接種後はHBs抗体のみ陽性となる。HBs抗原およびHBe抗原陽性ならばB型肝炎ウイルス量が多い感染状態で，さらに感染性は高い。持続感染が疑われる場合はHBVの血中DNA検査を行う。

【方法】　酵素免疫測定法（EIA，ELISA），化学発光免疫測定法（CLIA，CLEIA，ECLIA），ラテックス凝集比濁法（機器を用いたLA，PAMIA），蛍光発光免疫測定法（EV-FIA）

適応疾患　▶ウイルス性肝炎 ▶肝機能障害 ▶B型肝炎無症候性キャリア（HBキャリア）▶B型急性肝炎 ▶B型慢性肝炎 ▶肝硬変症 ▶肝癌 ▶肝細胞癌 ▶劇症肝炎 ▶手術前検査 ▶輸血前 ▶輸血後検査 ▶ドナー（輸血，臓器移植）検査 ▶感染曝露事故（針刺し事故など）の曝露源検査時

5 ⑧ HCV抗体定性・定量 Hepatitis C virus antibody（HCV Ab）　　102点

【目的】　C型肝炎ウイルス感染が疑われるときに実施するスクリーニング検査。陽性の場合はHCV感染を意味し，高力価の場合にはほぼ100% HCV-RNAが陽性である。急性C型肝炎の初期には陰性のこともあるので，数週の間隔をおいて測定するか，HCV-RNA（HCV核酸定量検査）を検査する。陽性者には必ずHCV-RNA検査を行い，陽性ならば抗ウイルス療法を行う。

【方法】　酵素免疫測定法（EIA，ELISA），化学発光免疫測定法（CLIA，CLEIA，ECLIA，BLEIA），ラテックス凝集比濁法（機器を用いたLA，PAMIA），蛍光発光免疫測定法（EV-FIA）

適応疾患　▶肝機能異常（肝機能障害）▶ウイルス性肝炎 ▶肝硬変症 ▶C型急性肝炎 ▶C型慢性肝炎 ▶劇症肝炎 ▶肝癌 ▶肝細胞癌 ▶輸血前・輸血後検査 ▶手術前検査 ▶ドナー（輸血，臓器移植）検査 ▶感染曝露事故（針刺し事故など）時の検査 ▶検査前や手術前

5 ⑨ HCVコア蛋白 Hepatitis C virus core protein（HCV core protein）　　102点

【目的】　HCV陽性例の血中に存在するHCVコア蛋白質を測定することで，血中のHCV量を知ることができる。おもにC型肝炎のインターフェロン療法の治療効果判定の指標に用いられる。HCV-RNA（HCV核酸定量検査）を測定するよりも感度は低いが測定が簡便である。

【方法】　酵素免疫測定法（EIA，ELISA），化学発光免疫測定法（CLIA，CLEIA，BLEIA）

適応疾患　▶HCVキャリア（HCキャリア）▶肝硬変症 ▶C型肝炎 ▶C型慢性肝炎 ▶C型急性肝炎 ▶肝細胞癌 ▶輸血前後の検査

《保険請求》

★「5」のHCVコア蛋白は，EIA法またはIRMA法による。

6 ⑩ HBc 抗体半定量・定量 Hepatitis B core antibody（HBc Ab） 130点

【目的】 B型肝炎ウイルス感染の有無や病期を知る目的で行う。HBc 抗体陽性であれば，急性B型肝炎活動期または感染の既往，慢性B型肝炎活動期から終息期のいずれかの時期が考えられる。HBc 抗体のみ陽性の症例は，HBs 抗原が低値の HBV キャリアの可能性があり，HBV-DNA 検査（HBV 核酸定量）を行うべきである。

【方法】 酵素免疫測定法（EIA，ELISA），化学発光免疫測定法（CLIA，CLEIA，ECLIA），ラテックス凝集比濁法（PAMIA），蛍光発光免疫測定法（EV-FIA），血球・粒子凝集法（PHA）

適応疾患 ▶ウイルス性肝炎 ▶肝機能障害 ▶B型肝炎無症候性キャリア（HB キャリア）▶B型急性肝炎 ▶B型慢性肝炎 ▶肝硬変症 ▶肝癌 ▶劇症肝炎 ▶ドナー（輸血，臓器移植）検査

《保険請求》
★「6」の HBc 抗体半定量・定量と「8」の HBc-IgM 抗体を同時に測定した場合は，一方の所定点数を算定する。
★免疫抑制剤の投与や化学療法を行う患者に対して，B型肝炎の再活性化を考慮し，当該治療開始時に「3」の HBs 抗原，HBs 抗体および「6」の HBc 抗体半定量・定量を同時に測定した場合は，患者1人につきそれぞれ1回に限り算定できる。

7 ⑪ HCV コア抗体 Hepatitis C virus core antibody（HCV core Ab） 143点

【目的】 HCV はウイルスそのものをつくる構造領域蛋白（コア）とその周辺の非構造領域蛋白からなっている。HCV の構造蛋白（コア）に対する抗体のみを C22-3抗原を用いて測定する。陽性であれば過去の感染あるいは現在の感染状態を反映する。コア抗体価は，HCV-RNA の存在，消失を鋭敏に反映しており，HCV-RNA を直接調べる核酸検査と比べて RNA 量を比較的容易に測定できる。HCV コア抗体高値ならば HCV 感染状態で，低値の場合は過去の感染または非特異反応である。なお，検査試薬は現在，販売中止されている。

【方法】 放射性免疫測定法（IRMA）

適応疾患 ▶急性肝炎 ▶ウイルス性肝炎 ▶肝機能障害 ▶C型慢性肝炎 ▶C型肝炎 ▶肝硬変症 ▶肝癌 ▶劇症肝炎 ▶感染曝露事故（針刺し事故など）

8 ⑫ HA-IgM 抗体 Hepatitis A virus IgM antibody（HA-IgM Ab） 146点

【目的】 肝機能検査の異常など急性A型肝炎を疑う場合に測定する。A型肝炎ウイルスに感染すると1～4週間の間に血液中に HA-IgM 抗体が出現する。肝機能異常を示す患者の HA-IgM 抗体価陽性であれば，現在急性A型肝炎であることが確認できる。ただし，感染初期には陰性のこともあるが，その後3～6ヵ月ほど持続する。

【方法】 化学発光免疫測定法（CLIA，CLEIA，ECLIA）

適応疾患 ▶ウイルス性肝炎 ▶肝機能障害 ▶急性A型肝炎 ▶A型肝炎（の疑い例）▶劇症肝炎 ▶感染曝露事故（針刺し事故など）▶A型肝炎ワクチン接種時

《保険請求》
★「8」の HA 抗体と HA-IgM 抗体を同時に測定した場合は，一方の所定点数のみを算定する。

8 ⑬ HA 抗体 Hepatitis A virus antibody（HA Ab） 146点

【目的】 肝機能検査の異常などウイルス性肝炎を疑う場合，原因が同定できない場合などに測定する。また，A型肝炎ワクチン接種時の適応決定などに使われる。

【方法】 化学発光免疫測定法（CLIA，CLEIA，ECLIA）

適応疾患 ▶ウイルス性肝炎 ▶肝機能障害 ▶急性肝炎 ▶A型肝炎（の疑い例）▶劇症肝炎 ▶感染曝露事故（針刺し事故など）▶A型肝炎ワクチン接種時

《保険請求》
★「8」の HA 抗体と HA-IgM 抗体を同時に測定した場合は，一方の所定点数のみを算定する。

8 ⑭ HBc-IgM 抗体 Hepatitis B core IgM antibody（HBc-IgM Ab） 146点

【目的】 B型肝炎ウイルス感染の有無や病期を知る目的で行う。HBc-IgM 抗体陽性であれば，急性B型肝炎活動期である。また，急性B型肝炎と慢性B型肝炎の急性増悪の鑑別に用い，高値の場合は急性

免疫

肝炎

B型肝炎と診断できる。

【方法】　酵素免疫測定法（EIA，ELISA），化学発光免疫測定法（CLIA，CLEIA，ECLIA）

適応疾患　▶急性肝炎　▶ウイルス性肝炎　▶肝機能障害　▶B型肝炎無症候性キャリア（HBキャリア）　▶B型急性肝炎　▶B型慢性肝炎　▶肝硬変症　▶肝癌　▶劇症肝炎　▶感染曝露事故（針刺し事故など）

《保険請求》

★「6」のHBc抗体半定量・定量と「8」のHBc-IgM抗体を同時に測定した場合は，一方の所定点数を算定する。

9　⑮　HCV 構造蛋白及び非構造蛋白抗体定性　Hepatitis C virus structural proteins and non-structural proteins antibody
160点

【目的】　HCV抗体価の定性検査で，判定結果から過去の感染や現在の感染を判断したり，治療効果判定などに利用される。

【方法】　血球・粒子凝集法（PA，PHA）

適応疾患　▶C型慢性肝炎　▶C型肝炎　▶肝硬変症

9　⑯　HCV 構造蛋白及び非構造蛋白抗体半定量
160点

【目的】　HCV抗体価の半定量測定で，抗体価の推移から過去の感染と現在の感染を鑑別したり，治療効果判定などに利用される。

【方法】　血球・粒子凝集法（PA，PHA）

適応疾患　▶C型慢性肝炎　▶C型肝炎　▶肝硬変症

10　⑰　HE-IgA 抗体定性　Hepatitis E virus IgA antibody（HE-IgA Ab）
210点

【目的】　人獣共通感染症であるE型肝炎ウイルス（HEV）は急性あるいは劇症E型肝炎の起因ウイルスであり，加熱不完全なブタ，シカの内臓肉食などから主として経口感染する。自己免疫性肝炎や薬剤性肝障害を鑑別するためには除外診断が原則であるが，A，B，C型肝炎に加えE型肝炎を除外することは重要である。ほとんどの検体において発症当日から陽性と判定でき，初期からHEV感染を検出できる。

【方法】　酵素免疫測定法（EIA，ELISA）

適応疾患　▶急性肝炎　▶ウイルス性肝炎　▶E型肝炎（の疑い例）

11　⑱　HCV 血清群別判定　Antigenicities of group 1 and 2 hepatitis C virus polypeptides（HCV 抗体による血清型グループ分類，HCV Ab group）
215点

【目的】　C型肝炎ウイルス（HCV）のHCV-RNAはⅠa，Ⅰb，Ⅱa，Ⅱb型に分けられる。このうちⅠaとⅠbの血清型をグループ1，ⅡaとⅡbの血清型をグループ2と分類し，インターフェロンによる治療効果判定の指標とする検査である。グループ1はウイルス量が多く，インターフェロン療法の治療効果が低いことが多い。これに対し，グループ2は治療有効例が多いことが知られている。

HCVの遺伝子型は遺伝子解析によりさらに詳細に分類されているが，本法で判別できるウイルス型は限られている。

【方法】　酵素免疫測定法（EIA，ELISA），化学発光酵素免疫測定法（CLEIA）

適応疾患　▶C型肝炎　▶C型慢性肝炎　▶インターフェロン治療前

《保険請求》

★「11」のHCV血清群別判定は，EIA法により，C型肝炎の診断が確定した患者に対して，C型肝炎の治療法の選択の目的で実施した場合に，患者1人につき1回に限り算定できる。

12　⑲　HBV コア関連抗原（HBcrAg）　HBV core-related antigen
252点

【目的】　一過性の急性B型肝炎と持続性のB型慢性肝炎において，一般にHBcrAg濃度は血中HBV-DNA量と良好な相関を示しており，核酸アナログ投与症例では，血中HBV-DNAが検出感度以下に低下した場合であっても血中HBcrAgは陽性を示し，その濃度は肝組織中の残存ウイルス量を反映しているとされる。これまでのB型肝炎ウイルス関連測定試薬とは異なり，HBV粒子，不完全ウイルス粒子，HBe抗原抗体複合体，HBc抗体などを破砕することにより，HBcrAg量を測定する。

【方法】　化学発光酵素免疫測定法（CLEIA）

(適応疾患)　▶B型急性肝炎　▶B型慢性肝炎　▶B型肝炎治療中のモニター

《保険請求》

★「12」のHBVコア関連抗原（HBcrAg）は，HBV感染の診断の補助および治療効果の判定の目的で，血清または血漿中のHBVコア関連抗原（HBcrAg）を測定した場合に1月に1回に限り算定する。なお，D023微生物核酸同定・定量検査の「4」のHBV核酸定量を同時に測定した場合は，主たるもののみ算定する。

13 ⑳ デルタ肝炎ウイルス抗体　Hepatitis delta virus antibody（HDV Ab）　330点

【目的】　デルタ肝炎ウイルス（HDV）はHBV存在下のみで感染することがある不完全なウイルス。デルタ抗体は，低抗体価であれば過去の感染を，高抗体価であれば持続感染状態をあらわす。日本には稀とされるがHBs抗原陽性でHBV-DNA陰性の肝機能異常者は測定の必要がある。検査試薬は現在，販売されていない。

【方法】　酵素免疫測定法（EIA，ELISA）

(適応疾患)　▶B型慢性肝炎　▶B型急性肝炎　▶劇症肝炎　▶肝硬変症　▶デルタ肝炎（D型肝炎）

14 ㉑ HCV特異抗体価　Hepatitis C virus specific antibody　340点

【目的】　HCV抗体測定の結果だけでは陽性と偽陽性の判断ができない場合などに，HCV特異抗原の4種（C22-3，C33c，C100-3，5'-1-1）の抗原に対する抗体を別々に判定する。
　なお，検査試薬は現在，販売中止されている。

【方法】　イムノブロット法

(適応疾患)　▶C型慢性肝炎　▶C型肝炎　▶肝硬変症　▶劇症肝炎　▶肝細胞癌　▶ウイルス性肝炎　▶肝癌

14 ㉒ HBVジェノタイプ判定　Hepatitis B virus genotype　340点

【目的】　HBVは遺伝子配列の違いによりA，B，C，D，E，F，G，Hの8種類の遺伝子型（ゲノタイプ）に分類される。ゲノタイプにより慢性化の傾向や予後に差があり治療法も異なるため，ゲノタイプの判定は予後の判定，治療法の選択に用いられる。日本では沖縄でゲノタイプBが多い以外はゲノタイプCが主である。ゲノタイプAは比較的少ないが，近年は増加傾向にあり，慢性化する例が増えている。国内ではゲノタイプA，B，C，D以外の遺伝子型はきわめてまれであり，本法はEIAによる簡便で迅速なHBVゲノタイプ判定法としてゲノタイプA，B，C，Dを判別するために開発された。

【方法】　酵素免疫測定法（EIA，ELISA）

(適応疾患)　▶B型急性肝炎　▶B型慢性肝炎　▶肝硬変症　▶B型肝炎キャリア

《保険請求》

★「14」のHBVジェノタイプ判定は，B型肝炎の診断が確定した患者に対して，B型肝炎の治療法の選択の目的で実施した場合に，患者1人につき1回に限り算定できる。

D014　自己抗体検査

免疫

自己
抗体

《保険請求》

■本区分の10から16まで，18，19，23および37に掲げる検査を 2 項目または 3 項目以上行った場合は，所定点数にかかわらず，それぞれ320点または490点を算定する。
■本区分の48および49に掲げる検査については，別に厚生労働大臣が定める施設基準に適合しているものとして地方厚生局長等に届け出た保険医療機関において実施した場合に限り算定する。

1　① 寒冷凝集反応　cold agglutination test　　11点

【目的】　低温（4℃）で赤血球を凝集する抗体である寒冷凝集素（cold agglutinin；CA）を検出する検査である。CA は原因不明の寒冷凝集素症や寒冷型自己免疫性溶血性貧血のほか，感染症（マイコプラズマ，ウイルス）や免疫グロブリン異常を呈する病態で出現する。

【方法】　赤血球凝集法（HA）

適応疾患　▶寒冷凝集素症　▶マイコプラズマ肺炎〔▶自己免疫性溶血性貧血〕

2　② リウマトイド因子（RF）定量　　30点

【目的】　変性 IgG に結合する免疫グロブリンを広くリウマトイド因子と呼び，関節リウマチで高率に認められるため，リウマチ以外の関節症との鑑別に用いる。SLE など他の自己免疫疾患でも陽性となることがある。

【方法】　ラテックス凝集比濁法（機器を用いた LA，LPIA），ネフェロメトリー法

適応疾患　▶関節リウマチ（RA）　▶間質性肺炎　▶心膜炎　▶リウマチ熱　▶全身性エリテマトーデス（SLE）　▶全身性強皮症・強皮症　▶皮膚筋炎・多発性筋炎（DM/PM）　▶自己免疫性肝炎

《保険請求》
- ★「8」の抗ガラクトース欠損 IgG 抗体定性，同定量は，ECLIA 法またはレクチン酵素免疫測定法による。なお，「2」のリウマトイド因子（RF）定量を併せて実施した場合は，主たるもののみ算定する。
- ★「2」のリウマトイド因子（RF）定量，「8」の抗ガラクトース欠損 IgG 抗体定性，同定量，「9」のマトリックスメタロプロテイナーゼ-3（MMP-3），「15」の C1q 結合免疫複合体，「25」のモノクローナル RF 結合免疫複合体および「26」の IgG 型リウマトイド因子のうち 3 項目以上を併せて実施した場合には，主たるもの 2 つに限り算定する。

3 ③ 抗サイログロブリン抗体半定量 anti-thyroglobulin antibody　37点

【目的】　甲状腺の成分であるサイログロブリンに対する自己抗体を半定量する検査である。橋本病（慢性甲状腺炎）の診断に用いられるが，バセドウ病でも陽性となる。
【方法】　粒子凝集法（PA）　なお，試薬は現在，販売中止されている。
適応疾患　▶橋本病（慢性甲状腺炎）▶バセドウ病 ▶甲状腺機能低下症 ▶甲状腺機能亢進症 ▶甲状腺腫 ▶甲状腺癌 ▶亜急性甲状腺炎

3 ④ 抗甲状腺マイクロゾーム抗体半定量 anti-thyroid microsomal antibody　37点

【目的】　甲状腺のマイクロゾーム分画に対する自己抗体を半定量する検査である。「10」の抗甲状腺ペルオキシダーゼ抗体とほぼ同意義である。橋本病（慢性甲状腺炎）の診断に用いられるが，バセドウ病でも陽性となる。
【方法】　粒子凝集法（PA）　なお，試薬は現在，販売中止されている。
適応疾患　▶橋本病（慢性甲状腺炎）▶バセドウ病 ▶甲状腺機能低下症 ▶甲状腺機能亢進症 ▶甲状腺腫 ▶甲状腺癌 ▶亜急性甲状腺炎

《保険請求》
- ★「11」の抗甲状腺ペルオキシダーゼ抗体を，「3」の抗甲状腺マイクロゾーム抗体半定量と併せて実施した場合は，主たるもののみ算定する。

4 ⑤ Donath-Landsteiner 試験 Donath-Landsteiner test (cold hemolytic reaction)　55点

【目的】　寒冷環境下で赤血球と結合し，37℃で補体の作用によって溶血を起こす自己抗体を寒冷溶血素といい，発作性寒冷ヘモグロビン尿症で検出される。
【方法】　溶血反応
適応疾患　▶発作性寒冷ヘモグロビン尿症

5 ⑥ 抗核抗体（蛍光抗体法）定性 anti-nuclear antibody (ANA) indirect fluorescence antibody method　99点

【目的】　核成分に対する自己抗体を検出する検査で，膠原病・自己免疫疾患の診断，鑑別に用いられる。本検査はスクリーニングとして実施され，陽性の場合はその染色パターンから核内のどの成分に対する抗体が存在するか推定し，個別の自己抗体検査に進む。
【方法】　蛍光抗体法（IFA）
適応疾患　▶全身性エリテマトーデス（SLE）▶薬剤誘発性ループス ▶オーバーラップ症候群 ▶混合性結合組織病（MCTD）▶全身性強皮症・強皮症 ▶皮膚筋炎・多発性筋炎 ▶シェーグレン症候群 ▶自己免疫性肝炎〔▶関節リウマチ〕

5 ⑦ 抗核抗体（蛍光抗体法）半定量　99点

【目的】　核成分に対する自己抗体を検出する検査で，膠原病・自己免疫疾患の診断，鑑別に用いられる。本検査はスクリーニングとして実施され，陽性の場合は血清希釈により抗体力価が求められる。その染色パターンから核内のどの成分に対する抗体が存在するか推定し，個別の自己抗体検査に進む。
【方法】　蛍光抗体法（IFA）
適応疾患　▶全身性エリテマトーデス（SLE）▶薬剤誘発性ループス ▶オーバーラップ症候群 ▶混合性結合組織病（MCTD）▶全身性強皮症・強皮症 ▶皮膚筋炎・多発性筋炎 ▶シェーグレン症候群 ▶自己免疫性肝炎〔▶関節リウマチ〕

免疫

自己抗体

5 ⑧ 抗核抗体（蛍光抗体法）定量　　　　　　　　　　　　　　　　　　　　　99点

【目的】　核成分に対する自己抗体を蛍光抗体法により定量する検査で，膠原病・自己免疫疾患の診断，鑑別に用いられる。

【方法】　※現在，定量検査に該当する試薬は見当たらない。

適応疾患　▶全身性エリテマトーデス（SLE）▶薬剤誘発性ループス ▶オーバーラップ症候群 ▶混合性結合組織病（MCTD）▶全身性強皮症・強皮症 ▶皮膚筋炎・多発性筋炎 ▶シェーグレン症候群 ▶自己免疫性肝炎〔▶関節リウマチ〕

6 ⑨ 抗インスリン抗体　anti-insulin antibody　　　　　　　　　　　　　　　　107点

【目的】　インスリンに対する抗体を調べる検査で，インスリン自己免疫症候群に認められるほか，インスリン製剤を注射中の糖尿病患者に出現することがある。

【方法】　放射性免疫測定法（RIA）

適応疾患　▶インスリン自己免疫症候群 ▶1型糖尿病〔▶インスリン治療中の糖尿病患者〕

7 ⑩ 抗核抗体（蛍光抗体法を除く）　anti-nuclear antibody　　　　　　　　　110点

【目的】　核成分に対する自己抗体を検出する検査で，膠原病・自己免疫疾患の診断，鑑別に用いられる。

【方法】　酵素免疫測定法（EIA，ELISA），化学発光酵素免疫測定法（CLEIA），蛍光酵素免疫測定法（FEIA）

適応疾患　▶全身性エリテマトーデス（SLE）▶薬剤誘発性ループス ▶オーバーラップ症候群 ▶混合性結合組織病（MCTD）▶全身性強皮症・強皮症 ▶皮膚筋炎・多発性筋炎 ▶シェーグレン症候群 ▶自己免疫性肝炎〔▶関節リウマチ〕

8 ⑪ 抗ガラクトース欠損 IgG 抗体定性　anti-agalactosyl IgG antibody　　　　111点

【目的】　関節リウマチ患者の血清中 IgG はガラクトース含量が少なく，これに結合する自己抗体（リウマトイド因子の一種）が同患者で検出され，リウマトイド因子（RF）陰性者でも陽性になることがあるため，RF の補助検査として使われる。なお，定性検査試薬は現在，販売中止されている。

【方法】　フロースルー免疫測定法（レクチン免疫測定法）

適応疾患　▶関節リウマチ

8 ⑫ 抗ガラクトース欠損 IgG 抗体定量　　　　　　　　　　　　　　　　　　111点

【目的】　関節リウマチ患者の血清中 IgG はガラクトース含量が少なく，これに結合する自己抗体（リウマトイド因子の一種）が同患者で検出され，リウマトイド因子（RF）陰性者でも陽性になることがあるため，RF の補助検査として使われる。

【方法】　電気化学発光免疫測定法（ECLIA）

適応疾患　▶関節リウマチ

《保険請求》
- ★「8」の抗ガラクトース欠損 IgG 抗体定性，同定量は，ECLIA 法またはレクチン酵素免疫測定法による。なお，「2」のリウマトイド因子（RF）定量を併せて実施した場合は，主たるもののみ算定する。
- ★「2」のリウマトイド因子（RF）定量，「8」の抗ガラクトース欠損 IgG 抗体定性，同定量，「9」のマトリックスメタロプロテイナーゼ-3（MMP-3），「15」の C₁q 結合免疫複合体，「25」のモノクローナル RF 結合免疫複合体および「24」の IgG 型リウマトイド因子のうち3項目以上を併せて実施した場合には，主たるもの2つに限り算定する。
- ★「24」の抗シトルリン化ペプチド抗体定性，同定量，「8」の抗ガラクトース欠損 IgG 抗体定性，同定量，「9」のマトリックスメタロプロテイナーゼ-3（MMP-3），「13」の C₁q 結合免疫複合体，「25」のモノクローナル RF 結合免疫複合体および「26」の IgG 型リウマトイド因子のうち2項目以上を併せて実施した場合には，主たるもの1つに限り算定する。

9 ⑬ マトリックスメタロプロテイナーゼ-3（MMP-3）　matrix metalloproteinase-3　116点

【目的】　滑膜細胞から産生される結合組織を分解する酵素で，関節リウマチの診断，経過観察に用いる。関節破壊の予測に有用とされている。

【方法】　酵素免疫測定法（EIA，ELISA），ラテックス凝集比濁法（機器を用いた LA）

適応疾患　▶関節リウマチ

《保険請求》
* ★「2」のリウマトイド因子（RF）定量，「8」の抗ガラクトース欠損 IgG 抗体定性，同定量，「9」のマトリックスメタロプロテイナーゼ-3（MMP-3），「15」の C₁q 結合免疫複合体，「25」のモノクローナル RF 結合免疫複合体および「26」の IgG 型リウマトイド因子のうち 3 項目以上を併せて実施した場合には，主たるもの 2 つに限り算定する。
* ★「24」の抗シトルリン化ペプチド抗体定性，同定量，「8」の抗ガラクトース欠損 IgG 抗体定性，同定量，「9」のマトリックスメタロプロテイナーゼ-3（MMP-3），「15」の C₁q 結合免疫複合体，「25」のモノクローナル RF 結合免疫複合体および「26」の IgG 型リウマトイド因子のうち 2 項目以上を併せて実施した場合には，主たるもの 1 つに限り算定する。

---

10 ⑭ 抗サイログロブリン抗体 anti-thyroglobulin antibody (anti-Tg Ab)　　　136点

【目的】　D014「3」で示した抗サイログロブリン抗体を定量する検査である。自己免疫性甲状腺疾患である橋本病とバセドウ病で高率に陽性となる。特に前者の診断に必要とされる。
【方法】　酵素免疫測定法（EIA，ELISA），化学発光免疫測定法（CLIA，CLEIA，ECLIA）
適応疾患　▶橋本病（慢性甲状腺炎）▶バセドウ病 ▶甲状腺機能低下症 ▶甲状腺機能亢進症 ▶甲状腺腫 ▶甲状腺癌

---

11 ⑮ 抗甲状腺ペルオキシダーゼ抗体 anti-thyroid peroxidase antibody (anti TPO Ab)　　138点

【目的】　D014「3」で示した抗甲状腺マイクロゾーム抗体半定量の対応抗原である甲状腺ペルオキシダーゼに反応する自己抗体で，定量検査に相当する。自己免疫性甲状腺疾患である橋本病とバセドウ病で高率に陽性となる。特に前者の診断に必要とされる。
【方法】　酵素免疫測定法（EIA，ELISA），化学発光免疫測定法（CLIA，CLEIA，ECLIA）
適応疾患　▶橋本病（慢性甲状腺炎）▶バセドウ病 ▶甲状腺機能低下症 ▶甲状腺機能亢進症 ▶甲状腺腫 ▶甲状腺癌

《保険請求》
* ★「11」の抗甲状腺ペルオキシダーゼ抗体を「3」の抗甲状腺マイクロゾーム抗体半定量と併せて実施した場合は，主たるもののみ算定する。

---

12 ⑯ 抗 Jo-1抗体定性 anti-Jo-1 antibody　　　140点

【目的】　抗核抗体の 1 つである抗 Jo-1抗体を検出する検査である。抗 Jo-1抗体は，ヒスチジン tRNA 合成酵素に対する自己抗体で，皮膚筋炎／多発性筋炎（DM/PM）の15〜30％で陽性となる。筋炎症状を欠く他の膠原病では陽性化しにくいため，DM/PM のマーカー抗体とされている。
【方法】　免疫拡散法（オクタロニー法）
適応疾患　▶多発性筋炎 ▶皮膚筋炎

《保険請求》
* ★「23」の抗 ARS 抗体と「12」の抗 Jo-1抗体定性，同半定量または同定量を併せて実施した場合は主たるもののみ算定する。

---

12 ⑰ 抗 Jo-1抗体半定量　　　140点

【目的】　皮膚筋炎／多発性筋炎（DM/PM）のマーカーである抗 Jo-1抗体を，血清希釈により半定量的に評価する検査である。
【方法】　免疫拡散法（オクタロニー法）
適応疾患　▶多発性筋炎 ▶皮膚筋炎

《保険請求》
* ★「23」の抗 ARS 抗体と「12」の抗 Jo-1抗体定性，同半定量または同定量を併せて実施した場合は主たるもののみ算定する。

---

12 ⑱ 抗 Jo-1抗体定量　　　140点

【目的】　皮膚筋炎／多発性筋炎（DM/PM）のマーカーである抗 Jo-1抗体を定量する検査である。
【方法】　酵素免疫測定法（EIA，ELISA），化学発光酵素免疫測定法（CLEIA），蛍光酵素免疫測定法

免疫

自己
抗体

（FEIA）

適応疾患　▶多発性筋炎　▶皮膚筋炎

《保険請求》

★「23」の抗 ARS 抗体と「12」の抗 Jo-1抗体定性，同半定量または同定量を併せて実施した場合は主たるもののみ算定する。

13 ⑲ 抗 RNP 抗体定性　anti RNP antibody　144点

【目的】　抗核抗体の1つである抗 RNP 抗体を検出する検査である。抗 RNP 抗体は，リボ核蛋白（ribonucleoprotein；RNP）に対する自己抗体で，低分子 U1-RNA と蛋白の複合体が抗原となるため，抗 U1-RNP 抗体とも呼ばれる。本抗体の陽性をもって混合性結合組織病（MCTD）と診断される。その他の膠原病でもしばしば陽性となる。

【方法】　免疫拡散法（オクタロニー法）

適応疾患　▶混合性結合組織病（MCTD）▶全身性エリテマトーデス（SLE）▶全身性強皮症・強皮症　▶オーバーラップ症候群　▶シェーグレン症候群　▶皮膚筋炎・多発性筋炎（PM/DM）

13 ⑳ 抗 RNP 抗体半定量　144点

【目的】　混合性結合組織病（MCTD）のマーカーである抗 RNP 抗体を，血清希釈により半定量的に評価する検査である。

【方法】　免疫拡散法（オクタロニー法）

適応疾患　▶混合性結合組織病（MCTD）▶全身性エリテマトーデス（SLE）▶全身性強皮症・強皮症　▶オーバーラップ症候群　▶シェーグレン症候群　▶皮膚筋炎・多発性筋炎（PM/DM）

13 ㉑ 抗 RNP 抗体定量　144点

【目的】　混合性結合組織病（MCTD）のマーカーである抗 RNP 抗体を定量する検査である。

【方法】　酵素免疫測定法（EIA，ELISA），化学発光酵素免疫測定法（CLEIA），蛍光酵素免疫測定法（FEIA）

適応疾患　▶混合性結合組織病（MCTD）▶全身性エリテマトーデス（SLE）▶全身性強皮症・強皮症　▶オーバーラップ症候群　▶シェーグレン症候群　▶皮膚筋炎・多発性筋炎（PM/DM）

14 ㉒ 抗 Sm 抗体定性　anti-Sm antibody　147点

【目的】　抗核抗体の1つである抗 Sm 抗体を検出する検査である。抗 Sm 抗体の対応抗原は U1～ U6-RNA とされ，一部に前記の抗 U1-RNP 抗体対応抗原を含む。SLE での陽性率は30% 弱と低いが，他の膠原病では陰性であるため SLE のマーカー抗体とされている。

【方法】　免疫拡散法（オクタロニー法）

適応疾患　▶全身性エリテマトーデス（SLE）

14 ㉓ 抗 Sm 抗体半定量　147点

【目的】　SLE のマーカーである抗 Sm 抗体を，血清希釈により半定量的に評価する検査である。

【方法】　免疫拡散法（オクタロニー法）

適応疾患　▶全身性エリテマトーデス（SLE）

14 ㉔ 抗 Sm 抗体定量　147点

【目的】　SLE のマーカー抗体である抗 Sm 抗体を定量する検査である。

【方法】　酵素免疫測定法（EIA，ELISA），化学発光酵素免疫測定法（CLEIA），蛍光酵素免疫測定法（FEIA）

適応疾患　▶全身性エリテマトーデス（SLE）

15 ㉕ C_1q 結合免疫複合体　C_1q binding immune complex (IC-C_1q)　153点

【目的】　免疫複合体（IC）とは，抗原抗体結合物を指し，組織（腎，血管，結合織など）に沈着すると組織障害の原因となる。全身性エリテマトーデス（SLE），ほかの自己免疫性疾患の病態診断と治療

経過観察に用いられる。本検査は補体活性化能があり，C_1q に結合活性の強い免疫グロブリンからなる IC を検出する。

【方法】　酵素免疫測定法（EIA，ELISA）

適応疾患　▶全身性エリテマトーデス（SLE）▶糸球体腎炎 ▶関節リウマチ〔▶シェーグレン症候群 ▶結節性多発動脈炎 ▶全身性強皮症・強皮症 ▶ベーチェット病〕

《保険請求》
★ 「2」のリウマトイド因子（RF）定量，「8」の抗ガラクトース欠損 IgG 抗体定性，同定量，「9」のマトリックスメタロプロテイナーゼ-3（MMP-3），「15」の C_1q 結合免疫複合体，「25」のモノクローナル RF 結合免疫複合体および「26」の IgG 型リウマトイド因子のうち 3 項目以上を併せて実施した場合には，主たるもの 2 つに限り算定する。
★ 「24」の抗シトルリン化ペプチド抗体定性，同定量，「8」の抗ガラクトース欠損 IgG 抗体定性，同定量，「9」のマトリックスメタロプロテイナーゼ-3（MMP-3），「15」の C_1q 結合免疫複合体，「25」のモノクローナル RF 結合免疫複合体および「26」の IgG 型リウマトイド因子のうち 2 項目以上を併せて実施した場合には，主たるもの 1 つに限り算定する。

16 ㉖ 抗 Scl-70 抗体定性　anti-Scl-70 antibody　157点

【目的】　抗核抗体の 1 つである抗 Scl-70 抗体を検出する検査である。抗 Scl-70 抗体はトポイソメラーゼ（topoisomerase）Ⅰという DNA 切断酵素に対する自己抗体で強皮症（PSS）の30〜40％で陽性となる。他の膠原病での陽性率は低いため，強皮症のマーカー抗体とされている。

【方法】　免疫拡散法（オクタロニー法）

適応疾患　▶全身性強皮症・強皮症

16 ㉗ 抗 Scl-70 抗体半定量　157点

【目的】　強皮症のマーカーである抗 Scl-70 抗体を，血清希釈により半定量的に評価する検査である。

【方法】　免疫拡散法（オクタロニー法）

適応疾患　▶全身性強皮症・強皮症

16 ㉘ 抗 Scl-70 抗体定量　157点

【目的】　強皮症のマーカーである抗 Scl-70 抗体を定量する検査である。

【方法】　酵素免疫測定法（EIA，ELISA），化学発光酵素免疫測定法（CLEIA），蛍光酵素免疫測定法（FEIA）

適応疾患　▶全身性強皮症・強皮症

16 ㉙ 抗 SS-B/La 抗体定性　anti-SS-B/La antibody　157点

【目的】　自己抗体の 1 つである抗 SS-B/La 抗体を検出する検査である。抗 SS-B/La 抗体はシェーグレン症候群で陽性となり，特異性は SS-A/Ro 抗体より高い。

【方法】　免疫拡散法（オクタロニー法）

適応疾患　▶シェーグレン症候群 ▶全身性エリテマトーデス（SLE）▶オーバーラップ症候群 ▶混合性結合組織病（MCTD）▶全身性強皮症・強皮症 ▶皮膚筋炎・多発性筋炎 ▶関節リウマチ

16 ㉚ 抗 SS-B/La 抗体半定量　157点

【目的】　シェーグレン症候群で陽性となる抗 SS-B/La 抗体を，血清希釈により半定量的に評価する検査である。

【方法】　免疫拡散法（オクタロニー法）

適応疾患　▶シェーグレン症候群 ▶全身性エリテマトーデス（SLE）▶オーバーラップ症候群 ▶混合性結合組織病（MCTD）▶全身性強皮症・強皮症 ▶皮膚筋炎・多発性筋炎 ▶関節リウマチ

16 ㉛ 抗 SS-B/La 抗体定量　157点

【目的】　シェーグレン症候群で陽性となる抗 SS-B/La 抗体を定量する検査である。

【方法】　酵素免疫測定法（EIA，ELISA），化学発光酵素免疫測定法（CLEIA），蛍光酵素免疫測定法（FEIA）

免疫

自己抗体

適応疾患 ▶シェーグレン症候群 ▶全身性エリテマトーデス（SLE）▶オーバーラップ症候群 ▶混合性結合組織病（MCTD）▶全身性強皮症・強皮症 ▶皮膚筋炎・多発性筋炎 ▶関節リウマチ

17 ㉜ 抗DNA抗体定量 159点

【目的】 DNAに対する自己抗体を定量する検査で，全身性エリテマトーデス（SLE）の診断と経過観察に用いられる。抗2本鎖DNA（double stranded；dsDNA）抗体と抗1本鎖DNA（single stranded；ssDNA）抗体があり，SLEに特異性が高いのは抗dsDNA抗体である。

【方法】 放射性免疫測定法（RIA），酵素免疫測定法（EIA，ELISA），化学発光酵素免疫測定法（CLEIA），蛍光酵素免疫測定法（FEIA）

適応疾患 ▶全身性エリテマトーデス（SLE）▶混合性結合組織病（MCTD）▶オーバーラップ症候群 ▶全身性強皮症・強皮症 ▶関節リウマチ ▶シェーグレン症候群 ▶多発性筋炎 ▶皮膚筋炎

17 ㉝ 抗DNA抗体定性 anti-DNA antibody 159点

【目的】 DNAに対する自己抗体を検出する検査で，全身性エリテマトーデス（SLE）の診断と経過観察に用いられる。抗2本鎖DNA（double stranded；dsDNA）抗体と抗1本鎖DNA（single stranded；ssDNA）抗体があり，SLEに特異性が高いのは抗dsDNA抗体である。

【方法】 ※現在，抗DNA抗体定性に該当する試薬は見当たらない。

適応疾患 ▶全身性エリテマトーデス（SLE）▶混合性結合組織病（MCTD）▶オーバーラップ症候群 ▶全身性強皮症・強皮症 ▶関節リウマチ ▶シェーグレン症候群 ▶多発性筋炎 ▶皮膚筋炎

18 ㉞ 抗SS-A/Ro抗体定性 anti-SS-A/Ro antibody 161点

【目的】 自己抗体の1つである抗SS-A/Ro抗体を検出する検査である。抗SS-A/Ro抗体はシェーグレン症候群で高率に陽性となるが，SLEなど他の膠原病（および健康人）でも陽性となることがある。

【方法】 免疫拡散法（オクタロニー法）

適応疾患 ▶シェーグレン症候群 ▶全身性エリテマトーデス（SLE）▶オーバーラップ症候群 ▶混合性結合組織病（MCTD）▶全身性強皮症・強皮症 ▶皮膚筋炎・多発性筋炎 ▶関節リウマチ

18 ㉟ 抗SS-A/Ro抗体半定量 161点

【目的】 シェーグレン症候群で陽性となる抗SS-A/Ro抗体を，血清希釈により半定量的に評価する検査である。

【方法】 免疫拡散法（オクタロニー法）

適応疾患 ▶シェーグレン症候群 ▶全身性エリテマトーデス（SLE）▶オーバーラップ症候群 ▶混合性結合組織病（MCTD）▶全身性強皮症・強皮症 ▶皮膚筋炎・多発性筋炎 ▶関節リウマチ

18 ㊱ 抗SS-A/Ro抗体定量 161点

【目的】 シェーグレン症候群で陽性となる抗SS-A/Ro抗体を定量する検査である。

【方法】 酵素免疫測定法（EIA，ELISA），化学発光酵素免疫測定法（CLEIA），蛍光酵素免疫測定法（FEIA）

適応疾患 ▶シェーグレン症候群 ▶全身性エリテマトーデス（SLE）▶オーバーラップ症候群 ▶混合性結合組織病（MCTD）▶全身性強皮症・強皮症 ▶皮膚筋炎・多発性筋炎 ▶関節リウマチ

19 ㊲ 抗RNAポリメラーゼⅢ抗体 anti-RNA polymerase Ⅲ antibody 170点

【目的】 RNAポリメラーゼⅢはリボソームの構成要素である5S rRNAおよびトランスファーRNAをコードする遺伝子の転写を行う酵素である。抗RNAポリメラーゼⅢ抗体はRNAポリメラーゼに対する自己抗体の1つであり，びまん性型強皮症における腎クリーゼで感度が高い（約30％）とされる。

【方法】 酵素免疫測定法（EIA，ELISA）

適応疾患 ▶全身性強皮症 ▶強皮症 ▶膠原病

《保険請求》

★「19」の抗RNAポリメラーゼⅢ抗体は，びまん性型強皮症の確定診断を目的として行った場合に，1回を限度として算定できる。また，その際陽性と認められた患者に関し，腎クリーゼのリスクが高い者については，治療方針の決定を目的として行った場合に，また腎クリーゼ発症後の者については，病勢の指標として測定した場合に，そ

れぞれ３月に１回を限度として算定できる。
●**レセプト摘要欄**：前回の実施日（初回の場合は初回である旨）を記載する。

20 ㊳ 抗セントロメア抗体定量　174点

【目的】　染色体の動原体に反応する自己抗体を定量する検査である。強皮症の亜型であるクレスト症候群（皮膚石灰沈着，レイノー症状，食道病変，手指硬化症，毛細血管拡張を示す）での陽性率が高い。また，原発性胆汁性胆管炎（PBC）でも低率ながら陽性となる。
【方法】　酵素免疫測定法（EIA，ELISA），化学発光酵素免疫測定法（CLEIA），蛍光酵素免疫測定法（FEIA）

（適応疾患）　▶全身性強皮症・強皮症 ▶原発性胆汁性胆管炎（PBC／原発性胆汁性肝硬変）

《保険請求》
★「20」の抗セントロメア抗体定量または同定性は，原発性胆汁性胆管炎または強皮症の診断または治療方針の決定を目的に用いた場合に限り算定できる。

20 ㊴ 抗セントロメア抗体定性　anti-centromere antibody（ACA）　174点

【目的】　染色体の動原体に反応する自己抗体を検出する検査である。強皮症や原発性胆汁性胆管炎（PBC）で陽性となる。
【方法】　※現在，定性に該当する試薬は見当たらず，ここに記載すべき検査方法はなし。

（適応疾患）　▶クレスト症候群 ▶全身性強皮症・強皮症 ▶原発性胆汁性胆管炎（PBC／原発性胆汁性肝硬変）

《保険請求》
★「20」の抗セントロメア抗体定量または同定性は，原発性胆汁性胆管炎または強皮症の診断または治療方針の決定を目的に用いた場合に限り算定できる。

21 ㊵ 抗ミトコンドリア抗体定性　anti-mitochondrial antibody（AMA），qualitative　181点

【目的】　ミトコンドリアと反応する自己抗体を検出する検査である。原発性胆汁性胆管炎（PBC）での陽性率が高い。なお，蛍光抗体法による検査を行う際に，まず定性判定を行い，陽性時に血清検体を段階希釈して半定量を実施する，という進め方をする場合がある。
【方法】　蛍光抗体法（IFA）

（適応疾患）　▶原発性胆汁性胆管炎（PBC／原発性胆汁性肝硬変）▶自己免疫性肝炎

21 ㊶ 抗ミトコンドリア抗体半定量　anti-mitochondrial antibody（AMA），semi-quantitative　181点

【目的】　原発性胆汁性胆管炎（PBC）で陽性となる抗ミトコンドリア抗体の抗体価を，血清希釈により半定量的に評価する検査である。ただし，蛍光抗体法による半定量検査では亜型の判別はできない。
【方法】　蛍光抗体法（IFA）

（適応疾患）　▶原発性胆汁性胆管炎（PBC／原発性胆汁性肝硬変）▶活動性慢性肝炎 ▶薬剤惹起性肝炎 ▶自己免疫性肝炎

22 ㊷ 抗ミトコンドリア抗体定量　（AMA）　189点

【目的】　ミトコンドリアと反応する自己抗体を定量する検査である。原発性胆汁性胆管炎（PBC）での陽性率が高い。抗ミトコンドリア抗体にはM1からM9までの９種の亜型が存在するが，このうちPBCで出現するのは抗M2抗体（抗ミトコンドリアM2抗体）である。
【方法】　酵素免疫測定法（EIA，ELISA），化学発光酵素免疫測定法（CLEIA），蛍光酵素免疫測定法（FEIA）

（適応疾患）　▶原発性胆汁性胆管炎（PBC／原発性胆汁性肝硬変）▶活動性慢性肝炎 ▶薬剤惹起性肝炎 ▶自己免疫性肝炎

23 ㊸ 抗 ARS 抗体　Anti-aminoacyl-tRNA synthetase autoantibody　190点

【目的】　筋力低下を主徴とする原因不明の慢性炎症性疾患である多発性筋炎・皮膚筋炎（PM/DM）では，

免疫

自己
抗体

患者血清中に多様な自己抗体が検出される。本検査は，血清中の5つの抗ARS抗体(抗Jo-1抗体，抗PL-7抗体，抗PL-12抗体，抗EJ抗体，抗KS抗体)を一括して検出するものであるが，1人の患者において複数の抗体が併存することはないと考えられている。PM/DMに対する疾患特異性が高いとされている。

【方法】 酵素免疫測定法（EIA，ELISA）

適応疾患 ▶多発性筋炎・皮膚筋炎〔▶抗ARS抗体症候群〕

《保険請求》
★「23」の抗ARS抗体と「12」の抗Jo-1抗体定性，同半定量または同定量を併せて実施した場合は主たるもののみ算定する。

免疫

24 ㊹ 抗シトルリン化ペプチド抗体定性 anti-cyclic citrullinated peptide antibodies(anti-CCP Ab)　193点

【目的】 細胞内物質であるフィラグリンに対する自己抗体が関節リウマチ（RA）患者で検出されていたが，感度，特異性を高めるために，対応する構造を合成，修飾された抗原（環状シトルリン化ペプチド：CCP）を用いて検出される抗体である。抗CCP抗体は，早期RAやリウマトイド因子陰性の患者でも陽性になるとされている。

【方法】 免疫クロマト法

適応疾患 ▶関節リウマチ

24 ㊺ 抗シトルリン化ペプチド抗体定量 anti-cyclic citrullinated peptide antibodies(anti-CCP Ab)　193点

【目的】 抗シトルリン化ペプチド（CCP）抗体を定量する検査である。早期RAやリウマトイド因子陰性の患者でも陽性になるとされている。

自己抗体

【方法】 酵素免疫測定法（EIA，ELISA），化学発光免疫測定法（CLIA，CLEIA，ECLIA），蛍光酵素免疫測定法（FEIA）

適応疾患 ▶関節リウマチ

《保険請求》
★「24」の抗シトルリン化ペプチド抗体定性または同定量は，以下のいずれかの場合に算定できる。
（イ）関節リウマチと確定診断できない者に対して診断の補助として検査を行った場合に，原則として1回を限度として算定できる。ただし，当該検査結果が陰性の場合においては，3月に1回に限り算定できる。なお，当該検査を2回以上算定するに当たっては，検査値を診療報酬明細書の摘要欄に記載する。
（ロ）（イ）とは別に，関節リウマチに対する治療薬の選択のために行う場合においては，患者1人につき原則として1回に限り算定する。ただし，当該検査結果は陰性であったが，臨床症状・検査所見等の変化を踏まえ，再度治療薬を選択する必要がある場合においては，6月に1回に限り算定できる。なお，当該検査を2回以上算定するに当たっては，その医学的な必要性を診療報酬明細書の摘要欄に記載する。
★「24」の抗シトルリン化ペプチド抗体定性，同定量，「8」の抗ガラクトース欠損IgG抗体定性，同定量，「9」のマトリックスメタロプロテイナーゼ-3（MMP-3），「15」のC₁q結合免疫複合体，「25」のモノクローナルRF結合免疫複合体および「26」のIgG型リウマトイド因子のうち2項目以上を併せて実施した場合には，主たるものの1つに限り算定する。
●レセプト摘要欄：
（関節リウマチの確定診断がつかず抗シトルリン化ペプチド抗体定性又は定量を2回以上算定する場合）未確と表示し，当該検査の実施年月日及び検査値をすべて記載する。
（再度治療薬を選択する必要があり抗シトルリン化ペプチド抗体定性又は定量を2回以上算定する場合）その医学的な必要性を記載する。

25 ㊻ モノクローナルRF結合免疫複合体 monoclonal rheumatoid factor (RF) binding immune complex (IC-mRF)　194点

【目的】 免疫複合体（IC）とは，抗原抗体結合物を指し，組織（腎，血管，結合織など）に沈着すると組織障害の原因となる。全身性エリテマトーデス（SLE），ほかの自己免疫性疾患の病態診断と治療経過観察に用いられる。本検査はRFと反応するIgGを含むICを検出する。

【方法】 酵素免疫測定法（EIA，ELISA）

適応疾患 ▶全身性エリテマトーデス（SLE）▶糸球体腎炎 ▶関節リウマチ〔▶シェーグレン症候群 ▶結節性多発動脈炎 ▶全身性強皮症・強皮症 ▶ベーチェット病 ▶膠原病〕

《保険請求》
★「2」のリウマトイド因子（RF）定量，「8」の抗ガラクトース欠損IgG抗体定性，同定量，「9」のマトリック

スメタロプロテイナーゼ-3（MMP-3），「15」のC₁q 結合免疫複合体，「25」のモノクローナル RF 結合免疫複合体および「26」の IgG 型リウマトイド因子のうち 3 項目以上を併せて実施した場合には，主たるもの 2 つに限り算定する。

★「24」の抗シトルリン化ペプチド抗体定性，同定量，「8」の抗ガラクトース欠損 IgG 抗体定性，同定量，「9」のマトリックスメタロプロテイナーゼ-3（MMP-3），「15」のC₁q 結合免疫複合体，「25」のモノクローナル RF 結合免疫複合体および「26」の IgG 型リウマトイド因子のうち 2 項目以上を併せて実施した場合には，主たるもの 1 つに限り算定する。

---

26 ㊼ IgG 型リウマトイド因子 IgG-rheumatoid factor (IgG-RF) 198点

【目的】 リウマトイド因子のうち，IgG 分画に属する抗体を測定するもので，単なるリウマトイド因子よりは関節リウマチの活動性に関連するといわれている。

【方法】 酵素免疫測定法（EIA，ELISA）

（適応疾患） ▶関節リウマチ

《保険請求》

★「2」のリウマトイド因子（RF）定量，「8」の抗ガラクトース欠損 IgG 抗体定性，同定量，「9」のマトリックスメタロプロテイナーゼ-3（MMP-3），「15」のC₁q 結合免疫複合体，「25」のモノクローナル RF 結合免疫複合体および「26」の IgG 型リウマトイド因子のうち 3 項目以上を併せて実施した場合には，主たるもの 2 つに限り算定する。

★「24」の抗シトルリン化ペプチド抗体定性，同定量，「8」の抗ガラクトース欠損 IgG 抗体定性，同定量，「9」のマトリックスメタロプロテイナーゼ-3（MMP-3），「15」のC₁q 結合免疫複合体，「25」のモノクローナル RF 結合免疫複合体および「26」の IgG 型リウマトイド因子のうち 2 項目以上を併せて実施した場合には，主たるもの 1 つに限り算定する。

---

27 ㊽ 抗 TSH レセプター抗体（TRAb） anti-TSH receptor antibody (TRAb) 214点

【目的】 甲状腺刺激ホルモンの受容体（TSH レセプター）に結合する自己抗体の検査である。バセドウ（Basedow）病の疾患マーカーとして使われる。本抗体はレセプターへの結合活性だけをみているので甲状腺機能低下症でも陽性となることがある。

【方法】 RI 使用検査（RRA），酵素免疫測定法（EIA，ELISA），化学発光免疫測定法（CLEIA，ECLIA）

（適応疾患） ▶バセドウ病 ▶甲状腺機能亢進症 ▶萎縮性甲状腺炎 ▶慢性甲状腺炎 〔▶甲状腺機能低下症〕

《保険請求》

★「27」の抗 TSH レセプター抗体（TRAb）および「40」の甲状腺刺激抗体（TSAb）を同時に行った場合は，いずれか一方のみ算定する。

---

28 ㊾ 抗 LKM-1抗体 anti-liver/kidney microsome type-1 antibodies 215点

【目的】 肝細胞，腎尿細管細胞の細胞質と反応し，マイクロゾーム分画で吸収される自己抗体のうち，自己免疫性肝炎（AIH）タイプⅡ型で出現する抗 LKM-1抗体を測定する検査である。

【方法】 酵素免疫測定法（EIA，ELISA）

（適応疾患） ▶自己免疫性肝炎

《保険請求》

★「28」の抗 LKM-1抗体は，ウイルス肝炎，アルコール性肝障害および薬剤性肝障害のいずれでもないことが確認され，かつ，抗核抗体陰性の自己免疫性肝炎が強く疑われる患者を対象として測定した場合に限り算定できる。

●レセプト摘要欄：抗核抗体陰性を確認した年月日を記載する。

---

29 ㊿ 抗カルジオリピンβ₂グリコプロテインⅠ複合体抗体 anti-cardiolipin-β_2 glycoprotein I complex antibody 223点

【目的】 リン脂質であるカルジオリピン（CL）に結合した内因性蛋白である β_2 グリコプロテインⅠを認識する抗体で，動静脈血栓症，習慣流産などを示す抗リン脂質抗体症候群（APS）の診断マーカーである。

【方法】 酵素免疫測定法（EIA，ELISA），蛍光酵素免疫測定法（FEIA）

（適応疾患） ▶抗リン脂質抗体症候群 ▶全身性エリテマトーデス（SLE）▶習慣流産 ▶動脈血栓症 ▶静脈

免疫

自己抗体

血栓症

《保険請求》

★「29」の抗カルジオリピンβ_2グリコプロテインⅠ複合体抗体と「30」抗カルジオリピンIgG抗体，抗カルジオリピンIgM抗体，抗β_2グリコプロテインⅠ IgG抗体または抗β_2グリコプロテインⅠ IgM抗体を併せて実施した場合は，主たるもののみ算定する。

30 (51) 抗カルジオリピンIgG抗体 anti-cardiolipin IgG antibody　226点

【目的】 抗リン脂質抗体症候群の診断に供される抗リン脂質抗体には，ループスアンチコアグラントに加え，IgMまたはIgG型の抗カルジオリピン抗体，IgMまたはIgG型の抗β_2グリコプロテインⅠ抗体があり，本検査はその一つである。

【方法】 酵素免疫測定法（ELISA）

適応疾患 ▶抗リン脂質抗体症候群

《保険請求》

★「29」の抗カルジオリピンβ_2グリコプロテインⅠ複合体抗体と「30」抗カルジオリピンIgG抗体，抗カルジオリピンIgM抗体，抗β_2グリコプロテインⅠ IgG抗体または抗β_2グリコプロテインⅠ IgM抗体を併せて実施した場合は，主たるもののみ算定する。

★「30」の抗カルジオリピンIgG抗体，抗カルジオリピンIgM抗体，抗β_2グリコプロテインⅠ IgG抗体および抗β_2グリコプロテインⅠ IgM抗体を併せて実施した場合は，主たるもの3つに限り算定する。

30 (52) 抗カルジオリピンIgM抗体　226点

【目的】 抗リン脂質抗体症候群の診断補助のために血清中の抗カルジオリピンIgM抗体を測定する。

【方法】 酵素免疫測定法（ELISA法），化学発光免疫測定法（CLIA）

適応疾患 ▶抗リン脂質抗体症候群

《保険請求》

★「29」の抗カルジオリピンβ_2グリコプロテインⅠ複合体抗体と「30」抗カルジオリピンIgG抗体，抗カルジオリピンIgM抗体，抗β_2グリコプロテインⅠ IgG抗体または抗β_2グリコプロテインⅠ IgM抗体を併せて実施した場合は，主たるもののみ算定する。

★「30」の抗カルジオリピンIgM抗体は，抗リン脂質抗体症候群の診断を目的として，ELISA法またはCLIA法により実施した場合に，一連の治療につき2回に限り算定する。

★「30」の抗カルジオリピンIgG抗体，抗カルジオリピンIgM抗体，抗β_2グリコプロテインⅠ IgG抗体および抗β_2グリコプロテインⅠ IgM抗体を併せて実施した場合は，主たるもの3つに限り算定する。

30 (53) 抗β_2グリコプロテインⅠ IgG抗体　226点

【目的】 抗リン脂質抗体症候群の診断の補助のための検査である。カルジオリピンを結合したβ_2グリコプロテインⅠではなく，抗原性を変化させたβ_2グリコプロテインⅠに直接反応するIgGまたはIgM抗体を測定する。

【方法】 化学発光酵素免疫測定法（CLEIA法），化学発光免疫測定法（CLIA）

適応疾患 ▶抗リン脂質抗体症候群

《保険請求》

★「30」の抗β_2グリコプロテインⅠ IgG抗体は，抗リン脂質抗体症候群の診断を目的として，CLEIA法またはCLIA法により実施した場合に，一連の治療につき2回に限り算定する。

30 (54) 抗β_2グリコプロテインⅠ IgM抗体　226点

【目的】 抗リン脂質抗体症候群の診断の補助のための検査である。カルジオリピンを結合したβ_2グリコプロテインⅠではなく，抗原性を変化させたβ_2グリコプロテインⅠに直接反応するIgGまたはIgM抗体を測定する。

【方法】 化学発光酵素免疫測定法（CLEIA法），化学発光免疫測定法（CLIA）

適応疾患 ▶抗リン脂質抗体症候群

《保険請求》

★「29」の抗カルジオリピンβ_2グリコプロテインⅠ複合体抗体と「30」抗カルジオリピンIgG抗体，抗カルジオリピンIgM抗体，抗β_2グリコプロテインⅠ IgG抗体または抗β_2グリコプロテインⅠ IgM抗体を併せて実施した場

合は，主たるもののみ算定する。
★「30」の抗β_2グリコプロテインⅠ IgM 抗体は，抗リン脂質抗体症候群の診断を目的として，CLEIA 法または CLIA 法により実施した場合に，一連の治療につき 2 回に限り算定する。
★「30」の抗カルジオリピン IgG 抗体，抗カルジオリピン IgM 抗体，抗β_2グリコプロテインⅠ IgG 抗体および抗β_2グリコプロテインⅠ IgM 抗体の検査を併せて実施した場合は，主たるもの 3 つに限り算定する。

31 (55) IgG_2（TIA 法によるもの） immunoglobulin G2　239点

【目的】 IgG の 4 つのサブクラスの 1 つで，これが欠乏すると，特に小児において，中耳，副鼻腔，呼吸器，消化器，皮膚などで感染の反復・重症化および日和見感染により重度の合併症をきたす。この欠乏症の診断と免疫グロブリン補充療法の患者選択のために，血清 IgG_2濃度を免疫比濁法で測定する。

【方法】 免疫比濁法（TIA）

適応疾患 ▶原発性免疫不全症候群（易感染性の患児）

《保険請求》

★「31」の IgG_2（TIA 法によるもの）および「42」の IgG_2（ネフェロメトリー法によるもの）は，原発性免疫不全等を疑う場合に算定する。これらを併せて実施した場合は，「31」の IgG_2（TIA 法によるもの）により算定する。

32 (56) 抗好中球細胞質ミエロペルオキシダーゼ抗体（MPO-ANCA） anti-neutrophil cytoplasmic myeloperoxidase antibody（MPO-ANCA）　251点

【目的】 好中球細胞質と反応する自己抗体のうち，ミエロペルオキシダーゼに対する抗体（MPO-ANCA）の定量検査である。半月体形成性腎炎および巣状性壊死性腎炎など，急速進行性糸球体腎炎（rapidly progressive glomerulonephritis；RPGN）と呼ばれる病態の診断，活動性の評価に使われる。

【方法】 酵素免疫測定法（EIA，ELISA），化学発光酵素免疫測定法（CLEIA），蛍光酵素免疫測定法（FEIA），蛍光免疫測定法（FIA），ラテックス免疫比濁法（機器を用いた LA）

適応疾患 ▶急速進行性糸球体腎炎（RPGN）▶多発血管炎性肉芽腫症 ▶肺腎症候群〔▶半月体形成性腎炎 ▶巣状壊死性腎炎 ▶結節性動脈周囲炎様血管炎 ▶顕微鏡的多発血管炎 ▶アレルギー性肉芽腫性血管炎 ▶ANCA 関連血管炎〕

《保険請求》

★「32」の抗好中球細胞質ミエロペルオキシダーゼ抗体（MPO-ANCA）は，ELISA 法，CLEIA 法，ラテックス免疫比濁法または FIA 法により，急速進行性糸球体腎炎の診断または経過観察のために測定した場合に算定する。

33 (57) 抗好中球細胞質プロテイナーゼ 3 抗体（PR3-ANCA） anti-neutrophil cytoplasmic proteinase-3 antibody（ANCA）　252点

【目的】 ANCA は好中球の細胞質と反応する自己抗体であり，細胞質にびまん性に反応する C-ANCA（PR-3 ANCA とも呼ばれる）と核周囲に反応する P-ANCA（前出 MPO-ANCA に相当）とに分類される。PR3-ANCA は多発血管炎性肉芽腫症で高率に検出され，特異性も高い。

なお，MPO-ANCA は前項「抗好中球細胞質ミエロペルオキシダーゼ抗体」に該当する。

【方法】 酵素免疫測定法（EIA，ELISA），化学発光酵素免疫測定法（CLEIA），蛍光酵素免疫測定法（FEIA）

適応疾患 ▶多発血管炎性肉芽腫症 ▶急速進行性糸球体腎炎

34 (58) 抗糸球体基底膜抗体（抗 GBM 抗体） anti-glomerular basement membrane（anti-GBM）antibody　262点

【目的】 糸球体基底膜（GBM）に反応する自己抗体であり，急速進行性糸球体腎炎を惹起する抗 GBM 抗体腎炎とこれに肺出血を伴うグッドパスチャー（Goodpasture）症候群で陽性を示す。

【方法】 化学発光酵素免疫測定法（CLEIA），蛍光酵素免疫測定法（FEIA）

適応疾患 ▶抗糸球体基底膜抗体腎炎 ▶グッドパスチャー症候群

《保険請求》

★「34」の抗糸球体基底膜抗体（抗 GBM 抗体）は，抗糸球体基底膜抗体腎炎およびグッドパスチャー症候群の診断または治療方針の決定を目的として行った場合に限り算定する。

35 (59) ループスアンチコアグラント定量 265点

【目的】 抗リン脂質抗体に属し，試験管内でリン脂質依存性の凝固反応を阻害する。ループスアンチコアグラントを定量する検査である。抗カルジオリピン抗体とともに，抗リン脂質抗体症候群（APS）の診断マーカーであり，SLE においてもしばしば検出される。

【方法】 凝固時間法（希釈ラッセル蛇毒試験法），凝固時間法（リン脂質中和法）

適応疾患 ▶抗リン脂質抗体症候群

《保険請求》

★「35」のループスアンチコアグラント定量および同定性は，希釈ラッセル蛇毒試験法またはリン脂質中和法により，抗リン脂質抗体症候群の診断を目的として行った場合に限り算定する。

35 (60) ループスアンチコアグラント定性 lupus anticoagulant 265点

【目的】 ループスアンチコアグラントを検出する検査である。抗カルジオリピン抗体とともに，抗リン脂質抗体症候群（APS）の診断マーカーであり，SLE においてもしばしば検出される。

【方法】 凝固時間法（希釈ラッセル蛇毒試験法），凝固時間法（リン脂質中和法）

適応疾患 ▶抗リン脂質抗体症候群

《保険請求》

★「35」のループスアンチコアグラント定量および同定性は，希釈ラッセル蛇毒試験法またはリン脂質中和法により，抗リン脂質抗体症候群の診断を目的として行った場合に限り算定する。

36 (61) 抗デスモグレイン3抗体 anti desmogleins 3 antibody in serum 270点

【目的】 自己免疫性水疱症である天疱瘡では，表皮細胞間成分であるデスモグレインに対する自己抗体がみられる。抗デスモグレイン3抗体陽性であれば，尋常性天疱瘡と診断できる。

【方法】 酵素免疫測定法（EIA，ELISA），化学発光酵素免疫測定法（CLEIA）

適応疾患 ▶天疱瘡（尋常性天疱瘡，落葉状天疱瘡，腫瘍随伴性天疱瘡）〔▶皮膚・可視粘膜部の水疱・びらん性疾患〕

《保険請求》

★「36」の抗デスモグレイン3抗体は，ELISA 法または CLEIA 法により，天疱瘡の鑑別診断または経過観察中の治療効果判定を目的として測定した場合に算定できる。

★鑑別診断目的の対象患者は，厚生労働省 難治性疾患政策研究事業研究班による「天疱瘡診断基準」により，天疱瘡が強く疑われる患者とする。

★尋常性天疱瘡の患者に対し，経過観察中の治療効果判定の目的で，本検査と「39」の抗デスモグレイン1抗体を併せて測定した場合は，主たるもののみ算定する。

36 (62) 抗 BP180-NC16a 抗体 anti-BP180NC16a antibody in serum 270点

【目的】 水疱性類天疱瘡（妊娠性類天疱瘡を含む）は，表皮基底膜部のヘミデスモソームを構成するタンパク質（BP180）に対する IgG 自己抗体（抗 BP180抗体）が，表皮真皮境界部の接着を障害することにより誘導される。血清中の抗体を測定して，疾患の補助診断，ならびに病勢の客観的判断，治療効果の判定に用いる。

【方法】 酵素免疫測定法（EIA，ELISA），化学発光酵素免疫測定法（CLEIA）

適応疾患 ▶水疱性類天疱瘡 ▶（妊娠性）類天疱瘡

《保険請求》

★「36」の抗 BP180-NC16a 抗体は，ELISA 法または CLEIA 法により，水疱性類天疱瘡の鑑別診断または経過観察中の治療効果判定を目的として測定した場合に算定できる。

37 (63) 抗 MDA 5抗体 anti-melanoma differentiation associated gene 5 antibody 270点

【目的】 多発性筋炎・皮膚筋炎（PM/DM）で陽性となる筋炎特異的自己抗体（MSA）の1つである。

抗 MDA 5抗体は，皮膚症状のみを示し短期的な死亡率が高い急速進行性間質性肺炎を高頻度に併発する clinically amyopathic DM（CADM）でとくに陽性率が高く，治療介入に応じた変動を示すことから治療効果の判定にも有用である。1人の患者において複数種類の MSA が同時に検出されることは

ほとんど無いため，抗 ARS 抗体，抗 TIF1-γ 抗体，抗 Mi-2抗体，抗 MDA 5抗体の4種の MSA を検査することにより，皮膚筋炎の70～80％が検出可能になるとされる。

【方法】　酵素免疫測定法（EIA，ELISA）

適応疾患　▶多発性筋炎 ▶皮膚筋炎〔▶抗 ARS 抗体症候群〕

《保険請求》
　★本検査は，厚生労働省難治性疾患克服研究事業自己免疫疾患に関する調査研究班による「皮膚筋炎診断基準」を満たす患者において，ELISA 法により測定した場合に算定できる。

---

37 ⑥ 抗 TIF1-γ 抗体　anti-transcription intermediary factor 1-gamma antibody　270点

【目的】　多発性筋炎・皮膚筋炎（PM/DM）で陽性となる筋炎特異的自己抗体（MSA）の1つである。抗 TIF1-γ 抗体陽性症例では悪性腫瘍を高頻度に合併する（約70％）という特徴がある。1人の患者において複数種類の MSA が同時に検出されることはほとんど無いため，抗 ARS 抗体，抗 TIF1-γ 抗体，抗 Mi-2抗体，抗 MDA 5抗体の4種の MSA を検査することにより，皮膚筋炎の70～80％が検出可能になるとされる。

【方法】　酵素免疫測定法（EIA，ELISA）

適応疾患　▶多発性筋炎 ▶皮膚筋炎〔▶抗 ARS 抗体症候群〕

《保険請求》
　★本検査は，厚生労働省難治性疾患克服研究事業自己免疫疾患に関する調査研究班による「皮膚筋炎診断基準」を満たす患者において，ELISA 法により測定した場合に算定できる。

---

37 ⑥ 抗 Mi-2抗体　anti-Mi-2 nuclear antibody　270点

【目的】　多発性筋炎・皮膚筋炎（PM/DM）で陽性となる筋炎特異的自己抗体（MSA）の1つである。抗 Mi-2抗体陽性症例は，DM に特徴的な皮疹と筋症状が認められる典型的な DM の臨床像を呈し，間質性肺炎や悪性腫瘍の合併が少なく，ステロイド反応性良好な症例が多いという特徴がある。1人の患者において複数種類の MSA が同時に検出されることはほとんど無いため，抗 ARS 抗体，抗 TIF1-γ 抗体，抗 Mi-2抗体，抗 MDA5抗体の4種の MSA を検査することにより，皮膚筋炎の70～80％が検出可能になるとされる。

【方法】　酵素免疫測定法（EIA，ELISA）

適応疾患　▶多発性筋炎 ▶皮膚筋炎〔▶抗 ARS 抗体症候群〕

《保険請求》
　★本検査は，厚生労働省難治性疾患克服研究事業自己免疫疾患に関する調査研究班による「皮膚筋炎診断基準」を満たす患者において，ELISA 法により測定した場合に算定できる。

---

38 ⑥ 抗好中球細胞質抗体（ANCA）定性　anti-neutrophil cytoplasmic antibody（ANCA）　290点

【目的】　ANCA は好中球の細胞質と反応する自己抗体であり，細胞質にびまん性に反応する C-ANCA（PR-3 ANCA とも呼ばれる）と核周囲に反応する P-ANCA（MPO-ANCA に相当）とに分類される。C-ANCA は多発血管炎性肉芽腫症で高率に検出され，特異性も高い。
　なお，MPO-ANCA は D014「32」「抗好中球細胞質ミエロペルオキシダーゼ抗体」に該当する。

【方法】　蛍光抗体法（IFA）

適応疾患　▶多発血管炎性肉芽腫症 ▶急速進行性糸球体腎炎〔▶顕微鏡的多発血管炎 ▶アレルギー性肉芽腫性血管炎 ▶ANCA 関連血管炎〕

---

39 ⑥ 抗デスモグレイン1抗体　anti desmogleins 1 antibody in serum　300点

【目的】　自己免疫性水疱症である天疱瘡では，表皮細胞間成分であるデスモグレインに対する自己抗体がみられる。抗デスモグレイン1抗体陽性でかつ抗デスモグレイン3抗体陰性であれば落葉状天疱瘡と診断できる。

【方法】　酵素免疫測定法（EIA，ELISA），化学発光酵素免疫測定法（CLEIA）

適応疾患　▶天疱瘡（尋常性天疱瘡，落葉状天疱瘡）

免疫

《保険請求》
- ★「39」の抗デスモグレイン1抗体は，ELISA法またはCLEIA法により，天疱瘡の鑑別診断または経過観察中の治療効果判定を目的として測定した場合に算定できる。
- ★鑑別診断目的の対象患者は，厚生労働省 難治性疾患政策研究事業研究班による「天疱瘡診断基準」により，天疱瘡が強く疑われる患者とする。
- ★落葉状天疱瘡の患者に対し，経過観察中の治療効果判定の目的で，本検査と「36」の抗デスモグレイン3抗体を併せて測定した場合は，主たるもののみ算定する。

40 ⑥⑧ 甲状腺刺激抗体（TSAb） thyroid stimulating antibody（TSAb）　　　330点

【目的】 甲状腺細胞のTSHレセプターに結合して細胞を活性化する自己抗体，甲状腺刺激抗体を検出する検査である。単にレセプターに対する結合活性を示すもの（TSHレセプター抗体，TRAb）よりバセドウ病に特異性が高い。

【方法】 酵素免疫測定法（EIA，ELISA），バイオアッセイ法

適応疾患 ▶バセドウ病 ▶甲状腺機能亢進症

《保険請求》
- ★「27」の抗TSHレセプター抗体（TRAb）および「40」の甲状腺刺激抗体（TSAb）を同時に行った場合は，いずれか一方のみ算定する。

41 ⑥⑨ IgG$_4$ immunoglobulin G$_4$　　　377点

【目的】 IgG$_4$関連疾患は，IgG$_4$陽性形質細胞やリンパ球浸潤が涙腺，唾液腺，後腹膜，膵臓，胆管などに線維化をきたす。血清IgG$_4$はIgG$_4$関連疾患とくに自己免疫性膵炎のスクリーニング検査として用いる。組織学的にはステロイド治療に良好な反応性を示す。

【方法】 ネフェロメトリー法，免疫比濁法（TIA）

自己
抗体

適応疾患 ▶自己免疫性膵炎 ▶原発性硬化性胆管炎類似の胆管病変 ▶ミクリッツ病 ▶後腹膜線維症 ▶その他IgG$_4$関連疾患（肺炎，肝疾患，唾液腺炎，涙腺炎など）

《保険請求》
- ★「41」のIgG$_4$は，ネフェロメトリー法またはTIA法による。

42 ⑦⓪ IgG$_2$（ネフェロメトリー法によるもの） immunoglobulin G$_2$　　　388点

【目的】 IgGの4つのサブクラスの1つで，これを欠乏すると，特に小児において，中耳，副鼻腔，呼吸器，消化器，皮膚などにおける感染の反復・重症化および日和見感染により重度の合併症をきたす。この欠乏症の診断と免疫グロブリン補充療法の患者選択のために，血清IgG2濃度をネフェロメトリー法で測定する。

【方法】 ネフェロメトリー法

適応疾患 ▶原発性免疫不全症候群（易感染性の小児）

《保険請求》
- ★「31」のIgG$_2$（TIA法によるもの）および「42」のIgG$_2$（ネフェロメトリー法によるもの）は，原発性免疫不全等を疑う場合に算定する。これらを併せて実施した場合は，「31」のIgG$_2$（TIA法によるもの）により算定する。

43 ⑦① 抗GM1IgG抗体 anti-GM1IgG antibody　　　460点

【目的】 ギラン・バレー症候群の一部ではウイルスや細菌の菌体上のGM1ガングリオシド様リポ多糖に対する自己抗体（抗GM1-IgG抗体）が産生されており，これが自己免疫機序を介して末梢神経上のGM1ガングリオシドと交差反応し，神経障害を生じさせている。ギラン・バレー症候群の補助診断として使われる。

【方法】 酵素免疫測定法（EIA，ELISA）

適応疾患 ▶ギラン・バレー症候群

《保険請求》
- ★「43」の抗GM1IgG抗体は，ELISA法により，進行性筋力低下または深部腱反射低下等のギラン・バレー症候群が疑われる所見が見られる場合において，診断時に1回に限り算定でき，経過観察時は算定できない。

43 ⑫ 抗 GQ1bIgG 抗体 anti-GQ1bIgG antibody 460点

【目的】 フィッシャー症候群ではウイルスや細菌の菌体上の GQ1b ガングリオシド様リポ多糖に対する自己抗体（抗 GQ1b-IgG 抗体）が産生されており，これが自己免疫機序を介して末梢神経上の GQ1b ガングリオシドと交差反応し，神経障害を生じさせている。フィッシャー症候群の補助診断マーカーとして使われる。
【方法】 酵素免疫測定法（EIA，ELISA）
（適応疾患） ▶フィッシャー症候群 ▶眼筋麻痺 ▶小脳性運動失調症

《保険請求》
★「43」の抗 GQ1bIgG 抗体は，ELISA 法により，眼筋麻痺または小脳性運動失調等のフィッシャー症候群が疑われる場合において，診断時に 1 回に限り算定でき，経過観察時は算定できない。

44 ⑬ 抗デスモグレイン1抗体，抗デスモグレイン3抗体及び抗 BP180-NC16a 抗体同時測定
anti-desmoglein 1, anti-desmoglein 3 and anti-BP180 antibodies 490点

【目的】 自己免疫性水疱症は主に抗表皮細胞間自己抗体による天疱瘡群と，抗表皮基底膜部自己抗体による類天疱瘡群の 2 つに分類される。その標的抗原は天疱瘡ではデスモグレイン1，3（Dsg1，Dsg3）であり，類天疱瘡では BP180抗原が主で，他に BP230抗原なども同定されている。天疱瘡，類天疱瘡の診断において，皮膚に沈着している自己抗体の証明は診断基準にも含まれ，重要な診断根拠となる。
【方法】 間接蛍光抗体法（IFA 法）
（適応疾患） ▶天疱瘡 ▶水疱性類天疱瘡〔皮膚・可視粘膜部の水疱・びらん性疾患〕

《保険請求》
★「44」の抗デスモグレイン 1 抗体，抗デスモグレイン 3 抗体および抗 BP180-NC16a 抗体同時測定は，天疱瘡または水疱性類天疱瘡が疑われる患者に対して，間接蛍光抗体法（IF 法）により，鑑別診断を目的として測定した場合に算定できる。なお，天疱瘡についての鑑別診断目的の対象患者は，厚生労働省 難治性疾患政策研究事業研究班による「天疱瘡診断基準」により，天疱瘡が強く疑われる患者とする。
★天疱瘡または水疱性類天疱瘡の鑑別診断の目的で，本検査と「36」の抗デスモグレイン 3 抗体もしくは抗 BP180-NC16a 抗体または「39」の抗デスモグレイン 1 抗体を併せて測定した場合は，主たるもののみ算定する。

45 ⑭ 抗アセチルコリンレセプター抗体（抗 AChR 抗体） anti-acetylcholine receptor antibody（anti-ACh receptor Ab） 775点

【目的】 神経・筋伝達物質であるアセチルコリンの受容体に結合する抗体で重症筋無力症の病因にかかわる。筋無力症のうち眼筋型よりも全身型で陽性率が高いとされている。
【方法】 放射性免疫測定法（RIA）
（適応疾患） ▶重症筋無力症

《保険請求》
★「45」の抗アセチルコリンレセプター抗体（抗 AChR 抗体）は，重症筋無力症の診断または診断後の経過観察の目的で行った場合に算定できる。
★本検査と「47」の抗筋特異的チロシンキナーゼ抗体を併せて測定した場合は，主たるもののみ算定する。

46 ⑮ 抗グルタミン酸レセプター抗体 anti-glutamate receptor autoantibody 970点

【目的】 グルタミン酸受容体のうち ε2 は記憶学習に関係するものであるが，これに対する自己抗体がラスムッセン脳炎，小児の慢性進行性持続性部分てんかん，オプソクローヌス・ミオクローヌス症候群の血清，脳脊髄液で検出されることから，それらの補助診断に使われる。
【方法】 ウエスタンブロット法（WB 法），イムノブロット法，酵素免疫測定法（EIA，ELISA）
（適応疾患） ▶ラスムッセン脳炎（辺縁系脳炎）▶（小児の慢性進行性）持続性部分てんかん ▶オプソクローヌス・ミオクローヌス症候群（オプソクローヌス）

《保険請求》
★「46」の抗グルタミン酸レセプター抗体は，ラスムッセン脳炎，小児の慢性進行性持続性部分てんかんまたはオプソクローヌス・ミオクローヌス症候群の診断の補助として行った場合に，月 1 回を限度として算定できる。

免疫

自己
抗体

47 ⑦ 抗アクアポリン4抗体 anti-Aquaporin-4 antibody（AQP4） 1,000点

【目的】 抗アクアポリン4抗体は視神経脊髄炎の発症に関与していると考えられている自己抗体である。患者血液中に高頻度で存在しており，本抗体が陽性であれば診断は確定する。

【方法】 酵素免疫測定法（EIA，ELISA）

適応疾患 ▶視神経脊髄炎 ▶デビック病〔▶多発性硬化症〕

《保険請求》
- ★「47」の抗アクアポリン4抗体は，ELISA法により視神経脊髄炎の診断（治療効果判定を除く）を目的として測定した場合に算定できる。なお，当該検査の結果は陰性であったが，臨床症状・検査所見等の変化を踏まえ，視神経脊髄炎が強く疑われる患者に対して，疾患の診断を行う必要があり，当該検査を再度実施した場合においても算定できる。
- ●レセプト摘要欄：（抗アクアポリン4抗体を再度実施した場合）前回の検査実施日及び検査を再度実施する医学的な必要性を記載する。

47 ⑦ 抗筋特異的チロシンキナーゼ抗体 anti-muscle-specific tyrosine kinase antibody 1,000点

【目的】 重症筋無力症（MG）の約85％では抗アセチルコリンレセプター抗体（抗AChR抗体）が陽性であるが，抗AChR抗体陰性例の20〜70％に抗筋特異的チロシンキナーゼ抗体（抗MuSK抗体）が陽性となるMGがあるといわれる。抗MuSK抗体陽性例では臨床経過や治療法に通常のMGとは違いがみられることがあり，早期の鑑別が求められる。

【方法】 放射性免疫測定法（RIA）

適応疾患 ▶重症筋無力症

《保険請求》
- ★「47」の抗筋特異的チロシンキナーゼ抗体は，RIA法により重症筋無力症の診断または診断後の経過観察を目的として測定した場合に算定できる。
- ★本検査と「45」抗アセチルコリンレセプター抗体（抗AChR抗体）を併せて測定した場合は，主たるもののみ算定する。

47 ⑦ 抗P/Q型電位依存性カルシウムチャネル抗体（抗P/Q型VGCC抗体） 1,000点

【目的】 ランバート・イートン筋無力症候群（LEMS）の診断の補助を目的とした検査である。RIA法により，血清中の抗P/Q型カルシウムチャネル抗体を測定する。

【方法】 RIA法

適応疾患 ▶ランバート・イートン筋無力症候群

《保険請求》
- ★ランバート・イートン筋無力症候群の診断を目的として，RIA法により測定した場合に算定する。
- ★本検査は，臨床症状によりランバート・イートン筋無力症候群が疑われる患者であって，反復刺激誘発筋電図検査において異常所見を認める患者を対象として実施した場合に限り算定できる。
- ●レセプト摘要欄：（反復刺激誘発筋電図検査において異常所見を認めない患者を対象として実施する場合）その詳細な理由を記載する。

48 ⑦ 抗HLA抗体（スクリーニング検査） anti-human leukocyte antigen antibody（screening test） 1,000点

【目的】 臓器移植においては，ドナーとレシピエントのHLAが一致することが望ましいが，現実的にはミスマッチの状態での移植が行われる。この際，レシピエントが獲得する抗HLA抗体を検出することは，抗体関連拒絶反応の診断に役立つとともに，将来の移植における有用な情報となる。本検査は，複数のHLA抗原に対する反応を調べることで，抗HLA抗体の有無をスクリーニングするものである。

【方法】 フローサイトメトリー法（フローPRA法，HLA抗原固相ビーズ法），免疫蛍光測定法（LABScreen法）

適応疾患 ▶臓器（肺，心，肝，膵，小腸，腎）移植 ▶移植拒絶反応

《保険請求》
- ★「48」の抗HLA抗体（スクリーニング検査）は，肺移植，心移植，肝移植，膵移植，小腸移植若しくは腎移植後の患者または日本臓器移植ネットワークに移植希望者として登録された患者であって，輸血歴や妊娠歴等から医学的に既存抗体陽性が疑われるものに対して実施した場合に，原則として1年に1回に限り算定する。ただし，抗体関連拒絶反応を強く疑う場合等，医学的必要性がある場合には，1年に1回に限り更に算定できる。
- ●レセプト摘要欄：（1年に2回以上実施する場合）その理由及び医学的な必要性を記載する。

49 ⑧ 抗 HLA 抗体（抗体特異性同定検査）anti-human leukocyte antigen antibody（specific antibody identification test）

4,850点

【目的】　「47」抗 HLA 抗体（スクリーニング検査）が陽性になった際に，単独の HLA 抗原に対する反応を調べることで，ドナーの HLA 特異的な抗体を同定する検査である。

【方法】　フローサイトメトリー法（HLA 抗原固相ビーズ法，ICFA 法），免疫蛍光測定法（LABScreen 法）

適応疾患　▶臓器（肺，心，肝，膵，小腸，腎）移植 ▶移植拒絶反応

《保険請求》

★「48」の抗 HLA 抗体（スクリーニング検査）によって陽性が確認された症例について，抗体関連拒絶反応の確定診断を目的に行われた場合，または抗 HLA 抗体獲得の確定を目的に行われた場合に算定する。ただし，抗体関連拒絶反応と診断された患者の経過観察時に行った場合または日本臓器移植ネットワークに移植希望者として登録された患者であって，「49」の抗 HLA 抗体検査（抗体特異性同定検査）の結果が陽性であったものに対して脱感作療法を行った場合には，1年に2回に限り更に算定できる。

●レセプト摘要欄：（1年に3回以上実施した場合）その理由および医学的な必要性を診療録および診療報酬明細書の摘要欄に記載する。

D015　血漿蛋白免疫学的検査

1　C 反応性蛋白（CRP）定性，C 反応性蛋白（CRP）	16点／p.189
2　赤血球コプロポルフィリン定性，グルコース-6-ホスファターゼ（G-6-Pase）	30点／p.190
3　グルコース-6-リン酸デヒドロゲナーゼ（G-6-PD）定性，赤血球プロトポルフィリン定性	34点／p.190
4　血清補体価（CH₅₀），免疫グロブリン	38点／p.190
5　クリオグロブリン定性，クリオグロブリン定量	42点／p.191
6　血清アミロイド A 蛋白（SAA）	47点／p.191
7　トランスフェリン（Tf）	60点／p.191
8　C_3，C_4	70点／p.192
9　セルロプラスミン	90点／p.192
10　$β_2$-マイクログロブリン	98点／p.192
11　非特異的 IgE 半定量，非特異的 IgE 定量	100点／p.193
12　トランスサイレチン（プレアルブミン）	101点／p.193
13　特異的 IgE 半定量・定量	110点／p.193
14　$α_1$-マイクログロブリン，ハプトグロビン（型補正を含む）	129点／p.193
15　レチノール結合蛋白（RBP）	132点／p.194
16　C_3プロアクチベータ	160点／p.194
17　免疫電気泳動法（抗ヒト全血清），インターロイキン-6（IL-6）	170点／p.194
18　TARC	179点／p.195
19　ヘモペキシン	180点／p.195
20　APR スコア定性	191点／p.195
21　アトピー鑑別試験定性	194点／p.195
22　Bence Jones 蛋白同定（尿）	201点／p.195
23　癌胎児性フィブロネクチン定性（頸管腟分泌液）	204点／p.195
24　免疫電気泳動法（特異抗血清）	218点／p.196
25　C_1インアクチベータ	253点／p.196
26　SCCA2	300点／p.196
27　免疫グロブリン L 鎖 κ／λ 比	330点／p.196
28　インターフェロン-λ3（IFN-λ3），sFlt-1/PIGF 比	340点／p.197
29　免疫グロブリン遊離 L 鎖 κ／λ 比	388点／p.197
30　結核菌特異的インターフェロン-γ 産生能	593点／p.198

---

1 ① C反応性蛋白（CRP）定性，② C反応性蛋白（CRP）外迅 C-reactive protein（CRP）　16点

【目的】　急性期蛋白の1つで，感染症や炎症，外傷，組織破壊などによって血漿中に増加する蛋白である。他の急性相期蛋白に比してその変動幅が大きく，血中濃度の変化も迅速に病態を反映するため，急性炎症に対する最も信頼性の高い指標とされている。

【方法】　定性：免疫クロマト法，ラテックス凝集法（LA）。

CRP：免疫比濁法（TIA），ネフェロメトリー法，ラテックス凝集比濁法（機器を用いた LA，LPIA），可視吸光光度法（ドライケミストリー法），反射測光法（固相免疫測定法），酵素免疫測定法（EIA，ELISA），蛍光発光免疫測定法（EV-FIA）

適応疾患 ▶各種感染症 ▶炎症・組織破壊性疾患（膠原病，悪性腫瘍，心筋梗塞など）▶外傷（熱傷，手術後を含む）▶細菌感染症

《保険請求》
★「6」の血清アミロイドA蛋白（SAA）を「1」のC反応性蛋白（CRP）定性または「1」のC反応性蛋白（CRP）と併せて測定した場合は，主たるもののみ算定する。

---

2 ③ 赤血球コプロポルフィリン定性　RBC coproporphyrin（RBC–CP）　30点

【目的】　ポルフィリンはヘムの前駆物質であり，先天性ポルフィリン症，鉛中毒の診断に用いられてきたが，赤血球コプロポルフィリン（CP）定量あるいは尿CP定量が一般的となり，本定性検査は現在ほとんど行われていない。

【方法】　フィッシャー（Fisher）のブルグシュ（Brugsch）変法

適応疾患 ▶先天性ポルフィリア ▶コプロポルフィリア ▶鉛中毒 ▶ポルフィリン症 ▶白血病 ▶肝疾患

---

2 ④ グルコース-6-ホスファターゼ（G-6-Pase）　（Glucose-6-phosphatase：G-6-Pase）　30点

【目的】　グルコース-6-ホスファターゼ（G-6-Pase）は，グリコーゲン分解に働く酵素の1つで，グルコース-6-リン酸をグルコースに分解する。この酵素の欠損は糖原病Ⅰa型（フォン・ギールケ病）で，主に新生児から乳児期に肝腫大および腎肥大，成長遅延，重症低血糖，アシドーシス，高脂血症，高尿酸血症などを起こす。

【方法】　可視吸光光度法（モリブデン酸法）

適応疾患 ▶糖原病 ▶フォンギールケ病 〔▶肝腫大 ▶腎腫大 ▶低血糖〕

---

3 ⑤ グルコース-6-リン酸デヒドロゲナーゼ（G-6-PD）定性　glucose-6-phosphate dehydrogenase（G-6-PD）　34点

【目的】　糖質代謝のペントースリン酸回路に働く酵素の1つ。G-6-PDによりグルコース-6-リン酸から6-ホスホグルコノラクトンが生成するとともにNADPHが産生される。欠損症では，感染症や酸化作用のある薬剤（サルファ剤，抗マラリア薬，スルホンアミド，ニトロフラントインなど）の使用を契機に溶血を生じることが問題になる。

【方法】　紫外吸光光度法〔酵素法（蛍光スポット法）〕，目視法（ホルマザン法）

適応疾患 ▶G-6-PDH欠損症（G6PD欠乏性貧血）▶溶血性貧血 ▶糖原病1型 〔▶マラリア〕

---

3 ⑥ 赤血球プロトポルフィリン定性　RBC protoporphyrin　34点

【目的】　先天性ポルフィリン症，鉛中毒症の診断に用いられてきたが，現在，ほとんどが定量検査に代わってきていて測定されることは少ない。

【方法】　蛍光光度分析〔リミントン（Rimington）法〕

適応疾患 ▶鉛中毒 ▶ポルフィリン尿症 ▶肝性ポルフィリン症 ▶赤血球性ポルフィリン症 ▶肝疾患 ▶白血病 ▶プロトポルフィリン症 ▶先天性ポルフィリン症 ▶鉄欠乏性貧血

---

4 ⑦ 血清補体価（CH₅₀）　serum complement titer；50% hemolytic unit of complement（CH₅₀）　38点

【目的】　補体因子群の総合的活性である感作赤血球溶血活性をみる検査である。全身性エリテマトーデス（SLE）や各種糸球体腎炎では，免疫複合体が形成され，補体が消耗されるため低値を示す。また稀ではあるが先天性補体異常症を見いだす端緒となる。

【方法】　可視吸光光度法（溶血反応），紫外吸光光度法（リポソーム障害-酵素法）

適応疾患 ▶全身性エリテマトーデス（SLE）▶急性糸球体腎炎 ▶慢性糸球体腎炎（膜性増殖性糸球体腎炎，IgA腎症）▶先天性補体異常症を含む免疫不全 ▶血清病 ▶悪性関節リウマチ

---

4 ⑧ 免疫グロブリン　Immunoglobulin G, A, M, D（IgG, IgA, IgM, IgD）　38点

【目的】　免疫グロブリン（Ig）は，Bリンパ球・形質細胞が産生する蛋白で，IgG，IgA，IgM，IgD，IgEの5つの成分がある。IgG，A，Mは感染防御（液性免疫）がおもな生理的機能である。IgDの生理的機能は明らかではない。各種免疫不全症，感染症，自己免疫疾患，免疫グロブリン産生細胞の腫瘍である多発性骨髄腫や原発性マクログロブリン血症など，抗体産生の異常をきたす疾患の診断やモニタ

リングのために測定される。

【方法】　免疫比濁法（TIA），ネフェロメトリー法，ラテックス凝集比濁法（機器を用いたLA）

適応疾患　▶多発性骨髄腫　▶原発性マクログロブリン血症　▶悪性リンパ腫　▶（各種）免疫不全（ブルト
ン型無ガンマグロブリン血症などの広範なものまたはIgA単独欠損症のような単独欠乏，先天性のも
のまたはAIDSのような後天性のもの）　▶低ガンマグロブリン血症　▶全身性自己免疫疾患（膠原病）
▶高IgG血症　▶高IgA血症　▶高IgM血症　▶高IgD血症　〔▶感染症〕

《保険請求》
★「4」の免疫グロブリンは，IgG，IgA，IgMおよびIgDを測定した場合に，それぞれ所定点数を算定する。

5　⑨　クリオグロブリン定性　cryoglobulin　　42点

【目的】　血清を冷却すると析出する蛋白成分をクリオグロブリンと呼び，大部分は免疫グロブリンであ
る。臨床的には原疾患のない本態性クリオグロブリン血症と，さまざまな病態に付随して認められる続
発性クリオグロブリン血症がある。血中に多量に存在すると低温暴露時に血液粘稠度が増加し，循環不
全症状の原因となる。そのような症状があるか，もしくは高免疫グロブリン血症，M蛋白などの免疫グ
ロブリン異常症で検査される。C型肝炎の約10％に検出される。

【方法】　寒冷沈澱法

適応疾患　▶自己免疫疾患　▶血管炎（アレルギー性血管炎，過敏性血管炎）　▶多発性骨髄腫　▶原発性マ
クログロブリン血症　▶慢性リンパ球性白血病　▶リンパ球系腫瘍（悪性リンパ腫）　▶異型リンパ球増加
症　▶C型肝炎　▶本態性クリオグロブリン血症　〔▶肝硬変症　▶糸球体腎炎〕

5　⑩　クリオグロブリン定量　　42点

【目的】　血清を冷却すると析出する蛋白成分であるクリオグロブリンを定量する検査である。

【方法】　可視吸光光度法〔ビウレット（Biuret）法〕，ネフェロメトリー法，毛細管遠心法（ミクロク
リット法）

適応疾患　▶自己免疫疾患　▶血管炎（アレルギー性血管炎，過敏性血管炎）　▶多発性骨髄腫　▶原発性マ
クログロブリン血症　▶慢性リンパ球性白血病　▶リンパ球系腫瘍（悪性リンパ腫）　▶異型リンパ球増加
症　▶C型肝炎　▶本態性クリオグロブリン血症　〔▶肝硬変症　▶糸球体腎炎〕

6　⑪　血清アミロイドA蛋白（SAA）　Serum Amyloid-A protein　　47点

【目的】　炎症に続発するアミロイドーシスにおける沈着蛋白の前駆体である。急性期蛋白の1つで，急
性炎症，感染症，組織破壊性疾患で増加する。CRPと変動がよく相関するがCRPの増加度が低いウイ
ルス感染症，SLEでも増加する利点がある。

【方法】　ラテックス凝集比濁法（機器を用いたLA）

適応疾患　▶各種感染症（特にウイルス）　▶炎症・組織破壊性疾患（膠原病，悪性腫瘍，心筋梗塞など）
▶外傷（熱傷，手術後を含む）　▶急性肺炎　▶急性気管支炎　〔▶二次性アミロイドーシス（続発性アミロ
イドーシス）〕

《保険請求》
★「6」の血清アミロイドA蛋白（SAA）を「1」のC反応性蛋白（CRP）定性または「1」のC反応性蛋白
（CRP）と併せて測定した場合は，主たるもののみ算定する。

7　⑫　トランスフェリン（Tf）　transferrin（Tf）　　60点

【目的】　血中で鉄を運搬する蛋白で，総鉄結合能（TIBC）と同義である。血清鉄（トランスフェリン
と結合）や不飽和鉄結合能（UIBC）と併せて鉄欠乏性貧血の経過観察に用いられるが，診断上の有用
性は必ずしも高くない。ネフローゼ症候群では，血中濃度と尿中排泄量をIgGと同時測定し，糸球体
での蛋白選択能評価に用いられる。肝障害や炎症性疾患では低値を示す。

【方法】　ネフェロメトリー法，免疫比濁法（TIA）

適応疾患　▶肝硬変症　▶慢性骨髄性白血病　▶真性多血症　▶ネフローゼ症候群（慢性糸球体腎炎）　▶鉄欠
乏性貧血　▶ヘモクロマトーシス　▶妊娠中期・後期　▶蛋白漏出性胃腸症

《保険請求》
★「7」のトランスフェリン（Tf），「8」のC₃およびC₄は，SRID法等による。

8 ⑬ C₃ complement C₃　　　　　　　　　　　　　　　　　　　　　70点

【目的】　C_3は補体活性化経路の中心にあり，全身性エリテマトーデス（SLE）などの古典経路を活性化する免疫複合体病の活動性を反映して低下し，また，第2経路を活性化する急性糸球体腎炎や膜性増殖性腎炎でも低下する。実際は，古典経路のみの活性化をみるC_4濃度と全補体活性を反映する血清補体価（CH_{50}）を同時に評価することが多い。

【方法】　免疫比濁法（TIA），ネフェロメトリー法

（適応疾患）　▶全身性エリテマトーデス（SLE）▶急性糸球体腎炎 ▶慢性糸球体腎炎（膜性増殖性糸球体腎炎，IgA腎症）▶先天性補体異常症（補体欠損症）を含む免疫不全 ▶血清病 ▶悪性関節リウマチ〔▶感染症 ▶慢性肝炎・肝硬変症〕

《保険請求》
★「7」のトランスフェリン（Tf），「8」のC₃およびC₄は，SRID法等による。

8 ⑭ C₄ complement C₄　　　　　　　　　　　　　　　　　　　　　70点

【目的】　補体活性化経路のうちC_4は免疫複合体形成により活性化される古典経路に位置し，全身性エリテマトーデス（SLE）などの免疫複合体病の活動性を反映して低下する。実際は補体活性化経路の中心に位置し，古典経路，第2経路の活性化を反映するC_3濃度と全補体活性を反映する血清補体価（CH_{50}）を同時に評価することが多い。

【方法】　免疫比濁法（TIA），ネフェロメトリー法

（適応疾患）　▶全身性エリテマトーデス（SLE）▶糸球体腎炎 ▶IgA腎症 ▶先天性補体異常症（補体欠損症）を含む免疫不全 ▶血清病 ▶血管神経性浮腫 ▶悪性関節リウマチ〔▶感染症 ▶慢性肝炎・肝硬変症〕

《保険請求》
★「7」のトランスフェリン（Tf），「8」のC₃およびC₄は，SRID法等による。

9 ⑮ セルロプラスミン ceruloplasmin　　　　　　　　　　　　　　　90点

【目的】　血中で銅を運搬する蛋白である。ウイルソン病では低値を示す。炎症性疾患で増加するが，この目的で測定することは少ない。

【方法】　ネフェロメトリー法

（適応疾患）　▶ウイルソン病 ▶メンケス症候群 ▶吸収不良症候群 ▶白血病 ▶肝内胆汁うっ滞 ▶劇症肝炎 ▶閉塞性黄疸 ▶リウマチ熱 ▶悪性腫瘍〔▶肝硬変症 ▶感染症〕

10 ⑯ β₂-マイクログロブリン β_2-microglobulin（β_2-m）　　　　98点

【目的】　すべての有核細胞膜に存在する蛋白で，活性性の高い細胞ほど産生が増加するため，腫瘍マーカーとして用いられてきたが多発性骨髄腫以外では意義は乏しい。低分子蛋白として腎で代謝されることから腎糸球体濾過量が低下すると血中濃度が上昇する。透析患者では著増し透析アミロイドーシスの原因となる。一方，尿中β_2-mは尿細管障害の指標として測定される。

【方法】　酵素免疫測定法（EIA，ELISA），化学発光酵素免疫測定法（CLEIA），ラテックス凝集比濁法（機器を用いたLA，LPIA，PAMIA），ネフェロメトリー法

（適応疾患）　【血中】▶Bリンパ球系腫瘍（B細胞型慢性リンパ性白血病，濾胞性リンパ腫，多発性骨髄腫，原発性マクログロブリン血症，悪性リンパ腫）〔▶ほかの悪性腫瘍〕▶腎不全 ▶腎機能不全〔▶透析アミロイドーシスの経過観察 ▶自己免疫性疾患 ▶炎症性疾患〕
　【尿中】▶尿細管障害〔薬剤性腎障害，重金属中毒（亜鉛中毒，鉛中毒など），ファンコニー症候群，腎奇形など〕

●レセプト摘要欄：（同一月に2回以上の算定の場合）当該検査の実施年月日及び前回測定値をすべて記載する。〔明

11 ⑰ 非特異的 IgE 半定量 (Non specific) Immunoglobulin E (IgE) 　100点

【目的】　IgE は気管支喘息，鼻アレルギー，じんま疹などⅠ型（即時型）アレルギーに関与する免疫グロブリンである。漠然とアレルギーの有無を推測するために測定される。寄生虫感染症でも増加する。またまれではあるが IgE 型骨髄腫では著増する。

【方法】　※現在，半定量に該当する試薬は見当たらず，ここに記載すべき検査方法はなし。

適応疾患　▶気管支喘息　▶アレルギー性鼻炎　▶食物アレルギー　▶アレルギー性結膜炎　▶アトピー性皮膚炎　▶じんま疹　▶その他即時型アレルギー性疾患（気管支喘息）▶寄生虫症　▶免疫不全　▶多発性骨髄腫

11 ⑱ 非特異的 IgE 定量 　100点

【目的】　IgE は気管支喘息，鼻アレルギー，じんま疹などⅠ型（即時型）アレルギーに関与する免疫グロブリンである。漠然とアレルギーの有無を推測するために測定される。寄生虫感染症でも増加する。またまれではあるが IgE 型骨髄腫では著増する。

【方法】　蛍光酵素免疫測定法（FEIA），酵素免疫測定法（EIA，ELISA），化学発光免疫測定法（CLIA，CLEIA，ECLIA），ラテックス凝集比濁法（機器を用いた LA，LPIA，PAMIA），ネフェロメトリー法

適応疾患　▶気管支喘息　▶アレルギー性鼻炎　▶食物アレルギー　▶アレルギー性結膜炎　▶アトピー性皮膚炎　▶じんま疹　▶その他即時型アレルギー性疾患（気管支喘息）▶寄生虫症　▶免疫不全　▶多発性骨髄腫

12 ⑲ トランスサイレチン（プレアルブミン） transthyretin (prealbumin) 　101点

【目的】　正式名称はトランスサイレチンであるが，血漿蛋白の電気泳動で得られる位置から名付けられたプレアルブミンと呼ばれることがある。血中トランスサイレチンは肝で合成される，甲状腺ホルモンのサイロキシンやビタミン A（レチノール）と結合して搬送する働きをもつ蛋白である。半減期が約 2 日と短いため，生体の栄養状態，肝での蛋白合成能指標となる。

【方法】　ネフェロメトリー法，免疫比濁法（TIA）

適応疾患　▶栄養不良評価〔手術後，食餌摂取不足，栄養失調，重症消耗性疾患（全身性身体消耗），廃用症候群など〕〔▶肝機能障害〕

13 ⑳ 特異的 IgE 半定量・定量 (Allergen-) Specific Immunoglobulin E (IgE) 　110点

【目的】　IgE は気管支喘息，鼻アレルギー，じんま疹などⅠ型（即時型）アレルギーに関与する免疫グロブリンである。特異的 IgE は特定の抗原（アレルゲン）に反応する IgE 抗体を個別に測定するもので，どの物質に感作されているかを診断するために用いられる。

【方法】　蛍光酵素免疫測定法（FEIA），酵素免疫測定法（EIA，ELISA），化学発光酵素免疫測定法（CLEIA），免疫クロマト法

適応疾患　▶気管支喘息　▶アレルギー性鼻炎　▶食物アレルギー　▶アレルギー性結膜炎　▶アトピー性皮膚炎　▶じんま疹　▶その他即時型アレルギー性疾患（気管支喘息）

《保険請求》

■特異的 IgE 半定量・定量検査は，特異抗原の種類ごとに所定点数を算定する。ただし，患者から 1 回に採取した血液を用いて検査を行った場合は，1,430点を限度として算定する。

14 ㉑ α_1-マイクログロブリン α_1-microglobulin (α_1-m) 　129点

【目的】　α_1-マイクログロブリン（α_1-m）は分子量約 3 万の低分子蛋白で，腎で代謝されることから，腎機能不全で血中濃度が上昇し，尿細管障害で尿中濃度が上昇する。同意義の β_2-マイクログロブリン（β_2-m）は酸性尿で不安定であるが，α_1-m は安定である。

【方法】　化学発光酵素免疫測定法（CLEIA），ラテックス凝集比濁法（機器を用いた LA），ネフェロメトリー法

適応疾患　【血中】▶腎機能不全　▶腎不全　▶IgA 型多発性骨髄腫

【尿中】▶尿細管障害〔薬剤性腎障害，重金属中毒（亜鉛中毒，鉛中毒など），ファンコニー症候群な

免疫

血漿蛋白

ど〕

14 ㉒ ハプトグロビン（型補正を含む）haptoglobin（Hp）　　　　　　129点

【目的】　赤血球崩壊で遊離したヘモグロビンを結合輸送する血清蛋白である。溶血性疾患では速やかに減少する。表現型として1-1，2-1，2-2の3つの型があり，血中基準値が異なるため，厳密には検査値を型別に判定する必要がある。急性期蛋白として炎症で増加，半減期の短い蛋白として肝障害で著減，などの特徴もあるがこれらの目的で測定されることは少ない。
【方法】　ネフェロメトリー法，免疫比濁法（TIA），電気泳動法（ポリアクリルアミドゲル薄層）
適応疾患　▶自己免疫性溶血性貧血　▶不適合輸血反応　▶新生児溶血性貧血　▶マラリア　▶鎌状赤血球症　▶遺伝性球状赤血球症　▶サラセミア　▶発作性夜間ヘモグロビン尿症（PNH）▶播種性血管内凝固（DIC）▶人工心臓弁使用者　▶血液透析〔▶炎症　▶肝機能障害〕

15 ㉓ レチノール結合蛋白（RBP）retinol-binding protein（RBP）　　　132点

【目的】　低分子蛋白で，ビタミンAを結合する。肝で合成されるが，血中での半減期が約16時間と短いため，生体の栄養状態，肝での蛋白合成能指標となる。
【方法】　ネフェロメトリー法，ラテックス凝集比濁法（機器を用いたLA）
適応疾患　▶栄養不良評価〔手術後，食餌摂取不足，栄養失調，重症消耗性疾患（全身性身体消耗），廃用症候群など〕▶吸収不良症候群〔肝機能障害　▶腎不全　▶甲状腺機能亢進症　▶ビタミンA欠乏症〕

16 ㉔ C₃プロアクチベータ　C₃ proactivator（C₃PA）　　　160点

【目的】　補体の副経路活性化に関与する血清蛋白の1つでB因子とも呼ばれる。補体の活性化によって消費され，血中濃度が低下するため，補体活性化が古典経路，副経路のいずれによるかの鑑別に用いる。膜性増殖性糸球体腎炎は後者による。
【方法】　ネフェロメトリー法
適応疾患　▶全身性エリテマトーデス（SLE）▶糸球体腎炎（膜性増殖性糸球体腎炎）▶自己免疫性溶血性貧血〔▶膠原病〕

17 ㉕ 免疫電気泳動法（抗ヒト全血清）Immunoelectrophoresis（IEP）（anti-human whole serum）　　　170点

【目的】　支持体電気泳動により血清蛋白を分画したあとに，ヒト全血清成分に対する抗血清を反応させて形成された免疫沈降線を観察することにより，約20種の血清蛋白の増減を判定し，病態を推定できる。なお，単クローン性蛋白の最終的な確定には，「24」免疫電気泳動法（特異抗血清）が必要となる。
【方法】　免疫電気泳動法
適応疾患　▶異常蛋白血症（単クローン性免疫グロブリン血症，クリオグロブリン血症など）▶免疫不全症　▶蛋白分画の異常例など

《保険請求》
★「17」の免疫電気泳動法（抗ヒト全血清）および「24」の免疫電気泳動法（特異抗血清）については，同一検体につき1回に限り算定する。
★同一検体について「17」の免疫電気泳動法（抗ヒト全血清）および「24」の免疫電気泳動法（特異抗血清）を併せて行った場合は，主たる検査の所定点数のみを算定する。
★「24」の免疫電気泳動法（特異抗血清）は，免疫固定法により実施した場合にも算定できる。

17 ㉖ インターロイキン-6（IL-6）　　　170点

【目的】　新型コロナウイルス感染症（COVID-19）などでは，炎症性サイトカインであるIL-6が過剰産生され，全身性炎症反応症候群の様相を呈して重症化する。その重症化の予知指標として検査される。
【方法】　化学発光免疫測定法（CLIA，CLEIA，ECLIA）
適応疾患　▶全身性炎症反応症候群〔▶COVID-19（新型コロナウイルス感染症）〕

《保険請求》
★全身性炎症反応症候群の患者（疑われる患者を含む）の重症度判定の補助を目的として，血清または血漿を検体とし，ECLIA法，CLIA法またはCLEIA法により測定した場合に，一連の治療につき2回に限り算定する。
●レセプト摘要欄：実施した年月日を記載する。
（3回以上算定する場合）その詳細な理由を記載する。

18 ㉗ TARC　thymus and activation-regulated chemokine　179点

【目的】　TARC は，細胞遊走反応を誘導するケモカインの１つであり，炎症・免疫反応にとって必須
である白血球の生体内移動および組織への浸潤を担う。アトピー性皮膚炎の重症度を鋭敏に反映する。
　また，新型コロナウイルス感染症（COVID-19）においては，重症化する患者の血清 TARC 濃度は
低値を示すことから，軽症患者の重症化予測マーカーとして利用される。
【方法】　酵素免疫測定法（EIA，ELISA），化学発光酵素免疫測定法（CLEIA）
適応疾患　▶アトピー性皮膚炎　▶COVID-19（新型コロナウイルス感染症）

《保険請求》
★以下のいずれかの場合に算定できる。
　ア　アトピー性皮膚炎の重症度評価の補助を目的として，血清中の TARC 量を測定する場合に，月１回を限度と
　　して算定できる。
　イ　COVID-19 と診断された患者（呼吸不全管理を要する中等症以上の患者を除く）の重症化リスクの判定補助
　　を目的として，血清中の TARC 量を測定する場合は，一連の治療につき１回を限度として算定できる。

免疫

19 ㉘ ヘモペキシン　hemopexin（Hpx）　180点

【目的】　赤血球崩壊によって遊離したヘムを結合輸送する血清蛋白である。血中に遊離のヘムが出現す
る溶血性疾患では血中濃度が減少するため，溶血性疾患の診断に用いられる。
【方法】　ネフェロメトリー法
適応疾患　▶自己免疫性溶血性貧血　▶不適合輸血反応　▶新生児溶血性貧血　▶マラリア　▶鎌状赤血球症
　▶遺伝性球状赤血球症　▶発作性夜間ヘモグロビン尿症（PNH）　▶播種性血管内凝固（DIC）　▶人工心臓
弁使用者

20 ㉙ APR スコア定性　acute-phase reactants score　191点

【目的】　急性期蛋白のうち，CRP，α_1-酸性糖蛋白（α_1-AG），ハプトグロビンの３者を同時に簡易検
出して点数化するもので，新生児の重症細菌感染症の診断を目的とする。
【方法】　ラテックス凝集法（LA），免疫比濁法（TIA）
適応疾患　▶（新生児の）細菌感染症

血漿
蛋白

《保険請求》
★「20」の APR スコア定性は，α_1-酸性糖蛋白，ハプトグロビンおよび C 反応性蛋白（CRP）定性の３つを測定
した場合に算定する。

21 ㉚ アトピー鑑別試験定性　atopic discrimination test, CAP-Phadiatop　194点

【目的】　アトピー性疾患の原因アレルゲンの検索を定性的に行うキット法である。代表的な吸入性アレ
ルゲン12種類に対する血中特異的 IgE の有無をスクリーニングする。
【方法】　蛍光酵素免疫測定法（FEIA）
適応疾患　▶気管支喘息　▶アレルギー性鼻炎　▶アレルギー性結膜炎　▶アトピー性皮膚炎

《保険請求》
★「21」のアトピー鑑別試験定性は，12種類の吸入性アレルゲン〔ヤケヒョウヒダニ，コナヒョウヒダニ，ネコ皮屑，
イヌ皮屑，ギョウギシバ，カモガヤ，ブタクサ，ヨモギ，シラカンバ（属），スギ，カンジダ，アルテルナリア〕
に対する特異的 IgE を測定した場合に算定する。

22 ㉛ Bence Jones 蛋白同定（尿）　urine immunoelectrophoresis　201点

【目的】　多発性骨髄腫や原発性マクログロブリン血症で尿中に出現するベンス・ジョーンズ（Bence
Jones）蛋白の検出，型判定〔カッパ（κ）型かラムダ（λ）型か〕に使われる。
【方法】　免疫電気泳動法，免疫固定法
適応疾患　▶多発性骨髄腫　▶原発性マクログロブリン血症　▶原発性アミロイドーシス

23 ㉜ 癌胎児性フィブロネクチン定性（頸管腔分泌液）　oncofetal fibronectin in cervical mucus　204点

【目的】　頸管腔分泌液中のフィブロネクチンは主として羊水由来のものであり，その増加は切迫流産
（早期破水）の指標となっている。

【方法】 酵素免疫測定法（EIA，ELISA）

適応疾患　▶破水（妊娠満22週以上満37週未満の者）▶切迫早産（妊娠満22週以上満33週未満の者）

《保険請求》
- ★「23」の癌胎児性フィブロネクチン定性（頸管腔分泌液）は，破水の診断のために妊娠満22週以上満37週未満の者を対象として測定した場合または切迫早産の診断のために妊娠満22週以上満33週未満の者を対象として測定した場合のみ算定する。
- ★「23」の癌胎児性フィブロネクチン定性（頸管腔分泌液）およびD007血液化学検査の「45」の腔分泌液中インスリン様成長因子結合蛋白1型（IGFBP-1）定性を併せて実施した場合は，主たるもののみ算定する。

免疫

24 ㉝ 免疫電気泳動法（特異抗血清）Immunoelectrophoresis (IEP) (anti-specific components, anti-human immunoglobulins)
218点

【目的】 単クローン性免疫グロブリン（M蛋白）が疑われたときに，支持体電気泳動により血清蛋白を分画したあとに，各ヒト免疫グロブリン成分に対する特異抗血清を反応させて形成された免疫沈降線を観察することにより，M蛋白の免疫グロブリン種を確定できる。なお，現在では免疫固定法も同じ目的で使われ，本検査の実施は減少している。

【方法】 免疫電気泳動法，免疫固定法

適応疾患　▶多発性骨髄腫 ▶原発性マクログロブリン血症 ▶原発性アミロイドーシス ▶クリオグロブリン血症 ▶免疫不全症

《保険請求》
- ★「17」の免疫電気泳動法（抗ヒト全血清）および「24」の免疫電気泳動法（特異抗血清）については，同一検体につき1回に限り算定する。
- ★同一検体について「17」の免疫電気泳動法（抗ヒト全血清）および「24」の免疫電気泳動法（特異抗血清）を併せて行った場合は，主たる検査の所定点数のみを算定する。
- ★「24」の免疫電気泳動法（特異抗血清）は，免疫固定法により実施した場合にも算定できる。

血漿
蛋白

25 ㉞ C₁インアクチベータ C₁ inactivator (C₁-INH)
253点

【目的】 活性化した補体 C_1 の抑制作用を有する蛋白で，先天的に欠損したものが遺伝性血管（神経）性浮腫〔HA(N)E〕であり，後天的な消費過多でも類似の病態（後天性血管浮腫）となる。

【方法】 可視吸光光度法〔酵素法（合成基質法）〕

適応疾患　▶血管性浮腫（中毒性浮腫，喉頭浮腫）とくに遺伝性血管神経性浮腫

26 ㉟ SCCA2 squamous cell carcinoma antigen 2
300点

【目的】 SCCA2は，アレルギー性の炎症に関わるサイトカインであるIL-4およびIL-13の刺激で上皮から産生されるタンパクで，小児のアトピー性皮膚炎の重症度を評価するために検査される。

【方法】 酵素免疫測定法（ELISA）

適応疾患　▶アトピー性皮膚炎（小児）

《保険請求》
- ★15歳以下の小児におけるアトピー性皮膚炎の重症度評価を行うことを目的として，ELISA法により測定した場合に，月1回を限度として算定する。
- ★アトピー性皮膚炎の重症度評価を行うことを目的として本検査および「19」TARCを同一月中に併せて行った場合は，主たるもののみ算定する。
---

27 ㊱ 免疫グロブリンL鎖κ/λ比 immunoglobulin light chain κ/λ ratio
330点

【目的】 免疫グロブリン分子はH鎖（heavy chain）とL鎖（light chain）から構成されL鎖にはκとλの2つのタイプが存在する。形質細胞の腫瘍性増殖である単クローン性免疫グロブリン血症では，κ，λのどちらか一方が増加するため，κ/λ比が大きく変動する。免疫グロブリン遊離κ/λ比の登場で，本検査は実施されなくなった。

【方法】 ネフェロメトリー法

適応疾患　▶単クローン性免疫グロブリン血症（多発性骨髄腫，原発性マクログロブリン血症，その他のB細胞リンパ腫）▶高ガンマグロブリン血症

《保険請求》
- ★「27」の免疫グロブリンＬ鎖κ/λ比はネフェロメトリー法により，高免疫グロブリン血症の鑑別のために測定した場合に算定できる。
- ★「27」の免疫グロブリンＬ鎖κ/λ比と「17」の免疫電気泳動法（抗ヒト全血清）または「24」の免疫電気泳動法（特異抗血清）を同時に実施した場合は，主たるもののみ算定する。

28 ㊲ インターフェロン-λ3（IFN-λ3）interferon-λ3　340点

【目的】　新型コロナウイルス感染症（COVID-19）患者において，酸素投与を要する中等症Ⅱ以上の症状発現に先立って上昇することから，重症化の予知指標として検査される。
【方法】　化学発光酵素免疫測定法（CLEIA）

適応疾患　▶COVID-19（新型コロナウイルス感染症）

《保険請求》
- ★COVID-19と診断された患者（呼吸不全管理を要する中等症以上の患者を除く）の重症化リスクの判定補助を目的として，2ステップサンドイッチ法を用いた化学発光酵素免疫測定法により測定した場合に算定する。
- ★本検査を2回以上算定する場合は，前回の検査結果が基準値未満であることを確認する。

28 ㊳ sFlt-1/PlGF 比　340点

【目的】　ハイリスク妊婦における妊娠高血圧腎症（PE）の短期発症予測の補助のための検査である。血中の可溶性 fms 様チロシンキナーゼ1（sFlt-1）および胎盤増殖因子（PlGF）の2項目を測定し，その比により妊娠高血圧腎症の発症を予測する。
【方法】　電気化学発光免疫測定法（ECLIA）

適応疾患　▶妊娠18週から36週未満の妊娠高血圧腎症が疑われる妊婦

《保険請求》
- ★ア　血清を検体とし，ECLIA 法により可溶性 fms 様チロシンキナーゼ1（sFlt-1）および胎盤増殖因子（PlGF）を測定し，sFlt-1/PlGF 比を算出した場合に算定する。
- イ　本検査は，妊娠18週から36週未満の妊娠高血圧腎症が疑われる妊婦であって，以下のリスク因子のうちいずれか1つを有するものに対して実施した場合に，原則として一連の妊娠につき1回に限り算定できる。なお，リスク因子を2つ以上有する場合は，原則として当該点数は算定できない。
  - （イ）収縮期血圧が130mmHg 以上または拡張期血圧80mmHg 以上
  - （ロ）蛋白尿
  - （ハ）妊娠高血圧腎症を疑う臨床症状または検査所見
  - （ニ）子宮内胎児発育遅延
  - （ホ）子宮内胎児発育遅延を疑う検査所見
- ウ　本検査を算定する場合は，イのリスク因子のいずれに該当するかを診療報酬明細書の摘要欄に記載する。また，イの（ハ）または（ホ）に該当する場合は，その医学的根拠を併せて記載する。なお，医学的な必要性から，リスク因子を2つ以上有する妊婦において算定する場合，または一連の妊娠につき2回以上算定する場合は，その詳細な理由を診療報酬明細書の摘要欄に記載する。
- ●レセプト摘要欄：リスク因子のいずれに該当するかを記載する。
  - 〔（ハ）妊娠高血圧腎症を疑う臨床症状又は検査所見に該当する場合〕医学的根拠を記載する。
  - 〔（ホ）子宮内胎児発育遅延を疑う検査所見に該当する場合〕医学的根拠を記載する。
  - （リスク因子を2つ以上有する妊婦において算定する場合）詳細な理由を記載する。
  - （一連の妊娠につき2回以上算定する場合）詳細な理由を記載する。

29 ㊴ 免疫グロブリン遊離Ｌ鎖κ/λ比　388点

【目的】　腫瘍性に増殖した形質細胞からは免疫グロブリンのＬ鎖（light chain）が過剰に産生され，Ｈ鎖（heavy chain）に結合できない遊離Ｌ鎖として血中に存在する。Ｌ鎖にはκとλがあり，どちらかが単クローン性に多く産生されるため，両者の比（κ/λ）が大きく偏移する。免疫電気泳動によるＭ蛋白判定の補助検査として，またはＭ蛋白血症を呈する疾患の経過観察に用いられる。
【方法】　ネフェロメトリー法，免疫比濁法（TIA）

適応疾患　▶多発性骨髄腫　▶原発性マクログロブリン血症　▶原発性アミロイドーシス　▶単クローン性ガンマグロブリン血症

免疫

血漿
蛋白

30 ㊵ 結核菌特異的インターフェロン-γ産生能 Mycobacterium tuberculosis interferon-γ release assay　593点

【目的】　被検者全血に結核菌抗原を混合して一晩培養し，結核菌に感染していたら産生されるインターフェロンγを測定する検査である。ツベルクリン反応は BCG 接種でも陽性となるが，本検査は影響されないため，より特異性高く結核菌感染を診断できる。

【方法】　酵素免疫測定法（EIA），ELISPOT 法

適応疾患　▶結核（肺結核，肺外結核）

《保険請求》
★診察または画像診断等により結核感染が強く疑われる患者を対象として測定した場合のみ算定できる。

免疫

D016　細胞機能検査

1　B 細胞表面免疫グロブリン‥‥‥‥‥‥‥‥‥‥‥‥‥‥‥‥‥‥‥‥‥‥ 155点
2　T 細胞サブセット検査（一連につき）‥‥‥‥‥‥‥‥‥‥‥‥‥‥‥‥‥ 185点
3　T 細胞・B 細胞百分率‥‥‥‥‥‥‥‥‥‥‥‥‥‥‥‥‥‥‥‥‥‥‥ 193点
4　顆粒球機能検査（種目数にかかわらず一連につき）‥‥‥‥‥‥‥‥‥‥ 200点
5　顆粒球スクリーニング検査（種目数にかかわらず一連につき）‥‥‥‥‥ 220点
6　赤血球・好中球表面抗原検査‥‥‥‥‥‥‥‥‥‥‥‥‥‥‥‥‥‥‥‥ 320点
7　リンパ球刺激試験（LST）
　イ　1 薬剤‥‥‥‥‥‥‥‥‥‥‥‥‥‥‥‥‥‥‥‥‥‥‥‥‥‥‥‥ 345点
　ロ　2 薬剤‥‥‥‥‥‥‥‥‥‥‥‥‥‥‥‥‥‥‥‥‥‥‥‥‥‥‥‥ 425点
　ハ　3 薬剤以上‥‥‥‥‥‥‥‥‥‥‥‥‥‥‥‥‥‥‥‥‥‥‥‥‥‥ 515点
8　顆粒球表面抗原検査‥‥‥‥‥‥‥‥‥‥‥‥‥‥‥‥‥‥‥‥‥‥‥‥ 640点

細胞

1 ① B 細胞表面免疫グロブリン 〈membrane〉surface immunoglobulin（SmIg）　155点

【目的】　表面免疫グロブリンはリンパ球のうち，B 細胞にのみ発現する。κ/λ の偏りは腫瘍性の B リンパ球であることを示唆するので，B 細胞性腫瘍の診断に用いられる。また，表面免疫グロブリン陽性細胞はリンパ球中の B 細胞を反映するので，B 細胞の数的，質的変動を知ることもできる。

【方法】　フローサイトメトリー法

適応疾患　▶慢性リンパ性白血病　▶悪性リンパ腫　▶非ホジキンリンパ腫　▶毛様細胞性白血病（ヘアリーセル白血病）〔▶遺伝性低ガンマグロブリン血症　▶ADA 欠損症（酵素欠損症）▶重症複合免疫不全症〕

2 ② T 細胞サブセット検査（一連につき） T-cell subsets analysis　185点

【目的】　T リンパ球は表面抗原により CD4抗原を有するサプレッサー／インデューサー T 細胞，CD8抗原を有するサプレッサー／細胞障害性 T 細胞などの機能的亜分画（サブセット）に分類することができる。T 細胞サブセット検査は，CD4，CD8抗体等を用いて T リンパ球の亜分画比率を算定する検査である。HIV は CD4抗原を有する T 細胞に感染し，免疫不全状態を引き起こす。

【方法】　フローサイトメトリー法

適応疾患　▶HIV 感染症　▶後天性免疫不全症候群　▶免疫不全症　▶成人 T 細胞性白血病　▶慢性リンパ性白血病〔▶悪性腫瘍や膠原病などによる続発性免疫不全（続発性免疫不全症候群）▶伝染性単核症〕

《保険請求》
★「2」の T 細胞サブセット検査は，免疫不全の診断目的に行う検査をいい，検査方法にかかわらず，一連として算定する。

3 ③ T 細胞・B 細胞百分率 enumeration for T-cell and B-cell by flow cytometry　193点

【目的】　リンパ球の主たる亜群である T 細胞と B 細胞の比率を，細胞表面抗原を指標にして求める検査である。T 細胞は主に細胞性免疫に関与する細胞であり，B 細胞は免疫グロブリン産生前駆細胞である。T 細胞全般に発現する CD3と，B 細胞全般に発現する CD19あるいは CD20に対するモノクローナル抗体を用いる。

【方法】　フローサイトメトリー法

適応疾患　▶免疫不全　▶複合免疫不全症（重症複合免疫不全症）▶遺伝性低ガンマグロブリン血症　▶分類不能免疫不全症　▶伝染性単核症　▶サイトメガロウイルス感染症　▶HIV 感染症　▶後天性免疫不全症候

群　▶続発性免疫不全（続発性免疫不全症候群）▶成人Ｔ細胞性白血病

4　④　**顆粒球機能検査**（種目数にかかわらず一連につき）　granulocyte functional test　　**200点**

【目的】　顆粒球（好中球）の機能検査には，①遊走能，②付着能，③貪食能，④殺菌能のそれぞれをみる検査がある。診療報酬が認められているのは以下である。

＊化学遊走物質を用いる検査：合成ペプチドを用いて顆粒球（好中球）の遊走能をみる検査である。Boyden 法，アガロース法などがある。

＊細菌を用いる方法：細菌を用いる方法には，上記の遊走能検査の走化物質として細菌を用いるもの，細菌を用いて貪食能や貪食後の生存率を用いて殺菌能をみる検査がある。

＊光化学反応を用いる検査：化学発光物質を用いて顆粒球（好中球）の殺菌能をみる検査である。ルミノール法，ルシフェラーゼ発光法などがある。

【方法】　遊走能：Boyden 法，アガロース法
　　　　貪食能：細菌を用いる貪食能検査
　　　　殺菌能：ルミノール法，ルシフェラーゼ発光法

（適応疾患）　▶多形核好中球機能障害（多核好中球機能障害）▶慢性肉芽腫症 ▶なまけもの白血球症候群（顆粒球機能異常，好中球機能不全症，白血球機能障害）▶チェディアック・東症候群（Chediak-Higashi Syndrome）▶ミエロペルオキシダーゼ欠損症 ▶G6PD 欠乏性貧血 ▶アクチン機能異常症（白血球接着不全症）▶白血球粘着異常症（白血球機能障害）▶先天性白血球機能不全症（先天性貪食機能異常症）▶原発性免疫不全症候群

《保険請求》
★「4」の顆粒球機能検査は，化学遊走物質，細菌，光化学反応を用いた検査をいい，検査方法にかかわらず，一連として算定する。

5　⑤　**顆粒球スクリーニング検査**（種目数にかかわらず一連につき）　screening test for granulocyte function　　**220点**

【目的】　血液中の顆粒球のうち好中球は，感染部位の血管に付着して組織に遊走し，細菌を貪食，殺菌するという一連の機序により細菌感染症に対する生体防御に中心的な役割を担う。その機能をスクリーニングする検査として白血球墨粒貪食試験と NBT 還元能検査がある。

＊白血球墨粒貪食試験　（ink) particle ingestion test for leukocytes：患者血液と墨粒を反応させたのち，塗抹標本上で好中球の貪食像をみる。

＊NBT 還元能検査　nitroblue tetrazolium (NBT) reaction test：顆粒球の殺菌機能の1つである活性酸素産生能を NBT の還元性により間接的にみる検査である。

【方法】　白血球墨粒貪食試験，NBT 還元能検査

（適応疾患）　▶多形核好中球機能障害（多核好中球機能障害）▶慢性肉芽腫症 ▶なまけもの白血球症候群（顆粒球機能異常，好中球機能不全症，白血球機能障害）▶チェディアック・東症候群（Chediak-Higashi Syndrome）▶ミエロペルオキシダーゼ欠損症 ▶G6PD 欠乏性貧血 ▶アクチン機能異常症（白血球接着不全症）▶白血球粘着異常症（白血球機能障害）▶先天性白血球機能不全症（先天性貪食機能異常症）

《保険請求》
★「5」の顆粒球スクリーニング検査は，白血球墨粒貪食試験，NBT 還元能検査をいい，検査方法にかかわらず，一連として算定する。

6　⑥　**赤血球・好中球表面抗原検査**　　**320点**

【目的】　発作性夜間血色素尿症（PNH）患者の血球では，CD55，CD59など GPI（glycosyl phosphatidyl inositol）アンカー蛋白の欠損が特徴的であり，欠損によって赤血球の補体感受性が亢進することが溶血の原因である。本検査は赤血球および好中球を対象に CD55，CD59など2種類のモノクローナル抗体を用いて行う検査である。発作性夜間血色素尿症の診断に必須である。

【方法】　フローサイトメトリー法（Two-color 分析法）

（適応疾患）　▶溶血性貧血 ▶発作性夜間ヘモグロビン尿症 ▶再生不良性貧血 ▶骨髄異形成症候群

《保険請求》
★「6」の赤血球・好中球表面抗原検査は，発作性夜間血色素尿症（PNH）の鑑別診断のため，2種類のモノクローナル抗体を用いて赤血球および好中球の表面抗原の検索を行った場合に算定できる。

7　⑦　リンパ球刺激試験（LST）lymphocyte stimulation（blast formation）test

「イ」1薬剤　345点，「ロ」2薬剤　425点，「ハ」3薬剤以上　515点

【目的】　PHA，Con-A または薬疹の被疑医薬品によりリンパ球を刺激し，リンパ球の増殖反応を検出する検査である。
①PHA，Con-A に対するリンパ球の増殖反応から，免疫機能異常をスクリーニングする。
②薬疹の患者については，投与している被疑医薬品に対するリンパ球の増殖反応をみて，原因薬剤を同定する助けとする。
　薬疹の被疑医薬品についての検査（DLST）には，対象薬剤数に応じた保険点数が設定されている。
【方法】　RI 使用検査（^{3}H-チミジン取り込み法）

適応疾患　▶先天性免疫不全症候群　▶後天性免疫不全症候群　▶続発性免疫不全症候群　▶薬疹　▶薬剤アレルギー（薬物過敏症）▶金属アレルギー〔▶膠原病・自己免疫疾患　▶悪性腫瘍　▶ウイルス感染症〕

《保険請求》
★「7」のリンパ球刺激試験（LST）は，Con-A，PHA または薬疹の被疑医薬品によるものである。

8　⑧　顆粒球表面抗原検査 新　　　　640点

【目的】　知的障害・てんかんなど症状から疑われる症例の，ヘパリン加末梢血中（1 mL）の血球を蛍光ラベルのついた抗 CD16抗体で染色し，フローサイトメーターで顆粒球上の CD16の発現量を平均蛍光強度（MFI）で表示し，カットオフ値以下の場合に先天性 GPI 欠損症（IGD）の疑い濃厚（IGD probable）とする。保険診療としての検査は，指定された外注委託先でのみ施行可能。先天性グリコシルホスファチジルイノシトール（GPI）欠損症のスクリーニング目的。
【方法】　フローサイトメトリー法

適応疾患　▶先天性グリコシルホスファチジルイノシトール（GPI）欠損症（IGD）（指定難病320 小児慢性特定疾病33）

《保険請求》
★「8」の顆粒球表面抗原検査は，「指定難病に係る診断基準及び重症度分類等について」（平成26年11月12日付け健発1112第1号厚生労働省健康局長通知）において示されている診断基準に基づき，臨床症状・検査所見等から先天性グリコシルホスファチジルイノシトール（GPI）欠損症が強く疑われた患者に対し，当該疾患の診断を目的として，モノクローナル抗体を用いて顆粒球の表面抗原の解析を行った場合に算定できる。
●レセプト摘要欄：当該診断基準に基づいて，当該疾患を疑う根拠を記載する。

第6章

微生物学的検査

D017 排泄物，滲出物又は分泌物の細菌顕微鏡検査

1 蛍光顕微鏡，位相差顕微鏡，暗視野装置等を使用するもの	50点
注 集菌塗抹法加算	35点
2 保温装置使用アメーバ検査	45点
3 その他のもの	67点

1 蛍光顕微鏡，位相差顕微鏡，暗視野装置等を使用するもの　　50点

① 蛍光顕微鏡を使用するもの　fluorescence microscope

【目的】 迅速検出法として行われる。蛍光色素で染色した微生物の検出と蛍光抗体法による微生物の検出・同定に用いられる。微生物検出では，オーラミン・ローダミン染色法が抗酸菌症のスクリーニング検査として検出率が高い。

また，アクリジンオレンジ染色法は，核酸染色により敗血症（菌血症）患者からの菌検出に有用である。蛍光抗体法としては，ウイルスやレジオネラ等の細菌，原虫の迅速検出・同定法として利用される。

【方法】 鏡検法（蛍光抗体法，オーラミン・ローダミン染色法，アクリジンオレンジ染色法）

適応疾患 ▶結核 ▶非結核性抗酸菌症 ▶敗血症（菌血症）▶ウイルス感染症 ▶細菌感染症 ▶原虫感染症（マラリアなど）▶レプトスピラ症 ▶抗酸菌症

② 位相差顕微鏡を使用するもの　phase-contrast microscope

【目的】 細菌，真菌，原虫の外形や内部構造を生きたまま無染色で観察できるため，組織切片中の微生物の観察等に有用である。標本内部のわずかな位相差（屈折率×厚さ／波長）を明暗のコントラストに変えて観察する。

【方法】 鏡検法

適応疾患 ▶細菌感染症 ▶真菌症 ▶原虫感染症（マラリアなど）▶レプトスピラ症 ▶抗酸菌症

③ 暗視野装置等を使用するもの　dark-field microscope

【目的】 通常の光学顕微鏡に暗視野照射コンデンサーを取り付けることによって，生きたままの微生物や染色困難な細菌をその運動を含めて観察できる。原虫や普通の染色では染まらないスピロヘータの検出，形態観察に利用される。

【方法】 鏡検法

適応疾患 ▶梅毒 ▶レプトスピラ症 ▶原虫感染症（マラリアなど）▶抗酸菌症

2 保温装置使用アメーバ検査　　45点

【目的】 赤痢アメーバの栄養型は，低温にさらすと死滅するほか，偽足による運動が停止する。アメーバ赤痢を疑う粘血便の塗抹標本を37℃に加温しながら，顕微鏡検査を行うと栄養型赤痢アメーバの重要な同定性状である運動性が観察できる。また，腟トリコモナスの運動性も観察できる。

【方法】 鏡検法

適応疾患 ▶アメーバ赤痢 ▶トリコモナス症など

3　その他のもの
67点 外迅

【目的】　蛍光顕微鏡，位相差顕微鏡，暗視野装置，保温装置などを使用しない方法による細菌，原虫等の顕微鏡検査を含む。原虫類や一部のスピロヘータ類を除く細菌類，真菌類は原則として培養検査による菌種の同定が必要だが，特定の検査材料中から検出された場合に限り，疑われる病態と普通染色の結果から，さらに必要に応じて特殊染色を併用することによって顕微鏡検査のみで病原菌の推定が可能となる。

　顕微鏡検査で種類を推定できるおもな病原体としては，抗酸菌，肺炎球菌，クレブシエラ，ジフテリア菌，髄膜炎菌，淋菌，ブドウ球菌，連鎖球菌，カンジダ，クリプトコッカスの他，レプトスピラ，梅毒トレポネーマ，赤痢アメーバ，ジアルジア，トリコモナス等がある。

【方法】　鏡検法，普通染色，単染色，特殊染色〔チール・ネルゼン（Ziehl-Neelsen）染色，異染小体染色，芽胞染色，莢膜染色，鞭毛染色，墨汁法，真菌染色，ギムザ（Giemsa）染色，トルイジンブルーO染色，ディーンズ（Dienes）染色，ディフ・クイック（Diff-Quick）染色〕

適応疾患　▶細菌感染症　▶真菌症　▶原虫感染症（マラリアなど）　▶スピロヘータ感染症

《保険請求》
■集菌塗抹法を行った場合には，集菌塗抹法加算として，35点を所定点数に加算する。
■同一検体について当該検査とD002に掲げる尿沈渣（鏡検法）またはD002-2に掲げる尿沈渣（フローサイトメトリー法）を併せて行った場合は，主たる検査の所定点数のみ算定する。
★排泄物，滲出物または分泌物の細菌顕微鏡検査は，尿，糞便，喀痰，穿刺液，胃液，十二指腸液，胆汁，膿，眼分泌液，鼻腔液，咽喉液，口腔液，その他の滲出物等について細菌，原虫等の検査を行った場合に該当する。
★染色の有無および方法の如何にかかわらず，また，これら各種の方法を2以上用いた場合であっても，1回として算定する。
★症状等から同一起因菌によると判断される場合であって，当該起因菌を検索する目的で異なる複数の部位または同一部位の複数の箇所から検体を採取した場合は，主たる部位または1箇所のみの所定点数を算定する。
●レセプト摘要欄：〔排泄物，滲出物又は分泌物の細菌顕微鏡検査，尿沈渣（鏡検法）又は尿沈渣（フローサイトメトリー法）を同一日に併せて算定する場合〕当該検査に用いた検体の種類を記載する。

D018　細菌培養同定検査

1　口腔，気道又は呼吸器からの検体 ･･ 180点
2　消化管からの検体 ･･ 220点
3　血液又は穿刺液 ･･ 225点
4　泌尿器又は生殖器からの検体 ･･ 190点
5　その他の部位からの検体 ･･ 180点
6　簡易培養 ･･･ 60点
注1　嫌気性培養加算 ･･･ 122点
注2　質量分析装置加算 ･･･ 40点

1　口腔，気道又は呼吸器からの検体
180点

①　口腔からの検体

【目的】　口腔内および咽頭の炎症所見を肉眼的に観察して起因菌を推定することは困難な場合が多い。そこで口腔粘膜や咽頭分泌物を採取し，分離培養および同定を行う。口腔，咽頭には多種の常在菌が存在するので原因菌の決定には慎重を要する。

【方法】　培養（好気，嫌気），簡易同定・同定（染色，凝集反応など）

適応疾患　▶扁桃腺炎（扁桃炎）▶咽頭炎　▶溶連菌感染症　▶ジフテリア　▶百日咳　▶その他の急性上気道炎

②　気道又は呼吸器からの検体

【目的】　喀痰および気道分泌物の培養は，下気道感染症の起因菌同定に欠くことができない。ただし，一般に用いられている喀出痰の場合には，常在菌の混入が問題となり，原因菌決定のためには常在菌による汚染をなるべく防ぐようにして検体を採取する必要がある。非喀出痰（経気管吸引法TTA，気管支鏡下採痰，気管内採痰等による）は常在菌の汚染が少ないが，侵襲性が高く，検体採取の際に合併症を起こす危険性を伴う。吸引針生検や開胸肺生検と同様の理由により一般的には行われない。

【方法】　培養(好気，嫌気)，簡易同定・同定(染色，凝集反応など)，非定型病原体〔マイコプラズマ，クラミドフィラ(クラミジア)，レジオネラなど〕の培養・同定(選択培地，特殊染色など)

適応疾患　▶肺炎 ▶急性気管支炎 ▶慢性気管支炎 ▶気管支拡張症 ▶肺気腫 ▶びまん性汎細気管支炎 ▶肺化膿症（肺膿瘍）▶副鼻腔炎

2　消化管からの検体　　　　　　　　　　　　　　　　　　　　　　　　200点

【目的】　検体として，糞便，胆汁，胃液等がある。

(1)　糞便の培養では通常は自然排出便の一部を採取するが，肛門スワブを用いる場合もある。腸管内には多種多様な微生物が常在しているので便培養によって消化管感染の原因菌を決定するには，目的とする病原体に適した培地や方法を用いる必要がある。

(2)　胆汁（十二指腸液）の培養は胆道感染症の原因菌を知るために行われ，通常，十二指腸ゾンデを用いて採取するが，十二指腸内や口腔内の常在菌による汚染回避が困難である。そこで，できるだけ無菌的に採取するため内視鏡的採取法や経皮経肝胆管造影（PCT）による肝内胆管，胆嚢直接穿刺法等が行われる。

(3)　胃液や胃洗浄液は，無意識に飲み込まれた気道分泌物に含まれる結核菌を検出する目的で用いられる。

【方法】　培養（好気，嫌気，微好気），簡易同定・同定（染色，凝集反応など）

適応疾患　(1)【糞便】▶赤痢 ▶チフス ▶パラチフス ▶コレラ ▶腸管出血性大腸菌感染症 ▶(サルモネラ・ビブリオ・エルシニア・カンピロバクター等の腸管内感染症病原体による各種の) 食中毒 ▶薬剤関連性腸炎（偽膜性大腸炎）▶MRSA腸炎 ▶選択的消化管除菌の効果判定

(2)【胆汁（十二指腸液）】▶胆のう炎 ▶胆管炎 ▶肝膿瘍 ▶サルモネラ症 ▶チフス ▶パラチフス

3　血液又は穿刺液　　　　　　　　　　　　　　　　　　　　　　　　225点

【目的】　(1)　血液培養は血液中の菌の存在を確認するために行われる検査である。その対象となる疾患は菌血症および敗血症である。血液培養の感度は必ずしも高くないこと，さらに汚染菌との鑑別が重要であることから，通常，好気培養と嫌気培養を1セットとして2回（2セット）の検査を行うことが望ましい。

(2)　穿刺液には，胸水，腹水，髄液および関節液が含まれる。いずれも無菌的な部位である。敗血症と同様に致命的な疾患となる髄膜炎の診断には，髄液の培養が重要である。緊急性を要するので感染に伴う髄液炎症所見も参考にし，特定の菌については凝集反応や免疫クロマト法などによる迅速検査を用いることもある。腹水，胸水，関節液についてもそれぞれの部位の感染症（細菌性，真菌性）の原因菌の究明や治療方針の決定のために培養同定検査が必要となる。

【方法】　培養（好気，嫌気），用手法，自動測定法，簡易同定・同定（染色，凝集反応など）

適応疾患　(1)【血液】▶菌血症 ▶敗血症 ▶腸チフス ▶細菌性心内膜炎 ▶パラチフス ▶ブルセラ症 ▶野兎病 ▶レプトスピラ症 ▶不明熱

(2)【髄液】▶化膿性髄膜炎（細菌性髄膜炎）▶真菌性髄膜炎 【腹水】▶腹膜炎 【胸水】▶胸膜炎 ▶心膜炎 ▶膿胸 【関節液】▶関節炎 【骨髄】▶骨髄炎

4　泌尿器又は生殖器からの検体　　　　　　　　　　　　　　　　　　190点

【目的】　(1)　尿の培養検査は，尿路感染症の起因菌の診断および治療方針の決定に重要な検査である。ただし患者が尿路系の基礎疾患を有しない単純性膀胱炎の場合，大腸菌が起因菌の7～8割を占めることがわかっており，培養検査なしでもエンピリック治療が可能なため，尿路感染症患者の全例が培養検査の対象となるわけではない。

(2)　性感染症（STD；sexually transmitted disease）の診断のため，子宮および腟の分泌物，尿道分泌物を検査する。性器分泌液の検査は重要である。淋菌，クラミジアについては近年，抗原検査や核酸検査が多く利用される。

【方法】　培養（好気，嫌気），簡易同定・同定（染色，凝集反応など），非定型病原体（淋菌，クラミジアなど）の培養・同定（選択培地，特殊染色など）

適応疾患　(1)【尿】▶腎盂腎炎 ▶膀胱炎 ▶尿路感染症

(2)【生殖器分泌物】▶淋病 ▶クラミジアトラコマチス感染症（クラミジア感染症）▶尿道炎 ▶子宮頸管炎 ▶前立腺炎 ▶腟炎 ▶バルトリン腺炎 ▶子宮内膜炎など

5　その他の部位からの検体　　　　　　　　　　　　　　　　　　　　　　　　　　180点

【目的】　膿や耳漏，眼脂などの分泌液が含まれ，皮膚感染症や耳鼻咽喉科（鼻汁検体を除く），眼科における感染症の起因菌の究明がこれに属する。病原体は感染部位によって多種多様であり，複数菌であることが多い。膿，分泌液は好気性菌のほか，嫌気性菌もかなりの頻度で検出される。

【方法】　培養（好気，嫌気），簡易同定・同定（染色，凝集反応など）

適応疾患　【膿】▶膿瘍　▶蜂巣炎　▶創傷感染症　▶膿痂疹　▶壊疽　▶破傷風など

　　　　　　【分泌液】▶中耳炎　▶外耳炎　▶乳様突起炎　▶結膜炎　▶眼瞼炎　▶涙のう炎　▶角膜潰瘍　▶眼内炎など

6　簡易培養　　　　　　　　　　　　　　　　　　　　　　　　　　　　　　　　　60点

【目的】　これは細菌培養のための選択培地，非選択培地さらに真菌用培地を組み合わせたもので，尿中細菌簡易定量培養キット製品として市販されている。

【方法】　ディップスライド法，簡易培地法

適応疾患　▶尿路感染症　▶膀胱炎　▶腎盂腎炎など

注2　質量分析装置加算　　　　　　　　　　　　　　　　　　　　　　　　　　　　40点

【目的】　質量分析はマトリックス支援レーザー脱離イオン化飛行時間型質量分析計（Matrix Assisted Laser Desorption/Ionization-Time of Flight Mass Spectrometer： MALDI-TOF MS）を用いた新しい微生物の同定法である。MALDI-TOF MS は迅速性に優れ，前処理も簡単で，一般細菌以外に嫌気性菌，真菌，抗酸菌も同定可能である。

【方法】　質量分析法（MALDI-TOF MS）

　本検査を実施するには専用の機器が必要である。培養陽性の菌があれば簡便な操作で，約10分で同定結果を得ることができる。

適応疾患　▶各種感染症。ただし質量分析による解析が可能な病原体が培養で陽性となった場合に限られる

《保険請求》
- ■1から6までについては，同一検体について一般培養と併せて嫌気性培養を行った場合は，「注1」嫌気性培養加算として，122点を所定点数に加算する。
- ■入院中の患者に対して，質量分析装置を用いて細菌の同定を行った場合は，「注2」質量分析装置加算として，40点を所定点数に加算する。
- ★「注2」に規定する質量分析装置加算については，入院中の患者に対して細菌培養同定検査を当該保険医療機関内で実施する際に，質量分析装置を用いて細菌の同定を行った場合に，所定点数に加算する。
- ★嫌気性培養のみを行った場合は，「1」から「6」までの所定点数のみ算定し，「注1」の加算は算定できない。
- ★抗酸菌を除く一般細菌，真菌，原虫等を対象として培養を行い，同定検査を行うことを原則とする。
- ★同定検査を予定して培養したものであれば，菌が陰性の場合であっても，「1」から「5」までの項により算定するが，あらかじめ培養により菌の有無のみを検索する場合は，検体の種類にかかわらず，「6」の簡易培養により算定する。
- ★細菌培養同定検査は，検体ごとに「1」から「5」までの所定点数を算定できるが，同一検体を用いて簡易培養を併せて行った場合は，「6」の簡易培養は算定できない。
- ★症状等から同一起因菌によると判断される場合であって，当該起因菌を検索する目的で異なった部位から，または同一部位の数か所から検体を採取した場合は，主たる部位または1か所のみの所定点数を算定する。ただし，血液を2か所以上から採取した場合に限り，「3」の血液または穿刺液を2回算定できる。この場合，「注1」および「注2」の加算は2回算定できる。
- ★各検体別の所定点数には，定量培養を行った場合を含む。
- ★「3」における穿刺液とは，胸水，腹水，髄液および関節液をいい，「5」の「その他の部位からの検体」とは，「1」から「4」までに掲げる部位に含まれない全ての部位からの検体をいい，例えば，皮下からの検体をいう。
- ★「6」の簡易培養は，Dip-Slide 法，簡易培地等を用いて簡単な培養を行う。
- ★ウロトレース，ウリグロックスペーパー等の尿中細菌検査用試験紙による検査は，D000尿中一般物質定性半定量検査に含まれるものであり，別に算定できない。
- ★D012感染症免疫学的検査「19」のA群β溶連菌迅速試験定性とD018細菌培養同定検査を同時に実施した場合は，A群β溶連菌迅速試験定性の所定点数のみを算定する。この場合において，A群β溶連菌迅速試験定性の結果が陰性のため，引き続いて細菌培養同定検査を実施した場合であっても，A群β溶連菌迅速試験定性の所定点数のみ算定する。
- ★D012感染症免疫学的検査「31」の大腸菌O157抗体定性，「33」の大腸菌O157抗原定性およびD018細菌培養同定検査の「2」の消化管からの検体によるもののうちいずれかを複数測定した場合は，主たるもののみ算定する。なお「33」の大腸菌O157抗体定性はLA法による。
- ★D012「39」の淋菌抗原定性とD018細菌培養同定検査を同時に実施した場合は，別に算定できない。
- ★D023「5」淋菌及びクラミジア・トラコマチス同時核酸検出は，D012感染症免疫学的検査の「29」のクラミジア・トラコマチス抗原定性，同区分「39」淋菌抗原定性，D018細菌培養同定検査（淋菌及びクラミジアによる感

染を疑って実施するもの），D023微生物核酸同定・定量検査「1」のクラミジア・トラコマチス核酸検出または「2」の淋菌核酸検出を併せて実施した場合は，主たるもののみ算定する。
- ★D012感染症免疫学的検査「37」の大腸菌血清型別は，D018細菌培養同定検査により大腸菌が確認され，およびD023-2の「3」大腸菌ベロトキシン定性により毒素が確認または腸管出血性大腸菌用の選択培地に菌の発育が確認され，並びに血清抗体法により大腸菌のO抗原またはH抗原の同定を行った場合に，使用した血清の数，菌種等にかかわらず算定する。この場合においてD018細菌培養同定検査の費用は別に算定できない。
- ★D023微生物核酸同定・定量検査「2」の淋菌核酸検出，D012感染症免疫学的検査の「39」の淋菌抗原定性またはD018細菌培養同定検査（淋菌感染を疑って実施するもの）を併せて実施した場合は，主なもののみ算定する。

D019　細菌薬剤感受性検査　Antimicrobial susceptibility test for bacteria

「1」1菌種　185点，「2」2菌種　240点，「3」3菌種以上　310点

【目的】　薬剤感受性検査は感染症の治療上，抗菌薬の選択や投与量などを決定するうえで重要である。また耐性菌かどうかを判断するうえで最も標準的な検査法である。
【方法】　希釈法（微量液体希釈法，寒天平板希釈法），ディスク拡散法
適応疾患　▶細菌感染症

「4」薬剤耐性菌検出　50点

【目的】　薬剤耐性菌のなかでもグラム陰性菌による耐性菌は広がりを見せており，臨床現場でもβ-ラクタマーゼを産生する菌の分離頻度は増加傾向にある。β-ラクタマーゼはβ-ラクタム系抗菌薬（ペニシリン系，セフェム系，カルバペネム系，モノバクタム系）が保有しているβラクタム環を加水分解し，抗菌活性を失わせる酵素である。主要なβ-ラクタマーゼとして，メタロβ-ラクタマーゼを含むカルバペネマーゼ，基質特異性拡張型β-ラクタマーゼ（Extended-spectrum β-lactamase：ESBL），AmpC型β-ラクタマーゼなどがある。ただし，通常行われている薬剤感受性検査のみでこれらのβ-ラクタマーゼの産生の有無を確定することはできず，目的に応じた検査を追加する必要がある。本検査によりβ-ラクタマーゼ産生の有無やその種類を確認することができ，治療薬の選択や感染対策を行ううえで重要な情報を得ることができる。なお，遺伝子検出によらない表現型の検査の場合，菌株によっては明確にどの種類のβ-ラクタマーゼを産生しているのか判定がむずかしい場合もある。
【方法】　ダブルディスクシナジーテスト（DDST），ボロン酸添加による阻害試験，ホッジ変法試験，modified carbapenem inactivation method（mCIM）など
適応疾患　▶耐性菌感染症　▶ESBL産生菌感染症　▶カルバペネマーゼ産生菌感染症　▶AmpC産生菌感染症

「5」抗菌薬併用効果スクリーニング　150点

【目的】　多剤耐性緑膿菌（multiple-drug-resistant Pseudomonas aeruginosa：MDRP）をはじめ，高度な多剤耐性を有するグラム陰性桿菌は抗菌薬単剤では治療効果が得にくい場合がある。コリスチンは多くの多剤耐性グラム陰性桿菌に対して単独で有効とされているが，腎機能障害などの副作用により使用が困難な場合もある。そこで，複数の抗菌薬を用いることで治療効果を高める抗菌薬併用療法が選択肢の一つとなる。ただし，薬剤の組み合わせは多数あるため，有効性が期待できる薬剤の組み合わせを検査で確認することはむずかしい。その問題を解決するためにブレイクポイントチェッカーボード法が開発され，マイクロプレートの各ウエルに種々の抗菌薬の希釈濃度を変えて分注し凍結させたBCプレート"栄研"が用いられる。患者から分離された菌を微量液体希釈法に準じた方法でプレートに接種し，菌の発育の有無を確認することで，有効性が期待できる抗菌薬の組み合わせを検査することができる。
【方法】　ブレイクポイントチェッカーボード法
適応疾患　▶多剤耐性緑膿菌感染症　▶多剤耐性アシネトバクター感染症　▶カルバペネム耐性腸内細菌科細菌感染症　▶多剤耐性グラム陰性桿菌感染症

《保険請求》
- ★結果として菌が検出できず実施できなかった場合においては算定しない。
- ★「4」の薬剤耐性菌検出は，基質特異性拡張型β-ラクタマーゼ産生，メタロβ-ラクタマーゼ産生，AmpC産生等の薬剤耐性因子の有無の確認を行った場合に算定する。
- ★「5」の抗菌薬併用効果スクリーニングは，多剤耐性グラム陰性桿菌が検出された際に，チェッカーボード法によ

り，抗菌薬の併用効果の確認を行った場合に算定する。

D019-2　酵母様真菌薬剤感受性検査 Antimicrobial susceptibility test for fungi　150点

【目的】　分離された真菌に対し抗生物質製剤がどの程度有効であるかを判定する検査。感染症治療における抗菌薬の選択や薬剤投与量決定に役立つ。

【方法】　希釈法（微量液体希釈法），Etest

適応疾患　▶真菌感染症（真菌症）▶深在性真菌症（カンジダ症，クリプトコッカス症）

《保険請求》
- ★酵母様真菌薬剤感受性検査は，深在性真菌症（カンジダ，クリプトコックスに限る）であり，原因菌が分離できた患者に対して行った場合に限り算定する。

D020　抗酸菌分離培養検査 acid-fast bacteria, Genus *Mycobacterium*

「1」抗酸菌分離培養（液体培地法）300点，「2」抗酸菌分離培養（それ以外のもの）209点

【目的】　喀出痰，気管支鏡下で採取した気道分泌物，気管支肺胞洗浄液，胃液，髄液，尿，糞便，胸水，腹水などからの抗酸菌の分離を目的とする検査である。抗酸菌を抗酸菌染色法で検出するには，喀痰1 mL 中10^4個以上の菌が必要であり，蛍光法では1 mL 中10^3個以上の菌が必要となる。これに対し，培養法では1 mL 中10〜20の菌が存在すれば陽性となる。ただし，結核化学療法剤の使用等により塗抹顕微鏡検査が陽性で培養が陰性となることもあり，両者の併用が必要である。培養には，標準法として小川培地法が用いられるが，近年は迅速性に優れる液体培地法の併用が勧められている。酸素感受性蛍光センサーによる検出は，非放射性培養システムである BBL-MGIT 抗酸菌システムを用いて行うものである。これは液体培地の底に酸素に鋭敏に反応する蛍光を埋め込んだもので，明瞭な蛍光が観察された場合は抗酸菌陽性と判定される。従来の小川培地法に比べ，検出率が高く検出までの日数も短い。

【方法】　抗酸菌分離培養検査1（液体培地法）：液体培地法（酸素感受性蛍光センサー，二酸化炭素センサー，酸化還元呈色色素法）

　　　　　抗酸菌分離培養検査2（それ以外のもの）：小川培地法

適応疾患　▶結核　▶非結核性抗酸菌症

《保険請求》
- ★抗酸菌分離培養検査は，検体の採取部位が異なる場合であっても，同時にまたは一連として検体を採取した場合は，1回のみ所定点数を算定する。
- ★「1」の抗酸菌分離培養（液体培地法）は，液体培地を用いて培養を行い，酸素感受性蛍光センサー，二酸化炭素センサーまたは酸化還元呈色色素を用いて検出を行った場合に算定する。
- ★「2」の抗酸菌分離培養（それ以外のもの）は，前項に掲げるもの以外について算定する。
- ★抗酸菌分離培養検査は，結核患者の退院の可否を判断する目的で，患者の病状を踏まえ頻回に行われる場合においても算定できる。

D021　抗酸菌同定（種目数にかかわらず一連につき）acid-fast bacteria, Genus *Mycobacterium*　361点

【目的】　ヒトに病原性のあるヒト型およびウシ型結核菌と他の非結核性抗酸菌を培養上鑑別するための検査である。集落の発育期間，発育温度域，集落の性状のほか，ナイアシンテスト，カタラーゼ試験，耐熱カタラーゼ試験，硝酸塩還元試験，アリルスルファターゼ試験，ツィーン80水解試験などにより鑑別する（ナイアシンテストは現在，基本診療料に含まれる検査とされ，別に算定することはできない）。近年は，結核菌群抗原（特異蛋白）の検出や，結核菌群・抗酸菌群核酸同定検査，質量分析法などを用いて同定されることが多い。

【方法】　同定試験（カタラーゼ試験，耐熱カタラーゼ試験，硝酸塩還元試験，アリルスルファターゼ試験，ツィーン80水解試験など），質量分析法（MALDI-TOF-MS）

適応疾患　▶結核　▶非結核性抗酸菌症

《保険請求》
- ★抗酸菌同定は，検査方法，培地数にかかわらず，1回のみ所定点数を算定する。
- ★D023微生物核酸同定・定量検査「16」のマイコバクテリウム・アビウムおよびイントラセルラー（MAC）核酸検出は，D021抗酸菌同定と併せて実施された場合にあっては，主なもののみ算定する。

D022　抗酸菌薬剤感受性検査（培地数に関係なく）Drug susceptibility test for *Mycobacterium*　　400点

【目的】　抗結核剤に対する耐性は結核の治療上，重要な問題である。そこで，結核患者に抗結核療法を開始する際には，感受性検査を併せて実施し，耐性の有無を確認する必要がある。従来の結核菌の感受性検査は，各種抗結核剤を含有する小川培地を用いて培養を行っていたため約4週間の培養期間を要していた。しかし最近では液体培地法など培地の改良に伴い，さらに短期間で結果を確認することが可能となっている。

【方法】　小川培地法，液体培地法

適応疾患　▶結核 ▶非結核性抗酸菌症

《保険請求》
- ■4薬剤以上使用した場合に限り算定する。
- ★抗酸菌薬剤感受性検査は，直接法，間接法等の方法および培地数にかかわらず，感受性検査を行った薬剤が4種類以上の場合に限り算定する。
- ★混合薬剤耐性検査においても，使われた薬剤が4種類以上の場合に限り算定する。

D023　微生物核酸同定・定量検査

1 ① クラミジア・トラコマチス核酸検出 Detection of *Chlamydia trachomatis* nucleic acid　188点

【目的】　クラミジア感染症も淋菌感染症とともに代表的な性感染症（STD）である。淋菌感染症と同様に，男性では尿道炎，女性では子宮頸管炎を起こしやすい。淋菌感染症に比べて症状は軽いが，女性では不妊の原因にもなるため，適切な診断が必要である。

【方法】　PCR法，リアルタイムPCR，SDA法，ハイブリッドキャプチャー法，TMA法（HPA法・DKA法），TRC法

適応疾患　▶クラミジア・トラコマチス感染症（クラミジア感染症）▶尿道炎 ▶精巣上体炎 ▶子宮頸管炎 ▶卵管炎 ▶骨盤内感染症（クラミジア性女性骨盤炎）▶トラコーマ ▶前立腺炎 ▶慢性前立腺炎〔▶咽頭炎〕

《保険請求》

★「1」のクラミジア・トラコマチス核酸検出とD012感染症免疫学的検査の「29」クラミジア・トラコマチス抗原定性を併用した場合は，主なもののみ算定する。

★クラミジア・トラコマチス核酸検出は，PCR法，LCR法，ハイブリッドキャプチャー法もしくはTMA法による同時増幅法並びにHPA法およびDKA法もしくは核酸ハイブリダイゼーション法による同時検出法，SDA法またはTRC法により，泌尿器，生殖器または咽頭からの検体により実施した場合に限り算定できる。

★D023「5」淋菌及びクラミジア・トラコマチス同時核酸検出は，D012感染症免疫学的検査の「29」のクラミジア・トラコマチス抗原定性，同区分「39」の淋菌抗原定性，D018細菌培養同定検査（淋菌及びクラミジアによる感染を疑って実施するもの），D023「1」のクラミジア・トラコマチス核酸検出または「2」の淋菌核酸検出を併せて実施した場合は，主たるもののみ算定する。

2 ② 淋菌核酸検出 Detection of *Neisseria gonorrhoeae* nucleic acid identification　198点

【目的】　淋菌による感染症は代表的な性感染症（STD）である。男性は尿道炎が主体となり，排尿時の疼痛や膿性分泌物を訴える。女性は子宮頸管炎を起こしやすいが，症状は軽微な例も多い。キノロン耐性の淋菌の増加も指摘されており，起因病原体の的確な診断が臨床上重要である。各種の遺伝子学的検査法を用いることにより，迅速な診断が可能となる。

【方法】　PCR法，リアルタイムPCR，SDA法，ハイブリッドキャプチャー法，TMA法（HPA法・DKA法），TRC法

適応疾患　▶淋病 ▶尿道炎 ▶精巣上体炎 ▶子宮頸管炎 ▶卵管炎 ▶骨盤内感染症（淋菌性女性骨盤炎）〔▶咽頭炎〕

《保険請求》

★D023「5」淋菌及びクラミジア・トラコマチス同時核酸検出は，D012感染症免疫学的検査の「29」のクラミジア・トラコマチス抗原定性，同区分「39」の淋菌抗原定性，D018細菌培養同定検査（淋菌及びクラミジアによる感染を疑って実施するもの），D023「1」のクラミジア・トラコマチス核酸検出または「2」の淋菌核酸検出を併せて実施した場合は，主たるもののみ算定する。

★「2」の淋菌核酸検出，D012感染症免疫学的検査の「39」の淋菌抗原定性またはD018細菌培養同定検査（淋菌感染を疑って実施するもの）を併せて実施した場合は，主なもののみ算定する。

★「2」の淋菌核酸検出は，DNAプローブ法，LCR法による増幅とEIA法による検出を組み合わせた方法，PCR法による増幅と核酸ハイブリダイゼーション法による検出を組み合わせた方法，SDA法，TMA法による同時増幅法並びにHPA法およびDKA法による同時検出法またはTRC法による。淋菌核酸検出は，泌尿器，生殖器または咽頭からの検体（尿検体を含む）によるものである。なお，SDA法，PCR法による増幅と核酸ハイブリダイゼーション法による検出を組み合わせた方法，TMA法による同時増幅法並びにHPA法およびDKA法による同時検出法またはTRC法においては咽頭からの検体も算定できる。

3 ③ A群β溶血連鎖球菌核酸検出 新　204点

【目的】　A群β溶血連鎖球菌（A群溶連菌）による感染は発症頻度が高く，特に小児の急性咽頭炎や扁桃炎では猩紅熱に移行したり，リウマチ熱や急性糸球体腎炎などの合併症も起こし得るため，早期の診断と治療開始が必要である。すでにA群溶連菌を対象とした抗原検査も実用化されているが，発症早期の菌量が少ない場合などでは感度が低下することが指摘されている。本法では，発症早期でも高い感度で検出が可能であるため，臨床上の有用性が高いと考えられている。

【方法】　等温核酸増幅検出法（NEAR法）

適応疾患　▶A群β溶血連鎖球菌感染症 ▶急性咽頭炎 ▶扁桃炎

《保険請求》

★A群β溶血連鎖球菌核酸検出は，A群β溶血連鎖球菌感染が疑われる15歳未満の患者を対象として，等温核酸増

幅法により測定し，当日中に結果を説明した場合に算定できる。なお，本検査と D012感染症免疫学的検査「19」の A 群 β 溶連菌迅速試験定性または D018細菌培養同定検査を同時に実施した場合は，主たるもののみ算定する。

4　④　HBV 核酸定量　Hepatitis B virus DNA quantitation　256点

【目的】　B 型肝炎ウイルス（HBV）の存在の有無を確認するとともに，HBV-DNA 量を測定することで，HBV 感染の活動性を知ることができ，さらに予後や治療効果の判定の指標となる。

【方法】　PCR 法，リアルタイム PCR

適応疾患　▶B 型肝炎　▶B 型急性肝炎　▶B 型慢性肝炎　▶肝硬変症　▶劇症肝炎

《保険請求》

★「4」の HBV 核酸定量は，分岐 DNA プローブ法，TMA 法または PCR 法による。また，B 型肝炎ウイルス既感染者であって，免疫抑制剤の投与や化学療法を行っている悪性リンパ腫等の患者に対して，B 型肝炎の再活性化を考慮し，「4」の HBV 核酸定量を行った場合は，当該治療中および治療終了後 1 年以内に限り，月 1 回を限度として算定できる。

★D013肝炎ウイルス関連検査「12」の HBV コア関連抗原（HBcrAg）は，HBV 感染の診断の補助および治療効果の判定の目的で，血清または血漿中の HBV コア関連抗原（HBcrAg）を測定した場合に 1 月に 1 回に限り算定する。なお，D023微生物核酸同定・定量検査の「4」の HBV 核酸定量を同時に測定した場合は，主たるもののみ算定する。

●レセプト摘要欄：治療中又は治療終了年月日を記載する。

微生物

5　⑤　淋菌及びクラミジア・トラコマチス同時核酸検出　Detection of *Neisseria gonorrhoeae* and *Chlamydia trachomatis* used nucleic acid amplification method　262点

【目的】　性感染症として頻度の高い淋菌とクラミジアとの重複感染の可能性が高いハイリスク患者群において，クラミジア・トラコマチスおよび淋菌の核酸を同時に検出する。これらの感染を診断するための検査はそれぞれ別に保険収載されているが，両者の重複感染例等における検査の効率化を目的とする。

【方法】　PCR 法，リアルタイム PCR，SDA 法，TMA 法（HPA 法・DKA 法），TRC 法

適応疾患　▶淋病　▶クラミジア・トラコマチス感染症（クラミジア感染症）▶淋菌感染症

《保険請求》

★「5」の淋菌及びクラミジア・トラコマチス同時核酸検出は，クラミジア・トラコマチス感染症もしくは淋菌感染症が疑われる患者またはクラミジア・トラコマチスと淋菌による重複感染が疑われる患者であって，臨床所見，問診またはその他の検査による病原微生物の鑑別が困難なものに対して治療法選択のために実施した場合およびクラミジア・トラコマチスと淋菌の重複感染者に対して治療効果判定に実施した場合に算定できる。

★D023「5」淋菌及びクラミジア・トラコマチス同時核酸検出は，D012感染症免疫学的検査の「29」のクラミジア・トラコマチス抗原定性，同区分「39」の淋菌抗原定性，D018細菌培養同定検査（淋菌及びクラミジアによる感染を疑って実施するもの），D023「1」のクラミジア・トラコマチス核酸検出または「2」の淋菌核酸検出を併せて実施した場合は，主たるもののみ算定する。

★「5」の淋菌及びクラミジア・トラコマチス同時核酸検出は，TMA 法による同時増幅法並びに HPA 法および DKA 法による同時検出法，PCR 法による同時増幅法および核酸ハイブリダイゼーション法による同時検出法，SDA 法または TRC 法による。淋菌及びクラミジア・トラコマチス同時核酸検出は，泌尿器，生殖器または咽頭からの検体（尿検体を含む）によるものである。なお，TMA 法による同時増幅法並びに HPA 法および DKA 法による同時検出法，SDA 法，PCR 法による同時増幅法および核酸ハイブリダイゼーション法による同時検出法または TRC 法においては咽頭からの検体も算定できる。

6　⑥　マイコプラズマ核酸検出　Detection of *mycoplasma* nucleic acid　291点

【目的】　*Mycoplasma pneumoniae* によるマイコプラズマ肺炎は非定型肺炎のなかで頻度が高い。従来は血清学的抗体価や抗原診断が主に行われてきたが，感度に問題があり，培養検査も困難であった。本検査は LAMP 法によって咽頭拭い液（鼻咽頭拭い液を含む）または喀痰検体中のマイコプラズマ遺伝子を検出するものであり，迅速性に優れるとともに，検出感度も高い。

【方法】　LAMP 法

適応疾患　▶マイコプラズマ感染症　▶マイコプラズマ肺炎　▶非定型肺炎　▶気管支炎　▶ギランバレー症候群

6　⑦　インフルエンザ核酸検出　Detection of nucleic acid of Influenza virus　291点

【目的】　抗インフルエンザ薬は一般的に発症後48時間以内の投与が有効とされており，インフルエンザ

の迅速な診断は治療上不可欠である。本法はインフルエンザウイルスの RNA 遺伝子を高感度に検出する検査であり，イムノクロマト法などによる抗原検出法では，偽陰性化しやすい発症後早期においても有用である。現在は，A型，B型，H1 pdm 2009，強毒性のH5亜型の同定が可能である。

【方法】　RT-LAMP 法，RT-PCR，等温核酸増幅法

適応疾患　▶インフルエンザ（肺炎，脳症を含む）

《保険請求》

★以下のいずれかに該当する患者について，発症12時間以内に実施し，当日中に結果を説明した場合に限り算定する。
　ア　5歳未満の幼児
　イ　65歳以上の高齢者
　ウ　妊婦
　エ　その他重症化リスクのある患者
●レセプト摘要欄：当該検査が必要である理由を記載する。

7　⑧　レジオネラ核酸検出　Detection of *Legionella pneumophila* nucleic acid　292点

【目的】　レジオネラ菌は，重症のレジオネラ肺炎（在郷軍人病），一過性の発熱（ポンティアック熱）の起炎菌であり，クーリングタワー水や温泉で発育した菌が感染源となりやすい。本検査は喀痰中のレジオネラ16SrDNA を検出するもので，尿中レジオネラ抗原検査で検出される *L. pneumophila* 血清群 Ⅰに加え，病原性を示すことが知られている40種以上のレジオネラ属菌種のほとんどすべてを検出する。

【方法】　LAMP 法

適応疾患　▶レジオネラ症〔レジオネラ肺炎，ポンティアック熱（非肺炎性レジオネラ症）〕

8　⑨　EB ウイルス核酸定量　310点

【目的】　EB ウイルス（Epstein-Barr virus：EBV）はヘルペスウイルス科に属するウイルスで，幼小児期に不顕性感染を起こし，成人の多くは既感染者である。免疫不全患者では潜伏していた EBV による再感染が起こり得るが，特に臓器移植後などでは EBV 感染を発症しているかどうかの早期の鑑別が必要となる。リアルタイム PCR 法を用いた本検査は EBV を定量的に評価することが可能であり，EB ウイルス感染症の診断を迅速に行うことができる。

【方法】　リアルタイム PCR 法

適応疾患　▶EB ウイルス感染症（免疫不全のため他の方法による鑑別診断が困難なものに限る）

《保険請求》

★「8」の EB ウイルス核酸定量は，以下のいずれかに該当する患者に対して，リアルタイム PCR 法により実施した場合に算定する。
　ア　臓器移植後の患者については，移植後3月以内の場合は1週に1回，移植後1年以内の場合は1月に1回に限り算定する。ただし，移植後1年以内に EB ウイルス核酸定量の測定を行い，核酸量の高値が認められた患者については，移植後1年以上経過した場合も，3月に1回に限り算定できる。
　イ　造血幹細胞移植後の患者であって，HLA 型不一致の移植が行われた患者または移植に伴い抗胸腺細胞グロブリンが投与された患者については，移植後3月以内の場合は1週に1回，移植後1年以内の場合は1月に1回に限り算定する。
　ウ　臓器移植後の急性拒絶反応または造血幹細胞移植後の急性移植片対宿主病に対して抗胸腺細胞グロブリンが投与された患者については，抗胸腺細胞グロブリンの投与開始日から起算して2月以内の場合は1週に1回，6月以内の場合は1月に1回に限り算定する。
　エ　移植後リンパ増殖性疾患を疑う患者に対して，当該疾患の診断の補助または診断された後の経過観察を目的として実施する場合に算定する。ただし，経過観察を目的とする場合は，当該疾患と診断された日から起算して1月以内の場合は1週に1回，6月以内の場合は1月に1回に限り算定する。
　オ　悪性リンパ腫または白血病の患者に対して，EB ウイルス陽性の確認または確認された後の経過観察を目的として実施する場合に算定する。ただし，経過観察を目的とする場合は，悪性リンパ腫または白血病と診断された日から1年以内に限り，1月に1回に限り算定する。
　カ　再生不良性貧血の患者であって，抗胸腺細胞グロブリンが投与された患者については，抗胸腺細胞グロブリンの投与開始日から起算して2月以内の場合は1週に1回，6月以内の場合は1月に1回に限り算定する。
　キ　慢性活動性 EB ウイルス感染症を疑う患者に対して，当該疾患の診断の補助または診断された後の経過観察を目的に実施された場合は，1月に1回に限り算定する。
　ク　上咽頭癌を疑う患者に対して，当該疾患の診断の補助または診断された後の治療効果判定を目的として実施した場合に，それぞれ1回に限り算定できる。ただし，D012感染症免疫学的検査の「11」ウイルス抗体価（定性・半定量・定量）または「44」のグロブリンクラス別ウイルス抗体価における EB ウイルスを対象とした検査を併せて実施した場合は，主たるもののみ算定する。
●レセプト摘要欄：D023微生物核酸同定・定量検査（保医発通知）の(5)の「ア」から「キ」までに規定するものの中から該当するものを選択して記載し，併せて，該当するものに応じ，以下の事項を記載する。

　　・「ア」に該当する場合，臓器移植の実施年月日
　　・「イ」に該当する場合，造血幹細胞移植の実施年月日
　　・「ウ」に該当する場合，抗胸腺細胞グロブリンの投与開始日
　　・「エ」のうち移植後リンパ増殖性疾患の経過観察を目的として実施する場合，移植後リンパ増殖性疾患と診断された年月日及び医学的根拠
　　・「オ」のうち EB ウイルス陽性が確認された後の経過観察を目的として実施する場合，EB ウイルス陽性を確認した年月日及び医学的根拠
　　・「カ」に該当する場合，抗胸腺細胞グロブリンの投与開始日
　　・「キ」に該当する場合，医学的根拠

9 ⑩ HCV 核酸検出　Detection of Hepatitis C virus RNA　330点

【目的】　C 型肝炎ウイルス（HCV）感染の有無を知るためのスクリーニング検査としては，HCV 抗体検査が一般に行われているが，本検査は血中の微量の HCV を検出する目的で実施されてきた。近年はさらに微量を測定できる HCV 核酸定量検査が可能となったため，検査試薬が販売中止され，実施されていない。

【方法】　PCR 法，TMA 法

適応疾患　▶C 型肝炎（インターフェロン治療後の効果判定，HCV 抗体検査陽性を指摘された場合の HCV 感染確認など）

《保険請求》
★「9」の HCV 核酸検出は，PCR 法または TMA 法により，C 型肝炎の治療方法の選択および治療経過の観察に用いた場合にのみ算定できる。
★治療方法の選択の場合においては，抗体陽性であり，かつ「15」の HCV 核酸定量で検出限界を下回る者について実施した場合に算定できるものとし，治療経過の観察の場合においては，本検査と「15」の HCV 核酸定量を併せて実施した場合には，いずれか一方に限り算定する。

10 ⑪ HPV 核酸検出　347点

【目的】　ヒトパピローマウイルス（human papillomavirus；HPV）は主に性行為などによって感染し，尖圭コンジローマなど良性腫瘍や，子宮頸癌の原因となる。本ウイルスは100種類以上の型が確認されているが，子宮頸癌組織（扁平上皮癌）から高頻度に分離されるのは HPV16型と18型であり，さらに31型，33型，35型，52型，58型も悪性化のリスクが高いといわれている。本検査は将来の癌化の危険性を予測し，その後の経過観察や治療の参考とするために行われる。

【方法】　ハイブリッドキャプチャー法，PCR 法，インベーダー法

適応疾患　▶子宮頸部異型扁平上皮（ベセスダ分類の ASC-US）▶子宮頸癌

《保険請求》
■HPV 核酸検出および HPV 核酸検出（簡易ジェノタイプ判定）については，別に厚生労働大臣が定める施設基準に適合しているものとして地方厚生局長等に届け出た保険医療機関において，細胞診によりベセスダ分類が ASC-US と判定された患者または過去に K867子宮頸部（腟部）切除術，K867-3 子宮頸部摘出術（腟部切断術を含む）もしくは K867-4子宮頸部異形成上皮又は上皮内癌レーザー照射治療を行った患者に対して行った場合に限り算定する。
★「10」の HPV 核酸検出は，予め行われた細胞診の結果，ベセスダ分類上 ASC-US（意義不明異型扁平上皮）と判定された患者または過去に子宮頸部円錐切除もしくはレーザー照射治療を行った患者に対して行った場合に限り算定できる。なお，過去に子宮頸部円錐切除またはレーザー照射治療を行った患者以外の患者については，細胞診と同時に実施した場合は算定できない。
★「10」HPV 核酸検出と「11」の HPV 核酸検出（簡易ジェノタイプ判定）を併せて実施した場合は，主たるもの1つに限り算定する。

11 ⑫ HPV 核酸検出（簡易ジェノタイプ判定）　Human Papillomaviruses Genotype　347点

【目的】　子宮頸癌の主因は HPV であり，HPV の持続感染によって子宮頸癌に進展することが明らかとなっている。子宮頸部細胞から抽出した核酸を検体とし，とくに発癌との関連が強く検出頻度も高いとされる HPV16型，18型，さらにそれ以外のハイリスク型12種類（31, 33, 35, 39, 45, 51, 52, 56, 58, 59, 66および68型）HPV DNA を HPV16型，HPV18型，その他12種類（HPV31〜68型のどれか）の3タイプに層別して検出する。

【方法】　リアルタイム PCR 法

（適応疾患）　▶子宮頸癌前がん病変（軽度／中等度異形成）▶子宮頸癌

《保険請求》
- ■HPV 核酸検出および HPV 核酸検出（簡易ジェノタイプ判定）については，別に厚生労働大臣が定める施設基準に適合しているものとして地方厚生局長等に届け出た保険医療機関において，細胞診によりベセスダ分類がASC-US と判定された患者または過去に K867子宮頸部（腟部）切除術，K867-3 子宮頸部摘出術（腟部切断術を含む）もしくは K867-4子宮頸部異形成上皮又は上皮内癌レーザー照射治療を行った患者に対して行った場合に限り算定する。
- ★HPV 核酸検出（簡易ジェノタイプ判定）は，予め行われた細胞診の結果，ベセスダ分類上 ASC-US（意義不明異型扁平上皮）と判定された患者または過去に子宮頸部円錐切除もしくはレーザー照射治療を行った患者に対して行った場合に限り算定できる。なお，過去に子宮頸部円錐切除またはレーザー照射治療を行った患者以外の患者については，細胞診と同時に実施した場合は算定できない。
- ★「10」の HPV 核酸検出と「11」の HPV 核酸検出（簡易ジェノタイプ判定）を併せて実施した場合は，主たるものの１つに限り算定する。

（微生物）

12　⑬　腟トリコモナス及びマイコプラズマ・ジェニタリウム核酸同時検出　[新]　350点

【目的】　腟トリコモナス感染またはマイコプラズマ・ジェニタリウム感染の診断補助を目的とした検査である。尿，腟擦過物または子宮頸管擦過物中の腟トリコモナス DNA およびマイコプラズマ・ジェニタリウム DNA を検出する。

【方法】　リアルタイム PCR 法

（適応疾患）　▶泌尿生殖器トリコモナス症　▶マイコプラズマ・ジェニタリウム感染症

《保険請求》
- ★以下のいずれかに該当する場合であって，リアルタイム PCR 法により測定した場合に算定する。
  - ア　腟トリコモナス感染症を疑う患者であって，鏡検が陰性または実施できないものもしくはマイコプラズマ・ジェニタリウム感染症を疑う患者に対して，治療法の選択を目的として行った場合。
  - イ　腟トリコモナス感染症またはマイコプラズマ・ジェニタリウム感染症の患者に対して，治療効果判定を目的として実施した場合。

13　⑭　百日咳菌核酸検出　Detection of nucleic acid of *Bordetella pertussis*　360点

【目的】　百日咳は百日咳菌（*Bordetella pertussis*）による急性呼吸器疾患であり，発作性の連続的な咳が特徴的である。成人での発症例も多くなっているが，とくに乳幼児においては重症化するリスクが高く，臨床的に重要な疾患である。これまでは分離培養や，百日咳毒素および線維状赤血球凝集素に対するペア血清を用いた抗体価測定が行われてきたが，前者では分離率が低く，後者では確定診断に相当の日数を要していた。本検査は後鼻腔拭い液から抽出された百日咳菌ゲノム DNA を検出するもので，早期診断が可能である。なお百日咳は2018年１月より全数把握疾患に指定されたため本法陽性例は７日以内に届出を行う必要がある。

【方法】　LAMP 法

（適応疾患）　▶百日咳　▶百日咳菌による感染症　▶（乳幼児の咳嗽を伴う）呼吸器感染症　▶脳症

《保険請求》
- ★本検査は，関連学会が定めるガイドラインの百日咳診断基準における臨床判断例の定義を満たす患者に対して，LAMP 法により測定した場合に算定できる。

13　⑮　肺炎クラミジア核酸検出　360点

【目的】　肺炎クラミジア感染の診断補助を目的とした検査である。鼻咽頭拭い液または喀痰から抽出された肺炎クラミジア（*Chlamydia pneumoniae*）DNA を検出する。

　オウム病クラミジアも肺炎の病原体であるが，肺炎クラミジアはヒト—ヒト感染を起こすのに対し，オウム病クラミジアは鳥類からの伝播により感染する。一方，クラミジア・トラコマチス（*Chlamydia trachomatis*）は眼感染症であるトラコーマの原因となるが，新生児や乳児期では肺炎も起こし得る。

　肺炎クラミジアによる肺炎は非定型肺炎として発症し，通常の細菌培養による検出は困難なため，血清を用いた抗 *C. pneumoniae* 抗体価の測定が用いられてきたが，診断の精度に課題があった。LAMP 法による遺伝子検出を用いることで，より高感度な検査が可能となる。

【方法】　核酸増幅法（LAMP 法）

（適応疾患）　▶クラミジア肺炎

《保険請求》
★肺炎クラミジア感染の診断を目的として，LAMP 法により実施した場合に算定する。
★本検査と D012感染症免疫学的検査の「9」クラミドフィラ・ニューモニエ IgG 抗体，「10」クラミドフィラ・ニューモニエ IgA 抗体もしくは「29」クラミドフィラ・ニューモニエ IgM 抗体または本区分の「22」ウイルス・細菌核酸多項目同時検出（SARS-CoV-2核酸検出を含まないもの）または「23」ウイルス・細菌核酸多項目同時検出（SARS-CoV-2核酸検出を含む）を併せて実施した場合は，主たるもののみを算定する。

13 ⑯ 百日咳菌・パラ百日咳菌核酸同時検出 新　360点

【目的】　百日咳の診断補助を目的とした検査である。鼻咽頭拭い液または咽頭拭い液中の百日咳菌およびパラ百日咳菌ゲノム DNA を PCR 法によって同時に検出する。
【方法】　PCR 法
適応疾患　▶百日咳

《保険請求》
★百日咳菌・パラ百日咳菌核酸同時検出は，関連学会が定めるガイドラインの百日咳診断基準における臨床判断例の定義を満たす患者に対して，PCR 法により測定した場合に算定できる。

13 ⑰ ヘリコバクター・ピロリ核酸及びクラリスロマイシン耐性遺伝子検出 新　360点

【目的】　ヘリコバクター・ピロリ感染およびクラリスロマイシン低感受性のヘリコバクター・ピロリ感染の診断補助を目的とした検査である。胃内視鏡廃液中のヘリコバクター・ピロリ DNA および23S rRNA 遺伝子ドメイン V 領域の変異を検出する。
【方法】　PCR 法
適応疾患　▶ヘリコバクター・ピロリ感染症 ▶クラリスロマイシン低感受性のヘリコバクター・ピロリ感染症

《保険請求》
★ヘリコバクター・ピロリ核酸及びクラリスロマイシン耐性遺伝子検出は，ヘリコバクター・ピロリ感染が強く疑われる患者に対し，PCR 法により測定した場合に算定できる。
★当該検査を含むヘリコバクター・ピロリ感染診断の保険診療上の取扱いについては「ヘリコバクター・ピロリ感染の診断及び治療に関する取扱いについて」（平成12年10月31日保険発180号）に即して行う。

14 ⑱ 抗酸菌核酸同定　Differentiation by *mycobacterium* nucleic acid　410点

【目的】　結核菌群を含む18種類の抗酸菌群を種別に一度に同定できるものであり，結核の確定診断や非結核性抗酸菌症との鑑別に有用な検査である。
　なお，試薬は最近，販売中止された。
【方法】　マイクロプレート・ハイブリダイゼーション法（DNA ハイブリダイゼーション法）
適応疾患　▶抗酸菌感染症（結核，非結核性抗酸菌症など）

《保険請求》
★「14」の抗酸菌核酸同定は，マイクロプレート・ハイブリダイゼーション法によるものをいう。
★結核患者の退院の可否を判断する目的で，患者の病状を踏まえ頻回に行われる場合においても算定できる。

14 ⑲ 結核菌群核酸検出　Detection of *Mycobacterium* used nucleic acid amplification method　410点

【目的】　ヒト体液，組織および気管支洗浄液由来材料中の結核菌群（*Mycobacterium tuberculosis, M. bovis*, BCG, *M.africanum*）のリボゾーム RNA （rRNA）を増幅し，この増幅産物を DNA プローブにより検出する。
【方法】　核酸ハイブリダイゼーション法，PCR 法，リアルタイム PCR，TMA 法，TRC 法，LAMP 法，PCR-キャピラリー電気泳動法（PCR-CE 法）
適応疾患　▶結核

《保険請求》
★「14」の結核菌群核酸検出は，核酸増幅と液相ハイブリダイゼーション法による検出を組み合わせた方法，LCR 法による核酸増幅と EIA 法による検出を組み合わせた方法，LAMP 法または核酸増幅とキャピラリ電気泳動分離による検出を組み合わせた方法による。なお，結核患者の退院の可否を判断する目的で，患者の病状を踏まえ頻回

に行われる場合においても算定できる。
★D023「21」結核菌群リファンピシン耐性遺伝子検出，結核菌群ピラジナミド耐性遺伝子検出および結核菌群イソ
　ニアジド耐性遺伝子検出と「14」の結核菌群核酸検出を併用した場合は，主たるもののみ算定する。

15 ⑳ HCV 核酸定量　Hepatitis C virus RNA quantitation　412点

【目的】　微量の HCV-RNA 量を測定する検査で，前回改定において急性C型肝炎の診断，C 型肝炎の
治療法選択や治療経過観察に用いられる。慢性C型肝炎に対してインターフェロン治療や経口直接型抗
ウイルス薬（DAA）治療を検討している患者においては通常，治療開始前に HCV-RNA 量を測定し，
治療の有効性を予測する。また HCV-RNA 量の変動は経過観察にも利用される。
【方法】　PCR 法，リアルタイム PCR，TMA 法
適応疾患　▶C型慢性肝炎　▶C型肝炎

《保険請求》

★「15」の HCV 核酸定量は，分岐 DNA プローブ法，PCR 法または TMA 法と核酸ハイブリダイゼーション法を
　組み合わせた方法により，急性C型肝炎の診断，C型肝炎の治療法の選択および治療経過の観察に用いた場合にの
　み算定できる。
★治療経過の観察の場合において，「9」の HCV 核酸検出および「15」の HCV 核酸定量を併せて実施した場合は，
　主たるもののみ算定する。

16 ㉑ マイコバクテリウム・アビウム及びイントラセルラー（MAC）核酸検出　Detection of *Mycobacterium avium, Mycobacterium intracellulare* nucleic acid　421点

【目的】　ヒト体液，気管支洗浄液（および組織）中のマイコバクテリウム・アビウム DNA，マイコバ
クテリウム・イントラセルラー DNA をおのおのに特異的なプローブを用いて鑑別，同定する。通常は
核酸増幅した後に検出する方法が用いられる。従来，非結核性抗酸菌の同定には，結核菌と同様の時間
を要していたが，本検査法により迅速に検出できるようになった。
【方法】　PCR 法，リアルタイム PCR，TMA 法，TRC 法，核酸ハイブリダイゼーション法
適応疾患　▶非結核性抗酸菌症　▶マイコバクテリウムアビウム・イントラセルラーコンプレックス感染
症

《保険請求》

★「16」のマイコバクテリウム・アビウム及びイントラセルラー（MAC）核酸検出は，他の検査により結核菌が陰
　性であることが確認された場合のみに算定できる。
★D021の抗酸菌同定と併せて実施された場合にあっては，主なもののみ算定する。

17 ㉒ HBV 核酸プレコア変異及びコアプロモーター変異検出　450点

【目的】　B型急性肝炎では，プレコアあるいはコアプロモーター領域の変異を有する HBV 感染により
重症化・劇症化しやすいことが報告されており，本検査は，B型急性肝炎において脳症発現以前に劇症
化を予測することを目的とする。また，抗ウイルス剤等のB型肝炎治療薬の対象患者の選択を目的とす
る場合もある。
【方法】　PCR 法
適応疾患　▶（劇症肝炎が疑われる）B型急性肝炎　▶（肝炎増悪が疑われる）B型慢性肝炎（治療薬選択
目的）

《保険請求》

★「17」の HBV 核酸プレコア変異及びコアプロモーター変異検出は，下記の①または②に掲げる患者に対し，
　PCR 法により測定した場合に限り算定できる。
　①B型急性肝炎患者に対しては，劇症肝炎が疑われる場合に限り，患者1人につき1回算定できる。
　②B型慢性肝炎患者に対しては，経過観察中に ALT 異常値などにより肝炎増悪が疑われ，かつ，抗ウイルス薬等
　　のB型肝炎治療薬の投与対象患者の選択のために行われた場合に限り算定できる。なお，本検査実施以降は，
　　D013肝炎ウイルス関連検査のうちB型肝炎に関する検査（ただし抗ウイルス薬等のB型肝炎治療薬の治療効果
　　判定に用いる検査を除く）は，算定できない。

17 ㉓ ブドウ球菌メチシリン耐性遺伝子検出　detection of resistance gene for MRSA　450点

【目的】　MRSA はその耐性に関与している PBP2'をコードする mecA 遺伝子を有しており，この遺伝

微生物

子を検出することにより分離された黄色ブドウ球菌が MRSA かどうか判定する。

【方法】 ED-PCR 法，PCR 法

適応疾患　▶MRSA 感染症

《保険請求》
- ★「17」のブドウ球菌メチシリン耐性遺伝子検出は，ED-PCR 法または PCR 法により，血液培養により黄色ブドウ球菌が検出された患者を対象として測定した場合または免疫不全状態であって，MRSA 感染症が強く疑われる患者を対象として測定した場合のみ算定できる。
- ★D023-2その他の微生物学的検査の「1」の黄色ブドウ球菌ペニシリン結合蛋白2′(PBP2′) 定性とD023微生物核酸同定・定量検査の「17」のブドウ球菌メチシリン耐性遺伝子検出を併せて実施した場合は，主たるもののみ算定する。

---

17 ㉔ SARS コロナウイルス核酸検出　gene detection for SARS coronavirus　450点

【目的】 2002年11月に中国南部の広東省を起源とし，世界的規模で集団発生した重症な非定型性肺炎は，重症急性呼吸器症候群（SARS：severe acute respiratory syndrome）と呼称された。新型のコロナウイルス（SARS-CoV）が原因であることが突き止められ，「隔離と検疫」対策により収束が図られて，2003年7月5日には終息宣言が出されている。糞便，鼻腔咽頭拭い液を検体に用いて，SARS-CoV 核酸を検出する。

【方法】 LAMP 法

適応疾患　▶重症急性呼吸器症候群（SARS）

《保険請求》
- ★「17」の SARS コロナウイルス核酸検出は，LAMP 法により測定した場合に限り算定できる。
- ★糞便または鼻腔咽頭拭い液からの検体により行う。
- ★本検査は，「感染症の予防及び感染症の患者に対する医療に関する法律第12条第1項及び第14条第2項に基づく届出の基準等について」（平成18年3月8日健感発第0308001号）による臨床的特徴，届出基準により SARS 感染症の患者であることが強く疑われる者に対して行った場合に，診断の確定までの間に1回を限度として算定する。ただし，発症後10日以内に他疾患であるとの診断がつかない場合は，さらに1回に限り算定できる。

---

17 ㉕ HTLV-1核酸検出　genome detection of HTLV-1　450点

【目的】 ヒト T 細胞白血病ウイルス I 型（Human T-cell leukemia virus type 1:HTLV-1）は成人T細胞白血病（ATL）の原因ウイルスであるが，さらに，HTLV-1随伴脊髄症（HAM），HTLV-1関連ぶどう膜炎（HU）の原因となっている。従来，HTLV-1の検出は PA 法などによる血清抗体の検出が用いられてきたが，偽陽性が出る場合があった。そのため，ウエスタンブロット法やラインブロット法による確認が行われるが，それでも判定保留となることも少なくなかった。HTLV-1は母乳を介した母子間感染が起こるため，HTLV-1に感染した母親からの授乳は行わないようにすべきであるが，判定保留の母親の場合は，授乳の可否の判断が問題となっていた。PCR 法を用いた本検査は感度が高く，ウエスタンブロット法やラインブロット法との併用で正確な診断が可能となるため，特に妊婦健診の際に有用な検査法として期待されている。2022年4月からは，臓器移植時も算定対象となった。

【方法】 PCR 法

適応疾患　▶HTLV-1感染症

《保険請求》
- ★「17」の HTLV-I 核酸検出は，D012感染症免疫学的検査の「60」の HTLV-I 抗体（ウエスタンブロット法及びラインブロット法）によって判定保留となった妊婦，移植者（生体部分肺移植，生体部分肝移植，生体腎移植または生体部分小腸移植の場合に限る）または臓器等提供者（生体部分肺移植，生体部分肝移植，生体腎移植または生体部分小腸移植の場合に限る）を対象として測定した場合にのみ算定する。
- ●レセプト摘要欄：HTLV-I 抗体（ウエスタンブロット法及びラインブロット法）の判定保留を確認した年月日を記載する。

---

17 ㉖ 単純疱疹ウイルス・水痘帯状疱疹ウイルス核酸定量　quantitative genome detection of HSV and VZV
450点

【目的】 免疫抑制状態の患者が単純疱疹ウイルス（herpes simplex virus；HSV）あるいは水痘・帯状疱疹ウイルス（varicella zoster virus；VZV）による感染症を発症すると，播種性の感染を含む重症感染に至ることがある。そのため，早期に確定診断を行って治療を開始することが必要となる。ただし従

来より用いられていた血清抗体価測定や細胞診, 抗原検出による診断は迅速性や感度などの点で問題があった。リアルタイム PCR 法を用いた本検査は, 特異的にウイルスゲノムを検出し, 感度が高く迅速性にも優れている。

【方法】　リアルタイム PCR 法

（適応疾患）　▶単純疱疹ウイルス感染症　▶水痘帯状疱疹ウイルス感染症

《保険請求》

★「17」の単純疱疹ウイルス・水痘帯状疱疹ウイルス核酸定量は, 免疫不全状態であって, 単純疱疹ウイルス感染症または水痘帯状疱疹ウイルス感染症が強く疑われる患者を対象としてリアルタイム PCR 法により測定した場合に, 一連として1回のみ算定できる。

17 ㉗ サイトメガロウイルス核酸定量　450点

【目的】　サイトメガロウイルスは通常, 幼小児期に不顕性感染を起こし, そのまま潜伏状態で宿主の体内に残り続ける。しかし, HIV 感染や臓器移植後などの免疫不全状態では再活性化して肺炎, 腸炎, 網膜炎, 肝炎などを発症することがある。なお, 妊婦が感染しウイルスが胎盤を経由して胎児に移行し, 先天性のサイトメガロウイルス感染症を発症したり, 産道感染や母乳を介した感染を新生児期に起こしたりすることもある。本検査はサイトメガロウイルス感染症の診断または治療効果判定を目的として, 臓器移植後もしくは造血幹細胞移植後の患者, HIV 感染または高度細胞性免疫不全の患者に対し, 血液を検体としてサイトメガロウイルスの DNA を測定する。

【方法】　リアルタイム PCR 法

（適応疾患）　▶サイトメガロウイルス感染症（臓器移植後, 造血幹細胞移植後の患者）▶先天性サイトメガロウイルス感染症

《保険請求》

★以下のいずれかに該当する場合であって, 血液を検体としてリアルタイム PCR 法によりサイトメガロウイルス DNA を測定した場合に算定する。
　ア　臓器移植後若しくは造血幹細胞移植後の患者, HIV 感染者または高度細胞性免疫不全の患者に対して, サイトメガロウイルス感染症の診断または治療効果判定を目的として行った場合。
　イ　症候性先天性サイトメガロウイルス感染症患者に対して, 治療効果判定を目的として行った場合。
●レセプト摘要欄：（高度細胞性免疫不全の患者に算定する場合）検査が必要であった理由について記載する。

18 ㉘ HIV-1 核酸定量　human immunodeficiency virus-1 nucleic acid amplification and quantitation　520点

【目的】　HIV 抗体検査で判定保留になった場合や移行抗体が診断上問題となる母子感染の例, さらに感染後初期の抗体が検出されない時期（windows period）においては, HIV の遺伝子を検出することにより HIV 感染の診断が可能である。さらに血中 HIV-RNA の定量は薬剤の効果判定や病態の把握, さらに病状の進行の予測に有用である。抗 HIV 療法開始後の初期効果判定として2〜4週間隔, 定期検査として4週間隔で実施する重要な検査である。

【方法】　PCR 法, リアルタイム RT-PCR, TMA 法

（適応疾患）　▶HIV 感染症　▶後天性免疫不全症候群（AIDS）

《保険請求》

■検体の超遠心による濃縮前処理を加えて行った場合は, 濃縮前処理加算として, 130点を加算する。
★「18」の HIV-1核酸定量は, PCR 法と核酸ハイブリダイゼーション法を組み合わせた方法または TMA 法と核酸ハイブリダイゼーション法を組み合わせた方法により, HIV 感染者の経過観察に用いた場合または D012感染症免疫学的検査の「16」の HIV-1, 2抗体定性, 同半定量, HIV-1, 2抗原・抗体同時測定定性, 「17」HIV-1抗体, 「20」の HIV-1, 2抗原・抗体同時測定定量, または「20」の HIV-1, 2抗体定量が陽性の場合の確認診断に用いた場合にのみ算定する。
★当該検査と D012感染症免疫学的検査の「55」の HIV-1抗体（ウエスタンブロット法）を併せて実施した場合は, それぞれ算定することができる。

19 ㉙ SARS-CoV-2核酸検出　Genetic detection of SARS-CoV-2 coronavirus　新　700点

【目的】　新型コロナウイルス（SARS-CoV-2）による感染症（COVID-19）は2019年に中国に端を発し, 2020年からパンデミックを起こし, 約4年間で世界の感染者数は7億人, 死者数は770万人を超えた。世界的に大半が感染しワクチンの免疫も加わったため, 変異株による流行は起こっているが, 致死率は

下がっている。ただし現在でも後遺症の問題は解決されておらず，重症化リスクがある症例では悪化する例も認められる。

　COVID-19に特有の症状はなく，無症状の場合も少なくないため，感染の確定診断は本ウイルスを検出することで行われる。検体には喀痰，気道吸引液，肺胞洗浄液，鼻咽頭拭い，鼻腔拭い，唾液などを用いる。PCRを始めとする核酸検出法は感度が高く，COVID-19を診断する上で信頼度が高い検査として位置付けられている。ただし，感染初期のウイルス量が少ない時期などでは偽陰性も起こり得るため，臨床的に疑わしいと考えられる場合は再検を行うなど慎重な判断が必要となる。

【方法】 PCR（RT-PCR）法，リアルタイムRT-PCR法，LAMP法，Smart Amp法，TRC法，TMA法，等温核酸増幅法，次世代シークエンシング（NGS）

適応疾患 ▶COVID-19（新型コロナウイルス感染症）

《保険請求》

★「19」のSARS-CoV-2核酸検出は，COVID-19が疑われる患者に対して，COVID-19の診断を目的として実施した場合に1回に限り算定する。ただし，本検査の結果が陰性であったものの，COVID-19以外の診断がつかない場合は，さらに1回に限り算定できる。なお，採取した検体を，検体採取を行った保険医療機関以外の施設へ輸送し検査を委託により実施する場合は，国立感染症研究所が作成した「感染性物質の輸送規則に関するガイダンス2013－2014版」に記載されたカテゴリーBの感染性物質の規定に従う。

★本検査を実施した場合，本区分の「19」SARS-CoV-2・インフルエンザウイルス核酸同時検出，SARS-CoV-2・RSウイルス核酸同時検出，SARS-CoV-2・インフルエンザ・RSウイルス核酸同時検出および「23」ウイルス・細菌核酸多項目同時検出（SARS-CoV-2核酸検出を含む）については，別に算定できない。

●レセプト摘要欄：（本検査の結果が陰性であったものの，COVID-19以外の診断がつかない場合であって，さらに1回算定した場合）検査が必要と判断した医学的根拠を記載する。

---

19 ㉚ SARS-CoV-2・インフルエンザ核酸同時検出 新　　　700点

【目的】 唾液，鼻咽頭ぬぐい液または鼻腔ぬぐい液中のSARS-CoV-2 RNA，A型およびB型インフルエンザウイルスRNAをPCR法によって同時検出する（SARS-CoV-2感染またはインフルエンザウイルス感染の診断補助）。

【方法】 PCR（RT-PCR）法，リアルタイムRT-PCR法

適応疾患 ▶COVID-19（新型コロナウイルス感染症）〔▶インフルエンザウイルス感染症〕

《保険請求》

★「19」のSARS-CoV-2・インフルエンザ核酸同時検出は，COVID-19が疑われる患者に対して，COVID-19の診断を目的として実施した場合に1回に限り算定する。ただし，本検査の結果が陰性であったものの，COVID-19以外の診断がつかない場合は，さらに1回に限り算定できる。なお，採取した検体を，検体採取を行った保険医療機関以外の施設へ輸送し検査を委託により実施する場合は，国立感染症研究所が作成した「感染性物質の輸送規則に関するガイダンス2013－2014版」に記載されたカテゴリーBの感染性物質の規定に従う。

★本検査を実施した場合，D012感染症免疫学的検査の「22」インフルエンザウイルス抗原定性，本区分の「6」インフルエンザ核酸検出，「19」SARS-CoV-2核酸検出，SARS-CoV-2・RSウイルス核酸同時検出，SARS-CoV-2・インフルエンザ・RSウイルス核酸同時検出および「23」ウイルス・細菌核酸多項目同時検出（SARS-CoV-2核酸検出を含む）については，別に算定できない。

●レセプト摘要欄：（本検査の結果が陰性であったものの，COVID-19以外の診断がつかない場合であって，さらに1回算定した場合）検査が必要と判断した医学的根拠を記載する。

---

19 ㉛ SARS-CoV-2・RSウイルス核酸同時検出 新　　　700点

【目的】 生体試料中のSARS-CoV-2 RNA，鼻咽頭ぬぐい液または鼻腔ぬぐい液中のRSウイルスRNAを，PCR法によって同時に検出する（SARS-CoV-2感染またはRSウイルス感染の診断補助）。

【方法】 PCR法（定性）

適応疾患 ▶COVID-19（新型コロナウイルス感染症）〔▶RSウイルス感染症〕

《保険請求》

★「19」のSARS-CoV-2・RSウイルス核酸同時検出は，COVID-19が疑われる患者に対して，COVID-19の診断を目的として実施した場合に1回に限り算定する。ただし，本検査の結果が陰性であったものの，COVID-19以外の診断がつかない場合は，さらに1回に限り算定できる。なお，採取した検体を，検体採取を行った保険医療機関以外の施設へ輸送し検査を委託により実施する場合は，国立感染症研究所が作成した「感染性物質の輸送規則に関するガイダンス2013－2014版」に記載されたカテゴリーBの感染性物質の規定に従う。

★本検査を実施した場合，D012感染症免疫学的検査の「24」RSウイルス抗原定性，本区分の「19」SARS-CoV-2核酸検出，SARS-CoV-2・インフルエンザ核酸同時検出，SARS-CoV-2・インフルエンザ・RSウイルス核酸同時検出および「22」ウイルス・細菌核酸多項目同時検出（SARS-CoV-2核酸検出を含む）については，別に算

微生物

定できない。
●**レセプト摘要欄**：（本検査の結果が陰性であったものの，COVID-19以外の診断がつかない場合であって，さらに
１回算定した場合）検査が必要と判断した医学的根拠を記載する。

---

19 ㉜ SARS-CoV-2・インフルエンザ・RS ウイルス核酸同時検出 〔新〕　　700点

【目的】　生体試料中の SARS-CoV-2 RNA，鼻咽頭ぬぐい液または鼻腔ぬぐい液中の SARS-CoV-2
RNA，A 型および B 型インフルエンザウイルス RNA 並びに RS ウイルス RNA を PCR 法によって同
時に検出する（SARS-CoV-2感染，インフルエンザウイルス感染または RS ウイルス感染の診断補助）。
【方法】　PCR 法（定性）

適応疾患　▶COVID-19（新型コロナウイルス感染症）〔▶インフルエンザウイルス感染症　▶RS ウイル
ス感染症〕

《保険請求》

★「19」の SARS-CoV-2・インフルエンザ・RS ウイルス核酸同時検出は，COVID-19が疑われる患者に対して，
　COVID-19の診断を目的として実施した場合に１回に限り算定する。ただし，本検査の結果が陰性であったものの，
　COVID-19以外の診断がつかない場合は，さらに１回に限り算定できる。なお，採取した検体を，検体採取を行っ
　た保険医療機関以外の施設へ輸送し検査を委託により実施する場合は，国立感染症研究所が作成した「感染性物質
　の輸送規則に関するガイダンス2013－2014版」に記載されたカテゴリー B の感染性物質の規定に従う。
★本検査を実施した場合，D012感染症免疫学的検査の「22」インフルエンザウイルス抗原定性，「24」RS ウイルス
　抗原定性，本区分の「6」インフルエンザ核酸検出，「19」SARS-CoV-2核酸検出，SARS-CoV-2・インフルエ
　ンザ核酸同時検出，SARS-CoV-2・RS ウイルス核酸同時検出および「22」ウイルス・細菌核酸多項目同時検出
　（SARS-CoV-2核酸検出を含む）については，別に算定できない。
●**レセプト摘要欄**：（本検査の結果が陰性であったものの，COVID-19以外の診断がつかない場合であって，さらに
　１回算定した場合）検査が必要と判断した医学的根拠を記載する。

---

20 ㉝ サイトメガロウイルス核酸検出 Detection of DNA of cytomegalovirus　　801点

【目的】　本邦では，年間3,000人を超える新生児がサイトメガロウイルス（CMV）に先天性感染してお
り，これらのうち症候性が約10～15％，無症候性が約80％で，症候性先天性 CMV 感染児の85～90％，
無症候性先天性 CMV 感染児の10～15％に難聴・精神発達遅滞・運動障害などの後遺症が残ると報告さ
れている。感染を適切に診断することで，抗ウイルス薬や運動リハビリ，補聴器装着などによる早期の
治療介入および療育的介入につながる。
【方法】　等温核酸増幅法（SmartAmp 法）

適応疾患　▶先天性サイトメガロウイルス感染症（新生児 CMV 感染症）

《保険請求》

★本検査は，先天性サイトメガロウイルス感染の診断を目的として，尿を検体として等温核酸増幅法により測定した
　場合に，１回に限り算定できる。
★先天性サイトメガロウイルス感染の診断を目的として，本検査と D012感染症免疫学的検査の「11」ウイルス抗体
　価（定性・半定量・定量）または「44」グロブリンクラス別ウイルス抗体価におけるサイトメガロウイルスを対象
　とした検査を併せて実施した場合には，主たるもののみ算定する。

---

21 ㉞ 結核菌群リファンピシン耐性遺伝子検出 detection of nucleotide changes in the relevant part of the rpoB gene of *Mycobacterium tuberculosis* complex　　850点

【目的】　リファンピシン耐性結核菌の約95％ で rpoB 遺伝子中に変異がみられることから，本検査では
rpoB 遺伝子中の変異を検出することによりリファンピシン耐性を診断する方法である。
【方法】　ハイブリダイゼーション法（PCR-LiPA 法），リアルタイム PCR 法

適応疾患　▶結核

《保険請求》

★「21」の結核菌群リファンピシン耐性遺伝子検出，結核菌群ピラジナミド耐性遺伝子検出，結核菌群イソニアジド
　耐性遺伝子検出は，同時に結核菌を検出した場合に限り算定する。
★「21」の結核菌群リファンピシン耐性遺伝子検出，結核菌群ピラジナミド耐性遺伝子検出，結核菌群イソニアジド
　耐性遺伝子検出と「14」の結核菌群核酸検出を併用した場合は，主たるもののみ算定する。
★当該検査は，薬剤耐性結核菌感染が疑われる患者を対象として測定した場合のみ算定できる。

21 ㉟ 結核菌群ピラジナミド耐性遺伝子検出 detection of nucleotide changes in the relevant part of pncA gene of *Mycobacterium tuberculosis* complex 850点

【目的】　結核に対する治療薬の一つであるピラジナミドの，結核菌に対する薬剤感受性検査として行われる。喀痰中または抗酸菌用培地で培養した結核菌群 pncA 遺伝子中の変異の有無を検出することにより，ピラジナミド耐性結核菌感染の補助診断に用いる。

【方法】　ハイブリダイゼーション法（PCR-LiPA 法）

適応疾患　▶結核

《保険請求》

★「21」の結核菌群リファンピシン耐性遺伝子検出，結核菌群ピラジナミド耐性遺伝子検出，結核菌群イソニアジド耐性遺伝子検出は，同時に結核菌を検出した場合に限り算定する。

★「21」の結核菌群リファンピシン耐性遺伝子検出，結核菌群ピラジナミド耐性遺伝子検出，結核菌群イソニアジド耐性遺伝子検出と「14」の結核菌群核酸検出を併用した場合は，主たるもののみ算定する。

★当該検査は，薬剤耐性結核菌感染が疑われる患者を対象として測定した場合のみ算定できる。

21 ㊱ 結核菌群イソニアジド耐性遺伝子検出 detection of nucleotide changes in the relevant part of inhA, fabG1, katG gene of *Mycobacterium tuberculosis* complex 850点

【目的】　結核に対する治療薬の1つであるイソニアジド（INH）の，結核菌に対する薬剤感受性検査として行われる。喀痰中または抗酸菌用培地で培養した結核菌群を対象に，inhA，fabG1，katG 遺伝子中の変異の有無を検出することで，イソニアジド耐性結核菌感染の補助診断に用いる。

【方法】　ハイブリダイゼーション法（PCR-LiPA 法）

適応疾患　▶結核（肺結核，腸結核）▶副鼻腔炎

《保険請求》

★「21」の結核菌群リファンピシン耐性遺伝子検出，結核菌群ピラジナミド耐性遺伝子検出，結核菌群イソニアジド耐性遺伝子検出は，同時に結核菌を検出した場合に限り算定する。

★「21」の結核菌群リファンピシン耐性遺伝子検出，結核菌群ピラジナミド耐性遺伝子検出，結核菌群イソニアジド耐性遺伝子検出と「14」の結核菌群核酸検出を併用した場合は，主たるもののみ算定する。

★当該検査は，薬剤耐性結核菌感染が疑われる患者を対象として測定した場合のみ算定できる。

22 ㊲ ウイルス・細菌核酸多項目同時検出（SARS-CoV-2核酸検出を含まないもの） FilmArray Respiratory Panel 963点

【目的】　ウイルス・細菌核酸多項目同時検出は，マルチプレックス PCR 法を用いた体外診断用医薬品と専用機器の FilmArray システムにより，同時に複数の原因微生物の検出を行う検査である。鼻腔咽頭拭い液を検体とし，インフルエンザウイルス，コロナウイルス，パラインフルエンザウイルス，ヒトメタニューモウイルス，アデノウイルス，RS ウイルス，ヒトライノウイルス／エンテロウイルス，マイコプラズマ・ニューモニエ，クラミジア・ニューモニエ，百日咳菌，パラ百日咳菌の核酸検出を行うことにより，1時間程度で病原体の診断と薬剤耐性遺伝子を検出可能である。本検査は短時間で呼吸器感染症の主要な原因微生物を広く検出できる利点があるが，保険の請求が可能な施設の要件が設けられている点に注意が必要である。

【方法】　マイクロアレイ法

適応疾患　▶重症呼吸器感染症

《保険請求》

★「22」のウイルス・細菌核酸多項目同時検出は，重症呼吸器感染症と診断されたまたは疑われる場合に，病原微生物の検索を目的として，マイクロアレイ法（定性）により，鼻腔咽頭拭い液中のインフルエンザウイルス，コロナウイルス，パラインフルエンザウイルス，ヒトメタニューモウイルス，アデノウイルス，RS ウイルス，ヒトライノウイルス，エンテロウイルス，マイコプラズマ・ニューモニエ，クラミジア・ニューモニエおよび百日咳菌の核酸検出を同時に行った場合に，一連の治療につき1回に限り算定する。なお，検査を実施した年月日を診療報酬明細書の摘要欄に記載する。

★本検査は，以下のいずれかに該当する場合に算定できる。

（イ）　A300救命救急入院料，A301特定集中治療室管理料，A301-4小児特定集中治療室管理料，A302新生児特定集中治療室管理料または A303総合周産期特定集中治療室管理料の「2」新生児集中治療室管理料を算定する病床で集中治療が行われた場合。

（ロ）　（イ）に掲げる病床以外の病床で，（イ）に掲げる病床で行われる集中治療に準じた治療が行われた場合。なお，この場合においては，治療内容を診療報酬明細書の摘要欄に記載する。

微生物

★一連の治療期間において別に実施した以下の検査については別に算定できない。
- （イ）　D012感染症免疫学的検査「4」のマイコプラズマ抗体定性
- （ロ）　D012「4」のマイコプラズマ抗体半定量
- （ハ）　D012「9」のクラミドフィラ・ニューモニエ IgG 抗体
- （ニ）　D012「10」のクラミドフィラ・ニューモニエ IgA 抗体
- （ホ）　D012「11」のウイルス抗体価（定性・半定量・定量）（1項目当たり）において算定対象として掲げられているもののうち，インフルエンザウイルス A 型，インフルエンザウイルス B 型，パラインフルエンザウイルス I 型，パラインフルエンザウイルス II 型，パラインフルエンザウイルス III 型，RS ウイルスに関する検査
- （ヘ）　D012「12」の百日咳菌抗体定性
- （ト）　D012「12」の百日咳菌抗体半定量
- （チ）　D012「22」のインフルエンザウイルス抗原定性
- （リ）　D012「24」の RS ウイルス抗原定性
- （ヌ）　D012「25」のヒトメタニューモウイルス抗原定性
- （ル）　D012「27」のマイコプラズマ抗原定性（免疫クロマト法）
- （ヲ）　D012「29」のクラミドフィラ・ニューモニエ IgM 抗体
- （ワ）　D012「36」のマイコプラズマ抗原定性（FA 法）
- （カ）　D012「38」のアデノウイルス抗原定性（糞便を除く）
- （ヨ）　D012「48」の百日咳菌抗原定性
- （タ）　D012「54」の百日咳菌抗体
- （レ）　D023微生物核酸同定・定量検査「6」のマイコプラズマ核酸検出
- （ソ）　D023「6」のインフルエンザ核酸検出
- （ツ）　D023「13」の百日咳菌核酸検出
- （ネ）　D023「13」の肺炎クラミジア核酸検出
- （ナ）　D023「13」の百日咳菌・パラ百日咳菌核酸同時検出

●**レセプト摘要欄**：検査を実施した年月日を記載する。〔D023の「17」ウイルス・細菌核酸多項目同時検出（**保医発通知**）の㉕の「イ」の（ロ）に該当する場合〕治療内容を記載する。

---

22 ㊳ 結核菌群リファンピシン耐性遺伝子及びイソニアジド耐性遺伝子同時検出 新　　963点

【目的】　リファンピシン（RIF）耐性結核菌感染またはイソニアジド（INH）耐性結核菌感染の診断補助を目的とした薬剤感受性検査である。喀痰中の結核菌群を対象として，薬剤耐性に関与する rpoB 遺伝子，katG 遺伝子および inhA 遺伝子中の変異を検出する。

【方法】　リアルタイム PCR 法

適応疾患　▶結核

《保険請求》

★結核菌群リファンピシン耐性遺伝子及びイソニアジド耐性遺伝子同時検出は，塗抹検査またはその他の検査所見で結核菌感染の診断が確定した患者を対象として，薬剤耐性結核菌感染を疑う場合に算定する。
★本検査と本区分「21」の結核菌群リファンピシン耐性遺伝子検出及び結核菌群イソニアジド耐性遺伝子検出を併せて実施した場合は，主たるもののみ算定する。

---

23 ㊴ ウイルス・細菌核酸多項目同時検出（SARS-CoV-2核酸検出を含む） 新　　1,350点

【目的】　鼻咽頭拭い液中の下記病原体の核酸同時検出。

ウイルス：インフルエンザウイルス（AH1，AH3，AH1-2009，B），コロナウイルス（229E，HKU1，NL63，OC43），パラインフルエンザウイルス（PIV1，PIV2，PIV3，PIV4），ヒトメタニューモウイルス，アデノウイルス，RS ウイルス，ヒトライノウイルス/エンテロウイルス，SARS-CoV-2

細菌：マイコプラズマ・ニューモニエ，クラミジア・ニューモニエ，百日咳菌，パラ百日咳菌

【方法】　マイクロアレイ法

適応疾患　▶COVID-19（新型コロナウイルス感染症）▶（当該病原体による）呼吸器感染症

《保険請求》

★「23」のウイルス・細菌核酸多項目同時検出（SARSCoV-2核酸検出を含む）は，COVID-19が疑われる患者であって，医学的に多項目の病原微生物の検索の必要性が高いと考えられる患者に対し，マイクロアレイ法（定性）により，鼻咽頭拭い液中のインフルエンザウイルス，コロナウイルス，パラインフルエンザウイルス，ヒトメタニューモウイルス，アデノウイルス，RS ウイルス，ヒトライノウイルス/エンテロウイルス，マイコプラズマ・ニューモニエ，クラミジア・ニューモニエ，百日咳菌，パラ百日咳菌および SARS-CoV-2の核酸検出を同時に行った場合，一連の治療につき1回に限り算定する。
★採取した検体を，検体採取を行った保険医療機関以外の施設へ輸送し検査を委託により実施する場合は，国立感染症研究所が作成した「感染性物質の輸送規則に関するガイダンス2013−2014版」に記載されたカテゴリー B の感染性物質の規定に従う。

★本検査を実施した場合，D012感染症免疫学的検査の「28」SARS-CoV-2抗原定性，「50」SARS-CoV-2・インフルエンザウイルス抗原同時検出定性，「59」SARS-CoV-2・RSウイルス抗原同時検出定性，「59」SARS-CoV-2・インフルエンザウイルス・RSウイルス抗原同時検出定性，「61」SARS-CoV-2抗原定量，本区分の「19」SARS-CoV-2核酸検出，SARS-CoV-2・インフルエンザ核酸同時検出，SARS-CoV-2・RSウイルス核酸同時検出，SARS-CoV-2・インフルエンザ・RSウイルス核酸同時検出，「22」ウイルス・細菌核酸多項目同時検出（SARS-CoV-2核酸検出を含まないもの）および（保医発通知）(32)のウに規定する検査については，別に算定できない。
●レセプト摘要欄：検査を実施した年月日を記載する。

---

24 ㊵ **細菌核酸・薬剤耐性遺伝子同時検出** detection of both genome and drug-resistance gene of bacteria **1,700点**

【目的】 敗血症などの血流感染症に対する微生物学的検査として，血液培養同定検査，薬剤感受性検査に加え，近年では薬剤耐性遺伝子検出検査なども行われるようになったが，通常これらの検査は煩雑で，結果がでるまでに時間もかかる。これに対して本検査では，血液培養にて陽性となった検体をグラム染色の結果に基づいてグラム陽性菌とグラム陰性菌に鑑別し，検出された菌における細菌特異的な遺伝子と薬剤耐性遺伝子の有無を，専用測定機器を用いて短時間（2〜2.5時間）に検出することが可能である。迅速に菌血症の原因菌を特定し，主要な薬剤耐性遺伝子の有無を判定することで，有効かつ適切なスペクトル抗菌薬への早期切り替えが可能となる。

【方法】 マイクロアレイ法

（適応疾患） ▶敗血症 ▶菌血症

《保険請求》
★本検査は，敗血症が疑われる患者に対して，細菌核酸および関連する薬剤耐性遺伝子（計15項目以上）をマイクロアレイ法により同時測定した場合に，当該疾患に対する一連の治療につき1回に限り算定できる。なお本検査を行う場合には，関連学会が定める実施指針を遵守する。
★本検査と「17」のブドウ球菌メチシリン耐性遺伝子検出またはD023-2その他の微生物学的検査「1」の黄色ブドウ球菌ペニシリン結合蛋白2'(PBP2')定性または「4」黄色ブドウ球菌ペニシリン結合蛋白2'(PBP2')定性（イムノクロマト法によるもの）を併せて実施した場合には，主たるもののみ算定する。
●レセプト摘要欄：関連学会が定める敗血症診断基準に基づいて，敗血症を疑う根拠を記載する。

---

24 ㊶ **ウイルス・細菌核酸多項目同時検出（髄液）** 新 **1,700点**

【目的】 病原性細菌，ウイルスおよび酵母様真菌感染の診断補助を目的とした検査である。脳脊髄液中の細菌（*Escherichia coli* K1, *Haemophilus influenzae*, *Listeria monocytogenes*, *Neisseria meningitidis*, *Streptococcus agalactiae*, *Streptococcus pneumoniae*），ウイルス（Cytomegalovirus, Human herpesvirus 6, Human parechovirus, Varicella zoster virus, Enterovirus, Herpes simplex virus 1, Herpes simplex virus 2）および酵母様真菌（*Cryptococcus neoformans*／gattii）を検出する。

【方法】 マイクロアレイ法（定性）

（適応疾患） ▶病原性細菌，ウイルスおよび酵母様真菌感染による髄膜炎・脳炎

《保険請求》
★ウイルス・細菌核酸多項目同時検出（髄液）は，関連学会が定めるガイドラインに基づき，問診，身体所見または他の検査所見から髄膜炎または脳炎が強く疑われる患者に対して，脳脊髄液中の病原体の核酸検出を目的として，マイクロアレイ法（定性）により，大腸菌，インフルエンザ菌，リステリア菌，髄膜炎菌，B群溶連菌，肺炎球菌，サイトメガロウイルス，ヒトヘルペスウイルス，ヒトパレコウイルス，エンテロウイルス，単純疱疹ウイルス・水痘帯状疱疹ウイルスおよびクリプトコックスの核酸検出を同時に行った場合に，一連の治療につき1回に限り算定する。
★一連の治療期間において別に実施した以下の検査については別に算定できない。
（イ）D012感染症免疫学的検査「11」のウイルス抗体価（定性・半定量・定量）（1項目当たり）において算定対象として掲げられているもののうち，サイトメガロウイルス，ヘルペスウイルスおよび水痘・帯状疱疹ウイルスに関する検査
（ロ）D012「26」の肺炎球菌抗原定性（尿・髄液）
（ハ）D012「28」のインフルエンザ菌（無莢膜型）抗原定性
（ニ）D012「34」のクリプトコックス抗原半定量
（ホ）D012「35」のクリプトコックス抗原定性
（ヘ）D012「39」の単純ヘルペスウイルス抗原定性，単純ヘルペスウイルス抗原定性（皮膚）
（ト）D012「41」の肺炎球菌莢膜抗原定性（尿・髄液）
（チ）D012「47」の単純ヘルペスウイルス抗原定性（角膜），単純ヘルペスウイルス抗原定性（性器）
（リ）D012「57」のサイトメガロウイルスpp65抗原定性
（ヌ）D023「17」の単純疱疹ウイルス・水痘帯状疱疹ウイルス核酸定量，サイトメガロウイルス核酸定量

（ル）D023「20」のサイトメガロウイルス核酸検出
　●レセプト摘要欄：髄膜炎または脳炎を疑う臨床症状または検査所見および医学的な必要性を詳細に記載する。

25 ㊷ HPV ジェノタイプ判定　human papillomavirus genotype　　　　　2,000点

【目的】　ヒトパピローマウイルス（HPV）は子宮頸癌の99％以上から検出される DNA ウイルスで，100種以上のタイプが確認されているが，そのうち13タイプの HPV（16，18，31，33，35，39，45，51，52，56，58，59，68）が子宮頸癌の高リスク群として分類される。本検査はこれら13タイプの HPV ゲノムを個別に検出するもので，コルポ・生検で確定された CIN 1/2（軽度・中等度異形成）とされた病変の進展リスク評価，ならびに CIN 2/3（中等度・高度異形成）治療後の病変の残存・再発の早期発見に用いられる。
【方法】　LAMP-電流検出型 DNA チップ法，PCR-rSSO 法

適応疾患 ▶子宮頸癌前がん病変（軽度／中等度異形成）▶子宮頸部軽度異形成 ▶子宮頸癌

《保険請求》

★「25」の HPV ジェノタイプ判定は，あらかじめ行われた組織診断の結果，CIN1または CIN2と判定された患者に対し，治療方針の決定を目的として，ハイリスク型 HPV のそれぞれの有無を確認した場合に算定する。
★当該検査は，「10」の HPV 核酸検出および「11」HPV 核酸検出（簡易ジェノタイプ判定）の施設基準を届け出ている保険医療機関のみ算定できる。
●レセプト摘要欄：あらかじめ行われた組織診断の実施日及び組織診断の結果 CIN 1 又は CIN 2 のいずれに該当するかを選択して記載する。（当該検査の2回目以降を算定した場合）前回実施年月日を記載する。

26 ㊸ HIV ジェノタイプ薬剤耐性　　　　　　　　　　　　　　　6,000点

【目的】　ヒト免疫不全ウイルス-1（HIV-1）は，抗 HIV 薬による治療（ART）の過程で薬剤耐性変異を獲得して，治療に抵抗性を示すことがある。この変化は治療経過中の HIV-1 RNA の増加として臨床的に認識される。これらの耐性変異は同系統の薬剤間で交差性があり，治療薬の変更に際して，耐性変異の確認は極めて重要な情報となる。また，近年では治療開始前から耐性を示す耐性ウイルスへの感染症例も増加傾向にあり，初回治療開始前にも薬剤選択のために耐性検査を行うことが望ましい。逆転写酵素阻害薬，タンパク分解酵素阻害薬，インテグラーゼ阻害薬に対する耐性を評価することができる。
【方法】　RT-PCR による核酸増幅と DNA シークエンス

適応疾患 ▶HIV 感染症（HIV-1感染症）▶後天性免疫不全症候群（AIDS）

《保険請求》

★「26」の HIV ジェノタイプ薬剤耐性は，抗 HIV 治療の選択および再選択の目的で行った場合に，3月に1回を限度として算定できる。
●レセプト摘要欄：前回の実施日（初回の場合は初回である旨）を記載する。

注 迅速微生物核酸同定・定量検査加算　　　　　　　　　　　　　100点

【目的】　迅速な鑑別診断の必要性が高い結核，マイコプラズマ，レジオネラ，百日咳菌による呼吸器感染症を疑う症例は，初期に診断が確定すれば適切な治療が速やかに行われ，重症化を抑制することが可能である。また早期に診断することで適切な患者管理（二次感染防止，不必要な感染対策の解除）につながる。自施設内でこれらの検査を迅速に行い，診断の遅れの解消を促進するための加算である。
【方法】　迅速加算対象項目の検査方法には，次のようなものがある。
「6」マイコプラズマ核酸検出：LAMP 法
「7」レジオネラ核酸検出：LAMP 法
「12」百日咳菌核酸検出：LAMP 法
「13」結核菌群核酸検出：核酸ハイブリダイゼーション法，PCR 法，リアルタイム PCR，TMA 法，TRC 法，LAMP 法，PCR-キャピラリー電気泳動法（PCR-CE 法）

適応疾患 ▶結核 ▶マイコプラズマ感染症 ▶マイコプラズマ肺炎 ▶レジオネラ ▶百日咳菌

《保険請求》

■「6」（マイコプラズマ核酸検出に限る），「7」，「13」（百日咳菌核酸検出および百日咳菌・パラ百日咳菌核酸同時検出に限る）または「14」（結核菌群核酸検出に限る）に掲げる検査の結果について，検査実施日のうちに説明したうえで文書により情報を提供した場合は，迅速微生物核酸同定・定量検査加算として，100点を所定点数に加算する。

D023-2　その他の微生物学的検査

1　黄色ブドウ球菌ペニシリン結合蛋白2'（PBP2'）定性　　　55点

【目的】　メチシリン耐性黄色ブドウ球菌（MRSA）は，ペニシリン結合蛋白2'（PBP2'）が特異的に存在する。検体中の黄色ブドウ球菌のPBP2'を検出することによりMRSAの判定に用いる。
【方法】　ラテックス凝集法（LA）

適応疾患　▶MRSA感染症　▶黄色ぶどう球菌敗血症

《保険請求》
★「1」の黄色ブドウ球菌ペニシリン結合蛋白2'（PBP2'）定性は，血液培養により黄色ブドウ球菌が検出された患者または免疫不全状態であって，MRSA感染症が強く疑われる患者を対象として測定した場合のみ算定できる。
★当該検査とD023微生物核酸同定・定量検査の「17」のブドウ球菌メチシリン耐性遺伝子検出を併せて実施した場合は，主たるもののみ算定する。

2　尿素呼気試験（UBT）　Urea breath test　　　70点

【目的】　ヘリコバクター・ピロリがウレアーゼ活性をもっていることを利用して，胃内ヘリコバクター・ピロリの存在を知ることを目的とする検査である。^{13}C-尿素を服用したとき，胃内にヘリコバクター・ピロリが存在すれば，そのウレアーゼ活性によって^{13}C-尿素が分解され，呼気CO_2に^{13}Cが含まれる率が増す。^{13}C-尿素服用前後で呼気中^{13}Cが増加する率を測定して，ヘリコバクター・ピロリの存在を判定する。なお本検査を除菌治療の判定に用いる場合は，除菌終了後4週間以上経過すれば実施可能であるが，偽陰性のリスクを減らすため，除菌終了後8週間以上経過後の実施が望ましい。
【方法】　ガスクロマトグラフィー・マススペクトロメトリー（GC-MS），赤外吸光光度法（IR法）

適応疾患　▶ヘリコバクター・ピロリ感染症　▶慢性胃炎　▶胃潰瘍　▶十二指腸潰瘍　▶胃MALTリンパ腫　▶特発性血小板減少性紫斑病　▶早期胃癌に対する内視鏡的治療後の患者

《保険請求》
★「2」の尿素呼気試験（UBT）を含むヘリコバクター・ピロリ感染診断の保険診療上の取扱いは「ヘリコバクター・ピロリ感染の診断及び治療に関する取扱いについて」（平成12年10月31日保険発第180号）に即して行う。

3　大腸菌ベロトキシン定性　*Escherichia coli* verotoxin　　　184点

【目的】　主にO157の血清型を有する大腸菌は，腸管出血性大腸菌（Enterohemorrhagic *E. coli*：EHEC）と呼ばれ，重篤な出血性大腸炎を引き起こす。本菌は消化管の微絨毛を破壊するベロトキシンを産生し，高度の血便を伴う出血性大腸炎を起こすとともに，急性腎不全（溶血性尿毒症症候群 hemolytic uremic syndrome：HUS）を合併しやすい。患者の便から分離された大腸菌が放出するベロトキシンを検出する検査である。
【方法】　血球・粒子凝集法（RPLA），酵素免疫測定法（EIA，ELISA），免疫クロマト法

適応疾患　▶病原性大腸菌感染症　▶溶血性尿毒症症候群（HUS）▶腸管出血性大腸菌感染症〔▶食中毒　▶血便　▶腸炎〕

《保険請求》
★「3」の大腸菌ベロトキシン定性は，D018細菌培養同定検査により大腸菌が確認され，病原性大腸菌が疑われる患者に対して行った場合に算定する。
★「3」の大腸菌ベロトキシン定性のうち，細菌培養を行うことなく糞便から直接検出する方法であってELISA法によるものについては，臨床症状や流行状況から腸管出血性大腸菌感染症が強く疑われる場合に限り，D018細菌培養同定検査を踏まえることなく行った場合にも算定できる。

微生物

4 黄色ブドウ球菌ペニシリン結合蛋白2'（PBP2'）定性（イムノクロマト法によるもの）[新]
291点

【目的】 MRSA感染の診断補助を目的とした検査である。培養液，菌懸濁液または分離培地上のコロニー中の，黄色ブドウ球菌のペニシリン結合蛋白2'（PBP2'）を検出する。
【方法】 免疫クロマト法（ICT）

適応疾患 ▶MRSA感染症

《保険請求》

★「4」の黄色ブドウ球菌ペニシリン結合蛋白2'（PBP2'）定性（イムノクロマト法によるもの）は，血液培養により黄色ブドウ球菌が検出された患者または免疫不全状態であって，MRSA感染症が強く疑われる患者を対象とし，血液培養で陽性となった培養液を検体として，イムノクロマト法により測定した場合のみ算定できる。
★本検査は，D023微生物核酸同定・定量検査の「17」ブドウ球菌メチシリン耐性遺伝子検出が実施できない場合に限り算定できることとし，本区分の「1」黄色ブドウ球菌ペニシリン結合蛋白2'（PBP2'）定性と併せて算定できない。

5 クロストリジオイデス・ディフィシルのトキシンB遺伝子検出 Detection of DNA of toxin B of Clostridioides difficile
450点

【目的】 *Clostridioides difficile*（旧名 *Clostridium difficile*：*C. difficile*）は，嫌気性有芽胞グラム陽性桿菌であり，抗菌薬投与後の菌交代に伴う抗菌薬関連下痢症や偽膜性大腸炎の原因菌である。本菌による腸炎は難治性あるいは再発を繰り返す例が多く，重症化すると中毒性巨大結腸症などを合併し致死率が高くなる。本菌が産生するToxin Bは腸炎の病態に関わる重要な病原因子であるが，すべての *C. difficile* がToxin Bを産生するわけではないので，菌の検出だけでは確実な診断に結びつけることはできない。本検査法は糞便中に存在する *C. difficile* がToxin B産生菌であった場合，関連するDNA（tcdB遺伝子）を検出することで，腸管内のToxin B産生 *C. difficile* の存在を証明し，迅速な診断を行うことができる。

　本検査は従来より用いられているイムノクロマト法による *C. difficile* 抗原（GDH）およびトキシン検出法を実施した上で，GDH陽性かつトキシン陰性の場合に用いることが前提となる。また，保険請求上，便の性状や症状の程度，施設の要件などが定められている点に注意が必要である。
【方法】 リアルタイムPCR法

適応疾患 ▶クロストリジウム・ディフィシル腸炎（抗菌薬関連下痢症）▶偽膜性大腸炎 ▶重症下痢症

《保険請求》

★「5」のクロストリジオイデス・ディフィシルのトキシンB遺伝子検出は，以下の（イ）から（ハ）をいずれも満たす入院中の患者に対して実施した場合に限り算定する。
　（イ）　クロストリジオイデス・ディフィシル感染症を疑う場合であって，D012の「12」クロストリジオイデス・ディフィシル抗原定性において，クロストリジオイデス・ディフィシル抗原陽性かつクロストリジオイデス・ディフィシルトキシン陰性である。
　（ロ）　2歳以上でBristol Stool Scale 5以上の下痢症状がある。
　（ハ）　24時間以内に3回以上，または平常時より多い便回数がある。
★本検査は，関連学会の定める指針に沿って実施した場合に限り算定できる。なお，下痢症状ならびに本検査を行う前のクロストリジオイデス・ディフィシル抗原およびクロストリジオイデス・ディフィシルトキシンの検査結果について診療録に記載する。

生体検査

《保険請求》【D200～D325に係る共通事項】

■新生児または3歳未満の乳幼児（新生児を除く）に対して本節に掲げる検査（次に掲げるものを除く）を行った場合は，新生児加算または乳幼児加算として，各区分に掲げる所定点数にそれぞれ所定点数の100分の100または100分の70に相当する点数を加算する。
- イ　呼吸機能検査等判断料
- ロ　心臓カテーテル法による諸検査
- ハ　心電図検査の注に掲げるもの
- ニ　負荷心電図検査の注1に掲げるもの
- ホ　呼吸心拍監視，新生児心拍・呼吸監視，カルジオスコープ（ハートスコープ），カルジオタコスコープ
- ヘ　経皮的血液ガス分圧測定，血液ガス連続測定
- ト　経皮的酸素ガス分圧測定
- チ　深部体温計による深部体温測定
- リ　前額部，胸部，手掌部または足底部体表面体温測定による末梢循環不全状態観察
- ヌ　脳波検査の注2に掲げるもの
- ル　脳波検査判断料
- ヲ　神経・筋検査判断料
- ワ　ラジオアイソトープ検査判断料
- カ　内視鏡検査の通則第3号に掲げるもの
- ヨ　超音波内視鏡検査を実施した場合の加算
- タ　内視鏡用テレスコープを用いた咽頭画像等解析（インフルエンザの診断の補助に用いるもの）
- レ　肺臓カテーテル法，肝臓カテーテル法，膵臓カテーテル法

■3歳以上6歳未満の幼児に対してD200からD242までに掲げる検査（次に掲げるものを除く），D306に掲げる食道ファイバースコピー，D308に掲げる胃・十二指腸ファイバースコピー，D310に掲げる小腸内視鏡検査，D312に掲げる直腸ファイバースコピー，D313に掲げる大腸内視鏡検査，D317に掲げる膀胱尿道ファイバースコピーまたはD325に掲げる肺臓カテーテル法，肝臓カテーテル法，膵臓カテーテル法を行った場合は，幼児加算として，各区分に掲げる所定点数に所定点数の100分の40に相当する点数を加算する。
- イ　呼吸機能検査等判断料
- ロ　心臓カテーテル法による諸検査
- ハ　心電図検査の注に掲げるもの
- ニ　負荷心電図検査の注1に掲げるもの
- ホ　呼吸心拍監視，新生児心拍・呼吸監視，カルジオスコープ（ハートスコープ），カルジオタコスコープ
- ヘ　経皮的血液ガス分圧測定，血液ガス連続測定
- ト　経皮的酸素ガス分圧測定
- チ　深部体温計による深部体温測定
- リ　前額部，胸部，手掌部または足底部体表面体温測定による末梢循環不全状態観察
- ヌ　脳波検査の注2に掲げるもの
- ル　脳波検査判断料
- ヲ　神経・筋検査判断料

★同一月内において，同一患者に対して，入院および外来の両方または入院中に複数の診療科において生体検査が実施された場合であっても，同一の生体検査判断料は，月1回を限度として算定する。

★2回目以降について所定点数の100分の90に相当する点数により算定することとされている場合において「所定点数」とは，当該項目に掲げられている点数および当該「注」に掲げられている加算点数を合算した点数である。

★同一月内に2回以上実施した場合，所定点数の100分の90に相当する点数により算定することとされている生体検査は，外来および入院にまたがって行われた場合においても，これらを通算して2回目以降は100分の90で算定する。

★2回目以降100分の90に相当する点数により算定することとされている場合に，新生児加算，乳幼児加算もしくは幼児加算を行う場合または内視鏡検査の「通則5」に掲げる休日加算，時間外加算もしくは深夜加算を行う場合は，所定点数にそれぞれの割合を乗じた上で，端数が生じた場合には，これを四捨五入した点数により算定する。

第7章

呼吸循環機能検査等

《保険請求》

■ D200からD204までに掲げる呼吸機能検査等については，各所定点数およびD205に掲げる呼吸機能検査等判断料の所定点数を合算した点数により算定し，D206からD214-2までに掲げる呼吸循環機能検査等については，特に規定する場合を除き，同一の患者につき同一月において同一検査を2回以上実施した場合における2回目以降の当該検査の費用は，所定点数の100分の90に相当する点数により算定する。

■ 使用したガスの費用として，購入価格を10円で除して得た点数を加算する。

★ 2回目以降100分の90で算定する場合の「同一の検査」

D208心電図検査の「1」から「5」まで，D209負荷心電図検査の「1」および「2」，D210ホルター型心電図検査の「1」および「2」については，それぞれ同一の検査として扱う。また，準用が通知されている検査については，当該検査が準ずることとされている検査と同一の検査として扱う。

呼吸循環機能検査等に係る一般事項

★ 「通則」の「特に規定する場合」とは，D208心電図検査の「注」またはD209負荷心電図検査の「注1」に掲げる場合をさす。

★ D200スパイログラフィー等検査からD203肺胞機能検査までの各検査については，特に定めのない限り，次に掲げるところによる。

  a　実測値から算出される検査値については算定できない。

  b　測定方法および測定機器は限定しない。

  c　負荷を行った場合は，負荷の種類および回数にかかわらず，その前後の検査について，それぞれ1回のみ所定点数を算定する。

  d　使用したガス（CO，CO_2，He等）は，購入価格を10円で除して得た点数を別に算定できる。

  e　喘息に対する吸入誘発試験は，負荷試験に準ずる。

★ 肺活量計による肺活量の測定は，別に算定できない。

D200　スパイログラフィー等検査 spirography

1　肺気量分画測定（安静換気量測定及び最大換気量測定を含む）	90点
2　フローボリュームカーブ（強制呼出曲線を含む）	100点
3　機能的残気量測定	140点
4　呼気ガス分析	100点
5　左右別肺機能検査	1,010点

1　肺気量分画測定（安静換気量測定及び最大換気量測定を含む）fractional lung volume（肺気量分画）

90点

【目的・方法】　呼吸計（スパイロメータ）を用いて肺活量などの吸気・呼気量測定を行い，呼吸の状態を測定するもので，呼吸器疾患の診断や経過観察，治療効果判定などに用いる。分画には肺活量（基準値80％以上）の他に，1回換気量，予備吸気量，予備呼気量，機能的残気量，残気量，全肺気量などがある。

適応疾患　【閉塞性換気障害】▶口腔内腫瘍（口腔腫瘍）▶咽頭・喉頭腫瘍▶喉頭（蓋）炎▶（再発性）多発性軟骨炎▶気管異物▶気管腫瘍（気管良性腫瘍，気管癌）▶気管支喘息▶気管支拡張症▶慢性閉塞性肺疾患（COPD：慢性肺気腫，慢性気管支炎）▶喘息・COPDオーバーラップ（ACO）▶びまん性汎細気管支炎▶閉塞性細気管支炎（特発性，続発性）▶（肺）リンパ脈管筋腫症　【拘束性換気障害】▶肺線維症（特発性，続発性）▶間質性肺炎（特発性，続発性）▶膠原病肺▶放射線肺臓炎▶過敏性肺臓炎▶肺好酸球性肉芽腫症▶肺好酸球増加症▶のう胞性線維症▶塵肺症▶珪肺症▶石綿肺▶サルコイドーシス▶肺胞蛋白症▶肺胞微石症▶肺アミロイドーシス▶肺結核後遺症▶肺葉切除後（肺切除術後）▶肺腫瘍（肺癌）▶胸膜炎（胸水貯留）▶胸膜肥厚▶胸膜中皮腫▶気胸▶血胸▶重症筋無力症▶神

経筋疾患（ミオパチー，進行性筋ジストロフィー，筋萎縮性側索硬化症など）▶肥満による低換気症候群（肺胞低換気症候群）▶後側弯症（脊柱側弯症，胸椎側弯症）▶横隔神経麻痺 ▶肺うっ血（肺水腫）【その他】▶赤血球増多症（赤血球増加症）▶左心不全 ▶心臓弁膜症（僧帽弁狭窄症，僧帽弁閉鎖不全症，大動脈弁狭窄症，大動脈弁閉鎖不全症，肺動脈狭窄症など）▶肺動脈閉塞（肺動脈血栓塞栓症）▶肺動脈血栓症 ▶肺梗塞

《保険請求》

★「1」の肺気量分画測定には，予備吸気量，1回換気量および予備呼気量のすべての実測および実測値から算出される最大呼吸量の測定のほか，安静換気量および最大換気量の測定が含まれる。

★「1」の肺気量分画測定および D202肺内ガス分布の「1」の指標ガス洗い出し検査を同時に実施した場合には，機能的残気量測定は算定できない。

2　フローボリュームカーブ（強制呼出曲線を含む） flow volume curve　　　　　100点

【目的・方法】 被検者に最大吸気位から最大呼気位まで一気に呼出させ，このときの気量（ボリューム）と気速（フロー）を連続的に記録したもの。強制呼出曲線で1秒率（FEV1%：基準値70%以上）を求める。

適応疾患 【閉塞性換気障害】▶口腔内腫瘍（口腔腫瘍）▶咽頭・咽頭・喉頭腫瘍喉頭腫瘍 ▶喉頭（蓋）炎 ▶（再発性）多発性軟骨炎 ▶気管異物 ▶気管腫瘍（気管良性腫瘍，気管癌）▶気管支喘息 ▶気管支拡張症 ▶慢性閉塞性肺疾患（COPD：慢性肺気腫，慢性気管支炎）▶喘息・COPD オーバーラップ（ACO）▶びまん性汎細気管支炎 ▶閉塞性細気管支炎（特発性，続発性）▶（肺）リンパ脈管筋腫症 【拘束性換気障害】▶肺線維症（特発性，続発性）▶間質性肺炎（特発性，続発性）▶膠原病肺 ▶放射線肺臓炎 ▶過敏性肺臓炎 ▶肺好酸球性肉芽腫症 ▶肺好酸球増加症 ▶のう胞性線維症 ▶塵肺症 ▶珪肺症 ▶石綿肺 ▶サルコイドーシス ▶肺胞蛋白症 ▶肺胞微石症 ▶肺アミロイドーシス ▶肺結核後遺症 ▶肺葉切除後（肺切除術後）▶肺腫瘍（肺癌）▶胸膜炎（胸水貯留）▶胸膜肥厚 ▶胸膜中皮腫 ▶気胸 ▶血胸 ▶重症筋無力症 ▶神経筋疾患（ミオパチー，進行性筋ジストロフィー，筋萎縮性側索硬化症など）▶肥満による低換気症候群（肺胞低換気症候群）▶後側弯症（脊柱側弯症，胸椎側弯症）▶横隔神経麻痺 ▶肺うっ血（肺水腫）【その他】▶赤血球増多症（赤血球増加症）▶慢性心不全（左心，右心）▶心臓弁膜症（僧帽弁狭窄症，僧帽弁閉鎖不全症，大動脈弁狭窄症，大動脈弁閉鎖不全症，肺動脈狭窄症など）▶肺動脈閉塞（肺動脈血栓塞栓症）▶肺動脈血栓症 ▶肺梗塞

図表　換気障害による肺疾患の分類

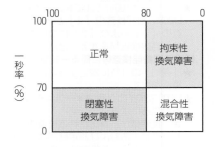

《保険請求》

★「2」のフローボリュームカーブは，曲線を描写し記録した場合にのみ算定し，強制呼出曲線の描出に係る費用を含む。また，フローボリュームカーブから計算によって求められる努力肺活量，1秒量，1秒率，MMF，PFR 等は，別に算定できない。

3　機能的残気量測定 functional residual capacity（FRC）　　　　　140点

【目的・方法】 肺気量分画測定で実施される項目の1つ。予備呼気量に残気量を足したもの。

適応疾患 【閉塞性換気障害】▶口腔内腫瘍（口腔腫瘍）▶咽頭・喉頭腫瘍 ▶喉頭（蓋）炎 ▶（再発性）多発性軟骨炎 ▶気管異物 ▶気管腫瘍（気管良性腫瘍，気管癌）▶気管支喘息 ▶気管支拡張症 ▶慢性閉塞性肺疾患（COPD：慢性肺気腫，慢性気管支炎）▶喘息・COPD オーバーラップ（ACO）▶びまん性汎細気管支炎 ▶閉塞性細気管支炎（特発性，続発性）▶（肺）リンパ脈管筋腫症 【拘束性換気障害】▶肺線維症（特発性，続発性）▶間質性肺炎（特発性，続発性）▶膠原病肺 ▶放射線肺臓炎 ▶過敏性肺臓炎 ▶肺好酸球性肉芽腫症 ▶肺好酸球増加症 ▶のう胞性線維症 ▶塵肺症 ▶珪肺症 ▶石綿肺 ▶サルコイドーシス ▶肺胞蛋白症 ▶肺胞微石症 ▶肺アミロイドーシス ▶肺結核後遺症 ▶肺葉切除後（肺切除術後）▶肺腫瘍（肺癌）▶胸膜炎（胸水貯留）▶胸膜肥厚 ▶胸膜中皮腫 ▶気胸 ▶血胸 ▶重症筋無力症 ▶神経筋疾患（ミオパチー，進行性筋ジストロフィー，筋萎縮性側索硬化症など）▶肥満による低換気症候群（肺胞低換気症候群）▶後側弯症（脊柱側弯症，胸椎側弯症）▶横隔神経麻痺 ▶肺うっ血（肺水腫）▶肥満症 【その他】▶赤血球増多症（赤血球増加症）▶慢性心不全（左心，右心）▶心臓弁膜症

（僧帽弁狭窄症，僧帽弁閉鎖不全症，大動脈弁狭窄症，大動脈弁閉鎖不全症，肺動脈狭窄症など）▶肺動脈閉塞（肺動脈血栓塞栓症）▶肺動脈血栓症 ▶肺梗塞

《保険請求》
★体プレスチモグラフを用いる諸検査は，別に定めのない限り，「3」により算定する。

4　呼気ガス分析　expired gas analysis　　　100点

【目的・方法】　運動中の呼気ガスをダグラスバッグに集めて酸素濃度，二酸化炭素濃度を測定する。また，この結果をもとに酸素摂取量や炭酸ガス排泄量を算出する。

適応疾患　▶慢性閉塞性肺疾患（COPD：慢性肺気腫，慢性気管支炎）▶喘息・COPD オーバーラップ（ACO）▶びまん性汎細気管支炎 ▶気管支拡張症 ▶のう胞性線維症 ▶肺結核後遺症 ▶肺線維症（特発性，続発性）▶間質性肺炎（特発性，続発性，びまん性，慢性）▶膠原病肺 ▶肺動脈閉塞（肺動脈血栓塞栓症）▶肺動脈血栓症 ▶肺梗塞 ▶肺腫瘍（肺癌）▶狭心症 ▶陳旧性心筋梗塞 ▶心臓弁膜症（僧帽弁狭窄症，僧帽弁閉鎖不全症，大動脈弁狭窄症，大動脈弁閉鎖不全症，肺動脈狭窄症など）▶先天性心疾患（心室中隔欠損症，心房中隔欠損症，動脈管開存症，ファロー四徴症）▶心筋症 ▶肥満症 ▶慢性心不全（左心，右心）▶心因性呼吸困難発作 ▶気管支喘息

5　左右別肺機能検査　bronchospirometry, radiospirometry（分肺機能検査，肺スキャンニング）　　　1,010点

【目的・方法】　左右両肺の機能をそれぞれ測定するもので，おもに肺切除後残存肺の肺機能を知るために測定する。測定方法は3つで，以下のとおり。
①気管支チューブを用い左右の一方の主気管支をカフで閉塞し，対側肺の1回換気量，肺活量，分時酸素摂取量などを別々に測定する。
②アイソトープを用い，肺血流・換気を放射性ガスを用いて左右別に評価する方法。現在，左右別肺機能検査のうちこの方法が中心的位置を占めている。
③一側肺動脈閉塞試験は，一側の肺動脈をカフを用いて閉塞し，閉塞した側の肺循環を遮断することで肺切除術中・術後の血行動態を知ることができる。

適応疾患　▶肺腫瘍（肺癌）▶肺切除術予定症例 ▶気管支喘息 ▶慢性閉塞性肺疾患（COPD：慢性肺気腫，慢性気管支炎）▶肺結核 ▶肺結核後遺症 ▶肺線維症（特発性，続発性）▶間質性肺炎（特発性，続発性）▶肺のう胞 ▶気胸 ▶胸膜炎（胸水）

《保険請求》
★「5」の左右別肺機能検査の所定点数には，カテーテル挿入並びに他の「1」から「4」までのスパイログラフィー等検査および換気力学的検査または側副換気の有無を検出する検査を実施する際に，カテーテル挿入および側副換気の有無を検出する検査の費用を含む。

D201　換気力学的検査

1　呼吸抵抗測定　respiratory resistance（Rrs）

「イ」広域周波オシレーション法を用いた場合　150点

【目的・方法】　呼吸器系のインピーダンスの実数部と虚数部を広い周波数帯域（0～100Hz）にわたって解析可能な検査法であり，従来の単周波数（ロ，その他の場合）による測定では評価ができなかった呼吸器疾患や投薬効果あるいは呼吸リハビリテーションの評価に有用である。しかも患者の呼吸努力を必要とせず，仰臥位でも測定可能で，小児や高齢者，意識のない呼吸努力を要求できない患者でも呼吸機能の評価が可能である。また，スパイロメトリーで検出できない呼吸器病変の検出が可能であり，気管支喘息や COPD の早期診断への活用が期待できる。

「ロ」その他の場合　60点

【目的・方法】　口腔から気道内に正弦振動波（単周波オシレーション）を送り込み，口腔内圧と気速を測定する。呼吸抵抗＝口腔内圧／気速として，呼吸抵抗を算出する。閉塞性肺疾患で異常高値を示すことが多いが，軽症例では正常のことがある。

適応疾患　**【閉塞性換気障害】**▶口腔内腫瘍 ▶咽頭・喉頭腫瘍 ▶喉頭（蓋）炎 ▶（再発性）多発性軟骨炎 ▶気管異物 ▶気管腫瘍（気管良性腫瘍，気管癌）▶気管支喘息 ▶気管支拡張症 ▶慢性閉塞性肺疾患（COPD：慢性肺気腫，慢性気管支炎）▶喘息・COPD オーバーラップ（ACO）▶びまん性汎細気管支炎 ▶閉塞性細気管支炎（特発性，続発性）▶（肺）リンパ脈管筋腫症　**【拘束性換気障害】**▶肺線維症（特発性，続発性）▶間質性肺炎（特発性，続発性）▶膠原病肺 ▶放射線肺臓炎 ▶過敏性肺臓炎 ▶肺好酸球性肉芽腫症 ▶肺好酸球増加症 ▶のう胞性線維症 ▶塵肺症 ▶珪肺症 ▶石綿肺 ▶サルコイドーシス ▶肺胞蛋白症 ▶肺胞微石症 ▶肺アミロイドーシス ▶肺結核後遺症 ▶肺葉切除後（肺切除術後）▶肺腫瘍（肺癌）▶胸膜炎（胸水貯留）▶胸膜肥厚 ▶胸膜中皮腫 ▶気胸 ▶血胸 ▶重症筋無力症 ▶神経筋疾患（ミオパチー，進行性筋ジストロフィー，筋委縮性側索硬化症など）▶肥満による低換気症候群（肺胞低換気症候群）▶後側弯症（脊柱側弯症，胸椎側弯症）▶横隔神経麻痺 ▶肺うっ血（肺水腫）　**【その他】**▶赤血球増多症（赤血球増加症）▶慢性心不全（左心，右心）▶心臓弁膜症（僧帽弁狭窄症，僧帽弁閉鎖不全症，大動脈弁狭窄症，大動脈弁閉鎖不全症，肺動脈狭窄症など）▶肺動脈閉塞（肺動脈血栓塞栓症）▶肺動脈血栓症 ▶肺梗塞

2　コンプライアンス測定 compliance，**気道抵抗測定** airway resistance（Raw），**肺粘性抵抗測定** pulmonary viscous resistance，**1回呼吸法による吸気分布検査** single breath test　**135点**

【目的・方法】　コンプライアンス測定には静肺コンプライアンスと動肺コンプライアンスとがあるが，静肺コンプライアンスが高頻度に測定される。静肺コンプライアンスは肺の弾性を表す指標の1つ。気道の抵抗を調べる検査には気道抵抗，呼吸抵抗，肺粘性抵抗がある。このうち気道抵抗は1L/秒の気流が流れるために，何 cmH_2O の圧力差が必要かを示すもので，体プレチスモグラフ（ボディボックス）法を用いる。肺粘性抵抗は肺胞・気道を含めた粘性抵抗で胸腔内圧と気流量で測定される。1回呼吸法に用いる吸気分布検査は，残気量位から100％酸素を全肺気量位まで吸い，再び残気量位までゆっくり呼出する間の呼気窒素濃度をモニターする。

適応疾患　**【閉塞性換気障害】**▶口腔内腫瘍（口腔腫瘍）▶咽頭腫瘍 ▶喉頭腫瘍 ▶喉頭（蓋）炎 ▶（再発性）多発性軟骨炎 ▶気道狭窄 ▶気管異物 ▶気管腫瘍（気管良性腫瘍，気管癌）▶気管支喘息 ▶気管支拡張症 ▶慢性閉塞性肺疾患（COPD：慢性肺気腫，慢性気管支炎）▶喘息・COPD オーバーラップ（ACO）▶びまん性汎細気管支炎 ▶閉塞性細気管支炎（特発性，続発性）▶（肺）リンパ脈管筋腫症　**【拘束性換気障害】**▶肺線維症（特発性，続発性）▶間質性肺炎（特発性，続発性）▶膠原病肺 ▶放射線肺臓炎 ▶過敏性肺臓炎 ▶肺好酸球性肉芽腫症 ▶肺好酸球増加症 ▶のう胞性線維症 ▶塵肺症 ▶珪肺症 ▶石綿肺 ▶サルコイドーシス ▶肺胞蛋白症 ▶肺胞微石症 ▶肺アミロイドーシス ▶肺結核後遺症 ▶肺葉切除後（肺切除術後）▶肺腫瘍（肺癌）▶無気肺 ▶胸膜炎（胸水貯留）▶胸膜肥厚 ▶胸膜中皮腫 ▶気胸 ▶血胸 ▶重症筋無力症 ▶神経筋疾患（ミオパチー，進行性筋ジストロフィー，筋萎縮性側索硬化症など）▶肥満症 ▶肥満による低換気症候群（肺胞低換気症候群）▶後側弯症（脊柱側弯症，胸椎側弯症）▶横隔神経麻痺 ▶肺うっ血（肺水腫）　**【その他】**▶赤血球増多症（赤血球増加症）▶慢性心不全（左心，右心）▶心臓弁膜症（僧帽弁狭窄症，僧帽弁閉鎖不全症，大動脈弁狭窄症，大動脈弁閉鎖不全症，肺動脈狭窄症など）▶肺動脈閉塞（肺動脈血栓塞栓症）▶肺動脈血栓症 ▶肺梗塞

《保険請求》
★「2」中のコンプライアンス測定の所定点数には，動肺コンプライアンス測定および静肺コンプライアンス測定の双方を含む。

D202　肺内ガス分布

呼吸循環

1　指標ガス洗い出し検査 N₂ washout test　135点

【目的・方法】　肺内ガス分布の不均等は健常者でも存在するが，病的状態では顕著になる。この肺内ガス不均等の程度を知る指標の1つに指標ガス洗い出し検査がある。指標ガス洗い出し検査には1回呼吸洗い出し法（D201の1回呼吸法による呼気分布検査を参照）と多呼吸洗い出し法がある。100％酸素を吸入し，呼気のガス（窒素ガスなど）濃度と呼気量を測定し，肺内換気分布異常を検出する方法。

適応疾患　**【閉塞性換気障害】**▶口腔内腫瘍（口腔腫瘍）▶咽頭腫瘍 ▶喉頭腫瘍 ▶喉頭（蓋）炎 ▶（再発性）多発性軟骨炎 ▶気管異物 ▶気管腫瘍（気管良性腫瘍，気管癌）▶気管支喘息 ▶気管支拡張症 ▶慢性閉塞性肺疾患（COPD：慢性肺気腫，慢性気管支炎）▶喘息・COPD オーバーラップ（ACO）▶びまん性汎細気管支炎 ▶閉塞性細気管支炎（特発性，続発性）▶（肺）リンパ脈管筋腫症　**【拘束性換気障害】**▶肺線維症（特発性，続発性）▶間質性肺炎（特発性，続発性）▶膠原病肺 ▶放射線肺臓炎 ▶過敏性肺臓炎 ▶肺好酸球性肉芽腫症 ▶肺好酸球増加症 ▶のう胞性線維症 ▶塵肺症 ▶珪肺症 ▶石綿肺 ▶サルコイドーシス ▶肺胞蛋白症 ▶肺胞微石症 ▶肺アミロイドーシス ▶肺結核後遺症 ▶肺葉切除後（肺切除術後）▶肺腫瘍（肺癌）▶胸膜炎（胸水貯留）▶胸膜肥厚 ▶胸膜中皮腫 ▶気胸 ▶血胸 ▶重症筋無力症 ▶神経筋疾患（ミオパチー，進行性筋ジストロフィー，筋委縮性側索硬化症など）▶肥満による低換気症候群（肺胞低換気症候群）▶後側弯症（脊柱側弯症，胸椎側弯症）▶横隔神経麻痺 ▶肺うっ血（肺水腫）　**【その他】**▶赤血球増多症（赤血球増加症）▶慢性心不全（左心，右心）▶心臓弁膜症（僧帽弁狭窄症，僧帽弁閉鎖不全症，大動脈弁狭窄症，大動脈弁閉鎖不全症，肺動脈狭窄症など）▶肺動脈閉塞（肺動脈血栓塞栓症）▶肺動脈血栓症 ▶肺梗塞

《保険請求》
★ D200スパイログラフィー等検査「1」の肺気量分画測定および D202肺内ガス分布の「1」の指標ガス洗い出し検査とを同時に実施した場合には，機能的残気量測定は算定できない。

2　クロージングボリューム測定　closing volume (CV)　135点

【目的・方法】　末梢気道病変の検出に有用な検査。肺は最大吸気位ではほぼ均等に拡張しているが，肺気量が減少すると下部肺の局所肺気量は減少し，さらに肺気量を低下させ，残気量位付近まで呼出させると，下部肺の末梢気道が閉塞を起こす。この時点から残気量位までの肺気量がクロージングボリュームである。被検者に最後まで呼出させたあと，100％酸素を吸入させたときの呼気量に対する窒素濃度曲線から測定する。測定方法には resident gas 法と bolus 法の2つがある。

適応疾患　**【閉塞性換気障害】**▶口腔内腫瘍（口腔腫瘍）▶咽頭腫瘍 ▶喉頭腫瘍 ▶喉頭（蓋）炎 ▶（再発性）多発性軟骨炎 ▶気管異物 ▶気管腫瘍（気管良性腫瘍，気管癌）▶気管支喘息 ▶気管支拡張症 ▶慢性閉塞性肺疾患（COPD：慢性肺気腫，慢性気管支炎）▶喘息・COPD オーバーラップ（ACO）▶びまん性汎細気管支炎 ▶閉塞性細気管支炎（特発性，続発性）▶（肺）リンパ脈管筋腫症　**【拘束性換気障害】**▶肺線維症（特発性，続発性）▶間質性肺炎（特発性，続発性）▶膠原病肺 ▶放射線肺臓炎 ▶過敏性肺臓炎 ▶肺好酸球性肉芽腫症 ▶肺好酸球増加症 ▶のう胞性線維症 ▶塵肺症 ▶珪肺症 ▶石綿肺 ▶サルコイドーシス ▶肺胞蛋白症 ▶肺胞微石症 ▶肺アミロイドーシス ▶肺結核後遺症 ▶肺葉切除後（肺切除術後）▶肺腫瘍（肺癌）▶胸膜炎（胸水貯留）▶胸膜肥厚 ▶胸膜中皮腫 ▶気胸 ▶血胸 ▶重症筋無力症 ▶神経筋疾患（ミオパチー，進行性筋ジストロフィー，筋委縮性側索硬化症など）▶肥満による低換気症候群（肺胞低換気症候群）▶後側弯症（脊柱側弯症，胸椎側弯症）▶横隔神経麻痺 ▶肺うっ血（肺水腫）　**【その他】**▶赤血球増多症（赤血球増加症）▶慢性心不全（左心，右心）▶心臓弁膜症（僧帽弁狭窄症，僧帽弁閉鎖不全症，大動脈弁狭窄症，大動脈弁閉鎖不全症，肺動脈狭窄症など）▶肺動脈閉塞（肺動脈血栓塞栓症）▶肺動脈血栓症 ▶肺梗塞

D203　肺胞機能検査

1　① 肺拡散能力検査　pulmonary (lung) diffusing capacity (DL), pulmonary carbon monoxide diffusing capacity (DLCO)　180点

【目的・方法】　肺胞から肺毛細血管血中の赤血球内ヘモグロビンまでのガスの移動係数を表す。被検者

呼吸循環

に低濃度一酸化炭素を含む混合ガスを吸入させたあと，呼吸停止させる。吸入した一酸化炭素を含む混合ガスは，肺胞から肺毛細血管血中の赤血球に移動し，呼気中の一酸化炭素濃度は低下する。この一酸化炭素濃度の変化を用いた検査で拡散能障害はガス交換障害を表す。1 回呼吸法，恒常法，再呼吸法がある。

（適応疾患）　【閉塞性換気障害】▶口腔内腫瘍（口腔腫瘍）▶咽頭腫瘍 ▶喉頭腫瘍 ▶喉頭（蓋）炎 ▶（再発性）多発性軟骨炎 ▶気管異物 ▶気管腫瘍（気管良性腫瘍，気管癌）▶気管支喘息 ▶気管支拡張症 ▶慢性閉塞性肺疾患（COPD：慢性肺気腫，慢性気管支炎）▶喘息・COPD オーバーラップ（ACO）▶びまん性汎細気管支炎 ▶閉塞性細気管支炎（特発性，続発性）▶（肺）リンパ脈管筋腫症　【拘束性換気障害】▶肺線維症（特発性，続発性）▶間質性肺炎（特発性，続発性）▶膠原病 ▶膠原病肺 ▶皮膚筋炎 ▶放射線肺臓炎 ▶過敏性肺臓炎 ▶肉芽腫症 ▶肺好酸球性肉芽腫症 ▶肺好酸球増加症 ▶のう胞性線維症 ▶塵肺症 ▶珪肺症 ▶石綿肺 ▶サルコイドーシス ▶肺胞蛋白症 ▶肺胞微石症 ▶肺アミロイドーシス ▶肺結核後遺症 ▶肺葉切除後（肺切除術後）▶肺腫瘍（肺癌）▶胸膜病変 ▶胸膜炎（胸水貯留）▶胸膜肥厚 ▶胸膜中皮腫 ▶気胸 ▶血胸 ▶重症筋無力症 ▶神経筋疾患（ミオパチー，進行性筋ジストロフィー，筋委縮性側索硬化症など）▶肥満による低換気症候群（肺胞低換気症候群）▶胸郭異常 ▶後側弯症（脊柱側弯症，胸椎側弯症）▶横隔神経麻痺 ▶肺うっ血 ▶肺水腫　【その他】▶肺炎 ▶二硫化硫黄中毒（急性薬物中毒症，二酸化硫黄の毒作用）▶ガス中毒 ▶亜硫酸ガス中毒（二酸化硫黄の毒作用）▶赤血球増多症（赤血球増加症）▶慢性心不全（左心，右心）▶心臓弁膜症（僧帽弁弁膜症，僧帽弁狭窄症，僧帽弁閉鎖不全症，大動脈弁弁膜症，大動脈弁狭窄症，大動脈弁閉鎖不全症，肺動脈狭窄症など）▶肺動脈閉塞（肺動脈血栓塞栓症）▶肺動脈血栓症 ▶肺梗塞

2　②　死腔量測定　dead space　135点

【目的・方法】　ガス交換にかかわらない吸気が占める気腔を死腔という。死腔の測定方法は Bohr 法と Fowler 法があり，Bohr 法は動脈血液ガス分析と呼気分析から算出し，Fowler 法は酸素 1 回呼吸法での窒素濃度，クロージングボリューム測定から算出される。

（適応疾患）　【閉塞性換気障害】▶口腔内腫瘍（口腔腫瘍）▶咽頭腫瘍 ▶喉頭腫瘍 ▶喉頭（蓋）炎 ▶（再発性）多発性軟骨炎 ▶気管異物 ▶気管腫瘍（気管良性腫瘍，気管癌）▶気管支喘息 ▶気管支拡張症 ▶慢性閉塞性肺疾患（COPD：慢性肺気腫，慢性気管支炎）▶喘息・COPD オーバーラップ（ACO）▶びまん性汎細気管支炎 ▶閉塞性細気管支炎（特発性，続発性）▶（肺）リンパ脈管筋腫症　【拘束性換気障害】▶肺線維症（特発性，続発性）▶間質性肺炎（特発性，続発性）▶膠原病肺 ▶放射線肺臓炎 ▶過敏性肺臓炎 ▶肺好酸球性肉芽腫症 ▶肺好酸球増加症 ▶のう胞性線維症 ▶塵肺症 ▶珪肺症 ▶石綿肺 ▶サルコイドーシス ▶肺胞蛋白症 ▶肺胞微石症 ▶肺アミロイドーシス ▶肺結核後遺症 ▶肺葉切除後（肺切除術後）▶肺腫瘍（肺癌）▶胸膜炎（胸水貯留）▶胸膜肥厚 ▶胸膜中皮腫 ▶気胸 ▶血胸 ▶重症筋無力症 ▶神経筋疾患（ミオパチー，進行性筋ジストロフィー，筋委縮性側索硬化症など）▶肥満による低換気症候群（肺胞低換気症候群）▶後側弯症（脊柱側弯症，胸椎側弯症）▶横隔神経麻痺 ▶肺うっ血（肺水腫）　【その他】▶急性呼吸不全 ▶低酸素血症 ▶赤血球増多症（赤血球増加症）▶慢性心不全（左心，右心）▶心臓弁膜症 ▶（僧帽弁狭窄症，僧帽弁閉鎖不全症，大動脈弁狭窄症，大動脈弁閉鎖不全症，肺動脈狭窄症など）▶先天性心疾患（心房中隔欠損症，心室中隔欠損症，ファロー四徴症など）▶肺動脈閉塞（肺動脈血栓塞栓症）▶肺動脈血栓症 ▶肺梗塞

2　③　肺内シャント検査　intrapulmonary shunt　135点

【目的・方法】　肺内シャントはガス交換にあずからない血流のこと。測定方法は標準法に Van Slyke-Neill 検圧法，ガスクロマトグラフィーなどがあるが煩雑で，通常は被検者に100％酸素を吸入した状態で行う動脈血液ガス分析から求める簡便法が使われている。

（適応疾患）　▶肺気腫 ▶びまん性汎細気管支炎 ▶肺結核 ▶急性呼吸不全 ▶低酸素血症 ▶心臓弁膜症 ▶先天性心疾患（心房中隔欠損症，心室中隔欠損症，ファロー四徴症など）

D204　基礎代謝測定　Basal metabolic rate（BMR）　85点

【目的・方法】　空腹安静時の酸素摂取量と炭酸ガス排出量を測定し，二酸化炭素排出量／酸素摂取量に相当する酸素の燃焼カロリーから単位時間当たりのエネルギー量を算出する検査。

（適応疾患）　▶甲状腺機能亢進症 ▶甲状腺機能低下症 ▶クレチン病 ▶副甲状腺機能低下症 ▶先端巨大症

▶クッシング症候群 ▶クッシング病 ▶アジソン病 ▶褐色細胞腫 ▶発熱性疾患 ▶悪性腫瘍 ▶下垂体機能低下症 ▶尿崩症 ▶本態性高血圧症 ▶栄養失調 ▶貧血（重症貧血）▶白血病 ▶多血症 ▶自律神経失調症 ▶糖尿病

《保険請求》
★基礎代謝測定の所定点数には，患者に施用する窒素ガスまたは酸素ガスの費用を含む。

D206　心臓カテーテル法による諸検査 （一連の検査について）

1	右心カテーテル	3,600点／p.233
2	左心カテーテル	4,000点／p.233
注1	新生児加算（右心カテーテル）	10,800点／p.233
注1	乳幼児加算（右心カテーテル）	3,600点／p.233
注1	新生児加算（左心カテーテル）	12,000点／p.233
注1	乳幼児加算（左心カテーテル）	4,000点／p.233
注2	卵円孔・欠損孔加算	800点／p.234
注2	ブロッケンブロー加算	2,000点／p.234
注2	伝導機能検査加算	400点／p.234
注2	ヒス束心電図加算	400点／p.235
注2	診断ペーシング加算	400点／p.236
注2	期外刺激法加算	800点／p.236
注2	冠攣縮誘発薬物負荷試験加算	800点／p.236
注2	冠動脈造影加算	1,400点／p.236
注3	血管内超音波検査加算	400点／p.237
注3	血管内光断層撮影加算	400点／p.237
注4	冠動脈血流予備能測定検査加算	600点／p.237
注5	冠動脈血流予備能測定検査加算（循環動態解析装置）	7,200点／p.237
注6	血管内視鏡検査加算	400点／p.237
注10	心腔内超音波検査加算	400点／p.238

呼吸
循環

1　右心カテーテル　right cardiac catheterization （右心カテ）　3,600点

【目的】　静脈系からカテーテルでアプローチし，右房，右室，肺動脈，三尖弁，肺動脈弁，心房・心室中隔，刺激伝導系など右心系を構成する要素の形態と機能異常を診断する。

【方法】　末梢静脈を穿刺して各種のカテーテルを挿入し，①右房，右室，肺動脈に進めて，部位別の内圧や酸素飽和度を測定する。また，造影剤による右室造影，肺動脈造影も行える。② Swan-Ganz カテーテルを用いると内圧情報だけでなく，心拍出量と肺動脈楔入圧を測定することができる。また，酸素飽和度測定により血流の左右シャント（短絡）量計測ができる。③カテーテルを通して心筋組織を採取する心筋生検も可能である。④電極カテーテルを用いて刺激伝導系の電位を記録する電気生理学的検査が実施できる。また，ペースメーカーや植込型除細動器の植込み術，心筋焼灼術（アブレーション治療），心房中隔欠損閉鎖術や弁膜症治療なども実施される。

（適応疾患）　① ▶先天性心疾患〔心房中隔欠損症，心室中隔欠損症，ファロー（Fallot）四徴症，動脈管開存症，エブスタイン（Ebstein）奇形，肺動脈閉鎖症，肺動脈狭窄症など〕▶三尖弁および肺動脈弁の狭窄と閉鎖不全 ▶肺高血圧症 ▶右心系にできる心臓腫瘍，② ▶低心拍出量症候群 ▶急性・慢性心不全（急性および陳旧性心筋梗塞，狭心症，各種心筋症・心筋炎・心内膜炎，ショック，心臓術後，高血圧などに伴う左室拡張不全，肺性心，大動脈弁狭窄症・閉鎖不全症，僧帽弁狭窄症・閉鎖不全症，不整脈などに伴う），③ ▶特発性心筋症 ▶心筋炎，④ ▶各種不整脈およびその治療（ ▶心房細動のアブレーション治療 ▶左心耳閉鎖術など）

2　左心カテーテル　left cardiac catheterization （左心カテ）　4,000点

【目的】　動脈系からカテーテルで逆行性にアプローチし，大動脈，左室，大動脈弁，僧帽弁，心室中隔，冠動脈など左心系を構成する臓器の形態と機能を評価する。

【方法】　動脈系からカテーテルを大動脈，左心室に進めて，①各部位の内圧測定，酸素飽和度測定による弁膜疾患，先天性心疾患〔左→右，右→左シャント（短絡）の検出〕の診断，造影剤を用いた②左室造影，③大動脈造影，④冠動脈造影，などによる形態と機能異常の診断。また，特殊なカテーテルを用

いて⑤冠動脈の部分的な性状の調査，狭窄部位の治療，⑥心室中隔焼灼術，大動脈弁膜症や僧帽弁膜症の治療も実施される。

適応疾患　①▶血液の短絡を伴う先天性心疾患〔心房中隔欠損症，心室中隔欠損症，ファロー（Fallot）四徴症，動脈管開存症，エブスタイン（Ebstein）奇形など〕▶大動脈弁狭窄症▶大動脈縮窄症，②▶僧帽弁閉鎖不全症▶心不全（急性・陳旧性心筋梗塞，亜急性心内膜炎・心筋炎，肥大型・拡張型心筋症などの心筋疾患，心臓術後，重篤な不整脈，などによる左室壁運動の異常による），③▶大動脈弁閉鎖不全症，④▶虚血性心疾患（急性冠症候群，安静時・労作性狭心症），⑥▶閉塞性肥大型心筋症▶大動脈弁狭窄症，⑦▶僧帽弁狭窄症

「注2」① 卵円孔・欠損孔加算　　　　　　　　　　　　　　　　　　　　　　800点

【目的】　心房の右→左，左→右シャントの診断，心機能評価のための左房圧の測定，僧帽弁・大動脈弁機能の評価と治療，不整脈の発生源の探索と治療。

【方法】　経静脈的に右房から卵円孔又は欠損孔を通って左房，左室にカテーテルを進めて，病態診断のための内圧測定，酸素分圧測定，造影検査やカテーテル治療を行う。また，電極カテーテルを用いて局所の心腔内心電図を記録して不整脈の発生源を探索する。

適応疾患　▶心房中隔欠損症*　▶うっ血性心不全　▶僧帽弁膜症（狭窄症，閉鎖不全症）▶大動脈弁膜症（狭窄症，閉鎖不全症）▶心室中隔欠損症　▶各種不整脈
　＊　特に肺高血圧症・片頭痛・奇異性脳塞栓症を伴う場合

「注2」② ブロッケンブロー加算　　　　　　　　　　　　　　　　　　　　2,000点

【目的】　心機能評価のための左房圧の測定，僧帽弁・大動脈弁機能の評価，不整脈の発生源の探索及び不整脈や弁膜症の治療。

【方法】　経静脈的に右房に達し，そこでブロッケンブロー（Brockenbrough）針を用いて心房中隔を穿刺し，そこを通して左心系にカテーテルを進めて診断と治療を実施する；左心房，左心室，大動脈の内圧測定，酸素分圧測定，造影検査や弁膜症のカテーテル治療を行う。また，電極カテーテルを用いて局所の心腔内心電図を記録して不整脈の発生源を探索し，必要に応じてアブレーションを実施する。

適応疾患　▶うっ血性心不全　▶僧帽弁膜症（狭窄症，閉鎖不全症）▶大動脈弁膜症（狭窄症，閉鎖不全症）*1　▶肺静脈狭窄症*2　▶心室中隔欠損症　▶閉塞性肥大型心筋症　▶不整脈*3　▶その他の先天性心疾患*4
　＊1　大動脈弁狭窄や大動脈縮窄に対するバルーン拡張術を順行性に行う場合，大動脈弁人工弁置換術後の左室圧測定，肺静脈圧と肺静脈楔入圧の測定，肺静脈楔入造影（肺動脈を逆行性に造影する）
　＊2　肺静脈狭窄に対するカテーテル治療
　＊3　左房あるいは左室起源不整脈，Fontan術後の左房起源心房頻拍，Mustard術後，Senning術後の左房側の頻拍に対する電気生理学的検査及びカテーテルアブレーション
　＊4　左心低形成症候群術前の心房間交通狭小化例，完全大血管転換症術前の心房間交通が閉鎖例，先天性僧帽弁狭窄症に対するバルーン形成術

「注2」③ 伝導機能検査加算　　　　　　　　　　　　　　　　　　　　　　400点

【目的】　不整脈の同定と発生起点を正確に特定する。

【方法】　電極カテーテルの先端を心腔内の複数個所に進めて，その局所での心電図波形を解析して不整脈の要因の異所性自動能，撃発活動を特定する。

適応疾患　▶洞結節機能不全症候群*1　▶房室ブロック*2　▶脚枝ブロックあるいは心室内伝導遅延*3　▶WPW症候群*4　▶頻拍症*5　▶心房粗動*6　▶心室期外収縮*7　▶心室頻拍*8　▶Brugada症候群*9　▶心室細動*10　▶torsades de pointes*11　▶QT短縮症候群*12　▶QT延長症候群*13　▶心室細動*14　▶失神*15　▶心停止*16　▶心アミロイドーシスなど*17　▶その他*18
　＊1　失神，めまい，眼前暗黒感などの症状を有する例で，①症状との関連が心電図，ホルター心電図などの非侵襲的検査では証明できない患者，②症状との関連が心電図，ホルター心電図などの非侵襲的検査によって証明されており，他に房室伝導障害あるいは頻拍症などを合併する患者，③徐脈頻脈症候群で頻脈に対する必要不可欠な薬剤により徐脈の悪化をきたす患者，④無症状の洞機能不全で洞機能不全を増悪させるおそれのある薬剤の投与が必要な場合
　＊2　①失神・めまいなどの症状の原因として房室ブロックが疑われるが因果関係が不明な場合，②2度もしくは3度房室ブロックに対してペースメーカが植え込まれた症例で，ペースメーカ治療後も失神・めまいなどの症状が存在し，その原因として他の不整脈が疑われる場合，③ペースメーカの適応のある房室ブロック症例で洞結節機能の評価が必要な場合，④2度Mobitz型房室ブロック・3度房室ブロックおよび2枝または3枝ブロックの症例でブロ

ック部位の同定および洞結節機能の評価が必要な場合

* 3 ①失神，痙攣，めまい，ふらつきなどの脳虚血症状があるがその原因が不明の患者，② Wide QRS tachycardia を伴い，上室頻拍と心室頻拍との鑑別が必要な患者

* 4 ①副伝導路に対するカテーテルアブレーションや手術療法のための評価を受ける患者，②心停止の既往や原因不明の失神発作を有する患者，③症状を有する患者で，不整脈の機序や副伝導路および正常伝導路の電気生理学的特性を知ることが適切な治療法の決定に役立つ場合，④症状を有しない患者で，心臓突然死の家族歴があるか，重篤な発作が多くの人命に関わる危険度の高い職業や生活環境にあり，副伝導路の電気生理学的特性や頻拍誘発性の有無を知ることがその後の生活設計や治療の決定に役立つと考えられる患者

* 5 ①有症候性で，治療方針選択のため，頻拍の発生源，機序，電気生理学的特性等の情報が必要な患者，②薬物治療よりも，カテーテルアブレーションを希望する患者，③脳虚血症状を伴う頻拍，④動悸発作があり，その原因として心拍数等から上室頻拍が疑われ，心電図等で確認されていない患者，⑤抗不整脈薬投与が必要な上室頻拍で，薬剤投与により洞結節機能，房室伝導能等が抑制される可能性のある患者，⑥症状のない頻拍の診断

* 6 ①頻拍発作が疑われるが心電図で確認されていない例の診断目的，②カテーテルアブレーションを目的（前提）とする例，③心房粗動停止のための高頻度心房ペーシング，④非通常型でカテーテルアブレーションにより根治される可能性が高い例，⑤他の上室頻拍に対する電気生理検査中に生じた持続性心房粗動

* 7 ①心室期外収縮による症状が強い患者，②頻発することにより左室機能低下を伴う患者，③薬物治療が無効か副作用のため使用不能の患者，④ R on T など危険性が高いと考えられる患者で，カテーテルアブレーションが考慮される患者，⑤心室細動が，同一箇所の心室期外収縮によって繰り返し誘発される患者で，心室期外収縮に対するカテーテルアブレーションが考慮される患者，⑥心筋梗塞等の基礎心疾患を伴う患者で失神や動悸の既往があり，加算平均心電図が強陽性の患者

* 8 ①持続性心室頻拍で，基礎疾患の有無を問わず単形性持続性心室頻拍が記録された患者，②心室頻拍に対するカテーテルアブレーションまたは手術を予定している有症候性の単形性持続性心室頻拍，③ wide QRS 頻拍，④原因として心室頻拍が疑われる失神／めまいを有する患者，⑤持続性心室頻拍に対する薬効および催不整脈作用の評価，⑥カテーテルアブレーション後の追跡評価，⑦心筋梗塞後で左室機能低下（左室駆出率＜35％）があり，持続性心室頻拍の誘発を前提に植込み型除細動器を考慮する場合

* 9 ① Coved 型（タイプ１）Brugada 心電図（薬剤負荷後を含む）を呈する患者で，心室細動・多形性心室頻拍は確認されていないが，失神・めまい・動悸等の不整脈を示唆する症状を有する場合，②①と同様のタイプの患者ながら，そのような症状はないが，若年～中年者の突然死の家族歴がある場合，③ Saddle back 型（タイプ２，３）Brugada 心電図を呈する患者で，心室細動・多形性心室頻拍は確認されていないが，失神・めまい・動悸等の不整脈を示唆する症状を有する場合，④③と同様のタイプの患者ながら，そのような症状はないが，若年～中年者の突然死の家族歴がある場合，⑤ Brugada 心電図（coved 型および saddle back 型）を呈する患者で，心室細動・多形性心室頻拍が確認されているが，植込み型除細動器の植込みが困難な症例

* 10 ①突発性心室細動患者で，右室流出路起源の心室頻拍から心室細動への移行が確認されている例における根治を目的とした場合，②心室細動は証明されていないが失神や前失神を有し，右室流出路起源の心室期外収縮/心室頻拍を認める例における根治を目的とした場合，③ J 波を伴う早期再分極を呈する患者で，心室細動・多形性心室頻拍は確認されていないが，失神・めまい・動悸等の不整脈を示唆する症状を有する場合，④同じく J 波を伴う早期再分極を呈する患者で，心室細動・多形性心室頻拍の確認や失神・めまい・動悸等の不整脈を示唆する症状はないが，若年～中年者の突然死の家族歴がある場合

* 11 ① Short coupled variant of torsade de pointes が証明されている患者における心室頻拍／心室細動の引き金となる心室期外収縮の起源同定と根治を目的とした場合，②原因不明の失神を有し，R on T 型の心室期外収縮を認めるが，torsade de pointes の証明がなされていない場合

* 12 ①心室細動・多形性心室頻拍は確認されていないが，失神・めまい・動悸等の不整脈を示唆する症状を有する場合，②心室細動・多形性心室頻拍の確認や失神・めまい・動悸等の不整脈を示唆する症状はないが，若年～中年者の突然死の家族歴がある場合，③心室細動・多形性心室頻拍が確認されているが，埋め込み型除細動器の植込みが困難な症例における薬効評価

* 13 原因不明の失神があり，QT 延長を伴う例

* 14 ①心室細動が同一箇所からの心室期外収縮によって繰り返し誘発される患者で，心室期外収縮に対するカテーテルアブレーションが考慮される患者，②薬物治療が無効である植込み型除細動器の頻回作動，electrical storm に対してカテーテルアブレーションが考慮される患者，③補助循環装置（PCPS，LVAD 等）からの離脱が困難な心室細動に対してカテーテルアブレーションが考慮される患者

* 15 ①失神の原因として症状から不整脈が疑われるが，不整脈が証明されていない患者，②非侵襲的検査による評価後も原因不明の失神を有する器質的心疾患を有する患者

* 16 ①心肺蘇生例で，心室性不整脈が原因と考えられる例，②心肺蘇生例で洞不全症候群，房室ブロックが疑われる例，③心肺蘇生後の心電図が WPW 症候群で，失神の既往や動悸を伴うもの

* 17 アミロイド蛋白の沈着が間質や刺激伝導系に起きることによって伝導障害や心房細動を引き起こすことがあるので，心アミロイドーシスの診断の一助とする。

* 18 ①無症状の房室ブロック，心室内伝導障害例で伝導障害を増悪させるおそれのある薬剤の投与が必要な場合，②無症状の洞機能不全症例で洞機能不全を増悪させるおそれのある薬剤の投与が必要な場合

「注2」④ ヒス束心電図加算　　　　　　　　　　　　　　　　　　　　400点

【目的】　ヒス束電図は房室ブロックの発生部位の特定に用いるが，ヒス束心電図の記録に，心腔内各所の電位の記録，心房・心室ペーシング，電気的早期刺激挿入等の手技を加えることで，①刺激伝導時間，伝導性，自動能，不応期の測定，③ブロックの種類，機序の解明，④早期興奮症候群の診断，副伝

導路の種類，部位，電気生理学的性質の把握，並びにリエントリー性頻拍の機序解明，⑤抗不整脈剤の効果判定，⑥ペースメーカーの適応判定等に幅広く用いられる。また，治療目的にてヒス束ペーシングをする際にもヒス束心電図を記録する。

【方法】　ヒス束心電図は，一般に，下大静脈経由（大腿静脈穿刺）で，先端に 2 〜 6 個の電極があるカテーテル（5 〜 7 F サイズ）の先端を右房，右室に進めて電位を記録する。しかし，実際には，心腔内多部位の電位記録，ペーシングのために 2 〜 4 本のカテーテルが挿入される。

適応疾患　▶房室ブロック*1 ▶上室性頻拍症*2 ▶WPW 症候群*2 ▶洞機能不全症候群*2 ▶LGL 症候群*2 ▶異所性上室調律*2

＊1　①失神・めまいなどの症状の原因として房室ブロックが疑われるが因果関係が不明な場合，②ペースメーカの適応のある房室ブロック症例で洞結節機能の評価が必要な場合，③2 度 Mobitz 型房室ブロック・3 度房室ブロックおよび 2 枝または 3 枝ブロックの症例でブロック部位の同定および洞結節機能の評価が必要な場合，④2 度もしくは 3 度房室ブロックに対してペースメーカが植え込まれた症例で，ペースメーカ治療後も失神・めまいなどの症状が存在し，その原因として他の不整脈が疑われる場合

＊2　発作性上室性頻拍症，WPW 症候群や LGL 症候群に伴う頻拍症，異所性上室調律の原因としてのリエントリー性伝導路を検出し，アブレーションなどの治療につなげるために実施する

「注 2」⑤ 診断ペーシング加算　　　　　　　　　　　　　　　　　　　400点

【目的】　漸増性心房ペーシングは，房室結節 Wenckebach 型ブロックおよび His-Purkinje 系における第 2 度以上のブロックが出現する心拍数を確認するために行う。漸増性心室ペーシングは，室房伝導の有無を確認する目的で行う。

【方法】　電極カテーテル先端をそれぞれの刺激部位に進めて，そこで周波数を変化させて電気刺激を発生させて刺激電導を評価する。

適応疾患　▶房室ブロック*1 ▶WPW 症候群*2

＊1　漸増性心房ペーシングは，房室ブロックおよび His-Purkinje 系における第 2 度以上のブロック

＊2　漸増性心室ペーシングは，WPW 症候群（副伝導路症候群：房室リエントリー性頻拍）および人工ペースメーカ挿入前のスクリーニング検査として実施

「注 2」⑥ 期外刺激法加算　　　　　　　　　　　　　　　　　　　　　800点

【目的】　心房期外刺激法は，心房，房室結節，His-Purkinje 系の有効不応期の測定，心室期外刺激法では，心室筋の不応期が測定できるが，刺激による不整脈の誘発や不整脈のリセット，リエントリー回路の電導特性推定のためのエントレインメントに用いる。

【方法】　一般には，電極カテーテルの先端を検査する位置（心房，心室）に進めて，電気刺激により人工的に期外収縮を発生させるが，電気刺激を徐々に正常な活動電位のタイミングに近づけて，期外収縮が起きないポイントである不応期を確認する。また，その刺激で頻脈や不整脈を誘発する。

適応疾患　▶房室ブロック*1 ▶WPW 症候群*1,2 ▶Maze 手術後*1 ▶Brugada 症候群*2 ▶早期再分極症候群*2 ▶心房粗動*2 ▶心室頻拍*2 ▶心室細動*2 ▶アブレーション後*1,2

＊1　心房期外刺激法

＊2　心室期外刺激法

「注 2」⑦ 冠攣縮誘発薬物負荷試験加算　　　　　　　　　　　　　　　800点

【目的】　冠攣縮性狭心症の診断。

【方法】　アセチルコリンあるいはエルゴノビンの冠動脈内投与時の冠血管の反応を冠動脈造影にて検査する。

適応疾患　▶冠攣縮性狭心症*

＊　症候より冠攣縮性狭心症が疑われるが，非侵襲的評価法により病態として冠攣縮が診断されていない例，および非侵襲的評価法により病態として冠攣縮が診断された例で，薬剤による治療効果が確認されていないか，または効果が十分でない例

「注 2」⑧ 冠動脈造影加算　　　　　　　　　　　　　　　　　　　　1,400点

【目的】　冠動脈内腔の形状を確認する。

【方法】　カテーテル先端を冠状動脈の入口部に位置して造影剤を注入して X 線動画撮影を行う。

適応疾患　▶冠状動脈アテローム硬化症 ▶狭心症 ▶心筋梗塞 ▶冠動脈形成術後 ▶冠動脈バイパス術後 ▶冠動脈奇形 ▶その他，虚血性心臓病が疑われる心臓弁膜症，心不全，先天性心疾患，心筋症など

呼吸循環

「注3」⑨　血管内超音波検査加算　　　　　　　　　　　　　　　　　　　　　　　400点

【目的】　冠動脈造影ではとらえられない血管壁の構造を明らかにする検査。ステントの最適な留置，人口部病変，分岐部病変，石灰化病変，ステント血栓症と再狭窄の予防などを評価する。

【方法】　血管内腔から血管の垂直断面を超音波画像として描出し，血管壁の構造を画像的に明らかにする。

適応疾患　▶冠状動脈アテローム硬化症＊　▶狭心症＊　▶急性冠症候群＊

＊　冠動脈形成術に際して，①最適なデバイス選択の手段として病変の特徴や血管径などを冠動脈形成術前に評価，②ステント留置の範囲およびステント内最小内腔径の決定など，冠動脈ステント留置の適切性の評価，③ステント再狭窄の原因の調査（不完全拡張あるいは新生内膜増殖）および適切な治療（再度バルーン拡張あるいはプラーク切除）の選択，④血管造影では描出困難な病変での冠動脈閉塞の評価，⑤冠動脈形成術後の血管造影結果が十分評価できないときの評価，⑥心臓移植後の冠動脈疾患の診断，⑦Rotablator が考慮される患者において冠動脈石灰化の存在や分布の評価，⑧腎機能障害患者に対する，造影剤使用量を抑制する目的での使用

「注3」⑩　血管内光断層撮影加算　　　　　　　　　　　　　　　　　　　　　　　400点

【目的】　血管内超音波検査より更に詳細に血管壁の構造を明らかにする。

【方法】　カテーテル内のプローブから波長の変化する近赤外線を冠動脈内で放射し，その反射を測定することにより冠動脈内組織の断面図を高解像度でリアルタイムに描出する。血管内超音波検査より約10倍高い解像度が得られる。

適応疾患　▶冠状動脈アテローム硬化症＊　▶狭心症＊　▶急性冠症候群＊

＊　冠動脈形成術に際して，①最適なデバイス選択の手段として病変の特徴や血管径などを冠動脈形成術前に評価，②ステント留置の範囲およびステント内最小内腔径の決定など，冠動脈ステント留置の適切性の評価，③ステント再狭窄の原因の調査（不完全拡張あるいは新生内膜増殖）および適切な治療（再度バルーン拡張あるいはプラーク切除）の選択，④血管造影では描出困難な病変での冠動脈閉塞の評価，⑤冠動脈形成術後の血管造影結果が十分評価できないときの評価，⑥心臓移植後の冠動脈疾患の診断，⑦Rotablator が考慮される患者において冠動脈石灰化の存在や分布の評価，⑧腎機能障害患者に対する，造影剤使用量を抑制する目的での使用

「注4」⑪　冠動脈血流予備能測定検査加算　　　　　　　　　　　　　　　　　　　600点

【目的】　主に冠動脈血行再建術を実施するに際して，狭窄の度合いだけを評価するのではなく，術後の機能回復状況を予測して適応を判断するために冠動脈血流予備能測定検査を行う。

【方法】　血流量は時間平均流速と計測部断面積の積から求める。冠拡張薬として ATP 20〜40μg，塩酸パパベリン10mg冠動脈内注入，もしくはジピリダモール0.5μg/kg静注を用いる。最大充血時冠動脈径の変化を無視できるという条件では，最大充血時・安静時流速比として算出する。

適応疾患　▶冠状動脈アテローム硬化症＊　▶狭心症＊　▶急性冠症候群＊

＊　冠動脈形成術の際に，①遠隔期再狭窄や心イベントの予測目的，②ステント植え込みを追加するかを判断する場合，③急性心筋梗塞症例の予後予測として，TIMI grade 2症例で造影遅延が残存狭窄によるものか否かを判定する場合，④再疎通療法後の血流速波形から no reflow 症例を検出し，左室壁運動予後を予測する場合

「注5」⑫　冠動脈血流予備能測定検査加算（循環動態解析装置）　　　　　　　　7,200点

【目的】　主に冠動脈血行再建術を実施するに際して，狭窄の度合いだけを評価するのではなく，術後の機能回復状況を予測して適応を判断するために冠動脈血流予備能測定検査を行うが，その評価方法として生体侵襲が軽減できる循環動態解析装置を用いて行う。

【方法】　冠動脈内に冠拡張薬を注入して反応性充血をもたらした際の冠血流量増加の度合いを安静時の流量と比較して求める。その際，マルチレイヤ画像処理と血管造影画像などにより血流量を算出する循環動態解析装置を用い，関連学会の定める指針に沿って実施した場合に限り算定できる。

適応疾患　▶冠状動脈アテローム硬化症＊　▶狭心症＊　▶急性冠症候群＊

＊　冠動脈形成術の際に，①遠隔期再狭窄や心イベントの予測目的，②ステント植え込みを追加するかを判断する場合，③急性心筋梗塞症例の予後予測として，TIMI grade 2症例で造影遅延が残存狭窄によるものか否かを判定する場合，④再疎通療法後の血流速波形から no reflow 症例を検出し，左室壁運動予後を予測する場合

「注6」⑬　血管内視鏡検査加算　　　　　　　　　　　　　　　　　　　　　　　　400点

【目的】　冠動脈内腔を詳細に色調のある画像で描出し，特に内膜障害や血栓の存在，および急性冠症候群の責任病変として重要な黄色プラークを診断する。

【方法】　基本構造は，管腔の内面を観察する内視鏡であり，光ファイバーカテーテルを通して血管内面の内膜の色調，表面の凹凸，内腔への突出，内膜側への陥入，可動性などにより，冠動脈内膜病変を内視鏡により分類する。

呼吸循環

適応疾患　▶冠状動脈アテローム硬化症*　▶狭心症*　▶急性心筋梗塞*　▶梗塞後狭心症*　▶川崎病*　▶大動脈炎症候群*

＊　病因の探索，および血管内治療に際しての血管内病変の情報収集，薬物療法の治療効果判定

「注10」⑭ 心腔内超音波検査加算　　　　　　　　　　　　　　　400点

【目的】　心腔内における血栓や腫瘍などの異常な構造物を検出すること，およびカテーテルアブレーション時のオリエンテーションのために使用。ブロッケンブロー針を用いて心房中隔を穿刺する際のガイドとして使用する。

【方法】　心腔内に超音波カテーテルを進めて超音波画像を得ることで先端周囲の構造を形態的に明らかにする。

適応疾患　▶不整脈*　▶心腔内腫瘍性疾患　▶成人の先天性心疾患

＊　不整脈に伴う心腔内血栓症やアブレーション治療時

《保険請求》

■新生児または 3 歳未満の乳幼児（新生児を除く）に対して当該検査を行った場合は，新生児加算または乳幼児加算として，1 については10,800点又は3,600点を，2 については12,000点又は4,000点を，それぞれ所定点数に加算する。

■当該検査に当たって，❶卵円孔又は欠損孔を通しての左心カテーテル検査，❷経中隔左心カテーテル検査（ブロッケンブロー），❸伝導機能検査，❹ヒス束心電図，❺診断ペーシング，❻期外（早期）刺激法による測定・誘発試験，❼冠攣縮誘発薬物負荷試験又は❽冠動脈造影を行った場合は，卵円孔・欠損孔加算，ブロッケンブロー加算，伝導機能検査加算，ヒス束心電図加算，診断ペーシング加算，期外刺激法加算，冠攣縮誘発薬物負荷試験加算または冠動脈造影加算として，それぞれ❶800点，❷2,000点，❸400点，❹400点，❺400点，❻800点，❼800点または❽1,400点を加算する。

■血管内超音波検査または血管内光断層撮影を実施した場合は，血管内超音波検査加算または血管内光断層撮影加算として，400点を所定点数に加算する。

■冠動脈血流予備能測定検査を実施した場合は，冠動脈血流予備能測定検査加算として，600点を所定点数に加算する。

■循環動態解析装置を用いて冠動脈血流予備能測定検査を実施した場合は，冠動脈血流予備能測定検査（循環動態解析装置）として，7,200点を所定点数に加算する。

■別に厚生労働大臣が定める施設基準に適合しているものとして地方厚生局長等に届け出た保険医療機関において，血管内視鏡検査を実施した場合は，血管内視鏡検査加算として，400点を所定点数に加算する。

■同一月中に血管内超音波検査，血管内光断層撮影，冠動脈血流予備能測定検査及び血管内視鏡検査のうち，2 以上の検査を行った場合には，主たる検査の点数を算定する。

■カテーテルの種類，挿入回数によらず一連として算定し，諸監視，血液ガス分析，心拍出量測定，脈圧測定，肺血流量測定，透視，造影剤注入手技，造影剤使用撮影およびエックス線診断の費用は，全て所定点数に含まれるものとする。

■エックス線撮影に用いられたフィルムの費用は，E 400に掲げるフィルムの所定点数により算定する。

■心腔内超音波検査を実施した場合は，心腔内超音波検査加算として，400点を所定点数に加算する。

★心臓カテーテル検査により大動脈造影，肺動脈造影および肺動脈閉塞試験を行った場合においても，心臓カテーテル法による諸検査により算定するものとし，血管造影等のエックス線診断の費用は，別に算定しない。

★心臓カテーテル法による諸検査のようなカテーテルを用いた検査を実施した後の縫合に要する費用は，所定点数に含まれる。

★「注 5」の循環動態解析装置を用いる冠動脈血流予備能測定検査は，関連学会の定める指針に沿って行われた場合に限り算定する。ただし，本加算と E200-2血流予備量比コンピューター断層撮影は併せて算定できない。

★「注 5」の循環動態解析装置を用いる冠動脈血流予備能測定検査を実施した場合，「注 4」の冠血流予備能測定検査にかかる特定保険医療材料を算定できない。

★「1」の右心カテーテルおよび「2」の左心カテーテルを同時に行った場合であっても，「注 1」，「注 2」，「注 3」，「注 4」及び「注 5」の加算は 1 回のみに限られる。

★「注 3」，「注 4」，注 5 及び「注 6」に掲げる加算は主たる加算を患者 1 人につき月 1 回に限り算定する。

★心筋生検を行った場合は，D417組織試験採取，切採法の所定点数を併せて算定する。

D207　体液量等測定

1　体液量測定，細胞外液量測定 ……………………………………………………………60点
2　血流量測定，皮膚灌流圧測定，皮弁血流検査，循環血流量測定（色素希釈法によるもの），電子授受式発消色性インジケーター使用皮膚表面温度測定 ………………………………100点
3　心拍出量測定，循環時間測定，循環血液量測定（色素希釈法以外によるもの），脳循環測定（色素希釈法によるもの）………………………………………………………………150点
　注 1　心拍出量測定加算 ……………………………………………………………1,300点
4　血管内皮機能検査（一連につき）…………………………………………………………200点

　5　脳循環測定（笑気法によるもの）　…………………………………………………………………… 1,350点

《保険請求》
　★体液量等測定の所定点数には，注射または採血を伴うものについては注射実施料およびD400血液採取を含む。

1　① 体液量測定　body fluid volume　　　　　　　　　　60点

【目的】　水分代謝異常として脱水や溢水状態を診断するために全体液（細胞内液＋細胞外液）量を測定する。
【方法】　全体液量を測定するには，生体の細胞内外液に均等に拡散するアンチピリンや重水を使用する。いずれも，一定量投与した標識物質が速やかに体内に拡散して代謝や排泄が行われない状態で平衡状態に達した際の血中濃度から体液量を算出する。
適応疾患　▶脱水症（発熱性疾患，熱射病，尿崩症，過換気症，下痢症，嘔吐症，腸瘻，熱傷，麻痺性イレウス，副腎皮質機能低下症，甲状腺機能亢進症，利尿薬の副作用など）▶溢水（浮腫，うっ血性心不全，ネフローゼ症候群，慢性腎不全，腹水症，胸水貯留など）

1　② 細胞外液量測定　extracellular fluid volume　　　　　　60点

【目的】　細胞外液（組織液＋血液＋リンパ液＋体腔液）量を測定して，水分の分布状態から病態を診断する。
【方法】　細胞内に移行しないマンニトール，イヌリン，チオ硫酸塩，チオシアン酸ナトリウムなどの標識物質を投与して，平衡状態に達した際の血中濃度から算出する。細胞内液量は，全体液量と同時に測定して，その値から細胞外液量を差し引くことで算出できる。
適応疾患　▶脱水症（発熱性疾患，熱射病，尿崩症，過換気症，下痢症，嘔吐症，腸瘻，熱傷，麻痺性イレウス，副腎皮質機能低下症，甲状腺機能亢進症，腹水を伴う肝硬変症，毛細血管漏出性症候群，バーター症候群，糖尿病性ケトアシドーシス，間質性腎炎，多血症など）▶溢水（浮腫，うっ血性心不全，ネフローゼ症候群，慢性腎不全，腹水症，胸水貯留など）▶水電解質異常（低Na・高Na血症，低K・高K血症，SIADHなど）

2　③ 血流量測定　blood flow　　　　　　　　　　　　100点

【目的】　臓器や末梢組織への血行動態を把握するために行われる。
【方法】　電磁血流計，超音波血流計，レーザー血流計などが使われる。
適応疾患　▶閉塞性動脈硬化症　▶バージャー病（閉塞性血栓血管炎）▶動静脈瘻　▶脳動脈硬化症　▶脳動脈循環不全　▶末梢動脈塞栓症　▶慢性動脈閉塞症（上肢・下肢）▶末梢動脈硬化症　▶末梢動脈狭窄症　▶深部静脈血栓症

《保険請求》
　★「2」の血流量測定は，電磁式によるものを含む。

2　④ 皮膚灌流圧測定　blood flow　　　　　　　　　　100点

【目的・方法】　皮膚微小循環の血流を指標とした灌流圧のことであり，皮膚レベルの血流評価を行う。測定部位に対してレーザーセンサープローブを設置し，その上にカフを設置する。加圧し血流を遮断した後減圧し，血流再開時カフ圧を測定する。重症下肢虚血の評価の他，末梢循環評価において，血管石灰化の影響を受けにくい指標と考えられている。
適応疾患　▶重症下肢血行障害（疑い）▶閉塞性動脈硬化症　▶末梢動脈疾患　▶末梢閉塞性動脈疾患

《保険請求》
　★「2」の皮膚灌流圧測定は，2箇所以上の測定を行う場合は，一連につき2回を限度として算定する。

2　⑤ 皮弁血流検査　blood flow in skin flap　　　　　　100点

【目的】　皮弁は血行を温存した状態で皮膚・皮下組織などの移植に用いるもので，術後の生着状態を知るために皮弁血流を測定するもの。
【方法】　検査方法には蛍光血管造影法とレーザードップラー血流計を用いるものがある。
適応疾患　▶皮膚移植後

呼吸
循環

《保険請求》
- ★「2」の皮弁血流検査は，1有茎弁につき2回までを限度として算定するものとし，使用薬剤および注入手技料は，所定点数に含まれ，別に算定しない。

2 ⑥ 循環血流量測定（色素希釈法によるもの）circulating blood volume　　100点

【目的】　血管内を循環する体液量を測定して病態を診断する。主にショックのような循環血流量が減少した疾患の病態診断に用いる。

【方法】　心拍出量測定と同様に，一定量の標識物質（色素，放射性同位元素で標識したアルブミンなど）を静注し，10～15分後に採血して，血漿中の色素濃度や放射能から希釈法の原理に従って循環血漿量を算出し，ヘマトクリット値で補正して循環血液量を算出する。

適応疾患　▶ショック　▶出血（外傷性・消化管出血，大動脈瘤破裂，子宮外妊娠破裂など）▶脱水（熱中症，嘔吐，下痢，糖尿病性昏睡など）▶血管透過性亢進（急性膵炎，イレウス，汎発性腹膜炎，広範囲熱傷，肝硬変，低栄養など）▶動静脈シャント疾患（冠動静脈瘻，先天性心疾患など）▶内分泌疾患（褐色細胞腫，副腎皮質機能低下症など）▶浮腫性疾患（非代償性肝硬変，ネフローゼ症候群，うっ血性心不全など）

2 ⑦ 電子授受式発消色性インジケーター使用皮膚表面温度測定　dermal thermometry　　100点

【目的】　皮膚温から皮膚血流状態を推定する。皮弁の生着状態，四肢の血行再建術前後での血流状態の把握などに利用する。

【方法】　温度測定をする皮膚にインジケーター（サーモメーターの端子）を貼付し，皮膚温を測定する。

適応疾患　▶皮膚移植後　▶閉塞性動脈硬化症（術後）▶慢性動脈閉塞症（術後）▶四肢外傷後の血流障害（末梢血管外傷）（術後）〔▶レイノー病　▶振動病（エアハンマー症候群）▶糖尿病性血管障害　▶バージャー病（閉塞性血栓血管炎）▶閉塞性動脈硬化症〕

《保険請求》
- ★「2」の電子授受式発消色性インジケーター使用皮膚表面温度測定は，皮弁形成術および四肢の血行再建術後に，術後の血行状態を調べるために行った場合に算定する。ただし，術後1回を限度とする。
- なお，使用した電子授受式発消色性インジケーターの費用は，所定点数に含まれ，別に算定できない。

3 ⑧ 心拍出量測定　cardiac output（CO）　　150点

【目的】　単位時間当たりに心臓が駆出する血液量のことで，心機能を評価するための最も優れた方法である。

【方法】　血流量測定の1つで，カテーテル挿入による熱希釈法，色素希釈法や放射性同位元素を用いた心臓シンチグラム法などがあり，心拍出量の把握や動静脈シャント，血液逆流の有無や程度を知るために重要な検査である

適応疾患　▶低心拍出量症候群　▶急性・慢性心不全（急性および陳旧性心筋梗塞，狭心症，各種心筋症・心筋炎・心内膜炎，ショック，心臓術後，高血圧などに伴う左室拡張不全，肺性心，大動脈弁狭窄症・閉鎖不全症，僧帽弁狭窄症・閉鎖不全症，不整脈，甲状腺機能亢進症などに伴う）▶末梢動静脈瘻（冠動静脈瘻など）

《保険請求》
- ■心拍出量測定に際してカテーテルを挿入した場合は，心拍出量測定加算として，開始日に限り1,300点を加算する。この場合において，挿入に伴う画像診断および検査の費用は算定しない。
- ■カテーテルの交換の有無にかかわらず一連として算定する。

3 ⑨ 循環時間測定　circulation time　　150点

【目的】　循環血液が一定の区間を移動する時間で，心臓のポンプ機能を評価する。

【方法】　指示物質を末梢静脈に注入して体循環のどこかで検出し，循環に要した時間を測定するもの。

適応疾患　▶心不全　▶先天性心疾患（心房中隔欠損症，心室中隔欠損症，ファロー四徴症，エブスタイン奇形，肺動脈閉鎖症，肺動脈狭窄症など）〔▶脱水症　▶腎不全　▶多血症　▶貧血〕

3 ⑩ 循環血液量測定（色素希釈法以外によるもの）blood volume（BV）except by dye dilution method　　150点

【目的】　全身に分布する単位時間当たりの血液量を測定するもので，各種の循環障害の指標である。

【方法】　循環血液量測定法には色素希釈法以外に熱希釈法や^{131}I–人アルブミンを用いる方法がある。熱希釈法は，低温水などを指示薬とし，冷たい指示薬を血管内に注入し，指示薬の温度変化で血流量を測定する。色素を使用しないため，無害である。また，サーミスタ・カテーテルを使用すればベッドサイドでの実施も可能である。

適応疾患　▶ショック ▶出血（外傷性・消化管出血，大動脈瘤破裂，子宮外妊娠破裂など）▶脱水（熱中症，嘔吐，下痢，糖尿病性昏睡など）▶血管透過性亢進（急性膵炎，イレウス，汎発性腹膜炎，広範囲熱傷，肝硬変，低栄養など）▶動静脈シャント疾患（冠動静脈瘻，先天性心疾患など）▶内分泌疾患（褐色細胞腫，副腎皮質機能低下症など）▶浮腫性疾患（非代償性肝硬変，ネフローゼ症候群，うっ血性心不全など）

3 ⑪ 脳循環測定（色素希釈法によるもの）cerebral blood flow by dye dilution method　150点

【目的】　脳動脈硬化の程度を脳血流量から判定するものである。

【方法】　血流中に色素を注入して，色素の希釈濃度の変化を測定し，希釈の様式を分析することで，色素の注入部から記録部位までの循環動態を検査する方法。

　脳循環の異常，狭窄などの有無や程度を知ることができる。

適応疾患　▶脳血管障害（脳梗塞，脳出血，脳動脈硬化症，頸動脈硬化症，一過性脳虚血発作）

4 ⑫ 血管内皮機能検査（一連につき）　200点

【目的】　血管内皮機能検査は，血管エコーを用いて血流依存性血管拡張反応（FMD: Flow-mediated dilatation）を測定することにより血管機能を評価する検査であり，FMD測定に関するガイドラインが整備されており，一般に使用されている超音波装置で測定可能である。FMD測定は前腕動脈駆血解除による血管径の変化を超音波検査の断層撮影法を用いて評価する。FMDによる血管径の変化は血管内皮細胞からの一酸化窒素（NO）の産生による。

【方法】　リニアプローベ（7.5MHz以上を推奨）を用いてBモードエコーにより安静時の上腕動脈の血管径を測定し，5分間駆血帯で阻血し，解除後の同部位の血管径を測定する。「FMD（％）＝（開放後最大径−安静時径）／安静時径×100」で評価する。

適応疾患　▶冠動脈疾患（狭心症，心筋梗塞）▶心不全（原疾患は様々）▶末梢動脈疾患（閉塞性動脈硬化症など）

《保険請求》
★「4」の血管内皮機能検査を行った場合は，局所ボディプレティスモグラフまたは超音波検査等，血管内皮反応の検査方法および部位数にかかわらず，1月に1回に限り，一連として当該区分において算定する。この際，超音波検査を用いて行った場合であっても，超音波検査の費用は算定しない。

5 ⑬ 脳循環測定（笑気法によるもの）cerebral blood flow by N$_2$O method　1,350点

【目的】　脳動脈硬化の程度を脳全体の血流量から判定するものである。

【方法】　少量の笑気ガスを吸入させ，動脈血と内頸静脈の笑気濃度を測定して算出する方法。

適応疾患　▶脳血管障害（脳梗塞，脳出血，脳動脈硬化症，頸動脈硬化症，一過性脳虚血発作）

D208　心電図検査

1	四肢単極誘導及び胸部誘導を含む最低12誘導	130点
2	ベクトル心電図，体表ヒス束心電図	150点
3	携帯型発作時心電図記憶伝達装置使用心電図検査	150点
4	加算平均心電図による心室遅延電位測定	200点
5	その他（6誘導以上）	90点
注	他医描写心電図の場合	70点

《保険請求》
■当該保険医療機関以外の医療機関で描写した心電図について診断を行った場合は，1回につき70点とする。
★当該保険医療機関以外の医療機関で描写したものについて診断のみを行った場合は，診断料として1回につき所定点数を算定できるが，患者が当該傷病につき当該医療機関で受診していない場合は算定できない。
★当該保険医療機関以外の医療機関で描写した検査について診断を行った場合の算定については，2回目以降におい

ても100分の90の算定としない。
★D210-4 T 波オルタナンス検査の実施に当たり行った D208心電図検査，D209負荷心電図検査，D210ホルター型心電図検査および D211トレッドミルによる負荷心肺機能検査，サイクルエルゴメーターによる心肺機能検査は別に算定できない。

1　① 四肢単極誘導及び胸部誘導を含む最低12誘導　electrocardiogram（ECG）　130点

【目的】　心筋の興奮を体外から電位変化として記録するもので，①不整脈，②虚血性心疾患，③心筋肥大，④電解質異常，⑤その他──の診断に有用である。

【方法】　心電図検査は心筋が収縮する際に発生する微弱な電流を増幅して記録する。通常は四肢誘導と胸部誘導，それぞれ 6 誘導の計12誘導で記録する。右胸心の場合には，V_{2R}，V_{3R}，V_{4R}，V_{5R}，V_{6R}を記録する。

適応疾患　① ▶不整脈〔洞性徐脈，洞性頻脈，上室性・心室性期外収縮，心房細動・粗動，洞房ブロック，房室ブロック，洞機能不全症候群，発作性上室性頻拍症，左脚・右脚ブロック，心室頻拍・細動，WPW 症候群，QT 延長症候群，ブルガダ（Brugada）症候群，非特異性心室内ブロック〕，② ▶虚血性心疾患（労作性・安静時狭心症，急性・陳旧性心筋梗塞），③ ▶心筋肥大（高血圧に伴う左室肥大，肺高血圧症に伴う右室肥大，シャントを伴う先天性心疾患に伴う心房・心室肥大，肥大型心筋症など），④ ▶電解質異常（高・低カリウム血症，高カルシウム血症），⑤ ▶その他（炎症性疾患による心嚢液貯留など）

《保険請求》
★「1」の四肢単極誘導および胸部誘導を含む最低12誘導は，普通，標準肢誘導（Ⅰ，Ⅱ，Ⅲ），単極肢誘導（aV_R，aV_L，aV_F），胸部誘導（V_1，V_2，V_3，V_4，V_5，V_6），の12誘導で，その他特別の場合に V_7，V_8，食道誘導等を行う場合もこれに含まれる。

2　② ベクトル心電図　vectorcardiogram（VCG）　150点

【目的】　①不整脈，②心筋の変性や壊死，③心筋肥大の状態と部位を詳細に調べる。

【方法】　心臓を単一の双極子とみなし，1 心拍動の各瞬時の心起電力（瞬時ベクトル）を連続表示したものでベクトル心電計を用いて検査する。通常の心電図と異なり心起電力を立体的に観察できる。

適応疾患　① ▶不整脈〔上室性・心室性期外収縮，心房細動・粗動，洞房ブロック，房室ブロック，発作性上室性頻拍症，左脚・右脚ブロック，心室頻拍・細動，WPW 症候群，トルサード・ド・ポワント（torsades de pointes）型心室頻拍，非特異性心室内ブロックなど〕，② ▶虚血性心疾患（労作性・安静時狭心症，急性・陳旧性心筋梗塞），③ ▶心筋肥大（高血圧に伴う左室肥大，肺高血圧症に伴う右室肥大，シャントを伴う先天性心疾患に伴う心房・心室肥大，肥大型心筋症など）

2　③ 体表ヒス束心電図　HIS bundle electrocardiogram　150点

【目的】　通常ヒス束心電図はカテーテルを用いるが，侵襲が大きいため体表から心筋の刺激伝導系異常を検出する方法である。

【方法】　体表面から検出される電位はきわめて低いため，増幅器やコンピューター処理を行って解析する。

適応疾患　① ▶重篤な不整脈（頻発する上室性・心室性期外収縮，心房細動・粗動，洞房ブロック，房室ブロック，発作性上室性頻拍症，洞機能不全症候群，左脚・右脚ブロック，心室頻拍・細動，WPW 症候群，QT 延長症候群，非特異性心室内ブロックなど）

3　④ 携帯型発作時心電図記憶伝達装置使用心電図検査　150点

【目的】　①特定の不整脈や②虚血性心疾患のように，一過性に生じる心臓の病態を一時的に記録して，その情報を医療機関に伝達することで，診断の精度を高めるものである。

【方法】　狭心症や不整脈の一部は，発作的に生じるのでその機会を逸すると診断できない。ホルター心電図は不要な時間帯でも記録するが，小型で携帯可能な簡易心電図記録装置が開発され，これを用いて発作時のみに患者自身が心電図を計測し，そのまま記憶媒体に記録して，電話回線などを利用してデータセンター経由でこれを医師が再生して病態を診断するものである。

適応疾患　① ▶不整脈（いずれも一過性に生じる上室性・心室性期外収縮，心房細動・粗動，洞房ブロック，房室ブロック，上室性頻拍症，左脚・右脚ブロック，心室頻拍・細動，WPW 症候群，QT 延

長症候群，非特異性心室内ブロックなど）。②　▶安静時・労作性狭心症　▶急性冠症候群

《保険請求》
★「3」の携帯型発作時心電図記憶伝達装置使用心電図検査は，入院中の患者以外の患者に対して，携帯型発作時心電図記憶伝達装置を用いて発作時等の心電図を記録させた場合に，一連につき1回算定する。

4　⑤　加算平均心電図による心室遅延電位測定　　　　　200点

【目的】　心筋興奮伝導は，一般に障害部分では遅く（伝導遅延）不均一となり，このことが致死性不整脈（特に興奮旋回による心室頻拍）発症の基盤となるため，これを可視化・定量化して予後予測因子として用いる。

【方法】　微少な心電図波形変化を可視化するため，特定の体表面誘導記録を時相を合わせて何回も（500心拍程度）加算（平均）し記録する。特に心室筋の微小電位（心室遅延電位：Late potential）は，心室性頻拍との関連が深い。

適応疾患　▶心室頻拍・細動の既往例とそのリスクが高い急性・陳旧性心筋梗塞　▶虚血性心疾患　▶心筋症　▶心筋炎　▶原因不明の失神　▶Brugada症候群

《保険請求》
★「4」加算平均心電図による心室遅延電位測定
ア　心筋梗塞，心筋症，Brugada症候群等により，致死性の心室性不整脈が誘発される可能性がある患者に対し行われた場合に算定する。
イ　当該検査の実施に当たり行った他の心電図検査は，別に算定できない。

5　⑥　その他（6誘導以上）　　　　　90点

【目的】　12誘導心電図と同じ目的であるが，緊急時の測定時間短縮を図る。

【方法】　通常は四肢単極誘導および胸部誘導を含む12誘導を実施するが，緊急時や四肢欠損などの場合には6誘導以上の誘導を行う。

適応疾患　①　▶不整脈（洞性徐脈，洞性頻脈，上室性・心室性期外収縮，心房細動・粗動，洞房ブロック，房室ブロック，洞機能不全症候群，発作性上室性頻拍症，左脚・右脚ブロック，心室頻拍・細動，WPW症候群，QT延長症候群，非特異性心室内ブロックなど），②　▶虚血性心疾患（労作性・安静時狭心症，急性・陳旧性心筋梗塞），③　▶心筋肥大（高血圧に伴う左室肥大，肺高血圧症に伴う右室肥大，シャントを伴う先天性心疾患に伴う心房・心室肥大，肥大型心筋症など），④　▶電解質異常（高・低カリウム血症，高カルシウム血症），⑤　▶その他（炎症性疾患による心嚢液貯留など）

D209　負荷心電図検査　Exercise stress electrocardiogram test (Exercise stress ECG)

1	四肢単極誘導及び胸部誘導を含む最低12誘導	380点
2	その他（6誘導以上）	190点
注1	他医描写負荷心電図の場合	70点

「1」四肢単極誘導及び胸部誘導を含む最低12誘導　380点，「2」その他（6誘導以上）　190点

【目的】　安静時心電図では記録されない異常を運動負荷などで誘発することで診断精度を高める。

【方法】　運動負荷や薬剤負荷による心電図の変化を知るための検査。運動負荷にはMaster 2階段昇降負荷や自転車エルゴメーター，トレッドミルによる負荷が行われる。

適応疾患　▶労作性狭心症　▶冠攣縮性狭心症　▶無症候性心筋虚血　▶陳旧性心筋梗塞

《保険請求》
■当該保険医療機関以外の医療機関で描写した負荷心電図について診断を行った場合は，1回につき70点とする。
■D208に掲げる心電図検査であって，同一の患者につき，負荷心電図検査と同一日に行われたものの費用は，所定点数に含まれるものとする。
★負荷心電図検査の「負荷」は，運動負荷，薬剤負荷をいい，負荷の種類および回数によらない。
★当該保険医療機関以外の医療機関で描写したものについて診断のみを行った場合は，診断料として1回につき所定点数を算定できるが，患者が当該傷病につき当該医療機関で受診していない場合は算定できない。
★当該保険医療機関以外の医療機関で描写した検査について診断を行った場合の算定については，2回目以降においても100分の90の算定としない。
★負荷心電図検査には，この検査を行うために一連として実施された心電図検査を含むものであり，同一日に行われ

た心電図検査は，別に算定できない。
★D210-4 T波オルタナンス検査の実施に当たり行った D208心電図検査，D209負荷心電図検査，D210ホルター型心電図検査および D211トレッドミルによる負荷心肺機能検査，サイクルエルゴメーターによる心肺機能検査は別に算定できない。

D210　ホルター型心電図検査　Holter electrocardiogram（Holter ECG，ホルター心電図）

「1」30分又はその端数を増すごとに　90点，「2」8時間を超えた場合　1,750点

【目的】　一過性の心電図変化の多くは，通常の12誘導心電図では見逃すために長時間心電図を記録して解析することで①不整脈や②虚血性心疾患の診断に用いる。
【方法】　携帯型記録装置を用い，日常生活中の心電図を長時間連続記録し，それを解析し，不整脈や虚血性心疾患の診断，重症度評価，治療効果などを判定する。
適応疾患　▶不整脈 ▶狭心症 ▶無症候性心筋虚血

《保険請求》
■解析に係る費用は，所定点数に含まれるものとする。
★ホルター型心電図検査は，患者携帯用の記録装置を使って長時間連続して心電図記録を行った場合に算定するものであり，所定点数には，単に記録を行うだけではなく，再生およびコンピューターによる解析を行った場合の費用を含む。
★やむを得ず不連続に記録した場合においては，記録した時間を合算した時間により算定する。また，24時間を超えて連続して記録した場合であっても，「2」（8時間を超えた場合）により算定する。
★D210-4 T波オルタナンス検査の実施に当たり行った D208心電図検査，D209負荷心電図検査，D210ホルター型心電図検査および D211トレッドミルによる負荷心肺機能検査，サイクルエルゴメーターによる心肺機能検査は別に算定できない。

D210-2　体表面心電図，心外膜興奮伝播図　1,500点

【目的】　通常の12誘導心電図では明らかにできない心臓の微細な病変を検出するために行う。
【方法】　心臓を取り巻く前胸部で数多くの電位を記録してコンピューター上で心臓の微細な部位における異常や不整脈の発生部位と伝搬様式を三次元表示などで明示するものである。
適応疾患　①▶心筋病変（急性冠症候群），②▶不整脈（上室性・心室性期外収縮，心房細動・粗動，発作性上室性頻拍症，心室頻拍・細動，WPW 症候群など），③先天性心疾患の心内修復後の脚ブロック

D210-3　植込型心電図検査　90点*

【目的】　心電図を連続記録できる小記録器を皮下に植え込み，長時間（最長で3年）にわたる心拍の連続監視を行う。各種検査にて原因が特定できない失神発作症例が適応となる。
【方法】　小記録器（植込み型ループレコーダー）とテレメトリープログラマーの組み合わせ（ペースメーカーテレメトリーに準ずる）で検査する。不整脈を感知するとその前後の心電図を記録し，後で読み出すことができる。
適応疾患　▶原因不明の失神（短期間に失神を繰り返すが，心電図・ホルター型心電図・心臓超音波検査・心臓電気生理学的検査等を行っても失神の原因が特定できない場合）▶心原性失神（疑い）▶脳血管性失神 ▶不整脈の疑い ▶潜因性脳梗塞

《保険請求》
■別に厚生労働大臣が定める施設基準を満たす保険医療機関において行われる場合に限り算定する。
■30分またはその端数を増すごとに算定する。*
■解析に係る費用は，所定点数に含まれるものとする。
★短期間に失神発作を繰り返し，その原因として不整脈が強く疑われる患者であって，心臓超音波検査および心臓電気生理学的検査（心電図検査およびホルター心電図検査を含む）等によりその原因が特定できない者または関連する学会の定める診断基準に従い，心房細動検出を目的とする植込型心電図記録計検査の適応となり得る潜因性脳梗塞と判断された者に対して，原因究明を目的として使用した場合に限り算定できる。
★植込型心電図検査は，患者の皮下に植込まれた記録装置を使って長時間連続して心電図記録を行った場合に算定するものであり，所定点数には，単に記録を行うだけではなく，再生およびコンピューターによる解析を行った場合

の費用を含む。

★植込型心電図記録計を使用し診断を行った場合は，当該機器が植込まれた時間ではなく，心電図が記録された時間に応じて算定する。

●レセプト摘要欄：心電図が記録されていた時間を記載する。

D210-4　T波オルタナンス検査　　　　1,100点

【目的】　心筋興奮の回復過程（再分極相）が不均一であることは，致死性不整脈（特に心室細動）発症の基盤となるため，これを可視化・定量化して予後予測因子として用いる。

【方法】　心電図T波の振幅を1心拍ごとに計測し，振幅の変化を数値化して指標とする。通常，専用の記録機器ならびに体表面電極を用い，陽性所見が出現しやすい心拍数を得るために，トレッドミルなどを用いた運動負荷を行って記録する。

適応疾患　▶心室細動 ▶心室頻拍 ▶心室期外収縮 ▶心室性不整脈 ▶欠神発作 ▶失神発作 ▶原因不明の失神 ▶（重症）心不全 ▶虚血性心疾患 ▶心筋梗塞 ▶心筋症 ▶ブルガダ症候群 ▶QT延長症候群

《保険請求》

★心筋梗塞，心筋症，Brugada症候群等により，致死性の心室性不整脈が誘発される可能性がある患者に対し行われた場合に算定する。

★D210-4 T波オルタナンス検査の実施に当たり行ったD208心電図検査，D209負荷心電図検査，D210ホルター型心電図検査およびD211トレッドミルによる負荷心肺機能検査，サイクルエルゴメーターによる心肺機能検査は別に算定できない。

D211　トレッドミルによる負荷心肺機能検査，サイクルエルゴメーターによる心肺機能検査　　1,600点

注3　連続呼気ガス分析加算 ……………………………………………………………… 520点

【目的】　運動負荷をした際の心機能，呼吸機能の予備能を評価する。

【方法】　トレッドミルやサイクルエルゴメーターを用いて被検者に負荷をかけ，運動中の血圧，呼吸数，酸素摂取量，心電図をモニターし，冠動脈疾患，不整脈，呼吸器疾患などの診断，重症度評価をする。また，負荷後に心筋シンチグラフィーや超音波検査を組み合わせ，運動負荷による心筋の状態を調べることもある。

適応疾患　▶狭心症 ▶不整脈 ▶急性心筋梗塞（後）（急性冠症候群）▶心不全

《保険請求》

■負荷の回数または種類にかかわらず所定点数により算定する。

■D200に掲げるスパイログラフィー等検査またはD208に掲げる心電図検査であって，同一の患者につき当該検査と同一日に行われたものの費用は，所定点数に含まれるものとする。

■運動療法における運動処方の作成，心・肺疾患の病態や重症度の判定，治療方針の決定または治療効果の判定を目的として連続呼気ガス分析を行った場合には，連続呼気ガス分析加算として，520点を所定点数に加算する。

★トレッドミルによる負荷心肺機能検査，サイクルエルゴメーターによる心肺機能検査には，この検査を行うために一連として実施されたD208心電図検査，D200スパイログラフィー等検査を含むものであり，負荷の種類および回数にかかわらず，所定点数により算定する。

★呼吸器疾患に対して施行された場合にも，所定点数を算定できる。

★D210-4 T波オルタナンス検査の実施に当たり行ったD208心電図検査，D209負荷心電図検査，D210ホルター型心電図検査およびD211トレッドミルによる負荷心肺機能検査，サイクルエルゴメーターによる心肺機能検査は別に算定できない。

★D215超音波検査「3」の「ホ」負荷心エコー法には，負荷に係る費用が含まれており，また併せて行ったD211トレッドミルによる負荷心肺機能検査，サイクルエルゴメーターによる心肺機能検査は別に算定できない。

D211-2　喘息運動負荷試験　　　　800点

【目的】　運動により誘発される喘息の気道反応性の評価，治療方針の決定等を目的として，規定量の運動負荷を行い，運動負荷前後での換気機能の変化を観察する。

【方法】　トレッドミルや自転車エルゴメーターで運動負荷し，スパイロメトリーにて検査する。

適応疾患　▶気管支喘息 ▶小児喘息 ▶運動誘発性喘息

呼吸循環

《保険請求》
- ■喘息の気道反応性の評価，治療方針の決定等を目的として行った場合に算定する。
- ★喘息運動負荷試験は，運動負荷前後での換気機能の変化を観察した場合に算定できる。
- ★喘息運動負荷試験には，この検査を行うために一連として実施されたD208心電図検査，D200スパイログラフィー等検査を含むものであり，負荷の種類および回数にかかわらず，所定点数により算定する。

D211-3　時間内歩行試験　　　　　　　　　　　　　　200点

【目的】　主として中等度から重度の呼吸器疾患・心疾患患者の運動持久力を測定することによって，病態の日常生活への影響や介入の効果を測定することを目的とする。

【方法】　一定の時間内にどれだけの距離を移動できるかを測定する。よく用いられるのは，6分間でどの程度歩行できるかを測定する6分間歩行テスト（6 minutes walk test: 6MWT）である。緊急時の対応ができる環境下に，フィールドトラックなどを用いて，患者のペースで(self paced)歩行できる距離を測定する。歩行距離は年齢や性別，身長，声掛け，試行回数などに影響を受ける。

適応疾患　▶呼吸不全 ▶慢性呼吸不全 ▶気管支拡張症 ▶肺線維症 ▶慢性胸膜疾患 ▶塵肺症 ▶肺性心 ▶肺高血圧症 ▶肺塞栓症 ▶慢性腎不全 ▶呼吸困難を有する小児・高齢者 ▶慢性閉塞性肺疾患（COPD）▶心不全 ▶虚血性心疾患 ▶狭心症 ▶心筋梗塞

《保険請求》
- ■別に厚生労働大臣が定める施設基準に適合しているものとして地方厚生局長等に届け出た保険医療機関において行われる場合に限り算定する。
- ■D200に掲げるスパイログラフィー等検査およびD220からD223-2までに掲げる諸監視であって，時間内歩行試験と同一日に行われたものの費用は，所定点数に含まれるものとする。
- ★時間内歩行試験は，在宅酸素療法を施行している患者またはC103の在宅酸素療法指導管理料の算定要件を満たす患者もしくは本試験により算定要件を満たすことが可能となる患者で在宅酸素療法の導入を検討している患者に対し，医師または医師の指導管理の下に看護職員，臨床検査技師もしくは理学療法士がパルスオキシメーター等を用いて動脈血酸素飽和度を測定しながら6分間の歩行を行わせ，到達した距離，動脈血酸素飽和度および呼吸・循環機能検査等の結果を記録し，医師が患者の運動耐容能等の評価および治療方針の決定を行った場合に，年に4回を限度として算定する。なお，当該検査の実施に係る時間（準備や説明に要した時間を含む）については，第7部に掲げるリハビリテーションを実施した時間に含めることはできない。
- ★医師の指導管理の下に看護職員，臨床検査技師または理学療法士が6分間の歩行を行わせる場合は，医師が同一建物内において当該看護職員，臨床検査技師または理学療法士と常時連絡が取れる状態かつ緊急事態に即時的に対応できる体制であること。
- ★以下の事項を診療録に記載する。
   ア　当該検査結果の評価
   イ　到達した距離，施行前後の動脈血酸素飽和度，呼吸・循環機能検査等の結果
- ★D211-4シャトルウォーキングテストとD211-3時間内歩行試験を併せて実施した場合には，時間内歩行試験またはシャトルウォーキングテストを合わせて年に4回を限度として算定する。
- ●レセプト摘要欄：過去の実施年月日を記載する。

D211-4　シャトルウォーキングテスト　　　　　　　　200点

【目的・方法】　医師または，医師指導下に看護師または臨床検査技師が動脈血酸素飽和度を測定しながら，定められた区間（通常10m）を，検者が定めた速度で歩行できるか否かを評価し（externally-paced test），到達できた距離を測定する。

適応疾患　▶呼吸不全 ▶慢性呼吸不全 ▶気管支拡張症 ▶肺線維症 ▶慢性胸膜疾患 ▶塵肺症 ▶肺性心 ▶肺高血圧症 ▶肺塞栓症 ▶慢性腎不全 ▶呼吸困難を有する小児・高齢者 ▶慢性閉塞性肺疾患（COPD）▶心不全 ▶虚血性心疾患 ▶狭心症 ▶心筋梗塞

《保険請求》
- ■別に厚生労働大臣が定める施設基準に適合しているものとして地方厚生局長等に届け出た保険医療機関において行われる場合に限り算定する。
- ■D200に掲げるスパイログラフィー等検査およびD220からD223-2までに掲げる諸監視であって，シャトルウォーキングテストと同一日に行われたものの費用は，所定点数に含まれるものとする。
- ★シャトルウォーキングテストは，在宅酸素療法を施行している患者またはC103在宅酸素療法指導管理料の算定要件を満たす患者もしくは本試験により算定要件を満たすことが可能となる患者で在宅酸素療法の導入を検討しているものに対し，医師または医師の指導管理の下に看護職員もしくは臨床検査技師がパルスオキシメーター等を用いて動脈血酸素飽和度を測定しながら一定の距離を往復で歩行させ，歩行可能距離または歩行持続時間，動脈

血酸素飽和度および呼吸・循環機能検査等の結果を記録し，医師が患者の運動耐容能等の評価および治療方針の決定を行った場合に，年に4回を限度として算定する。なお，D211-3時間内歩行試験を併せて実施した場合には，時間内歩行試験またはシャトルウォーキングテストを合わせて年に4回を限度として算定する。
- ★医師の指導管理の下に看護職員または臨床検査技師がシャトルウォーキングテストを行う場合は，医師が同一建物内において当該看護職員または臨床検査技師と常時連絡が取れる状態かつ緊急事態に即時的に対応できる体制であること。
- ★以下の事項を診療録に記載する。
　　ア　当該検査結果の評価
　　イ　歩行可能距離または歩行持続時間，施行前後の動脈血酸素飽和度，呼吸・循環機能検査等の結果
- ●レセプト摘要欄：過去の実施年月日，在宅酸素療法の実施の有無又は流量の変更を含む患者の治療方針を記載する。

D212　リアルタイム解析型心電図　Real time electrocardiogram (Real time ECG)　600点

【目的】　入院患者以外に対し，長時間心電図をモニターしながら同時に波形を解析し，異常波形発現を瞬時に検出して迅速な対応を可能にする。

【方法】　8時間以上心電図をモニターしながら同時に波形を解析し，異常波形発現時のみ記録する。

適応疾患　① ▶不整脈（洞性徐脈，洞性頻脈，上室性・心室性期外収縮，心房細動・粗動，洞房ブロック，房室ブロック，洞機能不全症候群，発作性上室性頻拍症，左脚・右脚ブロック，心室頻拍・細動，WPW症候群，QT延長症候群など），② ▶虚血性心疾患（労作性・安静時狭心症，急性・陳旧性心筋梗塞）

《保険請求》
- ★リアルタイム解析型心電図は，入院中の患者以外の患者に対して8時間以上心電図をモニターしながら同時に波形を解析し，異常波形発現時にのみ記録を行い得るものをいう。
- ★リアルタイム解析型心電図記録計を用いて8時間以上心電図をモニターした場合は，解析の費用を含め，一連の使用について1回として算定する。

D212-2　携帯型発作時心電図記録計使用心電図検査　500点

【目的】　①虚血性心疾患や②不整脈の一部は，発作的に生じるのでその機会を逸すると診断できない。ホルター心電図は不要な時間帯でも記録するが，発作時のみ収録をして情報を得ることで診断に役立つ。

【方法】　小型で携帯可能な装置で2日間以上連続して記録することができる簡易心電図記録装置を用いて発作時のみに患者自身が心電図を計測し，そのまま記憶媒体に記録して，これを医師が再生して病態を診断するものである。

適応疾患　① ▶虚血性心疾患（労作性・安静時狭心症，急性・陳旧性心筋梗塞），② ▶不整脈（洞性徐脈，洞性頻脈，上室性・心室性期外収縮，心房細動・粗動，洞房ブロック，房室ブロック，発作性上室性頻拍症，左脚・右脚ブロック，心室頻拍・細動，WPW症候群，QT延長症候群など）

《保険請求》
- ★心電図を2日間以上連続して記録することができる携帯型発作時心電図記録計を用いて，記録スイッチ入力前を含む心電図を記録した場合に，解析の費用を含め，一連の使用について1回として算定する。

D213　心音図検査　Phonocardiography　150点

【目的】　聴診の精度を向上するための検査法で，聴診器で聞くのと違って客観的な診断が目的である。

【方法】　心臓の収縮／拡張時に発する弁・心筋・血流などの音を高性能マイクで収集しグラフとして記録したもので，とくに軽度の弁膜症の診断に有用である。薬剤を負荷して心雑音を増幅する方法を併用する場合がある。

適応疾患　▶心臓弁膜症（僧帽弁・三尖弁，大動脈弁・肺動脈弁閉鎖不全・狭窄症）▶うっ血性心不全 ▶先天性心疾患（心房中隔欠損症，心室中隔欠損症，ファロー四徴症，動脈管開存症）▶僧帽弁逸脱症 ▶心外膜炎

《保険請求》
- ★亜硝酸アミル吸入心音図検査の点数算定は，薬剤負荷の前後の検査をそれぞれ1回として心音図検査により算定し，亜硝酸アミルについては，D500薬剤により算定する。

呼吸
循環

D214　脈波図，心機図，ポリグラフ検査　脈波図：Sphygmography，心機図：Mechanocardiography

1	1検査	60点
2	2検査	80点
3	3又は4検査	130点
4	5又は6検査	180点
5	7検査以上	220点
6	血管伸展性検査	100点

【目的】　静脈波，容積脈波，指尖脈波，心尖拍動図心および肝拍動図，動脈波を脈波図といい，各種脈波図と心電図，心音図検査等の2つ以上を同時記録したものを心機図という。ポリグラフとは，上述各計測データや，血管内圧，心電図などを含む多項目の計測データを同時に描出するものをいう。

【方法】　生体アンプ，心音マイク，トノメトリー等

適応疾患　▶動脈疾患〔冠動脈疾患，閉塞性動脈硬化症，バージャー病（閉塞性血栓血管炎），レイノー症候群，膠原病など〕▶心臓弁膜症 ▶動脈硬化症 ▶心筋症 ▶心房中隔欠損症 ▶心室中隔欠損症 ▶動脈管開存症 ▶肺高血圧症 ▶下肢静脈血栓症

《保険請求》
- ■数種目を行った場合でも同時に記録を行った最高検査数により算定する。
- ■脈波図，心機図またはポリグラフ検査の一部として記録した心電図は，検査数に数えない。
- ■検査の実施ごとに1から6までに掲げる所定点数を算定する。
- ★脈波図については，次に掲げる検査を2以上行った場合であり，脈波曲線を描写し記録した場合に算定する。
  - ア　心および肝拍動図
  - イ　動脈波
  - ウ　静脈波
  - エ　容積脈波
  - オ　指尖脈波
  - カ　心尖（窩）拍動図

  また，心機図とは各種脈波図と心電図，心音図検査等の2以上を同時に記録し，循環機能の解析を行う検査である。
- ★「1」から「5」までの検査数については，種目または部位を順次変えて検査した場合であっても，一連の検査のうちの最高検査数による。
- ★運動または薬剤の負荷による検査を行った場合には，負荷前後の検査をそれぞれ1回の検査として算定し，複数の負荷を行った場合であっても，負荷の種類および回数にかかわらず，所定点数の100分の200を限度として算定する。
- ★8誘導未満の誘導数により脳波を測定した場合は，誘導数をD214脈波図，心機図，ポリグラフ検査の検査数と読み替えて算定するものとし，種々の賦活検査（睡眠，薬物を含む）を行った場合も，同区分の所定点数のみにより算定する。
- ★心臓および脳手術中における脳波検査は，8誘導以上の場合はD235脳波検査により，それ以外の場合は誘導数をD214脈波図，心機図，ポリグラフ検査の検査数と読み替えて算定する。

6　血管伸展性検査　arterial stiffness　　100点

【目的】　血管壁の伸縮性（可塑性）から動脈硬化の程度を調べるものである。

【方法】　現在本検査項目には，大動脈弁口に発生する脈波の伝導速度を頸動脈・四肢動脈の波形差から推定するもの（脈波伝導速度測定，PWV），同様の原理で血圧の影響を除く工夫をしたもの（心臓足首血管指数，CAVI）がある。

適応疾患　▶動脈硬化症 ▶高血圧症 ▶脳梗塞 ▶虚血性心疾患 ▶糖尿病 ▶高脂血症 ▶慢性腎臓病 ▶閉塞性動脈硬化症 ▶大動脈炎症候群 ▶成人型大動脈縮窄症 ▶大動脈狭窄症 ▶末梢性血管障害など

《保険請求》
- ★「6」の血管伸展性検査は，描写し記録した脈波図により脈波伝達速度を求めて行うものであり，このために行った脈波図検査と併せて算定できない。
- ★閉塞性動脈硬化症は，「6」の血管伸展性検査により算定する。

D214-2　エレクトロキモグラフ　　260点

【目的】　動画として描出される心臓や大血管陰影の動きを解析するものである。

【方法】　X線写真の透過映像を蛍光倍増管増幅し，心電図と同期して解析する。

適応疾患　▶心筋梗塞 ▶虚血性心疾患 ▶心筋症 ▶心不全 ▶解離性大動脈瘤 ▶不整脈

第8章

超音波検査等

超音波

《保険請求》【D215〜 D217に係る共通事項】

- ■D215〔3のニ（胎児心エコー法）の場合を除く〕およびD216に掲げる超音波検査等について，同一患者につき同一月において同一検査を2回以上実施した場合における2回目以降の当該検査の費用は，所定点数の100分の90に相当する点数により算定する。

D215　超音波検査（記録に要する費用を含む）ultrasonography

1　Aモード法 150点
2　断層撮影法（心臓超音波検査を除く）
　イ　訪問診療時に行った場合 400点
　ロ　その他の場合
　　（1）　胸腹部 530点
　　（2）　下肢血管 450点
　　（3）　その他（頭頸部，四肢，体表，末梢血管等） 350点
3　心臓超音波検査
　イ　経胸壁心エコー法 880点
　ロ　Mモード法 500点
　ハ　経食道心エコー法 1,500点
　ニ　胎児心エコー法 300点
　注2　胎児心エコー法診断加算 1,000点
　ホ　負荷心エコー法 2,010点
4　ドプラ法（1日につき）
　イ　胎児心音観察，末梢血管血行動態検査 20点
　ロ　脳動脈血流速度連続測定 150点
　ハ　脳動脈血流速度マッピング法 400点
5　血管内超音波法 4,290点
注1　造影剤使用加算 180点
注2　パルスドプラ法加算 150点
注7　微小栓子シグナル加算 150点

《保険請求》

- ■「2」または「3」について，造影剤を使用した場合は，造影剤使用加算として，180点を所定点数に加算する。この場合において，造影剤注入手技料および麻酔料（L008に掲げるマスク又は気管内挿管による閉鎖循環式全身麻酔に係るものを除く）は，加算点数に含まれるものとする。
- ★「1」から「5」までに掲げる検査のうち2以上のものを同一月内に同一の部位について行った場合，同一月内に2回以上行った場合の算定方法の適用においては，同一の検査として扱う。
- ★超音波検査を同一の部位に同時に2以上の方法を併用する場合は，主たる検査方法により1回として算定する。また，同一の方法による場合は，部位数にかかわらず，1回のみの算定とする。
- ★超音波検査（「3」の「ニ」の胎児心エコー法を除く）を算定するに当たっては，当該検査で得られた主な所見を診療録に記載するまたは検査実施者が測定値や性状等について文書に記載する。なお，医師以外が検査を実施した場合は，その文書について医師が確認した旨を診療録に記載する。
- ★検査で得られた画像を診療録に添付する。また，測定値や性状等について文書に記載した場合は，その文書を診療録に添付する。
- ★超音波検査の記録に要した費用（フィルム代，印画紙代，記録紙代，テープ代等）は，所定点数に含まれる。
- ★C001在宅患者訪問診療料（Ⅰ）またはC001-2在宅患者訪問診療料（Ⅱ）を算定した日と同一日に，患家等で断層撮影法（心臓超音波検査を除く）を行った場合は，部位にかかわらず，「2」の「イ」の訪問診療時に行った場合を月1回に限り算定する。
- ★「注1」における「造影剤を使用した場合」とは，静脈内注射，動脈注射または点滴注射により造影剤を使用し検査を行った場合をいう。また，「3」の心臓超音波検査においては，心筋虚血の診断を目的とした場合に算定できる。この場合，心筋シンチグラフィーを同一月に実施した場合には主たるもののみ算定する。

1　Aモード法　A-mode ultrasonography　150点

【目的】　以前は脳腫瘍の検出などに応用されていたが，現在では，眼科領域以外にはあまり用いられていない。

【方法】　超音波を物体に当てて反射してくる波の強さの変化を振幅で表したもの。

適応疾患　▶白内障（手術前検査）▶軸性近視（眼軸長の計測）〔▶脳腫瘍 ▶頭部外傷〕

2　断層撮影法（心臓超音波検査を除く）ultrasonography

【目的】　超音波検査は放射線被曝の恐れがなく，リアルタイムで断層画像が得られる。ここで利用されるBモード断層像は，超音波の振幅を輝度に変換し体の断面像を表示するもので，胸腹部や産婦人科領域をはじめ全身の検査に広く用いられている。なお，心臓領域については心臓超音波検査で算定する。

【方法】　Bモード断層像

　基本的には，対象領域をBモード断層像で観察し，診断する。その際，診療録には，検査で得られた所見や測定値等は記載し，取得した画像は添付する。なお，それだけでは不十分で，診断に血流情報が必要と考えられる場合にパルスドプラ法を追加して検査する。パルスドプラ法は，「イ」，「ロ」ともに，目的とする血管にサンプルボリュームを設定し，血管内の血流の状態を評価するもので，断層撮影法に追加して行われる。また，肝癌，乳癌などの腫瘍や腎臓などの臓器についても，血流の定量的評価により診断精度の向上を図る目的で行われる。

「イ」訪問診療時に行った場合　400点

【目的】　在宅診療などの場面で，その場で超音波検査を行い，腹水・胸水の有無，腫瘍の性状，褥瘡の有無などを評価し，診療に役立てる。

【方法】　超音波装置を持参し，心臓超音波を除く胸腹部，血管，その他の領域の超音波検査を行う。

「ロ」その他の場合

（1）胸腹部　530点

適応疾患　【胸部疾患】▶肺疾患（肺癌など）▶胸水（胸水貯留）【肝胆道系疾患】▶胆のう結石症 ▶胆のうポリープ ▶胆のう炎 ▶胆のう腺筋腫症 ▶胆のう癌 ▶肝のう胞 ▶肝硬変症 ▶脂肪肝 ▶肝癌 ▶肝血管腫 ▶肝炎　【膵疾患】▶膵癌 ▶膵炎 ▶膵のう胞　【腎疾患】▶腎結石症 ▶水腎症 ▶腎不全 ▶腎癌 ▶腎のう胞 【泌尿器疾患】▶膀胱癌 ▶尿管・膀胱結石症 ▶副腎腫瘍 ▶前立腺癌 ▶前立腺肥大症　【消化器疾患】▶胃癌 ▶大腸癌 ▶イレウス ▶腸重積症 ▶虫垂炎 〔▶急性胃腸炎〕【産婦人科疾患】▶子宮筋腫 ▶子宮癌 ▶卵巣腫瘍 ▶子宮内胎児発育遅延 ▶切迫流産 ▶切迫早産 ▶子宮外妊娠　【その他】▶リンパ節腫大 ▶脾腫 ▶腹水症 ▶後腹膜腫瘍 ▶腹部大動脈瘤 ▶腎動脈狭窄症 〔▶下大静脈疾患（下大静脈血栓症）▶胸腹部外傷〕

> 《保険請求》
> ★「2」の「ロ」の「（1）」の胸腹部を算定する場合は，検査を行った領域について診療報酬明細書の摘要欄に該当項目を記載する。
> 　ア　消化器領域
> 　イ　腎・泌尿器領域
> 　ウ　女性生殖器領域
> 　エ　血管領域（大動脈・大静脈等）
> 　オ　腹腔内・胸腔内の貯留物等
> 　カ　その他
> ★「2」の断層撮影法（心臓超音波検査を除く）において血管の血流診断を目的としてパルスドプラ法を併せて行った場合には，「注2」に掲げる加算を算定できる。
> ●レセプト摘要欄：検査を行った領域を記載する。（カに該当する場合）具体的な臓器又は領域を記載する。

（2）下肢血管　450点

【目的】　下肢の動脈または静脈の血流異常を知るために行う。

【方法】　リニア型探触子（必要に応じて，他の型の探触子も併用）により，血管狭窄・閉塞，血栓の検出，瘤の状態を把握する。

適応疾患　▶深部静脈血栓症 ▶下肢静脈瘤 ▶閉塞性動脈硬化性 ▶下肢動脈瘤

（3）その他（頭頸部，四肢，体表，末梢血管等）　350点

適応疾患　【頭頸部】▶リンパ節腫大 ▶甲状腺腫瘍 ▶甲状腺腫 ▶甲状腺炎 ▶唾液腺腫瘍 ▶頭蓋内疾患〔▶眼窩内疾患〕【四肢】▶先天性股関節脱臼 ▶腱板損傷（肩腱板損傷）▶血腫 ▶滑液のう腫 ▶滑膜炎 ▶腱断裂 【体表】▶皮膚・皮下腫瘍 ▶表在リンパ節腫脹（リンパ節腫大）▶乳癌 ▶乳腺症 ▶乳腺のう胞 ▶乳腺腫瘍 ▶線維腺腫 【末梢血管等】▶動脈硬化症 ▶動脈炎（大動脈炎，側頭動脈炎など含む）▶動脈血栓症 ▶静脈血栓症 ▶動静脈瘻（シャント）▶精巣腫瘍 ▶睾丸捻転（精巣捻転症）〔▶鼡径ヘルニア ▶肛門脱〕

《保険請求》
■2について，パルスドプラ法を行った場合は，パルスドプラ法加算として，150点を所定点数に加算する。
★体表には肛門，甲状腺，乳腺，表在リンパ節等を含む。
★「2」の断層撮影法（心臓超音波検査を除く）において血管の血流診断を目的としてパルスドプラ法を併せて行った場合には，「注2」に掲げる加算を算定できる。

3　心臓超音波検査　echocardiography

「イ」経胸壁心エコー法　880点，「ロ」Mモード法　500点，「ハ」経食道心エコー法　transesophageal echocardiography（TEE）　1,500点，「二」胎児心エコー法　300点

【目的】　「イ」「ロ」では，経胸壁的に検査を施行するので，被検者に苦痛を与えずに心臓の機能や形態をとらえることが可能である。一方「ハ」は，侵襲を伴う検査であるが，左心房内病変やシャントの有無などの詳細な評価が可能である。

【方法】　現在，心臓超音波検査で使用される表示法は，断層法（Bモード法），Mモード法およびドプラ法であり，次のごとく使用される。

「イ」断層撮影法（断層像）では，心室や心房中隔，血管などの形態と動きの情報が連続的に得られる。

「ロ」Mモード法は，弁や心筋などの動きの定量的評価に優れる。

「ハ」経食道心エコー法は，検査前の絶食や咽頭麻酔等を行ったうえで，経口的に先端に超音波の送受信機がついた細いチューブを飲み込んで検査を行う。経胸壁的心臓超音波検査では十分得られない心房内血栓の有無，卵円孔開存の評価などに有用である。

「二」胎児心エコー法は，最初に診断を行った場合のみ1,000点の加算が可能で，その後の経過観察の検査には加算されない。

また，心臓超音波検査では多くの場合に血流解析の目的でドプラ法が利用され，その種類は大きく以下のように分けられる。

(1)パルスドプラ法；心腔内や大血管内の特定部位の血流速度波形が記録できる。流速と波形の経時的解析により，狭窄や弁逆流の診断をはじめ血流異常の検出に広く役立つ。カラードプラ法や連続波ドプラ法と併用されることが多い。

(2)連続波ドプラ法；高速血流の記録ができるため，狭窄部の重症度の判定，弁逆流やシャントの評価，肺高血圧症の重症度判定などに役立つ。

(3)カラードプラ法；血流の二次元的分布状況を断層エコー図上に表示する。心腔内および大血管の血流評価に有用で広く用いられる。特に弁逆流の重症度，狭窄やシャントの有無の診断では必須である。

適応疾患　【心臓弁膜症】▶僧帽弁狭窄症・僧帽弁閉鎖不全症 ▶大動脈弁狭窄症・大動脈弁閉鎖不全症 ▶三尖弁閉鎖不全症 ▶肺動脈弁狭窄症 ▶肺動脈弁閉鎖不全症 【先天性心疾患】▶心室中隔欠損症 ▶心房中隔欠損症 ▶ファロー四徴症 ▶動脈管開存症 【その他】▶心筋梗塞 ▶感染性心内膜炎 ▶心室瘤 ▶心筋症 ▶心筋炎 ▶心膜液貯留 ▶心臓内血栓症 ▶心臓腫瘍 ▶左・右心不全 ▶肺高血圧症 ▶肺塞栓症 ▶大動脈瘤 ▶大動脈解離（急性大動脈解離，慢性大動脈解離）▶胎児の心疾患

「ホ」負荷心エコー法　2,010点

【目的・方法】　負荷心エコーは主に心筋虚血の診断および心筋のviabilityの評価に用いられる。負荷の種類には，運動負荷，薬剤負荷，寒冷負荷，過呼吸負荷，心理負荷などがある。運動負荷にはトレッドミル，自転車エルゴメータ，階段昇降，ハンドグリップなどがあり，心エコーで主に左室壁運動を評価する。なお，現在負荷心エコーに適応のある薬剤はない。

適応疾患　▶狭心症　▶無症候性心筋虚血　▶陳旧性心筋梗塞　〔▶肺高血圧症〕

《保険請求》
- ■心臓超音波検査に伴って同時に記録した心電図，心音図，脈波図および心機図の検査の費用は，所定点数に含まれるものとする。
- ★「3」の心臓超音波検査の所定点数には，同時に記録した心音図，脈波図，心電図，心機図の検査の費用を含む。
- ★「3」の心臓超音波検査の所定点数にはパルスドプラ法の費用が含まれており，別に算定できない。
- ★「3」の心臓超音波検査以外で，断層撮影法とMモード法を併用した場合の点数算定は，「2」の「ロ」の「(1)」により算定する。
- ★「3」の「ロ」Mモード法はMモード法のみで検査を行った場合に算定する。「3」の心臓超音波検査以外で，Mモード法のみの検査を行った場合は，「3」の「ロ」により算定する。
- ★「3」の「ニ」胎児心エコー法は，胎児の心疾患が強く疑われた症例に対して，循環器内科，小児科または産婦人科の経験を5年以上有する医師（胎児心エコー法を20症例以上経験している者に限る）が診断または経過観察を行う場合に算定し，「注2」の胎児心エコー法診断加算は，当該検査に伴って診断を行った場合に限り算定する。その際，当該検査で得られた主な所見を診療録に記載する。また，「4」の「イ」の胎児心音観察に係る費用は所定点数に含まれており，別に算定できない。
- ★「3」の「ホ」負荷心エコー法には，負荷に係る費用が含まれており，また併せて行ったD211トレッドミルによる負荷心肺機能検査，サイクルエルゴメーターによる心肺機能検査は別に算定できない。

4　ドプラ法　Doppler method　（1日につき）

断層撮影法を行わないで，ドプラ法のみを行う時に算定する。

《保険請求》
- ■ドプラ法について，ロおよびハを併せて行った場合は，主たるものの所定点数のみにより算定する。

「イ」① 胎児心音観察　20点

【目的】　胎児心音の証明にドプラ法が用いられる。ドプラ法により胎児心音の証明が飛躍的に早まり，同時に妊娠初期での胎児死亡の診断も可能となった。
【方法】　連続波ドプラ法，パルスドプラ法

適応疾患　▶胎児機能不全（軟産道強靱症，軟産道伸展不良，常位胎盤早期剥離，臍帯脱出，胎児胎盤機能低下，胎盤機能不全症，臍帯脱出による新生児の障害）▶胎児心音不良　▶胎児ジストレス　▶胎児心拍数異常（胎児心拍異常症）〔▶胎児臍帯巻絡　▶胎児心音異常〕

「イ」② 末梢血管血行動態検査　20点

【目的】　末梢血管の血行動態を知るために行われる。
【方法】　連続波ドプラ法，パルスドプラ法

適応疾患　▶閉塞性動脈硬化症　▶バージャー病（閉塞性血栓血管炎）▶下肢静脈瘤　〔▶閉塞性血栓血管炎　▶動静脈瘻　▶レイノー症候群　▶膠原病　▶胸郭出口症候群　▶鎖骨下動脈盗血症候群〕

《保険請求》
- ★「4」の「イ」の末梢血管血行動態検査は，慢性動脈閉塞症の診断および病態把握のために行った場合に算定する。

「ロ」脳動脈血流速度連続測定　150点

「注7」微小栓子シグナル加算　150点

【目的】　経頭蓋骨的にドプラ法を用いて特定の部位（深さ）の脳動脈血流波形を連続的に解析し，微小栓子シグナルの検出を行う。
【方法】　パルスドプラ法，連続波ドプラ法

適応疾患　▶くも膜下出血　▶脳動脈血栓症（後大脳動脈血栓症，小脳動脈血栓症，前大脳動脈血栓症，中大脳動脈血栓症）▶脳動脈塞栓症（後大脳動脈塞栓症，小脳動脈塞栓症，前大脳動脈塞栓症，中大脳動脈塞栓症）▶脳手術後の経過観察

《保険請求》
- ★「4」の「ロ」の脳動脈血流速度連続測定とは，経頭蓋骨的に連続波またはパルスドプラを用いて，ソノグラムを記録して血流の分析を行う場合をいう。
- ■4のロについて，微小栓子シグナル（HITS/MES）の検出を行った場合は，微小栓子シグナル加算として，150点を所定点数に加算する。

「ハ」脳動脈血流速度マッピング法　400点

【目的】　経頭蓋ドプラ法（transcranial Doppler method：TCD）により，目的の頭蓋内動脈の血流速度を表示記録する手法。

【方法】　パルスドプラ法

適応疾患　▶くも膜下出血 ▶脳動脈血栓症（後大脳動脈血栓症，小脳動脈血栓症，前大脳動脈血栓症，中大脳動脈血栓症）▶脳動脈塞栓症（後大脳動脈塞栓症，小脳動脈塞栓症，前大脳動脈塞栓症，中大脳動脈塞栓症）▶脳血栓症 ▶脳手術後の経過観察

《保険請求》

★「4」の「ハ」の脳動脈血流速度マッピング法とは，パルスドプラにより脳内動脈の抽出を行う場合をいう。

5　血管内超音波法　intravascular ultrasonography　　4,290点

【目的】　血管内にカテーテル型の極小の探触子を挿入して行う血管内超音波検査。血管壁または内腔の病変が観察でき，狭窄の評価・計測が可能となる。血管内超音波検査は単独ではなく，血管カテーテル検査のなかの1検査として行われることが多い。

適応疾患　▶狭心症 ▶心筋梗塞などの虚血性心疾患 ▶冠動脈形成（PTCA術後，ステント植え込み状態）術前・術後 ▶川崎病 ▶心内膜炎 ▶冠動静脈瘻 ▶解離性大動脈瘤 ▶大動脈血栓症 ▶大動脈炎症候群 ▶腎動脈疾患（腎動脈狭窄症）〔▶心臓弁膜症 ▶動脈硬化症〕

《保険請求》

■血管内超音波法について，呼吸心拍監視，新生児心拍・呼吸監視，カルジオスコープ（ハートスコープ），カルジオタコスコープ，血液ガス分析，心拍出量測定，脈圧測定，透視，造影剤注入手技，造影剤使用撮影およびエックス線診断の費用は，所定点数に含まれる。

■血管内超音波法と同一月中に行った血管内視鏡検査は所定点数に含まれる。

★「5」の血管内超音波法の算定は次の方法による。

　ア　検査を実施した後の縫合に要する費用は所定点数に含まれる。

　イ　本検査を，左心カテーテル検査および右心カテーテル検査と併せて行った場合は，左心カテーテル検査および右心カテーテル検査の所定点数に含まれる。

　ウ　エックス線撮影に用いられたフィルムの費用は，E400フィルムの所定点数により算定する。

　エ　D220呼吸心拍監視，新生児心拍・呼吸監視，カルジオスコープ（ハートスコープ），カルジオタコスコープの費用は，所定点数に含まれる。

D215-2　肝硬度測定　　200点

【目的】　専用の加振器による外的振動や超音波装置の探触子から発する超音波を用いて，非侵襲的に肝臓の硬さを計測する。

【方法】　肝臓の位置する右上腹部肋間に専用のプローブを当てて肝組織の微細な振動を検知し，測定する。振動には外から機械的（フィブロスキャン）に行う手法（D215-2肝硬度測定が該当）と，超音波探触子自身から発生させる手法がある（D215-3超音波エラストグラフィーが該当）。

適応疾患　▶肝硬変症 ▶肝硬変症が疑われるもの

《保険請求》

★肝硬度測定は，汎用超音波画像診断装置のうち，使用目的，効能または効果として，肝臓の硬さについて，非侵襲的に計測するものとして薬事承認または認証を得ているものを使用し，肝硬変の患者（肝硬変が疑われる患者を含む）に対し，肝臓の硬さを非侵襲的に測定した場合に，原則として3月に1回に限り算定する。

●レセプト摘要欄：（3月に2回以上算定する場合）その理由及び詳細な医学的根拠を記載する。

　（肝硬度測定，超音波エラストグラフィーおよび超音波減衰法検査について，同一の患者につき，当該検査実施日より3月以内において，医学的な必要性から別に算定する必要がある場合）その理由及び医学的根拠を詳細に記載する。

D215-3　超音波エラストグラフィー　　200点

【目的】　専用の超音波装置を用いて，非侵襲的に肝臓の硬さを計測する。

【方法】　薬事承認または認証を得ている超音波装置を使用し，超音波画像で肝臓の位置を確認しながら，

超音波

探触子から発する音響放射力により発生するせん断波の伝搬速度などを測定し，肝臓の硬さを評価する。

適応疾患　▶肝硬変症　▶肝硬変症が疑われるもの

《保険請求》
- ■ D215-2に掲げる肝硬度測定を算定する患者については，当該検査の費用は別に算定しない。
- ★超音波エラストグラフィーは，汎用超音波画像診断装置のうち，使用目的または効果として，肝臓の硬さについて，非侵襲的に計測するものとして薬事承認または認証を得ているものを使用し，肝硬変の患者（肝硬変が疑われる患者を含む）に対し，肝臓の線維化の程度を非侵襲的に評価した場合に，原則として 3 月に 1 回に限り算定する。
- ★D215-2に掲げる肝硬度測定について，同一の患者につき，当該検査実施日より 3 月以内に行われたものの費用は，原則として所定点数に含まれるものとする。
- ●レセプト摘要欄：（3 月に 2 回以上算定する場合）その理由及び詳細な医学的根拠を記載する。
  （肝硬度測定，超音波エラストグラフィー，超音波減衰法検査について，同一患者につき，当該検査実施日より 3 月以内において，医学的な必要性から別に算定する必要がある場合）その理由及び医学的根拠を詳細に記載する。

D215-4　超音波減衰法検査　　　　　　　　　　　　　　　　　　　　　200点

【目的】　脂肪性肝疾患の一部は，さらに線維化が進み，肝硬変へと進行することが知られている。この検査は，非侵襲的に肝臓の脂肪量を評価する。

【方法】　薬事承認または認証を得ている超音波装置を使用し，超音波が肝臓内で減衰する程度，すなわち超音波が弱くなる程度を測定することで，定量的に肝臓内の脂肪量を推定することができる。

適応疾患　▶非アルコール性脂肪肝炎　▶脂肪性肝疾患で脂肪肝炎または肝硬変の疑いのあるもの〔▶肝機能異常を有する脂肪肝〕

《保険請求》
- ★超音波減衰法検査は，汎用超音波画像診断装置のうち，使用目的または効果として，超音波の減衰量を非侵襲的に計測し，肝臓の脂肪量を評価するための情報を提供するものとして薬事承認または認証を得ているものを使用し，脂肪性肝疾患の患者であって慢性肝炎または肝硬変の疑いがある者に対し，肝臓の脂肪量を評価した場合に，3 月に 1 回に限り算定する。
- ★当該検査の実施に当たっては，関係学会が定めるガイドラインを踏まえ適切に行う。
- ★D215-2肝硬度測定またはD215-3超音波エラストグラフィーについて，同一の患者につき，当該検査実施日より 3 月以内に行われたものの費用は，原則として所定点数に含まれるものとする。
- ●レセプト摘要欄：（肝硬度測定，超音波エラストグラフィー及び超音波減衰法検査について，同一の患者につき，当該検査実施日より3月以内において，医学的な必要性から別に算定する必要がある場合）その理由及び医学的根拠を記載する。
  （脂肪性肝疾患の患者であって慢性肝炎又は肝硬変の疑いがある者に対し，肝臓の脂肪量を評価した場合）前回の実施年月日（初回の場合は初回である旨）を記載する。

D216　サーモグラフィー検査（記録に要する費用を含む）thermography　　200点

注　負荷検査加算 ･･･ 100点

【目的・方法】　皮膚温度は循環血液量の減少があると低下し，炎症があると上昇する。サーモグラフィー検査では，遠隔式に赤外線カメラを用いて皮膚表面温度をカラー描出する。これによって検査部位の温度分布や左右の比較，負荷に対する血流変化の異常など広範な温度変化が観察できる。

　負荷検査として駆血および解除による反応性充血負荷や，おもに血管拡張剤を用いた薬剤負荷，冷却負荷，温熱負荷，歩行負荷，交感神経ブロックなどがある。

適応疾患　【血行障害】▶動脈狭窄・閉塞性疾患（慢性動脈閉塞症）▶静脈瘤　▶動静脈瘻　▶血管奇形（末梢性動静脈奇形）▶リンパ浮腫　▶レイノー症候群　【慢性疼痛性疾患】▶頭痛　▶三叉神経痛　▶内臓関連痛　▶椎間板ヘルニア　▶間欠性跛行　【炎症性疾患】▶リウマチ様関節炎　【腫瘍】▶乳房腫瘍　▶甲状腺腫　▶皮膚腫瘍　▶骨肉腫　【体温異常症】▶神経性食欲不振症〔▶ショック〕▶代謝障害　▶自律神経障害　▶血流に影響を及ぼす薬剤・治療法の経過観察　▶移植皮膚片の活着状況の判定

《保険請求》
- ■負荷検査を行った場合は，負荷検査加算として，負荷の種類または回数にかかわらず100点を所定点数に加算する。

D216-2　残尿測定検査

【目的】　膀胱内腔容量（残尿量）を測定し，膀胱機能，下部尿路の状態を評価する。

1　超音波検査によるもの　　　　　　　　　　　　　　55点
【方法】　超音波装置を使用し，恥骨上部に探触子を当て，膀胱を2方向（水平断画像，矢状断画像）などで観察し計測する。

2　導尿によるもの　　　　　　　　　　　　　　45点
【方法】　カテーテルを用いて残尿量を測定する。

(適応疾患)　▶前立腺肥大症　▶神経因性膀胱　▶過活動膀胱〔▶間質性膀胱炎　▶前立腺癌　▶遺尿症　▶夜尿症　▶膀胱結核〕

《保険請求》
- ■残尿測定検査は，患者1人につき月2回に限り算定する。
- ★残尿測定検査は，前立腺肥大症，神経因性膀胱または過活動膀胱の患者に対し，超音波もしくはカテーテルを用いて残尿を測定した場合に算定する。
- ★「1」の超音波検査によるものと「2」の導尿によるものを同一日に行った場合は，主たるもののみ算定する。

D217　骨塩定量検査

1	DEXA法による腰椎撮影	360点
注	大腿骨同時撮影加算	90点
2	REMS法（腰椎）	140点
注	大腿骨同時検査加算	55点
3	MD法，SEXA法等	140点
4	超音波法	80点

《保険請求》
- ■検査の種類にかかわらず，患者1人につき4月に1回に限り算定する。
- ★骨塩定量検査は，骨粗鬆症の診断およびその経過観察の際のみ算定できる。ただし，4月に1回を限度とする。
- ●レセプト摘要欄：前回の実施日（初回の場合は初回である旨）を記載する。

1　DEXA法による腰椎撮影　dual energy X-ray absorptiometry　　360点
【目的・方法】　骨量測定器の普及とともに骨粗鬆症が有機的に治療されるようになった。骨の硬さを反映する骨塩量を検討する場合には腰椎骨密度（BMD）が重視され，DEXA（dual energy X-ray absorptiometry）法を用いた腰椎での骨密度判定が推奨されている。

(適応疾患)　▶骨粗鬆症（原発性・続発性）＊およびその経過観察　▶薬物誘発性骨粗鬆症（ステロイド長期投与，性ホルモン抑制療法など），▶術後吸収不良性骨粗鬆症（胃切除後，吸収不良症候群など）〔▶内分泌疾患（副甲状腺機能亢進症，クッシング症候群など）▶関節リウマチ　▶糖尿病　▶慢性腎臓病（CKD）▶慢性閉塞性肺疾患（COPD）〕
- ＊　原発性骨粗鬆症は主に女性ホルモン低下や加齢により引き起こされるもので，約90％を占める。
- ＊　続発性骨粗鬆症は特定の疾患や薬剤・栄養状態が原因となるもので，約10％とされる。

「注」大腿骨同時撮影加算　　90点
【目的・方法】　骨粗鬆症による脆弱性骨折が生じやすい部位には腰椎と大腿骨頸部がある。そのため腰椎のみならず大腿骨でも同時に骨密度（＝骨塩）を測定した場合加算が得られるようになっている。
　　　▶骨粗鬆症の診断とその経過観察

《保険請求》
- ★「1」の注はDEXA法による腰椎撮影および大腿骨撮影を同一日に行った場合にのみ算定できる。

2　REMS法（腰椎）　140点

【目的・方法】　REMS（レムス）法とは Radiofrequency Echographic Multi-Spectrometry の略称で，特定の装置を用いて骨から反射した超音波パルスを計測し骨密度（＝骨塩）の推定値を解析する方法である。DEXA法よりも精度は劣るが，本法の長所として，エックス線被ばくがない，管理区域といった設備が不要で省スペース化が可能な点が挙げられる。
　　　　▶骨粗鬆症の診断とその経過観察

《保険請求》
　★「2」のREMS法（腰椎）は，REMS法（Radiofrequency Echographic Multi-spectrometry）による腰椎の骨塩定量検査を実施した場合に算定する。

「注」大腿骨同時検査加算　55点

【目的・方法】　骨粗鬆症による脆弱性骨折が生じやすい部位には腰椎と大腿骨頸部がある。そのため腰椎のみならず大腿骨でも同時に骨密度（＝骨塩）を測定した場合加算が得られるようになっている。
　　　　▶骨粗鬆症の診断とその経過観察

《保険請求》
　★「2」の注は，REMS法により腰椎および大腿骨の骨塩定量検査を同一日に行った場合にのみ算定できる。

3　MD法，SEXA法等　microdensitometry（MD），single energy X-ray absorptiometry（SEXA）　140点

【目的・方法】　X線の吸収率を使って骨の密度を求め，非侵襲的に骨塩を定量する方法。MD法は第2中手骨を，SEXA法は踵骨や橈骨を用いる。軟部組織の影響を除くためDEXA法では2つのエネルギーのX線を使っているが，SEXA法は軟部組織の少ない骨に対し単一エネルギーX線を使って行う。名称はこの方法に由来する。それぞれの判定基準に従って判定する。
　　その他の検査としては，皮質骨と海綿骨を分離しての骨塩定量が可能な pQCT（peripheral quantitative computed tomography）や，X線画像による皮質骨の簡便な骨塩量の定量法としての RA法（radiographic absorptiometry）があり，RA法には第2中手骨の中点を解析する MD（microdensitometry）法と DIP（digital image processing）法が含まれる。

適応疾患　▶骨粗鬆症（原発性・続発性）＊およびその経過観察　▶薬物誘発性骨粗鬆症（ステロイド長期投与，性ホルモン抑制療法など），▶術後吸収不良性骨粗鬆症（胃切除後，吸収不良症候群など）〔▶内分泌疾患（副甲状腺機能亢進症，クッシング症候群など）▶関節リウマチ　▶糖尿病　▶慢性腎臓病（CKD）▶慢性閉塞性肺疾患（COPD）〕

《保険請求》
　★「3」の「MD法，SEXA法等」の方法には，DEXA法（Dual Energy x-Ray Absorptiometry），単一光子吸収法（SPA：Single Photon Absorptiometry），二重光子吸収法（DPA：Dual Photon Absorptiometry），MD法（Microdensitometry による骨塩定量法），DIP法（Digital Image Processing），SEXA法（Single Energy x-Ray Absorptiometry），単色X線光子を利用した骨塩定量装置による測定および pQCT（peripheral Quantitative Computed Tomography）による測定がある。
　★MD法による骨塩定量検査を行うことを目的として撮影したフィルムを用いて画像診断を併施する場合は，「3」の「MD法，SEXA法等」の所定点数または画像診断の手技料（E001写真診断および E002撮影）の所定点数のいずれか一方により算定する。ただし，E400フィルムの費用は，いずれの場合でも，手技料とは別に算定できる。

4　超音波法　80点

【目的・方法】　超音波を使って骨量や骨密度を測定し骨塩を定量する方法で，踵骨を使う。骨塩の定量法はX線を使った検査が主流であるが，近年超音波による骨構造評価法も進歩した。X線被曝のない点と小型軽量であることが利点である。超音波伝導速度や超音波減衰係数を指標として利用する。

適応疾患　▶骨粗鬆症（原発性・続発性）＊およびその経過観察　▶薬物誘発性骨粗鬆症（ステロイド長期投与，性ホルモン抑制療法など），▶術後吸収不良性骨粗鬆症（胃切除後，吸収不良症候群など）〔▶内分泌疾患（副甲状腺機能亢進症，クッシング症候群など）▶関節リウマチ　▶糖尿病　▶慢性腎臓病（CKD）▶慢性閉塞性肺疾患（COPD）〕

第 9 章

監視装置による諸検査

D218 分娩監視装置による諸検査

「1」1時間以内の場合 510点，「2」1時間を超え1時間30分以内の場合 700点，
「3」1時間30分を超えた場合 890点

【目的】 分娩時の陣痛の強弱や胎児心拍数の変化を胎児心拍数陣痛図（CTG）により連続的にモニターし，胎児への酸素供給状態の評価，児頭圧迫の程度や臍帯圧迫の程度の評価，陣痛促進薬の至適投与量の評価などを行う。

【方法】 母体の腹壁上に陣痛測定用の圧トランスデューサー・胎児心拍数測定用の超音波ドプラートランスデューサーを装着する。

適応疾患 ▶胎児機能不全 ▶過強陣痛 ▶微弱陣痛 ▶常位胎盤早期剥離 ▶臍帯脱出 ▶臍帯下垂 ▶臍帯圧迫 ▶臍帯巻絡 ▶臍帯真結節 ▶臍帯卵膜付着 ▶異常分娩

《保険請求》

★分娩監視装置による諸検査は，胎児仮死，潜在胎児仮死および異常分娩の経過改善の目的で陣痛促進を行う場合にのみ算定できるものであり，陣痛曲線，胎児心電図および胎児心音図を記録した場合も，所定点数に含まれる。

D219 ノンストレステスト non-stress test（NST）（一連につき） 210点

【目的】 子宮収縮がない状況（ノンストレス）下での胎児の状態を，心拍数基線，基線細変動，一過性頻脈，一過性徐脈の有無により評価する。

【方法】 外側法によるCTGで20分間に2回以上一過性頻脈が観察されれば胎児の状態は良好である。胎児の睡眠状態によっては生理的に一過性頻脈がみられないため，観察時間を延長する。

適応疾患 ▶高年初妊婦 ▶BMI 35以上の初産婦 ▶多胎妊娠 ▶胎児発育不全 ▶切迫早産 ▶妊娠高血圧症候群 ▶常位胎盤早期剥離 ▶前置胎盤（妊娠22週以降で出血等の症状を伴う場合）▶胎児機能不全 ▶羊水異常症（羊水過少症，羊水過多症，羊水混濁など）▶心疾患 ▶糖尿病 ▶妊娠糖尿病 ▶甲状腺疾患 ▶腎疾患 ▶膠原病 ▶特発性血小板減少性紫斑病 ▶白血病 ▶血友病 ▶出血傾向 ▶HIV検査陽性 ▶Rh不適合 ▶妊娠中に帝王切開術以外の開腹手術を行った患者又は行う予定のある患者

《保険請求》

★ノンストレステストは，以下に掲げる患者に対し行われた場合に算定する。
  ア 40歳以上の初産婦である患者
  イ BMIが35以上の初産婦である患者
  ウ 多胎妊娠の患者
  エ 子宮内胎児発育不全の認められる患者
  オ 子宮収縮抑制剤を使用中の患者
  カ 妊娠高血圧症候群重症の患者
  キ 常位胎盤早期剥離の患者
  ク 前置胎盤（妊娠22週以降で出血等の症状を伴う場合に限る）の患者
  ケ 胎盤機能不全の患者
  コ 羊水異常症の患者
  サ 妊娠30週未満の切迫早産の患者で，子宮収縮，子宮出血，頸管の開大，短縮または軟化のいずれかの切迫早産の兆候を示し，かつ，以下のいずれかを満たすもの
    （イ） 前期破水を合併したもの
    （ロ） 経腟超音波検査で子宮頸管長が20mm未満のもの
    （ハ） 切迫早産の診断で他の医療機関から搬送されたもの
    （ニ） 早産指数（tocolysis index）が3点以上のもの

シ　心疾患（治療中のものに限る）の患者
ス　糖尿病（治療中のものに限る）または妊娠糖尿病（治療中のものに限る）の患者
セ　甲状腺疾患（治療中のものに限る）の患者
ソ　腎疾患（治療中のものに限る）の患者
タ　膠原病（治療中のものに限る）の患者
チ　特発性血小板減少性紫斑病（治療中のものに限る）の患者
ツ　白血病（治療中のものに限る）の患者
テ　血友病（治療中のものに限る）の患者
ト　出血傾向（治療中のものに限る）のある患者
ナ　HIV 陽性の患者
ニ　Rh 不適合の患者
ヌ　当該妊娠中に帝王切開術以外の開腹手術を行った患者または行う予定のある患者
　　ただし，治療中のものとは，対象疾患について専門的治療が行われているものを指し，単なる経過観察のために年に数回程度通院しているのみでは算定できない。
★ノンストレステストは入院中の患者に対して行った場合には1週間につき3回，入院中の患者以外の患者に対して行った場合には1週間につき1回に限り算定できる。なお，1週間の計算は暦週による。

D220　呼吸心拍監視，新生児心拍・呼吸監視，カルジオスコープ（ハートスコープ），カルジオタコスコープ

「1」1時間以内又は1時間につき　50点，
「2」3時間を超えた場合（1日につき）「イ」：7日以内の場合　150点，「ロ」：7日を超え14日以内の場合　130点，「ハ」：14日を超えた場合　50点

【目的】　心拍数，リズム，不整脈，心筋虚血，呼吸数，呼吸パターンを連続的にモニターする。
【方法】　心臓カテーテル検査中や全身麻酔中の心拍監視モニターとして標準12誘導心電図が，術後やICU での心拍モニターの場合には3点誘導が用いられる。呼吸数や無呼吸監視モニターとしてもっとも簡便なものに，心電図モニター用電極と共用できるインピーダンスプレチスモグラフィーがある。

適応疾患　▶心不全　▶急性心筋梗塞　▶呼吸不全　▶心臓カテーテル検査中の心疾患患者（心疾患，うっ血性心不全，狭心症，虚血性心疾患，心外膜炎，心筋梗塞，急性冠症候群，心筋疾患，心臓喘息，心臓弁膜症，心膜炎，先天性心疾患，肺性心，肺性心疾患など）▶全身麻酔中　▶手術後　▶ICU 収容患者　▶不整脈　▶脳卒中　▶欠神発作　▶心房細動　▶心房粗動　▶発作性上室性頻拍

《保険請求》
■心電曲線および心拍数のいずれも観察した場合に算定する。
■呼吸曲線を同時に観察した場合の費用は，所定点数に含まれる。
■人工呼吸と同時に行った呼吸心拍監視の費用は，人工呼吸の所定点数に含まれる。
★呼吸心拍監視は，重篤な心機能障害もしくは呼吸機能障害を有する患者またはそのおそれのある患者に対して，常時監視を行っている場合に算定される。この際，呼吸曲線の観察の有無にかかわらず，心電曲線，心拍数の観察を行った場合は，所定点数を算定する。
★呼吸心拍監視，新生児心拍・呼吸監視，カルジオスコープ（ハートスコープ）またはカルジオタコスコープは，観察した呼吸曲線，心電曲線，心拍数のそれぞれの観察結果の要点を診療録に記載した場合に算定できる。
★新生児心拍・呼吸監視，カルジオスコープ（ハートスコープ）またはカルジオタコスコープは，重篤な心機能障害もしくは呼吸機能障害を有する患者またはそのおそれのある患者に対し，心電曲線および心拍数の観察を行っている場合に算定する。この際，呼吸曲線を同時に観察した場合の費用は所定点数に含まれる。
★呼吸心拍監視，新生児心拍・呼吸監視，カルジオスコープ（ハートスコープ）またはカルジオタコスコープを同一日に行った場合は，主たるもののみ算定する。
★呼吸心拍監視装置等の装着を中止した後30日以内に再装着が必要となった場合の日数の起算日は，最初に呼吸心拍監視，新生児心拍・呼吸監視，カルジオスコープ（ハートスコープ）またはカルジオタコスコープを算定した日とする。特定入院料を算定した患者が引き続き呼吸心拍監視，新生児心拍・呼吸監視，カルジオスコープ（ハートスコープ）またはカルジオタコスコープを行う場合の日数の起算日についても同様とする。なお，当該検査を中止している期間についても実施日数の計算に含める。
★7日を超えた場合は，検査に要した時間にかかわらず「2」の「ロ」または「ハ」を上限として算定する。
★人工呼吸を同一日に行った場合は，呼吸心拍監視，新生児心拍・呼吸監視，カルジオスコープ（ハートスコープ），カルジオタコスコープに係る費用は J045人工呼吸の所定点数に含まれる。
■同一の患者につき，L008に掲げるマスク又は気管内挿管による閉鎖循環式全身麻酔と同一日に行われた場合における当該検査の費用は，当該麻酔の費用に含まれる。
●レセプト摘要欄：算定開始年月日を記載する。

D221-2　筋肉コンパートメント内圧測定　　620点

【目的】　四肢の骨折や圧挫傷などの筋挫傷を伴う外傷では，筋肉コンパートメント内圧の上昇により，コンパートメント症候群が起こり，超早期に筋膜切開することが必要となる。診断では，臨床症状とともに，コンパートメント内圧が重要となる。意識障害患者や，臨床症状に乏しい深部コンパートメントのみの障害では，内圧測定が唯一の診断法となる。
【方法】　コンパートメント内圧測定器による測定，Whitesides 法

(適応疾患)　▶コンパートメント症候群（四肢の骨折や圧挫傷などの筋挫傷を伴う外傷，四肢の急性動脈閉塞血行再建術後）

《保険請求》
- ■筋肉コンパートメント内圧測定は骨折，外傷性の筋肉内出血，長時間の圧迫または動脈損傷等により，臨床的に疼痛，皮膚蒼白，脈拍消失，感覚異常および麻痺を認める等，急性のコンパートメント症候群が疑われる患者に対して，同一部位の診断を行う場合に，測定の回数にかかわらず１回のみ算定する。

D222　経皮的血液ガス分圧測定，血液ガス連続測定

「1」1時間以内又は1時間につき　100点，「2」5時間を超えた場合（1日につき）630点

【目的】　動脈血ガス分圧の近似値を非侵襲的，連続的に把握する。
【方法】　皮膚を加温して局所の血流量を増やした状態で皮下の毛細血管から拡散してくる酸素，炭酸ガスの分圧を測定することによって，経皮的血液ガス（$P_{tc}CO_2$, $P_{tc}O_2$）を求める。

(適応疾患)　▶呼吸不全 ▶心循環不全（急性循環不全，心原性ショック）▶貧血 ▶手術後 ▶ショック ▶新生児心循環不全 ▶新生児呼吸不全 ▶（NPPV 適応が考慮される）神経筋疾患または慢性呼吸器疾患

《保険請求》
- ★経皮的血液ガス分圧測定は，以下のいずれかに該当する場合に算定する。
  - ア　循環不全および呼吸不全があり，酸素療法を行う必要のある新生児に対して測定を行った場合。その際には，測定するガス分圧の種類にかかわらず，所定点数により算定する。ただし，出生時体重が1000g 未満または1000g 以上1500g 未満の新生児の場合は，それぞれ90日または60日を限度として算定する。
  - イ　神経筋疾患，肺胞低換気症候群〔難病の患者に対する医療等に関する法律第5条第1項に規定する指定難病の患者であって，同法第7条第4項に規定する医療受給者証を交付されているもの（同条第1項各号に規定する特定医療費の支給認定に係る基準を満たすものとして診断を受けたものを含む）に限る〕または慢性呼吸器疾患の患者に対し，NPPV の適応判定および機器の調整を目的として経皮的に血中のPCO2を測定した場合。その際には，1入院につき2日を限度として算定できる。
- ★血液ガス連続測定は，閉鎖循環式全身麻酔において分離肺換気を行う際に血中のPO2，PCO2およびpH の観血的連続測定を行った場合に算定できる。

D222-2　経皮的酸素ガス分圧測定（1日につき）　　100点

【目的・方法】　皮膚に装着したセンサーにより，皮膚を通って拡散する血液ガスを検知し推定する。測定原理は，D222経皮的血液ガス分圧測定，血液ガス連続測定と同じだが，重症下肢血行障害が疑われる患者に対し，虚血肢の切断もしくは血行再建に関わる治療方針の決定目的で施行する。

(適応疾患)　▶重症下肢血行障害

《保険請求》
- ★重症下肢血流障害が疑われる患者に対し，虚血肢の切断もしくは血行再建に係る治療方針の決定または治療効果の判定のために経皮的に血中のPO2を測定した場合に，3月に1回に限り算定する。
- ●レセプト摘要欄：前回の実施日（初回の場合は初回である旨）を記載する。

D223　経皮的動脈血酸素飽和度測定（1日につき）　　35点

【目的】　パルスオキシメーターを用いて，動脈血を採取することなく非侵襲的に動脈血酸素飽和度を測定して患者の呼吸状態をモニターする。

【方法】　パルスオキシメーターは，プローブを指（または耳介）に当てて光を与え，その透過光を測定することによって血液の酸素飽和度を測定する。

適応疾患　▶呼吸不全　▶心循環不全　▶低酸素血症（疑い）　▶酸素吸入時　▶手術後　▶麻酔時　▶ショック　▶急性循環不全　▶心原性ショック

《保険請求》
★経皮的動脈血酸素飽和度測定は，次のいずれかに該当する患者に対して行った場合に算定する。
　ア　呼吸不全もしくは循環不全または術後の患者であって，酸素吸入もしくは突発性難聴に対する酸素療法を現に行っているものまたは酸素吸入もしくは突発性難聴に対する酸素療法を行う必要があるもの
　イ　静脈麻酔，硬膜外麻酔または脊椎麻酔を実施中の患者に行った場合
　　なお，閉鎖式全身麻酔を実施した際にL008マスク又は気管内挿管による閉鎖循環式全身麻酔を算定した日と同一日には算定できない。
★C103在宅酸素療法指導管理料を算定している患者（これに係る在宅療養指導管理材料加算のみを算定している者を含み，医療型短期入所サービス費または医療型特定短期入所サービス費を算定している短期入所中の者を除く）については，経皮的動脈血酸素飽和度測定の費用は算定できない。
■人工呼吸と同時に行った経皮的動脈血酸素飽和度測定の費用は，人工呼吸の所定点数に含まれる。

D223-2　終夜経皮的動脈血酸素飽和度測定（一連につき）　　100点

【目的】　おもに睡眠時無呼吸症を診断するために，夜間就寝中の呼吸状態を反映する動脈血酸素飽和度を連続してモニターする。

【方法】　パルスオキシメーターを用いて，動脈血を採取することなく非侵襲的かつ継続的に動脈血酸素飽和度を測定する。

適応疾患　▶睡眠時無呼吸症候群（疑い）

《保険請求》
★終夜経皮的動脈血酸素飽和度測定は，睡眠時呼吸障害の疑われる患者に対して行った場合に算定し，数日間連続して測定した場合でも，一連のものとして算定する。
★C103在宅酸素療法指導管理料を算定している患者（これに係る在宅療養指導管理材料加算のみを算定している者を含み，医療型短期入所サービス費または医療型特定短期入所サービス費を算定している短期入所中の者を除く）については，終夜経皮的動脈血酸素飽和度測定（一連につき）の費用は算定できない。

D224　終末呼気炭酸ガス濃度測定（1日につき）　　100点

【目的】　動脈血炭酸ガス分圧（$PaCO_2$）の推定値を，動脈血を直接採取することなく持続的にモニターする目的で測定される。

【方法】　呼気終末の炭酸ガス濃度は，動脈血炭酸ガス分圧（$PaCO_2$）にほぼ近似する肺胞気炭酸ガス分圧（$PACO_2$）となるので，これをモニターする。

適応疾患　▶呼吸不全　▶心循環不全（急性循環不全，心原性ショック）　▶貧血

《保険請求》
★終末呼気炭酸ガス濃度測定は，気管内挿管または気管切開している患者であって，次のいずれかに該当する患者に対して行った場合に算定する。
　ア　人工呼吸器を装着している患者
　イ　自発呼吸が不十分な患者
　ウ　脳外傷等換気不全が生じる可能性が非常に高いと判断される患者
★閉鎖式全身麻酔を実施した際にL008マスク又は気管内挿管による閉鎖循環式全身麻酔を算定した日と同一日には算定できない。

D225　観血的動脈圧測定（カテーテルの挿入に要する費用及びエックス線透視の費用を含む）

「1」1時間以内の場合　130点，「2」1時間を超えた場合（1日につき）　260点

【目的】　血圧（収縮期圧，拡張期圧，平均動脈圧，脈圧）や心拍数の急激な変動が予測される場合に，血圧の即時変化を記録する目的で行われる。

【方法】　橈骨，足背，前脛骨，大腿，後脛骨動脈のいずれかからカテーテルを挿入して，観血的に持続的動脈圧波形を記録する。

適応疾患　▶先天性心疾患　▶心臓弁膜症　▶虚血性心疾患　▶心不全　▶心筋疾患および心筋炎（心筋疾患，心筋梗塞，ウイルス性心筋炎，特発性心筋炎，劇症型心筋炎，急性心筋炎，うっ血型心筋症，閉塞性肥大型心筋症，肥大型心筋症，心筋症，心筋炎）▶肺動脈異常　▶ショック　▶心臓手術中および術後の血行動態の評価

《保険請求》
■カテーテルの交換の有無にかかわらず一連として算定する。
★観血的動脈圧測定は，動脈圧測定用カテーテルを挿入して測定するものまたはエラスター針等を動脈に挿入してトランスデューサーを用いて測定するものをいう。
★穿刺部位のガーゼ交換等の処置料および材料料は，別に算定できない。
★D225-2非観血的連続血圧測定は，D225観血的動脈圧測定と同一日に実施した場合は，主たるもののみ算定する。

D225-2　非観血的連続血圧測定（1日につき）　　　　100点

【目的】　手術時の麻酔に伴っての血圧モニターに用いられる。
【方法】　自動血圧測定装置を用いて継続的に血圧を測定する方法。非携帯固定式モニター法（トノメトリー法，容積補償法）で測定する。

適応疾患　▶手術時

《保険請求》
■人工呼吸と同時に行った非観血的連続血圧測定の費用は，人工呼吸の所定点数に含まれる。
★非観血的連続血圧測定は，トノメトリー法により麻酔に伴って実施した場合に限り算定できるものとし，また，D225観血的動脈圧測定と同一日に実施した場合は，主たるもののみ算定する。

監視装置

D225-3　24時間自由行動下血圧測定　　　　　　　　200点

【目的】　約24時間，昼夜にわたる血圧測定を自動的に多数行うことによって，医療機関滞在時以外の血圧値とその日内変動を明らかにし，臓器障害予測に供する。
【方法】　通常，上腕用カフを有する携帯型血圧測定装置を約24時間装着し，一定時間ごとに血圧測定を行う。測定値は通常端末内に自動的に記録され，検査終了後に表示，解析される。

適応疾患　▶高血圧症　▶白衣性高血圧症（白衣高血圧）▶夜間高血圧症（本態性高血圧症）▶仮面高血圧症（逆白衣性高血圧症）　など

《保険請求》
★24時間自由行動下血圧測定は，日本循環器学会，日本心臓病学会および日本高血圧学会の承認を得た「24時間血圧計の使用（ABPM）基準に関するガイドライン」に沿って行われた場合に，1月に1回に限り算定する。

D225-4　ヘッドアップティルト試験　　　　　　　　1,030点

【目的】　失神発作，一過性意識障害の原因究明の目的で，特に神経調節性失神（Neurally mediated syncope: NMS）を診断する目的で行う。
【方法】　被験者をティルトテーブルに寝かせ，水平仰臥位の状態からテーブルを受動的に60度〜90度立たせる。同傾斜を保った状態で，数十分から数時間程度，被験者の意識状態，血圧，心拍数を監視する。意識消失発作，急な血圧低下・徐脈化をもって陽性所見とするが，この検出率を上げるために，同時に薬物負荷が行われることが多い。

適応疾患　▶欠神発作　▶失神発作　▶（原因不明の）一過性意識障害　▶神経調節性失神

《保険請求》
■別に厚生労働大臣が定める施設基準に適合しているものとして地方厚生局長等に届け出た保険医療機関において行われる場合に限り算定する。
★ヘッドアップティルト試験は，患者を臥位から傾斜位の状態に起こし，傾斜位の状態に保ちながら，連続的に血圧，脈拍及び症状の推移等を測定及び観察する検査をいう。なお，単に臥位及び立位又は座位時の血圧等を測定するだけのものは当該検査に該当しない。

★失神発作があり，他の原因が特定されずに神経調節性失神が疑われる患者に対して，医師が行った場合に限り算定する。
★使用する薬剤の費用は所定点数に含まれる。
★検査に伴い施行した心電図に係る費用は別に算定できない。
★診療録に，当該検査中に測定された指標等について記載する。

D226　中心静脈圧測定　central venous pressure（CVP）（1 日につき）

「1」4 回以下の場合　120点，「2」5 回以上の場合　240点

【目的】　右心系の負荷を定量評価する目的で，右心房圧を反映する中心静脈圧を測定する。

【方法】　内頸静脈，鎖骨下静脈，肘静脈等から挿入した中心静脈カテーテルによって中心静脈圧（CVP）を測定する。

適応疾患　▶心臓弁膜症（三尖弁閉鎖不全症）▶心不全 ▶不整脈 ▶肺性心（肺動脈血栓塞栓症，肺水腫）▶重症妊娠高血圧症候群

《保険請求》
■カテーテルの交換の有無にかかわらず一連として算定する。
★穿刺部位のガーゼ交換等の処置料および材料料は，別に算定できない。
★中心静脈圧測定を算定中にカテーテルの挿入手技を行った場合（手術に関連して行う場合を除く）は，G005-2の中心静脈注射用カテーテル挿入により算定する。
　この場合において，カテーテルの挿入に伴う画像診断および検査の費用は算定しない。
★D230観血的肺動脈圧測定と D206「1」右心カテーテル法による諸検査または D226中心静脈圧測定を同一日に実施した場合は，主たるもののみ算定する。

D227　頭蓋内圧持続測定　intracranial pressure（ICP）

「1」1 時間以内又は 1 時間につき　200点，「2」3 時間を超えた場合（1 日につき）　800点

【目的・方法】　持続頭蓋内圧測定は，頭蓋内圧亢進状態が疑われる疾患において行われる。急性期の頭部外傷，脳血管障害急性期，脳腫瘍術後などが対象となる。現時点では何らかの手段で頭蓋骨内に到達して測定を行う。

　開頭手術の際にセンサーを設置するか，または穿頭術を行いセンサーを設置する。脳室に留置したカテーテル，硬膜内または硬膜外に挿入したカテーテルを用いる。あるいは脳挫傷等では損傷をうけた脳自体にカテーテルの先端を置く場合もある。これらカテーテルにトランスデューサーをつなぎ頭蓋内圧を測定する。通常数日から 1 週間以内の測定が多い。数時間以内の測定は主として手術中に行われる。正常値は，成人仰臥位で15mmHg 未満。

適応疾患　▶頭部外傷 ▶くも膜下出血 ▶脳出血 ▶脳腫瘍 ▶正常圧水頭症 ▶頭蓋内手術中の監視および後出血や脳浮腫の早期発見〔▶高血圧性脳症 ▶脳炎 ▶脳膿瘍 ▶髄膜炎で頭蓋内圧亢進のあるもの〕

《保険請求》
★穿刺部位のガーゼ交換等の処置料および材料料は別に算定できない。

D228　深部体温計による深部体温測定　deep body thermometer（DBT）（1 日につき）　100点

【目的】　深部体温とは，体腔内（食道内，直腸内，膀胱内，鼓膜など）温度や肺動脈内血液温度等を示す。食道温は大動脈血温に近く，鼓膜温は体温調節中枢に近いため正確な深部体温が測定できる。

【方法】　サーミスタ温度計を用いて測定される。肺動脈血温は Swan-Ganz カテーテルを挿入して測定される。

適応疾患　▶悪性高熱症 ▶頭蓋内病変 ▶脳卒中 ▶静脈瘤 ▶輸血・薬物に対する異常反応等（異型輸血後ショック，不適合輸血反応，薬物過敏症）▶体外循環 ▶全身麻酔中 ▶開心術中のモニター

D229　前額部，胸部，手掌部又は足底部体表面体温測定による末梢循環不全状態観察（1日につき）　100点

【目的】　局所の血流状態を知る目的で，当該局所体表面温度の測定を行う。頸動脈の閉塞性疾患（前額面皮膚温の低下）や大動脈縮窄（胸部皮膚温の上昇）の診断のほか，手指循環障害の診断（動脈の器質的閉塞か血管攣縮による循環障害かの鑑別）には圧迫負荷による反応性充血を利用したサーモグラフィ法が有用である。同様に下肢循環障害の診断にも利用される。

【方法】　サーモグラフィを用いて，体表体温測定を行う。

適応疾患　▶動脈硬化症　▶閉塞性血栓血管炎　▶レイノー症候群　▶内頸動脈閉塞症　▶総頸動脈閉塞症　▶深部静脈血栓症　▶大動脈縮窄症　▶冠動脈疾患　▶閉塞性動脈硬化症　▶末梢動脈疾患　▶末梢循環不全

《保険請求》
★D229前額部，胸部，手掌部または足底部体表面体温測定による末梢循環不全状態観察とD228深部体温計による深部体温測定を同一日に行った場合は，主たるもののみ算定する。

D230　観血的肺動脈圧測定

1	1時間以内又は1時間につき	180点
2	2時間を超えた場合（1日につき）	570点
注1	バルーン付肺動脈カテーテル挿入加算	1,300点

【目的】　血行動態評価目的で，観血的に肺動脈圧を連続モニターする。

【方法】　上腕ないし大腿の静脈よりカテーテルを挿入し，大静脈，右心房，右心室，肺動脈に進めて検査を行うものを右心カテーテル検査と呼び，肺動脈圧はこれによって測定される。通常ベッドサイドで，Swan-Ganzカテーテルと呼ばれる，先端にバルーンとサーミスタをもつ肺動脈カテーテルを用い，1本のカテーテルで右房圧（中心静脈圧），右室圧，肺動脈圧，肺動脈楔入圧，心拍出量，混合静脈血酸素飽和度などをモニターする。

適応疾患　▶肺梗塞　▶心房中隔欠損症　▶僧帽弁狭窄症　▶心不全　▶心原性ショック　▶肺高血圧症　▶肺性心

《保険請求》
■バルーン付肺動脈カテーテルを挿入した場合は，バルーン付肺動脈カテーテル挿入加算として，開始日に限り1300点を所定点数に加算する。この場合において，挿入に伴う画像診断および検査の費用は算定しない。
■カテーテルの交換の有無にかかわらず，一連として算定する。
★肺動脈楔入圧を持続的に測定する場合に所定点数を算定する。
★測定のために右心カテーテル法により，バルーン付肺動脈カテーテルを挿入した場合には挿入日にカテーテル挿入加算を算定できる。この場合，使用したカテーテルの本数にかかわらず，一連として算定する。
★D230観血的肺動脈圧測定とD206「1」右心カテーテル法による諸検査またはD226中心静脈圧測定を同一日に実施した場合は，主たるもののみ算定する。
★D206「2」左心カテーテル法による諸検査を同一日に実施した場合は，別に算定できる。
★穿刺部位のガーゼ交換等の処置料および材料料は，別に算定できない。

D231　人工膵臓検査　artificial pancreas（一連につき）　5,000点

【目的】　人工膵臓を用いた機能検査により，血糖値を1分ごとに連続測定できる。糖尿病患者（おもにインスリン治療を行っている1型糖尿病患者）や不意の低血糖症発症が想定される患者，またインスリン治療開始時などインスリンの需要量が不明な場合等に装着し，血糖連続測定を行う。

【方法】　さらに人工膵臓は，ブドウ糖注入回路，インスリン注入回路を有し，種々の血糖値および推定インスリン濃度での制御（血糖クランプ）のもとに，血糖調整機構（インスリン感受性，インスリン分

泌能）に関する評価のため，下記の血液・生化学検査を実施する。

適応疾患 ▶（難治性・重症）糖尿病 ▶糖尿病性昏睡 ▶インスリノーマ ▶インスリン抵抗性糖尿病 ▶糖尿病性腎症

《保険請求》

■別に厚生労働大臣が定める施設基準に適合しているものとして地方厚生局長等に届け出た保険医療機関において行われる場合に限り算定する。
★糖尿病患者の治療に際してインスリン抵抗性の評価，至適インスリン用量の決定等を目的として，血管内に留置した二重腔カテーテルから吸引した血中のグルコース値を連続して測定した場合に算定できる。
★算定の対象となる患者は，次の療養が必要な糖尿病等の患者であって，医師が人工膵臓検査以外による血糖調整が困難であると認めたものである。
　ア　糖尿病性腎症に対する透析時の血糖管理
　イ　難治性低血糖症の治療のための血糖消費量決定
　ウ　インスリン抵抗性がみられる難治性糖尿病に対するインスリン感受性テストおよび血糖管理
★2日以上にわたり連続して実施した場合においても，一連として1回の算定とする。
★人工膵臓検査と同一日に行った血中グルコース測定は別に算定できない。
★穿刺部位のガーゼ交換等の処置料および材料料は別に算定できない。

D231-2　皮下連続式グルコース測定（一連につき）　　　　700点

【目的】　糖尿病で血糖の概日変動を観察する目的で，皮下に一時的に電極（血糖センサー）留置を行い，皮下組織間質液中のグルコース濃度を長時間（1〜14日程度）にわたって連続的に測定する。
【方法】　小型記録器と血糖センサー

適応疾患 ▶1型糖尿病 ▶低血糖発作を伴う2型糖尿病 ▶インスリン使用中の糖尿病

《保険請求》

■別に厚生労働大臣が定める施設基準に適合しているものとして地方厚生局長等に届け出た保険医療機関において行われる場合に限り算定する。
■「注1」に規定する届出を行った診療所において行われる場合は，6月に2回に限り算定する。
★糖尿病患者の治療に際してインスリン抵抗性の評価，至適インスリン用量の決定等を目的として，皮下に留置した電極から皮下組織中のグルコース値を連続して測定した場合に算定できる。
★皮下連続式グルコース測定は以下に掲げる患者に対し行われた場合に算定する。
　ア　治療方針策定のために血糖プロファイルを必要とする1型糖尿病患者
　イ　低血糖発作を繰り返す等重篤な有害事象がおきている血糖コントロールが不安定な2型糖尿病患者であって，医師の指示に従い血糖コントロールを行う意志のある者
★2日以上にわたり連続して実施した場合においても，一連として1回の算定とする。
★皮下連続式グルコース測定と同一日に行った血中グルコース測定に係る費用は所定点数に含まれる。
★人工膵臓検査または人工膵臓療法を同一日に行った場合は，主たるもののみ算定する。
★穿刺部位のガーゼ交換等の処置料および材料料は別に算定できない。
●レセプト摘要欄：D231-2皮下連続式グルコース測定（保医発通知）の(2)の「ア」又は「イ」に規定するもののうち，該当するものを選択して記載する。

D232　食道内圧測定検査　　　　780点

【目的・方法】　食道内圧測定検査では，経口的に内圧カテーテルを胃内まで挿入し，下部食道括約筋と上部食道括約筋の圧および嚥下性弛緩の有無と程度，第一次，第二次蠕（ぜん）動波の有無と程度，異常収縮波の有無，食道内静止圧上昇の有無について調べる。

適応疾患 ▶食道アカラシア ▶逆流性食道炎 ▶食道裂孔ヘルニア ▶胃食道逆流症

D233　直腸肛門機能検査

「1」1項目行った場合　800点，「2」2項目以上行った場合　1,200点

【目的・方法】　直腸肛門の機能は，平滑筋，随意筋，自律神経，体性神経の協調作用によって微妙に維持されている。内圧検査は，直腸肛門機能障害の標準的検査法であり，内・外肛門括約筋および支配神経の障害を知ることができる。トランスデューサーに接続したプローブを経肛門的に直腸内に挿入したあと，これを引き抜きながら肛門管静止圧，随意収縮圧曲線を記録し，さらに最大静止圧を示した部位

にプローブを固定して刺激による直腸肛門反射の有無をみる。

適応疾患　▶直腸肛門疾患〔排便困難症（排便障害），鎖肛，肛門括約筋不全，ヒルシュスプルング病〕

《保険請求》
- ■直腸肛門機能検査は，患者1人につき月1回に限り算定する。
- ★直腸肛門機能検査とは，次のアからオまでに掲げる検査をいう。
  - ア　直腸肛門内圧測定
  - イ　直腸感覚検査
  - ウ　直腸コンプライアンス検査
  - エ　直腸肛門反射検査
  - オ　排出能力検査
- ★直腸肛門機能検査は，ヒルシュスプルング病，鎖肛，肛門括約筋不全，直腸肛門由来の排便障害等の直腸肛門疾患に対して行う検査をいう。
- ★直腸肛門機能検査は，直腸肛門内圧検査用バルーン，マイクロチップ，インフューズドオープンチップまたはマイクロバルーン等を用いて実施されるものである。
- ★排尿筋圧測定の目的で，膀胱内圧測定と併せて直腸内圧を測定した場合には，D242尿水力学的検査の「1」膀胱内圧測定と D233直腸肛門機能検査の「1」1項目行った場合の所定点数を併せて算定する。また，内圧流量検査の目的で，D242に掲げる検査を複数行った場合には，それぞれの所定点数を算定する。

D234　胃・食道内24時間 pH 測定　　3,000点

【目的・方法】　先端に pH 電極を有するケーブルを経鼻的に挿入し，目的部位の pH を24時間にわたって測定する。胃および十二指腸内の pH を同時に測定できるが，おもに逆流性食道炎の成因，診断に重要である。逆流性食道炎は，胃酸の逆流によるものが多いが，まれに胃切除後などで，胆汁，十二指腸液などアルカリの逆流によって起こる場合もある。

適応疾患　▶胃食道逆流症（逆流性食道炎）▶胃潰瘍 ▶胃手術後

《保険請求》
- ★胃・食道逆流症の診断および治療方法の選択のために実施された場合に算定する。
- ★胃・食道内24時間 pH 測定に用いる測定器，基準電極，pH カテーテル，ガラス電極，保護チューブ，電解液，電極用ゼリー，pH 緩衝液等の費用は，所定点数に含まれる。
- ★胃・食道内24時間 pH 測定は，概ね24時間以上連続して行われるものであり，これを1回として算定する。
- ★食道内多チャンネルインピーダンス・pH 測定検査を行った場合は所定点数を算定する。

監視
装置

第10章

脳波検査等

《保険請求》【D235〜 D237-3に係る共通事項】
■ D235からD237-3までに掲げる脳波検査等については，各所定点数およびD238に掲げる脳波検査判断料の所定点数を合算した点数により算定する。

D235　脳波検査　Electroencephalography（EEG）（過呼吸，光及び音刺激による負荷検査を含む）　720点

注1　賦活検査加算 ··· 250点
注2　他医描写脳波の場合 ·· 70点

【目的】　脳波は，脳機能状態の評価を目的として行う検査法であり，脳が電気生理学的な興奮状態にあるのか，抑制状態にあるのか，またそれが全般性に起こっているのか，局在性のものかを知ることができる。EEG は画像診断法と比べ，空間的解析能では劣るが，時間的解析能に優れるという特徴がある。また，てんかんや意識障害をきたす諸疾患では，画像診断では異常は明確でなく，大脳皮質活動を評価する EEG で初めて診断できる場合も多い。認知症の鑑別診断にも寄与する。

【方法】　頭皮上の定位置に置いた探査電極から，安静状態および賦活状態（睡眠，閃光刺激，過呼吸）下の電位の変化を記録する。

適応疾患　▶てんかんとその近縁疾患 ▶非けいれん性てんかん重積（てんかん重積状態）▶意識障害をきたす諸疾患（脳炎，代謝性脳症，特に肝性脳症，低酸素性脳症，その他の不明の意識障害）▶解離性昏迷 ▶心因性非てんかん発作 ▶意識障害の程度の評価と予後診断 ▶脳死判定（脳死状態）▶認知症をきたす諸疾患（アルツハイマー病，レビー小体型認知症，前頭側頭（葉）型認知症 ▶ピック病 ▶（脳）血管性認知症 ▶クロイツフェルト・ヤコブ病 ▶亜急性硬化性全脳炎 ▶その他の認知症が疑われる神経変性疾患）▶その他の脳内病変（脳腫瘍，脳血管障害）▶頭部外傷および頭部外傷後後遺症 ▶精神遅滞をきたす諸疾患（ダウン症候群，フェニルケトン尿症）

《保険請求》
■検査に当たって睡眠賦活検査または薬物賦活検査を行った場合は，賦活検査加算として，これらの検査の別にかかわらず250点を加算する。
■当該保険医療機関以外の医療機関で描写した脳波について診断を行った場合は，1回につき70点とする。
★脳波検査を算定するものは，同時に8誘導以上の記録を行った場合である。
★8誘導未満の誘導数により脳波を測定した場合は，誘導数をD214脈波図，心機図，ポリグラフ検査の検査数と読み替えて算定するものとし，種々の賦活検査（睡眠，薬物を含む）を行った場合も，同区分の所定点数のみにより算定する。
★心臓および脳手術中における脳波検査は，8誘導以上の場合は脳波検査により，それ以外の場合は誘導数をD214脈波図，心機図，ポリグラフ検査の検査数と読み替えて算定する。

D235-2　長期継続頭蓋内脳波検査（1日につき）　500点

【目的】　難治性てんかん患者に対する脳外科手術に先立って行われる。てんかんの発作焦点を決定することで，手術部位・手技の選択などに役立つ。

【方法】　開頭術を行って硬膜下電極（grid 型電極などを用い一定の皮質領域を覆うもの）もしくは深部電極（多導出針電極などを用い皮質下領域の記録を行うもの）を1〜2週間留置し，棘波などの発作波の焦点およびその広がりを調べる。

適応疾患　▶難治性てんかん〔▶てんかん外科手術の適応判定 ▶てんかん焦点の検索〕

脳波

《保険請求》
- ■別に厚生労働大臣が定める施設基準に適合しているものとして地方厚生局長等に届け出た保険医療機関において，行われる場合に限り算定する。
- ★長期継続頭蓋内脳波検査は，難治性てんかんの患者に対し，硬膜下電極もしくは深部電極を用いて脳波測定を行った場合，患者1人につき14日間を限度として算定する。

D235-3　長期脳波ビデオ同時記録検査（1日につき）

「1」長期脳波ビデオ同時記録検査1　3,500点，「2」長期脳波ビデオ同時記録検査2　900点

【目的】　臨床的にてんかんが疑われる発作が，真にてんかん発作なのか，てんかん発作以外のものか（心因性，失神，不随意運動など）を診断することを目的とする。
【方法】　通常入院で行い，脳波検査と同時に行動・動作を終日ビデオで記録し，臨床的な発作時にみられる脳波検査を同定する。

適応疾患　▶てんかん　▶意識消失発作　▶けいれん発作　▶不随意運動症　▶心因性非てんかん発作

《保険請求》
- ■「1」については，別に厚生労働大臣が定める施設基準に適合しているものとして地方厚生局長等に届け出た保険医療機関において行われる場合に算定する。
- ★長期脳波ビデオ同時記録検査は，難治性てんかんの患者に対し，てんかん発作型診断，局在診断（硬膜下電極または深部電極を用いて脳波測定を行っている患者に対するものに限る）または手術前後に行った場合，患者1人につきそれぞれ5日間を限度として算定する。

D236　脳誘発電位検査　cerebral evoked response（脳波検査を含む）

1	体性感覚誘発電位	850点
2	視覚誘発電位	850点
3	聴性誘発反応検査，脳波聴力検査，脳幹反応聴力検査，中間潜時反応聴力検査	850点
4	聴性定常反応	1,010点

《保険請求》
- ★脳誘発電位検査は，刺激または負荷を加えながら脳活動電位を記録し，コンピューター等により解析を行うものであり，同時に記録した脳波検査については，別に算定できない。

1　体性感覚誘発電位　somatosensory evoked potential（SEP）　850点

【目的】　SEPは，上肢または下肢の感覚神経に電気的（または機械的）刺激を与えることによって感覚伝導路や感覚皮質に誘発される電位を記録するものである。SEPは，末梢神経から脊髄，脳幹を経て大脳皮質感覚野に至る感覚神経の伝導路の機能障害の検出，および障害の局在診断を目的として行われる。ミオクローヌスてんかんなどでは巨大SEPが出現する。また，昏睡・植物状態患者の回復予後判定にもSEPはたいへん有用であり，脳死判定における役割も注目されている。SEPには皮質SEP（中潜時，長潜時SEP）と脊髄SEPおよび遠隔電場SEP（短潜時SEP）があるが，今日臨床応用には短潜時SEPが最も広く用いられている。
【方法】　上肢正中神経手首部，下肢脛骨神経足首部の刺激が最もよく用いられるがその他の神経刺激も用いられる場合がある。体表各所に記録電極を置き，200〜2000回の刺激を繰り返して，加算平均を行うことで誘発電位が得られる。

適応疾患　▶多発性硬化症　▶視神経脊髄炎　▶脳血管障害　▶脊髄小脳変性症　▶白質ジストロフィー　▶代謝性脳疾患（代謝性脳症）▶脳幹脳炎（脳炎）▶ミオクローヌスてんかん　▶変形性頚椎症　▶変形性腰椎症　▶椎間板ヘルニア　▶神経根症　▶脊柱管狭窄症　▶脊柱側弯症　▶その他脊髄疾患　▶慢性炎症性脱髄性多発根ニューロパチー（慢性炎症性脱髄性多発神経炎）▶糖尿病性ニューロパチー　▶その他の末梢神経疾患（多発ニューロパチー，ギラン・バレー症候群）▶解離性感覚障害（心因性感覚障害）▶意識障害・植物状態患者の予後判定　▶脳死判定（脳死状態）▶術中モニタリング

2　視覚誘発電位　visual evoked potential (VEP)　850点

【目的】　視覚誘発電位は，視覚刺激（閃光刺激または図形刺激）を与えることによって誘発される電位である。VEP は，網膜の受容細胞から大脳皮質視覚領に至る視覚伝導路の機能検査であり，特に多発性硬化症の球後視神経炎では潜在病変が検出でき有用である。

【方法】　刺激頻度により transient 型 VEP（視覚系が次の刺激に対して反応できる状態まで回復する時間間隔をおいて刺激された場合に誘発されるもので，pattern VEP と flash VEP がある）と，steady-state VEP（高頻度の反復刺激によって各刺激に対する反応が重なり合い，一定の周波数と振幅をもつサイン波形を量するもの）に大別されるが，臨床応用が多いのは前者である。

適応疾患　▶球後視神経炎　▶多発性硬化症　▶視神経脊髄炎　▶白質ジストロフィー　▶脊髄小脳変性症　▶（心因性）弱視　▶廃用性弱視　▶脳腫瘍などによる視神経圧迫症　▶乳幼児の視機能評価（視力障害）　▶視神経膠腫　▶クロイツフェルト・ヤコブ病　▶遺伝性視神経萎縮　▶虚血性視神経障害（虚血性視神経症）　▶緑内障〔▶パーキンソン病〕

3　聴性誘発反応検査，脳波聴力検査，脳幹反応聴力検査，中間潜時反応聴力検査　evoked response　850点

【目的】　聴性誘発反応には，聴性脳幹反応（auditory brainstem response：ABR），中潜時および長潜時誘発反応があるが，もっとも多く臨床応用がなされているのは ABR である。聴神経～脳幹の機能が評価できるので，聴神経や脳幹障害をきたす疾患の評価に用いられる。脳死判定の補助としても広く用いられている。また他覚的な聴力検査としても用いられる。

【方法】　ABR は，聴覚刺激（一般にはヘッドホンを通して与える10Hz のクリック音）によって生じる脳幹部の聴覚伝導路由来の遠隔電場電位を頭皮上から記録する。音刺激後10 ms の間に生じる電位を同定し，潜時を計測する。聴神経，蝸牛神経核，上オリーブ核，下丘，内側膝状体，聴皮質由来の電位が同定される。

適応疾患　▶難聴（の鑑別）　▶詐聴　▶解離性聴覚障害　▶（乳幼児の）聴覚障害　▶多発性硬化症　▶脊髄小脳変性症　▶聴神経腫瘍　▶脳幹部腫瘍　▶シャルコー・マリー・トゥース病（Charcot-Marie-Tooth 病）　▶脳幹脳炎　▶昏睡の原因と予後の判定　▶脳死判定（脳死状態）　▶術中モニター

《保険請求》
■2種類以上行った場合は，主たるもののみ算定する。

4　聴性定常反応　1,010点

【目的】　40Hz あるいは80Hz の聴覚刺激に対して脳波が示す定常的反応を記録する。主に乳幼児の他覚的聴力検査として用いられる。

【方法】　聴性定常反応測定用の機器を用いて記録する。体動が多い場合は，睡眠下で行う。オージオメーターで用いられる250Hz～ 8 kHz の音に振幅変調をかけることで，異なった周波数の評価が可能となり，それぞれの周波数での閾値を調べることができる。高速フーリエ変換を行って閾値を判定する。

適応疾患　▶（乳幼児の）聴覚障害　▶難聴　▶詐聴　▶人工内耳の適応検査

《保険請求》
★「 3 」と「 4 」を両方行った場合は，主たるもののみ算定する。

D236-2　光トポグラフィー

```
1　脳外科手術の術前検査に使用するもの ………………………………………………………………… 670点
2　抑うつ症状の鑑別診断の補助に使用するもの
　イ　地域の精神科救急医療体制を確保するために必要な協力等を行っている精神保健指定医による場合 ……… 400点
　ロ　イ以外の場合 ………………………………………………………………………………………… 200点
```

1　脳外科手術の術前検査に使用するもの　670点

【目的】　光を用いて高次脳機能を無侵襲的にイメージする画像診断法の 1 つ。

【方法】　頭蓋骨を介して大脳皮質に近赤外線を照射し，反射して戻ってきた赤外線を測定することによ

りヘモグロビン濃度の変化を検出し，脳の活動状況を評価する。

適応疾患 ▶言語野関連病変（側頭葉腫瘍，構音障害など）における術前検査 ▶難治性てんかんの外科手術のための焦点計測

2 抑うつ症状の鑑別診断の補助に使用するもの

「イ」地域の精神科救急医療体制を確保するために必要な協力等を行っている精神保健指定医による場合　400点，「ロ」イ以外の場合　200点

【目的】　光を用いて高次脳機能を無侵襲的にイメージする画像診断法の1つ。うつ症状の鑑別診断の補助に用いられる。

【方法】　頭蓋骨を介して大脳皮質に近赤外線を照射し，反射して戻ってきた赤外線を測定することによりヘモグロビン濃度の変化を検出し，脳の活動状況を評価する。

適応疾患 ▶うつ病 ▶双極性障害

《保険請求》

■ 2について，別に厚生労働大臣が定める施設基準に適合しているものとして地方厚生局長等に届け出た保険医療機関において行われる場合に限り算定する。

■ 別に厚生労働大臣が定める施設基準に適合しているものとして地方厚生局長等に届け出た保険医療機関以外の保険医療機関において行われる場合には，所定点数の100分の80に相当する点数により算定する。

★「1」脳外科手術の術前検査に使用するもの

ア　近赤外光等により，血液中のヘモグロビンの相対的な濃度，濃度変化等を計測するものとして薬事承認または認証を得ている医療機器を使用した場合であって，下記の（イ）または（ロ）の場合に限り，各手術前に1回のみ算定できる。

（イ）　言語野関連病変（側頭葉腫瘍等）または正中病変における脳外科手術に当たり言語優位半球を同定する必要がある場合

（ロ）　難治性てんかんの外科的手術に当たりてんかん焦点計測を目的に行われた場合

イ　当該検査を算定するに当たっては，手術実施日または手術実施予定日を診療報酬明細書の摘要欄に記載する。また，手術が行われなかった場合はその理由を診療報酬明細書の摘要欄に記載する。

★「2」抑うつ症状の鑑別診断の補助に使用するもの

ア　抑うつ症状を有している場合であって，下記の（イ）から（ハ）までを全て満たす患者に実施し，当該保険医療機関内に配置されている精神保健指定医が鑑別診断の補助に使用した場合に，1回に限り算定できる。また，下記の（イ）から（ハ）までを全て満たしており，かつ，症状の変化等により，再度鑑別が必要である場合であって，前回の当該検査から1年以上経過している場合は，1回に限り算定できる。

（イ）　当該保険医療機関内に配置されている神経内科医または脳神経外科医により器質的疾患が除外されている。

（ロ）　うつ病として治療を行っている患者であって，治療抵抗性であること，統合失調症・双極性障害が疑われる症状を呈すること等により，うつ病と統合失調症または双極性障害との鑑別が必要な患者である。

（ハ）　近赤外光等により，血液中のヘモグロビンの相対的な濃度，濃度変化等を測定するものとして薬事承認，または認証を得ている医療機器であって，10チャンネル以上の多チャンネルにより脳血液量変化を計測可能な機器を使用する。

イ　当該検査が必要な理由および前回の実施日（該当する患者に限る）を診療報酬明細書の摘要欄に記載する。

★「2」抑うつ症状の鑑別診断の補助に使用するものの「イ」地域の精神科救急医療体制を確保するために必要な協力等を行っている精神保健指定医による場合

以下のアからウまでのいずれかの要件を満たした場合に算定できる。

ア　精神科救急医療体制整備事業の常時対応型精神科救急医療施設，身体合併症対応施設，地域搬送受入対応施設または身体合併症後方搬送対応施設である。

イ　精神科救急医療体制整備事業の輪番対応型精神科救急医療施設または協力施設であって，次の①または②のいずれかに該当する。

　①　時間外，休日または深夜における入院件数が年4件以上である。そのうち1件以上は，精神科救急情報センター（精神科救急医療体制整備事業），救急医療情報センター，救命救急センター，一般医療機関，都道府県（政令市の地域を含むものとする。以下，本区分に同じ），市町村，保健所，警察，消防（救急車）等からの依頼である。

　②　時間外，休日または深夜における外来対応件数が年10件以上である。なお，精神科救急情報センター（精神科救急医療体制整備事業），救急医療情報センター，救命救急センター，一般医療機関，都道府県，市町村，保健所，警察，消防（救急車）等からの依頼の場合は，日中の対応であっても件数に含む。

ウ　当該保険医療機関の精神保健指定医が，精神科救急医療体制の確保への協力を行っており，次の①または②のいずれかに該当する。

　①　時間外，休日または深夜における外来対応施設（自治体等の夜間・休日急患センター等や精神科救急医療体制整備事業の常時対応型または輪番型の外来対応施設等）での外来診療または救急医療機関への診療協力（外来，当直または対診）を年6回以上行う（いずれも精神科医療を必要とする患者の診療を行う）。

　②　精神保健福祉法上の精神保健指定医の公務員としての業務（措置診察等）について，都道府県に積極的に協力し，診察業務等を年1回以上行う。具体的には，都道府県に連絡先等を登録し，都道府県の依頼による

脳波

公務員としての業務等に参画し，次のイからホまでのいずれかの診察あるいは業務を年1回以上行う。

    イ　措置入院および緊急措置入院時の診察
    ロ　医療保護入院および応急入院のための移送時の診察
    ハ　精神医療審査会における業務
    ニ　精神科病院への立入検査での診察
    ホ　その他都道府県の依頼による公務員としての業務

●**レセプト摘要欄**：【脳外科手術の術前検査に使用するもの】手術実施年月日又は手術実施予定年月日を記載する。（手術が行われなかった場合）その理由を記載する。
【抑うつ症状の鑑別診断の補助に使用するもの】当該検査が必要な理由及び前回の実施年月日（該当する患者に限る）を記載する。

D236-3　脳磁図

「1」自発活動を測定するもの　17,100点，「2」その他のもの　5,100点

【目的】　脳の電気的活動（＝脳波）に並行して生ずる微弱な磁気を検出するもので，脳磁図（magnetoencephalography：MEG）と呼ばれる。脳波に比べ，脳溝に埋もれた tangential な双極子の検出や脳回に沿って並行して並ぶ双極子の空間分解能に優れている。てんかんの中心の位置とその広がり，感覚中枢・運動中枢・視覚中枢の機能障害の部位を診断し，手術部位や手術方法を選択するために行う。

【方法】　脳の微弱な磁気を磁気センサー（超伝導量子干渉装置：SQUID）で測定して MEG を表示し，中枢神経の活動の位置と様式を明らかにする。

　近年，てんかんの術前検査として，他の検査では異常が認められない場合でも本法で手術に直結する異常所見が得られるエビデンスが示され，この場合は特に測定と解析に時間と労力を要するため，「1」の別点数が設定された。

適応疾患　「1」：　▶てんかん
　「2」：　▶てんかん　▶中枢神経疾患に伴う感覚運動障害（脳性麻痺）▶脳腫瘍

《保険請求》
■「1」については，別に厚生労働大臣が定める施設基準に適合しているものとして地方厚生局長等に届け出た保険医療機関において，てんかんの診断を目的として行われる場合に限り算定する。
■「2」については，別に厚生労働大臣が定める施設基準に適合しているものとして地方厚生局長等に届け出た保険医療機関において行われる場合に限り算定する。
★「1」自発活動を測定するもの
　ア　てんかんの患者に対する手術部位の診断や手術方法の選択を含めた治療方針の決定のために，自発脳磁図の測定およびてんかん性異常活動の解析を行った場合に，患者1人につき1回に限り算定できる。
　イ　当該検査を算定するに当たっては，手術実施日または手術実施予定日を診療報酬明細書の摘要欄に記載する。また，手術が行われなかった場合はその理由を診療報酬明細書の摘要欄に記載する。
　ウ　当該検査の実施に当たっては，関連学会の定める実施指針に沿って検査を行う。
★「2」その他のもの
　ア　中枢神経疾患に伴う感覚障害もしくは運動障害，原発性てんかんまたは続発性てんかんの鑑別診断のために行った場合に，患者1人につき1回に限り算定できる。
　イ　当該検査を算定するに当たっては，当該検査の医学的な必要性および結果の概要を診療報酬明細書の摘要欄に記載する。
●**レセプト摘要欄**：【自発活動を測定するもの】手術実施年月日又は手術実施予定年月日を記載する。（手術が行われなかった場合）その理由を記載する。
【その他のもの】検査の医学的な必要性及び結果の概要を記載する。

D237　終夜睡眠ポリグラフィー

1　携帯用装置を使用した場合 ･･ 720点
2　多点感圧センサーを有する睡眠評価装置を使用した場合 ･････････････････････････････ 250点
3　1及び2以外の場合
　イ　安全精度管理下で行うもの ･･ 4,760点
　ロ　その他のもの ･･･ 3,570点

「1」携帯用装置を使用した場合　720点

【目的】　一晩の睡眠時の呼吸関連イベントの検出を目的として，一般的には，検査施設外睡眠検査（out of center sleep testing；OCST）として在宅で行われる検査である。携帯可能な装置で，複数パラメーターの連続記録を行う。

【方法】　動脈血酸素飽和度（SpO$_2$）と呼吸曲線の記録を基本として，いびき，体動等が追加される方法が一般的であるが，脳波を含まない他のパラメーター記録が用いられることもある。

適応疾患　▶睡眠時無呼吸（低呼吸）症候群　▶睡眠呼吸障害

「2」多点感圧センサーを有する睡眠評価装置を使用した場合　250点

【目的】　睡眠時無呼吸症候群診断のためのスクリーニング。治療効果判定。

【方法】　感圧トランスデューサーが多点配置されたシートを就寝中背部に敷いて，胸郭の運動（被験者の呼吸にともなう身体下の圧力変化，無呼吸・低呼吸，離床・体位変化）を連続記録する。他の記録方法のように，記録装置が脱落する可能性が低いため記録エラーは少ない。動脈血酸素飽和度測定を同時に施行し，記録の検証性を高める。

適応疾患　▶睡眠時無呼吸（低呼吸）症候群　▶睡眠呼吸障害

「3」1及び2以外の場合
「イ」安全精度管理下で行うもの　4,760点，「ロ」その他のもの　3,570点

【目的】　一晩の睡眠時の脳波やその他の種々の指標を多チャンネルでモニターする。睡眠サイクルは stage W → stage 1〜4 → stage REM からなり，各段階が一夜の睡眠中に占める割合は小児，成人，高齢者によって異なる。終夜睡眠ポリグラフィーでは，種々のパラメータによって上記睡眠段階が判定でき，睡眠構成の異常，あるいはある段階での異常，てんかん発作波が検出される。睡眠－覚醒障害，睡眠時無呼吸症候群，睡眠中多発するてんかん発作などの診断に用いる。

【方法】　脳波，眼球運動，おとがい筋筋電図を基本とし，必要に応じて心電図，呼吸曲線，酸素飽和度（SpO$_2$），いびき，体動，四肢の筋電図を記録する。イ，ロを算定する際に必要とされる記録項目はおのおの規定されている。

適応疾患　▶睡眠時無呼吸（低呼吸）症候群　▶睡眠呼吸障害　▶てんかん　▶睡眠時ミオクローヌス　▶Restless leg syndrome（RLS）　▶ナルコレプシー　▶（周期性）傾眠症　▶睡眠随伴症候群（夜尿症，夢遊症，夜驚症，悪夢など）　▶過眠症　▶パラソムニア　▶習慣性いびき

《保険請求》
★ D237-2反復睡眠潜時試験と D237終夜睡眠ポリグラフィーを併せて行った場合には，主たるもののみ算定する。
〔終夜睡眠ポリグラフィーの「1」の「携帯用装置を使用した場合」〕
★問診，身体所見または他の検査所見から睡眠時呼吸障害が強く疑われる患者に対し，睡眠時無呼吸症候群の診断を目的として使用した場合に算定する。なお，C107-2在宅持続陽圧呼吸療法指導管理料を算定している患者または当該保険医療機関からの依頼により睡眠時無呼吸症候群に対する口腔内装置を製作した歯科医療機関から検査の依頼を受けた患者については，治療の効果を判定するため，6月に1回を限度として算定できる。
★鼻呼吸センサーまたは末梢動脈波センサー，気道音センサーによる呼吸状態および経皮的センサーによる動脈血酸素飽和状態を終夜連続して測定した場合に算定する。この場合の D214脳波図，心機図，ポリグラフ検査，D223経皮的動脈血酸素飽和度測定および D223-2終夜経皮的動脈血酸素飽和度測定の費用は所定点数に含まれる。
★数日間連続して測定した場合でも，一連のものとして算定する。
★診療録に検査結果の要点を記載する。
〔終夜睡眠ポリグラフィーの「2」多点感圧センサーを有する睡眠評価装置を使用した場合〕
★多点感圧センサーを有する睡眠評価装置を使用する場合は，パルスオキシメーターモジュールを組み合わせて行い，問診，身体所見または他の検査所見から睡眠時呼吸障害が強く疑われる患者に対し，睡眠時無呼吸症候群の診断を目的として使用し，解析を行った場合に算定する。
★C107-2在宅持続陽圧呼吸療法指導管理料を算定している患者または当該保険医療機関からの依頼により睡眠時無呼吸症候群に対する口腔内装置を製作した歯科医療機関から検査の依頼を受けた患者については，治療の効果を判定するため，6月に1回を限度として算定できる。
★D223経皮的動脈血酸素飽和度測定および D223-2終夜経皮的動脈血酸素飽和度測定の費用は所定点数に含まれる。
★数日間連続して測定した場合でも，一連のものとして算定する。
★診療録に検査結果の要点を記載する。
〔終夜睡眠ポリグラフィー「3」の「1および2以外の場合」の「イ　安全精度管理下で行うもの」〕

脳波

■別に厚生労働大臣が定める施設基準に適合しているものとして地方厚生局長等に届け出た保険医療機関において行われる場合に限り算定する。

★次のいずれかに該当する患者等であって，安全精度管理下に当該検査を実施する医学的必要性が認められるものに該当する場合に，1月に1回を限度として算定する。なお，C107-2在宅持続陽圧呼吸療法指導管理料を算定している患者については，治療の効果を判定するため，初回月に限り2回，翌月以後は1月に1回を限度として算定する。

　　なお，診療報酬明細書の摘要欄に（イ）から（ホ）までのいずれかの要件を満たす医学的根拠を記載する。

　（イ）　以下のいずれかの合併症を有する睡眠関連呼吸障害の患者
　　①　心疾患，神経筋疾患（脳血管障害を含む）または呼吸器疾患（継続的に治療を行っている場合に限る）
　　②　BMI35以上の肥満
　　③　生活に常時介護を要する認知機能障害
　（ロ）　以下のいずれかの睡眠障害の患者
　　①　中枢性過眠症
　　②　パラソムニア
　　③　睡眠関連運動障害
　　④　睡眠中多発するてんかん発作
　（ハ）　13歳未満の小児の患者
　（二）　C107-2在宅持続陽圧呼吸療法指導管理料を算定している患者であって，（イ）～（ハ）で治療の効果を判定するため，安全精度管理下にCPAPを用いて当該検査を実施する医学的必要性が認められる患者
　（ホ）　その他，安全精度管理が医学的に必要と主治医が認める場合

★当該検査を実施するに当たっては，下記（イ）から（二）までに掲げる検査の全て〔睡眠時呼吸障害の疑われない患者については（イ）のみ〕を，当該患者の睡眠中8時間以上連続して当該保険医療機関内で測定し，記録する。また，当該検査は，専ら当該検査の安全および精度の確保を担当する医師，看護師または臨床検査技師の下で実施することとし，原則として当該検査の実施中に他の業務を兼任しない。
　（イ）　8極以上の脳波，眼球運動およびおとがい筋筋電図
　（ロ）　鼻または口における気流の検知
　（ハ）　胸壁および腹壁の換気運動記録
　（二）　パルスオキシメーターによる動脈血酸素飽和度連続測定

★脳波等の記録速度は，毎秒1.5cm以上のものを標準とする。

★同時に行った検査のうち，D200スパイログラフィー等検査から本区分「2」までに掲げるものおよびD239筋電図検査については，併せて算定できない。

★測定を開始した後，患者の覚醒等やむを得ない事情により，当該検査を途中で中絶した場合には，当該中絶までに施行した検査に類似する検査項目によって算定する。

★診療録に，検査結果の要点を記載し，検査中の安全精度管理に係る記録を添付するとともに，診療報酬明細書の摘要欄に，安全精度管理を要した患者の診断名（疑い病名を含む），検査中の安全精度管理を担当した従業者の氏名，検査中の安全精度管理に係る記録および検査結果の要点を記載または添付する。また，合併症を有する睡眠関連呼吸障害の患者に対して実施した場合は，当該検査の継続的な治療の内容，BMIまたは日常生活の状況等の当該検査を実施する医学的な必要性についても診療報酬明細書の摘要欄に記載する。

〔終夜睡眠ポリグラフィー「3」の「1及び2以外の場合」の「ロ　その他のもの」〕

★他の検査により睡眠中無呼吸発作の明らかな患者に対して睡眠時無呼吸症候群の診断を目的として行った場合および睡眠中多発するてんかん発作の患者またはうつ病もしくはナルコレプシーであって，重篤な睡眠，覚醒リズムの障害を伴うものの患者に対して行った場合に，1月に1回を限度として算定する。なお，C107-2在宅持続陽圧呼吸療法指導管理料を算定している患者については，治療の効果を判定するため，初回月に限り2回，翌月以降は1月に1回を限度として算定できる。

　　当該検査を実施するに当たっては，下記（イ）から（二）までに掲げる検査の全て〔睡眠時呼吸障害の疑われない患者については（イ）のみ〕を当該患者の睡眠中8時間以上連続して測定し，記録する。
　（イ）　脳波，眼球運動およびおとがい筋筋電図
　（ロ）　鼻または口における気流の検知
　（ハ）　胸壁および腹壁の換気運動記録
　（二）　パルスオキシメーターによる動脈血酸素飽和度連続測定

★脳波等の記録速度は，毎秒1.5cm以上のものを標準とする。

★同時に行った検査のうち，D200スパイログラフィー等検査から本区分「2」までに掲げるものおよびD239筋電図検査については，併せて算定できない。

★測定を開始した後，患者の覚醒等やむを得ない事情により，当該検査を途中で中絶した場合には，当該中絶までに施行した検査に類似する検査項目によって算定する。

★診療録に検査結果の要点を記載する。

●レセプト摘要欄：【1及び2以外の場合「イ」】D237終夜睡眠ポリグラフィー（保医発通知）の(3)の（イ）から（ホ）までのいずれかの要件を満たす医学的根拠を記載する。

【1及び2以外の場合「イ」】安全精度管理を要した患者の診断名（疑い病名を含む），検査中の安全精度管理に係る検査結果の要点を記載する。

【1及び2以外の場合「イ」】（合併症を有する睡眠関連呼吸障害の患者に対して実施した場合）継続的な治療の内容，BMI又は日常生活の状況等の当該検査を実施する医学的な必要性について記載する。

D237-2　反復睡眠潜時試験（MSLT）　5,000点

【目的】　ナルコレプシーや特発性過眠症の診断のために，1日に4〜6回，入眠潜時測定を繰り返す。
【方法】　終夜睡眠ポリグラフと同様，脳波，眼球運動，筋電図などをモニターする。日中に4〜6回，20分間程度の検査を約2時間おきで繰り返す。終夜睡眠ポリグラフに引き続いて翌日に行うことも可能である。脳波がstage1まで達する入眠潜時を各回測定して，その平均をとる。ナルコレプシーや特発性過眠症では，平均入眠潜時が10分以下となる。ナルコレプシーではさらに10分以下にレム睡眠となる（レム潜時10分以下）のが2回以上認められる。特発性過眠症では入眠時レムの出現は2回未満である。
適応疾患　▶ナルコレプシー　▶特発性過眠症

《保険請求》
★反復睡眠潜時試験（MSLT）は，ナルコレプシーまたは特発性過眠症が強く疑われる患者に対し，診断の補助として，概ね2時間間隔で4回以上の睡眠検査を行った場合に1月に1回を限度として算定する。なお，本検査とD237終夜睡眠ポリグラフィーを併せて行った場合には，主たるもののみ算定する。
★関連学会より示されている指針を遵守し，適切な手順で行われた場合に限り算定できる。

D237-3　覚醒維持検査 新　5,000点

【目的】　過眠症状を伴う睡眠障害の重症度または治療効果の判定
【方法】　被験者に，暗室内座位静止状態で開眼して覚醒を維持するよう指示する。脳波を中心とした睡眠判定指標を用いた入眠潜時の測定を，2時間間隔で4回繰り返す。
適応疾患　▶過眠症　▶過眠症状を伴う睡眠障害

《保険請求》
★覚醒維持検査は，過眠症状を伴う睡眠障害の重症度または治療効果の判定を目的として，概ね2時間間隔で4回以上の覚醒維持検査を行った場合に1月に1回を限度として算定する。
★関連学会より示されている指針を遵守し，適切な手順で行われた場合に限り算定できる。

脳波

第11章

神経・筋検査

《保険請求》【D239〜 D242に係る共通事項】
■ D239から D240までに掲げる神経・筋検査については，各所定点数および D241に掲げる神経・筋検査判断料の所定点数を合算した点数により算定する。

D239　筋電図検査　electromyography（EMG）

1　筋電図〔1肢につき（針電極にあっては1筋につき）〕	320点
2　誘発筋電図（神経伝導速度測定を含む）（1神経につき）	200点
3　中枢神経磁気刺激による誘発筋電図（一連につき）	800点
4　単線維筋電図（一連につき）	1,500点
注1　複数神経加算	150点

1　筋電図〔1肢につき（針電極にあっては1筋につき）〕　320点

【目的】　筋電図検査は，筋線維の活動電位を記録するものであり，同芯針筋電図（普通筋電図，単に針筋電図ともいう），単線維筋電図，表面筋電図などに分けられ，それぞれ，種々の神経筋疾患の障害の診断に有用である。同芯針筋電図は，筋力低下の障害レベルの鑑別（神経原性か筋原性か中枢性か），障害の局在診断など障害分布の検討による診断，疾患特異的な特殊な活動（主に安静時活動）による病名診断などに貢献する。単線維筋電図は，単線維針という特殊な針電極を用い（最近は通常の同芯針電極を用いてフィルター設定で調整することも行われる），1本1本の筋線維の活動電位を分離して記録するもので，神経筋接合部障害の評価におもに用いられる。表面筋電図は表面電極を用いて筋全体の活動をとらえるもので，不随意運動の診断などに用いられる。

【方法】　同芯針筋電図では安静時もしくは随意収縮時の筋に針を刺して，活動を観察する。出現する運動単位電位の定量解析を行う場合もあるが，通常は経験に基づく定性診断が広く行われており，このためには豊富な経験が必要とされる。単線維筋電図には，随意収縮と電気刺激の2つの方法があるが，いずれも高度の熟練を要する検査法である。共に MCD（mean consecutie dfference）というパラメータを解析する。表面筋電図は皮膚表面に電極を貼って，総体的な活動量を評価する。筋電計の他，チャンネル数が多い場合には脳波計を用いることもある。

適応疾患　▶筋萎縮性側索硬化症　▶ポリオ　▶脊髄性筋萎縮症　▶球脊髄性筋萎縮症　▶脊髄空洞症　▶頚椎症　▶頚椎椎間板ヘルニア　▶頚椎症性筋萎縮症　▶神経痛性筋萎縮症　▶胸郭出口症候群　▶腕神経叢障害（上腕神経叢障害）▶腰椎椎間板ヘルニア　▶腰部脊柱管狭窄症　▶多発ニューロパチー　▶ギラン・バレー症候群　▶慢性炎症性脱髄性多発根ニューロパチー　▶多巣性運動ニューロパチー　▶シャルコー・マリー・トゥース病　▶多発性単ニューロパチー　▶多発性単神経炎　▶単ニューロパチー（手根管症候群，肘部尺骨神経障害，肘部管症候群，ギヨン管症候群，橈骨神経麻痺，腓骨神経麻痺，足根管症候群，大腿神経麻痺，坐骨神経痛など）▶絞扼性ニューロパチー　▶末梢神経損傷　▶末梢性顔面神経麻痺　▶中毒性ニューロパチー　▶進行性筋ジストロフィー　▶ミオパチー　▶多発性筋炎　▶皮膚筋炎　▶封入体筋炎　▶重症筋無力症　▶ランバート・イートン筋無力症候群（イートン・ランバート症候群）▶パーキンソン症候群　▶舞踏病　▶本態性振戦　▶クロイツフェルト・ヤコブ病　▶その他の不随意運動をきたす疾患（アテトーシス，異常不随意運動）▶解離性運動障害　▶術中モニタリング

《保険請求》
★「1」において，顔面および躯幹は，左右，腹背を問わずそれぞれ1肢として扱う。

2　誘発筋電図（神経伝導速度測定を含む）（1神経につき）　evoked electromyogram　200点

【目的】　末梢神経を電気的に刺激し，得られる筋や神経の活動電位を記録する手法の総称。様々な手法があり，神経筋の機能そのもの（筋力低下や感覚障害）を非侵襲的に評価できるので，種々の神経筋疾患，あるいは筋力低下や感覚障害を呈する患者の最初の評価手段として幅広く用いられる。ニューロパチーの存在診断，病理診断（脱髄性か，軸索性か），局在診断（特に絞扼性ニューロパチー），神経叢・神経根障害の診断，運動ニューロン疾患などでの鑑別診断，神経筋接合部疾患の診断（神経反復刺激試験），脳幹・顔面神経・三叉神経障害の評価（瞬目反射）などに有用である。末梢神経障害を合併する種々の中枢神経疾患（脊髄小脳変性症，白質ジストロフィーなど）にも用いられる。

【方法】　運動神経伝導検査（運動神経伝導速度；motor nerve conduction velocity；MCV ともいう），F 波，H 波，感覚神経伝導検査（感覚神経伝導速度；sensory nerve conduction velocity；SCV ともいう），神経反復刺激試験（神経筋接合部障害を評価する），瞬目反射（blink reflex）などがある。いずれも刺激・記録とも表面電極を用いて行うのが基本であるが，一部針電極を用いる場合もある。検査の詳細は省略するが，それぞれの神経でどこで刺激・記録を行うかなど多岐にわたる検査手技を身につけなければならず，高度の技術と豊富な経験が要求される検査法である。

適応疾患　▶腕神経叢障害（上腕神経叢障害）▶胸郭出口症候群 ▶多発ニューロパチー ▶多発性単ニューロパチー ▶シャルコー・マリー・トゥース病 ▶手根管症候群 ▶絞扼性ニューロパチー ▶肘部管症候群 ▶肘部尺骨神経障害 ▶ギヨン管症候群 ▶橈骨神経麻痺 ▶腓骨神経麻痺 ▶末梢神経損傷 ▶末梢性顔面神経麻痺 ▶中毒性ニューロパチー ▶ギラン・バレー症候群 ▶フィッシャー症候群 ▶慢性炎症性脱髄性多発根ニューロパチー（慢性炎症性脱髄性多発神経炎）▶多巣性運動ニューロパチー ▶筋萎縮性側索硬化症 ▶脊髄性筋萎縮症 ▶球脊髄性筋萎縮症 ▶白質ジストロフィー ▶脊髄小脳変性症 ▶頚椎症 ▶腰部脊柱管狭窄症 ▶糖尿病性末梢神経障害 ▶重症筋無力症 ▶ランバート・イートン筋無力症候群（イートン・ランバート症候群）▶脳幹障害 ▶三叉神経障害 ▶末梢神経損傷 ▶解離性運動障害 ▶解離性感覚障害

《保険請求》

■「2」について，2神経以上に対して行う場合には，複数神経加算として，1神経を増すごとに150点を所定点数に加算する。ただし，加算点数は1050点を超えないものとする。

★「2」については，混合神経について，感覚神経および運動神経をそれぞれ測定した場合には，それぞれを1神経として数える。また，左右の神経は，それぞれを1神経として数える。なお，横隔神経電気刺激装置の適応の判定を目的として実施する場合は，当該検査を横隔膜電極植込術前に1回に限り算定できる。

●レセプト摘要欄：検査を行った神経名を記載する。（感覚・運動の別，左・右の別を記載する）

3　中枢神経磁気刺激による誘発筋電図（一連につき）　800点

【目的】　中枢神経内の運動伝導路を評価できる唯一の生理学的検査法である。多発性硬化症などでは潜在性の錐体路病変も検出できて，診断・経過フォローに有用である。

【方法】　頭部や脊椎部に磁気コイルを当てて，中枢神経を刺激して，表面電極で筋の活動電位を記録する。頭部刺激と神経根刺激の潜時差をみる中枢伝導時間が，錐体路障害の指標として用いられる。

適応疾患　▶多発性硬化症 ▶筋萎縮性側索硬化症（運動ニューロン疾患）等の中枢神経内の運動伝導路の障害 ▶術中モニタリング ▶末梢神経障害

《保険請求》

■「3」について，別に厚生労働大臣が定める施設基準に適合しているものとして地方厚生局長等に届け出た保険医療機関以外の保険医療機関において行われる場合には，所定点数の100分の80に相当する点数により算定する。

★「3」については，多発性硬化症，運動ニューロン疾患等の神経系の運動障害の診断を目的として，単発もしくは二連発磁気刺激法による。検査する筋肉の種類および部位にかかわらず，一連として所定点数により算定する。

4　単線維筋電図（一連につき）　1,500点

【目的】　神経筋接合部での神経筋伝達障害を鋭敏に検出できる検査方法であり，重症筋無力症の診断において，反復神経刺激試験よりはるかに高感度である。Lambert-Eaton 筋無力症候群，筋萎縮性側索硬化症，その他の神経筋疾患でも異常となる。

【方法】　運動単位を構成する個々の筋線維の活動電位を分離して記録し，随意収縮時の2つの電位の発火間隔（voluntary SFEMG），あるいは単一電位の電気刺激からの発火潜時（stimulating SFEMG）の経時的変動（jitter）を評価する。異常があると jitter 増大ないし発火が欠落する blocking 現象が見ら

神経・筋

れる。従来は単線維針電極が用いられたが，最近は通常の同芯針電極を用いることがほとんどである。

適応疾患　▶重症筋無力症〔▶Lambert-Eaton筋無力症候群　▶筋萎縮性側索硬化症〕

《保険請求》

■別に厚生労働大臣が定める施設基準に適合しているものとして地方厚生局長等に届け出た保険医療機関において行われる場合に限り算定する。

★「4」については，重症筋無力症の診断を目的として，単線維筋電図に関する所定の研修を修了した十分な経験を有する医師により，単一の運動単位の機能の評価を行った場合に，一連として所定点数により算定する。診療報酬請求に当たっては，診療報酬明細書に当該医師が所定の研修を修了していることおよび当該検査に係る十分な経験を有することを証する文書を添付し，検査実施日，実施医療機関の名称，診断名（疑いを含む）および当該検査を行う医学的必要性の症状詳記を記載する。ただし，記載可能であれば，「摘要」欄への記載でも差し支えない。

D239-2　電流知覚閾値測定　Current Perception Threshold (CPT)　（一連につき）　　200点

【目的】　電流知覚閾値は，知覚の定量的診断法であり，正常値と比較することで，知覚障害が神経炎の初期であるのか，神経障害の進行した状態であるのかを診断するのに用いられたり，また，アロディニア，知覚不全，詐病の補助診断法として有用である。

【方法】　ニューロメーターにより，痛覚や振動覚等の知覚を電気生理学的・定量的に診断評価する。

適応疾患　▶代謝異常による二次的ニューロパチー（糖尿病性ニューロパチー）▶中毒・感染・自己免疫疾患・遺伝性疾患による知覚障害　▶手根管症候群　▶脊髄神経根症　▶末梢神経損傷による知覚障害　▶解離性感覚障害

《保険請求》

★電流知覚閾値測定は，末梢神経障害の重症度および治療効果の判定を目的として，神経線維を刺激することによりその電流知覚閾値を測定した場合に，検査する筋肉の種類および部位にかかわらず，一連につき所定点数により算定する。

D239-3　神経学的検査　　　　500点

【目的】　患者を神経学的に診察評価することで，神経系の疾患の診断に最も大きな手がかりを与えるものであり，その役割はどのような補助検査によっても代替できるものではない。神経学的診察は，身体診察のなかでも専門性が飛び抜けて高く，正確に遂行するには広範な知識と十分な修練，経験が必須である。神経内科専門医，脳外科専門医などが，それが修得されていることを保証する専門医資格であるとされており，このような専門医資格を有しないものがこの検査を算定することは通常許されない。

【方法】　神経学的診察の方法は，概略としては，意識障害・高次脳機能，脳神経系，運動系（脳萎縮，筋トーヌス，徒手筋力テスト），腱反射，協調運動，不随意運動の有無，起立歩行の状態，感覚系，脊柱症候・髄膜刺激徴候，自律神経徴候などを，系統的あるいはproblem-orientedに診察し，その結果をサマライズして解釈することで，神経系疾患の診断を示唆するものである。

適応疾患　▶脳神経系の障害がある，もしくは疑われるすべての疾患・症例。すなわち以下の疾患等。▶認知症性疾患（認知症，アルツハイマー型認知症，血管性認知症，レヴィー小体型認知症，前頭側頭（葉）型認知症など）▶脳血管障害　▶脳梗塞　▶脳出血　▶くも膜下出血　▶運動ニューロン疾患　▶筋萎縮性側索硬化症　▶脊髄性筋萎縮症　▶若年性一側性上肢筋萎縮症　▶小脳疾患　▶脊髄小脳変性症　▶アルコール性小脳性運動失調症　▶腕神経叢損傷　▶上腕神経叢障害　▶胸郭出口症候群　▶神経痛性筋萎縮症　▶多発ニューロパチー　▶糖尿病性ニューロパチー　▶シャルコー・マリー・トゥース病　▶ギラン・バレー症候群　▶慢性炎症性脱髄性多発神経炎　▶多発性単神経炎　▶手根管症候群　▶肘部管症候群　▶橈骨神経麻痺　▶腓骨神経麻痺　▶筋力低下　▶しびれ感　▶知覚障害　▶振戦　▶不随意運動症　▶神経系感染症（脳炎，髄膜炎，クロイツフェルト・ヤコブ病など）▶脱髄疾患（中枢神経系免疫疾患，多発性硬化症，視神経脊髄炎，急性散在性脳脊髄炎など）▶機能性疾患（頭痛，片頭痛，筋収縮性頭痛，慢性緊張型頭痛，群発性頭痛，てんかん，めまい，失神など）▶解離性運動障害　▶解離性感覚障害　▶その他の解離性神経障害　▶機能性神経障害（ヒステリー）▶錐体外路系疾患（不随意運動，パーキンソン病，パーキンソン症候群，進行性核上性麻痺，多系統萎縮症，ハンチントン病，不随意運動症，痙性斜頸，書痙，ジストニア，本態性振戦など）▶脳神経系の奇形（アーノルド・キアリ奇形，脊髄空洞症など）▶脳腫瘍　▶神経系の先天代謝異常疾患（ムコ多糖体症，リピドーシスなど）▶栄養・ビタミン欠乏性疾患（ウェルニッケ脳症，亜急性連合性脊髄変性症，脚気など）▶中毒性神経疾患（中毒性ニューロパチー，

薬物誘発性多発ニューロパチーなど）▶運動ニューロン疾患（筋萎縮性側索硬化症，脊髄性筋萎縮症，球脊髄性筋萎縮症，平山病など）▶小脳疾患（脊髄小脳変性症）▶脊椎脊髄疾患（変形性頚椎症，椎間板ヘルニア，脊柱管狭窄症，間欠性跛行など）▶末梢神経疾患（末梢神経炎，ニューロパチー，末梢神経障害性疼痛など）▶自律神経疾患（ホルネル症候群，異常発汗など）▶神経筋接合部疾患（重症筋無力症，イートン・ランバート症候群など）▶筋疾患（進行性筋ジストロフィー，ミオパチー，ステロイドミオパチー，多発性筋炎，皮膚筋炎，封入体筋炎，周期性四肢麻痺など）▶他臓器疾患に伴う神経障害（糖尿病，低血糖，甲状腺機能低下症，全身性エリテマトーデス，シェーグレン症候群，腫瘍随伴症候群など）など

《保険請求》

■別に厚生労働大臣が定める施設基準に適合しているものとして地方厚生局長等に届け出た保険医療機関において行われる場合に限り算定する。

★神経学的検査は，意識状態，言語，脳神経，運動系，感覚系，反射，協調運動，髄膜刺激症状，起立歩行等に関する総合的な検査および診断を，成人においては「別紙様式19」の神経学的検査チャートを，小児においては「別紙様式19の2」の小児神経学的検査チャートを用いて行った場合に一連につき1回に限り算定する。

★神経学的検査は，専ら神経系疾患（小児を対象とする場合も含む）の診療を担当する医師（専ら神経系疾患の診療を担当した経験を10年以上有するものに限る）として，地方厚生（支）局長に届け出ている医師が当該検査を行った上で，その結果を患者およびその家族等に説明した場合に限り算定する。

★神経学的検査と一連のものとして実施された検査（眼振を検査した場合のD250平衡機能検査，眼底を検査した場合のD255精密眼底検査等を指す）については，所定点数に含まれ，別に算定できない。

D239-4　全身温熱発汗試験　600点

【目的】　発汗障害は自律神経障害の一環として出現し，重篤になると，うつ熱，熱中症などの危険を伴う。その他，局所性の発汗障害の証明が診断に役立つ症例もある。

【方法】　ヨウ素でんぷん反応を利用したミノール法の変法のラップフィルム法が広く用いられている。食品包装用ラップフィルムにヨード液と合成水糊を混合したものを塗布し，乾燥後，オブラート紙を密着して試験紙を作成する。これを全身に巻き付け，電気毛布等で加温すると，発汗が起こった部分ではオブラートが溶けて着色を呈する。

適応疾患　▶発汗障害　▶自律神経障害　▶特発性全身性無汗症　▶多系統萎縮症　▶シャイ・ドレーガー症候群　▶家族性アミロイド多発ニューロパチー　▶純粋自律神経機能不全症　▶ファブリ病　▶局所性無汗症　▶分節性無汗症　▶ロス症候群　▶パーキンソン病　▶ホルネル症候群

《保険請求》

★本検査は，多系統萎縮症，パーキンソン病，ポリニューロパチー，特発性無汗症，ホルネル症候群およびロス症候群等の患者に対し，ヨウ素デンプン反応または換気カプセル法を利用して患者の全身の発汗の有無および発汗部位を確認した場合に，診断時に1回，治療効果判定時に1回に限り算定できる。

★医師が直接監視を行うか，または医師が同一建物内において直接監視をしている他の従事者と常時連絡が取れる状態かつ緊急事態に即時的に対応できる体制である。

D239-5　精密知覚機能検査　Precision sensory function tests　280点

【目的】　おもに手外科領域において，感覚障害（知覚障害）の部位・範囲や程度を評価し，手根管症候群をはじめとする手の感覚障害を来す疾患の診断，術前術後の比較，回復過程の評価，手指機能実用性・知覚再教育適否の評価のために行われる。2点識別計を用いた2点識別覚検査も同様の目的で用いられるが，認められているのは，Semmes-Weinstein monofilament を使ったテストのみである。

【方法】　Semmes-Weinstein monofilament を用いて規定の方法で手の皮膚を刺激し，触覚刺激として感知できたかを尋ねる。感じることのできた番号（太さ）に応じてチャートにマッピングして評価する。

適応疾患　▶手根管症候群　▶肘部管症候群　▶尺骨神経障害　▶末梢神経断裂　▶末梢神経損傷　▶末梢神経縫合術後

《保険請求》

★精密知覚機能検査は，末梢神経断裂，縫合術後または絞扼性神経障害の患者に対して，当該検査に関する研修を受講した者が，Semmes-Weinstein monofilament set を用いて知覚機能を定量的に測定した場合に算定できる。なお，検査の実施に当たっては，関係学会の定める診療に関する評価マニュアルを遵守する。

神経・筋

D240　神経・筋負荷テスト

1　テンシロンテスト（ワゴスチグミン眼筋力テストを含む）‥‥‥‥‥‥‥‥‥‥‥‥‥‥ 130点
2　瞳孔薬物負荷テスト ‥‥‥‥‥‥‥‥‥‥‥‥‥‥‥‥‥‥‥‥‥‥‥‥‥‥‥‥‥‥‥ 130点
3　乏血運動負荷テスト（乳酸測定等を含む）‥‥‥‥‥‥‥‥‥‥‥‥‥‥‥‥‥‥‥‥‥ 200点

1　テンシロンテスト（ワゴスチグミン眼筋力テストを含む）tensilon test　　130点

【目的】　テンシロンテストは，重症筋無力症の診断補助に行われる。テンシロン（抗コリンエステラー
ゼ剤）を静注すると，重症筋無力症では90〜95%で症状の改善を認めるが，正常者では筋力に変化は起
こらない。ただし，MuSK 抗体陽性 MG においては，テンシロン試験の陽性率は Ach 受容体抗体陽性
例と比べて低く（40〜50%程度），むしろコリンエラスターゼ阻害作用による副反応やコリン性クリー
ゼが惹起されることが報告されている。よって，すでに MuSK 抗体陽性が判明されている症例，ある
いは臨床的に MuSK 抗体陽性が強く疑われる患者での施行は推奨されない。
　ワゴスチグミン眼筋力テストは，ワゴスチグミン（抗コリンエステラーゼ剤）を筋注し，眼瞼下垂や
眼球運動障害が改善するかどうかをみる検査である。
【方法】　テンシロン静注前および静注後1〜15分ぐらいの間の，臨床症候を観察する。

適応疾患　▶重症筋無力症

《保険請求》
　★「1」のテンシロンテストについては，Edrophonium Chloride を負荷して行う検査に伴うすべての検査（前後
　　の観察および精密眼圧測定を含む）を含む。

2　瞳孔薬物負荷テスト　　130点

【目的】　瞳孔薬物負荷テストは，自律神経検査法の1つである。瞳孔は副交感神経支配の瞳孔括約筋と，
交感神経支配の瞳孔散大筋のバランスによって支配されている。種々の薬物に対する反応のパターンを
評価することで，交感神経障害の局在診断，Adie 症候群の診断などが可能となる。
【方法】　エピネフリン・チラミン・コカイン試験は交感神経刺激により散瞳を生ずるが，交感神経障害
の部位（中枢性か節前性か節後性か）によってその反応パターンが違ってくる。メコリル・ピロカルピ
ン試験は副交感神経刺激により縮瞳を起こすが，低濃度で縮瞳を生ずる場合は節後線維障害による de-
nervation hypersensitivity の存在が疑われる。

適応疾患　▶ホルネル症候群　▶アディー瞳孔　〔▶自律神経失調症（不定愁訴症）〕

《保険請求》
　★「2」の瞳孔薬物負荷テストは，ホルネル症候群またはアディー症候群について行った場合に，負荷する薬剤の種
　　類にかかわらず，一連として所定点数により算定する。
　　なお，使用した薬剤については，D500薬剤により算定する。

3　乏血運動負荷テスト（乳酸測定等を含む）　　200点

【目的】　糖原病（V・VI型），ミトコンドリア代謝異常症（ミトコンドリア脳筋症，MELAS，MERRF
など）などにおける嫌気代謝を調べる検査である。糖原病では乳酸・ピルビン酸の上昇が欠如する。ミ
トコンドリア代謝異常症では正常よりも著明な乳酸ピルビン酸の上昇が持続する。
【方法】　上腕部をマンシェットで阻血し，手の開閉運動を繰り返して，運動負荷前後での血中の乳酸お
よびピルビン酸値の上昇の程度を測定する。

適応疾患　▶糖原病　▶ミトコンドリア脳筋症　▶ミオクローヌスてんかん

《保険請求》
　★「3」の乏血運動負荷テストについては，血中乳酸，焦性ブドウ酸，カリウム，無機リン等の測定検査の費用およ
　　び採血料を含む。

D242　尿水力学的検査

1　膀胱内圧測定 ‥‥‥‥‥‥‥‥‥‥‥‥‥‥‥‥‥‥‥‥‥‥‥‥‥‥‥‥‥‥‥‥‥‥ 260点

```
2　尿道圧測定図 ································································································· 260点
3　尿流測定 ····································································································· 205点
4　括約筋筋電図 ······························································································· 310点
```

《保険請求》

★排尿筋圧測定の目的で，膀胱内圧測定と併せて直腸内圧を測定した場合には，「1」の膀胱内圧測定と D233直腸
肛門機能検査の「1」1項目行った場合の所定点数を併せて算定する。
　また，内圧流量検査の目的で，D242に掲げる検査を複数行った場合には，それぞれの所定点数を算定する。

1　膀胱内圧測定　cystometry　　　　　　　　　　　　　　　　　　　　　　　260点

【目的】　膀胱容量と膀胱内圧との関係を調べ，膀胱機能障害の型を判定する検査法である。経尿道的に
膀胱内圧測定用カテーテルを膀胱に挿入後水または炭酸ガスを注入し，初発尿意と最大尿意の時期，注
入量などを測定する。
　正常膀胱では膀胱が充満状態でも内圧は一定（30〜40cmH$_2$O）に維持され，最大容量（400〜
450mL）に達すると尿道内圧が減少して排尿が生じる。神経疾患などでは膀胱内圧と膀胱収縮圧のバラ
ンスが保てなくなり，膀胱機能障害が生じる。
【方法】　膀胱内圧測定用カテーテル
適応疾患　▶神経因性膀胱（原因疾患：前頭葉腫瘍，脳血管障害，パーキンソン病，多系統萎縮症，シ
　ャイ・ドレーガー症候群，多発性硬化症，脊髄損傷，脊髄腫瘍，椎間板ヘルニア，脊髄ろう，糖尿病
　性末梢神経障害）▶過活動膀胱　▶尿失禁　▶尿道狭窄　▶前立腺肥大症　▶前立腺癌　▶前立腺炎　▶下部尿路
　通過障害

2　尿道圧測定図　　　　　　　　　　　　　　　　　　　　　　　　　　　　260点

【目的】　膀胱から尿道にかけての圧を測定することにより，排尿障害の原因を調べる検査法である。先
端に近い部位に孔の開いたカテーテルを用い，注入器でゆっくりと水を入れ注入に要する圧を測定する。
【方法】　尿道内圧測定用カテーテル
適応疾患　▶神経因性膀胱（原因疾患：前頭葉腫瘍，脳血管障害，パーキンソン病，多系統萎縮症，シ
　ャイ・ドレーガー症候群，多発性硬化症，脊髄損傷，脊髄腫瘍，椎間板ヘルニア，脊髄ろう，糖尿病
　性末梢神経障害）▶過活動膀胱　▶尿道狭窄　▶前立腺肥大症　▶前立腺癌　▶前立腺炎　▶下部尿路通過障害

3　尿流測定　uroflowmetry　　　　　　　　　　　　　　　　　　　　　　　205点

【目的】　膀胱収縮圧と尿道内圧の平衡が維持されない場合に生じる失禁，尿管への尿逆流現象などの尿
排出障害の検査法である。尿流計（uroflowmeter）を用いて，集尿器に排尿したときの尿の流れを自
動的に記録し，全排尿量，排尿時間，尿流量などを測定する。
【方法】　尿流計
適応疾患　▶神経因性膀胱（原因疾患：前頭葉腫瘍，脳血管障害，パーキンソン病，多系統萎縮症，シ
　ャイ・ドレーガー症候群，多発性硬化症，脊髄損傷，脊髄腫瘍，椎間板ヘルニア，脊髄ろう，糖尿病
　性末梢神経障害）▶過活動膀胱　▶尿道狭窄　▶尿道損傷　▶前立腺肥大症　▶前立腺癌　▶前立腺炎　▶下部尿
　路通過障害

4　括約筋筋電図　sphincter electromyogram　　　　　　　　　　　　　　　310点

【目的】　括約筋筋電図は膀胱機能障害の原因を調べる検査法である。膀胱内圧と尿道内圧は膀胱収縮筋，
外尿道括約筋，尿生殖筋，骨盤筋などの筋の緊張により維持されており，蓄尿には外尿道括約筋の収縮
作用が必要である。括約筋筋電図は尿道括約筋に針電極を刺入して記録する。無抑制括約筋弛緩は主に
大脳半球の障害でみられ，神経原性所見は脊髄や末梢神経の障害で認められる。
【方法】　括約筋筋電図
適応疾患　▶神経因性膀胱（原因疾患：前頭葉腫瘍，脳血管障害，パーキンソン病，多系統萎縮症，シ
　ャイ・ドレーガー症候群，多発性硬化症，脊髄損傷，脊髄腫瘍，椎間板ヘルニア，脊髄ろう，糖尿病
　性末梢神経障害）▶過活動膀胱　▶尿失禁　▶尿道狭窄　▶前立腺肥大症　▶前立腺癌　▶前立腺炎　▶下部尿路
　通過障害

神経・筋

第 **12** 章

耳鼻咽喉科学的検査

D244　自覚的聴力検査

1　① **標準純音聴力検査**　pure tone audiometry（純音，H-ジュンオン）　　　350点

【**目的・方法**】　種々の周波数の純音を聞かせ，どの程度聴力があるかを検査する方法。難聴の程度，障害部位の推定に利用される。気導聴力検査（外耳道から鼓膜，耳小骨を経て聞こえる聴力検査）と骨導聴力検査（音の振動が頭蓋骨から蝸牛，聴神経へ伝わる聴力を調べる検査）の両方を行う。

適応疾患　すべての難聴性疾患：▶感音難聴（突発性難聴，老年性難聴，急性低音障害型感音難聴，特発性難聴，老年性難聴，騒音性難聴，音響外傷，先天性難聴，内耳奇形，音響外傷，聴神経腫瘍，外リンパ瘻，遅発性内リンパ水腫，内耳炎，中毒性難聴，耳鳴症）▶伝音難聴（急性中耳炎，滲出性中耳炎，慢性（穿孔性）中耳炎，真珠腫性中耳炎，癒着性中耳炎，好酸球性中耳炎，耳管狭窄症，耳管開放症，耳硬化症，外耳奇形，中耳奇形，耳小骨奇形，側頭骨骨折，好酸球性中耳炎）▶めまい（メニエール病，遅発性内リンパ水腫，外リンパ瘻，前庭神経炎，良性発作性頭位めまい症）▶後迷路性難聴（聴神経腫瘍，小脳橋角部腫瘍），機能性難聴　▶機能性難聴，心因性難聴，詐聴

《保険請求》

★「1」の標準純音聴力検査は，日本工業規格の診断用オージオメーターを使用し，日本聴覚医学会制定の測定方法により，気導聴力（測定周波数250，500，1000，2000，4000，8000Hz）および骨導聴力（測定周波数250，500，1000，2000，4000Hz）を両耳について測定する方法をいう。

1　② **自記オージオメーターによる聴力検査**　Bekesy audiometry, self-recording audiometry　　　350点

【**目的・方法**】　周波数連続で閾値が測定でき，感音難聴の鑑別診断を目的とする。聴覚順応や聴覚疲労を検出し，断続音記録と連続音記録を比較して型分類することによって内耳，後迷路疾患，機能性難聴などを鑑別する。

適応疾患　▶感音難聴（突発性難聴，老年性難聴，急性低音障害型感音難聴，特発性難聴，老年性難聴，騒音性難聴，音響外傷，先天性難聴，内耳奇形，音響外傷，聴神経腫瘍，外リンパ瘻，遅発性内リンパ水腫，内耳炎，中毒性難聴，耳鳴症）▶機能性難聴，心因性難聴，詐聴

2　③ **標準語音聴力検査**　speech audiometry（語音，H-ゴオン）　　　350点

【**目的・方法**】　録音テープにより語音を規定の強さで聞かせ，言葉を聞き取る能力を調べる。難聴の程度，障害部位，予後推定，補聴器の適合性やその選択を判断するのに利用される。

適応疾患　すべての難聴性疾患（特に中等度以上の難聴，老人性難聴，後迷路性難聴）

2　④ **ことばのききとり検査**　speech recognition test　　　350点

【**目的・方法**】　難聴者の語音了解度を測定し，補聴器および聴能訓練の効果の評価を行う。

《適応疾患》　▶難聴（補聴器の効果判定）▶人工内耳植込術後

┌─ 《保険請求》─────────────────────────────────
│ ★「2」のことばのききとり検査は，難聴者の語音了解度を測定し，補聴器および聴能訓練の効果の評価を行った場
│ 　合に算定する。
└───

3 ⑤ 簡易聴力検査

【目的・方法】　音叉あるいはオージオメーターを使った気道聴力検査である。室内が30db 以下の環境
で行われる。

┌─ 《保険請求》─────────────────────────────────
│ ★「3」の簡易聴力検査とは，室内騒音が30ホーン以下の防音室で行う検査である。
└───

「イ」気導純音聴力検査　110点

【目的・方法】　診断用オージオメーターを使用し，気道聴力のみを検査する方法。

《適応疾患》　▶難聴（スクリーニング検査，2回目以降の純音聴力検査）

┌─ 《保険請求》─────────────────────────────────
│ ★「3」の簡易聴力検査のうち「イ」は，日本工業規格の診断用オージオメーターを使用して標準純音聴力検査時と
│ 　同じ測定周波数について気導聴力検査のみを行った場合に算定する。
└───

「ロ」その他（種目数にかかわらず一連につき）　40点

【目的・方法】　音叉あるいはオージオメーター（主として，1,000Hz，4,000Hz の2種類の周波数）を
使った聴力検査である。

《適応疾患》　▶難聴（スクリーニング）

┌─ 《保険請求》─────────────────────────────────
│ ★「3」の簡易聴力検査のうち「ロ」は，次に掲げるアおよびイを一連として行った場合に算定する。
│ 　ア　音叉を用いる検査（ウェーバー法，リンネ法，ジュレ法を含む）
│ 　イ　オージオメーターを用いる検査〔閉鎖骨導試験（耳栓骨導試験），日本工業規格選別用オージオメーターによ
│ 　　る気導検査を含む〕
└───

4 ⑥ 後迷路機能検査（種目数にかかわらず一連につき）　400点

【目的・方法】　両耳の音を融合して聞くことができるかどうかを調べる検査である。短音による検査，
方向感機能検査，ひずみ語音明瞭度検査がある。

《適応疾患》　▶聴神経腫瘍 ▶脳幹機能障害（脳幹部腫瘍，脳幹部出血，老人性脳変性）▶脳皮質障害（末
梢迷路障害，側頭葉腫瘍，頭部外傷，老人性脳変性）

┌─ 《保険請求》─────────────────────────────────
│ ★「4」の後迷路機能検査とは，短音による検査，方向感機能検査，ひずみ語音明瞭度検査および一過性閾値上昇検
│ 　査（TTD）のうち，1種または2種以上のものを組み合わせて行うものをいい，2種以上行った場合においても，
│ 　所定点数により算定する。
└───

5 ⑦ 内耳機能検査（種目数にかかわらず一連につき）　400点

【目的・方法】　感音難聴の特徴であるレクルートメント現象の有無を見る検査である。レクルートメン
ト検査（ABLB 法，聴力の左右差を調べる），音の強さおよび周波数の弁別域検査（識別できる音の最
小変化分を調べる），一過性閾値上昇検査（TTD）がある。

《適応疾患》　▶感音難聴（突発性難聴，老年性難聴，急性低音障害型感音難聴，特発性難聴，老年性難聴，
騒音性難聴，音響外傷，先天性難聴，内耳奇形，音響外傷，聴神経腫瘍，外リンパ瘻，遅発性内リン
パ水腫，内耳炎，中毒性難聴，耳鳴症）

┌─ 《保険請求》─────────────────────────────────
│ ★「5」の内耳機能検査の所定点数は，レクルートメント検査（ABLB 法），音の強さおよび周波数の弁別域検査，
│ 　SISI テスト等の内耳障害の鑑別に係るすべての検査の費用を含むものであり，検査の数にかかわらず，所定点数
│ 　により算定する。
└───

耳鼻
咽喉

5 ⑧ 耳鳴検査（種目数にかかわらず一連につき）pitch match test, loudness balance test, masking test　400点

【目的・方法】　診断用オージオメーター，自記オージオメーターまたは耳鳴検査装置を用いて，耳鳴同調音の検索（ピッチマッチ検査），ラウドネスの判定，耳鳴り遮蔽検査（マスキング検査）等を使用し，耳鳴の大きさや周波数を調べる。

適応疾患　▶感音難聴（突発性難聴，老年性難聴，急性低音障害型感音難聴，特発性難聴，老年性難聴，騒音性難聴，音響外傷，先天性難聴，内耳奇形，音響外傷，聴神経腫瘍，外リンパ瘻，遅発性内リンパ水腫，内耳炎，中毒性難聴，耳鳴症）▶耳鳴症　▶メニエール病　▶聴神経腫瘍

《保険請求》
★「5」の耳鳴検査は，診断用オージオメーター，自記オージオメーターまたは耳鳴検査装置を用いて耳鳴同調音の検索やラウドネスの判定および耳鳴り遮蔽検査等を行った場合に算定する。

6 ⑨ 中耳機能検査（種目数にかかわらず一連につき）　150点

【目的・方法】　鼓膜穿孔がある場合に，鼓膜を一時的に閉鎖して聴力検査を行い中耳機能を検査する方法。

適応疾患　▶中耳先天奇形　▶滲出性中耳炎　▶中耳炎　▶耳硬化症　▶鼓膜癒着症（癒着性中耳炎）▶鼓室硬化症　▶鼓膜穿孔を伴った疾患（慢性中耳炎，穿孔性中耳炎，外傷性鼓膜穿孔など）▶真珠腫性中耳炎

《保険請求》
★「6」の中耳機能検査は，骨導ノイズ法，鼓膜穿孔閉鎖検査（パッチテスト），気導聴力検査等のうち2種以上を組み合わせて行った場合にのみ算定する。

D244-2　補聴器適合検査　　　

「1」1回目　1,300点，「2」2回目以降　700点

【目的・方法】　補聴器の適合判定，選択，調節のための検査である。適合判定には気導聴力検査がおもに用いられ，語音弁別検査も利用される。

　補聴器の選択，調節には純音聴力検査，不快レベル検査，快適レベル検査が用いられる。音の大きさを変えていき，不快に感じる大きさを調べるのが不快レベル検査，もっとも聞きやすい大きさを調べるのが快適レベル検査である。補聴器の電気音響的特性の測定も重要である。

適応疾患　▶補聴器を必要とする難聴をきたす疾患（▶先天性耳介奇形　▶外耳道奇形　▶中耳先天奇形　▶慢性中耳炎　▶耳硬化症　▶後迷路性難聴　▶感音難聴（突発性難聴，老年性難聴，急性低音障害型感音難聴，特発性難聴，老年性難聴，騒音性難聴，音響外傷，先天性難聴，内耳奇形，音響外傷，聴神経腫瘍，外リンパ瘻，遅発性内リンパ水腫，内耳炎，中毒性難聴，耳鳴症）▶老年性難聴　▶若年発症型両側感音難聴　▶特発性難聴　▶先天性難聴　▶高度難聴）

《保険請求》
■補聴器適合検査は，別に厚生労働大臣が定める施設基準に適合しているものとして，地方厚生局長等に届け出た保険医療機関において行われる場合に，患者1人につき月2回に限り算定する。
★補聴器適合検査は，聴力像に対し電気音響的に適応と思われる補聴器を選択のうえ，音場での補聴器装着実耳検査を実施した場合に算定する。
★植込型骨導補聴器の植え込みおよび接合子付骨導端子または骨導端子を交換した後，補聴器適合検査を実施した場合は，「2」2回目以降により算定する。

D245　鼻腔通気度検査　　300点

【目的・方法】　鼻の通りを客観的に調べる検査。簡便法である気息計と鼻腔通気度計 rhinomanometry がある。気息計とはメッキした金属板で，これに鼻息を吹きかけ，曇りの程度を調べる。鼻腔通気度計は鼻腔を通る空気流量と前後の圧力差を測定し，鼻腔の通気抵抗を算出する装置で，鼻づまりの程度を客観的に評価するために用いられる。

適応疾患　▶鼻中隔弯曲症　▶肥厚性鼻炎　▶アレルギー性鼻炎　▶慢性副鼻腔炎　▶神経性鼻閉症など鼻閉をきたす疾患（鼻閉感）▶睡眠時無呼吸症候群

《保険請求》
★鼻腔通気度検査は，当該検査に関連する手術日の前後3月以内に行った場合に算定する。
なお，手術に関係なく，睡眠時無呼吸症候群または神経性（心因性）鼻閉症の診断の目的で行った場合にも，所定点数を算定できる。
●レセプト摘要欄：当該検査に関連する手術名及び手術実施年月日（手術前に当該検査を実施した場合においては手術実施予定年月日）を記載する。

D246　アコースティックオトスコープを用いた鼓膜音響反射率検査 acoustic otoscope

100点

【目的・方法】　アコースティックオトスコープは，外耳道から超音波を射入し，鼓膜からの反響の有無およびその程度を測定する検査機器である。中耳腔内の滲出液の状況を知ることができる。

適応疾患　▶中耳疾患（滲出性中耳炎など）

《保険請求》
★アコースティックオトスコープを用いて鼓膜音響反射率検査と耳鏡検査および鼓膜可動性検査を併せて行い，リコーダーで記録を診療録に残した場合のみ算定できる。
なお，この場合の耳鏡検査および鼓膜可動性検査の手技料は，当該所定点数に含まれ，別に算定できない。

D247　他覚的聴力検査又は行動観察による聴力検査

1　鼓膜音響インピーダンス検査 ………………………………………………………… 290点
2　チンパノメトリー …………………………………………………………………………… 340点
3　耳小骨筋反射検査 ………………………………………………………………………… 450点
4　遊戯聴力検査 ……………………………………………………………………………… 500点
5　耳音響放射（OAE）検査
　イ　自発耳音響放射（SOAE） …………………………………………………………… 100点
　ロ　その他の場合 …………………………………………………………………………… 300点

耳鼻咽喉

1　鼓膜音響インピーダンス検査 inpedance audiometry（インピーダンス/コマク，H-インピーダンス/コマク）　**290点**

【目的・方法】　インピーダンスとはエネルギーの流れに対する抵抗で，エネルギーが音の場合に音響インピーダンスと呼ばれる。鼓膜における音の反射機能を調べるものであり，音波が鼓膜を振動させたときに外力に反抗する力，いわゆる振動しにくさをいう。チンパノメトリー，静的コンプライアンス，耳小骨筋反射の測定からなり，これらの結果を総合的に判断する。

適応疾患　鼓膜穿孔のない伝音難聴を示す疾患〔▶中耳炎（滲出性中耳炎）▶慢性中耳炎 ▶鼓膜癒着症 ▶好酸球性中耳炎）▶外傷性耳小骨離断 ▶耳硬化症 ▶耳管開放症 ▶耳管閉塞症 ▶耳管機能不全

2　チンパノメトリー tympanometry　**340点**

【目的・方法】　中耳腔内圧と鼓膜・中耳伝音系の可動性を調べる検査である。インピーダンス・オージオメーターを使用し，外耳道圧を連続的に変化させて測定する。

適応疾患　鼓膜穿孔のない伝音難聴を示す疾患〔▶中耳炎（滲出性中耳炎）▶慢性中耳炎 ▶鼓膜癒着症 ▶好酸球性中耳炎）▶外傷性耳小骨離断 ▶耳硬化症 ▶耳管開放症 ▶耳管閉塞症 ▶耳管機能不全

3　耳小骨筋反射検査 acoustic reflex（AR）　**450点**

【目的・方法】　音刺激に対する反射弓，鼓膜・中耳伝音系―内耳―第Ⅷ脳神経―脳幹―両側顔面神経―アブミ骨筋のいずれかの異常を検出・鑑別する。詐聴や心因性難聴の聴力推定にも利用される。インピーダンス・オージオメーターを使い周波数別に測定する。

適応疾患　▶耳硬化症 ▶顔面神経障害 ▶ハント症候群 ▶後迷路性難聴〔▶聴神経障害 ▶下部脳幹障害（脳幹機能障害）〕▶心因性難聴，詐聴，機能性難聴 ▶重症筋無力症 ▶伝音難聴 ▶癒着性中耳炎

4　遊戯聴力検査 play audiometry　**500点**

【目的・方法】　純音聴力検査を幼児の喜びそうな遊びと組み合わせ，遊びがそのまま聴力検査になるよ

うに工夫された方法である。純音聴力検査ができない幼少児に適応となる。

適応疾患　▶（幼小児の）難聴

5　耳音響放射（OAE）検査　otoacoustic emissions test

「イ」自発耳音響放射（SOAE）spontaneous OA　100点

【目的・方法】　OAE は内耳機能を他覚的かつ非侵襲的に捉えることが可能であり，蝸牛，とくに外有毛細胞の検査である。自発的に発生する OAE を検出する検査が自発的耳音響で，健康人でも約40％に認められるとされる。マイクロホンを内蔵した耳プローブで OAE を記録する。マイクロホンにより記録された OAE 反応は，増幅後記録計上に表示される。

適応疾患　▶感音難聴（突発性難聴，老年性難聴，急性低音障害型感音難聴，特発性難聴，老年性難聴，騒音性難聴，音響外傷，先天性難聴，内耳奇形，音響外傷，聴神経腫瘍，外リンパ瘻，遅発性内リンパ水腫，内耳炎，中毒性難聴，耳鳴症）▶耳鳴症

「ロ」その他の場合　300点

【目的・方法】　音刺激によって誘発された OAE で，誘発耳音響 evoked OAE（EOAE）と呼ばれる。具体的には外耳道にクリック音を与えると，短時間後（約10秒後）に微弱な音放射を記録できる現象である。このほか同時放射（SFOAE, stimulus-frequency OAE）や歪成分放射（DPOAE, distortion-product OAE）がある。
　耳プローブ内に音を発生するイヤホンと，OAE を記録するマイクロホンを内蔵する。マイクロホンにより記録された OAE 反応は，増幅後記録計上に表示される。

適応疾患　▶感音難聴（突発性難聴，老年性難聴，急性低音障害型感音難聴，特発性難聴，老年性難聴，騒音性難聴，音響外傷，先天性難聴，内耳奇形，音響外傷，聴神経腫瘍，外リンパ瘻，遅発性内リンパ水腫，内耳炎，中毒性難聴，耳鳴症）▶耳鳴症▶新生児難聴（先天性難聴，先天性聾）▶後迷路性難聴　▶心因性難聴，詐聴，機能性難聴

《保険請求》
★「5」の耳音響放射（OAE）検査の「ロ」の「その他の場合」とは，誘発耳音響放射（EOAE）および結合音耳音響放射（DPOAE）をいう。
　なお，「イ」および「ロ」の両方を同一月中に行った場合は，「イ」の所定点数は算定できない。

D248　耳管機能測定装置を用いた耳管機能測定　　　　450点

【目的・方法】　耳管機能測定装置を用いて耳管開大能を調べる検査で，音響耳管機能検査，耳管鼓室気流動態法，加圧・減圧法の3者がある。音響耳管法は能動的開大能，耳管鼓室気流動態法は受動的開大能を調べる。加圧・減圧法は鼓膜に穿孔のある症例に対して行い，能動的および受動的開大能の両者を検査できる。

適応疾患　▶耳管開放症　▶耳管機能不全（耳管狭窄症）▶滲出性中耳炎　▶慢性中耳炎　▶癒着性中耳炎　▶真珠腫性中耳炎

《保険請求》
★耳管機能測定装置を用いた耳管機能測定において音響耳管法，耳管鼓室気流動体法または加圧減圧法のいずれかまたは複数により測定した場合に算定する。

D249　蝸電図　electrocochleograph　　　　750点

【目的・方法】　聴覚系の第一次反応である蝸牛電気反応を指標とした検査で，蝸牛や内耳の病態生理についての診断情報が得られる。感音難聴の障害部位診断の一助としても用いられる。

適応疾患　▶感音難聴（突発性難聴，老年性難聴，急性低音障害型感音難聴，特発性難聴，老年性難聴，騒音性難聴，音響外傷，先天性難聴，内耳奇形，音響外傷，聴神経腫瘍，外リンパ瘻，遅発性内リンパ水腫，内耳炎，中毒性難聴，耳鳴症）

D250　平衡機能検査

```
1  標準検査（一連につき）································································20点
2  刺激又は負荷を加える特殊検査（1種目につき）······························120点
3  頭位及び頭位変換眼振検査
   イ  赤外線 CCD カメラ等による場合·············································300点
   ロ  その他の場合·······································································140点
4  電気眼振図（誘導数にかかわらず一連につき）
   イ  皿電極により4誘導以上の記録を行った場合······························400点
   ロ  その他の場合·······································································260点
5  重心動揺計，下肢加重検査，フォースプレート分析，動作分析検査·······250点
6  ビデオヘッドインパルス検査···················································300点
注  パワー・ベクトル分析加算·······················································200点
注  刺激又は負荷加算··································································120点
```

1　① 標準検査（一連につき）　20点

【目的・方法】　標準検査は直立（立ち直り）検査，上肢偏倚検査，下肢偏倚検査，自発眼振検査からなる。直立検査は静的体平衡のスクリーニング検査として，偏倚検査は平衡神経系の左右差を検出するため，眼振検査は客観的なめまい・平衡障害の指標として検査される。

適応疾患　▶末梢前庭障害（▶メニエール病 ▶内リンパ水腫 ▶めまいを伴う突発性難聴，前庭神経炎，良性発作性頭位めまい症，外リンパ漏，内耳梅毒，外傷性側頭骨骨折）▶下肢深部知覚系障害（下肢知覚異常）▶小脳性運動失調症 ▶脳幹機能障害 ▶自律性調節障害

《保険請求》
★「1」の標準検査とは，上肢偏倚検査（遮眼書字検査，指示検査，上肢偏倚反応検査，上肢緊張検査等），下肢偏倚検査（歩行検査，足ぶみ検査等），立ちなおり検査（ゴニオメーター検査，単脚起立検査，両脚起立検査等），自発眼振検査（正面，右，左，上，下の注視眼振検査，異常眼球運動検査，眼球運動の制限の有無および眼位検査を含む検査）をいい，一連の検査につき，その数にかかわらず，一連として所定点数により算定する。

2　② 刺激又は負荷を加える特殊検査（1種目につき）　120点

【目的・方法】　一側の前庭刺激により生じる前庭眼反射の検査であり，末梢前庭機能の左右差を調べるために行う。温度眼振検査 caloric test，視運動眼振検査（OKN 検査），回転眼振検査（VOR 検査），視標追跡検査（ETT），迷路瘻孔症状検査がある。

適応疾患　▶末梢前庭障害（▶メニエール病 ▶内リンパ水腫 ▶めまいを伴う突発性難聴，前庭神経炎，良性発作性頭位めまい症，外リンパ漏，内耳梅毒，外傷性側頭骨骨折）▶下肢深部知覚系障害（下肢知覚異常）▶小脳性運動失調症 ▶脳幹機能障害 ▶自律性調節障害

《保険請求》
★「2」の刺激または負荷を加える特殊検査は，次に掲げるものをいい，それぞれ検査1回につき所定点数により算定する。
　ア　温度眼振検査（温度による眼振検査）
　イ　視運動眼振検査（電動式装置またはそれに準じた定量的方法により刺激を行う検査）
　ウ　回転眼振検査（電動式装置またはそれに準じた定量的方法により刺激を行う検査）
　エ　視標追跡検査
　オ　迷路瘻孔症状検査

3　③ 頭位及び頭位変換眼振検査

「イ」赤外線 CCD カメラ等による場合　300点，「ロ」その他の場合　140点

【目的・方法】　前庭系のアンバランスにより自発眼振が生じるが，微細なアンバランスでは自発眼振が観察されなかったり，中枢機構によって自発眼振が抑えられている場合がある。頭位および頭位変換眼振検査は負荷を加えることにより，潜在性の眼振を顕在化させる検査である。

適応疾患　▶末梢前庭障害（▶メニエール病 ▶内リンパ水腫 ▶めまいを伴う突発性難聴，前庭神経炎，良性発作性頭位めまい症，外リンパ漏，内耳梅毒，外傷性側頭骨骨折）▶下肢深部知覚系障害（下肢知覚異常）▶小脳性運動失調症 ▶脳幹機能障害 ▶自律性調節障害

耳鼻咽喉

★「3」の「イ」は，赤外線カメラを用い，暗視野において眼振および眼球運動等の観察を行った場合に算定する。
★「3」の「ロ」その他の場合とは，フレンツェル眼鏡下における頭位眼振および変換眼振検査をいい，一連の検査につき，その数にかかわらず，一連として所定点数により算定する。
★頭位および頭位変換眼振検査と併せて行った浮遊耳石置換法は，当該検査料に含まれる。

4 ④ 電気眼振図（誘導数にかかわらず一連につき）electronystagmography（ENG, ENG2, 4, 6）

「イ」皿電極により4誘導以上の記録を行った場合　400点，「ロ」その他の場合　260点

【目的・方法】 眼球運動による角膜網膜電位の変化を増幅し，水平あるいは垂直眼球運動を記録したもの。注視眼振検査など他の検査と併用し，眼球運動の定量的測定を行う。ただし回旋運動の記録はできない。

適応疾患 ▶末梢前庭障害（▶メニエール病 ▶内リンパ水腫 ▶めまいを伴う突発性難聴，前庭神経炎，良性発作性頭位めまい症，外リンパ漏，内耳梅毒，外傷性側頭骨骨折）▶下肢深部知覚系障害（下肢知覚異常）▶小脳性運動失調症 ▶脳幹機能障害 ▶自律性調節障害

《保険請求》
★「4」の電気眼振図をD278眼球電位図（EOG）と併せて行った場合は，主たる検査の所定点数のみを算定する。

5 ⑤ 重心動揺計 stabilometer　250点

【目的・方法】 重心動揺計は荷重変動を検出する検出器と，荷重信号を記録・分析するデータ処理装置からなる機器のことで，めまい・平衡障害の病巣診断のために行うものである。重心動揺計を使って両脚直立検査の定量的測定を行う。平衡機能異常のスクリーニングあるいは平衡障害の経過観察に適している。ある種の障害では病巣の局在診断に役立つ。

適応疾患 ▶末梢前庭障害（▶メニエール病 ▶内リンパ水腫 ▶めまいを伴う突発性難聴，前庭神経炎，良性発作性頭位めまい症，外リンパ漏，内耳梅毒，外傷性側頭骨骨折）▶下肢深部知覚系障害（下肢知覚異常）▶小脳性運動失調症 ▶脳幹機能障害 ▶自律性調節障害

《保険請求》
■「5」について，パワー・ベクトル分析を行った場合には，パワー・ベクトル分析加算として200点を，刺激または負荷を加えた場合には，刺激または負荷加算として，1種目につき120点を加算する。
★「5」の重心動揺計は，荷重変動を測定する検出器とこの荷重信号を記録・分析するデータ処理装置から成る装置を用いて，めまい・平衡障害の病巣診断のために行う。
　本検査は，当該装置を用いて，重心動揺軌跡を記録し，その面積（外周・矩形・実効値面積），軌跡長（総軌跡長・単位軌跡長・単位面積軌跡長），動揺中心変位，ロンベルグ率をすべて計測した場合に算定する。
　なお，本検査は，「1」の標準検査を行ったうえ，実施の必要が認められたものに限り算定する。
★「注」のパワー・ベクトル分析加算は，記録された重心動揺軌跡のコンピューター分析を行い，パワー・スペクトル，位置ベクトル，速度ベクトル，振幅確率密度分布をすべて算出した場合に算定する。
★「注」の刺激または負荷加算は，電気刺激，視運動刺激，傾斜刺激，水平運動刺激，振動刺激等姿勢反射誘発を加えて本検査を行った場合に1種目ごとに算定する。
★「5」に掲げる別の検査を行った場合には，それぞれ算定できる。

5 ⑥ 下肢加重検査　250点

【目的・方法】 左足と右足それぞれにおける荷重量を記録・分析し，左右下肢のバランスを静的に評価する。

適応疾患 ▶末梢性めまい症 ▶中枢性めまい症 ▶脳血管障害 ▶パーキンソン病 ▶運動失調 ▶変形性膝関節症 ▶膝内障

5 ⑦ フォースプレート分析 force plate analysis　250点

【目的・方法】 下肢加重検査と同様の目的・方法であるが，歩行時の動的な分析，評価を行う。

適応疾患 ▶末梢性めまい症 ▶中枢性めまい症 ▶整形外科疾患 ▶メニエール病 ▶良性発作性頭位めまい症

5 ⑧ 動作分析検査　motion analysis test　250点

【目的・方法】　下肢加重検査と同様の目的・方法であるが，歩行時の関節角度などから動作時の評価を行う。

適応疾患　▶末梢性めまい症　▶中枢性めまい症　▶整形外科疾患　▶メニエール病　▶良性発作性頭位めまい症

6 ⑨ ビデオヘッドインパルス検査　video head impulse test；vHIT　300点

【目的】　前庭機能を定量的に観察することを目的とする。

【方法】　vHIT 検査機器を装着し，視点を動かさないように指示した上で，頭を目的方向に20度回転させる。この時，観察される前庭眼反射および catch-up　saccade を測定し，定量化する方法である。

適応疾患　▶めまい・平衡障害（の鑑別）▶一側半規管機能低下　▶前庭障害　▶迷路障害　▶メニエール病　▶内リンパ水腫　▶遅発性内リンパ水腫　▶耳性帯状疱疹（ハント症候群）▶不全型ハント症候群　▶外リンパ漏　▶めまいを伴う突発性難聴　▶前庭神経炎　▶脳幹機能障害　▶脳腫瘍　▶聴神経腫瘍　▶小脳橋角部腫瘍　▶小脳性運動失調症　▶脊髄小脳変性症

《保険請求》
★「6」のビデオヘッドインパルス検査は，眼球運動記録用の CCD カメラと頭部運動を検出するセンサーが内蔵されたゴーグルを用いて，定量的に平衡機能の評価を行った場合に算定する。

D251　音声言語医学的検査

1 喉頭ストロボスコピー　laryngostroboscope（H-ストロボスコピー/コウ）　450点

【目的・方法】　発声時の声帯は振動のため，そのままではぼやけて振動状態を観察できない。喉頭ストロボスコピーは，発声時の声帯を静止，またはきわめてゆっくりした運動に変換する方法である。声帯の振動周期よりわずかに速い周期のフラッシュ光源を用いて，声帯を観察するものである。

適応疾患　▶声帯溝症　▶声帯のう胞　▶声帯ポリープ　▶声帯結節症　▶喉頭癌　▶声門癌　▶声帯萎縮　▶声帯瘢痕形成　▶痙攣性発声障害　▶喉頭麻痺　▶萎縮性声帯炎　▶浮腫性声帯炎　▶ポリープ様声帯

耳鼻咽喉

2 音響分析　450点

【目的・方法】　音声言語障害を有する患者に対して，音声をサウンドスペクトログラフにて分析することにより，視覚的に評価する検査である。嗄声の種類と程度の客観的評価などに役立つ。

適応疾患　▶声帯溝症　▶声帯のう胞　▶声帯ポリープ　▶声帯結節症　▶喉頭癌　▶声門癌　▶声帯萎縮（萎縮性声帯炎）▶声帯瘢痕形成　▶痙攣性発声障害　▶喉頭麻痺　▶鼻咽頭閉鎖不全症　▶口蓋裂　▶軟口蓋麻痺

《保険請求》
★「2」の音響分析は，種々の原因による音声障害および発音，構音，話しことば等の障害がある患者に対して，音声パターン検査または音声スペクトル定量検査のうちの一方または両方を行った場合に算定する。

3 音声機能検査　450点

【目的・方法】　音声言語障害の検査で，発声機能障害を総合的に分析する検査である。音域検査，音の強さの測定，発声時呼吸流，発声持続時間の測定からなる。

適応疾患　▶声帯機能不全　▶声帯溝症　▶声帯のう胞　▶声帯ポリープ　▶声帯結節症　▶喉頭癌　▶声門癌　▶声帯腫瘍　▶声帯萎縮（萎縮性声帯炎）▶声帯瘢痕形成　▶痙攣性発声障害　▶喉頭麻痺　▶ポリープ様声帯

《保険請求》
★「3」の音声機能検査とは，嗄声等の音声障害について，発声状態の総合的分析を行う検査であり，音域検査，声の強さ測定，発声時呼吸流の測定，発声持続時間の測定を組み合わせて，それぞれまたは同時に測定するものをいい，種類および回数にかかわらず，一連として1回算定する。

D252　扁桃マッサージ法　　　　　　　　　　　　　　　　　　　40点

【目的・方法】　扁桃マッサージ法には超短波法とマッサージ法がある。超短波法は誘発試験法として超短波の導子を直接扁桃に当てるか，両側下顎部に導子を当て，超短波を照射する。マッサージ法は手指あるいは電動式マッサージ器でマッサージするものである。

適応疾患　▶慢性扁桃炎　▶扁桃病巣感染症（掌蹠膿疱症，IgA 腎症，胸肋鎖骨過形成症など）

《保険請求》
★扁桃マッサージ法は，慢性扁桃炎に対する病巣誘発試験として行われた場合に算定する。

D253　嗅覚検査　olfactometry

1　基準嗅覚検査　test of olfactory function　　　　　　　　450点

【目的・方法】　基準嗅覚検査は，日常生活で匂いを嗅いでいるものに近い状態での嗅力検査を目的としたものであり，嗅覚障害程度の判定，正常嗅覚者の選別ができる。5種類の嗅素が各8段階の濃度別になっており，これを順次かがせて検査する。

適応疾患　▶嗅覚障害　▶副鼻腔炎　▶鼻ポリープ（鼻茸，後鼻孔ポリープ，副鼻腔ポリープ）▶鼻中隔弯曲症　▶鼻副鼻腔骨折　▶鼻腔腫瘍　▶中枢神経性嗅覚障害（嗅神経障害）▶アジソン病　▶カルマン症候群　▶シアン化水素中毒　▶ストリキニン中毒（薬物中毒症）

《保険請求》
★「1」の基準嗅覚検査は，5種の基準臭（T＆Tオルファクトメーター）による嗅力検査である。

2　静脈性嗅覚検査　　　　　　　　　　　　　　　　　　　45点

【目的・方法】　座位または仰臥位で，被検者が呼吸・脈拍の落ち着いた状態であることを確かめたあと，アリナミン注射液を静注して，アリナミン臭（ニンニク臭）を感じるか否か検査するものである。静脈嗅覚検査は治療の予後を推定するうえで参考になる。

適応疾患　▶嗅覚障害　▶副鼻腔炎　▶鼻ポリープ（鼻茸，後鼻孔ポリープ，副鼻腔ポリープ）▶鼻中隔弯曲症　▶鼻副鼻腔骨折　▶鼻腔腫瘍　▶中枢神経性嗅覚障害（嗅神経障害）▶カルマン症候群　▶シアン化水素中毒　▶ストリキニン中毒（薬物中毒症）〔▶アジソン病〕

《保険請求》
★「2」の静脈性嗅覚検査は，有嗅医薬品静注後の嗅感発現までの時間と嗅感の持続時間を測定するものであり，注射実施料は，所定点数に含まれる。

D254　電気味覚検査　electric gustometry　（一連につき）　　　300点

【目的・方法】　味覚は口内に分布する感覚器の味蕾によって受容される。直流陽電極を検査部に，陰電極を頸部において電気刺激を行う検査である。おもに味覚伝導路障害の診断に利用される。濾紙ディスク法も同様に算定される。

適応疾患　▶味覚障害

《保険請求》
★電気味覚検査については，検査の対象とする支配神経領域に関係なく所定点数を一連につき1回算定する。
★濾紙ディスク法による味覚定量検査は，電気味覚検査により算定する。

第13章

眼科学的検査

《保険請求》【D255〜 D282-3に係る共通事項】

■コンタクトレンズの装用を目的に受診した患者に対して眼科学的検査を行った場合は，D282-3に掲げるコンタクトレンズ検査料のみ算定する。

★眼科検査のうち，斜照法・徹照法・細隙燈検査（ルーペ式）・機器を使用しない眼圧測定検査は，基本診療料に含まれる。

・斜照法：暗室で被験者の前側方に光源をおき，光を凸レンズで集光してこれを眼球に投射することにより，外眼部を観察する。

D255　精密眼底検査（片側）fundoscopy, ophtalmoscopy, examination of the funds, 電気検眼鏡による眼底検査，（精眼底，A-セイミツガンテイ）　　56点

【目的】　眼底の所見を観察することにより，眼科的疾患の眼底所見を評価する。多くの眼科的疾患において必須の検査であり，それぞれの疾患に対応した異常を検出でき，網膜，脈絡膜および視神経疾患の鑑別診断に利用される。また，眼科疾患のみならず，眼底網膜では細血管や視神経の状態を直視できるため，神経疾患，腎疾患，高血圧症，血液疾患，糖尿病などでもしばしば有用な情報が得られる。

【方法】　倒像鏡，直像鏡，細隙燈顕微鏡等を用いて眼底を検査する。

適応疾患　▶糖尿病 ▶高血圧症 ▶強膜の障害（強膜疾患）▶虹彩毛様体炎 ▶水晶体の障害（白内障，外傷性白内障，糖尿病性白内障など）▶脈絡膜および網膜の障害（動脈硬化性網膜症，糖尿病網膜症，脈絡膜剥離，網膜剥離，網膜色素変性など）▶黄斑障害（黄斑変性，加齢黄斑変性，変性近視など）▶緑内障 ▶硝子体および眼球の障害（硝子体出血，硝子体混濁，汎ぶどう膜炎，化膿性眼内炎など）▶視神経および視覚路の障害（視神経炎，視神経症，視神経圧迫症，視神経萎縮，視路疾患など）▶視機能障害および盲（失明，屈折異常弱視，内斜視弱視，眼精疲労，黒内障，全盲）▶うっ血乳頭

《保険請求》

★精密眼底検査は，手持式，額帯式，固定式等の電気検眼鏡による眼底検査をいい，眼底カメラ撮影のみでは算定できない。

D255-2　汎網膜硝子体検査（片側）　　150点

【目的】　上記，精密眼底検査に比し，拡大率が高く，また立体視できるなど多くの利点をもつ。眼底に病変がある疾患に対して重要な検査である。網膜硝子体接面や硝子体の性状なども観察することができる。

【方法】　細隙灯顕微鏡に接触式または非接触式の前置レンズや反射鏡を用いて眼底後極部から周辺部にかけての網脈絡膜および硝子体を詳細に検査する。

適応疾患　▶網脈絡膜の炎症（脈絡膜炎，網膜炎，網脈絡膜炎など）▶網膜剥離 ▶網膜裂孔 ▶網膜前膜 ▶黄斑円孔 ▶未熟児網膜症 ▶硝子体混濁 ▶ぶどう膜炎 ▶網膜硝子体界面症候群 ▶網膜静脈閉塞症 ▶（その他の）増殖性網膜症 ▶網膜変性（周辺部網膜のう胞状変性，黄斑部白斑など）▶網膜層の分離（網膜色素上皮剥離，網膜分離症）▶糖尿病網膜症 ▶化膿性眼内炎 ▶（その他の）眼内炎 ▶（他に分類される疾患における）硝子体出血 ▶（他に分類される疾患における）眼内炎 ▶（他に分類される疾患における）硝子体および眼球のその他の障害

《保険請求》

■患者1人につき月1回に限り算定する。ただし，汎網膜硝子体検査と併せて行った，D255に掲げる精密眼底検査（片側），D257に掲げる細隙灯顕微鏡検査（前眼部及び後眼部）またはD273に掲げる細隙灯顕微鏡検査（前眼部）

に係る費用は所定点数に含まれるものとする。
★増殖性網膜症，網膜硝子体界面症候群または硝子体混濁を伴うぶどう膜炎の患者に対して，散瞳剤を使用し，細隙
　燈顕微鏡および特殊レンズを用いて網膜，網膜硝子体界面および硝子体の検査を行った場合に限り算定する。

D256　眼底カメラ撮影　fundus photography

1　通常の方法の場合	
イ　アナログ撮影	54点
ロ　デジタル撮影	58点
2　蛍光眼底法の場合	400点
3　自発蛍光撮影法の場合	510点
注1　フィルム費用加算	購入価格/10
注2　広角眼底撮影加算	100点

《保険請求》
★眼底カメラ撮影は片側，両側の区別なく所定点数により算定する。
■使用したフィルムの費用として，購入価格を10円で除して得た点数を加算する（1のロの場合を除く）。
★使用したフィルムおよび現像の費用は，10円で除して得た点数を加算する。
★インスタントフィルムを使用した場合は，フィルムの費用として10円で除した点数を加算する。なお，1回当たり
　16点を限度とする。

1　通常の方法の場合

「イ」アナログ撮影　54点

【目的】　眼底カメラを用いてアナログフィルムに眼底所見を記録する。
【方法】　アナログ眼底カメラを用いて眼底の撮影をする。散瞳が必要なカメラと無散瞳でも撮影可能な
カメラがある。

適応疾患　▶高血圧眼底　▶強膜の障害（強膜疾患）▶虹彩毛様体炎　▶水晶体の障害（白内障，外傷性白
内障，糖尿病白内障など）▶脈絡膜および網膜の障害（動脈硬化性網膜症，糖尿病網膜症，脈絡膜剥
離，網膜剥離，加齢黄斑変性，網膜色素変性など）▶緑内障　▶硝子体および眼球の障害（硝子体出血，
硝子体混濁，汎ぶどう膜炎，化膿性眼内炎など）▶視神経および視覚路の障害（視神経炎，視神経症，
視神経圧迫症，視神経萎縮，視路疾患など）▶視機能障害および盲（失明，屈折異常弱視，内斜視弱
視，眼精疲労，黒内障，全盲）▶乳頭浮腫　▶うっ血乳頭

「ロ」デジタル撮影　58点

【目的】　眼底所見を，眼底カメラを用いてデジタルデータとして所見を記録する。デジタルデータのた
め画像処理を容易に行うことが可能である。
【方法】　デジタル眼底カメラを用いて眼底の撮影をする。散瞳が必要なカメラと無散瞳でも撮影可能な
カメラがある。

適応疾患　▶高血圧眼底　▶強膜の障害（強膜疾患）▶虹彩毛様体炎　▶水晶体の障害（白内障，外傷性白
内障，糖尿病白内障など）▶脈絡膜および網膜の障害（動脈硬化性網膜症，糖尿病網膜症，脈絡膜剥
離，網膜剥離，加齢黄斑変性，網膜色素変性など）▶緑内障　▶硝子体および眼球の障害（硝子体出血，
硝子体混濁，汎ぶどう膜炎，化膿性眼内炎など）▶視神経および視覚路の障害（視神経炎，視神経症，
視神経圧迫症，視神経萎縮，視路疾患など）▶視機能障害および盲（失明，屈折異常弱視，内斜視弱
視，眼精疲労，黒内障，全盲）▶乳頭浮腫　▶うっ血乳頭

《保険請求》
★デジタル撮影とは，画像情報をデジタル処理して管理および保存が可能な撮影方法をいう。
★デジタル撮影したものをフィルムへプリントアウトした場合，「ロ」のデジタル撮影を算定できるが，当該フィル
　ムの費用は別に算定できない。
★アナログ撮影を行ったものをデジタルに変換した場合は，「イ」のアナログ撮影を算定する。

眼科

2　蛍光眼底法の場合　400点

【目的】　蛍光色素であるフルオレセインもしくはインドシアニングリーンを静脈より投与し，造影することにより網脈絡膜の循環動態，網脈絡膜の性状を検査する。

【方法】　蛍光色素であるフルオレセインもしくはインドシアニングリーンを静脈より投与し，フィルターを介した眼底撮影を眼底カメラにより行う。

適応疾患　▶ぶどう膜炎 ▶脈絡膜および網膜の障害（動脈硬化性網膜症，糖尿病網膜症，脈絡膜剥離，網膜剥離，網膜動脈閉塞症，網膜静脈閉塞症，加齢黄斑変性，網膜色素変性など）▶視神経および視覚路の障害（視神経萎縮，視神経乳頭浮腫など）▶視野欠損 ▶色覚異常 ▶夜盲症 ▶その他の視覚障害

3　自発蛍光撮影法の場合　510点

【目的】　アナフィラキシーショックの危険のある造影剤を用いることなく，眼底の自発蛍光を撮影し，通常の眼底検査では検出できない網膜の変化を検出する。

【方法】　造影剤を用いることなく，特殊なフィルターを用いることにより，網膜からの自発蛍光を撮影し，網膜の異常部位の検出を行う。通常の眼底カメラでの撮影と類似の方法で撮影ができる。

適応疾患　▶加齢黄斑変性 ▶網膜色素変性 ▶網膜変性症 ▶錐体ジストロフィー ▶網膜および脈絡膜のその他の障害 ▶強度近視 ▶黄斑ジストロフィー

《**保険請求**》
- ★「1」の通常の方法の場合，「2」の蛍光眼底法の場合または「3」の自発蛍光撮影法の場合のいずれか複数の検査を行った場合においては，主たる検査の所定点数により算定する。

「注2」広角眼底撮影加算　100点

【目的】　広角デジタル眼底撮影装置を用いて眼底所見を記録する。

【方法】　眼底の検査や撮影が困難な小児において広角デジタル眼底撮影装置を用いて，眼底撮影を行い，眼底の病変を客観的に記録して早期の診断や治療に役立てる。装置によっては蛍光眼底撮影も可能で，仰臥位でも撮影できる。

適応疾患　▶未熟児網膜症 ▶網膜芽細胞腫 ▶網膜変性疾患

《**保険請求**》
- ■広角眼底撮影を行った場合は，広角眼底撮影加算として，100点を所定点数に加算する。
- ★広角眼底撮影加算は，次のいずれかに該当する場合に限り加算する。
  - ア　3歳未満の乳幼児であって，未熟児網膜症，網膜芽細胞腫または網膜変性疾患が疑われる患者に対して広角眼底撮影を行った場合
  - イ　糖尿病網膜症，網膜静脈閉塞症またはコーツ病の患者に対して蛍光眼底法による観察のために広角眼底撮影を行った場合

D256-2　眼底三次元画像解析　190点

【目的】　加齢黄斑変性，黄斑円孔などの黄斑部網膜疾患の精査および緑内障における視神経乳頭形状ならびに網膜神経線維層の精査を目的として行う。

【方法】　光干渉断層計（Optical Coherence Tomography，OCT）を用いた網膜断面の画像診断，共焦点走査レーザー眼底鏡（confocal scanning laser ophthalmoscopy）を用いた視神経乳頭形状ならびに網膜神経線維層厚測定，共焦点走査レーザーポラリメーター（scanning laser polarimeter）を用いた網膜神経線維層厚測定がある。

適応疾患　▶脈絡膜および網膜の障害（動脈硬化性網膜症，黄斑円孔，網膜剥離，黄斑浮腫，網膜前膜，加齢黄斑変性，網膜色素変性など）▶視神経の障害（緑内障など）▶低眼圧

《**保険請求**》
- ■患者1人につき月1回に限り算定する。ただし，眼底三次元画像解析と併せて行った，D256の1に掲げる眼底カメラ撮影の通常の方法の場合に係る費用は，所定点数に含まれるものとする。

眼科

D256-3　光干渉断層血管撮影　　　　　　　　　　　　　　　　　　　400点

【目的】　アナフィラキシーショックの危険のある造影剤を用いることなく，眼底の血管の走行，血流や新生血管などを３次元的に評価が可能であり，副作用もなく，安全性も高い。

【方法】　光干渉断層計（Optical Coherence Tomography，OCT）の技術を用いて，OCT 信号の変化から眼底（網膜，脈絡膜）血管走行，血流を画像化し観察する。

適応疾患　▶脈絡膜および網膜の障害（動脈硬化性網膜症，糖尿病網膜症，網膜動脈閉塞症，網膜静脈閉塞症，加齢黄斑変性，網膜変性症，ぶどう膜炎など）

《保険請求》
- ■光干渉断層血管撮影は，患者１人につき月１回に限り算定する。ただし，当該検査と併せて行った，D256に掲げる眼底カメラ撮影に係る費用は，所定点数に含まれるものとする。
- ★光干渉断層血管撮影は片側，両側の区別なく所定点数により算定する。

D257　細隙灯顕微鏡検査（前眼部及び後眼部）slitlamp examination，slitlamp biomicroscopy（精密スリットM，A-セイミツスリットM）　　　110点

注　フィルム費用加算　……………………………………………………………………… 購入価格/10

【目的】　散瞳剤を用いて瞳孔を極大に散瞳させることにより前眼部・後眼部の詳細な所見をとることが目的である。

【方法】　散瞳剤により散瞳し，細隙灯を用いて角膜，前房，虹彩，硝子体，網脈絡膜などを観察する。

適応疾患　▶強膜の障害（強膜疾患）▶虹彩毛様体炎 ▶虹彩および毛様体のその他の障害（急性虹彩炎，虹彩血管新生，毛様体分離，毛様体変性など）▶他に分類される疾患における虹彩および毛様体の障害（結核性虹彩毛様体炎，第２期梅毒性虹彩毛様体炎，淋菌性虹彩毛様体炎，ヘルペスウイルス性虹彩毛様体炎，帯状疱疹性虹彩毛様体炎，サルコイドーシス性虹彩毛様体炎，強直脊椎炎性虹彩毛様体炎など）▶水晶体の障害（白内障，外傷性白内障，糖尿病性白内障など）▶眼内レンズ挿入眼 ▶脈絡膜および網膜の障害（動脈硬化性網膜症，脈絡膜剥離，網膜剥離など）▶緑内障 ▶硝子体および眼球の障害（硝子体出血，硝子体混濁，汎ぶどう膜炎，化膿性眼内炎など）▶視神経および視覚路の障害（視神経炎，視神経症，視神経圧迫症，視神経萎縮，視路疾患など）▶視機能障害および盲（失明，屈折異常弱視，内斜視弱視，眼精疲労，黒内障，全盲）▶白内障手術に続発する硝子体症候群 ▶うっ血乳頭 ▶乳頭浮腫

《保険請求》
- ■使用したフィルムの費用として，購入価格を10円で除して得た点数を所定点数に加算する。
- ★散瞳剤を使用し，前眼部，透光体および網膜に対して細隙燈顕微鏡検査を行った場合には，検査の回数にかかわらず，１回に限り所定点数を算定する。
- ★細隙燈を用いた場合であって写真診断を必要として撮影を行った場合は，使用したフィルム代等については，眼底カメラ撮影の例により算定する。
- ★細隙灯顕微鏡検査（前眼部および後眼部）を行った後，さらに必要があって生体染色を施して再検査を行った場合は，再検査１回に限り D273細隙灯顕微鏡検査（前眼部）により算定する。
- ★D273細隙灯顕微鏡検査（前眼部）とは，細隙燈顕微鏡を用いて行う前眼部および透光体の検査をいうものであり，D257細隙灯顕微鏡検査（前眼部および後眼部）と併せて算定できない。

D258　網膜電位図（ERG）electroretinogram（ERG）　　　　230点

【目的】　強い角膜混濁や白内障，硝子体出血などで眼底が透見できない場合に網膜の機能を検査することを目的とする。夜盲性疾患など種々の網膜変性症の診断にも用いられる。

【方法】　角膜上にコンタクト電極を置き，眼球のもっている常在電位が網膜への光照射によって変動することを利用して，これを記録する。

適応疾患　▶水晶体の障害（白内障，外傷性白内障，糖尿病性白内障など）▶角膜の疾患（角膜混濁など）▶脈絡膜および網膜の障害（動脈硬化性網膜症，脈絡膜剥離，網膜剥離，網膜色素変性，全脈絡膜委縮症，網膜動脈閉塞症など）▶硝子体および眼球の障害（硝子体出血，硝子体混濁，汎ぶどう膜

炎，化膿性眼内炎など）▶視機能障害および盲（視覚障害，失明，屈折異常弱視，内斜視弱視，眼精疲労，黒内障，全盲）▶夜盲症

《保険請求》

★網膜電位図（ERG）は，前眼部または中間透光体に混濁があって，眼底検査が不能の場合または眼底疾患の場合に限り，誘導数にかかわらず，所定点数により算定する。

D258-2　網膜機能精密電気生理検査（多局所網膜電位図）Multifocal electroretinogram（mf ERG）

500点

【目的】　多局所網膜電位図は，通常の D258網膜電位図がその刺激方法や，電位の測定方法から網膜全体の機能をまとめて測定しているのに対して，網膜をいくつかの部位に分けてその局所ごと反応を記録して，その各部位での機能を評価する検査である。特に黄斑部の機能の評価に有用である。

【方法】　角膜上にコンタクト電極を置き，通常はモニターに提示された刺激を見て，そこから得られた反応を，コンピューターにて個々の部位の反応に分けて評価できる。

適応疾患　▶脈絡膜および網膜の疾患（特に局所的な変化が疑われる疾患）▶網膜疾患（網膜色素変性，黄斑ジストロフィー，黄斑浮腫など）▶網膜硝子体手術後の機能評価

《保険請求》

★網膜機能精密電気生理検査（多局所網膜電位図）は D258網膜電位図（ERG）では十分な情報が得られないと医師が認めるものであって，以下に掲げる場合において算定できる。
　ア　前眼部または中間透光体に混濁があって，眼底検査が不能な黄斑疾患が疑われる患者に対して診断を目的として行う場合（初回診断時 1 回，以降 3 月に 1 回に限る）
　イ　黄斑ジストロフィーの診断を目的とした場合（初回診断時 1 回，以降 3 月に 1 回に限る）
　ウ　網膜手術の前後（それぞれ 1 回ずつに限る）
●レセプト摘要欄：D258-2 網膜機能精密電気生理検査（保医発通知）の⑴から⑶までに規定するものの中から該当するものを選択して記載する。
　⑴又は⑵を記載した場合は，直近の算定月日（初回であればその旨）を，⑶を記載した場合は手術施行（予定を含む）年月日を記載する。

D258-3　黄斑局所網膜電図，全視野精密網膜電図 Focal Macular electroretinogram. full-field electroretinogram

800点

【目的】　黄斑部局所の網膜機能の測定と，網膜全体での視細胞の錐体，杆体の機能を別々に測定する。

【方法】　黄斑局所網膜電図は赤外線にて眼底を観察しながら黄斑部のみに刺激を与えることにより，黄斑部のみの網膜の機能を測定する。全視野精密網膜電図は網膜全体に均一に光が入るようにした刺激装置で，暗順応下で杆体の機能，明順応下で錐体の機能を測定する。

適応疾患　▶脈絡膜網膜の疾患（特に黄斑部が特異的に障害されるような疾患）▶特定の種類の細胞が特異的に障害されるような網膜疾患▶遺伝性網膜疾患（錐体杆体ジストロフィ，杆体錐体ジストロフィ，網膜色素変性，黄斑ジストロフィなど）

《保険請求》

■別に厚生労働大臣が定める施設基準に適合しているものとして地方厚生局長等に届け出た保険医療機関において行われる場合に限り算定する。
★D258-3黄斑局所網膜電図および全視野精密網膜電図は，D258網膜電位図（ERG）では十分な情報が得られないと医師が認めるものであって，以下に掲げる場合において算定できる。
　（1）　黄斑局所網膜電図は，黄斑ジストロフィーの診断を目的に，網膜の層別機能解析を行った場合に，患者 1 人につき年 1 回に限り算定できる。ただし，当該検査を年 2 回以上算定する場合は，診療報酬明細書の摘要欄にその医学的必要性を記載する。
　（2）　全視野精密網膜電図は，網膜色素変性疾患の鑑別と視機能の評価または黄斑ジストロフィーの診断を目的に行った場合に，患者 1 人につき年 1 回に限り算定できる。
　（3）　D258網膜電位図（ERG）または D258-2網膜機能精密電気生理検査（多局所網膜電位図）を併せて実施した場合は，主たるものの所定点数を算定する。
●レセプト摘要欄：（黄斑局所網膜電図又は全視野精密網膜電図を年 2 回以上算定する場合）その医学的必要性を記載する。

D259　精密視野検査（片側）visual field test（精視野，Ａ-セイミツシヤ）　　38点

【目的】　視野とは眼球の方向を固定したときに見える範囲をいう。視野検査では，網膜から視中枢に至る部分（視神経，視神経交叉，視索，外側膝状体，視皮質）の異常を知ることができる。

【方法】　平面的な視野を知るための検査で，一般に50cm または１ｍ，２ｍの距離で視野を測定する。

適応疾患　▶視神経および視覚路の障害（視神経炎，視神経症，視神経圧迫症，視神経萎縮，視路疾患など）▶緑内障 ▶網膜・脈絡膜の障害 ▶視覚障害 ▶盲（失明，全盲）▶低視力 ▶脳梗塞 ▶脳出血 ▶脳腫瘍 ▶心因性視覚障害 ▶詐盲

《保険請求》
★精密視野検査は，中心視野計または周辺視野計を用いて視野の測定を行った場合に，それぞれ所定点数により算定する。
★河本氏暗点計による検査および機器を使用しない検査は，基本診療料に含まれる。

D260　量的視野検査（片側）

1　動的量的視野検査　kinetic visual field test（動的視野検査）　　195点

【目的】　ゴールドマン視野計を用い視標を動かしていくことで，その視標に応じた等感度曲線を描くことで動的に量的視野を評価する。

【方法】　指標を動的に動かすことにより行う。自動静的視野検査が不可能な症例に対しても用いることができるが，検者によって結果が左右されることもある。

2　静的量的視野検査　static visual field test（自動静的視野検査）　　290点

【目的】　局所の視野性状を詳しくかつ客観的に知ることができる。

【方法】　視野内の１点で視標を固定し，視標をだんだん明るくしてその地点の感度を知る。これを多数の点で繰り返し行う検査で，現在ではほとんどの場合コンピュータ制御により自動化された機器を用いる。

適応疾患　▶脈絡膜のその他の障害（網脈絡膜瘢痕，脈絡膜変性，全脈絡膜萎縮症，脈絡膜出血，脈絡膜剥離など）▶他に分類される疾患における網脈絡膜の障害（網脈絡膜炎，結核性脈絡網膜炎，梅毒性網脈絡膜炎，トキソプラズマ網脈絡膜炎など）▶網膜剥離 ▶網膜裂孔 ▶網膜血管閉塞症（網膜中心動脈閉塞症，網膜動脈塞栓症，網膜静脈閉塞症など）▶その他の網膜障害（網膜血管障害，網膜症，高血圧性網膜症など）▶他に分類される疾患におけるその他の網膜障害 ▶緑内障 ▶変性近視 ▶視神経および視覚路の障害（視神経炎，視神経症，視神経圧迫症，視神経萎縮，視路疾患など）▶視覚障害 ▶盲（失明，全盲）▶低視力 ▶脳梗塞 ▶脳出血 ▶脳腫瘍 ▶心因性視覚障害 ▶詐盲

《保険請求》
★量的視野検査には，全視野にわたって検査する場合のほか，例えば，中心視野を特に重点的に検査する量的中心視野検査等，視野の一定部位を限定して検査する場合があるが，２つ以上の部位にわたって当該検査を同時に実施した場合においても，本区分の所定点数のみを算定する。

D261　屈折検査　refraction test（屈折，Ａ-クッセツ）

「1」　6歳未満の場合 ･･･ 69点
「2」　1以外の場合 ･･･ 69点
注　小児矯正視力検査加算 ･･･ 35点

【目的】　眼球の屈折状態を評価する。

【方法】　検影法，レフラクトメーターによる他覚的屈折検査またはレンズ交換法等による自覚的屈折検査。

適応疾患　▶調節および屈折の障害（遠視，近視，遠視性乱視，近視性乱視，混合乱視など）▶角膜疾患（円錐角膜など）▶不同視 ▶弱視

《保険請求》

- ■1について，弱視または不同視と診断された患者に対して，眼鏡処方箋の交付を行わずに矯正視力検査を実施した場合には，小児矯正視力検査加算として，35点を所定点数に加算する。この場合において，D263に掲げる矯正視力検査は算定しない。
- ★屈折検査は，検眼レンズ等による自覚的屈折検定法または検影法，レフラクトメーターによる他覚的屈折検定法をいい，両眼もしくは片眼または検査方法の種類にかかわらず，所定点数により算定し，裸眼視力検査のみでは算定できない。
- ★散瞳剤または調節麻痺剤を使用してその前後の屈折の変化を検査した場合には，前後各1回を限度として所定点数を算定する。
- ★D261屈折検査とD263矯正視力検査を併施した場合は，屈折異常の疑いがあるとして初めて検査を行った場合または眼鏡処方箋を交付した場合に限り併せて算定できる。ただし，本区分「1」については，弱視または不同視が疑われる場合に限り，3月に1回（散瞳剤または調節麻痺剤を使用してその前後の屈折の変化を検査した場合には，前後各1回）に限り，D263矯正視力検査を併せて算定できる。
- ★「注」に規定する加算は，「1」について，弱視または不同視と診断された患者に対して，眼鏡処方箋の交付を行わずに矯正視力検査を実施した場合に，3月に1回（散瞳剤または調節麻痺剤を使用してその前後の屈折の変化を検査した場合には，前後各1回）に限り，所定点数に加算する。

D262　調節検査　accommodation test（調節）　70点

【目的】 ものを見るときは対象の位置に応じて水晶体の厚さを調節し，対象にピントを合わせる働きがあり，これを調節という。調節して見られる近いほうの限界（近点）と調節を休んだときに見られる遠点の距離の逆数の差が調節力である。調節検査では調節力を測定する。

【方法】 遠点における屈折力と近点における屈折力を測定することにより調節力を，また調節に要する時間を測定することにより調節時間を検査する。

適応疾患　▶調節の障害（老視，調節不全，調節緊張，調節麻痺，調節痙攣，内眼筋麻痺）▶屈折の障害（屈折異常）▶眼痛

《保険請求》

- ★調節検査は，近点計等による調節力の測定をいうものであり，両眼もしくは片眼または検査方法（調節力検査および調節時間検査等を含む）の種類にかかわらず，所定点数により算定する。
- ★負荷調節検査を行った場合であって，負荷の前後に調節検査を行った場合には，所定点数の100分の200の点数を限度として算定する。

D263　矯正視力検査　corrected visual acuity test（矯正）

「1」眼鏡処方箋の交付を行う場合　69点，「2」1以外の場合　69点

【目的】 最高視力を検査する。眼球自体のみならず中枢まで含めた視覚系の機能を検査できる。遠距離視力，近距離視力，片眼視力，両眼視力などの区別がある。

【方法】 レンズやピンホールを用いて矯正視力を測定する。

適応疾患　▶屈折異常（近視，乱視など）▶兎眼症▶結膜の障害（結膜疾患，結膜炎，翼状片，結膜変性，結膜沈着症，結膜瘢痕，結膜下出血，結膜動脈瘤，結膜充血，結膜浮腫，偽翼状片，結膜フィラリア症，ジフテリア性結膜炎，髄膜炎菌性結膜炎，淋菌性結膜炎，クラミジア結膜炎，ヘルペスウイルス性角結膜炎，帯状疱疹性結膜炎，アデノウイルス結膜炎，急性出血性結膜炎，流行性角結膜炎）▶強膜疾患　▶角膜疾患▶虹彩および毛様体の障害（虹彩毛様体炎，急性虹彩炎，虹彩血管新生，毛様体分離，毛様体変性など）▶水晶体の障害（白内障，外傷性白内障，糖尿病性白内障など）▶脈絡膜および網膜の障害（動脈硬化性網膜症，脈絡膜剥離，網膜剥離，糖尿病網膜症など）▶緑内障▶硝子体および眼球の障害（硝子体出血，硝子体混濁，汎ぶどう膜炎，化膿性眼内炎など）▶視神経および視覚路の障害（視神経炎，視神経症，視神経障害，視神経圧迫症，視神経萎縮，視路疾患など）▶眼筋　▶眼球運動　▶調節および屈折の障害（調節不全）▶視機能障害および盲（失明，屈折異常弱視，内斜視弱視，眼精疲労，黒内障，全盲）▶眼および付属器のその他の障害（眼振，解離性眼振，先天性眼振，潜伏眼振，遮断性眼振，虹彩括約筋麻痺，眼痛，アーガイル・ロバートソン瞳孔など）

《保険請求》

- ★ D261屈折検査とD263矯正視力検査を併施した場合は，屈折異常の疑いがあるとして初めて検査を行った場合ま

眼科

たは眼鏡処方箋を交付した場合に限り併せて算定できる。ただし，D261屈折検査の「1」については，弱視または不同視が疑われる場合に限り，3月に1回（散瞳剤または調節麻痺剤を使用してその前後の屈折の変化を検査した場合には，前後各1回）に限り，D263矯正視力検査を併せて算定できる。
★眼鏡を処方する前後のレンズメーターによる眼鏡検査は，矯正視力検査に含む。

D263-2　コントラスト感度検査　　　　　　　　　　　　　　　　　207点

【目的】　指標の濃淡（コントラスト）を変化させることにより，ものの見え方が変わってくる。日常生活ではいつもコントラストが良好な状態ばかりではなく疾患によっても様々である。水晶体の混濁があっても視力良好な場合の視機能の検査であり，白内障手術の適応などを決める。
【方法】　コントラストを変化させた視標を用いて，コントラストが変わった状態での空間周波数特性を用い検査する。
適応疾患　▶白内障　▶水晶体混濁

《保険請求》
■コントラスト感度検査は，患者1人につき手術の前後においてそれぞれ1回につき算定する。
★コントラスト感度検査は，空間周波数特性（MTF）を用いた視機能検査をいい，水晶体混濁があるにも関わらず矯正視力が良好な白内障患者であって，K282水晶体再建術の手術適応の判断に必要な場合に，当該手術の前後においてそれぞれ1回に限り算定する。

D264　精密眼圧測定　tonometry　　　　　　　　　　　　　　　　82点

注　負荷測定加算 ……………………………………………………………………………………55点

【目的】　眼球内の圧を測定する検査である。眼疾患を診断するうえで基本的な検査であり，とくに緑内障の診断や治療経過観察には必要不可欠である。
【方法】　ゴールドマン圧平眼圧計や非接触眼圧計などを用いて測定する。
適応疾患　▶強膜疾患　▶角膜疾患　▶虹彩および毛様体の障害（虹彩毛様体炎，急性虹彩炎，虹彩血管新生，毛様体分離，毛様体変性など）▶脈絡膜および網膜の障害（脈絡膜硬化症，脈絡膜剥離，網膜剥離など）▶緑内障　▶高眼圧症　▶低眼圧　▶硝子体および眼球の障害（硝子体出血，硝子体混濁，汎ぶどう膜炎，化膿性眼内炎など）▶視神経および視覚路の障害（視神経炎，視神経症，視神経圧迫症，視神経萎縮，視路疾患など）▶眼および付属器のその他の障害（眼振，解離性眼振，先天性眼振，潜伏眼振，遮断性眼振，虹彩括約筋麻痺，眼痛，アーガイル・ロバートソン瞳孔など）

《保険請求》
■水分の多量摂取，薬剤の注射，点眼，暗室試験等の負荷により測定を行った場合は，負荷測定加算として，55点を加算する。
★精密眼圧測定は，ノンコンタクトトノメーターもしくはアプラネーショントノメーターを使用する場合またはディファレンシャル・トノメトリーにより眼内圧を測定する場合（眼球壁の硬性測定検査を行った場合を含む）をいい，検査の種類にかかわらず，所定点数により算定する。
★「注」の加算は，水分を多量に摂取させた場合，薬剤の注射，点眼もしくは暗室試験等の負荷により眼圧の変化をみた場合または眼圧計等を使用して前房水の流出率，産出量を測定した場合に，検査の種類，負荷回数にかかわらず，1回のみ所定点数により算定する。

D265　角膜曲率半径計測　keratometry　　　　　　　　　　　　　84点

【目的】　角膜中央部約3mm径の前面曲率半径を測定し，角膜中央部の形状を調べる検査である。角膜乱視の程度や軸，角膜屈折力を知ることもできる。コンタクトレンズのベースカーブの選定や，白内障手術に際し眼内レンズ度数決定のためのデータとして利用される。
【方法】　測定にはオフタルモメーターやオートケラトメーターが用いられる。
適応疾患　▶角膜疾患　▶屈折異常　▶白内障の術前後の検査

眼科

D265-2　角膜形状解析検査 105点

【目的】　角膜全面の曲率を測定し，本来球面である角膜の歪みを検査する。

【方法】　プラチド円板，フォトケラトスコープあるいはフォトケラトスコープにマイクロコンピュータとビデオカメラを接続した TMS を用いて測定する。

適応疾患　▶角膜変性疾患（円錐角膜など）▶角膜移植後 ▶強度乱視のある症例の白内障術前後

《保険請求》

- ■角膜形状解析検査は，患者1人につき月1回に限り算定する。ただし，当該検査と同一月内に行った D265 に掲げる角膜曲率半径計測は所定点数に含まれるものとする。
- ★角膜形状解析検査は，初期円錐角膜などの角膜変形患者，角膜移植後の患者または高度角膜乱視（2ジオプトリー以上）を伴う白内障患者の手術前後に行われた場合に限り算定する。
- ★角膜移植後の患者については2カ月に1回を限度として算定し，高度角膜乱視を伴う白内障患者については手術の前後各1回に限り算定する。
- ★角膜変形患者に対して行われる場合は，コンタクトレンズ処方に伴う場合を除く。
- ●レセプト摘要欄：前回の実施日（初回の場合は初回である旨）を記載する。

D266　光覚検査 photometry 42点

【目的】　光覚とは物体の明るさを認識する機能である。本検査は一般には，被検者がかろうじて認識できる最小の光の強さを測定することを指す。暗順応検査と明順応検査がある。

【方法】　アダプトメーター等を使って測定する。

適応疾患　▶網膜変性 ▶網膜色素変性 ▶全脈絡膜委縮症 ▶黄斑および後極の変性（黄斑変性）▶網膜ジストロフィー ▶網膜障害 ▶色覚異常 ▶夜盲症 ▶ビタミンA欠乏性夜盲 ▶視覚障害

《保険請求》

- ★光覚検査とは，アダプトメーター等による光覚検査をいう。

眼科

D267　色覚検査 color vision examination

【目的】　本検査は色覚異常を検出し，その程度を調べる検査である。

【方法】　アノマロスコープ，色相配列検査，ランターンテスト，定量的色盲表検査（仮性同色表）を用いる。

適応疾患　▶黄斑および後極の変性（黄斑変性）▶網膜ジストロフィー ▶網膜障害 ▶色覚異常 ▶夜盲症 ▶視覚障害 ▶視神経障害

1　アノマロスコープ又は色相配列検査を行った場合 anomaloscope 70点

【目的・方法】　アノマロスコープは，赤と緑の光を混合して作成した黄と純粋な黄を比較して，均等する点を求める検査である。色盲と色弱，第1色覚異常と第2色覚異常の識別ができる。

　色相配列検査は，色のついたキャップを色の順に並べさせる検査で，強度の色覚異常と中等度以下の色覚異常の識別ができる。

2　1以外の場合 lantern test 48点

【目的・方法】　ランターンテストと定量的色盲表検査による色覚検査を指す。

　ランターンテストは黄，緑，赤の色光を示し，その色名を答えさせる検査である。

　定量的色盲表は仮性同色表ともいい，色覚異常の型や，程度の判別に利用される。

《保険請求》

- ★「2」の場合には，ランターンテストおよび定量的色盲表検査が含まれるが，色覚検査表による単なるスクリーニング検査は算定しない。

D268　眼筋機能精密検査及び輻輳検査　　48点

【目的】　眼前の１点に両眼の視野を集中させる機能を輻輳，内寄せを元に戻す機能を開散と呼ぶ。これらは外眼筋の働きによって行われるが，本検査はその働きを調べる検査である。外眼筋が正しく機能しないと斜視の原因となる。この検査は眼位の異常や外眼筋機能異常のの程度を知るのに有用。
【方法】　マドックス，コージオメーター，正切スカラ，HESS 赤緑試験などを用いる。

適応疾患　▶眼筋および眼球運動の障害（麻痺性斜視，全外眼筋麻痺，進行性外眼筋麻痺，共同性内斜視，共同性外斜視，上下斜視，間欠性内斜視，間欠性外斜視，共同性斜視，眼球斜位，機械的斜視，デュアン眼球後退症候群，共同注視麻痺，輻輳麻痺，核間性眼筋麻痺，眼球運動障害，眼球運動痙攣，動眼神経麻痺，バセドウ病など）▶複視　▶眼窩疾患　▶甲状腺腫症　▶眼窩吹き抜け骨折

《保険請求》
★眼筋機能精密検査および輻輳検査とは，マドックスによる複像検査，正切スカラによる眼位の検査，プリズムを用いた遮閉試験（交代遮閉試験），HESS 赤緑試験，輻輳近点検査，および視診での眼球運動検査（遮閉－遮閉除去試験，９方向眼位検査，固視検査，Bielschowsky 頭部傾斜試験および Parks の３ステップテスト）等をいう。

D269　眼球突出度測定　exophthalmometry　　38点

【目的】　左右の外眼角に相当する眼窩外縁皮膚面を結んだ線から，角膜頂点までの垂直距離を測定する検査である。
【方法】　ヘルテル眼球突出計で測定する。

適応疾患　▶眼窩の障害（眼窩腫瘍，眼窩膿瘍，眼窩炎性偽腫瘍，眼球突出症，眼窩萎縮，眼球陥没，球後異物，眼窩のう胞，眼窩腫瘤，眼窩うっ血，眼窩吹きぬけ骨折）▶バセドウ病および眼窩の障害　▶眼球の障害　▶副鼻腔疾患の眼窩内波及

D269-2　光学的眼軸長測定　　150点

【目的】　白内障の手術に際して，眼内レンズ挿入におけるレンズの度を決めるために必要な検査。従来は D215超音波検査「１」Aモードで行われていたが，非接触で光学的に測定するために，より精度が高い測定が可能である。ただし，白内障の程度が非常に強いときは測定できない。
【方法】　通常は座位で，光学的眼軸長測定の装置で測定する。

適応疾患　▶白内障（手術前検査）

《保険請求》
★光学的眼軸長測定は非接触型機器を用いて眼軸長を測定した場合に算定する。接触型Aモード法による場合は，D215超音波検査の「１」のAモード法により算定する。

D270-2　ロービジョン検査判断料　　250点

【目的】　ロービジョン患者の眼科的な検査およびその訓練に関する判断を行う。
【方法】　施設基準に適合し，それを地方厚生局長等に届け出た場合にのみ算定が可能。ロービジョンの症例に必要な検査や，その検査結果より適した補助具などの選定に関しての判断など。

適応疾患　▶先天網膜疾患　▶視神経疾患　▶弱視など　▶ロービジョンとなる可能性のある視覚障害

《保険請求》
■別に厚生労働大臣が定める施設基準に適合しているものとして地方厚生局長等に届け出た保険医療機関において行われる場合に１月に１回に限り算定する。
★身体障害者福祉法別表に定める障害程度の視覚障害を有するもの（ただし身体障害者手帳の所持の有無を問わない）に対して，眼科学的検査（D282-3を除く）を行い，その結果を踏まえ，患者の保有視機能を評価し，それに応じた適切な視覚的補助具（補装具を含む）の選定と，生活訓練・職業訓練を行っている施設等との連携を含め，療養上の指導管理を行った場合に限り算定する。
★当該判断料は，厚生労働省主催視覚障害者用補装具適合判定医師研修会（眼鏡等適合判定医師研修会）を修了した医師が，眼科学的検査（D282-3を除く）を行い，その結果を判断した際に，月に１回に限り算定する。

眼科

D271　角膜知覚計検査 aesthesiometer　38点

【目的】　角膜の知覚を測定する検査である。各種の角膜疾患で角膜知覚が低下する。

【方法】　綿花の細い線維束を使う方法（定性的検査）と角膜知覚計を用いる方法（定量的検査）がある。

適応疾患　▶角膜炎 ▶角膜のその他の障害（角膜着色，角膜色素沈着，水疱性角膜症，角膜浮腫，皺襞デスメ膜，角膜変性症，遺伝性角膜ジストロフィー，円錐角膜，角膜拡張症，角膜ぶどう腫，角膜知覚消失など）▶他に分類される疾患における強膜および角膜の障害（強膜疾患，角膜疾患，晩期梅毒性上強膜炎，帯状疱疹性強膜炎，ヘルペス角膜炎，ヘルペスウイルス性角結膜炎，結核性角膜炎，結核性角結膜炎，麻疹性角膜炎，流行性角結膜炎，乾性角結膜炎，ビタミンA欠乏性角膜潰瘍，ビタミンA欠乏性角膜軟化症）▶三叉神経麻痺 ▶白内障手術や角膜移植術の術後など

D272　両眼視機能精密検査，立体視検査（三杆法又はステレオテスト法による），網膜対応検査（残像法又はバゴリニ線条試験による）

両眼視機能精密検査　48点

【目的】　両眼視機能には同時視，融像，立体視があるが，斜視や弱視ではこれらの機能が障害される。本検査は斜視や弱視により両眼視をしていない場合で，治療後両眼視を獲得する能力があるかどうか調べるために行う。また治療後の日常視における同時視，融像，立体視，遠近感の有無を調べる。

【方法】　Worth4灯法，赤フィルター法等を用いる。

適応疾患　▶麻痺性斜視 ▶その他の斜視 ▶眼球運動のその他の障害 ▶弱視 ▶複視 ▶網膜対応異常 ▶下斜筋過動

《保険請求》
★両眼視機能精密検査とは，Worth4灯法，赤フィルター法等による両眼単視検査をいう。

立体視検査（三杆法又はステレオテスト法による）　48点

【目的】　斜視や弱視等で両眼視における立体視を検査する。

【方法】　三杆法では三柱深径覚計を用いて検査を行い，ステレオテストでは Titmus stereo tests や random dot E stereo test，TNO stereotest などを用いて立体視が可能であるかどうかをテストする。

適応疾患　▶麻痺性斜視 ▶その他の斜視 ▶眼球運動のその他の障害 ▶弱視 ▶複視

網膜対応検査（残像法又はバゴリニ線条試験による）　48点

【目的】　斜視や弱視等で両眼視における網膜対応を検査する。

【方法】　残像法では細長い棒状の明るい電灯を用いて残像を作製し，両眼における残像の見え方の違いを検査する。バゴリニ線条試験ではバゴリニ線条レンズを用いて，光の線條の見え方より網膜対応を検査する。

適応疾患　▶麻痺性斜視 ▶その他の斜視 ▶眼球運動のその他の障害 ▶屈折異常性弱視 ▶不同視性弱視 ▶廃用性弱視 ▶複視 ▶網膜対応異常

D273　細隙灯顕微鏡検査 (前眼部) slitlamp examination, slitlamp biomicroscopy　48点

注　フィルム費用加算 ·· 購入価格/10

【目的】　細いスリットを通して光を透明な眼球に当て，細隙光で作られた組織の断面を顕微鏡で立体的に観察する検査である。眼瞼，結膜，角膜，水晶体，前房，虹彩，硝子体の観察，さらに特殊な装置を用いて隅角組織や眼底の網膜周辺部の立体的な観察に広く用いられる。

【方法】　細隙燈により検査する。

適応疾患　▶眼瞼 ▶涙器の障害（涙腺炎，ドライアイ，涙腺のう腫，流涙，急性涙のう炎，涙小管炎，慢性涙小管炎，鼻涙管狭窄症，涙管腫など）および眼窩の障害（眼窩膿瘍，眼窩炎性偽腫瘍，眼球突出症，眼窩萎縮，眼球陥没，球後異物，眼窩のう胞，眼窩腫瘤，眼窩うっ血など）▶結膜の障害（結

眼科

膜疾患，結膜炎，翼状片，結膜変性，結膜沈着症，結膜瘢痕，結膜下出血，結膜動脈瘤，結膜充血，結膜浮腫，偽翼状片，結膜フィラリア症，ジフテリア性結膜炎，髄膜炎菌性結膜炎，淋菌性結膜炎，クラミジア結膜炎，ヘルペスウイルス性角結膜炎，帯状疱疹性結膜炎，アデノウイルス結膜炎，急性出血性結膜炎，眼性類天疱瘡）▶強膜疾患　▶角膜疾患　▶毛様体の障害　▶水晶体の障害（白内障，外傷性白内障，糖尿病性白内障など）▶脈絡膜および網膜の障害（脈絡膜剥離，網膜剥離など）▶緑内障　▶硝子体および眼球の障害（硝子体出血，硝子体混濁，汎ぶどう膜炎，化膿性眼内炎など）▶視神経および視覚路の障害（視神経炎，視神経症，視神経障害，視神経圧迫症，視神経萎縮，視路疾患など）▶眼筋および眼球運動の障害（麻痺性斜視，全外眼筋麻痺，進行性外眼筋麻痺，共同性内斜視，共同性外斜視，上下斜視，間欠性内斜視，間欠性外斜視，共同性斜視，眼球斜位，機械的斜視，デュアン眼球後退症候群，共同注視麻痺，輻輳麻痺，核間性眼筋麻痺，眼球運動障害，眼球運動痙攣など）▶調節および屈折の障害（調節不全，屈折異常）▶視機能障害および盲（失明，屈折異常弱視，内斜視弱視，眼精疲労，黒内障，全盲）▶眼および付属器のその他の障害（眼振，解離性眼振，先天性眼振，潜伏眼振，遮断性眼振，虹彩括約筋麻痺，眼痛，アーガイル・ロバートソン瞳孔など）

《保険請求》
- ■使用したフィルムの費用として，購入価格を10円で除して得た点数を加算する。
- ★D273細隙燈顕微鏡検査（前眼部）とは，細隙燈顕微鏡を用いて行う前眼部および透光体の検査をいうものであり，D257細隙灯顕微鏡検査（前眼部および後眼部）と併せて算定できない。
- ★細隙燈を用いた場合であって，写真診断を必要として撮影を行った場合は，使用したフィルム代等については，眼底カメラ撮影の例により算定する。
- ★細隙燈顕微鏡検査（前眼部）を行った後，さらに必要があって生体染色を施して再検査を行った場合は，再検査1回に限り算定する。

D274　前房隅角検査　gonioscopy　　　38点

【目的】　隅角が非常に狭いか，中等度か，広く開放しているか判断するもしくは色素沈着の程度，虹彩突起，血管新生などの異常や，出血，隅角癒着の範囲などを調べるために行う検査である。緑内障の分類と治療方針決定に不可欠であり，日常検査として利用される。

【方法】　点眼麻酔後に隅角鏡を用いて検査する。

適応疾患　▶ぶどう膜炎　▶緑内障　▶浅前房　▶狭隅角　▶眼球打撲症　▶糖尿病網膜症　▶網膜血管閉塞（網膜動脈閉塞，網膜静脈閉塞など）

《保険請求》
- ★前房隅角検査とは，隅角鏡を用いて行う前房隅角検査であり，緑内障等の場合に行う。

D274-2　前眼部三次元画像解析　　　265点

【目的】　前眼部の3次元的画像を得ることにより，前眼部形態の質的，量的評価を行う。

【方法】　特殊なカメラを用いて，光の干渉作用を利用して眼球組織の前方部分の断面像を非侵襲かつ非接触で測定し，組織の厚さや組織の交差する角度などを解析する。

適応疾患　▶閉塞隅角緑内障　▶角膜移植術後　▶浅前房　▶狭隅角

《保険請求》
- ■前眼部三次元画像解析は，患者1人につき月1回に限り算定する。ただし，当該検査と併せて行ったD265-2に掲げる角膜形状解析検査およびD274に掲げる前房隅角検査に係る費用は，所定点数に含まれるものとする。
- ★前眼部三次元画像解析は，急性緑内障発作を疑う狭隅角眼，角膜移植術後または外傷後毛様体剥離の患者に対して，月1回に限り算定する。

D275　圧迫隅角検査　　　76点

【目的】　房水流路である隅角の閉塞の程度を調べる検査。

【方法】　角膜の一部をへこませ，その部分の房水を対側に押しやって，そこの隅角を展開させる。

適応疾患　▶緑内障　▶浅前房　▶狭隅角

D275-2　前房水漏出検査　149点

【目的】　緑内障の濾過手術は，房水を結膜の下に流すようにする術式である。その結膜のところが外部と交通して水が漏れている状態では，眼内に感染が波及する危険が高くなるので通常は眼外に漏れないようにしている。手術後の合併症として眼外まで漏出することがあり，その有無を観察するための検査。
【方法】　蛍光色素を涙液に混ぜその希釈状態を観察し漏出の有無を判断する。圧迫して眼内圧を上げて，誘発させることもある。

適応疾患　▶緑内障濾過手術術後（１年以内）

《保険請求》
■緑内障濾過手術後の患者であって，術後から１年を経過していないものについて，前房水漏出が強く疑われる症例に対して当該検査を行った場合に算定する。
★前房水漏出検査は，当該検査について十分な経験を有する医師により実施された場合に算定する。

D277　涙液分泌機能検査　lacrimal function test，涙管通水・通色素検査

【目的】　流涙症，シェーグレン症候群をはじめとする涙液減少症，眼精疲労などを原因とする涙液減少に対し，涙液分泌機能および経鼻涙管の涙液排泄機能を検査する。

適応疾患　▶涙器の障害（涙腺炎，ドライアイ，涙腺のう腫，流涙症，急性涙のう炎，涙小管炎，慢性涙小管炎，鼻涙管狭窄症，涙管腫，鼻涙管閉鎖症など）▶シェーグレン症候群　▶涙液減少症　▶他に分類される疾患における涙器の障害　▶眼性類天疱瘡　▶角膜炎　▶角膜瘢痕および混濁（角膜瘢痕，角膜混濁，癒着白斑など）▶バセドウ病　▶乾性角結膜炎　▶鼻涙管結石

涙液分泌機能検査　38点

【方法】　シルマーテスト，綿糸法，角膜全涙液層破壊時間（BUT）などにより検査する。

《保険請求》
★涙液分泌機能検査とは，シルメル法等による涙液分泌機能検査をいう。

涙管通水・通色素検査　38点

【方法】　涙小管より涙嚢を介して鼻涙管，鼻腔に抜ける涙液排泄機能を検査する。

D277-2　涙道内視鏡検査　640点

【目的】　従来直接観察ができず，CTやMRIなどで涙道を評価していた。本法では涙道の内腔を内視鏡的に観察し，その閉塞部位などの異常を直接観察し，治療に役立てる。
【方法】　細い涙道ファイバースコープを涙小管より挿入し，涙道の観察を行う。

適応疾患　▶鼻涙管閉鎖症　▶鼻涙管狭窄　▶涙嚢内腫瘤　▶涙嚢炎　▶涙道結石

《保険請求》
■同一日にK202に掲げる涙管チューブ挿入術を実施した場合には，涙道内視鏡検査は算定できない。

D278　眼球電位図（EOG）　electrooculogram　280点

【目的】　動的な眼球運動や脈絡膜，網膜色素上皮の機能を調べるための検査である。
【方法】　内眼角部と外眼角部の皮膚に電極を張って，電位を記録しながら眼球運動を行うと，眼球運動にほぼ比例した電位変動が得られる。これを記録する。

適応疾患　▶脈絡膜および網膜の障害（動脈硬化性網膜症，脈絡膜剥離，網膜剥離，網膜色素変性，卵黄状黄斑ジストロフィーなど）▶麻痺性斜視　▶眼球運動障害　▶眼振　▶両眼運動のその他の障害

《保険請求》
★D250平衡機能検査の「4」の電気眼振図と併せて行った場合は，主たる検査の所定点数のみを算定する。

眼科

D279　角膜内皮細胞顕微鏡検査　　　　　　　　　　　　　　160点

【目的】　生体内での角膜内皮細胞観察を行うための検査である。

【方法】　角膜内皮細胞顕微鏡を用いて行う。角膜内皮細胞顕微鏡は、屈折率の異なる角膜内皮と前房水の境界面で生じる鏡面像として、角膜内皮細胞をとらえる装置である。

適応疾患　▶眼内手術の手術前後（虹彩光凝固術なども含まれる）▶角膜疾患（円錐角膜、水疱性角膜症など）

《保険請求》

★眼内手術、角膜手術における手術の適応の決定および術後の経過観察もしくは円錐角膜または水疱性角膜症の患者に対する角膜状態の評価の際に算定する。

D280　レーザー前房蛋白細胞数検査　laser flare cell meter (LFCM)　　　　　160点

【目的】　前房中に増加した細胞や蛋白を非侵襲的に測定することにより、血液房水柵の破綻の程度を知ることができる。前眼部炎症の程度を診断するために利用される。

【方法】　レーザー前房蛋白細胞測定装置（LFCM）を用いる。

適応疾患　▶強膜炎　▶上強膜炎　▶角膜炎　▶他に分類される疾患における強膜炎および上強膜炎（結核性角膜強膜炎、晩期梅毒性上強膜炎、帯状疱疹性強膜炎など）▶ヘルペスウイルス角膜炎および角結膜炎（ヘルペス角膜炎、ヘルペスウイルス性角結膜炎など）▶他に分類されるその他の感染症および寄生虫症における角膜炎および角結膜炎（結核性角膜炎、結核性角結膜炎、麻疹性角膜炎、流行性角結膜炎など）▶他に分類される疾患における角膜炎および角結膜炎（乾性角結膜炎など）▶虹彩毛様体炎　▶他に分類されるその他の感染症および寄生虫症における虹彩毛様体炎（結核性虹彩毛様体炎、第2期梅毒性虹彩毛様体炎、淋菌性虹彩毛様体炎、ヘルペスウイルス性虹彩毛様体炎、帯状疱疹性虹彩毛様体炎など）▶他に分類される疾患における角膜炎および虹彩毛様体炎（サルコイドーシス性虹彩毛様体炎、強直脊椎炎性虹彩毛様体炎など）▶網脈絡膜の炎症（局在性脈絡膜炎、網脈絡膜炎など）▶脈絡膜の出血および破裂（脈絡膜出血、脈絡膜断裂、網脈膜破裂）▶脈絡膜剥離　▶脈絡膜の障害（脈絡膜疾患など）▶障害不明　▶他に分類される疾患における網脈絡膜の障害（網脈絡膜炎、結核性脈絡網膜炎、梅毒性網脈絡膜炎、トキソプラズマ網脈絡膜炎など）▶内眼手術後（白内障など）

《保険請求》

★レーザー前房蛋白細胞測定装置を用いて、前眼部炎症の程度を診断するために、前房内の蛋白濃度および細胞数を測定するものである。

D281　瞳孔機能検査（電子瞳孔計使用）　pupillography, pupillometry, electronic pupillometer　　160点

【目的】　瞳孔の対光反応を定量的に記録する検査である。瞳孔の動きに関与する視神経、副交感神経、交感神経の機能を調べることができる。

【方法】　電子瞳孔計を用いる。

適応疾患　▶視神経および視覚路の障害（視神経炎、視神経症、視神経障害、視神経圧迫症、視神経萎縮、視路疾患など）▶麻痺性斜視　▶動眼神経麻痺　▶両眼運動のその他の障害　▶ホルネル症候群　▶アディー症候群（アディー瞳孔）▶糖尿病による自律神経障害　▶神経変性疾患　▶自己免疫性神経疾患（ギランバレー症候群など）▶中毒瞳孔機能異常（眼球運動障害）

《保険請求》

★視神経炎、視神経症等の求心性疾患や動眼神経麻痺、ホルネル症候群、アディー症候群、糖尿病による自律神経障害等の遠心性疾患または変性疾患および中毒による疾患の診断を目的として行った場合に算定できる。

D282　中心フリッカー試験　　　　　　　　　　　　　　　　38点

【目的】　不連続光をみると"ちらつき"として感じるが、この"ちらつき"の頻度を徐々に多くすると、あるところで融合し"ちらつき"が感じられなくなる。このときの頻度をフリッカー値と呼ぶ。

　中心フリッカー試験は，視野中心部のフリッカー値を測定する検査である。視覚の時間的分解能を簡便に評価することができ，視神経疾患の診断に有用である。

【方法】　フリッカー計を用いる。

適応疾患　▶視神経および視覚路の障害（視神経炎，視神経症，視神経圧迫症，視神経萎縮，視路疾患など）▶視覚障害▶盲（失明）▶低視力▶乳頭浮腫▶うっ血乳頭▶中間透光体混濁▶網膜疾患

《保険請求》

★視神経疾患の診断のために行った場合に算定する。

D282-2　行動観察による視力検査

1　PL（Preferential Looking）法　　　　100点

【目的】　乳幼児が無地の画面よりも縞模様を好んで注視することを応用した方法で，乳幼児や精神発達遅滞者において，視力を定量的に評価することかできる。

【方法】　PL 視力測定用測定装置を用いる（通常，粟屋 − Mohindra 方式にて行う）。

適応疾患　▶兎眼症▶結膜の障害（結膜疾患，結膜炎，翼状片，結膜変性，結膜沈着症，結膜瘢痕，結膜下出血，結膜動脈瘤，結膜充血，結膜浮腫，偽翼状片，結膜フィラリア症，ジフテリア性結膜炎，髄膜炎菌性結膜炎，淋菌性結膜炎，クラミジア結膜炎，ヘルペスウイルス性角結膜炎，帯状疱疹性結膜炎，アデノウイルス結膜炎，急性出血性結膜炎，流行性角結膜炎）▶強膜疾患▶角膜疾患▶虹彩および毛様体の障害（虹彩毛様体炎，急性虹彩炎，虹彩血管新生，毛様体分離，毛様体変性など）▶水晶体の障害（白内障，外傷性白内障，糖尿病性白内障など）▶脈絡膜および網膜の障害（動脈硬化性網膜症，脈絡膜剥離，網膜剥離，糖尿病網膜症など）▶緑内障▶硝子体および眼球の障害（硝子体出血，硝子体混濁，汎ぶどう膜炎，化膿性眼内炎など）▶視神経および視覚路の障害（視神経炎，視神経症，視神経障害，視神経圧迫症，視神経萎縮，視路疾患など）▶眼筋▶眼球運動▶調節および屈折の障害（調節不全，屈折異常）▶視機能障害および盲（失明，屈折異常弱視，内斜視弱視，眼精疲労，黒内障，全盲）▶眼および付属器のその他の障害（眼振，解離性眼振，先天性眼振，潜伏眼振，遮断性眼振，虹彩括約筋麻痺，眼痛，アーガイル・ロバートソン瞳孔など）

《保険請求》

★ PL 法は 4 歳未満の乳幼児または通常の視力検査で視力測定ができない患者に対し，粟屋-Mohindra 方式等の測定装置を用いて視力測定を行った場合に算定する。

★テラーカード等による簡易測定は本検査には含まれない。

★診療録に検査結果の要点を記載する。

2　乳幼児視力測定（テラーカード等によるもの）　　60点

【目的】　粟屋-Mohindra 方式以外のカードを用いた方法による乳幼児の視力測定。

【方法】　粟屋-Mohindra 方式以外の類似のカードたとえばテラーカードなどを用いて PL 法を行い乳幼児の視力測定を行う。

適応疾患　▶兎眼症▶結膜の障害（結膜疾患，結膜炎，翼状片，結膜変性，結膜沈着症，結膜瘢痕，結膜下出血，結膜動脈瘤，結膜充血，結膜浮腫，偽翼状片，結膜フィラリア症，ジフテリア性結膜炎，髄膜炎菌性結膜炎，淋菌性結膜炎，クラミジア結膜炎，ヘルペスウイルス性角結膜炎，帯状疱疹性結膜炎，アデノウイルス結膜炎，急性出血性結膜炎，流行性角結膜炎）▶強膜疾患▶角膜疾患▶虹彩および毛様体の障害（虹彩毛様体炎，急性虹彩炎，虹彩血管新生，毛様体分離，毛様体変性など）▶水晶体の障害（白内障，外傷性白内障，糖尿病性白内障など）▶脈絡膜および網膜の障害（動脈硬化性網膜症，脈絡膜剥離，網膜剥離，糖尿病網膜症など）▶緑内障▶硝子体および眼球の障害（硝子体出血，硝子体混濁，汎ぶどう膜炎，化膿性眼内炎など）▶視神経および視覚路の障害（視神経炎，視神経症，視神経障害，視神経圧迫症，視神経萎縮，視路疾患など）▶眼筋▶眼球運動▶調節および屈折の障害（調節不全，屈折異常）▶視機能障害および盲（失明，屈折異常弱視，内斜視弱視，眼精疲労，黒内障，全盲）▶眼および付属器のその他の障害（眼振，解離性眼振，先天性眼振，潜伏眼振，遮断性眼振，虹彩括約筋麻痺，眼痛，アーガイル・ロバートソン瞳孔など）

眼科

《保険請求》

★乳幼児視力測定は，4歳未満の乳幼児または通常の視力検査で視力測定できない患者に対し，テラーカード等による簡易視力測定を行った場合に算定し，診療録に検査結果の要点を記載する。また，D282-2の「1」と併せて行った場合には，主たるもののみ算定する。

D282-3　コンタクトレンズ検査料

「1」コンタクトレンズ検査料1　200点，「2」コンタクトレンズ検査料2　180点，「3」コンタクトレンズ検査料3　56点，「4」コンタクトレンズ検査料4　50点

【目的】　コンタクトレンズ診療に関わる検査すべて。他の眼科検査はすべて所定点数に含まれ，一緒には算定できない。眼内手術前後，角膜移植術前後，円錐角膜等の高度不整乱視の治療に対するコンタクトレンズ検査には適用されない。また緑内障・高眼圧症患者および網膜硝子体疾患を有するコンタクトレンズ使用患者に関しては，治療計画が作成され，診療録に記載されている場合は適用されない。また治療用コンタクトレンズ装用に関する場合も適用されない。

　　コンタクトレンズ検査料1は，コンタクトレンズ診療が眼科診療の70％未満の保険医療機関で，施設基準を届け出た施設に対して適用され，コンタクトレンズ検査料2は，コンタクトレンズ検査料1の対象施設に該当しない保険医療機関に対して適用される。

適応疾患　▶屈折異常（遠視，近視，乱視など）▶不同視（不等像視）

《保険請求》

■別に厚生労働大臣が定める施設基準に適合しているものとして地方厚生局長等に届け出た保険医療機関において，コンタクトレンズの装用を目的に受診した患者に対して眼科学的検査を行った場合は，コンタクトレンズ検査料1，2または3を算定し，当該保険医療機関以外の保険医療機関であって，別に厚生労働大臣が定める施設基準に適合しているものにおいて，コンタクトレンズの装用を目的に受診した患者に対して眼科学的検査を行った場合は，コンタクトレンズ検査料4を算定する。

■注1により当該検査料を算定する場合は，A000に掲げる初診料の注9およびA001に掲げる再診料の注7に規定する夜間・早朝等加算は算定できない。

■当該保険医療機関または当該保険医療機関と特別の関係にある保険医療機関において過去にコンタクトレンズの装用を目的に受診したことのある患者について，当該検査料を算定した場合は，A000に掲げる初診料は算定せず，A001に掲げる再診料またはA002に掲げる外来診療料を算定する。

★コンタクトレンズの装用を目的に受診した患者（既装用者の場合を含む。以下同じ）に対して眼科学的検査を行った場合は，コンタクトレンズ検査料「1」，「2」，「3」または「4」により算定する。

★別に厚生労働大臣が定める施設基準を満たさない保険医療機関において，コンタクトレンズの装用を目的に受診した患者に対して眼科学的検査を行った場合は，コンタクトレンズ検査料「1」，「2」，「3」または「4」の他，D255からD282-2までに掲げる眼科学的検査についても算定できない。

★コンタクトレンズ検査料を算定する場合においては，A000初診料の注9およびA001再診料の注7に規定する夜間・早朝等加算は算定できない。

★当該保険医療機関または当該保険医療機関と特別の関係にある保険医療機関において過去にコンタクトレンズ検査料を算定した患者に対してコンタクトレンズ検査料を算定する場合は，A000初診料は算定せず，A001再診料またはA002外来診療料を算定する。

★コンタクトレンズの装用を目的に受診した患者に対して眼科学的検査を行った場合は，「1」，「2」，「3」または「4」の所定点数を算定し，別にD255からD282-2までに掲げる眼科学的検査は別に算定できない。ただし，新たな疾患の発生（屈折異常以外の疾患の急性増悪を含む）によりコンタクトレンズの装用を中止しコンタクトレンズの処方を行わない場合，円錐角膜，角膜変形もしくは高度不正乱視の治療を目的としてハードコンタクトレンズの処方を行った場合，9歳未満の小児に対して弱視，斜視もしくは不同視の治療を目的としてコンタクトレンズの処方を行った場合，緑内障または高眼圧症の患者（治療計画を作成し診療録に記載するとともに，アプラネーショントノメーターによる精密眼圧測定および精密眼底検査を実施し，視神経乳頭の所見を詳細に診療録に記載した場合に限る），網膜硝子体疾患もしくは視神経疾患の患者〔治療計画を作成し診療録に記載するとともに，散瞳剤を使用し，汎網膜硝子体検査または精密眼底検査，細隙燈顕微鏡検査（前眼部および後眼部）ならびに眼底カメラ撮影を実施し，網膜硝子体または視神経乳頭の所見を図示して詳細に診療録に記載した場合に限る〕，度数のない治療用コンタクトレンズを装用する患者，眼内の手術（角膜移植術を含む）前後の患者，スティーヴンス・ジョンソン症候群または中毒性表皮壊死症の眼後遺症に対する治療用コンタクトレンズを装用する患者等にあっては，当該点数を算定せず，D255からD282-2までに掲げる眼科学的検査により算定する。なお，この場合においても，A000初診料は算定せず，A001再診料またはA002外来診療料を算定する。

★コンタクトレンズ検査料3または4を算定する医療機関のうち，コンタクトレンズに係る診療の割合が，7.5割を超える医療機関においては，病態により個別の検査を実施する必要がある場合には，適切な治療が提供されるよう，速やかにより専門的な医療機関へ転医させるよう努める。

第14章

皮膚科学的検査

D282-4　ダーモスコピー　dermoscopy　72点

【目的・方法】　ハロゲンランプなどの光を照射し，レンズを用いて拡大した病変を観察する検査である。光の乱反射を防ぐために，ゼリーなどを病変に塗布するか，あるいは偏光レンズを用いて観察する必要がある。表皮のみならず真皮浅層までの色素の分布を検討でき，皮膚色素性病変の診断に利用される。

【適応疾患】　▶悪性黒色腫 ▶基底細胞癌 ▶ボーエン病 ▶色素性母斑（母斑細胞母斑）▶老人性色素斑 ▶脂漏性角化症 ▶エクリン汗孔腫 ▶血管腫などの色素性皮膚病変（血管腫，色素性母斑，色素斑，色素性紫斑，黒色素皮症，黒皮症，色素異常症など）▶円形脱毛症 ▶日光角化症

《保険請求》
■検査の回数又は部位数にかかわらず，4月に1回に限り算定する。
★ダーモスコピーは，悪性黒色腫，基底細胞癌，ボーエン病，色素性母斑，老人性色素斑，脂漏性角化症，エクリン汗孔腫，血管腫等の色素性皮膚病変，円形脱毛症もしくは日光角化症の診断または経過観察の目的で行った場合に，検査の回数または部位数にかかわらず4月に1回に限り算定する。なお，新たに他の病変で検査を行う場合であって，医学的な必要性から4月に2回以上算定するときは，診療報酬明細書の摘要欄にその理由を記載することとし，この場合であっても1月に1回を限度とする。
●レセプト摘要欄：（新たに他の病変で検査を行う場合）医学的な必要性から4月に2回以上算定するときはその理由を記載する。

皮膚
科学

臨床心理・神経心理検査

《保険請求》【D283～ D285に係る共通事項】

〔D283発達及び知能検査，D284人格検査，D285認知機能検査その他の心理検査〕

★検査を行うに当たっては，個人検査用として標準化され，かつ，確立された検査方法により行う。

★各区分のうち「1」の「操作が容易なもの」とは，検査および結果処理に概ね40分以上を要するもの，「2」の「操作が複雑なもの」とは，検査および結果処理に概ね1時間以上を要するもの，「3」の「操作と処理が極めて複雑なもの」とは，検査および結果処理に1時間30分以上要するものをいう。また，D285認知機能検査その他の心理検査「1」の「イ」の「簡易なもの」とは，主に疾患（疑いを含む）の早期発見を目的とするものをいう。

　なお，臨床心理・神経心理検査は，医師が自ら，または医師の指示により他の従事者が自施設において検査および結果処理を行い，かつその結果に基づき医師が自ら結果を分析した場合にのみ算定する。

★医師は診療録に分析結果を記載する。

D283　発達及び知能検査

1　操作が容易なもの ……………………………………………………………………………… 80点
2　操作が複雑なもの ……………………………………………………………………………… 280点
3　操作と処理が極めて複雑なもの ……………………………………………………………… 450点

適応疾患　▶知的障害（精神遅滞）▶発達障害 ▶学習障害 ▶認知症 ▶器質性精神障害 ▶視覚障害 ▶聴覚障害 ▶言語障害 ▶情緒障害 など

《保険請求》

■同一日に複数の検査を行った場合であっても，主たるもの1種類のみの所定点数により算定する。

1　操作が容易なもの　　　　　　　　　　　　　　　　　　　　　　　　　　　　　　　80点

【目的・方法】　児童の知的水準を簡便に把握するために行われるもので，乳幼児簡易検査（対象年齢：0～8歳，所要時間：10分，いくつかの道具を用いて，感覚知覚・身体運動・社会性・学習・材料処理・精神的生産能力をみる）や人物画知能検査（対象年齢：3～10歳，所要時間5分）などがある。脳損傷者の知能を把握するための言語を介さない簡便な検査も含まれる（対象年齢：成人，所要時間5～20分）。

《保険請求》

★ D283発達及び知能検査の「1」とは，津守式乳幼児精神発達検査，牛島乳幼児簡易検査，日本版ミラー幼児発達スクリーニング検査，遠城寺式乳幼児分析的発達検査，デンバー式発達スクリーニング，DAM グッドイナフ人物画知能検査，フロスティッグ視知覚発達検査，脳研式知能検査，コース立方体組み合わせテスト，レーヴン色彩マトリックスおよび JART のことをいう。

1．津守式乳幼児精神発達検査

【目的・方法】　子どもの心身発達レベルを運動・探索・操作・社会・食事・生活集団・言語の面から総合的に理解しようとする検査。子どもの行動を直接観察してテストをするのではなく，母親などが質問紙に答えて実施する。

適応疾患　▶（0～7歳の）神経発達症群 ▶知的障害（精神遅滞）

2．牛島乳幼児簡易検査

【目的・方法】　乳幼児の精神発達程度を簡易に測定診断する。

適応疾患　▶（0～8歳の）神経発達症群 ▶知的障害（精神遅滞）

3．日本版ミラー幼児発達スクリーニング検査

【目的・方法】　発達スクリーニング検査で，感覚運動，言語，非言語的認知能力など，発達全般にわたる全26項目の評価項目からなり，就学前幼児を対象とする。

適応疾患　▶（2歳9カ月～6歳2カ月の）神経発達症群　▶知的障害（精神遅滞）

4．遠城寺式乳幼児分析的発達検査

【目的・方法】　発達スクリーニング検査で，検査項目は，移動運動，手の運動，基本的習慣，対人関係，発語，言語理解の6領域からなる。

適応疾患　▶（0～4歳7カ月の）神経発達症群　▶知的障害（精神遅滞）

5．デンバー式発達スクリーニング

【目的・方法】　発達スクリーニング検査で，個人―社会，微細運動―適応，言語，粗大運動の面から全体的にとらえ評価する。

適応疾患　▶（0～6歳の）神経発達症群　▶知的障害（精神遅滞）

6．DAM グッドイナフ人物画知能検査

【目的・方法】　被験者が描いた人の人物画から，各部分の抽出の有無や方法を採点し知的発達を評価する検査。

適応疾患　▶（3～10歳までの）神経発達症群　▶知的障害（精神遅滞）

7．フロスティッグ視知覚発達検査

【目的・方法】　幼少児の5つの視知覚機能（視覚と運動の協応図，図形と素地，形の恒常性，空間における位置，空間関係）を調べる検査。

適応疾患　▶（4～7歳11カ月までの）視知覚障害（視覚障害，知覚障害）

8．脳研式知能検査

【目的・方法】　集団式知能検査であり，文字を使用しない。5種類の問題（立方体の計算，絵の充てん，絵の誤りの発見，時間的秩序の把握，類推）を用いる。

適応疾患　▶神経発達症群　▶知的障害（精神遅滞）　▶認知症

9．コース立方体組み合わせテスト

【目的・方法】　6面がそれぞれ異なる色に塗り分けられた立方体をいくつか組み合わせて，指定された模様を構成する検査。難聴，言語障害の者にも検査が可能である。

適応疾患　▶神経発達症群　▶知的障害（精神遅滞）　▶認知症　▶器質性精神障害

10．レーヴン色彩マトリックス

【目的・方法】　標準図案の欠如部に合致するものを6つの選択図案の中から1つだけ選ぶ。言語を介さずに答えられる検査。

適応疾患　▶認知症　▶失語症

11．JART（Japanese Adult Reading Test）

【目的・方法】　英国で Nelson らによって作成された National Adult Reading Test（NART）のアイデアを日本語に応用した検査で，熟語の音読課題50語からなり，10分以内で終了する。

適応疾患　▶認知症　▶知的障害（精神遅滞）

2　操作が複雑なもの　　　　280点

《保険請求》

★ D283発達及び知能検査の「2」とは，MCC ベビーテスト，PBT ピクチュア・ブロック知能検査，新版 K 式発達検査，WPPSI 知能診断検査，WPPSI-Ⅲ知能診断検査，全訂版田中ビネー知能検査，田中ビネー知能検査Ⅴ，鈴木ビネー式知能検査，WISC-R 知能検査，WAIS-R 成人知能検査（WAIS を含む），大脇式盲人用知能検査，ベイリー発達検査および Vineland-Ⅱ日本版のことをいう。

1．MCC ベビーテスト（Baby Test for Mother Child Counseling）

【目的・方法】　生後2カ月から2歳6カ月の乳幼児の主に感覚運動的発達を測定する検査。

適応疾患　▶知的障害（精神遅滞）

2．PBT ピクチュア・ブロック知能検査（PBT）

【目的・方法】　ピクチュア（絵画完成）検査32問，ブロック（積木）検査34問により，知能指数を求める。

適応疾患　▶（4～7歳11カ月までの）神経発達症群　▶知的障害（精神遅滞）

3．新版 K 式発達検査

【目的・方法】　姿勢・運動，認知・適応，言語・社会性の3領域について，乳幼児の発達を評価する検査。

臨床心理

（適応疾患）　▶（100日～12歳までの）神経発達症群　▶知的障害（精神遅滞）

４．WPPSI 知能診断検査 （Wechsler Preschool and Primary Scale of Intelligence）

【目的・方法】　幼児を対象とした知能検査。6種類の言語性下位検査と5種類の動作性下位検査で，言語性IQ，動作性IQ，全検査IQを算出する。

（適応疾患）　▶（3歳10カ月～7歳1カ月までの）神経発達症群　▶知的障害（精神遅滞）

５．田中ビネー知能検査Ⅴ

【目的・方法】　全訂版田中ビネー知能検査新版に代わって，2003年から発売されている。検査結果は，従来のIQではなく，領域ごとの評価点や，「同年齢集団内での位置」を基準としたDIQ（Deviation IQ，偏差知能指数）で示される。

（適応疾患）　▶（2歳～成人の）知的障害（精神遅滞）▶学習障害　▶器質性精神障害

６．鈴木ビネー式知能検査

【目的・方法】　一般的知能の測定を目的に作成された検査である。76問からなっており，知能年齢を換算表から求め，次に暦年齢（CA）を算出し，その比率から知能指致（IQ）を算出する。

（適応疾患）　▶（2歳～成人の）知的障害（精神遅滞）▶学習障害　▶器質性精神障害　▶聴覚障害　▶言語障害　▶情緒の障害（情緒障害，思春期情緒障害など）

７．WAIS-R 成人知能検査 〔Wechsler Adult Intelligence Scale （ウェクスラー成人知能検査-R）〕

【目的・方法】　WAISはよく標準化され，臨床的に広く使われている知能検査である。6種類の言語性下位検査と6種類の動作性下位検査で構成されていて，言語性IQと動作性IQおよび全検査IQを測定できる。日本では2006年にWAIS-Ⅲが発売されており，さらに多面的な把握や解釈ができるといわれている（2018年には第4版が出て「WAIS-Ⅲ」は「WAIS-Ⅳ」となっている）。

（適応疾患）　▶（16～74歳までの）知的障害（精神遅滞）▶神経発達症群　▶認知症　▶器質性精神障害

８．大脇式盲人用知能検査

【目的・方法】　目の不自由な方に対する知能検査。木綿，ネル，麻，絹の4種類の布を張ったブロックを使用して模様を構成する作業性テスト。

（適応疾患）　▶神経発達症群　▶知的障害（精神遅滞）▶認知症

９．ベイリー発達検査

【目的・方法】　発達検査であり，乳幼児期の子どもを，精神尺度（記憶・学習能力，感覚・知覚行動，その他認知機能），運動尺度（運動能力の質），乳児行動尺度（対人行動，持続性，その他一般的要因）という3つの下位スケールから診断する。

（適応疾患）　▶知的障害（精神遅滞）▶神経発達症群

10．Vineland-Ⅱ 日本版

【目的・方法】　ヴァインランド・ツー適応行動尺度は，同年齢の一般人の適応行動をもとに，発達障害，知的障害，精神障害の人たちの適応行動の水準を客観的に数値化する。標準得点で相対的な評価を行うとともに，「強み（S）と弱み（W）」「対比較」等で個人内差を把握でき，支援計画作成に役立つ検査である。適用範囲は0歳～92歳。

（適応疾患）　▶神経発達症群　▶知的障害（精神遅滞）▶不安症群等　▶統合失調症　▶躁うつ病（双極性障害）▶うつ病

臨床
心理

3　操作と処理が極めて複雑なもの　　　　　　　　　　　　　　　　　　　　　　　450点

・《保険請求》・
★ D283発達及び知能検査の「3」とは，WISC-Ⅲ知能検査，WISC-Ⅳ知能検査，WISC-Ⅴ知能検査，WAIS-Ⅲ成人知能検査またはWAIS-Ⅳ成人知能検査のことをいう。

１．WISC-Ⅲ知能検査 〔Wechsler Intelligence Scale for Children （ウェクスラー児童知能検査-Ⅲ）〕

【目的・方法】　児童・生徒を対象とした知能検査で，包括的な一般知能を，言語性，動作性，全検査の3種類のIQによって測定する。WISC-ⅢはWISC-Rに比べて，色刷りなどの工夫が盛り込まれ，子どもが興味をもって取り組めるとされる。

（適応疾患）　▶（5～16歳11カ月の）知的障害（精神遅滞）▶学習障害　▶神経発達症群　▶器質性精神障害

２．WISC-Ⅳ知能検査

【目的・方法】　よく標準化され，臨床的に広く使われている知能検査である（2018年発行）。15の下位検査で構成されており，10の基本検査を実施することで，全検査，IQ（FSIQ），言語理解指標（VCI），知覚推理指標（PRI），ワーキングメモリ指標（WMI），処理速度指標（PSI）の5つの合成得点が算出できる。実施時間は60～90分，適用範囲は5歳0か月～16歳11か月。

適応疾患　▶（5～16歳の）知的障害（精神遅滞）▶学習障害 ▶神経発達症群 ▶器質性精神障害

3．WISC-Ⅴ知能検査

【目的・方法】　ウェクスラー児童用知能検査 WISC の最新日本語版である。5歳0カ月から16歳11カ月の子どもの知能を測定する包括的な臨床検査である。Ⅳ版に対して，検査の構成が大きく変わり，全般的な知能を表す合成得点（FSIQ），特定の認知領域の知的機能を表す5つの主要指標得点（VCI，VSI，FRI，WMI，PSI）と，子どもの認知能力や WISC-V の成績について付加的な情報を提供する5つの補助指標得点（QRI，AWMI，NVI，GAI，CPI）を算出できる。すべての主要指標得点を得るための実施時間はおよそ65～80分である。
適応疾患　▶（5～16歳11カ月の）知的障害（精神遅滞）▶学習障害 ▶器質性精神障害 ▶神経発達症群など

4．WAIS-Ⅲ成人知能検査

【目的・方法】　臨床的に広く使われている知能検査である WAIS-R が2006年に改訂され，第3版の WAIS-Ⅲ となった（2018年には第4版が出て，「WAIS-Ⅲ」は「WAIS-Ⅳ」となっている）。群指数の測定，適用年齢の拡大，図版の大型・カラー化などの改良が加えられた。14の下位検査から構成され，目的に応じて選択できる。実施時間は60～90分，適用範囲は16歳～89歳。
適応疾患　▶知的障害（発達遅滞）▶学習障害 ▶神経発達症群 ▶認知症 ▶器質性精神障害

5．WAIS-Ⅳ成人知能検査

【目的・方法】　臨床的に広く使われている知能検査である WAIS の第3版の後継として2018年に第4版が出た。10の基本検査を実施することで，全検査 IQ（FSIQ），言語理解指標（VCI），知覚推理指標（PRI），ワーキングメモリー指標（WMI），処理速度指標（PSI）の5項目の合成指標が出せる。実施時間は60～90分。適用範囲は16歳0か月～90歳11か月。
適応疾患　▶知的障害（発達遅滞）▶学習障害 ▶神経発達症群 ▶認知症 ▶器質性精神障害

D284　人格検査

1	操作が容易なもの	80点
2	操作が複雑なもの	280点
3	操作と処理が極めて複雑なもの	450点

《保険請求》
■同一日に複数の検査を行った場合であっても，主たるもの1種類のみの所定点数により算定する。

1　操作が容易なもの　80点

【目的・方法】　性格特性や精神症状を簡便に把握する目的で行われるもの（谷田部・ギルフォード性格検査：Y-G），不安水準の評価（顕在性不安尺度：MAS，状態・特性不安検査：STAI），抑うつの評価（ハミルトンうつ病尺度，うつ病性自己評価尺度：SDS）などがある。いずれも質問紙法で，所要時間は10～20分である。

《保険請求》
★D284人格検査の「1」とは，パーソナリティイベントリー，モーズレイ性格検査，Y-G 矢田部ギルフォード性格検査，TEG-Ⅱ東大式エゴグラム，新版 TEG，新版 TEG Ⅱおよび TEG3のことをいう。

1．パーソナリティイベントリー

【目的・方法】　性格類型を評価するための50問からなる質問紙法検査。S（分裂性気質），Z（循環性気質），E（てんかん性気質），H（ヒステリー），N（神経質）の5種の性格類型に分ける。
適応疾患　▶不安症群等 ▶パーソナリティ症群 ▶統合失調症 ▶躁うつ病（双極性障害）▶うつ病 ▶器質性精神障害

2．モーズレイ性格検査

【目的・方法】　性格を外向性―内向性と神経症的傾向という2つの性格特性に分けて評価する質問紙法検査。日本版は80項目。
適応疾患　▶不安症群等 ▶パーソナリティ症群 ▶統合失調症 ▶躁うつ病（双極性障害）▶うつ病 ▶器質性精神障害

3．Y-G 谷田部ギルフォード性格検査

【目的・方法】　抑うつ性，攻撃性など12個の性格特性を評価する質問紙法検査。120項目からなる。
適応疾患　▶不安症群等 ▶パーソナリティ症群 ▶統合失調症 ▶躁うつ病（双極性障害）▶うつ病 ▶器質性精神障

臨床心理

4．TEG-Ⅱ東大式エゴグラム

【目的・方法】　交流分析理論に基づいたエゴグラム作成用の質問紙法検査。CP（批判的な親），NP（養育的な親），A（大人），FC（自由気ままな子ども），AC（順応した子ども）の5尺度で評価する。

適応疾患　▶不安症群等 ▶パーソナリティ症群 ▶統合失調症 ▶躁うつ病（双極性障害）▶うつ病 ▶器質性精神障害

5．新版 TEG 〔Tokyo University Egogram（東大式エゴグラム）New Ver.Ⅱ〕

【目的・方法】　交流分析理論に基づいたエゴグラム作成用の53問の質問紙法検査。TEG-Ⅱと比べて質問項目を減らす，逆転項目をなくすなどの工夫がなされた。

適応疾患　▶不安症群等 ▶パーソナリティ症群 ▶統合失調症 ▶躁うつ病（双極性障害）▶うつ病 ▶器質性精神障害

6．新版 TEG Ⅱ

【目的・方法】　交流分析理論に基づいたエゴグラム作成用の53問の質問紙法検査。新版 TEG Ⅱでは，自己採点，コンピュータ採点が選べる。実施時間は回答20分，自己採点5分。適用範囲は15歳以上。

適応疾患　▶不安症群等 ▶パーソナリティ症群 ▶統合失調症 ▶躁うつ病（双極性障害）▶うつ病 ▶器質性精神障害

7．TEG 3

【目的・方法】　2019年12月に刊行された，新版 TEG Ⅱの改定版である。TEG3では項目反応理論が用いられている。実施時間は回答20分，自己採点5分。適用範囲は15歳以上。

適応疾患　▶不安症群等 ▶パーソナリティ症群 ▶統合失調症 ▶躁うつ病（双極性障害）▶うつ病 ▶器質性精神障害

2　操作が複雑なもの　　　　　　　　　　　　　　　　　　　　　　280点

《保険請求》
- ★ D284人格検査の「2」とは，バウムテスト，SCT，P-F スタディ，MMPI，MMPI-3，TPI，EPPS 性格検査，16P-F 人格検査，描画テスト，ゾンディーテストおよび PIL テストのことをいう。

1．バウムテスト

【目的・方法】　A4の画用紙に4Bの鉛筆で実のなる木を描いてもらう描画法を用いた投影法検査。全体的印象，樹木の形態，鉛筆の動き，樹木の位置から診断的解釈を行う。

適応疾患　▶不安症群等 ▶パーソナリティ症群 ▶統合失調症 ▶躁うつ病（双極性障害）▶うつ病 ▶器質性精神障害

2．SCT 〔Sentence Completion Test（文章完成テスト）〕

【目的・方法】　質問紙を用いた投影法検査。書きかけの不完全な文章（刺激文）を被検者に示してそれを自由に完成させる。個人の知的・情意的・指向的・力動的側面とその決定因（身体的，家庭的，社会的）が明らかにする目的で行う。所要時間は40〜60分。成人用，中学生用，小学生用がある。

適応疾患　▶不安症群等 ▶パーソナリティ症群 ▶統合失調症 ▶躁うつ病（双極性障害）▶うつ病 ▶器質性精神障害

3．P-F スタディ 〔The Picture Frustration Study（絵画欲求不満検査）〕

【目的・方法】　日常生活にて普通に経験する可能性のある欲求不満場面における反応の特徴人格特徴を評価する検査。投影法による性格検査である。成人用（15歳以上），青年用（中学1年〜大学2年），児童用（4〜14歳）がある。

適応疾患　▶不安症群等 ▶パーソナリティ症群 ▶統合失調症 ▶躁うつ病（双極性障害）▶うつ病 ▶器質性精神障害

4．MMPI 〔Minnesota Multiphasic Personality Inventory（ミネソタ多面的人格目録）〕

【目的・方法】　550項目の「はい，いいえ」型の質問で構成される質問紙法の人格検査。内容は身体の状態，習慣，興味など多岐にわたり，心気症，抑うつ，統合失調症などの臨床尺度と妥当性を表す4つの尺度からなる。対象年齢は16歳以上の読解力を有する者である。

適応疾患　▶不安症群等 ▶パーソナリティ症群 ▶統合失調症 ▶躁うつ病（双極性障害）▶うつ病 ▶器質性精神障害

5．MMPI-3（MMPI-3日本版）〔Minnesota Multiphasic Personality Inventory-3（ミネソタ多面的人格目録3）〕

【目的・方法】　アメリカで2020年に公刊された MMPI の最新版で，DSM-5に対応したパーソナリティ障害の尺

臨床心理

度を持っている。質問項目は335項目で original MMPI の550項目より大幅に減っている。
適応疾患 ▶摂食障害 ▶心的外傷 ▶強迫症 ▶物質関連症 ▶嗜癖症等

6．TPI 〔Todai Personality Inventory（東大版総合人格目録）〕

【目的・方法】 550項目の質問により，被検者の性格を抑うつ傾向，非社会性，躁病的傾向などの10項目に分けて評価する。
適応疾患 ▶不安症群等 ▶パーソナリティ症群 ▶統合失調症 ▶躁うつ病（双極性障害）▶うつ病 ▶器質性精神障害

7．EPPS 性格検査 （Edward Personal Preference Schedule）

【目的・方法】 欲求・動機の強さを測定するために作成された質問紙による人格検査であり，達成，追従，秩序，顕示，自律，親和，内面認知，救護，支配，内罰，養護，変化，持久，異性愛，攻撃の15の特性を測定する。
適応疾患 ▶不安症群等 ▶パーソナリティ症群 ▶統合失調症 ▶躁うつ病（双極性障害）▶うつ病 ▶器質性精神障害

8．16P-F 人格検査

【目的・方法】 性格特性を情感，知能，公徳心など16の因子で評価することで個人の人格をとらえようとする質問紙法検査。
適応疾患 ▶不安症群等 ▶パーソナリティ症群 ▶統合失調症 ▶躁うつ病（双極性障害）▶うつ病 ▶器質性精神障害

9．描画テスト

【目的・方法】 被検者の描いた描画を素材とした投影法検査。家，木，人を描かせる HTP，樹木を描かせるバウムテストなどがある。
適応疾患 ▶統合失調症 ▶躁うつ病（双極性障害）▶不安症群等 ▶パーソナリティ症群 ▶器質性精神障害

10．ゾンディーテスト （Szondi Test）

【目的・方法】 投影法検査。8枚1組，計48枚の精神障害者の顔写真を示し，被験者に物語を作らせ，語られた主題，内容を分析して，人格や行動特徴を評価する。
適応疾患 ▶不安症群等 ▶パーソナリティ症群 ▶統合失調症 ▶躁うつ病（双極性障害）▶うつ病 ▶器質性精神障害

11．PIL テスト （Purpose-In-Life Test）

【目的・方法】 PIL テストは，Part A，B，C の3つの部分から構成され，A は質問紙項目，B は文章完成法，C は自由記述のかたちをとる。人生の意味，目的，生きがいをいかに経験し，達成しているかを評価する検査。
適応疾患 ▶不安症群等 ▶パーソナリティ症群 ▶統合失調症 ▶躁うつ病（双極性障害）▶うつ病 ▶器質性精神障害

3　操作と処理が極めて複雑なもの　　450点

臨床心理

《保険請求》
★ D284人格検査の「3」とは，ロールシャッハテスト，CAPS，TAT 絵画統覚検査および CAT 幼児児童用絵画統覚検査のことをいう。

1．ロールシャッハテスト （Rorschach Test）

【目的・方法】 投影法人格検査。精神力動や防衛機制，微妙な思考障害を知るうえで有用である。10枚の左右対称のインクブロットを刺激として用い，カードを所定の順番で被験者に提示し，何が見えるか問い，さらに詳しい質疑を行って評価する。所要時間は90分で，年齢や教育程度に制限はない。
適応疾患 ▶不安症群等 ▶パーソナリティ症群 ▶統合失調症 ▶躁うつ病（双極性障害）▶うつ病 ▶器質性精神障害

2．CAPS 〔Clinican-Administered PTSD Scale for DSM-Ⅳ，PTSD（臨床診断面接尺度）〕

【目的・方法】 PTSD（外傷後ストレス障害）を診断するための構造化面接尺度。専門職が一定のトレーニングを受けたうえで使用すれば有用性が高い。
適応疾患 ▶心的外傷後ストレス症 ▶不安症群等 ▶パーソナリティ症群

3．TAT 絵画統覚検査 〔Thematic Apperception Test（主題統覚検査）〕

【目的・方法】 投影法人格検査。被検者に主として人物を配した絵を見せて，それについての物語を作らせ，その物語を一定の方法で分類・解釈する。物語のなかには被検者の意識的・無意識的願望や葛藤，対人関係様式や行動様式などの特性が現れる。所要時間は約90分で，対象は5歳以上である。
適応疾患 ▶不安症群等 ▶パーソナリティ症群 ▶統合失調症 ▶躁うつ病（双極性障害）▶うつ病 ▶器質性精神障害

４．CAT 幼児児童用絵画統覚検査 （Children's Apperception Test）

【目的・方法】　５〜10歳の小児を対象として作成された TAT である。TAT テストと同じ原理に基づいている。絵のなかの登場者が動物であったり，絵の内容も子どもの生活に関係したテーマが選ばれているのが特徴的である。

適応疾患　▶神経発達症群 ▶学習障害 ▶不安症群等 ▶統合失調症

D285　認知機能検査その他の心理検査

1　操作が容易なもの
　イ　簡易なもの ………………………………………………………………………………… 80点／p.312
　ロ　その他のもの ……………………………………………………………………………… 80点／p.313
2　操作が複雑なもの ……………………………………………………………………………… 280点／p.315
3　操作と処理が極めて複雑なもの …………………………………………………………… 450点／p.316

《保険請求》
■同一日に複数の検査を行った場合であっても，主たるもの１種類のみの所定点数により算定する。
★国立精研式認知症スクリーニングテストの費用は，基本診療料に含まれているものであり，別に算定できない。

1　操作が容易なもの

「イ」簡易なもの　80点

《保険請求》
★ D285認知機能検査その他の心理検査の「1」の「イ」の簡易なものとは，MAS 不安尺度，MEDE 多面的初期認知症判定検査，AQ 日本語版，日本語版 LSAS-J，M-CHAT，長谷川式知能評価スケールおよび MMSE のことをいい，「ロ」のその他のものとは，CAS 不安測定検査，SDS うつ性自己評価尺度，CES-D うつ病（抑うつ状態）自己評価尺度，HDRS ハミルトンうつ病症状評価尺度，STAI 状態・特性不安検査，POMS，POMS2，IES-R，PDS，TK 式診断的新親子関係検査，CMI 健康調査票，GHQ 精神健康評価票，ブルドン抹消検査，WHO QOL26，COGNISTAT，SIB，Coghealth（医師，看護師または公認心理師が検査に立ち会った場合に限る），NPI，BEHAVE-AD，音読検査（特異的読字障害を対象にしたものに限る），WURS，MCMI-Ⅱ，MOCI 邦訳版，DES-Ⅱ，EAT-26，STAI-C 状態・特性不安検査（児童用），DSRS-C，前頭葉評価バッテリー，ストループテスト，MoCA-J および Clinical Dementia Rating （CDR）のことをいう。
★ D285認知機能検査その他の心理検査の「1」の「イ」は，原則として３月に１回に限り算定する。
●レセプト摘要欄：（３月以内に２回以上算定する場合）その理由及び医学的根拠を詳細に記載する。
　前回の実施年月日（初回の場合は初回である旨）を記載する。

1．MAS 不安尺度 〔Manifest Anxiety Scale （顕在性不安尺度）〕

【目的・方法】　不安水準を測定する質問紙法検査。不安項目50のほかに虚偽尺度用項目などを加えた225項目からなる。現在日本で市販されているのは，65項目，３件法の尺度である。
適応疾患　▶不安症群等 ▶パーソナリティ症群 ▶うつ病 ▶統合失調症 ▶躁うつ病（双極性障害）▶器質性精神障害

2．MEDE 多面的初期認知症判定検査

【目的・方法】　健常者からの逸脱という視点から，認知症の初期症状をとらえる検査であり，本人検査用と他者評価用の２種類の検査で構成される。
適応疾患　▶認知症 ▶器質性精神障害

3．AQ 日本語版

【目的・方法】　AQ（自閉症スペクトラム指数）は，成人用の自閉症スペクトラム障害のスクリーニングに用いる自記式質問紙。あくまでスクリーニングツールであり，診断に用いることはできない。
適応疾患　▶自閉症スペクトラム障害 ▶広汎性発達障害

4．日本語版 LSAS-J （６月に１回に限る）

【目的・方法】　Liebowitz Social Anxiety Scale であり，社会不安障害の臨床症状や薬物療法，精神療法の治療反応性を評価する際に参考となる自記式質問紙。
適応疾患　▶社交不安障害

臨床
心理

5．M-CHAT（乳幼児期自閉症チェックリスト修正版）

【目的・方法】　2歳前後の幼児に対して，自閉症スペクトラム（Autism Spectrum Disorders: ASD）のスクリーニング目的で使用される，親記入式の質問紙である。

適応疾患　▶乳幼児において自閉スペクトラム症が疑われる場合

6．長谷川式知能評価スケール

【目的・方法】　日付，年齢，計算などを問うことで構成された簡易的な認知症尺度。30点満点で，20点以下で認知症の疑いが高いと言われるが，あくまでも「認知症」と診断できるわけではない。

適応疾患　▶種々の原因によって認知症が疑われる場合

7．MMSE（ミニメンタルステート検査）

【目的・方法】　認知症のスクリーニングに用いられ，見当識，記憶力，計算力，言語的能力，図形的能力など11の質問からなる。

適応疾患　▶種々の原因によって認知症が疑われる場合

「ロ」その他のもの　80点

1．CAS 不安測定検査　（Cattell Anxiety Scale）

【目的・方法】　自己統制力，自我の弱さ，疑い深さ，罪悪感，衝動性の5つの因子で不安傾向を測定する質問紙法検査。

適応疾患　▶不安症群等 ▶パーソナリティ症群 ▶躁うつ病（双極性障害）▶うつ病 ▶器質性精神障害

2．SDS うつ性自己評価尺度　（Self-rating Depression Scale）

【目的・方法】　20項目の質問について4段階評価を行い，現在のうつ状態を評価する質問紙法検査。

適応疾患　▶躁うつ病（双極性障害）▶うつ病 ▶不安症群等 ▶パーソナリティ症群 ▶器質性精神障害

3．CES-D うつ病（抑うつ状態）自己評価尺度

【目的・方法】　16のネガティブ項目（うつ気分，身体症状，対人関係等）と４つのポジティブ項目の尺度でうつ状態を評価する質問紙法検査。アメリカ合衆国国立精神保健所の CES 部門（Center for Epidemiologic Studies）が開発した。

適応疾患　▶躁うつ病（双極性障害）▶うつ病 ▶不安症群等 ▶パーソナリティ症群 ▶器質性精神障害

4．HDRS ハミルトンうつ病症状評価尺度　〔Hamilton's Rating Scale for Depression〕

【目的・方法】　うつ病と診断された患者の重症度を測定する尺度で検査者が評価する。17項目版，21項目版，24項目版がある。

適応疾患　▶うつ病 ▶躁うつ病（双極性障害）

5．STAI 状態・特性不安検査　（State-Trait Anxiety Inventory）

【目的・方法】　状態不安と特性不安を各20項目からなる指標について４段階評価する質問紙法検査。

適応疾患　▶不安症群等 ▶うつ病 ▶パーソナリティ症群 ▶躁うつ病（双極性障害）▶器質性精神障害

6．POMS　（Profile of Mood States）

【目的・方法】　過去１週間の気分の状態を，緊張－不安，抑うつ－落ち込み，怒り－敵意，活気，疲労および混乱という６側面，65項目について５段階評価する質問紙法検査。

適応疾患　▶不安症群等 ▶うつ病 ▶躁うつ病（双極性障害）▶パーソナリティ症群 ▶器質性精神障害

7．POMS 2　（Profile of Mood States 2）

【目的・方法】　１週間の気分の状態を５段階で回答する気分プロフィール検査。受検者の年齢，目的により４種類のシートがある。実施時間は回答10分，採点５分。適用範囲は，成人用が18歳以上，青少年用が13～17歳。

適応疾患　▶不安症群等 ▶うつ病 ▶躁うつ病（双極性障害）▶パーソナリティ症群 ▶器質性精神障害

8．IES-R　〔Impact of Events Scale（出来事インパクト尺度-Revised）〕

【目的・方法】　PTSD（外傷後ストレス障害）をスクリーニングするための質問紙法検査。

適応疾患　▶心的外傷後ストレス症

9．PDS　（外傷後ストレス診断尺度）

【目的・方法】　DSM-Ⅳにおける PTSD の診断基準に準拠して作られた成人用の質問紙法検査である。

適応疾患　▶心的外傷後ストレス症

10．TK 式診断的新親子関係検査

【目的・方法】　子どもからみた親の評価と親からみた子どもの評価を，80項目の質問から，不満，非難，厳格，期待，干渉，心配，溺愛，盲従，矛盾，不一致の度合いを評価する。

臨床心理

適応疾患　▶神経発達症群　▶不安症群等　▶パーソナリティ症群　▶統合失調症

11. CMI 健康調査票　（Cornell Medical Index）

【目的・方法】　身体症状144項目と精神症状51項目の質問から構成される質問紙法検査。日本版には男性用16項目，女性用18項目の身体症状が追加されている。

適応疾患　▶不安症群等　▶パーソナリティ症群　▶統合失調症　▶うつ病　▶躁うつ病（双極性障害）　▶器質性精神障害　▶心身症

12. GHQ 精神健康評価票　（General Health Questionnaire）

【目的・方法】　精神健康度を測定する尺度。140項目からなるが，判別能力の高い項目から構成される60項目版，30項目版，20項目版，12項目版がある。

適応疾患　▶不安症群等　▶パーソナリティ症群　▶うつ病　▶統合失調症　▶躁うつ病（双極性障害）　▶器質性精神障害

13. ブルドン抹消検査

【目的・方法】　精神作業能力テストの1つ。文字や図形を並べておき，そのなかから一定の文字や図形のみチェックさせる。

適応疾患　▶統合失調症　▶躁うつ病（双極性障害）　▶うつ病　▶不安症群等　▶パーソナリティ症群　▶器質性精神障害

14. WHO QOL26　（World Health Organization Quality of Life 26）

【目的・方法】　5段階式の質問紙法による QOL 評価票である。疾病の影響を測定する評価票ではなく，より包括的で患者自身の主観的な QOL が測定できるように工夫されている。

適応疾患　▶不安症群等　▶パーソナリティ症群　▶統合失調症　▶躁うつ病（双極性障害）　▶うつ病　▶器質性精神障害

15. COGNISTAT

【目的・方法】　脳器質性の損傷，認知症を中心とする精神疾患の認知障害のプロフィルと程度を評価する。

適応疾患　▶器質性精神障害　▶認知症　▶統合失調症　▶うつ病　▶アルコール性障害（アルコール性認知症，アルコール性持続性認知障害）

16. SIB　（Severe Impairment Battery）

【目的・方法】　認知症の末期における認知機能や基本的な日常生活に必要な能力を評価する。

適応疾患　▶認知症　▶器質性精神障害　▶高度アルツハイマー病

17. Coghealth　（医師，看護師又は臨床心理技術者が検査に立ち会った場合に限る）

【目的・方法】　5種類のトランプ・ゲームを用いて反応速度を測定し，認知機能を評価する。

適応疾患　▶認知症　▶器質性精神障害　▶軽度認知機能障害（MCI）

18. NPI　（Neuropsychiatric　Inventory）

【目的・方法】　アルツハイマー病を中心とする認知症患者の行動や精神症状の重症度と頻度を評価する。

適応疾患　▶認知症　▶器質性精神障害　▶認知症〔に伴う行動・心理症候（BPSD）〕

19. BEHAVE-AD　（Behavioral Pathology in Alzheimer's Disease Rating Scale）

【目的・方法】　全般評価7項目と，具体的行動に関する25項目からなり，アルツハイマー型認知症にみられる精神症状と薬物療法の効果を評価する。

適応疾患　▶認知症　▶器質性精神障害　▶アルツハイマー病〔に伴う行動・心理症候（BPSD）〕

20. 音読検査（特異的読字障害を対象にしたものに限る）

【目的・方法】　視覚提示された短文，長文を音読させ，流暢性，音韻意識などを調べる検査。単音連続読み検査，単語速読検査，単文音読検査からなる。音読に要する時間（音読時間），読みの正確性や流暢性を評価する。

適応疾患　▶特異的読字障害

21. WURS

【目的・方法】　Wender Utah Rating Scale であり，成人 AD/HD（注意欠陥／多動性障害）のスクリーニングに用いる自記式質問紙。あくまでスクリーニングツールであるため，面接での確認が重要である。

適応疾患　▶注意欠陥／多動性障害（ADHD）

22. MCMI-Ⅱ

【目的・方法】　Millon Clinical Multiaxial Inventory （ミロン臨床多軸目録）であり，心理学者 T.Millon により開発されたパーソナリティと精神症状を測定するための自記式質問紙。一部の人格障害の診断の参考になるといわれているが，限界を考慮して慎重に用いるべきである。

適応疾患　▶人格障害

23. MOCI 邦訳版

【目的・方法】　Maudsley Obsessional Compulsive Inventory は，30のよくある強迫観念と強迫行為の有無を評

価する自記式質問紙。適切な診断には面接での確認が重要である。

適応疾患 ▶強迫性障害

24. DES-Ⅱ

【目的・方法】 解離体験尺度（Dissociative Experience Scale）であり，正常範囲の解離症状から精神病的な解離症状までについて尋ねる自記式質問紙。あくまでスクリーニングツールであり，これによって診断することはできない。

適応疾患 ▶解離性障害

25. EAT-26

【目的・方法】 摂食態度検査（Eating Attitudes Test）と呼ばれ，摂食行動や態度に関する質問からなる自記式質問紙。診療の参考にする情報が得られる程度と理解すべきであろう。

適応疾患 ▶摂食障害

26. STAI-C 状態・特性不安検査（児童用）

【目的・方法】 従来用いられている State-Trait Anxiety Inventory を基にして，子供の不安を測定するために開発された。STAI-C の不安に関する基礎的な構想や尺度構成は，基本的には STAT と同一である。

適応疾患 ▶児童の状態および特性不安

27. DSRS-C（バールソン児童用抑うつ性尺度）

【目的・方法】 児童の抑うつを，最近1週間の自分の気持ちについて，「いつもそうだ」，「ときどきそうだ」，「そんなことはない」の3段階に自己評価する。

適応疾患 ▶小学生～中学生の抑うつ

28. 前頭葉評価バッテリー〔Frontal Assessment Battery（FAB）〕

【目的・方法】 前頭前野機能を総合的に簡便にみる検査である。概念化課題，知的柔軟性課題，行動プログラム（運動系列）課題，行動プログラム課題（葛藤指示），行動プログラム（Go/No-Go 課題），把握行動の6つの下位項目で構成されている。前頭葉機能評価，脳損傷に伴う高次脳機能障害に用いる。満点は18点。所要時間は約10分。

適応疾患 ▶前頭葉障害が疑われる場合 ▶脳損傷に伴う高次脳機能障害

29. ストループテスト

【目的・方法】 遂行機能や選択的注意機能，抑制機能を評価する検査。青色で書かれた「赤」という刺激文字を，（青）色への反応を抑制して「アカ」と読む課題を繰り返し，反応速度と正答率を測定する。前頭葉機能評価，脳損傷に伴う高次脳機能障害に用いる。

適応疾患 ▶主に選択的注意を評価する

30. MoCA-J（Japanese version of Montreal Cognitive Assessment）

【目的・方法】 視空間・遂行機能，命名，記憶，注意力，復唱，語想起，抽象概念，遅延再生，見当識からなり，軽度認知障害をスクリーニングする検査。

適応疾患 ▶軽度認知障害が疑われる場合

31. Clinical Dementia Rating（CDR）

【目的・方法】 臨床認知症評価尺度（Clinical Dementia Rating：CDR）は認知症の重症度を判定するための国際的に広く使われている評価指標のひとつである。本人への問診のほか，同居者を中心とした身近な周囲の人からの情報を基に，趣味や社会活動，家事などの日常生活の状態から評価する。下位項目には，記憶，見当識，判断力と問題解決，地域社会活動，家庭生活および趣味・関心，介護状況の6項目が含まれる。実施時間は回答10～15分。

適応疾患 ▶認知症 ▶器質性精神障害

臨床心理

2　操作が複雑なもの　　　　　　　　　　　　　　　　　　　　　280点

《保険請求》

★ D285認知機能検査その他の心理検査の「2」とは，ベントン視覚記銘検査，内田クレペリン精神検査，三宅式記銘力検査，標準言語性対連合学習検査（S-PA），ベンダーゲシュタルトテスト，WCST ウイスコンシン・カード分類検査，SCID 構造化面接法，遂行機能障害症候群の行動評価（BADS），リバーミード行動記憶検査および Ray-Osterrieth Complex Figure Test（ROCFT）のことをいう。

1．ベントン視覚記銘検査

【目的・方法】 視覚刺激を用いた記銘検査で，幾何学図形10枚を見せて，図版を見せずに覚えた図形を描かせるもの。

適応疾患 ▶認知症 ▶器質性精神障害

2．内田クレペリン精神検査

【目的・方法】 精神作業能力検査で，一桁数字の連続加算という作業課題を15分作業－5分休憩－15分作業で行うもの。

適応疾患 ▶統合失調症 ▶不安症群等 ▶パーソナリティ症群 ▶器質性精神障害

3．三宅式記銘力検査

【目的・方法】 聴覚性の記銘力検査。有関係対語と無関係対語からなる2つ1組のもの10対を検者が読み聞かせた後，再生できるかどうかで評価を行う。

適応疾患 ▶認知症 ▶器質性精神障害

4．標準言語性対連合学習検査（S-PA）

【目的・方法】 言語性記憶を把握するための検査であり，時代を考慮した対語の選択，年齢別の判定基準などが特徴。

適応疾患 ▶（16歳～84歳）記憶障害が疑われる場合

5．ベンダーゲシュタルトテスト （Bender Gestalt Test）

【目的・方法】 9個の図形を被検者に摸写させて，これを一定の基準に従い分析することによって，被検者の脳損傷の検出や，性格特性，情緒面での特徴，自我機能の評価などを行うことが可能とされる。

適応疾患 ▶器質性精神障害 ▶統合失調症 ▶躁うつ病（双極性障害）▶神経発達症群

6．WCST ウイスコンシン・カード分類検査 （Wisconsin Card Sorting Test）

【目的・方法】 前頭葉機能検査法で赤，緑，黄，青の1～4個の三角形，星形，十字形，丸からなる図形のカードを示しながら，被験者の反応をみる検査。

適応疾患 ▶器質性精神障害 ▶脳損傷に伴う高次脳機能障害

7．SCID 構造化面接法 （Structured Clinical Interview for DSM-4）

【目的・方法】 米国精神医学会の精神疾患診断基準（DSM）に含まれる精神障害を診断するための構造化面接。

適応疾患 ▶あらゆる精神疾患

8．遂行機能障害症候群の行動評価 （Behavioural Assessment of the Dysexecutive Syndrome；BADS）

【目的・方法】 目標の設定，プランニング，計画の実行，効果的な行動からなる遂行機能を評価する。

適応疾患 ▶器質性精神障害 ▶認知症 ▶前頭葉（とくに前頭前野領域）損傷に伴う遂行機能障害

9．リバーミード行動記憶検査 （The Rivermead Behavioral Memory Test）

【目的・方法】 日常的な記憶の障害を検出し，治療による変化を評価する。日常生活をシミュレーションし，記憶を使う場面を想定して検査する。

適応疾患 ▶器質性精神障害 ▶認知症 ▶成人の記憶障害 ▶軽度認知機能障害（MCI）▶軽度アルツハイマー病

10．Ray-Osterrieth Complex Figure Test （ROCFT）

【目的・方法】 視覚性認知，視空間構成および運動機能などの症状の有無を評価する検査で，脳損傷者の知覚的構成能力と視覚性記憶の両方を検討できる特徴を有する。

適応疾患 ▶器質性精神障害 ▶認知症 ▶脳損傷に伴う高次脳機能障害

臨床心理

3 操作と処理が極めて複雑なもの　　　　　　　　450点

《保険請求》

★ D285認知機能検査その他の心理検査の「3」とは，ITPA，標準失語症検査，標準失語症検査補助テスト，標準高次動作性検査，標準高次視知覚検査，標準注意検査法・標準意欲評価法，WAB失語症検査，老研版失語症検査，K-ABC，K-ABCⅡ，WMS-R，ADAS，DN-CAS認知評価システム，小児自閉症評定尺度，発達障害の要支援度評価尺度（MSPA），親面接式自閉スペクトラム症評定尺度改訂版（PARS-TR）および子ども版解離評価表のことをいう。

1．ITPA 〔Illinois Test of Psycholinguistic Abilities（言語学習能力診断検査）〕

【目的・方法】 コミュニケーションに必要な心理的機能を測定し，子どもの発達的様相を多面的にとらえるための検査。

適応疾患 ▶知的障害（精神遅滞）▶学習障害

2．標準失語症検査 〔SLTA 標準失語症検査（Standard Language Test of Aphasia）〕

【目的・方法】 我が国で標準化された失語症検査で，聴く，話す，読む，書く，計算の5つの大項目と26の小項目から構成される。単語，単文，文章の問題があり，6段階で評価を行う。

適応疾患 ▶（さまざまな病因に基づく）失語症

3．標準失語症検査補助テスト

【目的・方法】　標準失語症検査だけではカバーできない症状を把握し，実用的能力を調べることで，言語訓練課題やコミュニケーション手段の設定に有用な情報が得られる。発声発語器官および構音の検査，はい-いいえ応答，時間と金額の計算などからなる。

適応疾患　▶（さまざまな病因に基づく）失語症

4．標準高次動作性検査

【目的・方法】　高次動作性障害の臨床像が検査成績から客観的に把握でき，麻痺，失調，異常運動などの運動障害，老化に伴う運動障害や知能障害，全般的精神障害などと失行症との境界症状も評価する。

適応疾患　▶（さまざまな原因に基づく）運動障害を有する症例

5．標準高次視知覚検査

【目的・方法】　高次視知覚機能障害を包括的に捉えることのできる標準化された検査。視知覚の基本機能，物体・画像認知，相貌失認，色彩失認，シンボル認知，視空間の認知と操作，地誌的見当識の7大項目から構成される。

適応疾患　▶（さまざまな原因に基づく）高次視知覚機能障害（視覚失認，視空間失認など）を有する症例

6．標準注意検査法

【目的・方法】　脳損傷例に認められる注意の障害を臨床的かつ定量的に検出，評価することを目的としている。以下の7つの下位検査からなる。① Span，② Cancellation and Detection Test，③ Symbol Digit Modalities Test，④ Memory Updating Test，⑤ Paced Auditory Serial Addition Test，⑥ Position Stroop Test，⑦ Continuous Performance Test。

適応疾患　▶（注意の障害を認める）脳損傷症例

7．標準意欲評価法

【目的・方法】　脳損傷例に認められる意欲・自発性の低下を臨床的かつ定量的に検出，評価することを目的としている。意欲を標準化された方法で評価する。以下の5つの下位検査からなる。①面接による意欲評価スケール，②質問紙法による意欲評価スケール，③日常生活行動の意欲評価スケール，④自由時間の日常行動観察，⑤臨床的総合評価。

適応疾患　▶意欲▶（自発性の低下を認める）脳損傷症例

8．WAB 失語症検査

【目的・方法】　失語症状を細かく分析するために構成化された失語症検査。自発言語が流暢であるかどうか，復唱の障害，言語了解の障害などが検討される。この検査により，失語症のタイプや重症度の把握，残存能力の評価，改善の予測が可能である。

適応疾患　▶（さまざまな病因に基づく）失語症

9．老研版失語症検査

【目的・方法】　言語機能の系統的，客観的かつ包括的な検査を通して，失語症の有無および失語症のタイプ・重症度の判定，予後の推定，治療方針の決定などに役立つ情報を得るための検査である。

適応疾患　▶（さまざまな病因に基づく）失語症

10．K-ABC （Japanese Kaufman Assessment Battery for Children）

【目的・方法】　子どもの知的活動を総合的に評価し，教育・指導に直結させるための評価方法。心理尺度と教育尺度よりなる。

適応疾患　▶神経発達症群▶知的障害（精神遅滞）

11．K-ABC Ⅱ

【目的・方法】　2歳6カ月から18歳11カ月までを対象に，認知能力と学力の基礎となる習得度を測定する検査。支援・指導といった教育的な働きかけに利用できるといわれる。

適応疾患　▶2歳6カ月から18歳11カ月までの知的障害▶神経発達症群

12．WMS-R 〔Wecheler Memory Scale（ウェクスラー記憶検査-Revised）〕

【目的・方法】　種々の疾患の記憶障害の評価に用い，言語を使った問題と図形を使った問題で構成される。

適応疾患　▶認知症▶器質性精神障害▶記憶障害

13．ADAS （Alzheimer's Disease Assessment Scale）

【目的・方法】　見当識，記憶などを中心に11項目からなる検査で，アルツハイマー型認知症の精神症状を詳細に評価する。

適応疾患　▶アルツハイマー型認知症▶認知症

14．DN-CAS 認知評価システム

【目的・方法】　Luria の神経心理学モデルから導き出された知能の PASS 理論を基礎とする心理検査。「プランニング」，「注意」，「同時処理」，「継次処理」の4つの認知機能（PASS）の側面から発達を評価する。5〜17歳が対象。12種類の下位検査を行う標準実施が基本である。LD や ADHD，高機能自閉症などにおける認知の偏り

臨床心理

を捉え，援助の手がかりを得る。

(適応疾患)　▶学習障害 ▶注意欠陥・多動性障害（ADHD）▶高機能自閉症などの発達障害

15. 小児自閉症評定尺度

【目的・方法】　自閉症治療教育プログラム（TEACCH）で用いられている評定尺度。人との関係・模倣・感情・身体の使い方・物との関係・環境変化に対する適応・視覚による反応性・聴覚による反応性・近受容器による反応性・不安反応・言語性のコミュニケーション・非言語性のコミュニケーション・多動あるいは寡動・知的機能・全体的な印象の15項目について，評価する。個人に合った治療や療育を決める際に役立つとされる。

(適応疾患)　▶自閉症 ▶神経発達症群

16. 発達障害の要支援度評価尺度（MSPA）

【目的・方法】　当事者と医師，心理士などの専門スタッフによって，睡眠リズム・反復行動といった要素を5段階で評価し，特性チャートを作成する。

(適応疾患)　▶神経発達症群

17. 親面接式自閉スペクトラム症評定尺度改訂版（PARS-TR）

【目的・方法】　自閉スペクトラム症のアセスメントに特化された57項目からなる面接式の質問票。

(適応疾患)　▶自閉症スペクトラム障害

18. 子ども版解離評価表（Child Dissociation Checklist）

【目的・方法】　20項目からなる質問紙であり，親や親に代わる保護者など，過去1年以上にわたってその子どもに養育者として関わりをもっている成人が質問項目に答える。

(適応疾患)　▶解離性障害 ▶反応性愛着障害 ▶心的外傷後ストレス症

第 16 章

負荷試験等

D286 肝及び腎のクリアランステスト clearance test for liver and kidney 150点

【目的】 肝または腎排泄性物質の血中からの消失を経時的に定量することで，肝，腎の排泄機能を知る検査であり，以下の各検査が含まれる。

《保険請求》
■検査にあたって尿管カテーテル法，膀胱尿道ファイバースコピーまたは膀胱尿道鏡検査を行った場合は，D318に掲げる尿管カテーテル法，D317に掲げる膀胱尿道ファイバースコピーまたはD317-2に掲げる膀胱尿道鏡検査の所定点数を併せて算定する。
■検査に伴って行った注射，採血および検体測定の費用は，所定点数に含まれる。
★「注2」の注射とは，注射実施料をいい，施用した薬剤の費用は，別途算定する。
★肝および腎のクリアランステストとは，負荷後に検体採取および検体分析を経時的もしくは連続的に行う検査である。
★肝クリアランステストに該当するものは，ICG等を用いた検査であり，腎クリアランステストに該当するものは，PSP，チオ硫酸等を負荷して行うクリアランステスト，腎血漿流量測定，糸球体濾過値測定である。
★肝および腎のクリアランステストは，肝クリアランステストまたは腎クリアランステストのいずれかを実施した場合に算定できる。
★D286肝及び腎のクリアランステストのうち，腎のクリアランステストと，D286-2イヌリンクリアランス測定を併せて行った場合には，いずれか主たるもののみ算定する。

① 肝クリアランス検査

【方法】 可視吸光光度法（比色法）
① ICG試験［indocyanine green test］：肝排泄性の色素であるインドシアニングリーン（ICG）を静注負荷し，投与後の血中濃度を経時的に測定し，停滞率，消失率などを算出する。肝排泄能を評価する標準的な検査である。基準値は，15分血中停滞率0～10%
② BSP試験［bromsulphalein test］：ブロムスルファレイン（BSP）静注負荷後の血中停滞率をみる検査である。一般的肝機能検査としては実施されず，主として体質性黄疸の鑑別に用いられる。

適応疾患 ▶肝炎 ▶肝硬変症 ▶体質性黄疸〔クリグラー・ナジャー症候群，ジルベール症候群，Rotor型高ビリルビン血症（ローター症候群），デュビン・ジョンソン症候群〕の鑑別 ▶体質性ICG排泄異常症（肝障害）▶肝部分切除術など外科手術前の残存肝機能評価 ▶肝癌

② 腎クリアランス検査

【方法】 可視吸光光度法（Brun法，Chapman-Halsted変法）
① チオ硫酸ナトリウムクリアランス，パラアミノ馬尿酸（PAH）クリアランス：チオ硫酸ナトリウム，またはPAHを静注したのち，採血，採尿をして，それぞれの定量を行い，腎機能を評価する検査。前者は腎血流量（RPF），後者は糸球体濾過量（GFR）を反映する。
② PSP試験［phenolsulfonphthalein test］：フェノールスルフォンフタレイン（PSP）を静注し，尿中排泄量を経時的に測定し，腎血行動態，近位尿細管機能，尿路通過状態を評価する検査。

適応疾患
PSP試験： ▶一般的腎機能評価（外科手術前を含む）▶腎機能低下
チオ硫酸ナトリウム，PAHクリアランス： ▶糸球体腎炎 ▶糖尿病性腎症 ▶腎硬化症 ▶腎動脈閉塞症 ▶尿路閉塞など

D286-2　イヌリンクリアランス測定　　　　　　　　　　　　　　　1,280点

【目的】　生体内に投与されたイヌリンは血液と細胞間隙に分布し，腎糸球体で濾過され，尿細管で分泌および再吸収を受けずに尿中に排泄されることから，イヌリンクリアランスは国際的に標準法とされている糸球体濾過量の測定法である。

【方法】　500mL 飲水後，イヌリンを2時間かけて点滴静注し，経過中に計4回採血および採尿を行い，イヌリン濃度を測定する。検査に関わる測定，点滴静注などの器材および処置は所定の算定に含まれるが，静注する薬剤は別途算定できる。但し，他の腎クリアランスの検査を同時に行った際は，主たるもののみ算定する。また，本検査は6か月に1回算定可能である。

　血中および尿中のイヌリン濃度測定は，可視吸光光度法（酵素法）による。

適応疾患　▶腎機能低下〔（急性腎炎，慢性糸球体腎炎の早期，二次性腎障害（薬剤性腎障害など）〕
▶慢性腎不全 ▶糖尿病性腎症 ▶腎硬化症 ▶ネフローゼ症候群〔▶心不全 ▶ショック〕

《保険請求》
★検査に伴って行った注射，採血及び検体測定の費用は，所定点数に含まれるが，使用した薬剤は別途算定できる。
★6月に1回に限り算定する。
★D286肝及び腎のクリアランステストのうち，腎のクリアランステストと，本検査を併せて行った場合には，いずれか主たるもののみ算定する。

D287　内分泌負荷試験

1　下垂体前葉負荷試験
　イ　成長ホルモン（GH）（一連として）･･････････････････････････････････1,200点
　ロ　ゴナドトロピン（LH及びFSH）（一連として月1回）･･････････････････1,600点
　ハ　甲状腺刺激ホルモン（TSH）（一連として月1回）･･････････････････････1,200点
　ニ　プロラクチン（PRL）（一連として月1回）･･････････････････････････1,200点
　ホ　副腎皮質刺激ホルモン（ACTH）（一連として月1回）･･････････････････1,200点
2　下垂体後葉負荷試験（一連として月1回）･･･････････････････････････････1,200点
3　甲状腺負荷試験（一連として月1回）･･･････････････････････････････････1,200点
4　副甲状腺負荷試験（一連として月1回）･････････････････････････････････1,200点
5　副腎皮質負荷試験
　イ　鉱質コルチコイド（一連として月1回）･･･････････････････････････････1,200点
　ロ　糖質コルチコイド（一連として月1回）･･･････････････････････････････1,200点
6　性腺負荷試験（一連として月1回）･････････････････････････････････････1,200点

《保険請求》
■1月に3600点を限度として算定する。
■負荷試験に伴って行った注射，採血および検体測定の費用は，採血回数および測定回数にかかわらず，所定点数に含まれる。ただし，D419の5に掲げる副腎静脈サンプリングを行った場合は，当該検査の費用は別に算定できる。
★「注2」の注射とは，注射実施料をいい，施用した薬剤の費用は，別途算定する。
★各負荷試験については，測定回数および負荷する薬剤の種類にかかわらず，一連のものとして月1回に限り所定点数を算定する。ただし，「1」の「イ」の成長ホルモンに限り，月2回まで所定点数を算定できる。
　　なお，「1」の下垂体前葉負荷試験および「5」の副腎皮質負荷試験以外のものについては，測定するホルモンの種類にかかわらず，一連のものとして算定する。
★内分泌負荷試験において，負荷の前後に係る血中または尿中のホルモン等測定に際しては，測定回数，測定間隔等にかかわらず，一連のものとして扱い，当該負荷試験の項により算定するものであり，検体検査実施料における生化学的検査（Ⅰ）または生化学的検査（Ⅱ）の項では算定できない。
★本試験に伴ってD419その他の検体採取の「5」副腎静脈サンプリングにより採血を行った場合，その費用は別に算定できる。

1　下垂体前葉負荷試験

「イ」成長ホルモン（GH）growth hormone stimulation/suppression test（一連として）　1,200点

【目的】　GH分泌を促すインスリン，アルギニン，L-DOPA，クロニジン，グルカゴン，プロプラノロール，ブロモクリプチンなどの薬剤を負荷して，血中GH濃度を測定し，分泌増の有無で下垂体前葉機能を評価する検査である。また，運動や睡眠負荷による反応性をみる場合にも使われる。また逆に

GH 分泌過剰の診断のため，ブドウ糖負荷による GH 分泌抑制効果をみる負荷試験（ブドウ糖負荷試験）も存在する。

【方法】　酵素免疫測定法（EIA，ELISA），化学発光免疫測定法（CLEIA，ECLIA）

【適応疾患】　▶下垂体機能低下症 ▶成長ホルモン分泌不全性低身長症 ▶下垂体小人症 ▶末端肥大症（先端巨大症）▶下垂体性巨人症 ▶GH 産生腫瘍（異所性 GH-RH 産生腫瘍）▶下垂体腫瘍 ▶成長ホルモン分泌不全

《保険請求》
■患者 1 人につき月 2 回に限り算定する。

「ロ」ゴナドトロピン（LH 及び FSH）luteinizing hormone（LH）and follicle stimulating hormone（FSH）stimulation test（LH-RH test）（一連として月 1 回）　1,600 点

【目的】　LH と FSH は下垂体前葉から分泌される性腺刺激ホルモン（ゴナドトロピン）である。性腺機能は視床下部-下垂体-性腺（卵巣または精巣）系のフィードバック機構に依存するが，本検査は LH-RH や排卵誘発剤（クロミフェンなど）を負荷して，下垂体機能およびフィードバック機構の異常を検索するものである。

【方法】　酵素免疫測定法（EIA，ELISA），化学発光免疫測定法（CLIA，CLEIA，ECLIA），蛍光発光免疫測定法（EV-FIA）

【適応疾患】　▶下垂体機能低下症 ▶下垂体腫瘍 ▶シーハン症候群 ▶性腺機能異常〔性腺機能不全症（停留精巣，原発性無月経，低ゴナドトロピン性性腺機能低下症など），ゴナドトロピン分泌異常〕▶思春期遅発症などで不妊症や思春期障害などを呈する場合 ▶性腺機能低下症 ▶続発性無月経

「ハ」甲状腺刺激ホルモン（TSH）thyroid stimulating hormone stimulation/suppression test （一連として月 1 回）　1,200 点

【目的】　下垂体—甲状腺機能を検査するもので，TRH（thyrotropin releasing hormone）静注による TSH 分泌の増加をみる TRH 試験と，甲状腺ホルモン負荷による TSH 分泌抑制をみる甲状腺ホルモン負荷試験がある。

【方法】　酵素免疫測定法（EIA，ELISA），化学発光免疫測定法（CLIA，CLEIA，ECLIA）

【適応疾患】　▶甲状腺機能低下症 ▶下垂体機能低下症 ▶下垂体腫瘍 ▶シーハン症候群 ▶甲状腺機能亢進症 ▶TSH 産生下垂体腺腫 ▶粘液水腫 ▶橋本病 など

「ニ」プロラクチン（PRL）prolactin（PRL）stimulation/suppression test （一連として月 1 回）　1,200 点

【目的】　プロラクチンは乳汁分泌のほか性腺機能抑制作用がある。本検査には PRL 分泌を促進する TRH やスルピリド負荷による刺激試験と，L-DOPA やブロモクリプチン負荷による抑制試験とがある。

【方法】　酵素免疫測定法（EIA，ELISA），化学発光免疫測定法（CLIA，CLEIA，ECLIA），蛍光発光免疫測定法（EV-FIA）

【適応疾患】　▶性腺機能異常〔性腺機能不全症（原発性無月経，低ゴナドトロピン性性腺機能低下症など），汎下垂体機能低下症，間脳-下垂体機能異常（下垂体障害，下垂体機能低下症），乳汁漏出無月経症候群，プロラクチン産生腫瘍（下垂体腫瘍），キアリ・フロンメル症候群，シーハン症候群，高プロラクチン血症，潜在性高プロラクチン血症 など

「ホ」副腎皮質刺激ホルモン（ACTH）ACTH stimulation/suppression test （一連として月 1 回）　1,200 点

【目的】　副腎皮質刺激ホルモンである ACTH は，間脳の CRH で分泌刺激を受ける半面，コルチゾールなど副腎皮質ホルモンによる negative feed back を受け分泌量が調節されている。ACTH の不足やコルチゾールの過剰状態の鑑別に，負荷試験が選択される。すなわち ACTH 分泌低下の鑑別を行う刺激試験には，インスリン負荷，CRH 負荷，バゾプレッシン負荷の各負荷試験とメチラポン（メトピロン）試験がある。一方，副腎皮質ホルモン過剰状態の鑑別に用いられる抑制試験にはデキサメタゾン抑制試験がある。

【方法】　酵素免疫測定法（EIA，ELISA），化学発光免疫測定法（CLEIA，ECLIA）

【適応疾患】　【ACTH 分泌刺激試験】▶下垂体機能低下症 ▶ACTH 単独欠損症 ▶副腎腫瘍 ▶副腎皮質過形成症　【ACTH 分泌抑制試験】▶副腎皮質機能亢進症（クッシング症候群，クッシング病）▶副腎腫瘍

負荷試験

▶異所性 ACTH 産生腫瘍　▶アジソン病　▶ネルソン症候群

《保険請求》
★「1」の下垂体前葉負荷試験に含まれるものとしては，下記のものがある。
ア　成長ホルモン（GH）については，インスリン負荷，アルギニン負荷，L-DOPA 負荷，クロニジン負荷，グルカゴン負荷，プロプラノロール負荷，ブロモクリプチン負荷，睡眠負荷等
イ　ゴナドトロピン（LH および FSH）については，LH-RH 負荷，クロミフェン負荷等
ウ　甲状腺刺激ホルモン（TSH）については，TRH 負荷等
エ　プロラクチン（PRL）については，TRH 負荷，ブロモクリプチン負荷等
オ　副腎皮質刺激ホルモン（ACTH）については，インスリン負荷，メトピロン負荷，デキサメサゾン負荷，CRH 負荷等

2　下垂体後葉負荷試験（一連として月 1 回）　1,200 点

抗利尿ホルモン（ADH）負荷試験　ADH stimulation / suppression test

【目的】　尿崩症の鑑別を目的として ADH（アルギニン・バゾプレッシン）の分泌刺激を行う水制限試験，高張食塩水負荷試験（カーター・ロビンステスト），ニコチン負荷試験がある。また水制限試験陽性者には，尿崩症の治療的診断法としてピトレシン®試験（Miller-Moses 法）が行われることがある。
一方，ADH 分泌過剰状態の鑑別には抑制試験（水負荷試験）があり，治療後の抗利尿ホルモン不適合分泌症候群（SIADH）患者に，水利尿不全が残存するかどうかの判定に実施される。
【方法】　放射免疫測定法（RIA）
適応疾患　【刺激試験】▶尿崩症　▶心因性多飲症など低張多尿をきたす病態（低張尿）▶腎性尿崩症　【抑制試験】▶抗利尿ホルモン不適合分泌症候群（SIADH）

《保険請求》
★「2」の下垂体後葉負荷試験の抗利尿ホルモン（ADH）については，水制限，高張食塩水負荷（カーター・ロビンステスト）等が含まれる。

3　甲状腺負荷試験　thyroid function test　（一連として月 1 回）　1,200 点

【目的・方法】　下垂体前葉より分泌される甲状腺刺激ホルモン TSH は，間脳の TRH により分泌刺激を受けると同時に，甲状腺ホルモンによって negative feed back の分泌調節を受けている。本検査は，過剰な甲状腺ホルモン（T₃）を投与して，甲状腺刺激ホルモン（TSH）の分泌を抑制し，甲状腺自体の異常を知るもので，T₃ 抑制試験と呼ばれる。おもに甲状腺機能亢進症の治療中止時期の決定や，甲状腺ホルモン産生腫瘍の診断に用いる。
適応疾患　▶甲状腺機能亢進症（バセドウ病，結節性甲状腺腫）▶甲状腺腫瘍　▶プランマー病など

《保険請求》
★「3」の甲状腺負荷試験の甲状腺ホルモンについては，T₃ 抑制等が含まれる。

4　副甲状腺負荷試験　parathyroid function test　（一連として月 1 回）　1,200 点

【目的・方法】　カルシウム代謝と深い関わりをもつ副甲状腺の機能低下症，および亢進症の診断を行う検査である。カルシウムを負荷して副甲状腺機能を抑制し，尿中リン排泄の増加をみるカルシウム負荷試験，体外より副甲状腺ホルモン（PTH）を負荷して尿中リン，cAMP 排泄をみる PTH 負荷試験（Ellsworth-Howard 試験），EDTA を負荷して血清カルシウムと PTH をみる EDTA 負荷試験，コルチゾンを負荷するコルチゾン抑制試験などがある。
適応疾患　▶副甲状腺機能亢進症　▶副甲状腺機能低下症　▶偽性副甲状腺機能低下症

《保険請求》
★「4」の副甲状腺負荷試験の副甲状腺ホルモン（PTH）については，カルシウム負荷，PTH 負荷（エルスワースハワードテスト），EDTA 負荷等が含まれる。

負荷試験

5　副腎皮質負荷試験　function tests for adrenocortical hormones

「イ」鉱質コルチコイド　mineralcorticoid stimulation tests　（一連として月1回）　1,200点

【目的・方法】　副腎皮質から分泌されるアルドステロンは，腎から分泌されるレニンとそれにより活性化されるアンギオテンシンとともに血圧調節・電解質代謝の調節に預り，レニン–アンギオテンシン–アルドステロン系と総称される。鉱質コルチコイド負荷試験は，高血圧や低K血症がこの系の異常に起因するかどうかを知るための検査である。フロセミド立位負荷試験，アンギオテンシンⅡ負荷試験，カプトリル負荷試験，食塩水負荷試験などが行われる。

適応疾患　▶高血圧症（本態性，腎血管性など）▶原発性・特発性・偽性低アルドステロン症　▶副腎腫瘍〔DOC産生腫瘍（内分泌性高血圧症），ACTH産生腫瘍〕▶低アルドステロン症　▶バーター症候群　▶アジソン病　▶クッシング症候群　▶リドル症候群（低レニン性低アルドステロン症）▶下垂体機能低下症　▶下垂体腫瘍　▶シーハン症候群　▶停留睾丸　▶原発性無月経　▶低ゴナドトロピン性性腺機能低下症　▶思春期遅発症　など

「ロ」糖質コルチコイド　glucocorticoid stimulation / suppression tests　（一連として月1回）　1,200点

【目的・方法】　副腎皮質から分泌される糖質コルチコイド（コルチゾール），および副腎アンドロゲン（DHEA，DHEA-S）は，間脳–下垂体–副腎皮質系のフィードバック機構により分泌量が調節されている。本検査は副腎皮質機能亢進または低下状態にある患者の鑑別診断と，病態把握に用いられる。ACTH負荷試験，メチラポン（メトピロン）負荷試験，デキサメタゾン抑制試験，バゾプレッシン負荷試験，インスリン低血糖試験などがある。

適応疾患　▶副腎皮質機能亢進症　▶副腎皮質機能低下症　▶クッシング症候群　▶クッシング病　▶アジソン病　▶下垂体機能低下症　▶下垂体障害　▶副腎腫瘍　▶異所性ACTH産生腫瘍　▶副腎皮質機能不全　など

《保険請求》
★「5」の副腎皮質負荷試験に含まれるものとしては，下記のものがある。
　ア　鉱質コルチコイド（レニン，アルドステロン）については，フロセマイド負荷，アンギオテンシン負荷等
　イ　糖質コルチコイド（コルチゾール，DHEAおよびDHEAS）については，ACTH負荷，デキサメサゾン負荷，メトピロン負荷等

6　性腺負荷試験　function tests for gonadal hormones　（一連として月1回）　　　　1,200点

【目的・方法】　性腺機能の異常を知るための検査で，しばしば下垂体前葉ゴナドトロピン負荷試験（LH–RH試験→ D287）と併用して実施される。男性ではHCGを負荷して血中テストステロンの増加をみるHCG負荷試験，女性ではエストロゲン製剤であるプレマリン®を負荷してLHをみるプレマリン試験のほか，HMG負荷試験などが行われる。

適応疾患　▶性腺機能異常〔性腺機能不全症（停留精巣，原発性無月経，低ゴナドトロピン性性腺機能低下症など），ゴナドトロピン分泌異常，不妊症，思春期障害など〕▶クラインフェルター症候群　▶精巣機能不全症　▶下垂体機能低下症　▶思春期早発症　▶思春期遅発症

《保険請求》
★「6」の性腺負荷試験に含まれるものとしては，下記のものがある。
　ア　テストステロンについては，HCG負荷等
　イ　エストラジオールについては，HMG負荷等

負荷試験

D288　糖負荷試験　glucose tolerance test（GTT）

1　常用負荷試験（血糖及び尿糖検査を含む）・・・ 200点
2　耐糖能精密検査（常用負荷試験及び血中インスリン測定又は常用負荷試験及び血中C-ペプチド測定を行った場合），グルカゴン負荷試験・・・ 900点

《保険請求》
■注射，採血および検体測定の費用は，採血回数および測定回数にかかわらず所定点数に含まれる。
★「注」の注射とは，注射実施料をいい，施用した薬剤の費用は，別途算定する。
★負荷の前後に係る血中または尿中のホルモン等測定に際しては，測定回数，測定間隔等にかかわらず，一連のもの

として扱い，当該負荷試験の項により算定するものであり，検体検査実施料における生化学的検査（I）または生化学的検査（II）の項では算定できない。
- ★乳糖を服用させて行う耐糖試験は，糖負荷試験により算定する。また，使用した薬剤は，D500薬剤により算定する。
- ★ブドウ糖等を1回負荷し，負荷前後の血糖値等の変動を把握する検査は，糖負荷試験の所定点数により算定する。

1　常用負荷試験（血糖及び尿糖検査を含む）　200点

【目的・方法】　耐糖能異常，すなわち糖尿病の背景となる病態の有無を知る検査である。生理的にもっとも強力なインスリン分泌刺激因子であるブドウ糖を負荷し，血糖値，尿糖を経時的に観察する。

通常，ブドウ糖水溶液（トレーランG®など）を経口的に負荷する経口ブドウ糖負荷試験（oral glucose tolerance test；OGTT）が実施されるが，胃切除後の患者などでは，経静脈的にブドウ糖を投与する方法（IV-GTT）がとられることもある。

インスリン投与中の患者や，インスリン抗体が陽性の患者では，インスリン分泌量の正確な評価ができないため，血中インスリン測定に代えて血中C-ペプチドを測定する。常用負荷試験，耐糖能精密試験とも負荷試験としては同一で，前者は血糖・尿糖の測定のみ，後者は血中インスリン（または血中C-ペプチド）をあわせて測定した場合に該当する。

また，インスリン分泌能評価のためグルカゴンを経静脈的に負荷し，血中C-ペプチドの反応を見るグルカゴン負荷試験にも，耐糖能精密検査が準用される。

なお，乳糖不耐症ではブドウ糖に代えて乳糖を負荷する乳糖負荷試験（lactose tolerance test）が行われることがあり，保険区分上は本項目が準用される。

適応疾患　▶耐糖能障害（耐糖能異常）▶糖尿病 ▶1型糖尿病 ▶2型糖尿病 ▶妊娠糖尿病

《保険請求》
- ★「2」の耐糖能精密検査（常用負荷試験および血中インスリン測定または常用負荷試験および血中C-ペプチド測定を行った場合）は，常用負荷試験および負荷前後の血中インスリン測定または血中C-ペプチド測定を行った場合に算定する。

2　耐糖能精密検査（常用負荷試験及び血中インスリン測定又は常用負荷試験及び血中C-ペプチド測定を行った場合），グルカゴン負荷試験　900点

【目的・方法】　耐糖能異常，すなわち糖尿病の背景となる病態の有無を知る検査である。生理的にもっとも強力なインスリン分泌刺激因子であるブドウ糖を負荷し，血糖値，尿糖およびインスリン分泌を経時的に観察する。

通常，ブドウ糖水溶液（トレーランG®）を経口的に負荷する経口ブドウ糖負荷試験（oral glucose tolerance test；OGTT）が実施されるが，胃切除後の患者などでは，経静脈的にブドウ糖を投与する方法（IV-GTT）がとられることもある。

インスリン投与中の患者や，インスリン抗体が陽性の患者では，インスリン分泌量の正確な評価ができないため，血中インスリン測定に代えて血中C-ペプチドを測定する。常用負荷試験，耐糖能精密試験とも負荷試験としては同一で，前者は血糖・尿糖の測定のみ，後者は血中インスリン（または血中C-ペプチド）をあわせて測定した場合に該当する。

また，インスリン分泌能評価のためグルカゴンを経静脈的に負荷し，血中C-ペプチドの反応を見るグルカゴン負荷試験にも，耐糖能精密検査が準用される。

なお，乳糖不耐症ではブドウ糖に代えて乳糖を負荷する乳糖負荷試験（lactose tolerance test）が行われることがあり，保険区分上は本項目が準用される。

適応疾患　▶耐糖能障害（耐糖能異常）▶糖尿病 ▶1型糖尿病 ▶2型糖尿病 ▶妊娠糖尿病 ▶膵内分泌機能障害

《保険請求》
- ★「2」の耐糖能精密検査（常用負荷試験および血中インスリン測定または常用負荷試験および血中C-ペプチド測定を行った場合）は，常用負荷試験および負荷前後の血中インスリン測定または血中C-ペプチド測定を行った場合に算定する。

D289　その他の機能テスト

1　膵機能テスト（PFD テスト）……………………………………………………………………100点
2　肝機能テスト（ICG 1 回又は 2 回法，BSP 2 回法），ビリルビン負荷試験，馬尿酸合成試験，フィッシュバー
　グ，水利尿試験，アジスカウント（Addis 尿沈渣定量検査），モーゼンタール法，ヨードカリ試験………100点
3　胆道機能テスト，胃液分泌刺激テスト……………………………………………………………700点
4　セクレチン試験……………………………………………………………………………………3,000点

《保険請求》
■検査に伴って行った注射，検体採取，検体測定およびエックス線透視の費用は，すべて所定点数に含まれる。
★「注」の注射とは，注射実施料をいい，施用した薬剤の費用は，別途算定する。

1　① 膵機能テスト（PFD テスト）　pancreatic function diagnostant test, Bentiromide test（BT-PABA test）　100点

【目的・方法】　膵外分泌機能の簡便なスクリーニング検査である。BT-PABA（N-benzoyl-L-tyrosyl-p-aminobenzoic acid；bentiromide）を経口投与し，膵から分泌されるキモトリプシンにより分解されて腸管から吸収され，尿中に排泄されてくる分解産物の PABA を測定する。セクレチン試験に比して精度は低いが非侵襲的なため，容易に実施できる。

適応疾患　▶慢性膵炎　▶膵癌　▶膵外分泌機能異常（吸収不良症候群）　▶腸管吸収障害（消化不良症）

2　② 肝機能テスト（ICG 1 回又は 2 回法，BSP 2 回法）　100点

【目的・方法】　肝クリアランステストである ICG 試験および BSP 試験（→ D286参照）は色素負荷前から一定時間間隔で 3 ～ 4 回の採血を行い，それぞれの検体中の色素濃度を測定するが，簡便には 1 ～ 2 回の採血で肝色素クリアランスを概略推定することができる。この簡便法で実施した場合が本区分に該当する。

適応疾患　▶肝炎　▶慢性肝炎　▶肝硬変症　▶体質性黄疸〔クリグラー・ナジャー症候群，ジルベール症候群，Rotor 型高ビリルビン血症（ローター症候群），デュビン・ジョンソン症候群〕の鑑別　▶体質性 ICG 排泄異常症　▶肝部分切除など外科手術前の肝機能障害評価

2　③ ビリルビン負荷試験　100点

【目的・方法】　ビリルビン負荷試験は色素としてビリルビンそのものを経静脈的に負荷し，肝の異物排泄機能をみる古典的検査である。生理的物質であるビリルビンを利用するため，体質性黄疸など色素排泄異常症の診断上優れた特性を示すとされる。現在，注射用ビリルビン製剤が存在せず，自家調整が必要なため一般医療機関での実施は困難である。

適応疾患　▶体質性黄疸など肝の色素排泄異常を疑う場合（ビリルビン代謝障害）　▶ジルベール症候群
　▶肝炎　▶アルコール性肝障害

2　④ 馬尿酸合成試験　hippuric acid test　100点

【目的・方法】　肝の解毒機能をみる古典的検査である。経静脈的あるいは経口的に安息香酸ナトリウムを負荷して行う。投与された安息香酸ナトリウムは肝細胞に摂取され，ベンゾイル-CoA を経てグリシンと抱合されて馬尿酸となり，血中を経て尿中に排泄される。肝内代謝系が低下しているか，補酵素・グリシンの低下がある場合には馬尿酸合成が低下し，その尿中排泄量が減少する。現在は一般臨床検査として実施されることはほとんどない。

適応疾患　▶肝解毒機能評価が必要な場合（馬尿酸尿症，肝障害，高アンモニア血症など）　▶肝炎　▶肝機能障害

2　⑤ フィッシュバーグ　Fishberg test　100点

【目的】　フィッシュバーグ試験は水分摂取制限により尿濃縮機能を評価する検査法で，水制限試験，濃縮試験とも呼ばれている。14時間飲水を禁止後，尿浸透圧および尿比重を 1 時間ごとに 3 回測定し尿濃縮機能を測定する。血漿浸透圧調節系（視床下部-下垂体後葉-抗利尿ホルモン-腎）の異常を検出する検査であるが，腎髄質機能検査としての意義が大きい。

【方法】　屈折計法，浸透圧計（氷点降下法）

負荷試験

適応疾患 ▶腎疾患（腎機能低下，慢性腎盂腎炎，尿細管間質性腎炎，腎不全など）▶尿崩症〔▶心因性多飲症〕

2 ⑥ 水利尿試験 water-load test　　　　　　　　　　　　　　　100点

【目的】 水分負荷による尿の希釈機能を評価する検査法で，水負荷試験，希釈試験とも呼ばれている。水負荷後の尿浸透圧を測定し，希釈機能を測定する。主に抗利尿ホルモン（ADH）過剰分泌による低浸透圧血症（低ナトリウム血症）の鑑別や副腎皮質機能低下による水利尿障害の診断に用いられる。
【方法】 浸透圧計（氷点降下法）
適応疾患 ▶抗利尿ホルモン不適合分泌症候群（SIADH）▶副腎皮質機能低下症〔アジソン病，続発性副腎皮質機能低下症，急性副腎不全（副腎クリーゼ）〕〔▶腎不全〕

2 ⑦ アジスカウント Addis count （Addis 尿沈渣定量検査）　　　　　100点

【目的】 12時間蓄尿により尿中に排泄される成分（特に赤血球および円柱）を計算盤を用いた顕微鏡検査で定量を行う古典的検査法で，腎糸球体疾患の鑑別診断および評価に用いられる。
【方法】 鏡検法
適応疾患 ▶腎疾患（糸球体腎炎など）▶ネフローゼ症候群

2 ⑧ モーゼンタール法 Mosenthal's test　　　　　　　　　　　　100点

【目的】 モーゼンタール法は日中2時間ごとおよび夜間12時間の時間蓄尿を行い，尿量および尿比重を測定して，腎濃縮力をみる古典的検査法である。
【方法】 屈折計法，浸透圧計（氷点降下法）
適応疾患 ▶腎疾患（腎機能低下，慢性腎盂腎炎，尿細管間質性腎炎，腎不全など）▶尿崩症〔▶心因性多飲症〕

2 ⑨ ヨードカリ試験 potassium iodide test　　　　　　　　　　　100点

【目的】 ヨードカリ（ヨウ化カリウム）を投与して一定時間の後，尿中のヨード排泄量を経時的に測定して，腎の排泄機能を判定する検査である。本検査は甲状腺機能の影響などを受け，腎機能検査としては信頼性に欠けるため，現在はほとんど行われていない。
【方法】 誘導結合プラズマ質量分析法（ICP-MS），高性能液体クロマトグラフィー（HPLC），可視吸光光度法〔Sandell-Kolthoff 反応（セリウム-ヒ素酸化反応）〕
適応疾患 ▶腎機能評価（腎機能低下）▶ジューリング疱疹状皮膚炎（ジューリング病）▶水疱症 ▶腎炎 ▶腎不全

3 ⑩ 胆道機能テスト Biliary drainage test, 通称（メルツァ）リオン，Meltzer-Lyon test　　700点

【目的・方法】 経口あるいは経鼻的にゾンデを十二指腸乳頭部まで挿入し，胆汁排泄刺激物質投与前後の十二指腸液を経時的に分画採取し，胆汁の流出量と性状，微生物などを同定する検査である。胆道系疾患や機能異常が疑われる病態が対象になる。胆汁排泄刺激物質として硫酸マグネシウムを使用するMeltzer-Lyon 法が通常行われる。
適応疾患 ▶胆のう結石症 ▶胆のう炎 ▶胆管炎（腸チフス保菌者の検索）〔▶胆のう癌 ▶胆管癌 ▶胆道ジスキネジア ▶胆のう管症候群（胆のう管狭窄症，胆のう機能障害）など〕

《保険請求》
★「3」の胆道機能テストは，十二指腸ゾンデを十二指腸乳頭部まで挿入し，胆道刺激物を投与して十二指腸液を分画採取した場合に算定する。

3 ⑪ 胃液分泌刺激テスト stimulating test for gastric juice　　　　　700点

【目的・方法】 胃液分泌刺激物質を投与し，経時的に胃液を採取し，胃液分泌量や酸度（pH），ペプシン活性などを測定する。胃・十二指腸疾患における胃液分泌動態の評価を行う検査である。刺激物質によりガストリン刺激試験，ヒスタローグ刺激試験，Katsch-Kalk 法，ヒスタミン刺激試験などがある。
適応疾患 ▶胃・十二指腸潰瘍 ▶ゾリンジャー・エリソン症候群 ▶胃炎 ▶萎縮性胃炎 ▶慢性胃炎など

《保険請求》
★「3」の胃液分泌刺激テストは，生体に分泌刺激物質を投与し，胃液もしくは血液を採取，分析することにより胃
液分泌機能を検査するものであり，胃液分泌刺激テストに該当するものは，ガストリン刺激テスト，ヒスタログ刺
激試験，Katsch-Kalk 法，ヒスタミン法等である。
★検査に伴って行った注射，検体採取，検体測定およびエックス線透視の費用は，別に算定できない。

4　⑫　セクレチン試験　secretin test　3,000点

【目的・方法】　消化管ホルモンであるセクレチンの刺激で分泌される膵液を採取し，膵外分泌機能を評
価する検査である。十二指腸液採取用二重管を十二指腸まで挿入し，セクレチンを静脈注射したあと，
膵液量，重炭酸塩濃度，アミラーゼ排泄量を測定する。膵外分泌機能障害のもっとも鋭敏な検査法であ
り，その異常は慢性膵炎の診断基準の1つである。なお，注射用セクレチンは現在，製造中止されてい
る。

適応疾患　▶慢性膵炎　▶膵癌

《保険請求》
★「4」のセクレチン試験は，十二指腸液採取用二重管を十二指腸まで挿入し，膵外分泌刺激ホルモンであるセクレ
チンを静脈注射し，刺激後の膵液量，重炭酸濃度およびアミラーゼ排出量を測定した場合に算定する。
ただし，セクレチン注射の手技料，測定に要する費用，血清酵素逸脱誘発試験の費用等は所定点数に含まれる。

D290　卵管通気・通水・通色素検査，ルビンテスト　Rubin test, hydrotubation　100点

【目的】　不妊症患者の卵管通過性を推察する。ただし，卵管内腔のメッシュ状の癒着による狭窄病変や，
卵管周囲癒着による卵管可動性障害，卵管采病変による卵子捕獲障害などの細部までは確認できない限
界がある。
【方法】　子宮頸管から子宮内腔までカテーテルを挿入し，二酸化炭素（ルビンテスト），または生理食
塩水をゆっくり注入する。二酸化炭素通気時には卵管内圧変化を記録して通過障害を判定する。通水検
査により一時的な通過障害が解除される治療効果を期待することもできる。通色素検査は，腹腔鏡等に
より卵管通水の可否を直接確認する際に，インジゴカルミンにより生理食塩水を着色して行う。

適応疾患　▶卵管閉塞　▶卵管狭窄症　▶先天性卵管奇形　▶女性不妊症　▶卵管性不妊症　▶卵管通過障害　▶卵
管留水症

《保険請求》
★卵管通気・通水・通色素検査，ルビンテストの所定点数は，それぞれ両側についての点数であり，検査の種類およ
び回数にかかわらず，所定点数のみを算定する。

負荷
試験

D290-2　尿失禁定量テスト（パッドテスト）　100点

【目的】　尿漏れ用パッドの使用下で物理的に尿漏れしやすい動作を行い，漏れた尿量を測定する尿失禁
の客観的診断法で，1時間および24時間法がある。
【方法】　［1時間法］：尿漏れ用パッド（重量測定済み）を装着し500mLの飲水（15分以内）後，歩行
（30分間）を行う。その後15分間で，階段昇降1階分（1回），椅子に座る・立ち上がる（10回），強く
咳き込む（10回），走り回る（1分間），腰を屈めて床の物を拾う（5回），流水で手を洗う（1分間）
などの動作を実施する。終了後にパッドの重量を測り実施前後で比較し，尿失禁の程度を判定する。**判
定**：2g以下：尿禁制あり，2〜5g：軽度な尿漏れ，5〜10g：中程度の尿漏れ，10〜50g：高度な尿
漏れ，50g以上：極めて高度な尿漏れ
　　［24時間法］：1日の日常生活での排尿回数，1回排尿量および使用した尿漏れ用パッドの重量を測り，
尿漏れの重症度を評価する。

適応疾患　▶神経因性膀胱　▶不安定膀胱（過活動膀胱）　▶各種の尿失禁症　▶夜尿症

《保険請求》
★尿失禁定量テスト（パッドテスト）は，尿失禁患者において，体動時の失禁尿をパッドにより採取し，定量的な尿失
禁の評価を行うものであり，1月につき1回に限り算定できる。ただし，使用されるパッドの費用は，所定点数に
含まれる。

D291　皮内反応検査 intracutaneous test, skin prick test，ヒナルゴンテスト，鼻アレルギー誘発試験，過敏性転嫁検査，薬物光線貼布試験，最小紅斑量（MED）測定

「1」21箇所以内の場合（1箇所につき）16点，「2」22箇所以上の場合（1箇所につき）12点

《保険請求》
★1箇所目から21箇所目までについては，1箇所につき「1」の所定点数により算定する。
★22箇所目以降については，1箇所につき「2」の所定点数により算定する。
★皮内反応検査とは，ツベルクリン反応，各種アレルゲンの皮膚貼布試験（皮内テスト，スクラッチテストを含む）等であり，ツベルクリン，アレルゲン等検査に使用した薬剤に係る費用は，D500薬剤により算定する。
★数種のアレルゲンまたは濃度の異なったアレルゲンを用いて皮内反応検査を行った場合は，それぞれにつき1箇所として所定点数を算定する。
★薬物投与に当たり，あらかじめ皮内反応，注射等による過敏性検査を行った場合にあっては，皮内反応検査の所定点数は算定できない。
★薬物光線貼布試験，最小紅斑量（MED）測定は，1照射につき1箇所として算定する。

①　皮内反応検査

【目的・方法】　皮内反応検査は，肉眼的な観察が可能な患者の皮膚浅層（皮内）に種々の刺激物質を注射し，その反応を肉眼的に観察する検査であり，生体内でのアレルギー反応を知るために行う。アトピー性疾患でのⅠ型アレルギーを対象とするものと，結核に対するⅣ型アレルギー反応を対象とするもの（ツベルクリン反応）とがある。前者では刺激物を含む小片を皮膚に貼り付ける方法（パッチテスト）や刺激薬剤塗布後に皮膚の掻爬を行う方法（スクラッチテスト）などがあり，保険区分上，本項目が準用される。ツベルクリン反応は結核診断の他，細胞性免疫異常のスクリーニング検査としても実施される。

適応疾患　▶アトピー性疾患（気管支喘息，アレルギー性鼻炎，食物アレルギー，アレルギー性結膜炎，アトピー性皮膚炎，じんま疹など）▶結核　▶細胞性免疫不全症（悪性リンパ腫など）

②　ヒナルゴンテスト

【目的・方法】　現在ほとんど行われていない。

③　鼻アレルギー誘発試験

【目的・方法】　疑わしきアレルゲンエキスを鼻粘膜に接触5分間観察し，くしゃみ（またはかゆみ），鼻汁，粘膜浮腫のうち2項目以上陽性なら陽性とする。

適応疾患　▶アレルギー性鼻炎

④　過敏性転嫁検査

【目的・方法】　被検者の血清を健康人の皮内に注射し，過敏反応が惹起されるかどうかをみる検査である。患者血清の注射により感染症を惹起する危険性があり，行われていない。

⑤　薬物光線貼布試験

【目的・方法】　パッチテストにて貼付した部位に光線をかけることにより，薬剤および光線の両者が関係するかを検査する。薬剤性光線過敏症は，大きく光毒性反応と光アレルギー反応に分かれる。光毒性反応は，原因物質が皮膚に十分量存在し光照射を受けた時に第1回目で発症する。一方，光アレルギー性反応では2日〜2週間の潜伏期間を経て発症する。類似化合物との交叉反応も起こす。

適応疾患　▶薬剤性光線過敏症（薬物性光毒性反応，薬物性光アレルギー性反応）▶（外因性）光線過敏症

⑥　最小紅斑量（MED）測定

【目的・方法】　光線過敏性試験。紫外線照射24時間後，最小紅斑量を測定する。

適応疾患　▶アトピー性皮膚炎　▶日光じんま疹　▶光線過敏性薬疹（薬物性光毒性反応，薬物性光アレルギー性反応）▶慢性光線皮膚障害（慢性光線性皮膚炎）▶全身性エリテマトーデス（SLE）

D291-2　小児食物アレルギー負荷検査　food challenge test of childhood　1,000点

【目的・方法】　食物アレルギーの疑われる場合，病歴や血中食物抗原特異的 IgE 抗体測定，皮膚テスト，ヒスタミン遊離試験などによる原因食物の特定を行い，その除去による臨床症状の改善の有無をみる（食物除去試験）。食物除去試験が陽性の場合，原因食物の確定のために行われるのが食物負荷試験であり，原因食物の負荷による臨床症状出現の有無を観察する。また，本検査は治療反応性（耐性獲得）の評価のためにも実施される。検査の危険性，必要性を文書にして説明し，患者またはその家族等から承諾を得る必要がある。

　原因食物の負荷によりアナフィラキシーショックが惹起される危険性があるため，一定の基準（施設および医師）に合致した施設の患者に対して行った場合のみ適応される。

適応疾患　▶食物アレルギー（卵，乳製品，小麦，甲殻類，果物，ソバ，大豆などに対するアレルギー）

《保険請求》
- ■別に厚生労働大臣が定める施設基準に適合しているものとして地方厚生局長等に届け出た保険医療機関において，16歳未満の患者に対して食物アレルギー負荷検査を行った場合に，年3回に限り算定する。
- ■小児食物アレルギー負荷検査に係る投薬，注射および処置の費用は，所定点数に含まれる。
- ★「注2」の注射とは，注射実施料をいい，施用した薬剤の費用は，別途算定する。
- ★問診および血液検査等から，食物アレルギーが強く疑われる16歳未満の小児に対し，原因抗原の特定，耐性獲得の確認のために，食物負荷検査を実施した場合に，12月に3回を限度として算定する。
- ★検査を行うに当たっては，食物アレルギー負荷検査の危険性，必要性，検査方法およびその他の留意事項について，患者またはその家族等に対して文書により説明のうえ交付するとともに，その文書の写しを診療録に添付する。
- ★負荷試験食の費用は所定点数に含まれる。
- ★小児食物アレルギーの診療に当たっては，「AMED 研究班による食物アレルギーの診療の手引き2017」を参考とする。

D291-3　内服・点滴誘発試験　1,000点

【目的・方法】　貼付試験，皮内反応，リンパ球幼若化検査などで診断できなかった薬疹の診断を行う。患者またはその家族に検査の危険性，必要性等を十分に文書により説明し，承諾を得る必要がある。入院患者に対しては，一定の基準（施設および医師）に合致した施設にてアナフィラキシーショックに対する準備を十分に行った上で内服・点滴誘発試験を行う。

適応疾患　▶薬疹

《保険請求》
- ■別に厚生労働大臣が定める施設基準に適合しているものとして地方厚生局長等に届け出た保険医療機関において行われる場合に，2月に1回に限り算定する。
- ★貼付試験，皮内反応，リンパ球幼若化検査等で診断がつかない薬疹の診断を目的とした場合であって，入院中の患者に対して被疑薬を内服もしくは点滴・静注した場合に限り算定できる。
- ★検査を行うにあたっては，内服・点滴誘発試験の危険性，必要性，検査方法およびその他の留意事項について，患者またはその家族等に対して文書により説明の上交付するとともに，その文書の写しを診療録に添付する。

負荷
試験

第17章

ラジオアイソトープを用いた諸検査

《保険請求》【D292〜 D293に係る共通事項】
■ D292および D293に掲げるラジオアイソトープを用いた諸検査については，各区分の所定点数および D294に掲げるラジオアイソトープ検査判断料の所定点数を合算した点数により算定する。

D292 体外からの計測によらない諸検査

1	循環血液量測定，血漿量測定	480点
2	血球量測定	800点
3	吸収機能検査，赤血球寿命測定	1,550点
4	造血機能検査，血小板寿命測定	2,600点

《保険請求》
■同一のラジオアイソトープを用いて D292もしくは D293に掲げる検査または E100から E101-4までに掲げる核医学診断のうちいずれか 2以上を行った場合の検査料または核医学診断料は，主たる検査または核医学診断に係るいずれかの所定点数のみにより算定する。
■検査に数日を要した場合であっても同一のラジオアイソトープを用いた検査は，一連として 1回の算定とする。
■核種が異なる場合であっても同一の検査とみなすものとする。

1 ① 循環血液量測定，② 血漿量測定 measurement of circulating blood/plasma volume　　480点

【目的】　生体内で循環する血液量（血漿量）の正確な定量を行う検査である。主として多血症（赤血球増加症）が真の血液量増加か，見かけ上の増加かを鑑別するために用いる。

【方法】　^{131}I-標識ヒト血清アルブミン（^{131}I-HSA）の静注後10分に採血を行う。^{131}I-HSA はこの間に循環血液中に均一に希釈されているので，血液または血漿の一定容積あたりの放射活性をシンチレーションカウンターで測定し，これから循環血液量を算出する。他に^{59}Fe などを用いて血漿量を測定する方法もある。

適応疾患　▶多血症・赤血球増加症（真性赤血球増加症，二次性赤血球増加症，偽性赤血球増加症，ヘモグロビン異常症）▶うっ血性心不全 ▶水中毒 ▶原発性アルドステロン症 ▶ADH 不適合症候群など〔▶脱水症〕

2 ③ 血球量測定 estimation of total erythrocyte　　800点

【目的】　赤血球増加症が絶対的増加か相対的増加かを鑑別する目的で実施されるが，今日では赤血球増加因子であるエリスロポエチンが測定できるため，赤血球の腫瘍性増殖疾患である真性赤血球増加症の診断が主目的となっている。

【方法】　通常赤血球量が測定対象である。被検者血液を採取して，被検者自身の赤血球を^{51}Cr などで標識して被検者に静脈注射し，全血液で希釈された後の放射活性を測定して赤血球量を算出する。

適応疾患　▶多血症・赤血球増加症（とくに真性赤血球増加症，ヘモグロビン異常症）など〔▶貧血の確定診断〕

3 ④ 吸収機能検査 absorption test　　1,550点

【目的】　蛋白，脂質などの腸管からの吸収をみる検査で，それぞれの消化・吸収が正常に行われるかどうかを，放射性同位元素をトレーサーとして検出するものである。

【方法】　かつてはよく実施されたが，現在では核種が市販されていないものも多く，非 RI 検査に代替

されている。ビタミン B_{12} 吸収機能検査であるシリング試験（Shilling test）のみは今日でも実施される。シリング試験では ^{58}Co 標識ビタミン B_{12} と内因子結合 ^{57}Co 標識ビタミン B_{12} を投与し，24時間尿中のビタミン B_{12} 放射活性を測定する。

適応疾患 ▶シリング試験（ビタミン B_{12} 吸収試験）： ▶ビタミン B12欠乏症 ▶大球性貧血（悪性貧血，巨赤芽球性貧血，葉酸欠乏症） ▶吸収不良症候群 ▶鉄欠乏性貧血 ▶ヘモクロマトーシス

3 ⑤ 赤血球寿命測定 measurement of erythrocyte life span　1,550点

【目的】　溶血性貧血など赤血球寿命の短縮が疑われるが，他の検査所見で確定診断ができない場合に行われる。しかし，多くの非 RI 検査で赤血球寿命の短縮は推定できるので，診断上必須の検査ではない。
【方法】　被検者の赤血球を採取してこれを ^{51}Cr などで標識し，被検者に静脈注射したあと，経時的に採血して残存する放射活性を測定し，赤血球寿命を算出する方法である。

適応疾患 ▶溶血性貧血（自己免疫性溶血性貧血，遺伝性球状赤血球症，発作性夜間ヘモグロビン尿症） ▶赤血球の機械的破壊をきたす病態で他検査で診断困難な場合（後天性溶血性貧血など） ▶鎌状赤血球症 ▶G6PD 欠乏性貧血 ▶再生不良性貧血

4 ⑥ 造血機能検査 hemopoietic function test　2,600点

【目的】　算出される指標は血漿鉄消失率，血漿鉄交替率，赤血球鉄利用率などである。貧血症における造血動態の評価に用いられるが，本試験の前提として通常の病態診断に必要な情報がそろっている必要があり，きわめて診断の困難な一部症例のみ適応される検査であり，一般に用いられることは少ない。
【方法】　造血にかかわる各種物質の代謝をみる方法で，現在一般的なのは ^{59}Fe を用いる鉄動態検査（フェロキネティックス：Ferrokinetics）である。フェロキネティックスでは ^{59}Fe 投与後の血漿および赤血球中の放射活性，肝，骨髄，脾などの臓器の放射活性を，経時的に測定して造血機能を評価する。

適応疾患 ▶貧血症 ▶溶血性貧血 ▶鉄欠乏性貧血 ▶悪性貧血 ▶再生不良性貧血 ▶骨髄線維症 ▶骨髄異形成症候群（MDS） ▶ヘモクロマトーシスなど他検査で診断困難な場合

4 ⑦ 血小板寿命測定 measurement of platelet life span　2,600点

【目的】　血小板減少症が寿命の短縮（破壊，消費の亢進）によるものかどうかの判定に用いる。
【方法】　赤血球寿命測定と同様 ^{51}Cr や ^{111}In などで被検者の血小板を標識し，血中からの消失を経時的に観察して血小板の寿命を算出する。近年，非 RI による方法（アスピリン負荷法）が主流となっているが，本法のほうが比較的高度の血小板減少者にも適応でき，またシンチレーションカメラによる画像診断との組み合わせで，血栓症の存在部位の診断や血小板破壊部位の診断に応用できるという利点を有する。

適応疾患 ▶血小板減少症 ▶特発性血小板減少性紫斑病（ITP） ▶脾機能亢進症 ▶再生不良性貧血 ▶無効造血（骨髄機能低下，巨赤芽球性貧血，骨髄異形成症候群など）

D293　シンチグラム （画像を伴わないもの）

《保険請求》
■核種が異なる場合であっても，同一の検査とみなす。

1 甲状腺ラジオアイソトープ摂取率 thyroid radioactive iodine uptake （一連につき）　365点

【目的】　甲状腺における甲状腺ホルモン合成，分泌機能を推定する検査である。
【方法】　^{123}I，^{131}I の経口投与，または $^{99m}TcO_4^-$ の静注の後，一定時間後の甲状腺部の放射活性をシンチレーションカウンターで測定する。

　放射性ヨード投与時は経時的測定を行う。一般には形態診断である甲状腺シンチグラフィと併用される。摂取された放射性ヨードの放出反応をみるパークロレイトまたはロダンカリ放出試験が続いて行われることがある。また T_3 抑制試験と併用して再評価する場合がある。

適応疾患 ▶甲状腺機能亢進症（バセドウ病，破壊性甲状腺炎，一過性甲状腺機能亢進症，亜急性甲状腺炎など） ▶甲状腺機能低下症（原発性，続発性） ▶甲状腺腫瘍 ▶慢性甲状腺炎（橋本病） ▶プランマー病 ▶無痛性甲状腺炎

ラジオ

2 レノグラム，肝血流量（ヘパトグラム） (radioisotope) renography, hepatography　575点

【目的・方法】　レノグラフィはラジオアイソトープ（多くは^{99m}Tc-DTPA）を静注して，左右腎部の放射活性をシンチレーションカウンターで測定する方法で，その記録（レノグラム）により腎機能（腎血流量，尿細管機能）および尿流（尿管通過性）を左右別々に知ることができる。肝血流量はコロイド状標識物質（^{99m}Tc-フチン酸）など肝を1回通過する際に肝に取り込まれる物質を用いて，肝への集積を測定し肝血流量とするが，現在では超音波ドップラー法を利用した測定を行うのが一般的である。

適応疾患　【レノグラム】▶片腎性疾患（腎摘出術後，単腎症，腎腫瘍など）▶腎血管性高血圧症 ▶急性腎不全 ▶慢性腎不全 ▶慢性腎疾患 ▶腎移植後 ▶水腎症および水尿管症 ▶上部尿路通過障害（尿路結石症，尿管腫瘍，尿管癌，腎盂尿管移行部狭窄）▶腎盂腎炎 ▶無機能腎など

　【肝血流量】▶肝硬変症 ▶肝癌 ▶肝部分切除術の術前評価 ▶胆道閉鎖症 ▶特発性門脈圧亢進症 ▶胆管閉塞

第 18 章

内視鏡検査

《保険請求》【D295〜 D325に係る共通事項】

■超音波内視鏡検査を実施した場合は，超音波内視鏡検査加算として，300点を所定点数に加算する。

■D295から D323までおよび D325に掲げる内視鏡検査について，同一の患者につき同一月において同一検査を2回以上実施した場合における2回目以降の当該検査の費用は，所定点数の100分の90に相当する点数により算定する。

■当該保険医療機関以外の医療機関で撮影した内視鏡写真について診断を行った場合は，1回につき70点とする。

■写真診断を行った場合は，使用したフィルムの費用として，購入価格を10円で除して得た点数を加算する。

■緊急のために休日に内視鏡検査を行った場合またはその開始時間が保険医療機関の表示する診療時間以外の時間若しくは深夜である内視鏡検査（D324および D325に掲げるものを除く）を行った場合において，当該内視鏡検査の費用は，次に掲げる点数を，それぞれ所定点数に加算した点数により算定する。

  イ　休日加算
　　所定点数の100分の80に相当する点数
  ロ　時間外加算（入院中の患者以外の患者に対して行われる場合に限る）
　　所定点数の100分の40に相当する点数
  ハ　深夜加算
　　所定点数の100分の80に相当する点数
  ニ　イからハまでにかかわらず，A000に掲げる初診料の注7のただし書に規定する保険医療機関において，入院中の患者以外の患者に対して，その開始時間が同注のただし書に規定する時間である内視鏡検査を行った場合
　　所定点数の100分の40に相当する点数

★生体検査料の「通則」による新生児加算または乳幼児加算を行う場合には，超音波内視鏡検査加算は，所定点数に含まない。

★内視鏡検査の「通則2」による算定において，D313大腸内視鏡検査の「1」イ，ロおよびハについては，同一の検査として扱う。また，準用が通知されている検査については，当該検査が準ずることとされている検査と同一の検査として扱う。

★「通則3」の当該保険医療機関以外の医療機関で撮影した内視鏡写真について診断を行った場合の点数は，A000初診料（「注5」に規定する2つ目の診療科に係る初診料を含む）を算定した日に限り，算定できる。

★「通則5」の入院中の患者以外の患者に対する内視鏡検査（D324および D325を除く。以下，「通則5」に係る留意事項において，「内視鏡検査」という）の休日加算，時間外加算または深夜加算は，次の場合に算定できる。ただし，内視鏡検査が保険医療機関または保険医の都合により休日，時間外または深夜に行われた場合には算定できない。

　　（ア）　休日加算，時間外加算または深夜加算が算定できる初診または再診に引き続き行われた緊急内視鏡検査の場合
　　（イ）　初診または再診に引き続いて，内視鏡検査に必要不可欠な検査等を行った後速やかに内視鏡検査〔休日に行うものまたはその開始時間（患者に対し直接施療した時をいう）が診療時間以外の時間若しくは深夜であるものに限る〕を開始した場合であって，当該初診または再診から内視鏡検査の開始時間までの間が8時間以内である場合（当該内視鏡検査の開始時間が入院手続きの後の場合を含む）

★「通則5」の入院中の患者に対する内視鏡検査の休日加算または深夜加算は，病状の急変により，休日に緊急内視鏡検査を行った場合または開始時間が深夜である緊急内視鏡検査を行った場合に算定できる。
　　ただし，内視鏡検査が保険医療機関または保険医の都合により休日または深夜に行われた場合には算定できない。

★「通則5」の休日加算，時間外加算または深夜加算の対象となる時間の取扱いは初診料と同様であり，A000初診料の「注9」または A001再診料の「注7」に規定する夜間・早朝等加算を算定する場合にあっては，「通則5」の休日加算，時間外加算または深夜加算は算定しない。

★「通則5」の休日加算，時間外加算または深夜加算に係る「所定点数」とは，D295から D323までに掲げられた点数および各「注」による加算を合計した点数であり，内視鏡検査の「通則」における費用は含まない。ただし，同一の患者につき同一月において同一検査を2回以上実施した場合における2回目以降の検査である場合「所定点数」は，D295から D323までに掲げられた点数および各「注」による加算を合計した点数の100分の90に相当する点数とする。

★内視鏡検査に際して麻酔を行った場合は，麻酔の費用を別に算定する。

★内視鏡検査で麻酔手技料を別に算定できない麻酔を行った場合の薬剤料は，D500薬剤により算定する。

★処置または手術と同時に行った内視鏡検査は，別に算定できない。

★内視鏡検査当日に，検査に関連して行う注射実施料は別に算定できない。

★D295関節鏡検査から D325肺臓カテーテル法，肝臓カテーテル法，膵臓カテーテル法までに掲げる内視鏡検査は，次により算定する。
　　ア　生検用ファイバースコピーを使用して組織の採取を行った場合は，採取した組織の個数にかかわらず，1回の

内視鏡検査について D414内視鏡下生検法に掲げる所定点数を別に算定する。
イ　互いに近接する部位の2以上のファイバースコピー検査を連続的に行った場合には，主たる検査の所定点数のみにより算定する。
ウ　内視鏡検査をエックス線透視下において行った場合にあっても，Ｅ000透視診断は算定しない。
エ　写真診断を行った場合は，使用フィルム代（現像料および郵送料を含むが，書留代等は除く）を10円で除して得た点数を加算して算定するが，Ｅ002撮影およびＥ001写真診断は算定しない。
オ　当該保険医療機関以外の医療機関で撮影した内視鏡写真について診断のみを行った場合は，診断料として1回につき所定点数を算定できるが，患者が当該傷病につき当該医療機関で受診していない場合は算定できない。
★D306食道ファイバースコピー，D308胃・十二指腸ファイバースコピー，D310小腸内視鏡検査，D312直腸ファイバースコピーまたは D313大腸内視鏡検査を行う際に，インジゴカルミン，メチレンブルー，トルイジンブルー，コンゴーレッド等による色素内視鏡法を行った場合は，粘膜点墨法に準じて算定する。ただし，使用される色素の費用は所定点数に含まれる。
★内視鏡検査を行うに当たっては，関係学会のガイドライン等に基づき，必要な消毒及び洗浄を適切に行う。
★鎮静下に内視鏡検査を実施する場合には，モニター等で患者の全身状態の把握を行う。

D295　関節鏡検査（片側）arthroscopy　760点

【目的・方法】　関節腔内に内視鏡（関節鏡）を挿入し，関節腔，滑膜，関節軟骨，靱帯などの状態を観察するものである。関節内病変の診断を主目的とする。

適応疾患　▶関節内異物（関節血腫，関節水腫など）▶関節棚（滑膜肥厚）▶変形性関節症 ▶関節リウマチ ▶痛風性関節炎 ▶偽痛風性関節炎（結晶性関節症，偽痛風）▶化膿性関節炎 ▶関節性結核（肩関節結核，関節結核）▶滑膜炎 ▶滑液包炎 ▶関節内遊離体（関節鼠）▶半月板損傷 ▶TFCC 損傷 ▶脛骨骨折 ▶（前・後）十字靱帯損傷（後十字靱帯損傷，前十字靱帯損傷）▶関節拘縮 ▶習慣性肩関節脱臼 ▶肩腱板損傷 ▶離断性骨軟骨炎 ▶関節内骨折（関節骨折）など

D296　喉頭直達鏡検査　direct laryngoscopy　190点

【目的・方法】　Killian 式，Jackson 式などの硬性鏡を利用するが，現在では販売されておらず，ファイバースコープが汎用されるため，適応される例は少ない。

適応疾患　▶喉頭腫瘍 ▶喉頭異物〔▶喉頭炎など〕

D296-2　鼻咽腔直達鏡検査　220点

【目的・方法】　直達鏡を前鼻腔より挿入して，鼻咽喉の状態を観察する。現在は販売されておらず，ファイバースコープ検査が汎用されるようになり，適応される例は少ない。

適応疾患　▶鼻咽腔疾患（副鼻腔炎，鼻ポリープ，副鼻腔真菌症，鼻出血，嗅覚障害，鼻副鼻腔腫瘍，鼻腔異物，アデノイド増殖症，上咽頭炎，上咽頭腫瘍，上咽頭癌，中咽頭腫瘍，下咽頭疾患）

《保険請求》
★ D296-2鼻咽腔直達鏡検査は，D298嗅裂部・鼻咽腔・副鼻腔入口部ファイバースコピーと同時に行った場合は算定できない。

内視鏡

D296-3　内視鏡用テレスコープを用いた咽頭画像等解析（インフルエンザの診断の補助に用いるもの）新　305点

注　時間外加算 ……………………………………………………………………… 200点

【目的】　咽頭画像の撮影および撮影された画像上のリンパ組織（扁桃やリンパ濾胞を含む）等の咽頭所見と診療情報を併せて解析し，インフルエンザウイルス感染症に特徴的な所見や症状等を検出することで，インフルエンザウイルス感染症診断の補助に用いる（本品の解析結果のみで確定診断を行うことは目的としない）。
【方法】　内視鏡用テレスコープ（深層学習アルゴリズムによるパターン認識処理）

適応疾患　▶インフルエンザウイルス感染症

《保険請求》
★内視鏡用テレスコープを用いた咽頭画像等解析（インフルエンザの診断の補助に用いるもの）は，6歳以上の患者に対し，インフルエンザの診断の補助を目的として薬事承認された内視鏡用テレスコープを用いて咽頭画像等の取得および解析を行い，インフルエンザウイルス感染症の診断を行った場合に算定する。
★本検査は，発症後48時間以内に実施した場合に限り算定することができる。
★「注」に規定する時間外加算は，入院中の患者以外の患者に対して診療を行った際，医師が緊急に本検査を行う必要性を認め実施した場合であって，本検査の開始時間が当該保険医療機関が表示する診療時間以外の時間，休日または深夜に該当する場合に算定する。なお，時間外等の定義については，A000初診料の「注7」に規定する時間外加算等における定義と同様である。
★「注」に規定する時間外加算を算定する場合においては，A000初診料の「注9」およびA001再診料の「注7」に規定する夜間・早朝等加算，並びに検体検査実施料に係る時間外緊急院内検査加算および外来迅速検体検査加算は算定できない。
★本検査と，一連の治療期間において別に実施したD012感染症免疫学的検査の「22」インフルエンザウイルス抗原定性は併せて算定できない。

D298　嗅裂部・鼻咽腔・副鼻腔入口部ファイバースコピー　nasal and nasopharyngeal endoscopy（部位を問わず一連につき）　600点

【目的・方法】　ファイバースコープを前鼻孔より挿入して，鼻内，嗅裂部，副鼻腔開口部，耳管開口部，上咽頭の状態を観察する。

適応疾患　▶鼻腔疾患（副鼻腔炎，鼻ポリープ，副鼻腔真菌症，鼻出血，嗅覚障害，鼻副鼻腔腫瘍・癌，鼻腔異物）▶咽頭疾患（上・中・下咽頭炎，急性咽頭喉頭炎，舌扁桃炎，咽頭腫瘍・癌，アデノイド増殖症，咽頭異物，咽頭・喉頭蓋嚢胞，咽頭機能障害，咽頭麻痺）▶嚥下障害

《保険請求》
★嗅裂部・鼻咽腔・副鼻腔入口部ファイバースコピーについては，嗅裂部・鼻咽腔・副鼻腔入口部の全域にわたっての一連の検査として算定する。
★D296-2鼻咽腔直達鏡検査は，D298嗅裂部・鼻咽腔・副鼻腔入口部ファイバースコピーと同時に行った場合は算定できない。
★D298-2内視鏡下嚥下機能検査，D298嗅裂部・鼻咽腔・副鼻腔入口部ファイバースコピーおよびD299喉頭ファイバースコピーを2つ以上行った場合は，主たるもののみ算定する。

D298-2　内視鏡下嚥下機能検査　720点

【目的】　嚥下機能が低下した患者の嚥下機能を直接内視鏡観察下に嚥下運動を観察，判定する。
【方法】　喉頭内視鏡を用いて経鼻より挿入し，直接観察下に嚥下機能を観察，判定する。

適応疾患　▶嚥下機能低下　▶嚥下障害をきたす病態・疾患　▶頭頸部悪性腫瘍　▶脳血管障害　▶脳梗塞　▶脳出血　▶パーキンソン病　▶食道腫瘍　▶嚥下性肺炎　▶誤嚥性疾患　▶咽頭喉頭麻痺性疾患

《保険請求》
★内視鏡下嚥下機能検査は，嚥下機能が低下した患者に対して，喉頭内視鏡等を用いて直接観察下に着色水を嚥下させ，嚥下反射惹起のタイミング，着色水の咽頭残留および誤嚥の程度を指標に嚥下機能を評価した場合に算定する。
★D298-2内視鏡下嚥下機能検査，D298嗅裂部・鼻咽腔・副鼻腔入口部ファイバースコピーおよびD299喉頭ファイバースコピーを2つ以上行った場合は，主たるもののみ算定する。

D299　喉頭ファイバースコピー　laryngeal endoscopy　600点

【目的・方法】　喉頭病変の詳細な観察，生検などに用いられる。

適応疾患　▶すべての喉頭疾患　▶急性咽頭喉頭炎　▶急性喉頭炎　▶急性喉頭蓋炎　▶急性声帯炎　▶急性声門下喉頭炎　▶喉頭浮腫　▶喉頭・気道熱傷　▶喉頭クループ　▶喉頭外傷　▶喉頭アレルギー　▶喉頭異物　▶喉頭蓋のう胞　▶喉頭（声門）癌　▶喉頭形成不全　▶喉頭軟化症　▶喉頭狭窄症　▶声帯ポリープ　▶声帯結節　▶ポリープ様声帯　▶浮腫性声帯炎　▶声帯萎縮　▶声帯溝症　▶痙攣性発声障害　▶反回神経麻痺　▶喉頭麻痺　▶嚥下障害　▶咽頭疾患（上・中・下咽頭炎，急性咽喉頭炎，舌扁桃炎，咽頭腫瘍・癌，咽頭異物，咽頭のう胞，咽頭神経症

D300　中耳ファイバースコピー　middle ear endoscopy　　240点

【目的・方法】　中耳病変の観察のため，外耳道から経鼓膜的に内視鏡を挿入し，観察・生検を行う。

適応疾患　▶慢性穿孔性中耳炎　▶慢性中耳炎　▶真珠腫　▶中耳腫瘍

D300-2　顎関節鏡検査　(temporo-) mandibular arythroscopy（片側）　　1,000点

【目的・方法】　顎関節（側頭骨下顎骨関節）に対する内視鏡検査である。

適応疾患　▶顎関節症　▶顎関節炎

D302　気管支ファイバースコピー　bronchoscopy　　2,500点

注　気管支肺胞洗浄法検査同時加算　……200点

【目的・方法】　硬性気管支鏡は現在ほとんど用いられず，気管支鏡検査は実質的にすべてが気管支ファイバースコピーによるものである。咽頭，声帯，気管，左右気管支から区域気管支ないし亜区域気管支までの観察，写真撮影を行うことができ，気管支内喀痰の採取やブラシによる細胞診が実施できる。
　また，経気管支肺生検（TBLB）や生理食塩水を用いて気管支肺胞領域を洗浄し，洗浄液を採取する方法（気管支肺胞洗浄法）も行われる。さらに肺癌に対する治療も行われる。

適応疾患　▶ほぼすべての肺疾患　▶肺感染症（肺炎，肺膿瘍）▶間質性肺炎　▶びまん性汎細気管支炎　▶気管支拡張症　▶肺癌　▶気管異物　▶肺出血　▶肺結核　▶サルコイドーシス　▶気管腫瘍　▶気道狭窄　▶過敏性肺臓炎

《保険請求》
■気管支肺胞洗浄法検査を同時に行った場合は，気管支肺胞洗浄法検査同時加算として所定点数に200点を加算する。
★「注」の気管支肺胞洗浄法検査同時加算は，肺胞蛋白症，サルコイドーシス等の診断のために気管支肺胞洗浄を行い，洗浄液を採取した場合に算定する。

D302-2　気管支カテーテル気管支肺胞洗浄法検査　　320点

【目的・方法】　気管支ファイバースコピーを使用せずに気管支肺胞洗浄用カテーテルを用いて洗浄を実施する。この場合，気管支カテーテル薬液注入法及び気管支ファイバースコピーの保険請求上のポイントを示す点数を加算した点数を準用して算定できる。

適応疾患　▶ほぼすべての肺疾患　▶肺感染症（肺炎，肺膿瘍）▶間質性肺炎　▶びまん性汎細気管支炎　▶気管支拡張症　▶過敏性肺臓炎

《保険請求》
★気管支ファイバースコピーを使用せずに気管支肺胞洗浄用カテーテルを用いて気管支肺胞洗浄を実施した場合に算定する。
★人工呼吸器使用中の患者であって，浸潤影が肺の両側において，びまん性を示すことを胸部X線画像等で確認した患者に対して，肺炎の診断に関連した培養検体採取のために実施した場合に限り算定できる。
★本検査と D302の注の気管支肺胞洗浄法検査を同一入院期間中にそれぞれ行った場合は，主たるものの所定点数のみにより算定する。

内視鏡

D303　胸腔鏡検査　thracoscopy　　7,200点

【目的・方法】　経胸壁的に胸腔内に内視鏡を挿入し，肺表面や胸壁（胸膜）の病変を観察する方法である。肺の直視下生検に用いられるほか，肺表面の含気嚢胞や肺表面に近い肺腫瘍の観察，生検などに用

いられる。また，内視鏡的手術にも応用される。

適応疾患　▶びまん性肺疾患（間質性肺炎，びまん性肺炎）の生検　▶肺癌　▶胸膜中皮腫　▶肺のう胞　▶中皮腫　▶肺結核　▶胸膜炎　▶結核性胸膜炎　▶癌性胸膜炎など

D304　縦隔鏡検査　mediastinoscopy　　　7,000点

【目的・方法】　縦隔洞内の異常，とくに腫瘍性病変の生検や肺癌転移などを検索するものである。上胸骨窩を切開し，内視鏡を挿入して行う。主として上前縦隔である。

適応疾患　▶縦隔腫瘍（主として奇形腫，胸腺腫など）▶縦隔血腫　▶肺癌

《保険請求》

★縦隔鏡検査は，主に胸部（肺および縦隔）の疾病の鑑別，肺癌の転移の有無，手術適応の決定のために用いられるものをいう。

D306　食道ファイバースコピー　endoscopic examination of the esophagus, sophageal endoscopy　　　800点

注1　粘膜点墨法加算 ……………………………………………………………… 60点
注2　狭帯域光強調加算 …………………………………………………………… 200点

【目的・方法】　現在電子スコープによる実施が大部分であり，一般には胃・十二指腸までスコープを挿入し上部消化管病変に対するスクリーニング検査として実施するため，本区分に分類されるのは明確な食道病変が存在する場合の反復検査か，食道病変によりそれ以遠へのスコープ挿入が不可能であった場合に限られる。内視鏡による観察・生検を行うほか，墨汁や色素により粘膜病変を染色（または注入によるマーキング）を行い，病変部位の同定を行うことがある（粘膜点墨法）。内視鏡治療も行われる。

適応疾患　▶食道疾患全般　▶食道炎　▶食道癌　▶食道静脈瘤　▶食道潰瘍

「注2」狭帯域光強調加算　　　200点

【目的】　光デジタルによる画像強調を用い，これを拡大内視鏡で観察することにより，粘膜表層の毛細血管やわずかな粘膜の肥厚，深部血管を強調し悪性疾患の診察に役立たせる。

【方法】　狭帯域光はフィルターを用いるため特殊光ボタンを押すことにより自動的に画像を変更できる。これを拡大で観察する。

適応疾患　▶食道早期癌　▶食道癌　▶バレット上皮　▶胃腺腫　▶過形成病変　▶カルチノイド　▶上皮内癌　▶早期胃癌

《保険請求》

■粘膜点墨法を行った場合は，粘膜点墨法加算として60点を所定点数に加算する。
■拡大内視鏡を用いて，狭帯域光による観察を行った場合には，狭帯域光強調加算として，200点を所定点数に加算する。
★「注」の粘膜点墨法とは，治療範囲の決定，治療後の部位の追跡等を目的として，内視鏡直視下に無菌の墨汁を消化管壁に極少量注射して点状の目印を入れるものである。
★表在性食道がんの診断のための食道ヨード染色法は，粘膜点墨法に準ずる。ただし，染色に使用されるヨードの費用は，所定点数に含まれる。
★「注2」の狭帯域光強調加算は，拡大内視鏡を用いた場合であって，狭い波長帯による画像を利用した観察を行った場合に算定できる。
★関連学会の消化器内視鏡に関するガイドラインを参考に消化器内視鏡の洗浄消毒を実施していることが望ましい。

内視鏡

D308　胃・十二指腸ファイバースコピー　gastro-duoclenal endoscopicfiberscopy　　　1,140点

注1　胆管・膵管造影法加算 ………………………………………………………… 600点
注2　粘膜点墨法加算 ………………………………………………………………… 60点
注3　胆管・膵管鏡加算 …………………………………………………………… 2,800点
注4　狭帯域光強調加算 …………………………………………………………… 200点

【目的・方法】　グラスファイバーによるファイバースコープか，CCDカメラを利用した電子スコープが用いられる。機器の改良で細径化されたため，パンエンドスコープとして食道から十二指腸に至る上

部消化管全般のスクリーニング検査として実施し，病変の観察，生検のほか，治療にも使用される。

　十二指腸乳頭部を直視下に，胆管または膵管に造影剤を注入（内視鏡的逆行性膵胆管造影；ERCP）したり，さらに小径のファイバースコープを胆管・膵管に挿入し病変の観察を行うことができる（胆管鏡・膵管鏡，経口的膵胆管内視鏡検査 peroral cholangio-pancreatoscopy；PCPS）。

適応疾患　▶すべての胃・十二指腸疾患 ▶胃炎（急性，慢性）▶急性胃粘膜病変 ▶胃ポリープ ▶胃・十二指腸潰瘍 ▶胃癌 ▶十二指腸乳頭部癌（膵癌，胆管癌）▶粘膜下腫瘍 ▶寄生虫症（アニサキス症）▶異物誤飲　など

　胆管鏡・膵管鏡：　▶膵炎 ▶膵癌など膵疾患 ▶胆のう結石症 ▶胆道系悪性腫瘍（胆管細胞癌，肝門部胆管癌，胆道癌など）

「注4」狭帯域光強調加算　　　　　　　　　　　200点

【目的】　光デジタルによる画像強調を用い，これを拡大内視鏡で観察することにより，粘膜表層の毛細血管やわずかな粘膜の肥厚，深部血管を強調し悪性疾患の診察に役立たせる。

【方法】　狭帯域光はフィルターを用いるため特殊光ボタンを押すことにより自動的に画像を変更できる。これを拡大で観察する。

適応疾患　▶胃早期癌 ▶胃腺腫 ▶過形成病変 ▶カルチノイド ▶上皮内癌 ▶早期食道癌

《保険請求》
- ■胆管・膵管造影法を行った場合は，胆管・膵管造影法加算として600点を所定点数に加算する。ただし，諸監視，造影剤注入手技およびエックス線診断の費用（フィルムの費用は除く）は所定点数に含まれる。
- ■粘膜点墨法を行った場合は，粘膜点墨法加算として60点を所定点数に加算する。
- ■胆管・膵管鏡を用いて行った場合は，胆管・膵管鏡加算として，2,800点を所定点数に加算する。
- ■拡大内視鏡を用いて，狭帯域光による観察を行った場合には，狭帯域光強調加算として，200点を所定点数に加算する。
- ★関連する学会の消化器内視鏡に関するガイドラインを参考に消化器内視鏡の洗浄消毒を実施していることが望ましい。

D309　胆道ファイバースコピー　percutaneous transhepatic cholangioscopy（PTCS）　　4,000点

【目的・方法】　胆道の内視鏡的観察には十二指腸内視鏡を用いて十二指腸乳頭口から逆行性に内視鏡を挿入する方法と，経皮的に肝を穿刺し，肝内胆管から胆管内に内視鏡を挿入する方法とがある。前者はD308に含まれる胆管鏡・膵管鏡（PCPS）で，本区分は後者（PTCS）である。肝内結石や胆管結石の診断，胆管癌の診断や進展度検索に用いられる。結石症では治療にも応用されている。

適応疾患　▶肝内・胆管結石症 ▶胆管癌 ▶十二指腸乳頭部腫瘍

《保険請求》
- ★関連する学会の消化器内視鏡に関するガイドラインを参考に消化器内視鏡の洗浄消毒を実施していることが望ましい。

D310　小腸内視鏡検査　endoscopic examination of the jejunum

1	バルーン内視鏡によるもの	6,800点
2	スパイラル内視鏡によるもの	6,800点
3	カプセル型内視鏡によるもの	1,700点
4	その他のもの	1,700点
	注2　内視鏡的留置術加算	260点
	注3　粘膜点墨法加算	60点

《保険請求》
- ■2種類以上行った場合は，主たるもののみ算定する。
- ★小腸内視鏡検査は，2種類以上行った場合は，主たるもののみ算定する。ただし，「3」のカプセル型内視鏡によるものを行った後に，診断の確定または治療を目的として「1」のバルーン内視鏡によるものまたは「2」のスパイラル内視鏡によるものを行った場合においては，いずれの点数も算定する。
- ★関連する学会の消化器内視鏡に関するガイドラインを参考に消化器内視鏡の洗浄消毒を実施していることが望ましい。
- ★「注2」に規定する内視鏡的留置術加算については，小児の麻酔および鎮静に十分な経験を有する常勤の医師が1

人以上配置されている保険医療機関において，消化器内視鏡を経口的に挿入し，カプセル内視鏡の挿入および配置に用いるものとして薬事承認または認証を得ている内視鏡的挿入補助具を用いてカプセル型内視鏡を十二指腸に誘導し，「3」のカプセル型内視鏡によるものを実施した場合に算定する。また，この適応の判断および実施に当たっては，関連学会が定めるガイドラインを遵守する。ただし，内視鏡的挿入補助具を使用した患者については，診療報酬請求に当たって，診療報酬明細書に症状詳記を記載する。なお，D308胃・十二指腸ファイバースコピーの点数は別に算定できない。

●**レセプト摘要欄**：【内視鏡的留置術加算】当該患者の症状詳記を添付する。ただし，記載可能であれば，「摘要」欄への記載でも差し支えない。

1 バルーン内視鏡によるもの　　6,800点

【**目的・方法**】　小腸全体を観察することを目的としており，経肛門的，経口的挿入を行うことにより全小腸を観察する。

ダブルバルーン内視鏡による方法は，スコープ先端とスコープ外筒先端にバルーンを装着し，小腸をたぐり寄せながら，アコーディオンのように縮めて挿入する。バルーンを膨らませることで腸管を傷つけずに固定しながら行う。止血，ポリペクトミー等の処置を行うことも可能である。

シングルバルーン内視鏡による方法は，小腸ファイバースコピーに外套をつけ，この外套のバルーンを操作して経口的にまたは経肛門的に小腸深部までファイバースコピーを挿入する。観察のみならず，止血，ポリペクトミーなどの処置も可能となった。おもに上下部以外の原因不明の出血の診断に重要である。その他，ポリープ，癌などの診断に行う。

適応疾患　▶小腸潰瘍（クローン病，薬剤性など）▶小腸ポリープ ▶小腸癌 ▶粘膜下腫瘍 ▶小腸出血　▶小腸炎 ▶小腸良性腫瘍 ▶毛細血管拡張症

2 スパイラル内視鏡によるもの　　6,800点

【**目的**】　経口スパイラル小腸内視鏡により，円滑に経口で内視鏡を進めることができ処置に十分な時間がかけられると考えられる。炎症等の狭窄部をバルーンにより拡張し，さらに5cm以上の長い狭窄等にはステントを留置することにより通過障害を改善させる。

【**方法**】　スパイラル内視鏡法

適応疾患　▶炎症性腸疾患，特にクローン病

《**保険請求**》
★「2」のスパイラル内視鏡によるものは，電動回転可能なスパイラル形状のフィンを装着した内視鏡を用いて小腸内視鏡検査を行った場合に算定する。

3 カプセル型内視鏡によるもの　　1,700点

【**目的・方法**】　経口でカプセル型内視鏡を飲み，肛門より排出されるまで画像をモニターすることが出来る。画像で送られるのでカプセルを回収する必要はなく，もちろんカプセル型内視鏡は使い捨てである。このモニター画像を検討し，診断する。

適応疾患　▶小腸出血 ▶小腸潰瘍（クローン病，薬剤性など）▶小腸ポリープ ▶小腸癌 ▶粘膜下腫瘍

《**保険請求**》
■「3」について，15歳未満の患者に対して，内視鏡的挿入補助具を用いて行った場合は，内視鏡的留置術加算として，260点を所定点数に加算する。
★「3」のカプセル型内視鏡によるものは，次の場合に算定する。
ア　カプセル型内視鏡によるものは，消化器系の内科または外科の経験を5年以上有する常勤の医師が1人以上配置されている場合に限り算定する。なお，カプセル型内視鏡の滞留に適切に対処できる体制が整っている保険医療機関において実施する。
イ　カプセル型内視鏡の適用対象（患者）については，薬事承認の内容に従う。
ウ　カプセル型内視鏡を使用した患者については，診療報酬請求にあたって，診療報酬明細書に症状詳記を添付する。
●**レセプト摘要欄**：当該患者の症状詳記を添付する。記載可能であれば，「摘要」欄への記載でも差し支えない。

4 その他のもの　　1,700点

【**目的・方法**】　既存の小腸スコープを使用しても深部はむずかしいが，近位の小腸疾患の診断，治療は可能である。

内視鏡

適応疾患　▶小腸出血　▶小腸潰瘍（クローン病，薬剤性など）▶小腸ポリープ　▶小腸癌　▶粘膜下腫瘍

《保険請求》
■「4」について粘膜点墨法を行った場合は，粘膜点墨法加算として60点を所定点数に加算する。

D310-2　消化管通過性検査　600点

【目的・方法】　カプセル内視鏡の小腸通過を妨げる恐れがある障害や狭窄を評価するための検査であり，崩壊性の消化管開通性の確認用のパテンシーカプセルを使用し，医師により「開通性あり」と診断されれば，カプセル型内視鏡検査を実施できる。

適応疾患　▶小腸潰瘍　▶クローン病　▶腸結核　▶小腸炎　▶小腸癌

《保険請求》
★消化管通過性検査は，消化管の狭窄または狭小化を有するまたは疑われる患者に対して，D310小腸内視鏡検査の「3」カプセル型内視鏡によるものを実施する前に，カプセル型内視鏡と形・大きさが同一の造影剤入りカプセルを患者に内服させ，消化管の狭窄や狭小化を評価した場合に，一連の検査につき1回に限り算定する。また，E001の写真撮影およびE002の撮影は別に算定できる。

D311　直腸鏡検査　300点

【目的・方法】　経肛門的に硬性鏡を挿入し，肛門から直腸を観察する方法である。

適応疾患　▶潰瘍性大腸炎　▶すべての大腸疾患（腸炎，炎症性腸疾患，クローン病，腸結核，大腸ポリープ，大腸癌，大腸腫瘍，結腸憩室症，アミロイドーシス，虚血性腸炎，肛門部病変など）▶痔核　▶痔瘻　▶直腸癌　▶直腸ポリープ　▶直腸潰瘍

《保険請求》
★直腸鏡検査を，D311-2肛門鏡検査と同時に行った場合は主たるもののみ算定する。
★肛門部の観察のみを行った場合は，直腸鏡検査ではなく，D311-2肛門鏡検査を算定する。
★コロンブラッシュ法は，直腸鏡検査の所定点数に，検鏡診断料として沈渣塗抹染色による細胞診断の場合は，N004細胞診（1部位につき）の所定点数を，また，包埋し組織切片標本を作製し検鏡する場合は，N000病理組織標本作製（1臓器につき）の所定点数を併せて算定する。

D311-2　肛門鏡検査　200点

【目的・方法】　肛門付近よりの出血や腫瘍を疑われる場合，肛門より硬性鏡を挿入して診断する。主に内痔や痔瘻の診断に有効である。

適応疾患　▶潰瘍性大腸炎　▶直腸腺腫　▶すべての大腸疾患（腸炎，炎症性腸疾患，クローン病，腸結核，大腸ポリープ，大腸癌，大腸腫瘍，結腸憩室症，アミロイドーシス，虚血性腸炎など）▶痔核　▶痔瘻　▶肛門腫瘍

《保険請求》
★肛門鏡検査を，D311直腸鏡検査と同時に行った場合は主たるもののみ算定する。

D312　直腸ファイバースコピー　proctoscopy　550点

注　粘膜点墨法加算　60点

【目的・方法】　経肛門的に内視鏡（ファイバースコープ）を挿入し，肛門から直腸を観察する方法である。

適応疾患　▶痔核　▶痔瘻　▶直腸癌　▶直腸ポリープ　▶直腸潰瘍

《保険請求》
■粘膜点墨法を行った場合は，粘膜点墨法加算として60点を所定点数に加算する。
★関連学会の消化器内視鏡に関するガイドラインを参考に消化器内視鏡の洗浄消毒を実施していることが望ましい。

内視鏡

D312-2　回腸囊ファイバースコピー　Ileal pouch fibrescopy　550点

【目的】　術後の回腸囊の観察・診断のために行う。
【方法】　経肛門的に内視鏡（ファイバースコープ）を挿入し，肛門から直腸，回腸囊を観察する。
適応疾患　▶自然肛門を温存する大腸亜全摘術を受けた患者の回腸囊炎（主に潰瘍性大腸炎術後）

《保険請求》
★関連する学会の消化器内視鏡に関するガイドラインを参考に消化器内視鏡の洗浄消毒を実施していることが望ましい。

D313　大腸内視鏡検査　endoscopic examination of the colon, colonoscopy

```
1　ファイバースコピーによるもの
 イ　S状結腸 ……………………………………………………………………………… 900点
 ロ　下行結腸及び横行結腸 …………………………………………………………… 1,350点
 ハ　上行結腸及び盲腸 ………………………………………………………………… 1,550点
2　カプセル型内視鏡によるもの ……………………………………………………… 1,550点
注1　粘膜点墨法加算 ………………………………………………………………………… 60点
注2　狭帯域光強調加算 …………………………………………………………………… 200点
注3　バルーン内視鏡加算 ………………………………………………………………… 450点
注4　内視鏡的留置術加算 ………………………………………………………………… 260点
```

1　ファイバースコピーによるもの

「イ」S状結腸　900点，「ロ」下行結腸及び横行結腸　1,350点，「ハ」上行結腸及び盲腸　1,550点

【目的・方法】　経肛門的に内視鏡（ファイバースコープ）を挿入し，直腸，大腸を観察する方法である。保険区分上の差は挿入部位であり，直腸，S状結腸までの挿入は比較的容易であるが，下行結腸より口側への挿入は熟練を要する。上部消化管内視鏡と同様，臨床的には回盲部までの全結腸検査（total colonoscopy）が必要とされるが，狭窄により挿入できない場合がある。治療にも使用される。
適応疾患　すべての大腸疾患——▶腸炎 ▶炎症性腸疾患（潰瘍性大腸炎，クローン病）▶腸結核 ▶大腸腺腫（大腸ポリープ）▶大腸癌 ▶結腸憩室症 ▶アミロイドーシス ▶虚血性腸炎 ▶急性虚血性大腸炎 ▶直腸癌——など
　【直腸鏡】▶痔核 ▶肛門部病変（肛門疾患，痔瘻，肛門潰瘍，肛門ポリープ，肛門部癌，肛門部周囲炎，肛門部腫瘍など）を含む

2　カプセル型内視鏡によるもの　1,550点

【目的・方法】　大腸内視鏡検査が必要であるが，大腸ファイバースコピー検査が試行困難な患者に行うことを目的とする。ただし，カプセル型内視鏡の滞留に適切に対処できる体制が整っていることが必要である。大腸ファイバースコピーは，2種類以上行った場合は，主たるもののみを算定する。
適応疾患　すべての大腸疾患——▶腸炎 ▶炎症性腸疾患（潰瘍性大腸炎，クローン病）▶腸結核 ▶大腸腺腫（大腸ポリープ）▶大腸癌 ▶結腸憩室症 ▶アミロイドーシス ▶虚血性腸炎 ▶急性虚血性大腸炎 ▶直腸癌 ▶大腸腺腫——など
　【直腸鏡】▶痔核 ▶肛門部病変（肛門疾患，痔瘻，肛門潰瘍，肛門ポリープ，肛門部癌，肛門部周囲炎，肛門部腫瘍など）を含む

《保険請求》
■粘膜点墨法を行った場合は，粘膜点墨法加算として60点を所定点数に加算する。
★「1」のファイバースコピーによるものについては，関連する学会の消化器内視鏡に関するガイドラインを参考に消化器内視鏡の洗浄消毒を実施していることが望ましい。
★「2」のカプセル型内視鏡によるものは以下のいずれかに該当する場合に限り算定する。
　ア　大腸内視鏡検査が必要であり，大腸ファイバースコピーを実施したが，腹腔内の癒着等により回盲部まで到達できなかった患者に用いた場合
　イ　大腸内視鏡検査が必要であるが，腹部手術歴があり癒着が想定される場合等，器質的異常により大腸ファイ

　　　バースコピーが実施困難であると判断された患者に用いた場合
　ウ　大腸内視鏡検査が必要であるが，以下のいずれかに該当し，身体的負担により大腸ファイバースコピーが実施
　　困難であると判断された患者に用いた場合
　　①　以下の（イ）から（ニ）のいずれかに該当する場合
　　　（イ）　3剤の異なる降圧剤を用いても血圧コントロールが不良の高血圧症（収縮期血圧160mmHg以上）
　　　（ロ）　慢性閉塞性肺疾患（1秒率70%未満）
　　　（ハ）　6か月以上の内科的治療によっても十分な効果が得られないBMIが35以上の高度肥満症の患者であっ
　　　　て，糖尿病，高血圧症，脂質異常症または閉塞性睡眠時無呼吸症候群のうち1つ以上を合併している患者
　　　（ニ）　左室駆出率低下（LVEF 40%未満）
　　②　放射線医学的に大腸過長症と診断されており，かつ慢性便秘症で，大腸内視鏡検査が実施困難であると判断
　　　された場合。大腸過長症はS状結腸ループが腸骨稜を超えて頭側に存在，横行結腸が腸骨稜より尾側の骨盤
　　　内に存在または肝弯曲や脾弯曲がループを描いている場合とし，慢性便秘症はRome Ⅳ基準とする。また診
　　　断根拠となった画像を診療録に添付する。
★同一の患者につき，「1」のファイバースコピーによるものと「2」のカプセル型内視鏡によるものを併せて2回
　以上行った場合には，主たるもののみ算定する。ただし，（2）のアに掲げる場合は，併せて2回に限り算定する。
★「2」のカプセル型内視鏡によるものは，消化器系の内科または外科の経験を5年以上有する常勤の医師が1人以
　上配置されている場合に限り算定する。なお，カプセル型内視鏡の滞留に適切に対処できる体制が整っている保険
　医療機関において実施する。
●レセプト摘要欄：【カプセル内視鏡によるもの】当該患者の症状詳記を記載する。さらに，D313大腸内視鏡検査
　（保医発通知）の(2)の「ア」から「ウ」までに規定するもののうち，該当するものを選択して記載するとともに，
　「ア」の場合は実施日を，「イ」又は「ウ」の場合は実施困難な理由を記載する。症状詳記については，記載可能で
　あれば，「摘要」欄への記載でも差し支えない。
　【バルーン内視鏡加算】【内視鏡的留置術加算】当該患者の症状詳記を記載する。ただし，記載可能であれば，「摘
　要」欄への記載でも差し支えない。

「注2」狭帯域光強調加算　　　　　　　　　　　　　　　　　　　　　　　　　　　　　200点

【目的】　光デジタルによる画像強調を用い，これを拡大内視鏡で観察することにより，粘膜表層の毛細
血管やわずかな粘膜の肥厚，深部血管を強調し悪性疾患の診察に役立たせる。
【方法】　狭帯域光はフィルターを用いるため特殊光ボタンを押すことにより自動的に画像を変更できる。
これを拡大で観察する。

適応疾患　▶大腸腺腫　▶大腸早期癌

《保険請求》
■拡大内視鏡を用いて，狭帯域光による観察を行った場合には，狭帯域光強調加算として，200点を所定点数に加算
　する。

「注3」バルーン内視鏡加算　　　　　　　　　　　　　　　　　　　　　　　　　　　　450点

【目的】　炎症に腸疾患，特にクローン病の狭窄，また回盲部切除後吻合部狭窄症例等の通過障害を改善
させるために大腸内視鏡下にバルーンによる拡張術を行うものである。
【方法】　大腸内視鏡法

適応疾患　▶炎症性腸疾患（特にクローン病，術後吻合部狭窄）

《保険請求》
★「注3」に規定するバルーン内視鏡加算は，大腸内視鏡検査が必要であり，大腸ファイバースコピーを実施したが，
　腹腔内の癒着等により回盲部まで到達できなかった患者に大腸ファイバースコピーを用いた場合に限り算定できる。
●レセプト摘要欄：当該患者の症状詳記を記載する。記載可能であれば，「摘要」欄への記載でも差し支えない。

「注4」内視鏡的留置術加算　　　　　　　　　　　　　　　　　　　　　　　　　　　　260点

【目的】　注3におけるバルーン拡張術が無効の場合や5cmを超える狭窄に対し，有効と考えられる。
【方法】　大腸内視鏡法

適応疾患　▶炎症性腸疾患（特にクローン病，術後吻合部狭窄）

《保険請求》
★「注4」に規定する内視鏡的留置術加算については，小児の麻酔および鎮静に十分な経験を有する常勤の医師が1
　人以上配置されている保険医療機関において，消化器内視鏡を経口的に挿入し，カプセル内視鏡の挿入および配置
　に用いるものとして薬事承認または認証を得ている内視鏡的挿入補助具を用いてカプセル型内視鏡を十二指腸に誘
　導し，「2」のカプセル型内視鏡によるものを実施した場合に算定する。また，この適応の判断および実施に当た
　っては，関連学会が定めるガイドラインを遵守する。なお，D308胃・十二指腸ファイバースコピーの点数は別に

算定できない。
●**レセプト摘要欄**：当該患者の症状詳記を添付する。記載可能であれば，「摘要」欄への記載でも差し支えない。

D314　腹腔鏡検査　　　　　　　　　　　　　　　　　　　　2,270点

【目的・方法】　腹壁を穿刺し腹腔内に内視鏡（腹腔ファイバースコープ）を挿入し，肝臓や腹腔内臓器を観察し，生検を行う方法である。体外からの画像診断ではとらえられない微少な病変や局在病変を確認できるほか，近年では超音波腹腔鏡（腹腔鏡下の超音波検査）の併用によって肝の深部病変も確認でき，狙撃生検が実施できる。腹腔鏡自体は胆石症などの内視鏡的切除術や婦人科領域での処置（卵採取や不妊手術）にも応用される。

適応疾患　すべての肝疾患── ▶慢性肝炎 ▶肝硬変症 ▶肝癌 ▶アミロイドーシス ▶サルコイドーシス ▶結核 ▶悪性リンパ腫 ▶脾腫 ▶肝腫瘍──など ▶その他腹腔内臓器の病変

　　【婦人科領域】▶不妊症 ▶付属器腫瘍 ▶付属器炎症（急性付属器炎）▶子宮内膜症 ▶卵管妊娠 ▶卵巣腫瘍──など

　《保険請求》
　★人工気腹術は，D314腹腔鏡検査に伴って行われる場合にあっては，別に算定できない。
　★D314腹腔鏡検査を，D315腹腔ファイバースコピーと同時に行った場合は主たるものの所定点数を算定する。

D315　腹腔ファイバースコピー　laparoscopy　　　　　　　2,160点

【目的・方法】　腹壁を穿刺し腹腔内に内視鏡（腹腔ファイバースコープ）を挿入し，肝臓や腹腔内臓器を観察し，生検を行う方法である。体外からの画像診断ではとらえられない微少な病変や局在病変を確認できるほか，近年では超音波腹腔鏡（腹腔鏡下の超音波検査）の併用によって肝の深部病変も確認でき，狙撃生検が実施できる。腹腔鏡自体は胆石症などの内視鏡的切除術や婦人科領域での処置（卵採取や不妊手術）にも応用される。

適応疾患　すべての肝疾患── ▶慢性肝炎 ▶肝硬変症 ▶肝癌 ▶胆のう癌 ▶脾腫 ▶卵巣腫瘍 ▶アミロイドーシス ▶サルコイドーシス ▶結核 ▶悪性リンパ腫──など ▶その他腹腔内臓器の病変

　　【婦人科領域】▶不妊症 ▶付属器腫瘍 ▶付属器炎症（急性付属器炎）▶子宮内膜症 ▶卵管妊娠など

　《保険請求》
　★D314腹腔鏡検査を，D315腹腔ファイバースコピーと同時に行った場合は主たるものの所定点数を算定する。

D316　クルドスコピー　culdoscopy　　　　　　　　　　　　400点

【目的】　腹腔鏡と同じで，内視鏡により主として骨盤内臓器（子宮，卵巣，卵管およびその周囲組織）を観察する。近年の内視鏡は操作鉗子を内視鏡の脇から挿入することにより簡単な操作も可能になってきている（経腟的腹腔鏡）。
【方法】　患者を胸膝位とし，経腟的に後腟円蓋からダグラス窩を開放した後，内視鏡を挿入して観察する。経腟的腹腔鏡では通常の砕石位で，骨盤腔内に生理食塩水を充満させてから観察する。

適応疾患　　▶骨盤腔内病変（不妊症，付属器腫瘍，付属器腫瘤，卵管留水症，多のう胞性卵巣症候群，子宮付属器癒着など）

D317　膀胱尿道ファイバースコピー　cystourethral fiberscopy　　950点

【目的】　外尿道口よりファイバースコープを挿入し，尿道および膀胱を肉眼的に観察する検査法である。軟性ファイバースコープは挿入時の痛みは少なく，必要に応じて組織採取を実施する。
【方法】　膀胱尿道ファイバースコピー

適応疾患　　▶尿道炎 ▶尿道結石症 ▶尿道腫瘍 ▶前立腺炎 ▶前立腺肥大症 ▶前立腺癌 ▶膀胱炎 ▶膀胱結石症 ▶膀胱腫瘍 ▶膀胱憩室 ▶尿路結核 ▶尿路奇形

内視鏡

「注」狭帯域光強調加算 　　　　　　　　　　　　　　　　　　　　　　　200点

【目的】　特殊光による狭帯域光観察では粘膜表面の毛細血管と粘膜微細模様が強調して表示され，癌で生じる新生血管や癌細胞周囲に生じる不正形の模様が観察可能となり，癌の早期診断に有用である。
【方法】　狭帯域光観察では，血液中のヘモグロビンに吸収されやすい狭帯域化された2つの波長光を照射することで血液が濃い茶褐色に染まって表示され，微細血管像のコントラストを強調して画像表示できる。

適応疾患 　▶膀胱腫瘍 ▶尿道腫瘍

D317-2　膀胱尿道鏡検査 　　　　　　　　　　　　　　　　　　　　　890点

【目的】　血尿，排尿障害などの精査のために，尿道に内視鏡を挿入して直接的に尿道〜膀胱の内部を観察する方法である。腫瘍が疑われる場合は，組織採取を行う。
【方法】　膀胱尿道鏡

適応疾患 　▶尿道炎 ▶尿道結石症 ▶尿道腫瘍 ▶前立腺炎 ▶前立腺肥大症 ▶前立腺癌 ▶膀胱炎 ▶膀胱結石症 ▶膀胱腫瘍 ▶膀胱憩室 ▶尿路結核 ▶尿路奇形

「注」狭帯域光強調加算 　　　　　　　　　　　　　　　　　　　　　　　200点

【目的】　特殊光による狭帯域光観察では粘膜表面の毛細血管と粘膜微細模様が強調して表示され，癌で生じる新生血管や癌細胞周囲に生じる不正形の模様が観察可能となり，癌の早期診断に有用である。
【方法】　狭帯域光観察では，血液中のヘモグロビンに吸収されやすい狭帯域化された2つの波長光を照射することで血液が濃い茶褐色に染まって表示され，微細血管像のコントラストを強調して画像表示できる。

適応疾患 　▶膀胱腫瘍 ▶尿道腫瘍

D318　尿管カテーテル法 ureteral catheterization （ファイバースコープによるもの）（両側）　1,200点

【目的】　尿管カテーテル用膀胱鏡を挿入後，細径のカテーテルを尿管開口部より逆行性に挿入する検査

内視鏡

法である。片側性腎・尿管病変が存在する場合，この方法により両側腎尿を分取できる。採取尿で各種検査を実施し，病側を決定できる。また，尿管途中の狭窄，結石，腫瘍などの診断の他，腎盂内への薬液注入や腎盂造影用の造影剤注入にも利用できる。

【方法】　尿管カテーテル法

適応疾患　▶腎盂腫瘍　▶尿管腫瘍　▶尿管結石症　▶腎尿管結石　▶先天異常　▶尿管炎

《保険請求》
■膀胱尿道ファイバースコピー及び膀胱尿道鏡検査の費用は，所定点数に含まれるものとする。
★尿管カテーテル法は，ファイバースコープを用いて尿管の通過障害，結石，腫瘍等の検索を行った場合に算定できるもので，同時に行うD317膀胱尿道ファイバースコピーおよびD317-2膀胱尿道鏡検査を含む。
　なお，ファイバースコープ以外の膀胱鏡による場合には算定できない。

D319　腎盂尿管ファイバースコピー　ureteral endoscopy（片側）　　1,800点

【目的】　尿管カテーテル法と同様に膀胱鏡下に細径のファイバースコープを尿管から腎盂へ挿入する方法である。尿管，腎盂病変の観察が可能で，結石の破砕などの治療にも用いられる。

【方法】　腎盂尿管ファイバースコピー

適応疾患　▶腎盂腫瘍　▶尿管腫瘍　▶尿管結石症　▶腎尿管結石　▶先天異常　▶尿管炎

《保険請求》
★腎盂尿管ファイバースコピーの所定点数には，ファイバースコープを用いた前部尿道から腎盂までの一連の検査を含む。

D320　ヒステロスコピー　hysteroscopy　　620点

【目的・方法】　硬性内視鏡を用いて，子宮腔内を直視により観察する。5％ブドウ糖液・デキストラン液などで子宮腔を広げて観察する。鉗子類の開発が進み，生検や子宮内膜ポリープ切除などが行えるようになった。

適応疾患　▶子宮頸管内異物　▶子宮内異物　▶子宮腔癒着症（アッシャーマン症候群）　▶子宮粘膜下筋腫　▶子宮体癌　▶胎盤遺残　▶胎盤ポリープ　▶子宮内膜増殖症　▶子宮内膜異型増殖症　▶子宮内膜ポリープ　▶ポリープ状異型腺筋腫（子宮腺筋症）　▶子宮奇形　▶流産あるいは奇胎娩出後の遺残　▶帝王切開瘢痕症候群　▶慢性子宮内膜炎

《保険請求》
★ヒステロスコピーに際して，子宮腔内の出血により子宮鏡検査が困難なため，子宮鏡検査時の腔内灌流液を使用した場合における薬剤料は，D500薬剤により算定する。ただし，注入手技料は算定しない。

D321　コルポスコピー　colposcopy　　210点

【目的】　肉眼では把握できない子宮腟部の病変を実体顕微鏡により拡大して観察する。腟壁や外陰部病変の観察も可能である。

【方法】　通常の観察に続いて子宮腟部表面に3％酢酸を塗布し，上皮を膨化・白色化させ，収縮しにくい異常血管とのコントラストによりさらに詳しく観察する。同時に，同定された病変を生検し，病理学的診断を行うことも多い。

適応疾患　▶子宮頸部異形成（子宮頸部上皮内腫瘍）　▶子宮頸癌　▶子宮頸上皮内癌　▶子宮頸部腺癌　▶子宮頸部微小浸潤癌　▶ヒトパピローマウイルス感染症　▶尖圭コンジローマ　▶腟壁尖圭コンジローマ　▶子宮腟部筋腫　▶子宮腟部びらん

D322　子宮ファイバースコピー　hysterofiberscopy　　800点

【目的】　軟性内視鏡で子宮内腔を観察し，子宮内膜の病変，子宮内腔の隆起性病変，子宮奇形，子宮内腔癒着症などの診断を補助する。

内視鏡

【方法】　経腟的に子宮頸管から子宮腔内に軟性内視鏡を挿入する。５％ブドウ糖液・デキストラン液などで子宮内腔を還流しながら観察する。

適応疾患　▶子宮頸管内異物　▶子宮内異物　▶子宮腔癒着症（アッシャーマン症候群）▶子宮粘膜下筋腫　▶子宮体癌　▶胎盤遺残　▶胎盤ポリープ　▶子宮内膜増殖症　▶子宮内膜異型増殖症　▶子宮内膜ポリープ　▶ポリープ状異型腺筋腫（子宮腺筋症）▶膀胱子宮瘻　▶子宮奇形　▶流産または奇胎娩出後の遺残　▶帝王切開瘢痕症候群　▶慢性子宮内膜炎

D323　乳管鏡検査　(mammary) duct endoscopy　960点

【目的】　血性の乳汁分泌を示し，乳癌の疑われる患者に対し実施される。乳管内に限局する微少乳癌の発見が可能である。

【方法】　異常分泌のある乳管口を拡張した後に，細径のファイバースコープを乳管口より挿入し，乳管内を観察する方法である。細胞診を同時に行うこともできる。

適応疾患　▶乳癌（浸潤癌，非浸潤癌）▶乳汁分泌異常　▶乳管内乳頭腫　▶乳管内乳頭腫症（乳腺症）▶乳管拡張症

D324　血管内視鏡検査　2,040点

【目的】　病変部が動脈硬化か血栓かの鑑別，プラークの性状（黄色プラークや赤色血栓）の評価，崩壊の有無およびその性状，ステント留置後の評価，血管造影で診断できない初期病変の検出などの目的で実施する。

【方法】　内視鏡を血管内に挿入し，血管内の状態を直接観察し，動脈硬化症の程度，範囲などを調べる。

適応疾患　▶冠動脈アテローム性硬化症　▶狭心症　▶急性心筋梗塞（急性冠症候群）▶梗塞後狭心症　▶川崎病　▶大動脈炎症候群

《保険請求》
- ■血管内視鏡検査は，患者１人につき月１回に限り算定する。
- ■呼吸心拍監視，血液ガス分析，心拍出量測定，脈圧測定，造影剤注入手技およびエックス線診断の費用（フィルムの費用は除く）は，所定点数に含まれるものとする。
- ★D220呼吸心拍監視，新生児心拍・呼吸監視，カルジオスコープ（ハートスコープ），カルジオタコスコープの費用は，所定点数に含まれる。

D325　肺臓カテーテル法，肝臓カテーテル法，膵臓カテーテル法　3,600点

注1　新生児加算 ……………………………………………………………………………………………… 10,800点
注1　乳幼児加算 …………………………………………………………………………………………………… 3,600点

【目的・方法】　2006年の改定で，D206「１」右心カテーテル測定で準用されていた項目が独立して掲載されたものである。カテーテルを肺動脈内，肝静脈内，膵管内などに挿入して循環系の測定や，採血，採液などを行うための検査であるが，現在，ほとんど算定されることはない。

適応疾患　【肺】▶原発性肺高血圧症　▶肺静脈狭窄症　▶肺静脈血栓症　▶肺静脈血栓塞栓症　▶肺静脈先天異常　▶肺動脈血栓症　▶肺動脈血栓塞栓症　▶アイゼンメンゲル症候群　▶肺摘出術前の評価　▶肺水腫
　【肝】▶肝硬変症　▶特発性門脈圧亢進症　▶日本住血吸虫症　▶慢性肝炎
　【膵】▶良性膵内分泌腫瘍　▶悪性膵内分泌腫瘍（インスリノーマ，グルカゴノーマなど）

《保険請求》
- ■新生児または３歳未満の乳幼児（新生児を除く）に対して当該検査を行った場合は，新生児加算または乳幼児加算として，それぞれ10,800点または3,600点を所定点数に加算する。
- ■カテーテルの種類，挿入回数によらず一連として算定し，諸監視，血液ガス分析，心拍出量測定，脈圧測定，肺血流量測定，透視，造影剤注入手技，造影剤使用撮影およびエックス線診断の費用は，全て所定点数に含まれる。
- ■エックス線撮影に用いられたフィルムの費用は，E400に掲げるフィルムの所定点数により算定する。
- ★造影剤を使用した場合においても，血管造影等のエックス線診断の費用は，別に算定しない。
- ★検査を実施した後の縫合に要する費用は，所定点数に含まれる。

内視鏡

診断穿刺・検体採取

第19章

診断穿刺・検体採取料

《保険請求》【D400～ D419-2に係る共通事項】

■手術にあたって診断穿刺または検体採取を行った場合は算定しない。

■処置の部と共通の項目は，同一日に算定できない。

★各部位の穿刺・針生検においては，同一部位において2か所以上行った場合にも，所定点数のみの算定とする。

★診断穿刺・検体採取後の創傷処置については，J000創傷処置における手術後の患者に対するものとして翌日より算定できる。

★同一日に実施された下記に掲げる穿刺と同一の処置としての穿刺については，いずれか一方のみ算定する。

(1) 脳室穿刺
(2) 後頭下穿刺
(3) 腰椎穿刺，胸椎穿刺または頸椎穿刺
(4) 骨髄穿刺
(5) 関節穿刺
(6) 上顎洞穿刺ならびに扁桃周囲炎または扁桃周囲膿瘍における試験穿刺
(7) 腎嚢胞または水腎症穿刺
(8) ダグラス窩穿刺
(9) リンパ節等穿刺
(10) 乳腺穿刺
(11) 甲状腺穿刺

★D409リンパ節等穿刺又は針生検からD413前立腺針生検法までに掲げるものをCT透視下に行った場合は，E200コンピューター断層撮影（CT撮影）の所定点数を別途算定する。ただし，第2章第4部第3節コンピューター断層撮影診断料の「通則2」に規定する場合にあっては，「通則2」に掲げる点数を算定する。

D400　血液採取（1日につき）

1　静脈	40点
2　その他	6点
注2　乳幼児加算	35点

《保険請求》

■入院中の患者以外の患者についてのみ算定する。

■6歳未満の乳幼児に対して行った場合は，乳幼児加算として，35点を所定点数に加算する。

★血液採取に係る乳幼児加算は，「1」の静脈および「2」のその他のそれぞれについて加算する。

■血液回路から採血した場合は算定しない。

★出血時間測定時の耳朶採血料は，D006出血・凝固検査の「1」の出血時間の所定点数に含まれる。

1　静脈　　　　　　　　　　　　　　　　　　　　　　　　　　　　　　　　　　　　40点

【目的】　血算・生化学・免疫血清などの血液検査を行うための検体を得る目的で施行する。

【方法】　静脈を穿刺して，注射器等で血液を採取する。

適応疾患　血液およびその成分を用いた検査の前処置として行うものなので，当該検査の適応疾患と同じである

2　その他　　　　　　　　　　　　　　　　　　　　　　　　　　　　　　　　　　　6点

【目的】　血算・生化学・免疫血清などの血液検査を行うための検体を得る目的で施行する。静脈採血以外の方法で血液を採取することで，耳朶や指頭，足底等の穿刺により毛細血管血を得ることなどを指す。

【方法】　耳朶や指頭，足底等を穿刺器具で穿刺し，血液を採血管や毛細管，濾紙で採取する。

適応疾患　血液およびその成分を用いた検査の前処置として行うものなので，当該検査の適応疾患と同

じである

D401　脳室穿刺　500点

注　乳幼児加算 ·· 100点

【目的・方法】　脳室穿刺は脳脊髄液を採取しあるいはカテーテルを留置するために行われる。診断目的としては腰椎穿刺にて髄液採取が困難な場合，脳室内の髄液と脊髄くも膜下腔の髄液に解離が疑われる場合（炎症，腫瘍）などが適応となる。また治療目的では中脳水道の通過が悪くテント上に髄液が鬱滞した状態（水頭症）の場合の髄液排除や脳室内に薬物を投与する場合に行われる。通常は開頭術あるいは穿頭術を行って側脳室の前角あるいはまれに後角を穿刺するが，以前に減圧開頭によって頭蓋骨が除去されている場合や，穿頭術が行われた既往があり頭蓋に穿刺孔がある場合は手術なしでもそこから穿刺可能である。大泉門閉鎖以前の乳児では大泉門のもっとも外側から手術操作なしで穿刺可能である。

適応疾患　▶各種神経疾患 ▶髄液検査の適応となるもので，腰椎穿刺または後頭下穿刺によって髄液が採取できない疾患や状態も適応となる

《保険請求》
■ 6歳未満の乳幼児の場合は，乳幼児加算として，100点を所定点数に加算する。
★処置の部のJ005脳室穿刺は，検査の部のD401脳室穿刺と同一日に算定することはできない。
★G009脳脊髄腔注射を，検査，処置を目的とする穿刺と同時に実施した場合は，当該検査もしくは処置またはG009脳脊髄腔注射のいずれかの所定点数を算定する。

D402　後頭下穿刺　suboccipital puncture　300点

注　乳幼児加算 ·· 100点

【目的・方法】　後頭下穿刺は大槽穿刺法ともいう。脳脊髄液が腰椎穿刺で採取できない場合や，頸椎の脊髄造影（ミエログラフィー）で腰椎からの造影剤の注入が困難な場合にも用いられる。後頭部を正中で後部より穿刺し，徐々に尾側に針先をずらすようにして穿刺する。手技的にかならずしも容易ではない（脊髄造影はC1-C2間での脊髄くも膜下腔の側方穿刺のほうがより用いられる）。

適応疾患　【髄液検査の適応疾患】▶髄膜炎 ▶脳炎 ▶くも膜下出血などで，とくにくも膜下腔閉塞が疑われる場合も適応となる

《保険請求》
■ 6歳未満の乳幼児の場合は，乳幼児加算として，100点を所定点数に加算する。
★処置の部のJ006後頭下穿刺は，検査の部のD402後頭下穿刺と同一日に算定することはできない。
★G009脳脊髄腔注射を，検査，処置を目的とする穿刺と同時に実施した場合は，当該検査もしくは処置またはG009脳脊髄腔注射のいずれかの所定点数を算定する。

D403　腰椎穿刺，胸椎穿刺，頸椎穿刺（脳脊髄圧測定を含む）　lumbar puncture　260点

注　乳幼児加算 ·· 100点

【目的】　髄液を検査するための検体を得る目的で行う。髄液圧の減圧を目的として行うこともある。
【方法】　Ⅱ～Ⅲ，Ⅲ～ⅣまたはⅣ～Ⅴ腰椎間から穿刺針を挿入し，髄液を得る。

適応疾患　▶細菌性髄膜炎

他に分類される細菌性疾患・その他の感染症および寄生虫症における髄膜炎―― ▶炭疽髄膜炎 ▶サルモネラ髄膜炎 ▶腸チフス性髄膜炎 ▶ライム病 ▶伝染性単核症髄膜炎 ▶ポリオウイルス髄膜炎 ▶シャガス病髄膜炎 ▶モラレ髄膜炎 など

その他および詳細不明の原因による髄膜炎〔非化膿性髄膜炎（無菌性髄膜炎），慢性髄膜炎など〕▶脳脊髄炎 ▶髄膜症（メニンギスムス）▶神経梅毒（症候性，無症候性，若年性，詳細不明）▶くも膜下出血 ▶炎症性多発ニューロパチー（ギラン・バレー症候群など）▶多発性硬化症 ▶髄膜・脳の悪性新生物（脳神経悪性腫瘍，脳室悪性腫瘍，脳悪性リンパ腫，悪性脊髄腫瘍，脳髄膜腫など）▶髄膜・脳の

診断
穿刺

良性新生物（脳神経良性腫瘍，良性脊髄腫瘍など）▶水頭症 ▶脳脊髄液漏（脊椎穿刺からの脳脊髄液漏）▶低髄液圧症 ▶過灌流症候群 ▶低頭蓋内圧症候群 ▶脳室短絡術に続発する低頭蓋内圧（低脳圧）症 ▶高血圧性脳症 ▶脳膿瘍

また臨床症状だけでははっきりしない中枢神経系疾患——▶亜急性硬化性全脳炎 ▶進行性多巣性白質脳症 ▶脳静脈洞血栓症 ▶ヘモジデリン沈着症 ▶クロイツフェルト・ヤコブ病 ▶全身性エリテマトーデス脳脊髄炎 ▶神経ベーチェット病 ▶HTLV-Ⅰ関連脊髄症——などの鑑別診断のために行うこともある

《保険請求》
■6歳未満の乳幼児の場合は，乳幼児加算として，100点を所定点数に加算する。
★処置の部のJ007頸椎穿刺は検査の部のD403頸椎穿刺と，処置の部のJ007胸椎穿刺は検査の部のD403胸椎穿刺と，処置の部のJ007腰椎穿刺は検査の部のD403腰椎穿刺と同一日に算定することはできない。
★G009脳脊髄腔注射を，検査，処置を目的とする穿刺と同時に実施した場合は，当該検査もしくは処置またはG009脳脊髄腔注射のいずれかの所定点数を算定する。

D404　骨髄穿刺　bone marrow aspiration

1	胸骨	260点
2	その他	300点
注	乳幼児加算	100点

1　胸骨　260点

【目的】　骨髄穿刺液を検査するための検体を得る目的で行う。骨髄穿刺液は有核細胞数の算定や骨髄塗抹標本の作成に用いられる。骨髄塗抹標本は骨髄中の造血細胞や異常細胞の形態観察に向いている。骨髄における造血の程度を評価，白血病，骨髄異形成症候群（WHO分類第5版では骨髄異形成腫瘍），リンパ腫や固形癌腫瘍細胞の有無などを検索するのに有用である。

【方法】　局所麻酔をしたあと，胸骨中央部を第2あるいは第3肋間の高さで穿刺する。針先が骨髄に到達後，注射筒等を使って吸引し穿刺液を得る。危険性が高いため，近年は推奨されていない。

適応疾患　▶急性リンパ（芽）球性白血病 ▶Bリンパ芽球性白血病 ▶*BCR-ABL1*陽性Bリンパ芽球性白血病 ▶*E2A-PBX1*陽性Bリンパ芽球性白血病 ▶*IL3-IGH*陽性Bリンパ芽球性白血病 ▶*MLL*再構成型Bリンパ芽球性白血病 ▶Ph陽性急性リンパ性白血病 ▶*TEL-AML1*陽性Bリンパ芽球性白血病 ▶Tリンパ芽球性白血病 ▶高2倍体性Bリンパ芽球性白血病 ▶低2倍体性Bリンパ芽球性白血病 ▶小児急性リンパ性白血病 ▶急性骨髄性白血病 ▶RAEB-t（WHO分類では急性骨髄性白血病）▶慢性骨髄性白血病 ▶急性前骨髄球性白血病 ▶急性骨髄単球性白血病 ▶急性単球性白血病 ▶急性赤血病および赤白血病 ▶急性巨核芽球性白血病 ▶好酸球性白血病 ▶好塩基球性白血病 ▶顆粒球肉腫 ▶前リンパ球性白血病 ▶ヘアリー細胞白血病 ▶肥満細胞白血病 ▶芽球形質細胞様樹状細胞腫瘍 ▶非定型慢性骨髄性白血病 ▶慢性骨髄単球性白血病 ▶若年型骨髄単球性白血病 ▶（慢性）好中球性白血病 ▶B細胞性前リンパ球性白血病 ▶T細胞性前リンパ球性白血病 ▶T細胞性大顆粒リンパ球白血病 ▶バーキット白血病 ▶アグレッシブNK細胞性白血病 ▶急性汎骨髄症 ▶混合性白血病 ▶細胞型不明の白血病 ▶骨髄異形成症候群〔環状鉄芽球を伴わない不応性貧血（と記載されたもの）（WHO分類では一系統の異形成を伴う骨髄異形成症候群），環状鉄芽球を伴う不応性貧血（WHO分類では環状鉄芽球を伴う骨髄異形成症候群），多血球系異形成を伴う不応性血球減少症（WHO分類では多系統の異形成を伴う骨髄異形成症候群），芽球過剰性不応性貧血（WHO分類では芽球増加を伴う骨髄異形成症候群），単独del（5q）染色体異常を伴う骨髄異形成症候群，小児骨髄異形成症候群，分類不能型骨髄異形成症候群〕▶慢性骨髄増殖性疾患（WHO分類では骨髄増殖性腫瘍）▶真性赤血球増加症（WHO分類では骨髄増殖性腫瘍の一病型）▶本態性血小板増加症（WHO分類では骨髄増殖性腫瘍の一病型）▶組織球肉腫 ▶指状嵌入細胞肉腫 ▶濾胞樹状細胞腫瘍 ▶無形成性貧血（再生不良性貧血，赤芽球ろうなど）▶ビタミンB$_{12}$欠乏性貧血 ▶葉酸欠乏性貧血 ▶その他の巨赤芽球性貧血 ▶鉄芽球性貧血（遺伝性，続発性，その他）▶多発性骨髄腫（WHO分類では形質細胞骨髄腫）および悪性形質細胞性新生物（孤立性骨髄腫，形質細胞性白血病など）▶悪性免疫増殖性疾患〔原発性マクログロブリン血症など，アルファH（重）鎖病，ガンマH（重）鎖病など〕▶特発性血小板減少性紫斑病 ▶ランゲルハンス細胞組織球症〔多病巣性およ

び多臓器型（レットレル・ジーベ病），多病巣性および単一臓器型，単局性）▶血球貪食性リンパ組織球症 ▶血球貪食症候群 ▶骨および骨髄の続発性悪性新生物〔悪性リンパ腫骨髄浸潤，成人 T 細胞白血病骨髄浸潤，骨髄転移（転移性骨髄悪性腫瘍），神経芽腫など〕▶スフィンゴリピド代謝障害およびその他の脂質蓄積障害（ゴーシェ病，ニーマン・ピック病など）〔▶溶血性貧血（発作性夜間ヘモグロビン尿症など）▶慢性リンパ球性白血病 ▶成人 T 細胞白血病 ▶慢性 NK 細胞リンパ増殖性疾患 ▶意義不明の単クローン性免疫グロブリン血症（MGUS）▶粟粒結核〕

2　その他　　300点

【目的】　骨髄穿刺液を検査するための検体を得る目的で行う。骨髄における造血状態の評価，白血病，骨髄異形成症候群，リンパ腫や固形癌腫瘍細胞の有無などを検索するのに有用である。

【方法】　胸骨以外の部位を穿刺して骨髄液を得る方法で，腸骨や腰椎棘突起を穿刺して穿刺液を得る。方法は胸骨穿刺とほぼ同様である。幼児や高齢者，骨が脆くなっている患者では胸骨穿刺の危険性が高いため，主に腸骨が選択される。近年は成人も腸骨が第一選択である。

適応疾患　▶急性リンパ（芽）球性白血病 ▶B リンパ芽球性白血病 ▶*BCR-ABL1* 陽性 B リンパ芽球性白血病 ▶*E2A-PBX1* 陽性 B リンパ芽球性白血病 ▶*IL3-IGH* 陽性 B リンパ芽球性白血病 ▶*MLL* 再構成型 B リンパ芽球性白血病 ▶Ph 陽性急性リンパ性白血病 ▶*TEL-AML1* 陽性 B リンパ芽球性白血病 ▶T リンパ芽球性白血病 ▶高 2 倍体性 B リンパ芽球性白血病 ▶低 2 倍体性 B リンパ芽球性白血病 ▶小児急性リンパ性白血病 ▶急性骨髄性白血病 ▶RAEB-t（WHO 分類では急性骨髄性白血病）▶慢性骨髄性白血病 ▶急性前骨髄球性白血病 ▶急性骨髄単球性白血病 ▶急性単球性白血病 ▶急性赤血病および赤白血病 ▶急性巨核芽球性白血病 ▶好酸球性白血病 ▶好塩基性白血病 ▶顆粒球肉腫 ▶前リンパ球性白血病 ▶ヘアリー細胞白血病 ▶肥満細胞白血病 ▶芽球形質細胞様樹状細胞腫瘍 ▶非定型慢性骨髄性白血病 ▶慢性骨髄単球性白血病 ▶若年型骨髄単球性白血病 ▶（慢性）好中球性白血病 ▶B 細胞性前リンパ球性白血病 ▶T 細胞性前リンパ球性白血病 ▶T 細胞性大顆粒リンパ球白血病 ▶バーキット白血病 ▶アグレッシブ NK 細胞性白血病 ▶急性汎骨髄症 ▶混合性白血病 ▶細胞型不明の白血病 ▶骨髄異形成症候群〔環状鉄芽球を伴わない不応性貧血（と記載されたもの）（WHO 分類では一系統の異形成を伴う骨髄異形成症候群），環状鉄芽球を伴う不応性貧血（WHO 分類では環状鉄芽球を伴う骨髄異形成症候群），多血球系異形成を伴う不応性血球減少症（WHO 分類では多系統の異形成を伴う骨髄異形成症候群），芽球過剰性不応性貧血（WHO 分類では芽球増加を伴う骨髄異形成症候群），単独 del（5q）染色体異常を伴う骨髄異形成症候群，小児骨髄異形成症候群，分類不能型骨髄異形成症候群〕▶慢性骨髄増殖性疾患（WHO 分類では骨髄増殖性腫瘍）▶真性赤血球増加症（WHO 分類では骨髄増殖性腫瘍の一病型）▶本態性血小板増加症（WHO 分類では骨髄増殖性腫瘍の一病型）▶組織球肉腫 ▶指状嵌入細胞肉腫 ▶濾胞樹状細胞腫瘍 ▶無形成性貧血（再生不良性貧血，赤芽球ろうなど）▶ビタミン B$_{12}$ 欠乏性貧血 ▶葉酸欠乏性貧血 ▶その他の巨赤芽球性貧血 ▶鉄芽球性貧血（遺伝性，続発性，その他）▶多発性骨髄腫（WHO 分類では形質細胞骨髄腫）および悪性形質細胞性新生物（孤立性骨髄腫，形質細胞性白血病など）▶悪性免疫増殖性疾患〔原発性マクログロブリン血症など，アルファ H（重）鎖病，ガンマ H（重）鎖病など〕▶特発性血小板減少性紫斑病 ▶ランゲルハンス細胞組織球症〔多病巣性および多臓器型（レットレル・ジーベ病），多病巣性および単一臓器型，単局性）▶血球貪食性リンパ組織球症 ▶血球貪食症候群 ▶骨および骨髄の続発性悪性新生物〔悪性リンパ腫骨髄浸潤，成人 T 細胞白血病骨髄浸潤，骨髄転移（転移性骨髄悪性腫瘍），神経芽腫など〕▶スフィンゴリピド代謝障害およびその他の脂質蓄積障害（ゴーシェ病，ニーマン・ピック病など）〔▶溶血性貧血（発作性夜間ヘモグロビン尿症など）▶慢性リンパ球性白血病 ▶成人 T 細胞白血病 ▶慢性 NK 細胞リンパ増殖性疾患 ▶意義不明の単クローン性免疫グロブリン血症（MGUS）▶粟粒結核〕

《保険請求》

■6 歳未満の乳幼児の場合は，乳幼児加算として，100 点を所定点数に加算する。

★処置の部の J011 骨髄穿刺は，検査の部の D404 骨髄穿刺と同一日に算定することはできない。

診断穿刺

D404-2　骨髄生検　bone marrow biopsy　　　　　　　　　　730点

注　乳幼児加算 ……………………………………………………………………………………………… 100点

【目的】　骨髄造血組織の病理組織標本作成用検体を得る目的で行う。骨髄病理組織標本は骨髄の細胞密度，造血細胞の分布状態，線維化の程度などの評価に向いている。悪性リンパ腫の骨髄浸潤，悪性腫瘍の骨髄転移，炎症性疾患の肉芽腫性病変（粟粒結核など）のチェックや局在の評価にも骨髄穿刺液の塗抹標本より有用である。また骨髄穿刺針で骨髄液の吸引が不能な場合（dry tap）は，骨髄造血組織の唯一の評価法となる。患者への侵襲は骨髄穿刺よりもやや大きい。

【方法】　骨髄穿刺針より太い骨髄生検針（ジャムシディー針）を用いる。骨髄穿刺と同じく局所麻酔後に骨髄に生検針を刺入し，内針を抜いて外套針をきりもみ状にねじ込むことにより，針内に骨髄造血組織を採取し，検体として取り出す。原則として後腸骨稜（後上腸骨棘）で行うが，前腸骨稜（上前腸骨棘）で行う場合もある。骨髄穿刺と異なり，胸骨では行わない。

適応疾患　▶骨髄線維症〔原発性骨髄線維症（WHO分類では骨髄増殖性腫瘍の一病型），続発性骨髄線維症〕▶急性骨髄線維症▶無形成性貧血（再生不良性貧血，赤芽球ろうなど）▶急性巨核芽球性白血病〔特に骨髄穿刺を行っても骨髄血が吸引不能(dry tap)の場合〕▶骨および骨髄の続発性悪性新生物〔悪性リンパ腫骨髄浸潤，成人T細胞白血病骨髄浸潤，骨髄転移（転移性骨髄腫瘍），神経芽腫など〕▶スフィンゴリピド代謝障害およびその他の脂質蓄積障害（ゴーシェ病，ニーマン・ピック病）▶粟粒結核▶骨髄異形成症候群▶骨髄増殖性疾患（WHO分類では骨髄増殖性腫瘍）▶真性赤血球増加症（WHO分類では骨髄増殖性腫瘍の一病型）▶本態性血小板増加症（WHO分類では骨髄増殖性腫瘍の一病型）▶多発性骨髄腫（WHO分類では形質細胞骨髄腫）および悪性形質細胞性新生物（孤立性骨髄腫，形質細胞性白血病）▶悪性免疫増殖性疾患〔原発性マクログロブリン血症，アルファH（重）鎖病，ガンマH（重）鎖病など〕▶鉄芽球性貧血（遺伝性，続発性，その他）▶ランゲルハンス細胞組織球症〔多病巣性および多臓器型（レットレル・ジーベ病），多病巣性および単一臓器型，単局性〕▶血球貪食性リンパ組織球症▶血球貪食症候群▶組織球肉腫▶指状嵌入細胞肉腫▶濾胞樹状細胞腫瘍〔▶骨髄性白血病▶リンパ性白血病▶単球性白血病▶細胞型の明示されたその他の白血病▶細胞型不明の白血病▶ビタミンB₁₂欠乏性貧血▶葉酸欠乏性貧血▶その他の巨赤芽球性貧血▶特発性血小板減少性紫斑病▶溶血性貧血（発作性夜間ヘモグロビン尿症など）〕

《保険請求》

■6歳未満の乳幼児の場合は，乳幼児加算として，100点を所定点数に加算する。
★骨髄生検は，骨髄生検針を用いて採取した場合のみ算定できる。骨髄穿刺針を用いた場合はD404骨髄穿刺の所定点数により算定する。

D405　関節穿刺　joint puncture（片側）　　　　　　　　　100点

注　乳幼児加算 ……………………………………………………………………………………………… 100点

【目的】　関節腔液を検査するための検体を得る目的で行う。治療を目的として行うこともある。

【方法】　局所麻酔後に関節腔を穿刺し，注射筒等を使って吸引し穿刺液を得る。

適応疾患　▶化膿性関節炎▶他に分類される感染症および寄生虫症における関節の直接感染症▶反応性関節障害▶ライター病▶他に分類される疾患における感染後関節障害及び反応性関節障害▶血清反応陽性関節リウマチ▶フェルティー症候群▶その他の関節リウマチ▶成人発症スチル病▶若年性関節炎▶痛風▶その他の結晶性関節症▶ジャクー病▶カシン・ベック病▶回帰性リウマチ▶その他の関節炎▶多発性関節症▶膝関節症▶絨毛結節性滑膜炎（色素性絨毛結節性滑膜炎）▶関節部（関節軟骨）の良性新生物（骨軟骨腫，骨膜軟骨腫，骨芽細胞腫，軟骨芽細胞腫，外骨腫，骨巨細胞腫，骨腫，骨線維腫，内軟骨腫，軟骨粘液線維腫，非骨化性線維腫，良性骨腫瘍，類骨骨腫など）▶関節部（関節軟骨）の悪性新生物（骨肉腫，軟骨肉腫，ユーイング肉腫，悪性骨腫瘍，原発性骨腫瘍，骨悪性線維性組織球腫，骨原性肉腫，骨線維肉腫，骨軟骨肉腫，骨膜性骨肉腫，傍骨性骨肉腫など）▶血友病性関節障害（血友病関節炎）▶糖尿病性関節症〔▶膝蓋骨骨折▶膝動脈損傷（膝窩動脈損傷）▶膝静脈損傷〕

《保険請求》
■ 3歳未満の乳幼児の場合は，乳幼児加算として，100点を所定点数に加算する。
★処置の部のJ116関節穿刺は，同一側の関節に対して，検査の部のD405関節穿刺，注射の部のG010関節腔内注射と同一日に行った場合は，主たるもののみ算定する。
★G010関節腔内注射を，検査，処置を目的とする穿刺と同時に実施した場合は，当該検査もしくは処置またはG010関節腔内注射のいずれかの所定点数を算定する。

D406　上顎洞穿刺　exploratory puncture of maxillary sinus（P-上ガク洞，P-ジョウガク）（片側）　60点

【目的】　上顎洞周囲の腫脹に対し，上顎洞内の貯留液の有無，性状を確認するために行う。上顎洞内の炎症巣の起炎菌の同定や感受性検査，貯留液の分析に用いられる。
【方法】　局所麻酔下で下鼻道の中間点よりやや後方，下甲介の付け根側壁部の骨壁を穿刺する。その後注射筒にて吸引し穿刺液を得る。
適応疾患　▶急性副鼻腔炎 ▶慢性副鼻腔炎 ▶鼻ポリープ ▶鼻の膿瘍 ▶副鼻腔腫瘍 ▶上顎癌
《保険請求》
★処置の部のJ102上顎洞穿刺は，検査の部のD406上顎洞穿刺と同一日に算定することはできない。

D406-2　扁桃周囲炎又は扁桃周囲膿瘍における試験穿刺（片側）　180点

【目的】　扁桃周囲の炎症性腫脹に対し，膿瘍化しているか否かを判断するために行う。
【方法】　扁桃上極の軟口蓋部位の腫脹した部位を注射針で穿刺，吸引し，膿汁が得られるか否かをみる。1度で膿汁が得られなければ，部位を変えて再度試みる。
適応疾患　▶扁桃周囲炎 ▶扁桃周囲膿瘍
《保険請求》
★処置の部のJ103扁桃周囲膿瘍穿刺（扁桃周囲炎を含む）は検査の部のD406-2扁桃周囲炎又は扁桃周囲膿瘍における試験穿刺と同一日に算定することはできない。

D407　腎嚢胞又は水腎症穿刺　240点

注　乳幼児加算 ………………………………………………………………………………………… 100点

【目的】　腎嚢胞や水腎症の内容液を得るために行う。内容液の性状検査，腎盂内圧の測定，病原体の検出，病理細胞診検査による悪性細胞の検索などで行われる。
【方法】　一般的には超音波検査にて穿刺部位の画像を確認しながら嚢胞に穿刺し，注射筒を吸引して穿刺液を得る。水腎症では腎盂を穿刺する。
適応疾患　▶のう〈嚢〉胞性腎疾患（先天性腎のう胞，若年型腎のう胞，成人型腎のう胞，有馬症候群，多発性のう胞腎，多房性腎のう胞，腎異形成，海綿腎，線維のう胞性腎，メッケル・グルーバー症候群など）▶腎のう〈嚢〉胞（後天性腎のう胞，孤立性腎のう胞，単純性腎のう胞，多のう胞化萎縮腎，傍腎盂のう胞）▶腎膿瘍 ▶のう胞化した腎腫瘍（腎臓のう腫）▶水腎症（先天性水腎症，後天性腎盂尿管移行部狭窄を伴う水腎症，尿管腎盂移行部閉塞を伴う水腎症，尿管狭窄を伴う水腎症，腎結石性閉塞を伴う水腎症，尿管結石性閉塞を伴う水腎症，萎縮性水腎症，後天性水腎症など）
《保険請求》
■ 6歳未満の乳幼児の場合は，乳幼児加算として，100点を所定点数に加算する。
★処置の部のJ012腎嚢胞または水腎症穿刺は，検査の部のD407腎嚢胞または水腎症穿刺と同一日に算定することはできない。

診断穿刺

D408　ダグラス窩穿刺　puncture of Douglas pouch　240点

【目的】　ダグラス窩に貯留する液体の性状を調べるために行う。液体内に浮遊する細胞を回収して病理

診断を行うことも可能である。

【方法】　後腟円蓋から注射筒をつけたカテラン針を腟粘膜に刺入し，可能であれば局所麻酔薬を腟粘膜および結合組織に浸潤させた後，ダグラス窩まで針を穿刺する。注射筒を吸引して穿刺液を得る。

適応疾患　▶ダグラス窩に液体が貯留する疾患〔骨盤内感染症（結核性女性骨盤炎症性疾患，淋菌性女性骨盤炎，クラミジア性女性骨盤炎など），ダグラス窩膿瘍，腹腔骨盤内膿瘍，その他の骨盤内炎症性疾患〕▶腹腔内出血の確認（異所性妊娠，卵巣出血など）▶癌性腹膜炎

《保険請求》

★処置の部のJ013ダグラス窩穿刺は，検査の部のD408ダグラス窩穿刺と同一日に算定することはできない。

D409　リンパ節等穿刺又は針生検　biopsy of lymph nodes　200点

【目的】　リンパ節組織内容物の病理組織検査や，微生物培養検査の材料を得るために行う。通常，リンパ節生検における検体採取は外科手術によって行われるが，患者の同意が得られない場合や，通常の生検が困難な場合に本法を行う。

【方法】　目的とするリンパ節に生検用の針を穿刺し，穿刺筒内の組織を切り取るか，吸引して穿刺液を得る。生検針としては一般的にシルバーマン針が用いられる。

適応疾患　▶ホジキン病（WHO分類ではホジキンリンパ腫）ろ〈濾〉胞性非ホジキンリンパ腫（濾胞性リンパ腫，原発性皮膚濾胞中心リンパ腫，小児節性辺縁帯リンパ腫，節性辺縁帯リンパ腫）▶びまん性非ホジキンリンパ腫（マントル細胞リンパ腫，小リンパ球性リンパ腫，脾辺縁帯リンパ腫，ALK陽性大細胞型B細胞性リンパ腫，HHV8多中心性キャッスルマン病随伴大細胞型B細胞性リンパ腫，T細胞組織球豊富型大細胞型B細胞性リンパ腫，びまん性大細胞型・バーキット中間型分類不能B細胞性リンパ腫，びまん性大細胞型・ホジキン中間型分類不能B細胞性リンパ腫，びまん性大細胞型B細胞性リンパ腫，形質芽球性リンパ腫，高齢者EBV陽性びまん性大細胞型B細胞性リンパ腫，縦隔原発大細胞型B細胞性リンパ腫，中枢神経系原発びまん性大細胞型B細胞性リンパ腫，皮膚原発びまん性大細胞型B細胞リンパ腫・下肢型，慢性炎症関連びまん性大細胞型B細胞性リンパ腫，免疫芽球性リンパ節症，BCR-ABL1陽性Bリンパ芽球性リンパ腫，Bリンパ芽球性リンパ腫，E2A-PBX1陽性Bリンパ芽球性リンパ腫，IL3-IGH陽性Bリンパ芽球性リンパ腫，MLL再構成型Bリンパ芽球性リンパ腫，TEL-AML1陽性Bリンパ芽球性リンパ腫，Tリンパ芽球性リンパ腫，リンパ芽球性リンパ腫，高2倍体性Bリンパ芽球性リンパ腫，低2倍体性Bリンパ芽球性リンパ腫，未分化大細胞リンパ腫，バーキットリンパ腫，リンパ形質細胞性リンパ腫）▶末梢性および皮膚T細胞リンパ腫（末梢性T細胞リンパ腫，セザリー症候群，菌状息肉症，Tゾーンリンパ腫，レンネルトリンパ腫，ALK陰性未分化大細胞リンパ腫，CCR4陽性末梢性T細胞リンパ腫，血管免疫芽球性T細胞リンパ腫，CCR4陽性皮膚T細胞リンパ腫，種痘様水疱症様リンパ腫，皮下脂肪織炎様T細胞リンパ腫，皮膚T細胞リンパ腫，皮膚原発性CD30陽性T細胞リンパ増殖性疾患，皮膚原発性γδT細胞リンパ腫，皮膚原発性未分化大細胞リンパ腫）▶非ホジキンリンパ腫のその他および詳細不明の型〔B細胞性非ホジキンリンパ腫，CD20陽性B細胞性非ホジキンリンパ腫，（胃，甲状腺，大腸，直腸，肺）MALTリンパ腫，ALK陽性未分化大細胞リンパ腫，ヘアリー細胞白血病亜型，肝脾T細胞リンパ腫，血管内大細胞型B細胞性リンパ腫，小児EBV陽性T細胞リンパ増殖性疾患，小児全身性EBV陽性T細胞リンパ増殖性疾患，節外性NK/T細胞リンパ腫・鼻型，腸管症関連T細胞リンパ腫，脾B細胞性リンパ腫/白血病・分類不能型，脾びまん性赤脾髄小B細胞性リンパ腫，胃悪性リンパ腫など），悪性免疫増殖性疾患（リンパ形質細胞性リンパ腫/原発性マクログロブリン血症，アルファ重鎖病，ガンマ重鎖病，免疫増殖性小腸疾患，ミュー重鎖病など）▶多発骨髄腫及び悪性形質細胞性新生物（POEMS症候群，形質細胞腫，骨外性形質細胞腫）▶リンパ性白血病〔成人T細胞白血病リンパ腫・リンパ腫型（くすぶり型），バーキット白血病，慢性NK細胞リンパ増殖性疾患〕▶リンパ組織，造血組織及び関連組織のその他及び詳細不明の悪性新生物〈腫瘍〉〔多病巣性および多臓器型ランゲルハンス細胞組織球症（レットレル・ジーベ病），組織球肉腫，悪性肥満細胞腫，芽球性形質細胞様樹状細胞腫瘍，指状嵌入細胞肉腫，濾胞樹状細胞腫瘍など〕▶リンパ組織の続発性および部位不明の悪性新生物（リンパ節転移，胸腔内リンパ節の悪性腫瘍，腹腔内リンパ節の悪性腫瘍，骨盤内リンパ節の悪性腫瘍など）▶結核性末梢リンパ節症（結核性リンパ節炎，頚部リンパ節結核など）▶急性リンパ節炎　▶非特異性リンパ節炎　▶リンパ節サルコイドーシス　▶キャッスルマン病〔▶ウイル

ス感染症（伝染性単核症，猫ひっかき病など）▶トキソプラズマ症 ▶慢性リンパ性白血病 ▶B 細胞性前リンパ球性白血病 ▶T 細胞性前リンパ球白血病 ▶前リンパ球性白血病 ▶ヘアリー細胞白血病 ▶CCR 4 陽性成人 T 細胞白血病・リンパ腫 ▶T 細胞性大顆粒リンパ球白血病 ▶多発性骨髄腫（WHO 分類では形質細胞性骨髄腫）▶非分泌型骨髄腫 ▶形質細胞白血病 ▶全身性エリテマトーデス（SLE）▶関節リウマチ（血清反応陽性，その他）▶スフィンゴリピド代謝障害およびその他の脂質蓄積障害（ゴーシェ病，ニーマン・ピック病）▶骨髄性白血病 ▶慢性骨髄増殖性疾患（WHO 分類では骨髄増殖性腫瘍）〕

《保険請求》

★処置の部の J016リンパ節等穿刺は，検査の部の D409リンパ節等穿刺又は針生検と同一日に算定することはできない。

D409-2　センチネルリンパ節生検 biopsy of sentinel lymph node（片側）

「1」併用法　5,000点，「2」単独法　3,000点

【目的】　センチネルリンパ節とは，固形癌の原発巣からリンパ管を介して癌細胞が最初に直接流入する所属リンパ節のことである。これはセンチネルリンパ節を最初のリンパ節微小転移が発生する場所と考える，センチネルリンパ節概念に基づいている。このリンパ節に転移がみられなければ，所属リンパ節転移の可能性は非常に低く，リンパ浮腫などの合併症を生じうる所属リンパ節郭清を省略できる。所属リンパ節郭清の必要性を評価するために行われる。乳癌や悪性黒色腫ではセンチネルリンパ節概念の妥当性，有用性が立証されている。

【方法】　色素法：色素を原発巣近傍に注射すると，色素はリンパ管を経由してセンチネルリンパ節に流入する。色素で染色されたリンパ節を摘出し，転移の有無を病理学的に診断する。

　アイソトープ法：放射性同位元素（ラジオアイソトープ）を含む薬剤を原発巣近傍に注射すると，薬剤はリンパ管を通ってセンチネルリンパ節に流入する。放射能検知装置で同定されるリンパ節を摘出し，転移の有無を病理学的に診断する。

　「1」併用法：色素法とアイソトープ法を併用したセンチネルリンパ節生検。

　「2」単独法：色素法またはアイソトープ法のみ用いて行ったセンチネルリンパ節生検。

適応疾患　▶乳癌（腋窩リンパ節への転移が認められない場合）〔▶悪性黒色腫（病期診断）〕

《保険請求》

■別に厚生労働大臣が定める施設基準に適合しているものとして地方厚生局長等に届け出た保険医療機関において，乳癌の患者に対して，1については放射線同位元素および色素を用いて行った場合に，2については放射性同位元素または色素を用いて行った場合に算定する。ただし，当該検査に用いた色素の費用は，算定しない。

★触診および画像診断の結果，腋窩リンパ節への転移が認められない乳がんに係る手術を予定している場合のみ算定する。

★センチネルリンパ節生検を乳房悪性腫瘍手術と同一日に行う場合は，K476乳腺悪性腫瘍手術の「注 1」または「注 2」で算定する。

★センチネルリンパ節生検に伴う放射性同位元素の薬剤料は，D500薬剤として算定する。

★放射性同位元素の検出に要する費用は，E100シンチグラム（画像を伴うもの）の「1」部分（静態）（一連につき）により算定する。

★摘出したセンチネルリンパ節の病理診断に係る費用は，第13部病理診断の所定点数を算定する。

D410　乳腺穿刺又は針生検 fine needle aspiration and core needle biopsy（片側）

1　生検針によるもの　　　　　　　　　　　　　　　　690点

【目的】　乳腺疾患の病理組織検査の材料を得るために行う。悪性疾患の確定診断，悪性の場合，分子生物学的マーカーの情報，あるいは悪性疾患との鑑別診断情報を得るために本法を行う。

【方法】　皮膚の局所麻酔後，生検用の針を乳房の目的部位（通常は腫瘤）に直視（触診）下あるいは超音波などで誘導して穿刺筒内の組織を切り取る。

適応疾患　▶乳房の悪性新生物（乳癌，乳房肉腫など）▶乳房の上皮内癌 ▶乳房の良性新生物（乳管内

乳頭腫，乳頭部腺腫，乳管腺腫，乳管内乳頭腫症，線維腺腫など）▶乳房の画像診断における異常所見〔乳腺症，形質細胞性乳腺炎（慢性乳腺炎），乳管拡張症など〕▶葉状腫瘍

2　その他　　　　　　　　　　　　　　　　　　　　　　　　　　　　　　　　　　200点

【目的】　乳腺疾患の細胞検査の材料を得るために行う。悪性疾患の確定診断，悪性疾患との鑑別診断情報を得るために本法を行う。
【方法】　細針を乳房の目的部位（通常は腫瘤）に直視下あるいは超音波下に誘導して穿刺，吸引して細胞を含んだ穿刺液を得る。

適応疾患 ▶乳房の悪性新生物（乳癌，乳房肉腫など）▶乳房の上皮内癌 ▶乳房の良性新生物（乳管内乳頭腫，乳頭部腺腫，乳管腺腫，乳管内乳頭腫症，線維腺腫など）▶乳房の画像診断における異常所見〔乳腺症，形質細胞性乳腺炎（慢性乳腺炎），乳管拡張症など〕▶葉状腫瘍

《保険請求》
★処置の部のJ014乳腺穿刺は，検査の部のD410乳腺穿刺又は針生検と同一日に算定することはできない。

D411　甲状腺穿刺又は針生検　needle biopsy of thyroid gland　　　　　　　150点

【目的・方法】　甲状腺の病理組織検査の材料を得るために行う。生検用の針を甲状腺の目的部位（通常は腫瘤）に穿刺し，穿刺筒内の組織を切り取るか，吸引して穿刺液を得る。

適応疾患 【甲状腺の細胞学的検査あるいは病理組織検査の適応疾患】▶甲状腺腫 ▶甲状腺癌（甲状腺未分化癌，甲状腺乳頭癌，甲状腺濾胞癌，甲状腺髄様癌）▶腺腫様甲状腺腫 ▶悪性リンパ腫 ▶甲状腺のう腫 ▶亜急性甲状腺炎 ▶慢性甲状腺炎

《保険請求》
★処置の部のJ015甲状腺穿刺は，検査の部のD411甲状腺穿刺又は針生検と同一日に算定することはできない。

D412　経皮的針生検法（透視，心電図検査及び超音波検査を含む）　percutaneous needle biopsy　　　　1,600点

【目的】　骨髄，リンパ節，乳腺，甲状腺，腎臓，前立腺以外の臓器に対する経皮的針生検をさす。おもに肝の経皮的針生検をいうが，肺などでも行われる。腎臓についてはD412-2として別に項目設定されている。目的臓器の病理組織検査の材料を得るために行う。外科的切除による生検が困難な場合や，患者の同意が得られない場合等に本法を行う。
【方法】　生検用の針を通常，超音波映像下で目的臓器・部位に穿刺し，穿刺筒内の組織を切り取るか，吸引して穿刺液を得る。生検針としては一般的にシルバーマン針が用いられる。

適応疾患 ▶当該臓器の細胞学的検査あるいは病理組織検査の適応疾患
【肝臓】▶慢性ウイルス肝炎 ▶慢性肝炎（他に分類されないもの）▶アルコール性肝疾患 ▶中毒性肝疾患（中毒性肝障害，薬剤性肝障害，中毒性肝炎，薬剤性肝炎，急性薬物性肝不全，慢性薬物性肝不全など）▶肝線維症 ▶肝硬変症 ▶その他の肝疾患（脂肪肝など）▶肝および肝内胆管の悪性新生物（肝癌，原発性肝癌，肝細胞癌，肝内胆管癌，胆管細胞癌，肝芽腫など）▶肝の続発性悪性新生物（転移性肝腫瘍，転移性肝癌など）
【肺】▶気管支および肺の悪性新生物（原発性肺癌，小細胞肺癌，肺腺癌，肺芽腫，肺肉腫）▶肺の続発性悪性新生物（転移性肺癌，癌性肺炎，気管支癌，細気管支肺胞上皮癌など）や肺結核などの肺内限局性病変。特に胸壁との癒着が想定される場合

《保険請求》
★経皮的針生検法とは，D404-2骨髄生検，D409リンパ節等穿刺又は針生検，D410乳腺穿刺又は針生検（片側），D411甲状腺穿刺又は針生検，D412-2経皮的腎生検法およびD413前立腺針生検法に掲げる針生検以外の臓器に係る経皮的針生検をいう。
　なお，所定点数には透視（CT透視を除く），心電図および超音波検査が含まれており，別途算定できない。

D412-2　経皮的腎生検法　percutaneous （needle） renal biopsy　　2,000点

【目的】　腎臓の病理組織検査の材料を得るため，皮膚から腎臓を直接穿刺し，組織を採取する方法。左右どちらか一方の腎臓が対象となる。得られた組織は電子顕微鏡や光学顕微鏡を用いて病理組織検査が行われる。原因疾患の診断，治療法の選択・決定，予後・経過の予測を目的として実施される。

【方法】　局所麻酔下で腹臥位にて行う。超音波で腎臓の位置を確認しながら背中から生検針を刺し，長さ1〜2cm程度の腎組織を採取する。複数回穿刺することがある。

適応疾患　▶糸球体疾患（軽微糸球体変化，巣状および分節状糸球体変化，びまん性膜性糸球体腎炎，びまん性メサンギウム増殖性糸球体腎炎，びまん性管内増殖性糸球体腎炎，びまん性メサンギウム毛細管性糸球体腎炎，半月体形成性糸球体腎炎，増殖性糸球体腎炎，巣状系球体腎炎，急速進行性糸球体腎炎，デンスデポジット病，びまん性半月体形成性糸球体腎炎）▶急性腎炎症候群 ▶急速進行性腎炎症候群 ▶慢性腎炎症候群 ▶ネフローゼ症候群 ▶詳細不明の腎炎症候群 ▶反復性および持続性血尿 ▶明示された形態学的病変を伴う単独タンパク尿 ▶遺伝性症 ▶他に分類される疾患における糸球体障害（糖尿病性腎症など）▶急性腎不全 ▶慢性腎臓病 ▶移植腎不全および拒絶反応（腎移植拒絶反応，処置後腎不全）

《保険請求》

★所定点数には心電図検査および超音波検査が含まれており，別途算定できない。

D412-3　経頸静脈的肝生検　transjuglar liver biopsy （TJLB）　新　　13,000点

【目的】　頸静脈経路で肝静脈に留置したカテーテルを介して生検針を肝実質に穿刺し，組織を採取する方法。肝被膜を通過せずに血管内から組織を採取するため，生検経路からの出血が問題とならないので，経皮的肝生検の不適応例でも可能である。ただし，経皮的生検よりも侵襲性が高い。

【方法】　右内頸静脈にカテーテルを挿入して，下大静脈を介して肝静脈まで通過させる。その後，カテーテルを介して生検針を肝静脈から肝臓内に進め，肝実質に穿刺して組織を採取する。

適応疾患　▶肝生検の適応疾患のうち，凝固異常や腹水貯留，急性肝不全，脂肪組織過多，移植肝例などで経皮的肝生検や開腹による肝生検が不適応となる例

《保険請求》

★経頸静脈的肝生検は，経皮的または開腹による肝生検が禁忌となる出血傾向等を呈する患者に対して，経頸静脈的に肝組織の採取を行った場合に算定できる。

★経頸静脈的肝生検と同時に行われる透視および造影剤注入手技に係る費用は，当該検査料に含まれる。また，写真診断を行った場合は，フィルム代のみ算定できるが，撮影料および診断料は算定できない。

★経頸静脈的肝生検は，採取部位の数にかかわらず，所定点数のみ算定する。

D413　前立腺針生検法　prostatic needle biopsy

1　MRI撮影及び超音波検査融合画像によるもの　　8,210点

【目的】　前立腺がんが疑われる患者に対して前立腺がんかどうかの確定診断を行うために，前立腺の病理組織検査の材料を得る目的で行う。

【方法】　生検前にMRI撮影を実施し，事前に得たMRIの情報を画像処理技術によって超音波画像上に表示させて生検を行う方法。MRIによってがんが疑われる部位を特定できるため，その部位を狙った生検が可能となる。

2　その他のもの　　1,540点

【目的】　前立腺がんが疑われる患者に対して前立腺がんかどうかの確定診断を行うために，前立腺の病理組織検査の材料を得る目的で行う。

【方法】　肛門から超音波検査の探子（プローブ）を入れて前立腺内部を超音波画像で観察しながら，直腸から前立腺に生検針を刺して組織を採取する。腰椎麻酔後の肛門よりやや手前の会陰部から針を刺す経会陰的針生検法もある。

診断
穿刺

（適応疾患）　▶前立腺の悪性新生物〔前立腺癌（去勢抵抗性，限局性，進行性），前立腺小細胞癌，前立腺神経内分泌癌，前立腺横紋筋肉腫，前立腺肉腫など），前立腺癌との鑑別が必要な疾患（前立腺良性腫瘍，前立腺症，前立腺線維腫，前立腺肥大症，前立腺膿瘍，結核性前立腺炎，前立腺結核など）〕

《保険請求》
★「1」のMRI撮影及び超音波検査融合画像によるものは，MRI撮影および超音波検査融合画像ガイド下で，前立腺に対する針生検を実施した場合に限り算定する。なお，組織の採取に用いる保険医療材料の費用は，所定点数に含まれ別に算定できない。
★「1」は，超音波検査では検出できず，MRI撮影によってのみ検出できる病変が認められる患者に対して，当該病変が含まれる前立腺を生検する目的で実施した場合に限り算定できる。

D414　内視鏡下生検法（1臓器につき）endoscopic biopsy　310点

【目的・方法】　内視鏡観察下で病変部位の組織片等を得ることを指す。主に消化管の生検で用いられ，目的臓器の病理組織検査の材料を得るために行う。内視鏡下で生検材料を摘んでくる鉗子生検と，ポリープ切除や内視鏡的病巣切除等による切除材料の生検がある。

（適応疾患）　【当該臓器の細胞学的検査あるいは病理組織検査の適応疾患】▶胃癌（乳頭管状腺癌，印環細胞癌，等）▶消化管腺腫　▶胃粘膜下腫瘍　▶胃過形成ポリープ　▶胃潰瘍　▶胃底腺ポリープ　▶若年性ポリープ　▶大腸癌　▶消化器潰瘍　▶大腸ポリープ　▶カルチノイド　▶ポイツ・イェガース症候群（ポイツ・ジェガース症候群）▶クロンカイト・カナダ症候群　▶悪性リンパ腫　▶潰瘍性大腸炎　▶クローン病

《保険請求》
★「1臓器」の取扱いについては，N000病理組織標本作製（1臓器につき）に準ずる。
●レセプト摘要欄：「1臓器」の取り扱いについては，N000病理組織標本作製（1臓器につき）に準ずる。N000病理組織標本作製（保医発通知）の(1)の（ア）から（ケ）までのいずれかを選択し記載する。
　なお，選択する臓器又は部位がない場合は（コ）その他を選択し，具体的部位等を記載する。

D414-2　超音波内視鏡下穿刺吸引生検法（EUS-FNA）　4,800点

【目的】　胃壁外病変や膵病変の生検を経消化管的に行うために超音波内視鏡を使用する。
【方法】　超音波内視鏡を経口的に挿入し，消化管壁からの超音波画像下に胃壁外や膵病変を針生検する。

（適応疾患）　▶胃粘膜下腫瘍　▶膵癌　▶膵良性腫瘍

《保険請求》
★超音波内視鏡下穿刺吸引生検法（EUS-FNA）はコンベックス走査型超音波内視鏡を用いて，経消化管的に生検を行った場合に算定できる。
★採取部位に応じて，内視鏡検査のうち主たるものの所定点数を併せて算定する。ただし，内視鏡検査「通則1」に掲げる超音波内視鏡検査加算は所定点数に含まれ，算定できない。

D415　経気管肺生検法 transbronchial lung biopsy（TBLB）　4,800点

注1　ガイドシース加算 ·· 500点
注2　CT透視下気管支鏡検査加算 ·· 1,000点
注3　顕微内視鏡加算 ·· 1,500点

【目的・方法】　気管支鏡観察下で行う肺の生検法で，病変部位の病理組織検査材料を得るために行う。気管支鏡下で鉗子生検を行うか，針穿刺法による吸引を行う。

（適応疾患）　【肺の細胞学的検査あるいは病理組織検査の適応疾患】▶原発性肺癌（肺扁平上皮癌，小細胞肺癌，肺腺癌，肺大細胞癌）▶転移性肺癌　▶カルチノイド　▶肺結核　▶肺真菌症　▶急性間質性肺炎　▶慢性間質性肺炎　▶特発性肺線維症　▶サルコイドーシス

《保険請求》
■ガイドシースを用いた超音波断層法を併せて行った場合は，ガイドシース加算として，500点を所定点数に加算する。
■別に厚生労働大臣が定める施設基準に適合しているものとして地方厚生局長等に届け出た保険医療機関において，CT透視下に当該検査を行った場合は，CT透視下気管支鏡検査加算として，1,000点を所定点数に加算する。

診断
穿刺

- ■プローブ型顕微内視鏡を用いて行った場合は，顕微内視鏡加算として，1,500点を所定点数に加算する。ただし，注1に規定するガイドシース加算は別に算定できない。
- ★経気管肺生検法と同時に行われるエックス線透視に係る費用は，当該検査料に含まれる。また，写真診断を行った場合は，フィルム代のみ算定できるが，撮影料，診断料は算定できない。
- ★経気管肺生検法は，採取部位の数にかかわらず，所定点数のみ算定する。
- ★D302に掲げる気管支ファイバースコピーの点数は別に算定できない。
- ★CT透視下とは，気管支鏡を用いた肺生検を行う場合に，CTを連続的に撮影することをいう。またこの場合，CTに係る費用は別に算定できる。

D415-2　超音波気管支鏡下穿刺吸引生検法（EBUS-TBNA）　　5,500点

【目的】　超音波内視鏡ガイド下にリアルタイムの経気管支針生検を行い診断する。これにより肺癌のリンパ節転移，縦隔腫瘍，サルコイドーシス等を確実に組織学的に診断する。これにより縦隔鏡，開胸生検などの侵襲的な手技を回避することができる。

【方法】　コンベックス走査式超音波プローブを使用し，気管，気管支周囲病変に対し，先端にlinear probeを装着し，吸引生検針にて組織検体を採取する。

適応疾患　▶肺癌　▶転移性肺癌　▶縦隔腫瘍　▶サルコイドーシス　▶悪性リンパ腫

《保険請求》
- ★超音波気管支鏡（コンベックス走査方式に限る）を用いて行う検査をいい，気管支鏡検査及び超音波に係る費用は別に算定できない。
- ★採取部位の数にかかわらず，所定点数のみ算定する。
- ★当該検査と同時に行われるエックス線透視に係る費用は，当該検査料に含まれる。また，写真診断を行った場合は，フィルム代のみ算定できるが，撮影料，診断料は算定できない。

D415-3　経気管肺生検法（ナビゲーションによるもの）　　5,500点

【目的・方法】　経気管肺生検法の実施にあたり，胸部X線検査において2cm以下の陰影として描出される肺末梢型小型病変が認められる患者，又は到達困難な肺末梢型病変が認められる患者に対し，患者のCT画像データを基に電磁場を利用したナビゲージョンを行い，生検診断する。この場合CTにかかる費用は別に算定できる。

適応疾患　▶2cm以下の肺末梢型小型病変　▶到達困難な肺末梢型病変。原発性肺癌（肺扁平上皮癌，小細胞肺癌，肺腺癌，肺大細胞癌）▶転移性肺癌　▶カルチノイド　▶肺結核　▶肺真菌症　▶急性間質性肺炎　▶慢性間質性肺炎　▶特発性肺線維症　▶サルコイドーシス

《保険請求》
- ★経気管肺生検法の実施にあたり，胸部X線検査において2cm以下の陰影として描出される肺末梢型小型病変が認められる患者又は到達困難な肺末梢型病変が認められる患者に対して，患者のCT画像データを基に電磁場を利用したナビゲーションを行った場合に算定できる。なお，この場合，CTに係る費用は別に算定できる。
- ★経気管肺生検法（ナビゲーションによるもの）は，採取部位の数にかかわらず，所定点数のみ算定する。
- ★D302気管支ファイバースコピーの点数は別に算定できない。

D415-4　経気管肺生検法（仮想気管支鏡を用いた場合）　transbronchial lung biopsy　　5,000点

【目的】　気管支鏡より的確に目標領域に使用するために行う。

【方法】　CTデータに基づく仮想気管支鏡を目標領域にナビゲーションする。

適応疾患　▶腫瘍性肺気管支病変　▶気管支異物

《保険請求》
- ★経気管肺生検法の実施にあたり，胸部X線検査において2cm以下の陰影として描出される肺末梢型小型病変が認められる患者または到達困難な肺末梢型病変が認められる患者に対して，患者のCT画像データから構築した仮想気管支鏡の画像を利用して行った場合に算定できる。なお，この場合，CTに係る費用は別に算定できる。
- ★経気管肺生検法（仮想気管支鏡を用いた場合）は，採取部位の数にかかわらず，所定点数のみ算定する。
- ★D302気管支ファイバースコピーの点数は別に算定できない。

「注」ガイドシース加算　　　　　　　　　　　　　　　　　　　　　　　　　　　500点

【目的】　経気管生検を行う場合，ガイドシースを用いた超音波断層法を併せ行う事により肺生検を安全かつ確実に行う事ができる。

【方法】　ガイドシース法

適応疾患　▶肺腫瘍　▶肺悪性腫瘍　▶びまん性肺疾患

D415-5　経気管支凍結生検法　transbronchial freezing biopsy　　　　5,500点

【目的】　生検組織を凍結し，より大きな検体を採取するために行う。

【方法】　クライオグローブを用いて，液化炭酸ガスを冷媒として瞬時に凍結した組織を採取する。

適応疾患　▶腫瘍性肺病変　▶間質性肺炎

《保険請求》

■別に厚生労働大臣が定める施設基準に適合しているものとして地方厚生局長等に届け出た保険医療機関において行われる場合に限り算定する。

★経気管支凍結生検法の実施に当たり，肺組織を凍結させて採取した場合に算定できる。

★経気管支凍結生検法と同時に行われるエックス線透視に係る費用は，当該検査料に含まれる。また，写真診断を行った場合は，フィルム代のみ算定できるが，撮影料および診断料は算定できない。

★経気管支凍結生検法は，採取部位の数にかかわらず，所定点数のみ算定する。

★D302気管支ファイバースコピーの点数は別に算定できない。

D416　臓器穿刺，組織採取　biopsy

1	開胸によるもの	9,070点
2	開腹によるもの（腎を含む）	5,550点
注	乳幼児加算	2,000点

《保険請求》

■6歳未満の乳幼児の場合は，乳幼児加算として，2,000点を所定点数に加算する。

1　開胸によるもの　　　　　　　　　　　　　　　　　　　　　　　　　　　　9,070点

【目的】　開胸手術下で胸腔内臓器を試験切除あるいは穿刺する方法で，病変部位の病理組織検査材料を得るために行う。主に肺疾患に対して行われるが，心臓や縦隔疾患等でも行われる。

【方法】　全身麻酔下で開胸し，病変胸腔内臓器を試験切除あるいは穿刺する。

適応疾患　▶気管支および肺の悪性新生物（原発性肺癌，小細胞肺癌，肺腺癌，肺芽腫，肺肉腫）▶肺の続発性悪性新生物（転移性肺癌，癌性肺炎，気管支癌，細気管支肺胞上皮癌など）▶心臓　▶縦隔および胸膜の悪性新生物（心臓悪性腫瘍，心臓横紋筋肉腫，心臓血管肉腫，悪性縦隔腫瘍，縦隔脂肪肉腫，縦隔神経芽腫，胸膜悪性腫瘍，胸膜脂肪肉腫など）▶胸膜中皮腫　▶塵肺症（炭坑夫塵肺症，石綿およびその他の無機質繊維によるもの，珪酸を含む粉じんによるもの，その他の無機粉じんによるもの，など）▶心筋症〔拡張型心筋症，閉塞性肥大型心筋症，その他の肥大型心筋症，心内膜心筋（好酸球性）疾患，心内膜線維弾性症，その他の拘束型心筋症，他に分類される疾患に合併するもの，など〕▶胸腺の悪性新生物（悪性胸腺腫，胸腺癌など）〔▶肺結核　▶肺線維症を伴う間質性肺疾患（間質性肺線維症，特発性線維化性肺胞炎，びまん性間質性肺線維症など）〕

2　開腹によるもの（腎を含む）　　　　　　　　　　　　　　　　　　　　　　5,550点

【目的】　開腹手術下で腹腔内臓器を試験切除あるいは穿刺する方法で，病変部位の病理組織検査材料を得るために行う。消化管，肝臓，胆管・胆嚢，膵臓，腎臓，副腎等の各疾患に対して行う。

【方法】　全身麻酔下で開腹し，病変腹腔内臓器を試験切除あるいは穿刺する。

適応疾患　▶胃の悪性新生物（胃癌，スキルス胃癌，胃カルチノイド，胃悪性黒色腫など）▶小腸の悪性新生物（小腸癌，十二指腸癌，小腸脂肪肉腫，十二指腸平滑筋肉腫など）▶大腸の悪性新生物（大腸癌，大腸カルチノイドなど）▶結腸・直腸の悪性新生物（結腸癌，S状結腸癌，直腸癌，直腸悪性黒色腫，直腸カルチノイドなど）▶潰瘍性大腸炎　▶クローン病　▶慢性ウイルス肝炎　▶慢性肝炎（他に

分類されないもの）▶肝線維症　▶肝硬変症　▶肝および肝内胆管の悪性新生物（肝癌，原発性肝癌，肝細胞癌，肝内胆管癌，胆管細胞癌，肝芽腫など）▶胆のうの悪性新生物（胆のう癌，胆のう肉腫など）▶その他および部位不明の胆道の悪性新生物（胆管癌，胆のう管癌など）▶膵の悪性新生物（膵癌，膵漿液性のう胞腺癌，膵管癌，膵芽腫，悪性インスリノーマなど）▶その他および部位不明確の消化器の悪性新生物（消化管カルチノイド，脾脂肪肉腫など）▶慢性膵炎（腫瘤形成性）▶腎盂を除く腎の悪性新生物（腎細胞癌，ウイルムス腫瘍など）▶腎盂の悪性新生物（腎盂癌，腎盂乳頭状癌など）▶副腎の悪性新生物（副腎癌，神経芽腫，副腎皮質癌，悪性褐色細胞腫など）▶非ホジキンリンパ腫（腹部）▶ヒルシュスプルング病〔▶色字に掲げた各種悪性新生物との鑑別を要する良性新生物〕

《保険請求》

★ 「2」の開腹による臓器穿刺，組織採取については，穿刺回数，採取臓器数または採取した組織の数にかかわらず，1回として算定する。

D417　組織試験採取，切採法

1	皮膚（皮下，筋膜，腱及び腱鞘を含む）	500点
2	筋肉（心筋を除く）	1,500点
3	骨，骨盤，脊椎	4,600点
4	眼	
	イ　後眼部	650点
	ロ　その他（前眼部を含む）	350点
5	耳	400点
6	鼻，副鼻腔	400点
7	口腔	400点
8	咽頭，喉頭	650点
9	甲状腺	650点
10	乳腺	650点
11	直腸	650点
12	精巣（睾丸），精巣上体（副睾丸）	400点
13	末梢神経	1,620点
14	心筋	6,000点
注	乳幼児加算	100点

《保険請求》

■ 6歳未満の乳幼児に対して行った場合は，乳幼児加算として，100点を所定点数に加算する。

【目的】　各部位や各組織を一部試験切除する方法で，病理組織検査の材料を得るために行う。

【方法】　麻酔下で外科的に切開し，病変部組織の小切片を得る。パンチバイオプシーや紡錘形切除などの技法がある。以下，原則として各項目では適応疾患のみを掲げる。

1　皮膚（皮下，筋膜，腱及び腱鞘を含む）　500点

適応疾患　▶悪性黒色腫以外の皮膚の悪性新生物（皮膚癌，基底細胞癌，皮膚扁平上皮癌，汗腺癌，脂腺癌，メルケル細胞癌など）▶末梢性および皮膚T細胞リンパ腫（末梢性T細胞リンパ腫，セザリー症候群，菌状息肉症，Tゾーンリンパ腫など）▶血管内大細胞型B細胞リンパ腫　▶皮膚原発CD30陽性T細胞増殖性疾患　▶原発性皮膚未分化大細胞型リンパ腫　▶皮膚白血病　▶成人T細胞性白血病　▶単球性白血病　▶芽球性形質細胞様樹状細胞腫瘍　▶皮膚アミロイドーシス　▶サルコイドーシス　▶結節性紅斑　▶多形紅斑　▶その他の紅斑性病態　▶環状肉芽腫　▶黒色表皮腫　▶うおのめ（鶏眼）およびべんち（胼胝）▶その他の表皮肥厚　▶表皮水疱症（単純性表皮水疱症，先天性表皮水疱症，栄養障害型表皮水疱症など）▶掌蹠膿疱症　▶皮膚および皮下組織の結核（皮膚結核，結核疹，皮膚疣状結核など）▶再発性皮下脂肪織炎〈ウェーバ・クリスチャン病〉▶びまん性（好酸球増加性）筋膜炎　▶結節性多発動脈炎　▶皮膚（多発性）筋炎　▶条虫症（有鉤条虫，マンソン裂頭条虫）▶結合組織の良性・悪性新生物〔▶悪性黒色腫（全摘生検）▶全身性エリテマトーデス　▶臨床像のみでは診断を確定しがたい多くの皮膚疾患〕

診断
穿刺

2 筋肉（心筋を除く） 1,500点

適応疾患 ▶皮膚（多発性）筋炎 ▶感染性筋炎 ▶間質性筋炎 ▶筋ジストロフィー（進行性筋ジストロフィー，デュシェンヌ型筋ジストロフィーなど）▶先天性ミオパチー（ウォーカー・ワールブルグ症候群，セントラルコア病，ネマリンミオパチー，マルチコア病）▶ミトコンドリアミオパチー ▶薬物誘発性ミオパチー ▶アルコール性ミオパチー ▶その他の毒性物質によるミオパチー（中毒性ミオパチー）▶炎症性ミオパチー ▶内分泌疾患におけるミオパチー（ホフマン病，甲状腺中毒性ミオパチー）▶代謝疾患におけるミオパチー（2型糖尿病性ミオパチー，筋型糖原病，脂質蓄積症性ミオパチー）▶他に分類される感染症および寄生虫症におけるミオパチー ▶筋の阻血性梗塞 ▶筋拘縮 ▶筋ストレイン ▶脊髄性筋萎縮症および関連症候群 ▶軟部組織の良性・悪性新生物 ▶軟部組織の異物肉芽腫

3 骨，骨盤，脊椎 4,600点

適応疾患 ▶成人骨軟化症 ▶骨および関節軟骨の悪性新生物（骨肉腫，軟骨肉腫，ユーイング肉腫，骨膜性骨肉腫，悪性骨腫瘍，脊索腫，悪性エナメル上皮腫，原発骨腫瘍，骨悪性線維性組織球腫，骨原性肉腫，骨線維肉腫，骨軟骨肉腫，骨膜性骨肉腫，傍骨性骨肉腫）▶骨および骨髄の続発性悪性新生物（転移性骨腫瘍，腎癌骨転移，前立腺癌骨転移，肺癌骨転移など）▶特発性大腿骨頭壊死 ▶（化膿性）脊椎炎 ▶脊椎結核

4 眼

「イ」後眼部 650点，「ロ」その他（前眼部を含む） 350点

適応疾患 【眼部の病理組織検査の適応疾患】▶眼窩腫瘍（血管腫，リンパ腫，横紋筋肉腫，視神経膠腫など）▶眼窩部炎症性偽腫瘍（眼窩炎性偽腫瘍）▶眼内炎 ▶眼内腫瘍 ▶結膜腫瘍 ▶角膜腫瘍 ▶霰粒腫

5 耳 400点

適応疾患 【耳部の病理組織検査の適応疾患】▶悪性外耳道炎（とくに肉芽を伴うもの，外耳道癌）▶外耳・中耳腫瘍および癌（悪性中皮腫）▶悪性リンパ腫 ▶真珠腫性中耳炎 ▶中耳ポリープ

6 鼻，副鼻腔 400点

適応疾患 【鼻部，副鼻腔の病理組織検査の適応疾患】▶慢性副鼻腔炎 ▶鼻ポリープ（鼻茸，後鼻孔ポリープ，副鼻腔ポリープ）▶鼻副鼻腔腫瘍および癌 ▶Immotile-Cilia 症候群（カルタゲナー症候群）▶ウェゲナー肉芽腫（ウェジナー肉芽腫症）▶悪性リンパ腫

7 口腔 400点

適応疾患 【口腔の病理組織検査の適応疾患】▶口腔癌（舌癌，上顎歯肉癌，頬粘膜癌，歯肉癌）▶上顎癌 ▶下顎癌（転移性下顎癌）▶口腔良性腫瘍 ▶口腔内腫瘍 ▶小唾液腺腫瘍 ▶扁平苔癬 ▶シェーグレン症候群 ▶口唇腫瘍および癌

8 咽頭，喉頭 650点

適応疾患 【咽頭，喉頭の病理組織検査の適応疾患】▶咽頭癌 ▶咽頭腫瘍 ▶喉頭癌 ▶喉頭腫瘍 ▶声帯ポリープ ▶声帯結節 ▶喉頭白斑症 ▶喉頭肉芽腫 ▶悪性リンパ腫 ▶鼻咽腔線維腺腫 ▶鼻咽腔癌 ▶上咽頭炎 ▶上咽頭腫瘍

9 甲状腺 650点

適応疾患 【甲状腺の病理組織検査の適応疾患】▶甲状腺癌（未分化癌，乳頭癌，濾胞癌，髄様癌）▶甲状腺腫 ▶腺腫様甲状腺腫 ▶悪性リンパ腫 ▶甲状腺嚢胞（のう胞性甲状腺腫）▶亜急性甲状腺炎 ▶慢性甲状腺炎

10 乳腺 650点

適応疾患 【乳腺の病理組織検査の適応疾患】▶乳房の悪性新生物（乳癌，乳房肉腫など）▶乳房の上皮内癌 ▶葉状腫瘍 ▶乳房の良性新生物（乳管内乳頭腫，乳頭部腺腫，乳管内乳頭腫症，線維腺腫など）▶乳房の画像診断における異常所見〔乳腺症，形質細胞性乳腺炎（慢性乳腺炎）など〕

11　直腸　650点

適応疾患　【直腸の病理組織検査の適応疾患】▶直腸癌 ▶住血吸虫症 ▶アミロイドーシス ▶肛門周囲膿瘍 ▶ヒルシュスプルング病

12　精巣（睾丸），精巣上体（副睾丸）　400点

適応疾患　▶男性不妊症（原発性無精子症，精子減少症など）▶男子生殖器のその他の障害（陰のう腫大，精液のう腫，精管狭窄症，精索腫瘤，精巣上体腫瘍，精のう腺のう腫，男性更年期障害，陰のう内腫瘍，射精障害など）▶精巣機能不全症 ▶精巣の悪性新生物（精巣癌，精巣奇形癌，精巣奇形腫，精巣胎児性癌，精巣肉腫，精巣卵黄のう腫瘍，精巣絨毛癌，精巣胚細胞腫瘍，精巣セミノーマ，精母細胞性セミノーマ，胎児性精巣腫瘍，精巣横紋筋肉腫，悪性停留精巣など）▶その他および部位不明の男性生殖器の悪性新生物（精巣上体癌，精索脂肪肉腫，精索肉腫，精のう癌，精のう肉腫，男性性器癌）▶小児白血病の治療効果判定（リンパ性白血病）

13　末梢神経　1,620点

適応疾患　▶遺伝性および特発性ニューロパチー（特にシャルコー・マリー・トゥース病）▶炎症性多発性ニューロパチー（とくに慢性炎症性脱髄性多発神経炎）▶その他の多発（性）ニューロパチー ▶他疾患に分類される他の多発（性）ニューロパチー（特にアミロイドポリニューロパチー，家族性アミロイドポリニューロパチー）▶神経ハンセン病 ▶末梢神経腫瘍〔末梢神経系のその他の障害（末梢神経障害）〕

14　心筋　cardiac biopsy, endomyocardial biopsy　6,000点

【方法】　大静脈または大動脈経由で生検鉗子を右心室または左心室に挿入し，心腔内より心筋組織を採取する。

適応疾患　▶急性心筋炎 ▶他に分類される疾患における心筋炎 ▶心筋症〔拡張型心筋症，閉塞性肥大型心筋症，その他の肥大型心筋症，心内膜心筋（好酸球性）疾患（レフレル心内膜炎，レフレル心筋炎，心内膜心筋線維症），心内膜線維弾性症，その他の拘束型心筋症など〕▶他に分類される疾患における心筋症（心アミロイドーシス，代謝性心筋症など）▶心サルコイドーシス ▶心臓良性腫瘍 ▶心臓悪性腫瘍 ▶心臓横紋筋肉腫 ▶心臓血管肉腫〔▶心移植後の拒絶反応の診断〕

D418　子宮腔部等からの検体採取

《保険請求》
★子宮全摘術後の腟端細胞診を目的とした検体採取は，「1」の所定点数を算定する。

1　子宮頸管粘液採取　40点

【目的】　子宮頸管粘液は子宮頸管腺から分泌され，その量や性状は性ホルモンの影響を受けるため，排卵時期の推測や性ホルモン分泌量の評価が可能である。炎症性病変ではその病原体検査にも利用される。また，子宮頸部胃型腺癌の検査法として，頸管粘液中の胃型粘液を認識する検査方法が開発されている（体外診断用医薬品）。
【方法】　腟鏡を挿入して子宮腔部を露出させ，表面の分泌物を乾綿球でふき取ったあと，針のついていない注射筒の先端を子宮頸管内に挿入して粘液を吸引採取する。
適応疾患　▶不妊症 ▶排卵障害 ▶無月経を伴う疾患 ▶子宮頸管炎 ▶クラミジア子宮頸管炎 ▶淋菌性子宮頸管炎 ▶子宮頸部胃型腺癌

2　子宮腔部組織採取　200点

【目的】　子宮腔部組織の一部を採取して病理組織診断を行う。
【方法】　閉経前の女性では肉眼的に，あるいはコルポスコピー下に観察しながら，病変部を採取用鉗子で生検する。閉経後女性では病変が子宮頸管内に存在することが多いため，頸管内を鋭匙（キューレット）で掻爬して組織を採取する。子宮腔部の円錐切除を外来レベルで行うことも可能である。
適応疾患　▶子宮頸癌 ▶子宮頸上皮内癌 ▶子宮頸部腺癌 ▶子宮頸部微小浸潤癌 ▶子宮頸部異形成（子宮

診断穿刺

頸部上皮内腫瘍）▶転移性腫瘍 ▶カルチノイド ▶子宮頸管炎 ▶子宮結核 ▶尖圭コンジローマ ▶ヒトパピローマウイルス感染症 ▶腟腫瘍 ▶腟癌

3　子宮内膜組織採取　　　　　　　　　　　　　　　　　　　　　　370点

【目的】　子宮内膜から病理組織検査の材料を得るために行う。

【方法】　経腟的に子宮頸管から子宮腔内に鋭匙（キューレット）を挿入し，内膜掻爬により検体を得る。軟かい吸引式器具も利用できるようになった。

適応疾患　　▶子宮内膜増殖症 ▶子宮内膜異型増殖症 ▶子宮内膜ポリープ ▶子宮体癌 ▶子宮内膜間質肉腫 ▶子宮癌肉腫 ▶子宮結核

D419　その他の検体採取

1　胃液・十二指腸液採取（一連につき）	210点
2　胸水・腹水採取（簡単な液検査を含む）	220点
注　乳幼児加算	60点
3　動脈血採取（1日につき）	60点
注2　乳幼児加算	35点
4　前房水採取	420点
注　乳幼児加算	90点
5　副腎静脈サンプリング（一連につき）	4,800点
注3　乳幼児加算	1,000点
6　鼻腔・咽頭拭い液採取	25点

1　胃液・十二指腸液採取（一連につき）　collection of gastric juice, examination of duodenal juice　　210点

【目的】　胃液や十二指腸液検査の検体を得るために行う。胃液は胃酸，ペプシン，粘液などの分泌機能検査，混入物の検索や，生化学・微生物・細胞診検査に用いられる。十二指腸液は胆嚢機能や膵外分泌機能検査，微生物や細胞診検査に利用される。

【方法】　胃液は胃管，十二指腸液は十二指腸（液採液）チューブを口または鼻から挿入し，それぞれ適切な位置まで到達したあと，管やチューブを固定して吸引する。

適応疾患　【胃液】▶胃潰瘍 ▶十二指腸潰瘍 ▶部位不明の消化性潰瘍（胃十二指腸潰瘍）▶慢性萎縮性胃炎（萎縮性胃炎，萎縮性化生性胃炎）▶ビタミンB_{12}欠乏性貧血（内因子欠乏によるもの；悪性貧血）▶ゾリンジャー・エリソン症候群 ▶VIP産生腫瘍（WDHA症候群）〔▶胃食道逆流症 ▶メネトリエ病〕　【十二指腸液】▶胆のう〈嚢〉炎 ▶胆のう〈嚢〉のその他の疾患（胆のう管閉塞症，胆のう水腫，胆のう十二指腸瘻，胆のう機能障害，胆のう萎縮など）▶胆道のその他の疾患（胆管拡張症，胆道閉鎖，胆管萎縮，胆道ジスキネジアなど）▶胆のうの悪性新生物（胆のう癌，胆のう肉腫など）▶その他および部位不明の胆道の悪性新生物（胆管癌，胆のう管癌など）▶膵の悪性新生物（膵癌，膵漿液性のう胞腺癌，膵管癌，膵芽腫，悪性インスリノーマなど）〔▶慢性膵炎（アルコール性，その他）▶十二指腸虫症 ▶肝吸虫症〕

《保険請求》

★「1」の胃液・十二指腸液採取については，1回採取，分割採取にかかわらず，この項の所定点数により算定するものとし，ゾンデ挿入に伴いエックス線透視を行った場合においても，エックス線透視料は，別に算定しない。

2　胸水・腹水採取（簡単な液検査を含む）　examination for pleural fluid, technique for collecting ascites　　220点

【目的】　胸水や腹水貯留時，その性状等を検査するための検体を得る目的で行う。胸水，腹水ともに一般的な性状検索のほか，生化学・免疫学・微生物および病理細胞診を含む細胞学的検査など各種の検査に利用される。

【方法】　胸水は胸腔穿刺，腹水は腹水試験穿刺を行い，内容液を注射筒で吸引する。胸腔穿刺は局所麻酔下で，通常は中腋窩線上の第6～7肋間で行う。胸腔穿刺，腹水穿刺ともにしばしば超音波画像下で行われる。

適応疾患　【胸水】▶細菌性胸膜炎 ▶結核性胸膜炎 ▶癌性胸膜炎 ▶胸膜中皮腫 ▶肺塞栓症 ▶その他の肺血管の疾患（肺動静脈瘻，特発性肺動脈拡張症，肺動脈破裂など）▶乳び胸（乳び滲出）▶うっ血性心不

全〔▶肝線維症　▶肝硬変症　▶ネフローゼ症候群　▶大静脈の塞栓症および血栓症（下大静脈血栓症，大静脈塞栓症など）▶全身性エリテマトーデス（SLE）▶関節リウマチ〕

【腹水】▶肝線維症　▶肝硬変症　▶門脈血栓症　▶バッド・キアリ症候群　▶うっ血性心不全　▶ネフローゼ症候群　▶腹膜炎　▶腹膜のその他の障害（後腹膜血腫）▶他に分類される感染症における腹膜の障害（フィラリア，結核性腹水など）▶腹膜中皮腫　▶女性骨盤腹膜炎（急性骨盤腹膜炎，慢性骨盤腹膜炎，ダグラス窩膿瘍など）▶子宮外妊娠　▶卵巣の悪性新生物（卵巣癌，卵巣絨毛癌，卵巣胎児性癌）〔▶汎発性腹膜炎を伴う急性虫垂炎（急性穿孔性虫垂炎，虫垂炎性腹膜炎など）▶急性膵炎　▶慢性アルコール性膵炎（アルコール性慢性膵炎）▶蛋白漏出性胃腸症　▶栄養補給の困難および不適当な管理　▶全身性エリテマトーデス（SLE）▶関節リウマチ　▶甲状腺機能低下症〕

《保険請求》
■6歳未満の乳幼児に対して行った場合は，乳幼児加算として，60点を所定点数に加算する。
★「2」の胸水・腹水採取の所定点数には，採取および簡単な液検査（肉眼的性状観察，リバルタ反応，顕微鏡による細胞の数および種類の検査）の費用が含まれる。
　なお，塗抹染色顕微鏡検査を行った場合は，D017排泄物，滲出物又は分泌物の細菌顕微鏡検査により，血液化学検査を行った場合は，D004穿刺液・採取液検査の「18」その他により，細胞診検査を行った場合は，N004細胞診により算定する。

3　動脈血採取（1日につき）　60点

【目的】　動脈血の検査をするための検体を得る目的で行う。血液ガス分析，動脈血培養などの検査で利用される。ただし，血液培養は動脈血である必要性はなく，現在では主として静脈血培養が行われている。

【方法】　動脈採血には手首の橈骨動脈，肘窩の上腕動脈，足背動脈などが用いられる。第2指と第3指を少し離して動脈の上におき，皮膚にほぼ直角に注射器で穿刺する。

適応疾患　【血液ガス分析】▶成人呼吸窮〈促〉迫症候群（ARDS／急性呼吸窮迫症候群）▶肺炎（細菌性肺炎，ウイルス性肺炎など）▶血胸　▶気胸　▶肺気腫　▶その他の慢性閉塞性肺疾患（びまん性汎細気管支炎，閉塞性気管支炎など）▶肺線維症を伴うその他の間質性肺疾患（間質性肺線維症，特発性線維化性肺胞炎，びまん性間質性肺線維症など）▶急性間質性肺炎　▶間質性肺疾患（詳細不明）▶呼吸不全（他に分類されないもの）▶その他の呼吸障害（気道狭窄，気道閉塞，急性呼吸器感染症など）▶過換気症候群　▶うっ血性心不全　▶肺高血圧症（原発性，その他の続発性）▶肺塞栓症　▶肺血管の動静脈瘻（肺動静脈瘻）▶腎不全（急性，慢性）▶尿毒症　▶ケトアシドーシスを伴うインスリン依存性糖尿病（1型糖尿病）および非依存性糖尿病（2型糖尿病）▶乳酸アシドーシス　▶アルドステロン症（原発性アルドステロン症，続発性アルドステロン症，バーター症候群など）▶クッシング症候群　▶その他の副腎障害（コルチゾール結合グロブリン異常，副腎皮質過形成症など）▶肝線維症　▶肝硬変症

〔【動脈血培養】▶敗血症（連鎖球菌性敗血症，グラム陰性桿菌敗血症，カンジダ性敗血症など）▶炭疽　▶類丹毒　▶腸チフス　▶ペスト　▶リステリア症　▶ブルセラ症　▶粟粒結核　▶急性および亜急性感染性心内膜炎（急性細菌性心内膜炎，亜急性細菌性心内膜炎，連鎖球菌性心内膜炎，MRSA感染性心内膜炎など）▶一過性菌血症〕

《保険請求》
■血液回路から採血した場合は算定しない。
■6歳未満の乳幼児に対して行った場合は，乳幼児加算として，35点を所定点数に加算する。
★人工腎臓，人工心肺等の回路から動脈血採取を行った場合の採血料は算定できない。

4　前房水採取　420点

【目的】　眼内の炎症性疾患の原因の検索および治療方針決定のために行う。採取したものから原因となる細菌などを探したり，あるいは抗体価を測定して，炎症の原因を検索したり，細胞診などを行うこともある。

【方法】　通常は局所麻酔下にて，角膜周辺部より注射針で眼内に入り，注射筒にて採取する。

適応疾患　▶細菌性眼内炎　▶ウイルス性眼内炎　▶眼内手術術後眼内炎　▶眼内腫瘍　▶非感染性眼内炎　▶虹彩炎　▶ぶどう膜炎

《保険請求》
■6歳未満の乳幼児に対して行った場合は，乳幼児加算として，90点を所定点数に加算する。

★「4」の前房水採取については，内眼炎等の診断を目的に前房水を採取した場合に算定する。

5　副腎静脈サンプリング（一連につき）　adrenal venous sampling（AVS）　4,800点

【目的】　原発性アルドステロン症患者が，左右どちらの副腎からアルドステロンが分泌されているかを知るために行う。原発性アルドステロン症は，左右どちらかの副腎の腺腫（良性腫瘍）や過形成であることが多いため，その局在診断を目的として行う。片側性の病変であることが確認できた場合は，患側副腎の摘出手術の適応対象となる。両側性の場合は薬物療法を行う。

【方法】　大腿静脈からカテーテルを挿入し，左右の副腎静脈までカテーテルを進め，左右別個に血液採取を行う。通常，副腎皮質刺激ホルモン（ACTH）負荷条件下でアルドステロンやコルチゾールなどの測定を行う。

適応疾患　▶原発性アルドステロン症（確定例）▶原発性アルドステロン症を合併したクッシング症候群

《**保険請求**》
- ■カテーテルの種類，挿入回数によらず一連として算定し，透視，造影剤注入手技，造影剤使用撮影およびエックス線診断の費用は，全て所定点数に含まれるものとする。
- ■エックス線撮影に用いられたフィルムの費用は，E400に掲げるフィルムの所定点数により算定する。
- ■6歳未満の乳幼児に対して行った場合は，乳幼児加算として，1,000点を所定点数に加算する。
- ★原発性アルドステロン症および原発性アルドステロン症合併クッシング症候群の患者に対して，副腎静脈までカテーテルを進め，左右副腎静脈から採血を行った場合に算定する。
- ★副腎静脈サンプリング実施時に副腎静脈造影を行った場合においては，血管造影等のエックス線診断の費用は，別に算定しない。
- ★副腎静脈サンプリングで実施する血液採取以外の血液採取は，別に算定できない。

6　鼻腔・咽頭拭い液採取　25点

【目的】　鼻腔，咽頭疾患を調べるための検体を得る目的で行う。

【方法】　鼻腔や咽頭から粘液，膿などを，綿棒や専用のスワブ，吸引キットなどで採取する。

適応疾患　▶鼻腔，咽頭，上気道の炎症性疾患やウイルス感染性疾患〔特にインフルエンザや新型コロナウイルス（SARS-CoV-2）感染症〕▶鼻炎全般　▶咽頭炎　▶鼻副鼻腔疾患など

D419-2　眼内液（前房水・硝子体液）検査　1,000点

【目的】　眼内リンパ腫は眼内悪性腫瘍の代表的なもののひとつで，ぶどう膜炎との鑑別診断に苦慮するものである。眼内リンパ腫診断目的で眼内液のサイトカインのIL-6とIL-10を測定することによりこの2疾患の鑑別を容易にする。

【方法】　前房水や硝子体液の採取を行いCLEIA法でIL-6とELISA法でIL-10の濃度を測定する。

適応疾患　▶眼内リンパ腫（中枢神経系原発びまん性大細胞型B細胞性リンパ腫）

《**保険請求**》
- ★眼内液（前房水・硝子体液）検査は，眼内リンパ腫の診断目的に眼内液（前房水・硝子体液）を採取し，ELISA法によるIL-10濃度と，CLEIA法によるIL-6濃度を測定した場合に算定する。なお，眼内液採取に係る費用は別に算定できない。

診断
穿刺

病理診断編

第**20**章

病理診断

N000　病理組織標本作製 Preparing tissue sections for histopathological examination

「1」組織切片によるもの（1臓器につき）　860点

【目的・方法】　生体から採取された組織から標本を作製し，病理組織学的診断を行う。手術にて生体組織（各臓器の一部など）を切除し採取する他に，内視鏡や生検針などを用いて組織を採取する（生検）。悪性腫瘍，炎症性疾患，代謝性疾患などを病理学的に診断する。また，治療（手術，化学療法など）効果の判定にも用いられる。必要に応じて，免疫染色（免疫抗体法）もしくは電子顕微鏡検査を行う。

適応疾患　▶病理組織学的に診断可能なほとんどすべての臓器の悪性腫瘍（胃癌，大腸癌，子宮癌，肝癌，腎癌，食道癌，肺癌，気管支癌，十二指腸癌，小腸癌，結腸癌，直腸癌，胆のう癌，胆管癌，膵癌，卵巣癌，精巣癌，膀胱癌など）▶炎症性疾患　▶感染症　▶代謝性疾患（ヘモクロマトーシスなど）など　▶上記疾患の経過観察および治療効果判定

「2」セルブロック法によるもの（1部位につき）　860点

【目的・方法】　悪性中皮腫を疑う患者または組織切片を検体とした病理組織標本作製が実施困難な悪性腫瘍を疑う患者に対して行う。穿刺吸引等により採取した検体を用いてセルブロック法により標本を作製する。セルブロック法は，細胞診断のため採取された検体（液状検体，洗浄液など生理食塩水などで細胞を浮遊させた検体）を遠沈し，細胞集塊を作成した後，ホルマリンなどで固定後パラフィンに包埋する。その後は，組織標本作成と同じ方法で病理標本作製ができ，複数の免疫染色等が可能になる。

適応疾患　▶悪性中皮腫　▶肺悪性腫瘍　▶胃癌　▶大腸癌　▶卵巣癌　▶悪性リンパ腫

《保険請求》
★「1」の「組織切片によるもの」について，次に掲げるものは，各区分ごとに1臓器として算定する。
　　ア　気管支および肺臓　　　　エ　小腸　　　　　　　　　　　　　　キ　S状結腸
　　イ　食道　　　　　　　　　　オ　盲腸　　　　　　　　　　　　　　ク　直腸
　　ウ　胃および十二指腸　　　　カ　上行結腸，横行結腸および下行結腸　ケ　子宮体部および子宮頸部
★「2」の「セルブロック法によるもの」について，同一または近接した部位より同時に数検体を採取して標本作製を行った場合であっても，1回として算定する。
★病理組織標本作製において，1臓器または1部位から多数のブロック，標本等を作製した場合であっても，1臓器または1部位の標本作製として算定する。
★病理組織標本作製において，悪性腫瘍がある臓器またはその疑いがある臓器から多数のブロックを作製し，または連続切片標本を作製した場合であっても，所定点数のみ算定する。
★当該標本作製において，ヘリコバクター・ピロリ感染診断を目的に行う場合の保険診療上の取扱いについては，「ヘリコバクター・ピロリ感染の診断及び治療に関する取扱いについて」（平成12年10月31日保険発第180号）に即して行う。
★「2」の「セルブロック法によるもの」は，悪性中皮腫を疑う患者または組織切片を検体とした病理組織標本作製が実施困難な肺悪性腫瘍，胃癌，大腸癌，卵巣癌，悪性リンパ腫もしくは乳癌を疑う患者に対して，穿刺吸引等により採取した検体を用いてセルブロック法により標本作製した場合に算定する。
★N001電子顕微鏡病理組織標本作製，N000病理組織標本作製，N002免疫染色（免疫抗体法）病理組織標本作製のうち，いずれを算定した場合であっても，他の2つの項目を合わせて算定することができる。
●レセプト摘要欄：【組織切片によるもの】N000病理組織標本作製（保医発通知）の(1)の（ア）から（ケ）までのいずれかを選択し記載する。なお，選択する臓器又は部位がない場合は（コ）その他を選択し，具体的部位等を記載

する。
【セルブロック法によるもの】対象疾患名について，**N000**病理組織標本作製（保医発通知）⑹に規定するもののうち，該当するものを選択して記載する。
（肺悪性腫瘍，胃癌，大腸癌，卵巣癌，悪性リンパ腫または乳癌を疑う患者に対して実施した場合）組織切片を検体とした病理組織標本作製が実施困難である医学的な理由を記載する。

N001　電子顕微鏡病理組織標本作製（1臓器につき）Preparing tissue sections for electronmicroscopic examination

2,000点

【目的・方法】　通常の病理組織標本のみで正確な病理診断ができない場合，電子顕微鏡病理組織標本を作製し診断する。

適応疾患　▶内分泌臓器の機能性腫瘍（下垂体腫瘍，下垂体良性腫瘍，甲状腺癌など。甲状腺腫を除く）▶異所性ホルモン産生腫瘍 ▶軟部組織悪性腫瘍 ▶脂質蓄積症（脂質蓄積障害性ミオパチーなど）▶多糖体蓄積症（ムコ多糖体症）▶腎疾患 ▶心筋症

《保険請求》

★電子顕微鏡病理組織標本作製は，腎組織，内分泌臓器の機能性腫瘍（甲状腺腫を除く），異所性ホルモン産生腫瘍，軟部組織悪性腫瘍，ゴーシェ病等の脂質蓄積症，多糖体蓄積症等に対する生検および心筋症に対する心筋生検の場合において，電子顕微鏡による病理診断のための病理組織標本を作製した場合に算定できる。

★電子顕微鏡病理組織標本作製，N000病理組織標本作製，N002免疫染色（免疫抗体法）病理組織標本作製のうち，いずれを算定した場合であっても，他の2つの項目を合わせて算定することができる。

N002　免疫染色（免疫抗体法）病理組織標本作製 Preparing tissue sections for immunohistochemical examination

1	エストロジェンレセプター	720点
2	プロジェステロンレセプター	690点
3	HER2タンパク	690点
4	EGFR タンパク	690点
5	CCR4タンパク	10,000点
6	ALK 融合タンパク	2,700点
7	CD30	400点
8	その他（1臓器につき）	400点
注1	同一月実施加算	180点
注2	4種類以上の抗体を用いた免疫染色加算	1,200点

【目的・方法】　通常の病理組織標本のみで正確な病理診断ができない場合，免疫染色を行った病理組織標本を作製し診断する。
　セルブロック法は，細胞診断のために採取された検体をホルマリン等で固定後パラフィンに包埋し，組織標本と同様に扱えるパラフィンブロックおよびパラフィン切片を作成し診断する。具体的には，液状検体もしくは生理食塩水などで細胞を浮遊させた検体を遠沈し細胞集塊を作成した後，生検組織標本作成と同様に処理することが多い。

適応疾患　(1)通常の病理組織標本のみでは正確な診断ができない疾患，(2)免疫染色により治療に有意義な情報が得られる疾患，(3)免疫染色により予後判定ができる疾患
　【セルブロック法による病理組織標本に対する免疫染色】▶悪性中皮腫 ▶肺悪性腫瘍，胃癌，大腸癌，卵巣癌，悪性リンパ腫

《保険請求》

★免疫染色（免疫抗体法）病理組織標本作製は，病理組織標本を作製するにあたり免疫染色を行った場合に，方法（蛍光抗体法または酵素抗体法）または試薬の種類にかかわらず，1臓器につき1回のみ算定する。ただし，「3」のHER2タンパクは，化学療法歴のある手術不能または再発乳癌患者に対して，過去に乳癌に係る本標本作製を実施した場合であって，抗HER2ヒト化モノクローナル抗体抗悪性腫瘍剤の投与の適応を判定するための補助に用いるものとして薬事承認または認証を得ている体外診断用医薬品を用いて，HER2低発現の確認により当該抗悪性腫瘍剤の投与の適応を判断することを目的として，本標本作製を再度行う場合に限り，別に1回に限り算定できる（乳癌に係る初回の本標本作成を令和6年3月31日以降に実施した場合にあっては，令和8年5月31日までの間に限る）。

★免疫染色（免疫抗体法）病理組織標本作製，N000病理組織標本作製またはN001電子顕微鏡病理組織標本作製のう

病理
診断

ち，いずれを算定した場合であっても，他の2つの項目を合わせて算定することができる。

■1および2の病理組織標本作製を同一月に実施した場合は，180点を主たる病理組織標本作製の所定点数に加算する。

■8について，確定診断のために4種類以上の抗体を用いた免疫染色が必要な患者に対して，標本作製を実施した場合には，1,200点を所定点数に加算する。

★「注2」に規定する「確定診断のために4種類以上の抗体を用いた免疫染色が必要な患者」とは，原発不明癌，原発性脳腫瘍，悪性リンパ腫，悪性中皮腫，肺悪性腫瘍（腺癌，扁平上皮癌），消化管間質腫瘍（GIST），慢性腎炎，内分泌腫瘍，軟部腫瘍，皮膚の血管炎，水疱症（天疱瘡，類天疱瘡等），悪性黒色腫，筋ジストロフィーまたは筋炎が疑われる患者を指す。これらの疾患が疑われる患者であっても3種類以下の抗体で免疫染色を行った場合は，当該加算は算定できない。

★肺悪性腫瘍（腺癌，扁平上皮癌）が疑われる患者に対して「注2」の加算を算定する場合は，腫瘍が未分化であった場合等HE染色では腺癌または扁平上皮癌の診断が困難な患者に限り算定することとする。なお，次に掲げるいずれかの項目を既に算定している場合には，当該加算は算定できない。

 ア　D004-2悪性腫瘍組織検査の「1」悪性腫瘍遺伝子検査の「イ」処理が容易なものの「（1）」医薬品の適応判定の補助等に用いるもの〔肺癌におけるEGFR遺伝子検査，ROS1融合遺伝子検査，ALK融合遺伝子検査，BRAF遺伝子検査（次世代シーケンシングを除く）およびMETex14遺伝子検査（次世代シーケンシングを除く）に限る〕

 イ　D004-2悪性腫瘍組織検査の「1」悪性腫瘍遺伝子検査の「ロ」処理が複雑なもの〔肺癌におけるBRAF遺伝子検査（次世代シーケンシング），METex14遺伝子検査（次世代シーケンシング）およびRET融合遺伝子検査に限る〕

 ウ　D006-24肺癌関連遺伝子多項目同時検査

 エ　N005-2 ALK融合遺伝子標本作製

★セルブロック法による病理組織標本に対する免疫染色については，悪性中皮腫を疑う患者または組織切片を検体とした病理組織標本作製が実施困難な肺悪性腫瘍，胃癌，大腸癌，卵巣癌，悪性リンパ腫もしくは乳癌を疑う患者に対して実施した場合に算定する。

●**レセプト摘要欄：**（セルブロック法による病理組織標本に対する免疫染色を実施した場合）対象疾患患名について，N002免疫染色（免疫抗体法）病理組織標本作製（保医発通知）⑽に規定するもののうち，該当するものを選択して記載する。

（セルブロック法による病理組織標本に対する免疫染色を肺悪性腫瘍，胃癌，大腸癌，卵巣癌，悪性リンパ腫または乳癌を疑う患者に対して実施した場合）組織切片を検体とした病理組織標本作製が実施困難である医学的な理由を記載する。

【セルブロック法によるもの】対象疾患名について，N002免疫染色（免疫抗体法）病理組織標本作製（保医発通知）の⑻の中から該当するものを選択して記載する。

〔肺悪性腫瘍（腺癌，扁平上皮癌）が疑われる患者に対して算定する場合〕その医学的根拠を詳細に記載する。

再度免疫染色が必要である医学的な理由を診療報酬明細書の摘要欄に記載する。

1　エストロジェンレセプター　Detection of estrogen receptor (ER)　　　　720点

【目的】　病理組織もしくは細胞診標本においてエストロジェンレセプターを検出する。乳癌のような性ステロイドホルモン依存性を示す癌における内分泌療法の有効性は，組織中のレセプターの量に相関するといわれている。エストロジェンレセプター（ER）が陽性であれば乳癌における内分泌療法の有効性は高く，かつプロジェステロンレセプター（PgR）が陽性であれば，さらに高いとされている。通常のパラフィン包埋病理切片にて免疫染色を行う。

【方法】　免疫組織化学染色法

適応疾患　▶乳癌

《保険請求》

★「1」のエストロジェンレセプターの免疫染色と「2」のプロジェステロンレセプターの免疫染色を同一月に実施した場合は，いずれかの主たる病理組織標本作製の所定点数および注に規定する加算のみを算定する。

2　プロジェステロンレセプター　Detection of progesterone receptor (PgR)　　　　690点

【目的】　病理組織もしくは細胞診標本においてプロジェステロンレセプターを検出する。通常のパラフィン包埋病理切片にて免疫染色を行う。プロジェステロンレセプター陽性の乳癌は，ホルモン療法が奏功する。

【方法】　免疫組織化学染色法

適応疾患　▶乳癌

《保険請求》

★「1」のエストロジェンレセプターの免疫染色と「2」のプロジェステロンレセプターの免疫染色を同一月に実施した場合は，いずれかの主たる病理組織標本作製の所定点数および注に規定する加算のみを算定する。

病理診断

3　HER2タンパク　Detection of human epidermal growth factor receptor 2 (HER2) protein　　690点

【目的】　病理組織もしくは細胞診標本において HER2/neu 遺伝子産物（HER2タンパク）を検出する。通常のパラフィン包埋病理切片にて免疫染色を行う。HER2タンパクの過剰発現は乳癌の再発と相関があり，予後を予測できる。抗 HER2ヒト化モノクローナル抗体抗悪性腫瘍剤の適応判断のため，乳癌のほか，胃癌などにおいても検査が行われるようになった。

【方法】　免疫組織化学染色法

適応疾患　▶乳癌 ▶胃癌 ▶HER2陽性の根治切除不能な進行または再発の唾液腺癌 ▶がん化学療法後に増悪した HER2陽性の根治切除不能な進行または再発の結腸・直腸癌

《保険請求》

★「3」の HER2タンパクは，半定量法または EIA 法（酵素免疫測定法）による病理標本作製を行った場合に限り算定する。

4　EGFR タンパク　epidermal growth factor receptor (EGFR) protein　　690点

【目的】　上皮成長因子（EGF）の受容体である上皮成長因子受容体（Epidermal Growth Factor Receptor; EGFR）はチロシンキナーゼ型受容体であり，種々の悪性腫瘍で過剰発現が認められる。EGFR 抗体治療薬は EGFR タンパクの過剰発現が認められる症例においてのみ有用であり，EGFR 抗体薬治療対象患者の選別のため，ホルマリン固定した病理組織標本を用いて対象癌の腫瘍細胞における EGFR タンパク発現の有無を免疫組織化学的手法により診断する。

【方法】　免疫組織化学染色法

適応疾患　▶大腸癌（結腸癌，直腸癌）▶頭頸部癌

5　CCR4タンパク　CCR4 protein　　10,000点

【目的】　成人 T 細胞白血病/リンパ腫（ATL）は HTLV-1を原因ウイルスとする T 細胞悪性腫瘍である。ATL は難治性だが，CCR4が発現している症例に関しては，抗 CCR4ヒト化モノクローナル抗体モガムリズマブ（遺伝子組換え）が殺細胞活性を有することが示されている。本検査により CCR4蛋白の発現を確認することで，モガムリズマブの適応患者を選定する。

【方法】　免疫組織化学染色法

適応疾患　▶成人 T 細胞白血病／リンパ腫（ATL）

《保険請求》

★「5」CCR4タンパクおよび D006-10CCR4タンパク（フローサイトメトリー法）を同一の目的で実施した場合は，原則として主たるもののみ算定する。ただし，医学的な必要性がある場合には，併せて実施した場合であっても，いずれの点数も算定できる。

●レセプト摘要欄：〔CCR 4タンパク及び CCR 4タンパク（フローサイトメトリー法）を併せて算定した場合〕その理由及び医学的根拠を記載する。

6　ALK 融合タンパク　ALK fusion protein　　2,700点

【目的】　EML4-ALK 遺伝子転座は肺癌に特異的であり，非小細胞肺癌の約 3 ～ 5 ％が ALK 陽性であるとされる。この遺伝子転座をもつ肺癌には，ALK 阻害剤がよく奏効することから，本検査により，がん組織・細胞中の ALK 融合タンパクを検出することで，ALK 阻害剤の投与患者を選定する。

　また，未分化大細胞リンパ腫（ALCL）など，悪性リンパ腫の一部に ALK 融合遺伝子陽性の造血器腫瘍があり，その診断補助として本検査が用いられる。

【方法】　免疫組織化学染色法

適応疾患　▶非小細胞性肺癌，悪性リンパ腫

《保険請求》

★「6」の ALK 融合タンパクは，以下に掲げる場合において算定できる。

　ア　非小細胞肺癌患者に対して，ALK 阻害剤の投与の適応を判断することを目的として，ブリッジ試薬を用いた免疫組織染色法により病理標本作製を行った場合（当該薬剤の投与方針の決定までの間の1回に限る）

　イ　悪性リンパ腫患者に対して，悪性リンパ腫の診断補助を目的として免疫組織染色法により病理標本作製を行った場合（悪性リンパ腫の病型分類までの間の1回に限る）

病理診断

7 CD30　400点

【目的】　CD30はホジキンリンパ腫や未分化大細胞リンパ腫等の悪性リンパ腫でみられる細胞表面抗原であり，悪性リンパ腫患者の半数が陽性であるとされる。生体由来の組織または細胞中のCD30を検出することで，CD30を標的とする抗悪性リンパ腫治療薬の投薬患者の選定（コンパニオン診断）に用いられる。

【方法】　免疫組織化学染色法

適応疾患　▶ホジキンリンパ腫　▶未分化大細胞リンパ腫　▶悪性リンパ腫

《保険請求》

★「7」のCD30は，HQリンカーを用いた免疫組織化学染色法により，悪性リンパ腫の診断補助を目的に実施した場合に算定する。

8 その他（1臓器につき）　400点

N003　術中迅速病理組織標本作製（1手術につき）　Preparing frozen tissue sections for intraoperative diagnosis　1,990点

【目的・方法】　手術中に病理組織診断を行う。手術中に病理検査室に提出された組織検体から，凍結病理標本を作製する。20分程度で手術中の医師に病理組織診断の結果を報告する。

適応疾患　(1)術前に診断がつかなかった症例に対して，a. 炎症性病変か腫瘍性病変かを診断，b. 良性腫瘍か悪性腫瘍かを診断，(2)腫瘍細胞によるリンパ節転移の有無，(3)腫瘍切除断端における悪性細胞浸潤の有無

《保険請求》

★術中迅速病理組織標本作製は，手術の途中において迅速凍結切片等による標本作製および鏡検を完了した場合において，1手術につき1回算定する。なお，摘出した臓器について，術後に再確認のため精密な病理組織標本作製を行った場合は，N000病理組織標本作製の所定点数を別に算定する。

★保険医療機関間のデジタル病理画像の送受信および受信側の保険医療機関における当該デジタル病理画像の観察による術中迅速病理組織標本作製を行った場合は，送信側の保険医療機関においてN003術中迅速病理組織標本作製およびN006病理診断料の「1」を算定できる。また，N006の「注4」に規定する病理診断管理加算1または2については，受信側の保険医療機関が，当該加算の施設基準に適合しているものとして地方厚生（支）局長に届け出た保険医療機関であり，病理診断を専ら担当する常勤の医師が病理診断を行い，送信側の保険医療機関にその結果を報告した場合に当該基準に係る区分に従い，所定点数に加算する。受信側の保険医療機関における診断等に係る費用は，受信側，送信側の保険医療機関間における相互の合議に委ねるものとする。

N003-2　迅速細胞診　Cytological diagnosis in an operation

「1」手術中の場合（1手術につき）　450点，「2」検査中の場合（1検査につき）　450点

【目的・方法】　確定診断がなされていない患者の術中診断に用いられる。検体採取方法としては，①病変部位から穿刺吸引，②病変組織の捺印，③胸水，腹水などの液体検体から細胞診標本の作製。術中に診断し報告する。良悪の判定が主であるが，感染症などに用いられることもある。

適応疾患　術前に診断がつかなかった症例に対して，①良性，悪性の判別，②胸膜，腹膜播種の有無，③感染症病原体診断など

《保険請求》

★迅速細胞診は，手術，気管支鏡検査（超音波気管支鏡下穿刺吸引生検法の実施時に限る）または内視鏡検査（膵癌または胃粘膜下腫瘍が疑われる患者に対して超音波内視鏡下穿刺吸引生検法の実施時に限る）の途中において腹水および胸水等の体腔液または穿刺吸引検体による標本作製および鏡検を完了した場合において，1手術または1検査につき1回算定する。

★保険医療機関間のデジタル病理画像の送受信および受信側の保険医療機関における当該デジタル病理画像の観察による迅速細胞診を行った場合は，送信側の保険医療機関においてN003-2迅速細胞診およびN006病理診断料の「2」を算定できる。また，N006の「注4」に規定する病理診断管理加算1または2については，受信側の保険医療機関が，当該加算の施設基準に適合しているものとして地方厚生（支）局長に届け出た保険医療機関であり，病理診断を専ら担当する常勤の医師が病理診断を行い，送信側の保険医療機関にその結果を報告した場合に当該基準に係る区分に従い，所定点数に加算する。受信側の保険医療機関における診断等に係る費用は，受信側，送信側の

病理診断

　　保険医療機関間における相互の合議に委ねるものとする。

N004　細胞診（１部位につき）Cytological examination

「１」婦人科材料等によるもの　150点
「２」穿刺吸引細胞診，体腔洗浄等によるもの　190点

【目的・方法】 　生体から細胞を採取し細胞学的診断を行う。主に悪性腫瘍のスクリーニング検査として用いられることが多い。喀痰，尿，髄液および穿刺液など生体から採取されるほとんどすべての材料に行える。内視鏡検査においては，細胞をブラシで採取する擦過細胞診，生検組織を捺印する捺印細胞診，病変部を生理食塩水で洗浄する洗浄細胞診などが用いられる。

　　下記に詳しく示すように，採取された細胞を固定保存液に浮遊し細胞診断標本を作製すると，液状化検体細胞診加算が得られる。

(適応疾患)　▶ほとんどすべての臓器の悪性腫瘍（胃癌，大腸癌，子宮癌，肝癌，腎癌，食道癌，肺癌，気管支癌，十二指腸癌，小腸癌，結腸癌，直腸癌，胆のう癌，胆管癌，膵癌，卵巣癌，精巣癌，膀胱癌など）および転移性腫瘍（転移性肺癌，転移性肝癌など）▶悪性中皮腫　▶真菌症（カンジダ症，アスペルギルス症，クリプトコッカス症など）▶ウイルス感染症（ヘルペスウイルス性角結膜炎，ヘルペスウイルス性腟炎，サイトメガロウイルス肺炎など）など

《保険請求》
- ★腟脂膏顕微鏡標本作製，胃液，腹腔穿刺液等の癌細胞標本作製および眼科プロヴァツェク小体標本作製並びに天疱瘡またはヘルペスウイルス感染症における Tzanck 細胞の標本作製は，細胞診により算定する。
- ★同一または近接した部位より同時に数検体を採取し標本作製を行った場合であっても，１回として算定する。
- ★「２」の「穿刺吸引細胞診，体腔洗浄等」とは，喀痰細胞診，気管支洗浄細胞診，体腔液細胞診，体腔洗浄細胞診，体腔臓器擦過細胞診および髄液細胞診等を指す。

「注１」婦人科材料等液状化検体細胞診加算　45点
「注２」液状化検体細胞診加算　85点

【目的・方法】 　穿刺または採取時に，固定保存液に回収した検体から標本を作製して，診断を行った場合には，液状化検体細胞診加算を算定できる。

　　液状化検体細胞診では，Thin layer 法もしくは Liquid-based cytology と呼ばれる方法で標本を作製する。婦人科領域の細胞診に用いられることが多いが，すべての細胞診に応用可能である。上記の方法で作成された細胞診標本は，染色を行う前の固定標本状態で保存が可能であり，後日各種染色などの検索を行うことが可能である。婦人科材料等については，初回採取・診断時に加算できるが，過去に採取された検体は加算できない。その他の穿刺吸引細胞や体腔洗浄等の材料については，初回時の加算はできず，過去分のみ加算可能。

《保険請求》
- ■１について，固定保存液に回収した検体から標本を作製して，診断を行った場合には，婦人科材料等液状化検体細胞診加算として，36点を所定点数に加算する。
- ■２について，過去に穿刺しまたは採取し，固定保存液に回収した検体から標本を作製して，診断を行った場合には，液状化検体細胞診加算として，85点を所定点数に加算する。
- ★「注１」に規定する婦人科材料等液状化検体細胞診加算は，採取と同時に行った場合に算定できる。なお，過去に穿刺しまたは採取し，固定保存液に回収した検体から標本を作製し診断を行った場合には算定できない。
- ★「注２」に規定する液状化検体細胞診加算は，採取と同時に作製された標本に基づいた診断の結果，再検が必要と判断され，固定保存液に回収した検体から再度標本を作製し，診断を行った場合に限り算定できる。採取と同時に行った場合は算定できない。

N005　HER2遺伝子標本作製　HER2/neu proto-oncogene

1　単独の場合　　　　　　　　　　　　　　　　　　　　　　　　2,700点

【目的】 　HER2遺伝子は細胞増殖，分化などに関与しており，乳癌，胃癌などにおいて HER2遺伝子お

よびタンパクが過剰発現している。抗 HER2ヒト化モノクローナル抗体抗悪性腫瘍剤投与の適応を判断するコンパニオン診断（CDx）として用いられる。

【方法】 Fluorescence in situ hybridization（FISH）法，SISH 法，CISH 法

2 N002に掲げる免疫染色（免疫抗体法）病理組織標本作製の3による病理標本作製を併せて行った場合　　3,050点

【目的】 乳癌，胃癌などにおいて抗 HER2ヒト化モノクローナル抗体抗悪性腫瘍剤投与の適応を判断する。HER2の免疫染色を行った病理標本にて，染色強度スコアーが3+であれば陽性，0もしくは1+であれば陰性とするが，2+の場合に判断が困難となる。染色強度スコアーが2+の場合に，FISH 法にて遺伝子標本作製を行う。

【方法】 FISH 法，SISH 法，CISH 法，併せて免疫組織化学染色法

適応疾患 ▶乳癌 ▶HER2過剰発現が確認された治癒切除不能な進行または再発の胃癌 ▶HER2陽性の根治切除不能な進行または再発の唾液腺癌 ▶がん化学療法後に増悪した HER2陽性の根治切除不能な進行または再発の結腸・直腸癌

《保険請求》
　★ HER2遺伝子標本作製は，抗 HER2ヒト化モノクローナル抗体抗悪性腫瘍剤の投与の適応を判断することを目的として，FISH 法，SISH 法または CISH 法により遺伝子増幅標本作製を行った場合に，当該抗悪性腫瘍剤の投与方針の決定までの間に1回を限度として算定する。
　★本標本作製と N002免疫染色（免疫抗体法）病理組織標本作製の「3」を同一の目的で実施した場合は，本区分の「2」により算定する。

N005-2　ALK 融合遺伝子標本作製　ALK fusion gene　　6,520点

【目的】 EML4-ALK 遺伝子転座は肺癌に特異的であり，非小細胞肺癌の約3〜5％が ALK 陽性であるとされる。この遺伝子転座をもつ肺癌には ALK 阻害剤がよく奏効することから，本検査によりがん組織・細胞の ALK 融合遺伝子を検出することで，ALK 阻害剤の投薬患者を選定（コンパニオン診断）する。

【方法】 FISH 法

適応疾患 ▶非小細胞肺癌

《保険請求》
　★ ALK 融合遺伝子標本作製は，ALK 阻害剤の投与の適応を判断することを目的として，FISH 法により遺伝子標本作製を行った場合に，当該薬剤の投与方針の決定までの間に1回を限度として算定する。

N005-3　PD-L1タンパク免疫染色（免疫抗体法）病理組織標本作製　Programmed cell death-ligand 1（PD-L1）protein　　2,700点

【目的】 PD-1は，抗原提示細胞に発現する PD-1リガンド（PD-L1および PD-L2）と結合し，リンパ球（T 細胞）の活性化状態を負に調節する。PD-1リガンドは様々な腫瘍細胞においても発現しており，PD-L1を強制発現させた癌細胞は T リンパ球の細胞傷害活性を減弱させる。がん細胞における PD-L1の高発現は，様々な癌で予後不良因子であり，低い生存率との相関性が報告されている。抗 PD-1抗体薬はヒト PD-1に対するヒト型モノクローナル抗体で，PD-1と PD-1リガンドとの結合を阻害し，腫瘍特異的な T 細胞の活性化を増強することにより抗腫瘍効果を示す。本検査により，がん組織・細胞中の PD-L1 タンパク発現率を評価することで，非小細胞肺癌患者等に対する抗 PD-1抗体薬投与の適応を判断する。

【方法】 免疫組織化学染色法

適応疾患 ▶非小細胞肺癌

《保険請求》
　★ PD-L1タンパク免疫染色（免疫抗体法）病理組織標本作製は，抗 PD-1抗体抗悪性腫瘍剤または PD-L1抗体抗悪性腫瘍剤の投与の適応を判断することを目的として，免疫染色（免疫抗体法）病理組織標本作製を行った場合に，当該抗悪性腫瘍剤の投与方針の決定までの間に1回を限度として算定する。

病理
診断

N005-4　ミスマッチ修復タンパク免疫染色（免疫抗体法）病理組織標本作製 新
2,700点

注1　遺伝カウンセリング加算 ･･ 1,000点

【目的】　ミスマッチ修復（MMR：mismatch repair）タンパクである MLH1，MSH2，PMS2，MSH6 の免疫染色を用いて検査する。本標本作製は，ア．固形癌における抗 PD-1抗体抗悪性腫瘍剤適応の判定補助，イ．大腸癌におけるリンチ症候群の診断補助，ウ．大腸癌における抗悪性腫瘍剤の治療法選択の補助　のいずれかを目的に行う。ただし，実施にともない種々の条件がある。

　ミスマッチ修復（MMR）機能が保たれているかどうかを評価する方法として，遺伝子検査のマイクロサテライト不安定性検査（MSI 検査）や，発現される MMR タンパクを免疫染色法（IHC）で検査する方法がある。本検査では，免疫染色法を用いて MMR タンパクの主要な 4 種（MLH1，MSH2，PMS2，MSH6）を同時に染色・観察して，MMR 機能を評価する。

【方法】　免疫抗体法

適応疾患　▶固形癌 ▶大腸癌 ▶リンチ症候群

《保険請求》
★ミスマッチ修復タンパク免疫染色（免疫抗体法）病理組織標本作製は，以下のいずれかを目的として，免疫染色（免疫抗体法）病理組織標本作製を行った場合に，患者1人につき1回に限り算定する。
　ア　固形癌における抗 PD-1抗体抗悪性腫瘍剤の適応判定の補助
　イ　大腸癌におけるリンチ症候群の診断の補助
　ウ　大腸癌における抗悪性腫瘍剤による治療法の選択の補助
★1つ目の★に掲げるいずれか1つの目的で当該標本作製を実施した後に，別の目的で当該標本作製を実施した場合にあっても，別に1回に限り算定できる。
★本標本作製および D004-2に掲げるマイクロサテライト不安定性検査を同一の目的で実施した場合は，主たるもののみ算定する。
★「注」に規定する遺伝カウンセリング加算は，本標本作製（リンチ症候群の診断の補助に用いる場合に限る）を実施する際，以下のいずれも満たす場合に算定できる。
　ア　本標本作製の実施前に，臨床遺伝学に関する十分な知識を有する医師が，患者またはその家族等に対し，当該標本作製の目的並びに当該標本作製の実施によって生じうる利益および不利益についての説明等を含めたカウンセリングを行うとともに，その内容を文書により交付する。
　イ　臨床遺伝学に関する十分な知識を有する医師が，患者またはその家族等に対し，本標本作製の結果に基づいて療養上の指導を行うとともに，その内容を文書により交付する。
　　ただし，この場合において，同一の目的で実施した D004-2に掲げるマイクロサテライト不安定性検査に係る遺伝カウンセリング加算は別に算定できない。なお，遺伝カウンセリングの実施に当たっては，厚生労働省「医療・介護関係事業者における個人情報の適切な取り扱いのためのガイダンス」および関係学会による「医療における遺伝学的検査・診断に関するガイドライン」を遵守する。
●レセプト摘要欄：（1つ目の★に掲げるいずれか1つの目的で当該標本作製を実施した後に，別の目的で当該標本作製を実施した場合）その医学的な必要性を記載する。

N005-5　BRAF V600E 変異タンパク免疫染色（免疫抗体法）病理組織標本作製 新
1,600点

【目的】　BRAF V600E 変異タンパク免疫染色病理組織標本作製は，ア．大腸癌におけるリンチ症候群の診断補助，イ．大腸癌における抗悪性腫瘍剤の治療法選択の補助　のいずれかを目的に行う。ただし，実施にともない種々の条件がある。

【方法】　免疫抗体法

適応疾患　▶大腸癌 ▶リンチ症候群

《保険請求》
★ BRAF V600E 変異タンパク免疫染色（免疫抗体法）病理組織標本作製は，以下のいずれかを目的として，免疫染色（免疫抗体法）病理組織標本作製を行った場合に，患者1人につき1回に限り算定する。
　ア　大腸癌におけるリンチ症候群の診断の補助
　イ　大腸癌における抗悪性腫瘍剤による治療法の選択の補助
●レセプト摘要欄：〔早期大腸癌におけるリンチ症候群の除外を目的として本標本作製を実施した場合〕D004-2に掲げるマイクロサテライト不安定性検査，または N005-4ミスマッチ修復タンパク免疫染色（免疫抗体法）病理組織標本作製を実施した年月日を記載する。

病理
診断

画像診断編

第21章

エックス線診断料

デジタル撮影

《保険請求》
> ★デジタル撮影とは，エックス線撮影後，画像情報のデジタル処理を行うことが可能なものをいい，デジタル・サブトラクション・アンギオグラフィー法，コンピューテッド・ラジオグラフィー法またはデジタル透視撮影法による。なお，デジタル透視撮影法とは，超細密イメージング・インテンシファイアーおよび超細密ビデオカメラを用いてデジタル映像化処理を行うものをいう。

デジタル・サブトラクション・アンギオグラフィ DSA : digital subtraction angiography

【目的・方法】 血管撮影においてコンピュータの機能を利用してデジタル画像とし，造影剤の有（live image），無（mask image）の画像間で差分し，血管陰影のみを描出する方法。現在，心臓を除くすべての領域で主流となっている。動脈造影にも使用でき，良好なコントラストが得られ，従来法に比べ造影剤使用量も減らすことができる（図1，2）。

適応 ▶動脈造影 ▶静脈造影

図1 DSA による腹腔動脈造影

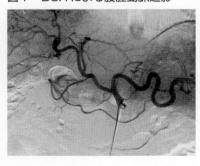

図2 DSA による椎骨動脈造影

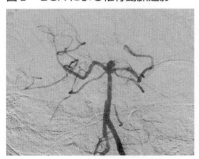

コンピューテッド・ラジオグラフィ CR : computed radiography

【目的・方法】 従来のエックス線フィルムの代わりに高感度のエックス線検出イメージングプレート（imaging plate：IP）を用いて撮影をする方法。エックス線照射後，He-Ne レーザ光を照射し，発光した青色光を集光して A-D 変換デジタル画像を得て，コンピュータで診断目的に応じた画像処理を行い，画像にする。わずかなエックス線吸収光を描出できるため，エックス線被曝も軽減できる。

IP は繰り返し反復使用が可能で，デジタル信号は磁気ディスクや光ディスクに記録保存が可能等の特徴をもつ（図3，4）。

X線

適応 胸部，腹部，骨・軟部組織など従来の単純エックス線写真の適応となる疾患全てに同様に用いることができる

デジタル透視撮影法 IIDR : image intensifier digital radiography

【目的・方法】 消化器系の一般透視が可能。超細密イメージ・インテンシファイアー（image intensifier：II）や超細密ビデオカメラを用いてダイレクトに即時に画像処理を加えた動態透視ができる。

適応 ▶消化管造影 ▶嚥下造影 ▶尿路造影 ▶瘻孔造影 ▶胆管・膵管造影 ▶脊髄造影 ▶関節造影

図3　CR による頭部単純撮影：A，B のように診断目的に応じて画像処理の変更を行い，目的部位の診断を容易にできる。

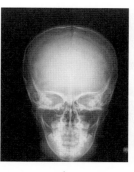 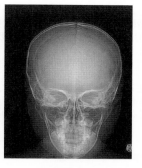

A　　　　　　　　　B

図4　CR による胸部単純写真

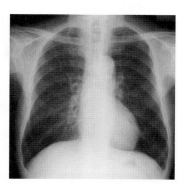

E000　透視診断　　　　　　　　　　　　　　　　　　　110点

適応疾患　▶肺疾患　▶気胸　▶横隔膜疾患　▶心臓疾患　▶気道異物　▶嚥下障害　▶消化管疾患　▶消化管異物　▶気腹症　▶膀胱尿管逆流　▶骨関節疾患　▶各種カテーテルの挿入・位置確認

《保険請求》

★本項の透視診断とは，透視による疾病，病巣の診断を評価するものであり，特に別途疑義解釈通知等により取扱いを示した場合を除き，消化管の造影剤使用撮影に際し腸管の所要の位置に造影剤が到達しているか否かを透視により検査する場合等，撮影の時期決定や準備手段または他の検査，注射，処置および手術の補助手段として行う透視については算定できない。

★造影剤を使用する透視診断は一連の診断目的のために行うものについては，時間を隔てて行う場合であっても1回として算定する。ただし，腸管の透視を時間を隔てて数回行いその時間が数時間にわたる場合には，2回以上として算定できる。その基準は概ね2時間に1回とする。

E001　写真診断

1　単純撮影

「イ」頭部，胸部，腹部又は脊椎　85点，「ロ」その他　43点

適応疾患　▶胸部疾患（肺，縦隔，肺門，胸膜，胸腔）▶腹部疾患（消化管，肝，胆嚢，膵，脾，腎，他の腹部臓器，骨盤部臓器，腹腔，後腹膜）▶心・大血管疾患　▶頭蓋骨・副鼻腔・聴器・他の頭頸部疾患　▶脊椎疾患
　▶全身の骨・関節・軟部組織疾患などの種々の疾患（頭部，胸部，腹部，脊椎以外の領域）

●レセプト摘要欄：　撮影部位を選択して記載する。選択する撮影部位がない場合はその他を選択し，具体的部位を記載する。四肢については，左・右・両側の別を記載する。

2　特殊撮影（一連につき）　　　　　　　　　　　　　　　　96点

適応　種々の疾患が適応になりうるが，アナログの特殊撮影が行われることはない

3　造影剤使用撮影　　　　　　　　　　　　　　　　　　　72点

適応疾患　▶消化管疾患　▶尿路疾患　▶胆嚢・胆管疾患　▶その他　▶造影検査の適応となる種々の疾患

4　乳房撮影（一連につき）　　　　　　　　　　　　　　　306点

適応疾患　▶乳癌　▶その他のあらゆる乳腺疾患

《保険請求》

■間接撮影を行った場合は，所定点数の100分の50に相当する点数により算定する。

X線

★他の医療機関で撮影したフィルム等についての診断料は撮影部位および撮影方法（単純撮影，特殊撮影，造影剤使用撮影または乳房撮影を指し，アナログ撮影またはデジタル撮影の別は問わない）別に1回の算定とする。例えば，胸部単純写真と断層像についてであれば2回として算定できる。
　　ただし，1つの撮影方法については撮影回数，写真枚数にかかわらず1回として算定する。
★写真診断においては，耳，副鼻腔は頭部として，骨盤，腎，尿管，膀胱は腹部として，それぞれ「1」の「イ」により算定する。また，頸部，腋窩，股関節部，肩関節部，肩胛骨または鎖骨にあっても，「1」の「イ」により算定する。
★写真診断に掲げる所定点数は，フィルムへのプリントアウトを行わずに画像を電子媒体に保存した場合にも算定できる。
★イメージ・インテンシファイアー間接撮影装置によるエックス線撮影については，診断料および撮影料は間接撮影の場合の所定点数により算定できる。また，同一部位に対し直接撮影を併せて行った場合は，イメージ・インテンシファイアー間接撮影装置による一連の撮影として間接撮影の場合の所定点数のみを算定する。

E002　撮影

```
1　単純撮影
　イ　アナログ撮影 ·························································· 60点
　ロ　デジタル撮影 ·························································· 68点
2　特殊撮影（一連につき）
　イ　アナログ撮影 ························································· 260点
　ロ　デジタル撮影 ························································· 270点
　　1　パントモグラフィ　　　　　　　6　児頭骨盤不均衡特殊撮影
　　2　断層撮影　　　　　　　　　　　7　骨盤側面撮影法（Guthmann法）JIFOU
　　3　同時多層撮影　　　　　　　　　8　骨盤入口撮影法（Martiuus法）
　　4　回転横断撮影　　　　　　　　　9　側頭骨・上顎骨・副鼻腔曲面断層撮影
　　5　スポット撮影
3　造影剤使用撮影
　イ　アナログ撮影 ························································· 144点
　ロ　デジタル撮影 ························································· 154点
　　ギネコグラフィ検査
4　乳房撮影（一連につき）
　イ　アナログ撮影 ························································· 192点
　ロ　デジタル撮影 ························································· 202点
注2　新生児加算 ········································· 所定点数の100分の80
注2　乳幼児加算 ········································· 所定点数の100分の50
注2　幼児加算 ··········································· 所定点数の100分の30
注3　脳脊髄腔造影剤使用撮影加算 ············································· 148点
注6　乳房トモシンセシス加算 ················································· 100点
```

《保険請求》

■間接撮影を行った場合は，所定点数の100分の50に相当する点数により算定する。
■新生児，3歳未満の乳幼児（新生児を除く）または3歳以上6歳未満の幼児に対して撮影を行った場合は，新生児加算，乳幼児加算または幼児加算として，当該撮影の所定点数にそれぞれ所定点数の100分の80，100分の50または100分の30に相当する点数を加算する。
★高圧撮影，拡大撮影および軟部組織撮影は，「1」の単純撮影として算定する。
★エックス線フィルムサブトラクションについては，反転フィルムの作製の費用として，一連につき，「1」およびE400フィルムによって算定し，診断料は別に算定できない。なお，診療継続中の患者であって診療上の必要性を認め以前撮影した脳血管造影フィルムを用いてサブトラクションを実施した場合であっても，反転フィルムの作製の費用およびフィルム料は算定できるが，診断料は別に算定できない。
★撮影に掲げる所定点数は，フィルムへのプリントアウトを行わずに画像を電子媒体に保存した場合にも算定できる。
★「注2」により新生児加算，乳幼児加算または幼児加算を行う場合の所定点数とは，「1」，「2」，「3」（「注3」による加算を含む）または「4」の点数（間接撮影の場合は100分の50に相当する点数）をいう。なお，新生児加算，乳幼児加算または幼児加算を行う場合に端数が生じる場合の端数処理は，当該撮影の最後に行うものとする。
　例　単純撮影（デジタル撮影）における新生児加算，乳幼児加算または幼児加算を行う場合の端数処理の例
　　1枚撮影の場合　［新生児加算］68点×1.8＝122.4点→（四捨五入）→122点
　　3枚撮影の場合　［新生児加算］68点×1.8＋68点×1.8×0.5×2＝244.8点→（四捨五入）→245点

1　単純撮影

「イ」アナログ撮影　60点，「ロ」デジタル撮影　68点

【目的】　最も一般的な撮影で，画像診断の基本となるものである。この撮影法は容易なうえに情報量の多い画像を提供してくれるので，人体全般にわたって画像診断に広く用いられ，撮影件数の最も多い検査である。

【方法】　被写体に対し何ら特別な処置も装置も使用しないで，人体各部のエックス線の減弱率のみに依存する撮影法。人体各部について，エックス線の透過性の度合いをフィルム上に写真のコントラストとして表したものである。

適応疾患　単純撮影の適応は　▶頭頸部疾患　▶胸部疾患　▶心・大血管疾患　▶腹部疾患　▶脊椎疾患　▶骨・関節疾患

2　特殊撮影（一連につき）

「イ」アナログ撮影　260点，「ロ」デジタル撮影　270点

【目的・方法】　普通のエックス線装置を特別な条件や操作，器具で使用する方法や，特殊目的のために考案された装置で撮影する方法（断層撮影，連続撮影法）。以下に述べるパントモグラフィ，断層撮影，スポット撮影，児頭骨盤不均衡特殊撮影，側頭骨・上顎骨・副鼻腔曲面断層撮影などが含まれる。

適応疾患　▶全身の種々の疾患

> **《保険請求》**
> ★特殊撮影とは，パントモグラフィー，断層撮影（同時多層撮影，回転横断撮影を含む），スポット撮影（胃，胆嚢および腸），側頭骨・上顎骨・副鼻腔曲面断層撮影および児頭骨盤不均衡特殊撮影〔側面撮影および骨盤入口撮影後，側面，骨盤入口撮影のフィルムに対し特殊ルーラー（計測板）の重複撮影を行う方法をいう〕をいう。なお，胃のスポット撮影，胆嚢スポット撮影および腸スポット撮影については，消化管撮影の一連の診断行為の1つとみなされる場合であっても，第1節エックス線診断料の「2」の適用の対象とする。

「1」パントモグラフィ

【目的・方法】　全顎総覧エックス線撮影と呼び，全歯列を断層撮影の原理で撮影する方法。被写体を半円形と考えた撮影法。撮影時間が10～15秒と長い。

適応疾患　▶歯科疾患　▶顎骨・顎関節疾患　▶上顎洞疾患

「2」断層撮影

【目的】　単純撮影では，病変の陰影が他の陰影と重なって十分に診断できない場合がある。そこで体内のある一定の層だけを，周囲との重なりを避けてフィルムに描出する撮影法である。

【方法】　エックス線管球とフィルムがある一定の関係を保ちながら撮影中運動することにより，被写体の面についてのみ像を形成し，それ以外の部分は運動によるボケにより消去しようとする原理に基づくものである。

　運動の方式から①直線軌道方式，②円弧軌道方式，③円軌道方式，④多軌道方式，⑤回転横断層などがあり，撮影技術的には①同時多層断層，②狭角度断層がある。

　原理的には断層撮影の一種であるが，対象が限定されているものに①パントモグラフィ，②オートトモグラフィがある。CT，MRIが普及したため，パントモグラフィ以外は行われることが少なくなった。一方，乳房撮影では，現在評価が高く断層撮影機能を有した装置が普及してきている。

適応疾患　▶肺疾患　▶腎疾患　▶胆嚢・胆道疾患　▶脊椎疾患　▶骨・関節疾患　▶副鼻腔疾患　▶耳・側頭骨疾患　▶頭蓋疾患　▶下垂体腫瘍　▶乳腺疾患など

X線

「3」同時多層撮影

【目的・方法】　一般には3～5枚程度を一度に断層撮影することから，同時多層撮影と呼ばれる。被写体の負担が1回の撮影ですむ，1枚当たりの被曝線量は減少する等の長所をもつ。

「4」回転横断撮影

【目的・方法】　体の横断面（輪切り）の撮影を目的とした方法。放射線治療計画に必要な病巣の位置，

図5　骨盤側面撮影（Guthmann 法）

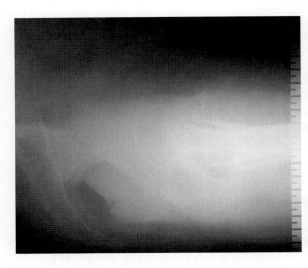

図6　骨盤入口撮影（Martius 法）
　　各々，メジャー，特殊ルーラーを用
　いることで実測値を得ることができる。

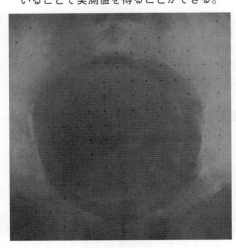

形，大きさの確認，肺，縦隔疾患などの検査に用いられていたが，CT の普及により現在ではほとんど使用されていない。

「5」スポット撮影

【目的・方法】　目的とした部分が最もよく描出された瞬間をねらう透視撮影。フィルム交換時間の短縮，連続的な情報を得る等のため，1 枚のフィルムを 2 または 4 分割で撮影する。狙撃撮影。

適応疾患　▶乳腺疾患　▶食道疾患　▶胃・十二指腸疾患　▶小腸疾患　▶大腸疾患　▶胆嚢疾患

「6」児頭骨盤不均衡特殊撮影

【目的】　分娩前に児頭骨盤不適合（cephalo-pelvic disproportion：CPD ＊）の疑われる妊婦のみを撮影対象とする。＊ CPD：妊婦産道（骨盤）が胎児頭部に対し小さすぎる（不適合）が疑われる場合，または他の理由で正常分娩がむずかしい場合の総称である。
【方法】　撮影法（骨盤計測法）には，マルチウス（Martius）法，グースマン（Guthmann）法等がある。高管電圧，短時間撮影，高感度感材システムの採用によりエックス線被曝の軽減が図られている。
適応疾患　▶児頭骨盤不均衡を来たす各種疾患

「7」骨盤側面撮影法（Guthmann 法）JIFOU

【目的・方法】　骨盤側面撮影法（Guthmann 法）では，フィルム面での拡大を補正するために金属性のメジャーを同時に撮影する（図5）。

「8」骨盤入口撮影法（Martius 法）

【目的・方法】　骨盤入口撮影法（Martius 法）では，センチメーターグリッド（特殊ルーラー）を被験者を写した外結合像と同じ高さで二重撮影する。いずれも，骨盤計測における実測値を得るために行われる（図6）。

X線

適応　▶骨盤変形　▶骨折　▶難産の既往歴のあるもの。母体側の要因として　▶狭骨盤　▶低身長や子宮底の過長　▶胎児側の要因として巨大児がある。その他，▶高齢初産　▶初産骨盤位　▶胎勢・回旋・進入異常の疑いのある場合が含まれる

「9」側頭骨・上顎骨・副鼻腔曲面断層撮影

【目的・方法】　側頭骨・上顎骨・副鼻腔曲面断層撮影は，断層面を歯列弓に合わせたパントモグラフィ（パノラマ X 線撮影法）を歯科疾患以外に副鼻腔，側頭骨病変に用いるものである。CT の普及で現在はほとんど行われていない。

適応疾患　側頭骨曲面断層撮影：　▶乳突洞炎　▶真珠腫性中耳炎　▶内耳奇形をはじめとした側頭骨疾患

▶聴神経鞘腫など小脳橋角部病変 ▶骨折
上顎骨曲面断層撮影： ▶上顎骨疾患 ▶骨折
副鼻腔曲面断層撮影： ▶副鼻腔疾患 ▶骨折

3 造影剤使用撮影

「イ」アナログ撮影 144点，「ロ」デジタル撮影 154点

【目的・方法】 臓器の周辺あるいは内部にエックス線減弱係数の差の大きい造影剤を投与し，その陰影によって，目的とする臓器の検査を行う。造影剤の陰性，陽性による区別，導入法による区別，対象臓器，手技別に区分されて名づけられている。

適応疾患 ▶消化管疾患 ▶尿路疾患 ▶胆嚢・胆管疾患 ▶関節疾患 ▶脊椎・脊髄疾患など

《保険請求》
- ■造影剤使用撮影について，脳脊髄腔造影剤使用撮影を行った場合は，脳脊髄腔造影剤使用撮影加算として，148点を加算する。
- ■造影剤使用撮影について，心臓および冠動脈造影を行った場合は，一連につき D206に掲げる心臓カテーテル法による諸検査の所定点数により算定するものとし，造影剤使用撮影に係る費用および造影剤注入手技に係る費用は含まれる。
- ■造影剤使用撮影について，胆管・膵管造影法を行った場合は，画像診断に係る費用も含め，一連につき D308に掲げる胃・十二指腸ファイバースコピーの所定点数（加算を含む）により算定する。
- ★造影剤使用撮影時の算定方法
  - ア 造影剤使用撮影とは，血管造影，瘻孔造影および気造影等の造影剤を使用して行った撮影をいう。
  - イ 二重造影は，消化管診断に含まれ，別に算定できないが，その際に使用される発泡錠は薬剤料として別に算定できる。
  - ウ 椎間板の変性を見るため，エックス線透視下に造影剤を使用し，椎間板を求めて1～3か所注入し，四ツ切フィルム2枚のエックス線写真診断を行った場合は，「3」により算定する。
  - エ 高速心大血管連続撮影装置による撮影は，「3」により算定する。
  - オ 子宮卵管造影法による検査は，E001写真診断の「3」，E002撮影の「3」，E003造影剤注入手技の「6」の「ロ」，E300薬剤および E400フィルムにより算定する。

ギネコグラフィ検査

【目的】 骨盤腔内にガスを注入し，女性の骨盤内臓器をみる方法。同様の技法で停留睾丸の男性にも施行される。

【方法】 背臥位で腹腔内にガスを注入し，腹臥位で約45°の骨盤高位にし，できるだけ骨盤腔を広く描出するようにする。CT，MRI，超音波検査の発達で現在ではほとんど行われていない。

4 乳房撮影（一連につき）

「イ」アナログ撮影 192点，「ロ」デジタル撮影 202点

【目的】 乳房撮影（マンモグラフィ）は乳房専門のエックス線撮影で乳癌を中心とする乳腺疾患のための画像診断の1つである（図7）。エックス線を用いて乳房を撮影してそのエックス線の吸収の差をフィルムに写し出すものである。乳腺は全体がやわらかい組織でエックス線の吸収差が少ないため専用の撮影装置やフィルムを使用する。マンモグラフィは乳癌をはじめ乳房にできる病気のほとんどを診断でき，視触診でわからない早期乳癌の石灰化も描出可能である。また，乳房の全体像を1枚のフィルムに写し出すので左右の比較や，過去のデータとの比較も容易である。

【方法】 撮像方法は，一般に左右の乳房を片方ずつ，フィルムを入れた台と透明なプラスチックの板（圧迫板）で挟み撮像する。強めに圧迫することで，診断に必要なよい写真を撮ることができ，乳房内部の状態を鮮明に描出できる。乳房は厚みがあり圧迫を

図7　マンモグラフィ

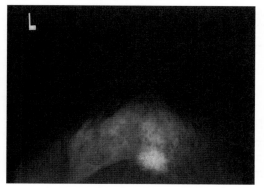

X線

しないで撮影すると乳腺や脂肪などの重なりにより，実際に腫瘍があっても，フィルム上に描出されないこともあり，適度に圧迫して撮影することは被曝線量の軽減からも重要である。

撮影は一般に，MLO（内外斜位方向），CC（頭尾側方向）の２方向で行われる。検診で行われる場合には，MLOのみとすることが多い。また必要に応じてスポット撮影，拡大撮影などが追加される。近年，３Ｄマンモグラフィ（トモシンセシス）が行える装置が普及してきている。

適応疾患 ▶乳癌 ▶乳腺症 ▶葉状腫瘍 ▶乳腺線維腺腫 ▶乳管内乳頭腫 ▶男性乳癌 ▶女性化乳房などのあらゆる乳腺疾患

《保険請求》
★乳房撮影とは，当該撮影専用の機器を用いて，原則として両側の乳房に対し，それぞれ２方向以上の撮影を行うものをいい，両側について一連として算定する。

E003 造影剤注入手技

1	点滴注射	G004に掲げる点滴注射の所定点数
2	動脈注射	G002に掲げる動脈注射の所定点数
3	動脈造影カテーテル法	
イ	主要血管の分枝血管を選択的に造影撮影した場合	3,600点
注1	血流予備能測定検査加算	400点
注2	頸動脈閉塞試験加算	1,000点
ロ	イ以外の場合	1,180点
注	血流予備能測定検査加算	400点
4	静脈造影カテーテル法	3,600点
5	内視鏡下の造影剤注入	
イ	気管支ファイバースコピー挿入	D302に掲げる気管支ファイバースコピーの所定点数
ロ	尿管カテーテル法（両側）	D318に掲げる尿管カテーテル法の所定点数
6	腔内注入及び穿刺注入	
イ	注腸	300点
ロ	その他のもの	120点
7	嚥下造影	240点

胸部や骨のエックス線検査では単純撮影が主体となるが，消化管・胆道・尿路・脈管系のように周囲組織との間にエックス線吸収の差がほとんどない部位や臓器の診断では，造影剤を使用してコントラストを作り出し，その部位や臓器を観察できるようにする。

対象機器，手技別に区分されて名づけられ，造影検査と呼ばれている。

《保険請求》
★造影剤注入手技料は，造影剤使用撮影を行うに当たって造影剤を注入した場合に算定する。ただし，同一日にG001静脈内注射またはG004点滴注射を算定した場合は造影剤注入手技の「1」点滴注射の所定点数は重複して算定できない。
★「3」の動脈造影カテーテル法および「4」の静脈造影カテーテル法とは，血管造影用カテーテルを用いて行った造影剤注入手技をいう。
★「6」の「イ」注腸を実施する際の前処置として行った高位浣腸の処置料は所定点数に含まれ，別途算定できない。
★「6」の「ロ」その他のものとは，腰椎穿刺注入，胸椎穿刺注入，頸椎穿刺注入，関節腔内注入，上顎洞穿刺注入，気管内注入（内視鏡下の造影剤注入によらないもの），子宮卵管内注入，胃・十二指腸ゾンデ挿入による注入，膀胱内注入，腎盂内注入および唾液腺注入をいう。
★経皮経肝胆管造影における造影剤注入手技はD314腹腔鏡検査により算定し，胆管に留置したドレーンチューブ等からの造影剤注入手技はE003の「6」の「ロ」により算定する。
★精嚢撮影を行うための精管切開は，K829精管切断・切除術により算定する。
★造影剤を注入するために観血手術を行った場合は，当該観血手術の所定点数をあわせて算定する。
★リンパ管造影を行うときの造影剤注入のための観血手術および注入の手技料は，あわせて，K626リンパ節摘出術の「1」により算定する。

《造影剤》

エックス線検査の際，目的となる部位と周囲組織との間にエックス線吸収差を生じさせて目的部位を明瞭に描出するために用いる薬剤である。バリウムやヨードのように原子番号が大きくエックス線をよく吸収してコントラストをつける**陽性造影剤**と，反対にエックス線透過性が高く密度の小さい気体（空気，O_2，CO_2）や液体（水）などの**陰性造影剤**がある。エックス線写真上では，前者は白く，後者は黒

く写る。

《硫酸バリウム（BaSO$_2$）》

硫酸バリウムは安定度が高く，非水溶性で毒性がなく，造影能が良好で安価である。一般には適当な粘調性，懸濁性，拡散性を与えるための保護膠質を添加して，さらに芳香剤，甘味剤を加えて製剤化したものが使用されている。ほとんどの消化管造影に用いられている。

《ヨード造影剤》

水溶性ヨード造影剤と油性ヨード造影剤に大別される。水溶性ヨード造影剤のうち，経静脈的に投与されたものの多くは腎より経尿路的に排泄される。現在，尿路，心血管，造影CTなどにおいては水溶性ヨード造影剤が用いられている。現在では，非イオン性の低浸透圧ヨード造影剤が使用されている。おもなエックス線造影剤の市販名と適応を表1に示した。

表1　主なエックス線造影剤とその適応

市販名	おもな適応
A．陽性造影剤	
《1．水溶性》	
a．イオン性	
ウログラフィン Urografin	膵胆管，尿路，関節
b．非イオン性	
イオパミロン Iopamiron	尿路・血管・CT
イオメロン Iomeron	尿路・血管・CT
オムニパーク Omnipaque	尿路・血管・CT
オプチレイ Optiray	尿路・血管・CT
イソビスト Isovist240	脳室・脳槽・脊椎腔・関節
《2．油性》	
リピオドールーウルトラフルイド Lipiodol Ultrafluid	子宮・卵管・リンパ管
《3．経口剤》	
硫酸バリウム	消化管
ガストログラフィン Gastrografin	消化管
B．陰性造影剤	
空気・O$_2$・CO$_2$	消化管・脳室・脳槽・縦隔・後腹膜

3　動脈造影カテーテル法（動脈造影）

「イ」主要血管の分枝血管を選択的に造影撮影した場合　3,600点，「ロ」イ以外の場合　1,180点

【目的】　動脈瘤や動脈の狭窄や閉塞などの血管病変や腫瘍の存在や広がり，出血部位の同定を目的として，ほとんど全身の血管を造影することができる。造影する動脈の名称によって呼ばれており，例えば内頚動脈の造影であれば内頚動脈造影と呼ばれる。

【方法】　動脈内にカテーテルを挿入して目的とする血管までカテーテルを進め，造影剤を注入して撮影する方法である。通常エックス線テレビを使って透視を行い，セルジンガー Seldinger 法によって経皮的にカテーテルを挿入して，目的とする血管までガイドワイヤーを使用してカテーテルを進める。以前は大角フィルムで10〜15枚連続して撮影していたが，最近では，DSA（デジタル・サブトラクション・アンギオグラフィ）を用いることがほとんどである。

適応疾患　▶動脈瘤　▶動静脈奇形　▶動静脈瘻　▶閉塞性動脈硬化症（ASO）や虚血性心疾患など動脈の閉塞・狭窄を来たす疾患　▶出血性疾患　▶肝癌・腎癌など各種腫瘍

「イ」と「ロ」の適応は基本的に同一であるが，大動脈瘤，大動脈解離など大動脈の疾患は，分枝血管の選択的造影を必要としないことが多い

〔ポイント〕各種画像診断の進歩により，診断のみを目的とする血管造影の施行数は減少してきている。近年では，血管造影の技術を利用して，治療に応用する医療が行われ，画像下治療（IVR：interventional radiology）と呼ばれている。血管造影は血管系 IVR の中心をなしている。

主なものは以下のとおり。

①動脈内に塞栓物質を注入して動脈を閉塞させる経カテーテル動脈塞栓術 transcatheter arterial embolization（TAE）がある。TAE は肝癌を中心とする多血性腫瘍の治療や喀血や消化管出血，産褥出血などに対しての止血に行われている（図8A・B，図9A・B）。

②動脈内に薬剤を注入する動注療法がある。各種の悪性腫瘍に行われるが，前述した TAE と併用されることが多い。動注用リザーバーを留置して持続動注を行う場合もある。そのほか，血栓溶解のための薬剤注入が行われる。これは，脳塞栓血栓症や急性動脈閉塞に応用されている。

③閉塞もしくは狭窄血管に対する血管形成術 percutaneous transluminal angioplasty（PTA）あ

X線

図8A 左外頸動脈造影
　中硬脈動脈を主たる栄養動脈とする多血性腫瘍（髄膜腫）を認める。

図8B 左外頸動脈造影（TAE後）
　TAE後の造影では，塞栓物質により栄養動脈が塞栓され，図8Aでみられた腫瘍濃染像は認められない。

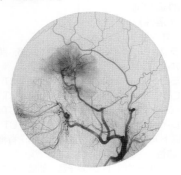

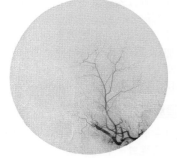

図9A 腹腔動脈造影
　肝動脈を栄養動脈とする多血性腫瘍（肝癌）が肝内に散在している。

図9B 腹腔動脈造影（TAE後）
　TAE後の造影では，図9Aで認められた腫瘍濃染像は消失している。

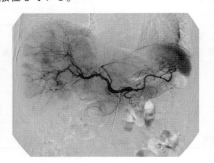

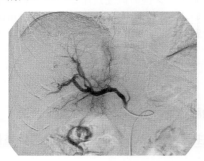

るいは経皮経管的冠動脈形成術 percutaneous transluminal coronary angioplasty （PTCA）は，狭窄血管をバルーンカテーテルで拡張させる。血栓を除去したり，ステントを入れたり，レーザーが用いられる場合もある。内頸動脈やその分枝，腎動脈や冠動脈，四肢動脈の狭窄や閉塞に対して施行されている。
　④動脈瘤に対し，コイル塞栓術やステント留置術が施行されている。

「イ」「注1」，「ロ」「注」血流予備能測定検査加算　　　　　　　400点

【目的】　冠動脈狭窄の機能的重症度を評価すること。冠血流予備能（CFR）を知ることで冠動脈形成術の適応をより正確に判断できる。また術前の種々の負荷試験を省略できる。
【方法】　圧センサー付ガイドワイヤーを用いて熱希釈で測定。
（適応疾患）　▶虚血性心疾患（狭心症）

「イ」「注2」頸動脈閉塞試験加算　　　　　　　　　　　　　1,000点

【目的】　治療手技に伴い頸動脈（ごくまれに椎骨動脈）を閉塞，あるいは損傷する場合がある。そのため術前にその動脈を，バルーンカテーテルを用いて一時的に血行遮断して，閉塞した場合虚血による症状が出るか否かを調べる。
【方法】　閉塞予定の動脈をバルーンカテーテルを用いて約30分程度一時的に閉塞する。その際，神経症状の出現，脳波異常の出現の有無を評価する。また，場合により動脈閉塞下に脳血流シンチグラフィも行い，血流状態を定量的に計測する。
（適応疾患）　▶脳動脈瘤（特に大きいもの）▶動脈解離 ▶脳動静脈奇形（AVM）▶頸動脈海綿静脈洞瘻（CCF）▶もやもや病 ▶腫瘍による動脈への浸潤

《保険請求》
■血流予備能測定検査を実施した場合は，血流予備能測定検査加算として，400点を所定点数に加算する。
■頸動脈閉塞試験（マタス試験）を実施した場合は，頸動脈閉塞試験加算として，1,000点を所定点数に加算する。

X線

★「3」の「イ」は，主要血管である総頸動脈，椎骨動脈，鎖骨下動脈，気管支動脈，腎動脈，腹部動脈（腹腔動脈，上および下腸間膜動脈をも含む），骨盤動脈または各四肢の動脈の分枝血管を選択的に造影撮影した場合，分枝血管の数にかかわらず1回に限り算定できる。
 総頸動脈，椎骨動脈，鎖骨下動脈，気管支動脈および腎動脈の左右両側をあわせて造影した場合であっても一連の主要血管として所定点数は1回に限り算定する。

4 静脈造影カテーテル法　　　　　　　　　　　　　　　　　　　　　3,600点

【目的・方法】　動脈カテーテル法と同様に，目的の静脈にカテーテルを挿入して，逆行性に造影剤を注入して造影する。造影のほか，腎静脈，副腎静脈においてはホルモン測定の採血（サンプリング）も同時に行われることも多い。サンプリングが診断上有用な疾患に，機能性副腎腺腫（原発性アルドステロン症など），下垂体腺腫，インスリノーマ（脾静脈〜門脈系）などが挙げられる。保険上は，静脈カテーテル法は副腎静脈，奇静脈または脊椎静脈に対して実施した場合に算定できる。

適応疾患　▶機能性副腎腫瘍や機能性下垂体腺腫　▶静脈血栓症　▶静脈閉塞症　▶バッド・キアリ症候群　▶門脈圧亢進症　▶動静脈瘻　▶奇静脈及び脊椎静脈の異常　など

《リンパ管造影》

　目的部位に注ぐリンパ管を皮膚切開して露出し，油性造影剤であるリピオドールをゆっくりと注入する。従来悪性リンパ腫や骨盤内腫瘍において，リンパ節転移の有無を診断するために行われていたが，CT，MRIなどの進歩で，この目的では現在ほとんど行われなくなった。しかし，リンパ漏に対する治療を目的としたリンパ管造影と塞栓術が行われることはある。また，鼠径部などのリンパ節を経皮的に穿刺して前述のリピオドールを注入して行う場合もある。診断のみの場合，手技が簡便であるリンパ管シンチを行う施設が多い。

　《保険請求》
　★静脈造影カテーテル法は，副腎静脈，奇静脈または脊椎静脈に対して実施した場合に算定できる。

5 内視鏡下造影剤注入・「イ」気管支ファイバースコピー挿入

適応疾患　▶肺癌　▶その他気管支・肺疾患

5 内視鏡下造影剤注入・「ロ」尿管カテーテル法（両側）

適応疾患　▶尿管結石症　▶腎盂癌　▶尿管癌　▶その他の腎盂・尿管疾患

6 腔内注入及び穿刺注入・「イ」注腸　　　　　　　　　　　　　　300点

適応疾患　▶大腸癌　▶炎症性疾患　▶その他の大腸疾患

6 腔内注入及び穿刺注入・「ロ」その他のもの　　　　　　　　　　120点

適応疾患　【脊髄腔内造影】脊髄腫瘍　▶椎間板ヘルニア　▶脊柱管狭窄症　▶他の脊髄腔内外の疾患
　【その他】管腔および導管を有する種々の疾患

7 嚥下造影　VF：video Fluorography　　　　　　　　　　　　　240点

【目的・方法】　飲み込みができるかどうか，また食物の気管内への誤嚥の有無についてエックス線透視を利用して評価する。一般には，硫酸バリウム（BaSO2）を用いるが，誤嚥の可能性が高い場合には，非イオン性水溶性造影剤を使用する。

適応疾患　▶嚥下障害　▶摂食障害　▶誤嚥性肺炎

X線

第22章

核医学診断料

核医学検査

放射線核種を用いて各臓器の形態機能あるいは物質代謝の状態などを調べる検査である。

核医学検査には，直接患者に核種を投与して行う検査（in-vivo検査）と患者から得た試料に核種を加えて行う（in-vitro検査）がある。

核医学診断料は以下に述べる放射線核種を体内に投与して，そこから発生する放射線（γ線）を体外の検出器でうけ，画像を得るシンチグラムに対して算定される。

《保険請求》

★核医学診断に係る一般的事項
　核医学診断に係る所定点数とは，E100からE101-5までに掲げる所定点数およびE102に掲げる所定点数を合算した点数をいう。
★画像を電子化して管理および保存した場合とは，デジタル撮影した画像を電子媒体に保存して管理した場合をいい，フィルムへのプリントアウトを行った場合にも当該加算を算定することができるが，本加算を算定した場合には当該フィルムの費用は算定できない。
★ラジオアイソトープの費用
　ラジオアイソトープの費用を算定する場合は，「使用薬剤の薬価（薬価基準）」の定めるところによる。

E100　シンチグラム （画像を伴うもの）

1	部分（静態）（一連につき）	1,300点
2	部分（動態）（一連につき）	1,800点
3	全身（一連につき）	2,200点
注2	甲状腺ラジオアイソトープ摂取率測定加算	100点
注3	新生児加算	所定点数の100分の80
注3	乳幼児加算	所定点数の100分の50
注3	幼児加算	所定点数の100分の30

放射性同位元素（ラジオアイソトープ，radioisotope，RI）で標識した放射性医薬品を体内に投与すると特定の臓器や組織に取り込まれ，そこで放射線（γ線や特定エックス線）を出す。これをガンマカメラで測定してその分布を画像にしたものである。

放射能の測定は高い感度で行われるため，ごく微量の放射性同位元素で安全に，また非侵襲的に機能や形態を画像化できる。目的とする部位や疾患により各種のシンチグラフィがある。以下に代表的シンチグラフィについて述べる。

《保険請求》

■同一のラジオアイソトープを使用して数部位または数回にわたってシンチグラム検査を行った場合においても，一連として扱い，主たる点数をもって算定する。
■甲状腺シンチグラム検査に当たって，甲状腺ラジオアイソトープ摂取率を測定した場合は，甲状腺ラジオアイソトープ摂取率測定加算として，100点を所定点数に加算する。
■新生児，3歳未満の乳幼児（新生児を除く）または3歳以上6歳未満の幼児に対してシンチグラムを行った場合は，新生児加算，乳幼児加算または幼児加算として，当該シンチグラムの所定点数にそれぞれ所定点数の100分の80，100分の50または100分の30に相当する点数を加算する。
■ラジオアイソトープの注入手技料は，所定点数に含まれるものとする。
★「注3」（新生児・乳幼児・幼児加算）の加算における所定点数には「注2」（甲状腺ラジオアイソトープ摂取率測定）による加算は含まれない。
★当該撮影に用いる放射性医薬品については，専門の知識および経験を有する放射性医薬品管理者の下で管理されていることが望ましい。

核医学

1　骨シンチグラフィ

【目的】　骨病変の検出にきわめて鋭敏な検査法である。一般に単純エックス線写真においては，30〜50％のカルシウムの増減があって，病巣は造骨性もしくは溶骨性病変として認めることができるとされている。しかし病巣部での骨代謝はそれより早期に生じているため，骨シンチグラフィは，エックス線検査で検出できない骨病変を早期に発見できる。しかも一度に全身像を撮像できるため，全身への病変の広がりや分布を診断できる。

骨シンチグラフィは，悪性腫瘍の骨転移の診断に最も多く用いられている。その他の原発性骨腫瘍や骨髄炎，疲労骨折や代謝性骨疾患においても有用である（図10）。

【方法】　方法としては，^{99m}Tc-MDP（methylene diphosphonate）または^{99m}Tc-HMDP（hydroxy methylene diphosphonate）を静注して，3時間後に撮像する。

適応疾患　▶転移性骨腫瘍 ▶原発性骨腫瘍 ▶線維性骨異形成症など骨腫瘍類縁疾患 ▶骨髄炎 ▶疲労骨折 ▶病的骨折 ▶代謝性骨疾患（骨パジェット病）▶胸肋鎖骨肥厚症 ▶SAPHO症候群 ▶無菌性骨壊死 ▶骨端症など

2　心筋シンチグラフィ

【目的】　心臓の核医学検査の最も一般的なものは心筋シンチグラフィと呼ばれている。心筋シンチグラフィの目的は，心筋梗塞や狭心症に代表される虚血性心疾患における心筋虚血の検出や心筋生存能（viability）の評価に用いられている。心筋虚血の検出精度に優れており，心筋viabilityの評価は，冠血行再建術（CABG）や経皮的カテーテル的冠動脈形成術（PTCA）などの適応決定および効果判定に有用である。

【方法】　方法は塩化タリウム（^{201}TlCl）もしくは^{99m}Tc標識心筋血管製剤〔^{99m}Tc-MIBI（sestamibi）または^{99m}Tc-tetrofosmin〕が用いられる。多くの場合，運動負荷や薬剤負荷を加えた状態で検査薬を投与する負荷心筋血流シンチグラフィが行われる。安静時の検査では，病変の程度が軽い場合には検出できない心筋予備能の低下をより正確に評価するために行われている。心筋脂肪酸代謝の状態を観察できる^{123}I-BMIPP（β-methyl iodophenyl pentadecanoic acid）や心筋の交感神経機能を反映する^{123}I-MIBG（metaiodobenzyl guanidine）も用いられている。

適応疾患　▶狭心症・心筋梗塞など虚血性心疾患 ▶各種心筋症 ▶心筋炎 ▶心サルコイドーシス ▶心アミロイドーシス ▶弁膜疾患 ▶重症不整脈 ▶大血管術前 ▶心不全など
【^{123}I-MIBGの場合】▶パーキンソン病とレビー小体型認知病も含む

3　脳血流シンチグラフィ

【目的】　エックス線CTやMRIはおもに脳の形態学的検査であるのに対して，脳血流シンチグラフィは機能的な検査方法である。

この検査では，脳実質の微小循環の情報が得られるため，形態学的検査では早期にとらえることができない異常を描出することが可能であり，発症直後の脳虚血病巣も検出できる。また，脳血管障害が存在しない場合は，神経細胞の活動度を示し，認知症やてんかん，外傷などの診断にも有用である（図11）。

【方法】　方法は，^{123}I-IMP，^{99m}Tc-HMPAO，^{99m}Tc-ECDなどの注射薬または^{133}Xeガスを投与して，SPECT装置を用いて断層像を撮像する。とくに脳循環予備能の評価にはアセタゾラミド（ダイアモックス®）を用いた負荷脳血流シンチグラフィが有用である。

適応疾患　▶脳血管障害（脳梗塞，一過性脳虚血発作，脳内出血，くも膜下出血，もやもや病，脳動脈瘤，脳動脈閉塞，脳動脈狭窄，脳動静脈奇形，硬膜静脈洞血栓症，硬膜動静脈瘻）▶てんかん ▶脳腫瘍 ▶アルツハイマー病やレビー小体型認知症をはじめとした各種認知症 ▶脳炎・脳症 ▶低酸素脳症 ▶パーキンソン症候群 ▶その他の変性疾患 ▶外傷 ▶機能性精神障害（うつ病，統合失調症など）▶原因不明の意識障害 ▶脳死状態の判定など

図10　骨シンチグラム（多発性骨転移）

全身像において異常集積を認める。転移性骨腫瘍の部位や広がりがよくわかる。

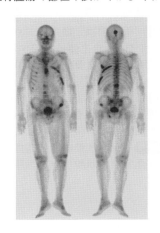

核医学

図11 脳血流SPECT（正常例）

　　脳血流は，大脳および小脳皮質または灰白質で多く白質では少ない。正常例では脳血流分布はほぼ左右対称である。脳100g当たり1分間に約50mlの血流がある。

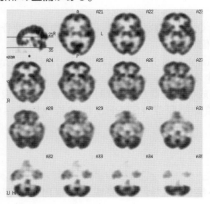

図12 ガリウムシンチグラム（乳癌多発転移）

　　乳癌からの多発リンパ節転移，骨転移に一致して異常集積が認められる。全身への広範な転移巣の分布を診断することができる。

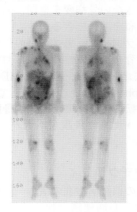

4 腫瘍シンチグラフィ

【目的】　腫瘍シンチグラフィとしてわが国で多数施行されていたのは，^{67}Gaシンチグラフィと^{201}Tlシンチグラフィであったが，^{18}F-FDG PET検査の普及により，これらの検査数は激減した。

　その一方で，ある腫瘍に特異性をもつシンチグラフィは現在も臨床的な有用性が高く，①神経内分泌腫瘍（NET；neuroendocrine tumor）に対するオクトレオスキャン，②悪性黒色腫に対する^{123}I-IMPシンチグラフィ，（現在は保険適応外）③褐色細胞腫や神経芽腫に対する^{123}I-MIBGシンチグラフィ，④副甲状腺腫瘍に対する^{99m}Tc-MIBI——などが活用されている。

　腫瘍シンチグラフィの特徴は，機能の画像化であり，腫瘍の良悪性の鑑別やviabilityの評価などの性状診断や治療効果の判定にも有用である。また全身を一度に撮像できるので進展範囲をよく表すことができる。

【方法】　方法としては，^{67}Gaシンチグラフィでは，クエン酸ガリウム静注後2〜3日後に撮像，^{201}Tlシンチグラフィにおいては，塩化タリウム静注10〜20分後および3時間後に撮像される。全身像のほか，SPECT像も追加されることが多い（図12）。

（適応疾患）　**【^{67}Gaシンチ】**▶悪性リンパ腫 ▶悪性黒色腫 ▶頭頚部腫瘍（脳腫瘍，頚部腫瘍，咽頭腫瘍，咽頭癌，喉頭腫瘍，喉頭癌など）ほか各種悪性腫瘍 ▶サルコイドーシス ▶膿瘍 ▶不明熱 ▶間質性肺炎 ▶間質性腎炎など

　　【^{201}Tlシンチ】▶甲状腺腫瘍 ▶肺癌 ▶脳腫瘍 ▶骨腫瘍 ▶軟部腫瘍など

5 甲状腺シンチグラフィ摂取率測定

【目的】　甲状腺は，血中のヨウ素を取り込み，甲状腺ホルモンを合成する。したがって放射性ヨウ素である^{131}Iや^{123}Iを生体に投与することによってホルモン合成の機能を知ることができる。

　甲状腺シンチグラフィにより，甲状腺局所の形態と機能，甲状腺機能亢進症の原因の鑑別や異所性甲状腺の局在が診断できる。

【方法】　方法としては，^{123}Iを経口投与して3〜6時間後に甲状腺シンチグラフィを施行して，24時間後に摂取率を測定する。甲状腺治療薬，ヨード造影剤および海苔，昆布，牡蠣などの海藻物はヨウ素含有量が高いので，検査前にはこれらを制限して行う必要がある。

（適応疾患）　▶甲状腺機能亢進症〔バセドウ病，自律性機能性甲状腺腺腫（プランマー病）〕▶異所性甲状腺 ▶亜急性甲状腺炎 ▶慢性甲状腺炎（橋本病）など

E101　シングルホトンエミッションコンピューター断層撮影（同一のラジオアイソトープを用いた一連の検査につき）Single photon emission computed tomography（SPECT）　1,800点

注1	甲状腺ラジオアイソトープ摂取率測定加算	100点
注2	新生児加算	所定点数の100分の80
注2	乳幼児加算	所定点数の100分の50
注2	幼児加算	所定点数の100分の30
注3	断層撮影負荷試験加算	所定点数の100分の50

【目的】　γ線放出核種を用いた断層撮影法である。通常のプラナー像に比べ空間分解能に優れ，周囲臓器との解剖学的位置関係が明瞭となるため，小病変や軽度の集積異常の描出も良好であり，診断能を向上させることができる。

【方法】　検出器であるガンマカメラを被験者の周囲に回転させるなどして三次元の情報を収集して，任意の方向のスライス画像（断層像）を表示する。脳血流シンチグラフィ，心筋シンチグラフィ，腫瘍シンチグラフィ，骨シンチグラフィなど幅広く行われている。

適応疾患　【脳血流シンチグラフィ】▶脳血管障害（脳梗塞，一過性脳虚血発作，脳内出血，くも膜下出血，もやもや病，脳動脈瘤，脳動静脈奇形，硬膜静脈洞血栓症，硬膜動静脈瘻）▶てんかん▶脳腫瘍▶アルツハイマー病やレビー小体型認知症をはじめとした各種認知症▶脳炎・脳症▶低酸素脳症▶パーキンソン症候群▶その他の変性疾患▶外傷▶機能性精神障害（うつ病，統合失調症など）▶原因不明の意識障害▶脳死状態の判定など

【心筋シンチグラフィ】▶狭心症・心筋梗塞など虚血性心疾患▶各種心筋症▶心筋炎▶心サルコイドーシス▶心アミロイドーシス▶弁膜疾患▶重症不整脈▶大血管術前▶心不全など

【腫瘍シンチグラフィ】^{67}Ga シンチ：▶悪性リンパ腫▶悪性黒色腫▶頭頚部腫瘍（脳腫瘍，頚部腫瘍，咽頭腫瘍，咽頭癌，喉頭腫瘍，喉頭癌など）ほか各種悪性腫瘍▶サルコイドーシス▶膿瘍▶不明熱▶間質性肺炎▶間質性腎炎など

^{201}Tl シンチ：▶甲状腺腫瘍▶肺癌▶脳腫瘍▶骨腫瘍▶軟部腫瘍など

【骨シンチグラフィ】▶転移性骨腫瘍▶原発性骨腫瘍▶線維性骨異形成症など骨腫瘍類縁疾患▶骨髄炎▶疲労骨折▶病的骨折▶代謝性骨疾患（骨パジェット病）▶胸肋鎖骨肥厚症▶SAPHO症候群▶無菌性骨壊死▶骨端症など

《保険請求》
- ■甲状腺シンチグラム検査に当たって，甲状腺ラジオアイソトープ摂取率を測定した場合は，甲状腺ラジオアイソトープ摂取率測定加算として，100点を所定点数に加算する。
- ■新生児，3歳未満の乳幼児（新生児を除く）または3歳以上6歳未満の幼児に対して断層撮影を行った場合は，新生児加算，乳幼児加算または幼児加算として，所定点数にそれぞれ所定点数の100分の80，100分の50または100分の30に相当する点数を加算する。
- ■負荷試験を行った場合は，負荷の種類または測定回数にかかわらず，断層撮影負荷試験加算として，所定点数の100分の50に相当する点数を加算する。
- ■ラジオアイソトープの注入手技料は，所定点数に含まれるものとする。
- ★シングルホトンエミッションコンピューター断層撮影は，同一のラジオアイソトープを使用した一連の検査につき，撮影の方向，スライスの数，撮影の部位数および疾患の種類等にかかわらず所定点数のみにより算定する。
- ★「注2」（新生児・乳幼児・幼児加算）の加算における所定点数とは，「注1」（甲状腺ラジオアイソトープ摂取率測定）および「注3」（負荷試験を行った場合）の加算を含まない点数である。
- ★「注3」の加算における所定点数とは，「注1」および「注2」の加算を含まない点数である。
- ★当該撮影に用いる放射性医薬品については，専門の知識および経験を有する放射性医薬品管理者の下で管理されていることが望ましい。

E101-2　ポジトロン断層撮影

1	^{15}O 標識ガス剤を用いた場合（一連の検査につき）	7,000点
2	^{18}FDG を用いた場合（一連の検査につき）	7,500点
3	^{13}N 標識アンモニア剤を用いた場合（一連の検査につき）	9,000点
4	^{18}F 標識フルシクロビンを用いた場合（一連の検査につき）	2,500点
5	アミロイドPETイメージング剤を用いた場合（一連の検査につき）	
	イ　放射性医薬品合成設備を用いた場合	12,500点
	ロ　イ以外の場合	2,600点

核医学

注3		所定点数の100分の80
注4	新生児加算	1,600点
注4	乳幼児加算	1,000点
注4	幼児加算	600点
注4	新生児加算（注3の場合）	1,280点
注4	乳幼児加算（注3の場合）	800点
注4	幼児加算（注3の場合）	480点

《保険請求》
- ■^{15}O 標識ガス剤の合成および吸入，^{18}FDG の合成および注入，^{13}N 標識アンモニア剤の合成および注入，^{18}F 標識フルシクロビンの注入並びにアミロイド PET イメージング剤の合成（放射性医薬品合成設備を用いた場合に限る）及び注入に要する費用は，所定点数に含まれる。
- ■別に厚生労働大臣が定める施設基準に適合しているものとして地方厚生局長等に届け出た保険医療機関において行われる場合に限り算定する。
- ■別に厚生労働大臣が定める施設基準に適合しているものとして地方厚生局長等に届け出た保険医療機関以外の保険医療機関において行われる場合は，所定点数の100分の80に相当する点数により算定する。
- ■1から4までについては，新生児，3歳未満の乳幼児（新生児を除く）または3歳以上6歳未満の幼児に対して断層撮影を行った場合は，新生児加算，乳幼児加算または幼児加算として，1,600点，1,000点または600点を所定点数に加算する。ただし，注3の規定により所定点数を算定する場合においては，1,280点，800点または480点を所定点数に加算する。
- ★ポジトロン断層撮影は，撮影の方向，スライスの数，撮影の部位数および疾患の種類等にかかわらず所定点数のみにより算定する。
- ★ポジトロン断層撮影と同時に同一の機器を用いて行ったコンピューター断層撮影の費用はポジトロン断層撮影の所定点数に含まれ，別に算定できない。
- ★当該撮影に用いる放射性医薬品の管理については，専門の知識および経験を有する放射性医薬品管理者の下で管理されていることが望ましい。
- ★レカネマブ（遺伝子組換え）製剤の投与の要否を判断する目的で，E101-3ポジトロン断層・コンピューター断層複合撮影（一連の検査につき）の「4」アミロイド PET イメージング剤を用いた場合（一連の検査につき）またはE101-4ポジトロン断層・磁気共鳴コンピューター断層複合撮影（一連の検査につき）の「3」アミロイド PET イメージング剤を用いた場合（一連の検査につき）を併せて実施した場合には，主たるもののみ算定する。

1 ^{15}O 標識ガス剤を用いた場合（一連の検査につき）　　7,000点

【目的・方法】　陽電子（ポジトロン）を放出する放射性同位元素を化合物の構成元素の一部として含む放射性薬剤をポジトロン放射性医薬品という。ポジトロン断層撮影（positron emission tomography：PET）は，ポジトロン放射性医薬品を投与して体内での分布や挙動を断層像として画像化したものである。現在^{15}O，^{18}FDG などいくつかの核種が保険で認められている。^{15}O は，局所の血流量や酸素消費量の測定に用いられる。

適応疾患　▶脳血管障害 ▶脳血流量・脳血液量・脳酸素摂取率・酸素消費率の測定が必要な各種中枢神経疾患 ▶アルツハイマー病などの認知症 ▶難治性てんかんの焦点同定 ▶大脳萎縮症など

《保険請求》
- ★^{15}O 標識ガス剤を用いた場合
  - ア 「1」の^{15}O 標識ガス剤を用いた場合（一連の検査につき）について，当該画像診断に伴って行われる血液ガス分析の費用は所定点数に含まれ，別に算定できない。
  - イ ターゲットガス（窒素，酸素，二酸化炭素）等の^{15}O 標識ガス剤の合成および吸入に係る費用は所定点数に含まれ，別に算定できない。

2 ^{18}FDG を用いた場合（一連の検査につき）　　7,500点

【目的・方法】　^{18}FDG を用いたポジトロン断層撮影は，悪性腫瘍（早期胃癌を除く）の転移検索や病期診断，再発の診断を目的として行われるほか，悪性リンパ腫の治療効果判定，てんかん・虚血性心疾患，大型血管炎の診断に用いられる（図13）。

　なお，てんかんについては，難治性部分てんかんで外科切除が必要な患者に使用し，虚血性心疾患では，虚血性心疾患による心不全患者で，心筋組織のバイアビリティ診断が必要とされる患者に使用する。ただし，通常の心筋血流シンチグラフィで判定困難な場合に限る。

　悪性腫瘍については，他の検査・画像診断により，病期診断，転移・再発の診断が確定できない患者に使用する。高安動脈炎等の大型血管炎においては他の検査で病変の局在または活動性の判断がつかない患者に使用する。

核医学

図13　^{18}FDG PET　^{18}FDG PET 肺癌の術前病期診断で直腸癌も見つかった例

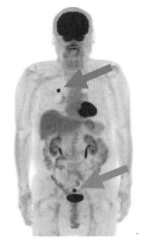

全身像（A）で右胸部内側寄りに強い結節状集積が見られ，右肺上葉の原発巣と一致している（B）。リンパ節を含め転移を疑う集積はないが，膀胱の直上に結節状集積が見られ（A，C），これを契機に直腸癌が判明した。

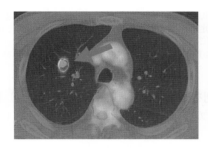

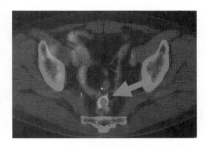

A．全身像　　　　　　　B．PET-CT 胸部肺野条件との fusion　　　C．PET-CT 骨盤部軟部条件との fusion
　　　　　　　　　　　　　　　　　画像　　　　　　　　　　　　　　　　　　　画像

適応疾患　▶難治性てんかんで外科治療対象者 ▶虚血性心疾患で心筋バイアビリティの評価が必要な場合 ▶心サルコイドーシスで炎症部位の診断が必要な場合 ▶早期胃癌を除く悪性腫瘍（主に脳腫瘍・頭頚部癌・食道癌・肺癌・乳癌・膵癌・転移性肝癌・大腸癌・卵巣癌・子宮癌・悪性リンパ腫・悪性黒色腫および原発不明癌など）▶高安動脈炎や巨細胞性動脈炎

3　^{13}N 標識アンモニア剤を用いた場合（一連の検査につき）　　　　9,000点

【目的】　^{13}NH$_3$（アンモニア）の投与を行い，ポジトロン断層撮影装置を用いて，心筋血流分布を画像化する撮影技術である。この方法では冠動脈の狭窄が50％以下の軽微な動脈硬化所見をとらえうるとされている。

【方法】　安静時，負荷（ジピリダモール）時，ポジトロン撮影（PET）。

適応疾患　▶他の検査では判断のつかない虚血性心疾患（心筋梗塞，狭心症）

《保険請求》
★^{18}FDG を用いた場合（一連の検査につき）については，てんかん，心疾患もしくは血管炎の診断または悪性腫瘍（早期胃癌を除き，悪性リンパ腫を含む）の病期診断もしくは転移・再発の診断を目的とし，次に定める要件を満たす場合に限り算定する。
　1．てんかん：難治性部分てんかんで外科切除が必要とされる患者に使用する。
　2．心疾患：虚血性心疾患による心不全患者における心筋組織のバイアビリティ診断（他の検査で判断のつかない場合に限る），心サルコイドーシスの診断（心臓以外で類上皮細胞肉芽腫が陽性でサルコイドーシスと診断され，かつ心臓病変を疑う心電図または心エコー所見を認める場合に限る）または心サルコイドーシスにおける炎症部位の診断が必要とされる患者に使用する。
　3．悪性腫瘍（早期胃癌を除き，悪性リンパ腫を含む）：他の検査または画像診断により病期診断または転移もしくは再発の診断が確定できない患者に使用する。
　4．血管炎：高安動脈炎等の大型血管炎において，他の検査で病変の局在または活動性の判断のつかない患者に使用する。
★^{18}FDG 製剤を医療機関内で製造する場合は，^{18}FDG 製剤の製造に係る衛生管理，品質管理等については，関係学会の定める基準を参考として，十分安全な体制を整備した上で実施する。なお，高安動脈炎等の大型血管炎の診断に用いる^{18}FDG 製剤については，当該診断のために用いるものとして薬事承認を得ている^{18}FDG 製剤を使用した場合に限り算定する。
★当該画像診断を実施した同一月内に悪性腫瘍の診断の目的で E100シンチグラム（画像を伴うもの）（ガリウムにより標識された放射性医薬品を用いるものに限る）を実施した場合には，主たるもののみを算定する。
★^{18}FDG の合成および注入に係る費用は所定点数に含まれ，別に算定できない。
★「3」の ^{13}N 標識アンモニア剤を用いた場合（一連の検査につき）については，他の検査で判断のつかない虚血性心疾患の診断を目的として行った場合に算定する。なお，負荷に用いる薬剤料は所定点数に含まれ，別に算定できない。
★^{13}N 標識アンモニア剤の合成および注入に係る費用は所定点数に含まれ，別に算定できない。

核医学

4 ^{18}F 標識フルシクロビンを用いた場合（一連の検査につき）🆕　2,500点

【目的】　悪性神経膠腫が疑われる患者に対して，腫瘍の進展範囲を可視化し MRI により腫瘍摘出範囲を決定する際の補助診断目的として用いる。

【方法】　^{18}F 標識フルシクロビン（アキュミン）1 バイアル（87～270MBq）を静注し10～50分後に撮像。

適応疾患　▶初発の悪性神経膠腫（疑い）

《保険請求》

★^{18}F 標識フルシクロビンを用いた場合
　ア　「4」の^{18}F 標識フルシクロビンを用いた場合（一連の検査につき）については，初発の悪性神経膠腫が疑われる患者に対して，腫瘍摘出範囲の決定の補助を目的として，腫瘍の可視化に用いるものとして薬事承認を得ている放射性医薬品を用いて行った場合に限り算定する。
　イ　^{18}F 標識フルシクロビンの注入に係る費用は所定点数に含まれ，別に算定できない。

5 アミロイド PET イメージング剤を用いた場合（一連の検査につき）🆕　12,500点

【目的】　脳内に蓄積したアミロイド β プラークを可視化することによりアルツハイマー病を早期に診断する。

【方法】　^{18}F 標識フルテメタモル（ビザミル）1 バイアル（120～370MBq）を静注し60～120分後に撮像。もしくは^{18}F 標識フロルベタピル（アミヴィッド）370MBq を静注し30～50分後に撮像。

適応疾患　▶アルツハイマー病による軽度認知障害または軽度の認知症が疑われる患者

《保険請求》

★アミロイド PET イメージング剤を用いた場合
　ア　「5」のアミロイド PET イメージング剤を用いた場合（一連の検査につき）については，厚生労働省の定めるレカネマブ（遺伝子組換え）製剤に係る最適使用推進ガイドラインに沿って，アルツハイマー病による軽度認知障害または軽度の認知症が疑われる患者等に対し，レカネマブ（遺伝子組換え）製剤の投与の要否を判断する目的でアミロイド β 病理を示唆する所見を確認する場合に，患者 1 人につき 1 回に限り算定する。ただし，レカネマブ（遺伝子組換え）製剤の投与中止後に初回投与から18か月を超えて再開する場合は，さらに 1 回に限り算定できる。
　イ　「5」の「イ」放射性医薬品合成設備を用いた場合については，使用目的または効果として，アミロイド PET イメージング剤の製造に使用するものとして薬事承認または認証を得ている放射性医薬品合成設備を用いて，アミロイド PET イメージング剤を医療機関内で製造した場合に限り算定する。ただし，アミロイド PET イメージング剤の製造に係る衛生管理，品質管理等については，関係学会の定める基準を参考として，十分安全な体制を整備した上で実施する。なお，アミロイド PET イメージング剤の合成および注入に係る費用は所定点数に含まれ，別に算定できない。
★「5」の「ロ」イ以外の場合については，効能または効果として，アルツハイマー病による軽度認知障害または認知症が疑われる患者の脳内アミロイドベータプラークの可視化に用いるものとして薬事承認を得ているアミロイド PET イメージング剤を使用した場合に限り算定する。なお，アミロイド PET イメージング剤の注入に係る費用は所定点数に含まれ，別に算定できない。
●レセプト摘要欄：〔レカネマブ（遺伝子組換え）製剤の投与中止後に初回投与から18か月を超えて再開する場合〕本撮影が必要と判断した医学的根拠を記載する。
　認知機能スコア：MMSE スコアを記載する（他の保険医療機関からの紹介により画像診断を実施する場合は，紹介元医療機関において測定したスコアを記載する）
　臨床認知尺度：CDR 全般尺度の評価を記載する（他の保険医療機関からの紹介により画像診断を実施する場合は，紹介元医療機関において測定したスコアを記載する）
　画像診断の結果における A β 病理を示唆する所見の有無について記載する

E101-3　ポジトロン断層・コンピューター断層複合撮影（一連の検査につき）

1　^{15}O 標識ガス剤を用いた場合（一連の検査につき）	7,625点
2　^{18}FDG を用いた場合（一連の検査につき）	8,625点
3　^{18}F 標識フルシクロビンを用いた場合（一連の検査につき）	3,625点
4　アミロイド PET イメージング剤を用いた場合（一連の検査につき）	
イ　放射性医薬品合成設備を用いた場合	13,625点
ロ　イ以外の場合	3,725点
注3	所定点数の100分の80
注4　新生児加算	1,600点
注4　乳幼児加算	1,000点
注4　幼児加算	600点
注4　新生児加算（注 3 の場合）	1,280点

核医学

注4　乳幼児加算（注3の場合）	⋯⋯⋯⋯⋯⋯⋯⋯⋯⋯⋯⋯⋯⋯⋯⋯⋯⋯⋯⋯⋯⋯⋯⋯	800点
注4　幼児加算（注3の場合）	⋯⋯⋯⋯⋯⋯⋯⋯⋯⋯⋯⋯⋯⋯⋯⋯⋯⋯⋯⋯⋯⋯⋯⋯	480点

【目的・方法】 PET とは，positron emission tomography の略で検査自体は1970年代中頃から行われ始め，半世紀近い歴史がある。初期においては，おもに^{15}O を用いて，脳血流の研究が行われた。

その後，ブドウ糖代謝を画像化する^{18}F-FDG が保険適用となり，腫瘍を中心に脳，心臓疾患に広く用いられるようになった。PET は，CT と比較して空間分解能が低く，解剖学的な位置の同定困難な場合が時にあった。これを補うため，PET 単独の装置を用いての診断においては，CT，MRI の画像と比較したり，あるいはワークステーション上での画像重ね合わせを行って診断していた。そこで，PET の診断能のさらなる向上のため，同時に PET 画像と CT 画像の撮像が可能な一体型装置が開発された。この装置により，容易に融合画像が作成できるだけではなく，吸収補正も行うことができるようになった。

適応疾患 E101-2ポジトロン断層撮影と同一であるが，^{18}FDG を用いた場合，心疾患に関しては E101-2しか適応がない。

①^{15}O 標識ガス剤を用いた場合：　▶脳血管障害
②^{18}FDG を用いた場合：　▶早期胃癌を除く悪性腫瘍 ▶難治性部分てんかんで外科治療が必要となる場合 ▶高安動脈炎等の大型血管炎

《保険請求》

■^{15}O 標識ガス剤の合成および吸入，^{18}FDG の合成および注入，^{18}F 標識フルシクロビンの注入並びにアミロイド PET イメージング剤の合成（放射性医薬品合成設備を用いた場合に限る）及び注入に要する費用は，所定点数に含まれる。
■別に厚生労働大臣が定める施設基準に適合しているものとして地方厚生局長等に届け出た保険医療機関において行われる場合に限り算定する。
■別に厚生労働大臣が定める施設基準に適合しているものとして地方厚生局長等に届け出た保険医療機関以外の保険医療機関において行われる場合は，所定点数の100分の80に相当する点数により算定する。
■1から3までについては，新生児，3歳未満の乳幼児（新生児を除く）または3歳以上6歳未満の幼児に対して断層撮影を行った場合は，新生児加算，乳幼児加算または幼児加算として，1,600点，1,000点または600点を所定点数に加算する。ただし，注3の規定により所定点数を算定する場合においては，1,280点，800点または480点を所定点数に加算する。
★ポジトロン断層・コンピューター断層複合撮影は，X線 CT 組合せ型ポジトロン CT 装置を用いて，診断用の画像としてポジトロン断層撮影画像，コンピューター断層撮影画像および両者の融合画像を取得するものをいい，ポジトロン断層撮影画像の吸収補正用としてのみコンピューター断層撮影を行った場合は該当しない。また，撮影の方向，スライスの数，撮影の部位数および疾患の種類等にかかわらず所定点数により算定する。
★同一月に，E200コンピューター断層撮影（CT 撮影）を行った後にポジトロン断層・コンピューター断層複合撮影を行う場合は，本区分は算定せず，E101-2ポジトロン断層撮影により算定する。この場合においては，E101-2の別に厚生労働大臣が定める施設基準に適合しているものとして地方厚生（支）局長に届け出ていなくても差し支えない。
★^{15}O 標識ガス剤を用いた場合
　ア　「1」の^{15}O 標識ガス剤を用いた場合（一連の検査につき）について，当該画像診断に伴って行われる血液ガス分析の費用は所定点数に含まれ，別に算定できない。
　イ　ターゲットガス（窒素，酸素，二酸化炭素）等の^{15}O 標識ガス剤の合成および吸入に係る費用は所定点数に含まれ，別に算定できない。
★^{18}FDG を用いた場合（一連の検査につき）については，てんかんもしくは血管炎の診断または悪性腫瘍（早期胃癌を除き，悪性リンパ腫を含む）の病期診断もしくは転移・再発の診断を目的とし，次に定める要件を満たす場合に限り算定する。ただし，表中の「画像診断」からは，コンピューター断層撮影を除く。次に定める要件は満たさないが，E101-2ポジトロン断層撮影に定める要件を満たす場合は，E101-2により算定する。
　1．てんかん：難治性部分てんかんで外科切除が必要とされる患者に使用する。
　2．悪性腫瘍（早期胃癌を除き，悪性リンパ腫を含む）：他の検査または画像診断により病期診断または転移もしくは再発の診断が確定できない患者に使用する。
　3．血管炎：高安動脈炎等の大型血管炎において，他の検査で病変の局在または活動性の判断のつかない患者に使用する。
★^{18}FDG 製剤を医療機関内で製造する場合は，^{18}FDG 製剤の製造に係る衛生管理，品質管理等については，関係学会の定める基準を参考として，十分安全な体制を整備した上で実施する。なお，高安動脈炎等の大型血管炎の診断に用いる^{18}FDG 製剤については，当該診断のために用いるものとして薬事承認を得ている^{18}FDG 製剤を使用した場合に限り算定する。
★当該画像診断を実施した同一月内に悪性腫瘍の診断の目的で E100シンチグラム（画像を伴うもの）（ガリウムにより標識された放射性医薬品を用いるものに限る）又は E101-4ポジトロン断層・磁気共鳴コンピューター断層複合撮影（一連の検査につき）を実施した場合には，主たるもののみを算定する。
★^{18}FDG の合成および注入に係る費用は所定点数に含まれ，別に算定できない。
★^{18}F 標識フルシクロビンを用いた場合

核医学

　ア　「3」の^{18}F 標識フルシクロビンを用いた場合（一連の検査につき）については，初発の悪性神経膠腫が疑われる患者に対して，腫瘍摘出範囲の決定の補助を目的として，腫瘍の可視化に用いるものとして薬事承認を得ている放射性医薬品を用いて行った場合に限り算定する。

　イ　^{18}F 標識フルシクロビンの注入に係る費用は所定点数に含まれ，別に算定できない。

★アミロイド PET イメージング剤を用いた場合

　ア　「4」のアミロイド PET イメージング剤を用いた場合（一連の検査につき）については，厚生労働省の定めるレカネマブ（遺伝子組換え）製剤に係る最適使用推進ガイドラインに沿って，アルツハイマー病による軽度認知障害または軽度の認知症が疑われる患者等に対し，レカネマブ（遺伝子組換え）製剤の投与の要否を判断する目的でアミロイドβ病理を示唆する所見を確認する場合に，患者1人につき1回に限り算定する。ただし，レカネマブ（遺伝子組換え）製剤の投与中止後に初回投与から18か月を超えて再開する場合は，さらに1回に限り算定できる。

　イ　「4」の「イ」放射性医薬品合成設備を用いた場合については，使用目的または効果として，アミロイド PET イメージング剤の製造に使用するものとして薬事承認または認証を得ている放射性医薬品合成設備を用いて，アミロイド PET イメージング剤を医療機関内で製造した場合に限り算定する。ただし，アミロイド PET イメージング剤の製造に係る衛生管理，品質管理等については，関係学会の定める基準を参考として，十分安全な体制を整備した上で実施する。なお，アミロイド PET イメージング剤の合成および注入に係る費用は所定点数に含まれ，別に算定できない。

　ウ　「4」の「ロ」イ以外の場合については，効能または効果として，アルツハイマー病による軽度認知障害又は認知症が疑われる患者の脳内アミロイドベータプラークの可視化に用いるものとして薬事承認を得ているアミロイド PET イメージング剤を使用した場合に限り算定する。なお，この場合においては，アミロイド PET イメージング剤の注入に係る費用は所定点数に含まれ，別に算定できない。

　エ　レカネマブ（遺伝子組換え）製剤の投与の要否を判断する目的で，E101-2ポジトロン断層撮影の「5」アミロイド PET イメージング剤を用いた場合（一連の検査につき）または E101-4ポジトロン断層・磁気共鳴コンピューター断層複合撮影（一連の検査につき）の「3」アミロイド PET イメージング剤を用いた場合（一連の検査につき）を併せて実施した場合には，主たるもののみ算定する。

★撮影に当たって造影剤を使用した場合は，E200コンピューター断層撮影（CT 撮影）の「注3」の加算を本区分に対する加算として併せて算定する。

★当該撮影に用いる放射性医薬品については，専門の知識および経験を有する放射性医薬品管理者の下で管理されていることが望ましい。

★レカネマブ（遺伝子組換え）製剤の投与の要否を判断する目的で，E101-2ポジトロン断層撮影の「5」アミロイド PET イメージング剤を用いた場合（一連の検査につき）または E101-4ポジトロン断層・磁気共鳴コンピューター断層複合撮影（一連の検査につき）の「3」アミロイド PET イメージング剤を用いた場合（一連の検査につき）を併せて実施した場合には，主たるもののみ算定する。

●レセプト摘要欄：〔レカネマブ（遺伝子組換え）製剤の投与中止後に初回投与から18か月を超えて再開する場合〕本撮影が必要と判断した医学的根拠を記載する。

　認知機能スコア：MMSE スコアを記載する（他の保険医療機関からの紹介により画像診断を実施する場合は，紹介元医療機関において測定したスコアを記載する）

　臨床認知尺度：CDR 全般尺度の評価を記載する（他の保険医療機関からの紹介により画像診断を実施する場合は，紹介元医療機関において測定したスコアを記載する）

　画像診断の結果における A β病理を示唆する所見の有無について記載する

E101-4　ポジトロン断層・磁気共鳴コンピューター断層複合撮影（一連の検査につき）

1　^{18}FDG を用いた場合（一連の検査につき）	‥‥‥‥‥‥‥‥‥‥‥	9,160点
2　^{18}F 標識フルシクロビンを用いた場合（一連の検査につき）	‥‥‥‥‥‥‥	4,160点
3　アミロイド PET イメージング剤を用いた場合（一連の検査につき）		
イ　放射性医薬品合成設備を用いた場合	‥‥‥‥‥‥‥‥‥‥	14,160点
ロ　イ以外の場合	‥‥‥‥‥‥‥‥‥‥‥‥‥‥‥‥‥‥	4,260点
注3	‥‥‥‥‥‥‥‥‥‥‥‥‥‥‥‥‥‥‥	所定点数の100分の80
注4　新生児加算（「1」および「2」について）	‥‥‥‥‥‥‥‥‥	1,600点
注4　乳幼児加算（「1」および「2」について）	‥‥‥‥‥‥‥‥‥	1,000点
注4　幼児加算（「1」および「2」について）	‥‥‥‥‥‥‥‥‥‥	600点
注4　新生児加算（「1」および「2」について）（注3の場合）	‥‥‥‥	1,280点
注4　乳幼児加算（「1」および「2」について）（注3の場合）	‥‥‥‥	800点
注4　幼児加算（「1」および「2」について）（注3の場合）	‥‥‥‥‥	480点

【目的】　ポジトロン断層・磁気共鳴コンピューター断層複合撮影（PET/MRI）は，PET/CT に続く新たなハイブリット装置として開発された。

　PET/MRI の利点としてポジトロン核種からの被曝以外にはさらなる放射線被曝がないことと組織コントラストが良好なことがある。欠点としては，PET/CT と比べて収集時間が長いこと，吸収補正がむずかしいことが挙げられている。したがって，MRI が優れた組織コントラストを発揮する脳，頭頸

部，乳腺，肝臓，骨盤，骨軟部病変の診断に有用である。特に従来診断がむずかしいとされるびまん性の骨髄転移や骨髄浸潤の診断に有効と思われる。

【方法】　PET 装置と MRI 装置を組み合わせた機器を用いて，ポジトロン断層撮影画像，磁気共鳴コンピューター断層複合撮影画像および両者の融合画像を作製する。

適応疾患　▶他の検査，画像診断（MRI を除く）にて確定できない悪性腫瘍（脳，頭頸部，縦隔，胸膜，乳腺，直腸，泌尿器，卵巣，子宮，骨軟部組織，造血器，悪性黒色腫）の病期診断　▶転移・再発の診断

《保険請求》

■ ^{18}FDG の合成および注入，^{18}F 標識フルシクロビンの注入並びにアミロイド PET イメージング剤の合成（放射性医薬品合成設備を用いた場合に限る）及び注入に要する費用は，所定点数に含まれる。

■ 別に厚生労働大臣が定める施設基準に適合しているものとして地方厚生局長等に届け出た保険医療機関において行われる場合に限り算定する。

■ 別に厚生労働大臣が定める施設基準に適合しているものとして地方厚生局長等に届け出た保険医療機関以外の保険医療機関において行われる場合は，所定点数の100分の80に相当する点数により算定する。

■ 1 および 2 については，新生児，3 歳未満の乳幼児（新生児を除く）または 3 歳以上 6 歳未満の幼児に対して断層撮影を行った場合は，新生児加算，乳幼児加算または幼児加算として，1,600点，1,000点または600点を所定点数に加算する。ただし，注 3 の規定により所定点数を算定する場合においては，1,280点，800点または480点を所定点数に加算する。

★ ポジトロン断層・磁気共鳴コンピューター断層複合撮影は，PET 装置と MRI 装置を組み合わせた装置を用いて，診断用の画像としてポジトロン断層撮影画像，磁気共鳴コンピューター断層撮影画像および両者の融合画像を取得するものをいう。また，画像のとり方，画像処理法の種類，スライスの数，撮影の部位数，疾病の種類等にかかわらず，所定点数により算定する。

★ 同一月に，E202磁気共鳴コンピューター断層撮影（MRI 撮影）を行った後にポジトロン断層・磁気共鳴コンピューター断層複合撮影を行う場合は，本区分は算定せず，E101-2ポジトロン断層撮影により算定する。この場合においては，E101-2の別に厚生労働大臣が定める施設基準に適合しているものとして地方厚生（支）局長に届け出ていなくても差し支えない。

★ ^{18}FDG を用いた場合

　ア　「1」の ^{18}FDG を用いた場合（一連の検査につき）については，心疾患の診断または悪性腫瘍（脳，頭頸部，縦隔，胸膜，乳腺，直腸，泌尿器，卵巣，子宮，骨軟部組織，造血器，悪性黒色腫）の病期診断および転移・再発の診断を目的とし，次に定める要件を満たす場合に限り算定する。ただし，「1」，「2」中の「画像診断」からは，磁気共鳴コンピューター断層撮影を除く。

　　1．心疾患：心サルコイドーシスにおける炎症部位の診断が必要とされる患者に使用する。

　　2．悪性腫瘍（脳，頭頸部，縦隔，胸膜，乳腺，直腸，泌尿器，卵巣，子宮，骨軟部組織，造血器，悪性黒色腫）：他の検査または画像診断により病期診断または転移もしくは再発の診断が確定できない患者に使用する。

　イ　^{18}FDG 製剤を医療機関内で製造する場合は，^{18}FDG 製剤の製造に係る衛生管理，品質管理等については，関係学会の定める基準を参考として，十分安全な体制を整備した上で実施する。

　ウ　当該画像診断を実施した同一月内に悪性腫瘍の診断の目的で E100シンチグラム（画像を伴うもの）（ガリウムにより標識された放射性医薬品を用いるものに限る）または E101-3ポジトロン断層・コンピューター断層複合撮影（一連の検査につき）を実施した場合には，主たるもののみを算定する。

　エ　^{18}FDG の合成および注入に係る費用は所定点数に含まれ，別に算定できない。

★ ^{18}F 標識フルシクロビンを用いた場合

　ア　「2」の ^{18}F 標識フルシクロビンを用いた場合（一連の検査につき）については，初発の悪性神経膠腫が疑われる患者に対して，腫瘍摘出範囲の決定の補助を目的として，腫瘍の可視化に用いるものとして薬事承認を得ている放射性医薬品を用いて行った場合に限り算定する。

　イ　^{18}F 標識フルシクロビンの注入に係る費用は所定点数に含まれ，別に算定できない。

★ アミロイド PET イメージング剤を用いた場合

　ア　「3」のアミロイド PET イメージング剤を用いた場合（一連の検査につき）については，厚生労働省の定めるレカネマブ（遺伝子組換え）製剤に係る最適使用推進ガイドラインに沿って，アルツハイマー病による軽度認知障害または軽度の認知症が疑われる患者等に対し，レカネマブ（遺伝子組換え）製剤の投与の要否を判断する目的でアミロイド β 病理を示唆する所見を確認する場合に，患者 1 人につき 1 回に限り算定する。ただし，レカネマブ（遺伝子組換え）製剤の投与中止後に初回投与から18か月を超えて再開する場合は，さらに 1 回に限り算定できる。

　イ　「3」の「イ」放射性医薬品合成設備を用いた場合については，使用目的または効果として，アミロイド PET イメージング剤の製造に使用するものとして薬事承認または認証を得ている放射性医薬品合成設備を用いて，アミロイド PET イメージング剤を医療機関内で製造した場合に限り算定する。ただし，アミロイド PET イメージング剤の製造に係る衛生管理，品質管理等については，関係学会の定める基準を参考として，十分安全な体制を整備した上で実施する。なお，アミロイド PET イメージング剤の合成および注入に係る費用は所定点数に含まれ，別に算定できない。

　ウ　「3」の「ロ」イ以外の場合については，効能または効果として，アルツハイマー病による軽度認知障害または認知症が疑われる患者の脳内アミロイドベータプラークの可視化に用いるものとして薬事承認を得ているアミロイド PET イメージング剤を使用した場合に限り算定する。なお，アミロイド PET イメージング剤の注入に係る費用は所定点数に含まれ，別に算定できない。

　エ　レカネマブ（遺伝子組換え）製剤の投与の要否を判断する目的で，E101-2ポジトロン断層撮影の「5」アミ

ロイド PET イメージング剤を用いた場合（一連の検査につき）または E101-3ポジトロン断層・コンピューター断層複合撮影（一連の検査につき）の「4」アミロイド PET イメージング剤を用いた場合（一連の検査につき）を併せて実施した場合には，主たるもののみ算定する。

★撮影に当たって造影剤を使用した場合は，E202磁気共鳴コンピューター断層撮影（MRI 撮影）の「注3」の加算を本区分に対する加算として併せて算定する。

★当該撮影に用いる放射性医薬品については，専門の知識および経験を有する放射性医薬品管理者の下で管理されていることが望ましい。

●レセプト摘要欄：〔レカネマブ（遺伝子組換え）製剤の投与中止後に初回投与から18か月を超えて再開する場合〕本撮影が必要と判断した医学的根拠を記載する。
認知機能スコア：MMSE スコアを記載する（他の保険医療機関からの紹介により画像診断を実施する場合は，紹介元医療機関において測定したスコアを記載する）
臨床認知尺度：CDR 全般尺度の評価を記載する（他の保険医療機関からの紹介により画像診断を実施する場合は，紹介元医療機関において測定したスコアを記載する）
画像診断の結果における A β病理を示唆する所見の有無について記載する

E101-5　乳房用ポジトロン断層撮影　　　　　　　　　　　　　　4,000点

【目的】　^{18}FDG PET は乳癌にも有用な検査法であり，その有用性は高く評価されている。しかし従来の撮影法では，空間分解能に限界があった。そこでその欠点を補うために，乳房専用の PET カメラとして PEM（Positron Emission Mammography）が開発された。

　　PEM ではマンモグラフィと同様に乳腺を挟みこんで撮影するか，専用装置に密着して行う。そのため全身 PET/CT の 1 cm に対して，PEM では 2 mm の分解能を有するとされている。

　　PEM の目的は，他の検査，画像診断により確定診断ができない乳癌の病期診断および転移，再発の診断である。

【方法】　乳房専用 PET カメラを用いて撮像する。通常のマンモグラフィと同様に，MLO，CC 方向で撮影する。そのためマンモグラフィとの比較も容易である。全身 PET，PET/CT，もしくは PET/MRI と併せて同日に施行する。

(適応疾患)　▶他の検査や画像診断で確定診断ができない乳癌の病期診断　▶転移・再発の診断

《保険請求》

■^{18}FDG の合成および注入に要する費用は，所定点数に含まれる。

■別に厚生労働大臣が定める施設基準に適合しているものとして地方厚生局長等に届け出た保険医療機関において行われる場合に限り算定する。

■別に厚生労働大臣が定める施設基準に適合しているものとして地方厚生局長等に届け出た保険医療機関以外の保険医療機関において行われる場合は，所定点数の100分の80に相当する点数により算定する。

★乳房用ポジトロン断層撮影とは，乳房専用の PET 装置を用いて，診断用の画像としてポジトロン断層撮影画像を撮影するものをいう。また，画像の方向，スライスの数，撮影の部位数，疾病の種類等にかかわらず，所定点数により算定する。

★^{18}FDG を用いて，乳がんの病期診断および転移または再発の診断を目的とし，他の検査または画像診断により病期診断または転移もしくは再発の診断が確定できない患者に使用した場合に限り算定する。

★E101-2ポジトロン断層撮影の「2」^{18}FDG を用いた場合（一連の検査につき），E101-3ポジトロン断層・コンピューター断層複合撮影（一連の検査につき）の「2」^{18}FDG を用いた場合（一連の検査につき）または E101-4のポジトロン断層・磁気共鳴コンピューター断層複合撮影の「1」^{18}FDG を用いた場合（一連の検査につき）と併せて同日に行った場合に限り算定する。

★^{18}FDG 製剤を医療機関内で製造する場合は，^{18}FDG 製剤の製造に係る衛生管理，品質管理等については，関係学会の定める基準を参考として，十分安全な体制を整備した上で実施する。^{18}FDG の合成および注入に係る費用は所定点数に含まれ，別に算定できない。

★当該撮影に用いる放射性医薬品については，専門の知識および経験を有する放射性医薬品管理者の下で管理されていることが望ましい。

第23章

コンピューター断層撮影診断料

E200　コンピューター断層撮影（CT 撮影）（一連につき）

1　CT 撮影
　イ　64列以上のマルチスライス型の機器による場合
　　（1）　共同利用施設において行われる場合 ·· 1,020点
　　（2）　その他の場合 ·· 1,000点
　ロ　16列以上64列未満のマルチスライス型の機器による場合 ································ 900点
　ハ　4 列以上16列未満のマルチスライス型の機器による場合 ································ 750点
　ニ　イ，ロ又はハ以外の場合 ·· 560点
2　脳槽CT 撮影（造影を含む） ·· 2,300点
注 3　造影剤使用加算 ·· 500点
注 4　冠動脈 CT 撮影加算 ·· 600点
注 6　外傷全身 CT 加算 ·· 800点
注 7　大腸 CT 撮影加算 ·································· 「イ」620点，「ロ」500点

《保険請求》

■CT 撮影のイ，ロおよびハについては，別に厚生労働大臣が定める施設基準に適合しているものとして地方厚生局長等に届け出た保険医療機関において行われる場合に限り算定する。

■CT 撮影及び脳槽 CT 撮影（造影を含む）に掲げる撮影のうち 2 以上のものを同時に行った場合にあっては，主たる撮影の所定点数のみにより算定する。

■CT 撮影について，造影剤を使用した場合は，造影剤使用加算として，500点を所定点数に加算する。この場合において造影剤注入手技料および麻酔料（L008に掲げるマスクまたは気管内挿管による閉鎖循環式全身麻酔を除く）は，加算点数に含まれるものとする。

■CT 撮影について，別に厚生労働大臣が定める施設基準に適合しているものとして地方厚生局長等に届け出た保険医療機関において，冠動脈の CT 撮影を行った場合は，冠動脈 CT 撮影加算として，600点を所定点数に加算する。

■脳槽 CT 撮影（造影を含む）に係る造影剤注入手技料および麻酔料（L008に掲げるマスクまたは気管内挿管による閉鎖循環式全身麻酔を除く）は，所定点数に含まれるものとする。

■CT 撮影について，別に厚生労働大臣が定める施設基準に適合しているものとして地方厚生局長等に届け出た保険医療機関において，全身外傷に対して行った場合には，外傷全身 CT 加算として，800点を所定点数に加算する。

■CT 撮影のイまたはロについて，別に厚生労働大臣が定める施設基準を満たす保険医療機関において，大腸の CT 撮影（炭酸ガス等の注入を含む）を行った場合は，大腸 CT 撮影加算として，それぞれ620点または500点を所定点数に加算する。この場合において，造影剤注入手技料および麻酔料（L008に掲げるマスクまたは気管内挿管による閉鎖循環式全身麻酔を除く）は，所定点数に含まれるものとする。

■CT 撮影のイの（1）については，別に厚生労働大臣が定める施設基準に適合しているものとして地方厚生局長等に届け出た保険医療機関において行われる場合または診断撮影機器での撮影を目的として別の保険医療機関に依頼し行われる場合に限り算定する。

★コンピューター断層撮影は，スライスの数，疾患の種類等にかかわらず，所定点数のみにより算定する。

★「1」の「イ」から「ニ」までおよび「2」に掲げる撮影のうち 2 以上のものを同時に行った場合は主たる撮影の所定点数のみにより算定する。

★「1」の CT 撮影の「イ」から「ハ」までについては，別に厚生労働大臣が定める施設基準に適合しているものとして地方厚生（支）局長に届け出た保険医療機関において，64列以上のマルチスライス型，16列以上64列未満のマルチスライス型または 4 列以上16列未満のマルチスライス型の CT 装置を使用して撮影を行った場合に限りそれぞれ算定する。

★「1」の「イ」について，64列以上のマルチスライス型の機器であって，別に厚生労働大臣が定める施設基準に適合しない場合には，「ロ」として届け出たうえで，「ロ」を算定する。

★「注 3」に規定する「1」の CT 撮影における「造影剤を使用した場合」とは，静脈内注射，点滴注射，腔内注入および穿刺注入等により造影剤使用撮影を行った場合をいう。ただし，経口造影剤を使用した場合を除く。

★造影剤を使用しない CT 撮影を行い，引き続き造影剤を使用して撮影を行った場合は，所定点数および造影剤の使用による加算点数のみにより算定する。

★造影剤を使用してコンピューター断層撮影を行った場合，閉鎖循環式全身麻酔に限り麻酔手技料を別に算定できる。

★「注 4」に規定する冠動脈 CT 撮影加算は，別に厚生労働大臣が定める施設基準に適合しているものとして地方厚生（支）局長に届け出た保険医療機関において，以下のアからオまでの場合に，64列以上のマルチスライス型の

CT 装置を使用し，冠動脈を撮影した上で三次元画像処理を行った場合に限り算定する。なお，その医学的根拠について診療報酬明細書の摘要欄に該当項目を記載する。また，オに該当する場合は，その詳細な理由を診療報酬明細書の摘要欄に記載する。

★放射性医薬品の管理に当たっては，専門の知識および経験を有する放射性医薬品管理者を配置することが望ましい。。

　ア　諸種の原因による冠動脈の構造的・解剖学的異常（超音波検査等の所見から疑われた場合に限る）
　イ　急性冠症候群（血液検査や心電図検査等により治療の緊急性が高いと判断された場合に限る）
　ウ　狭心症（定量的負荷心電図または負荷心エコー法により機能的虚血が確認された場合またはその確認が困難な場合に限る）
　エ　狭心症等が疑われ，冠動脈疾患のリスク因子（糖尿病，高血圧，脂質異常症，喫煙等）が認められる場合
　オ　その他，冠動脈 CT 撮影が医学的に必要と認められる場合

★「注6」の外傷全身 CT とは，全身打撲症例における初期診断のため行う，頭蓋骨から少なくとも骨盤骨までの連続した CT 撮影をいう。

★「注7」に規定する大腸 CT 撮影加算
　ア　他の検査で大腸悪性腫瘍が疑われる患者に対して，「1」の「イ」または「ロ」として届出を行っている機器を使用し，大腸の CT 撮影を行った場合に算定する。なお，当該撮影は，直腸用チューブを用いて，二酸化炭素を注入し下部消化管を CT 撮影した上で三次元画像処理を行うものであり，大腸 CT 撮影に係る「注3」の加算，造影剤注入手技料および麻酔料（L008マスク又は気管内挿管による閉鎖循環式全身麻酔を除く）は，所定点数に含まれるものとする。
　イ　アとは別に，転移巣の検索や他の部位の検査等の目的で，静脈内注射，点滴注射等により造影剤使用撮影を同時に行った場合には，「注3」の加算を別に算定できる。

★「1」の「イ」の「(1)」については，別に厚生労働大臣が定める施設基準に適合しているものとして地方厚生（支）局長に届け出た保険医療機関において64列以上のマルチスライス型の CT 装置を使用して撮影が行われる場合，または診断撮影機器での撮影を目的として別の保険医療機関に依頼し64列以上のマルチスライス型の CT 装置を使用して撮影が行われる場合に限り算定する。

●レセプト摘要欄：（コンピューター断層撮影及び磁気共鳴コンピューター断層撮影を同一月に行った場合）それぞれ初回の算定日を記載する。
　（別の保険医療機関と共同で CT 又は MRI を利用している保険医療機関が，当該機器を利用してコンピューター断層撮影を算定した場合）画診共同と表示する。
　撮影部位を選択して記載する。選択する撮影部位がない場合はその他を選択し，具体的部位を記載する。
　【冠動脈 CT 撮影加算】E200コンピューター断層撮影（CT 撮影）（保医発通知）の(8)の「ア」から「オ」までの該当するものを選択して記載する。なお，「オ」に該当する場合はその詳細な理由を記載する。

コンピューター断層撮影（computed tomography，以下 CT）は，1972年にその原理，装置が発表されて以来，この50年間でその評価は確立され広く臨床応用されている。わが国では現在14,000台以上が稼働し，磁気共鳴画像法と並んで画像診断法の中核をなしている。

【原理】CT は，撮影される人体を挟んでエックス線管球と検出器を対向させ，多くの方向からエックス線を照射して人体のエックス線吸収値を測定し，その情報をコンピューターで処理し画像の再構成を行い，人体の断層像を得る方法である。

　エックス線が線状であるか扇状であるか，またエックス線管球と検出器の動きが直線式か回転式であるか，そのほかにエックス線管球が回転する場合，対応する検出器が固定式か回転式かの組合せで種々の装置がある。

【装置】第3世代の CT 装置に，エックス線管球の連続回転を可能にするスリップリング機構と正確に移動するテーブルをつけることにより回転を連続させ，さらにテーブルを移動することで上下方向に連続した立体的なデータを収集することのできる装置が，1990年に東芝により，ヘリカル CT（helical CT）という名称で発売された。その後同様の方式でシーメンス社よりスパイラル CT（spiral CT）が発売された。

　現在では各社から様々な製品が発売されているが，いずれもエックス線管球はらせん状の動きをすることにより，ヘリカルあるいはスパイラル CT と呼ばれている。

　ヘリカル CT（スパイラル CT）により検査すべき部位の体積全体のデータ収集が可能となった。そのためこの体積全体のデータを用いて，高精度の三次元表示や MPR 表示を行うことができ，任意位置のスライス画像の再構成も容易となった。

　また，1回の呼吸停止下で体幹部すべてを検査できるため小病変を検出でき，また，造影 CT においても急速注入により動脈相，静脈相の撮り分けも容易となった。さらに撮像時間が従来の CT に比べて短縮され，検査効率も大幅に向上した。

　さらに，1998年に従来の検出器が1列で1回転1スライスのデータ収集を行っていたシングルスライス CT に対し，複数の検出列を有し，1回転で複数スライスのデータを同時に収集するマルチスライス CT が発売された。

CT
MRI

図14A　頭部単純CT（転移性脳腫瘍）
　　左前頭葉に低吸収減が認められる。

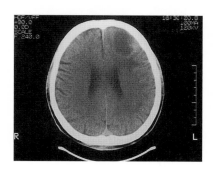

図14B　頭部造影CT
　　側脳室左前方に周囲に造影効果を
　もつ腫瘍がより鮮明に認められる。

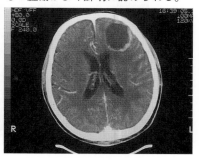

図15A　胸部CT（縦隔条件）（悪性リンパ腫）
　　前縦隔中央部に不均一な造影効果
　をもつ腫瘍が認められる。

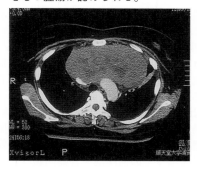

図15B　胸部CT（肺野条件）
　　肺野条件では左側に軽度の索状影
　を認めるのみである。

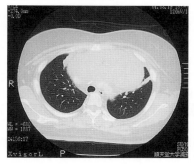

　マルチスライスCTは，複数スライスを同時に撮影できるほか，高速撮像が可能で，それまでの一般的な1スキャン1秒のヘリカルCTと比較して撮像時間は1/6～1/8に短縮された。また装置により1回のスキャンデータから異なったスライス厚の画像を再合成できる。

　それにより，前記したヘリカルCT導入によって可能となった1回呼吸停止下での検査がほとんどの部位で容易に施行できるほか，多相のダイナミックスタディにより詳細な三次元画像の作製が可能となった。現在市販されている装置には，320列の多列検出器を備えるものもある。

図16　腹部CT（悪性リンパ腫）
　　腹部大動脈周囲に一塊となったリンパ節腫大が認められる。

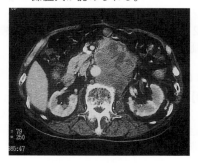

【CTの適応】CTは，超音波検査（US）およびMRIと並んで非侵襲的な画像診断法の中心をなしている。それらの使い分けは，疾患およびその施設によっても多少の違いはあるものの，現在ではほぼ確立されている。すなわち，**頭部領域では外傷や脳出血，クモ膜下出血を疑わせる緊急時**において，CTをまず施行し，必要に応じてMRIも行うべきである。腫瘍，変性疾患，亜急性期や慢性期の脳血管障害ではMRIと両方施行する。頚部においては，甲状腺など表在臓器に対して，USがまず行われるが，**副鼻腔，咽頭，喉頭などの病変**では，CTが行われている。**胸部**においては，単純エックス線写真に引き続きCTが施行される。**腹部**においてもUSに次いでCTが行われる。骨盤部ではUSに続いて，MRI検査が行われることが多い（図14, 15, 16）。

　以上，CTが有用な領域はかなり広く，また近年のマルチスライスCTの普及により小病巣の検出能が向上し，三次元画像の表示も容易となり，また検査時間も短縮され，MRIに押されかけて

CT
MRI

図17A，B　冠動脈CT　正常例

冠動脈の描出は良好で狭窄も認められない

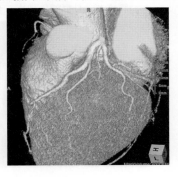
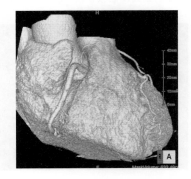

いた画像診断における位置を回復してきている。

【CT検査の前処置】上腹部の検査や造影剤を使用する患者においては，検査前の絶食を原則とする。午前中の検査であれば朝食をやめ，午後の検査であれば昼食を禁ずる。水分制限は行わず，とくに小児や高齢者，腎機能低下者の場合，脱水状態での造影剤投与は避けるべきで，適度の水分摂取を行う。最新のCTでも体動はアーチファクトの原因となるので，不随意運動のある患者や新生児，小児では前投薬（トリクロリールシロップなど）を用いた鎮静が必要となることがある。腹部CTにおいて腸管の動きを止めるために鎮痙剤が投与されたこともあったが，最近のCTではスキャン時間が短く，用いられることは少ない。その他，膀胱内病変の場合には蓄尿が，女性の骨盤CTの際には時に腔内タンポン挿入などが行われることもある。

適応疾患　「1」CT撮影：▶脳梗塞 ▶脳出血 ▶くも膜下出血 ▶脳腫瘍 ▶先天奇形 ▶その他脳疾患 ▶眼窩・副鼻腔・聴器疾患 ▶頸部腫瘍 ▶その他頸部疾患 ▶肺炎 ▶肺腫瘍 ▶間質性肺炎 ▶その他肺疾患 ▶縦隔疾患 ▶胸膜疾患 ▶肝腫瘍 ▶肝硬変症 ▶肝炎 ▶胆囊腫瘍 ▶胆石 ▶胆囊炎 ▶膵腫瘍 ▶膵炎 ▶腎腫瘍 ▶腎結石症 ▶水腎症 ▶副腎腫瘍 ▶膀胱腫瘍 ▶子宮腫瘍 ▶卵巣腫瘍 ▶その他腹部・骨盤内臓器の腫瘍および非腫瘍性疾患 ▶全身のリンパ節腫大 ▶大動脈瘤 ▶大動脈解離 ▶肺動脈塞栓 ▶心・冠動脈疾患 ▶その他の動脈瘤や動静脈瘻などの動脈・静脈疾患 ▶脊椎疾患 ▶他の骨疾患 ▶軟部組織疾患──などあらゆる疾患が含まれる

【64列以上のCT装置】とくに冠動脈狭窄や脳動脈瘤など血管病変の評価や大腸のCT撮影（CTコロノグラフィ）に有用である

「2」脳槽CT：▶正常圧水頭症や閉塞性水頭症などの脳室拡大の鑑別 ▶低髄液圧症候群など髄液漏の疑われる病態

造影CT

【目的】　CT診断において診断能を向上させるための造影剤使用を造影剤増強法（contrast enhancement；CE）といい，これが施行されたCTを造影CTと呼んでいる。造影剤増強法の目的は，病変の検出能を高めること，病巣内の血行動態の変化を描出すること，解剖学的構造，とくに血管との関係をよく描出することの3つに大別される。

【方法】　一般に水溶性ヨード造影剤を静注して行われる。検査目的，標的臓器により多少異なるが，成人では300〜370mgIの非イオン性ヨード造影剤を100〜150mL用いる。検査前に外来，病棟で行ういわゆるヨードテスト（プレテスト）は行うべきでないが，造影剤投与時にCT室で，静脈確保後に少量注入して様子を観察後，造影検査を行うことは構わない。何よりも，検査前に十分な説明とヨード過敏，アレルギー歴などの問診を行い，文書による同意をとることが大切である。

【目的・方法】　現在では自動注入器（インジェクター）を用いた急速注入法がほとんどの施設で行われており，サーフロー針などを用いた確実な静脈確保を行わなければならない。

CT
MRI

冠動脈CT撮影

【目的・方法】　マルチスライスCT（Multidector row CT）装置を用いて造影CTを施行し，冠動脈の描出，冠動脈石灰化定量，粥状プラークの性状評価，狭窄率，心機能評価が可能となった（図17A，B）。水溶性ヨード造影剤（通常　350〜370mgI　50〜100mL）を用いる。心臓カテーテル検査と比べて，侵

襲は低く外来でも可能である。この際，脈拍をコントロールするためのβブロッカーと冠動脈を拡張させるための硝酸薬の舌下投与が通常用いられる。

適応疾患 ▶狭心症 ▶心筋梗塞 ▶プラークの性状と大きさの評価 ▶ステント内狭窄 ▶バイパス術後のグラフトや吻合部の評価 ▶川崎病などによる冠状動脈瘤 ▶心筋症など

E200-2　血流予備量比コンピューター断層撮影 　　9,400点

【目的】　冠動脈疾患を疑う患者に冠動脈コンピューター断層血管造影（心臓CT）を行った際に，その後経皮的冠動脈形成術（Percutaneous Coronary Intervention：PCI）を行う適応を決めるために特別なプログラムを用い機能的な虚血の評価を行う検査法である。

【方法】　心臓CTのデータから再現された冠動脈および脈管構造の三次元モデル並びに算出された生理学的条件をもとに，流体力学解析によって算出された血流動態から，冠動脈の各部位における冠血流予備比（Fractional Flow Reserve：FFR）を仮想的にFFRCT値として算出し，診断を支援するプログラムである。医学的理由により心臓CTが必要であり，心臓CTの結果のみでは冠動脈造影検査または治療の必要性の判断が困難な場合に用いる。

適応疾患 ▶冠動脈疾患が疑われる患者（以下のFFRCTの適正使用指針に準拠して選択する。①医学的理由により心臓CT検査が行われた患者，②症状が安定した患者，③心臓CT上，目視で50%以上の狭窄病変を認めており，心臓CTや症状だけでは心筋虚血の有無の判断が困難な患者，④虚血が検出された場合には血行再建（PCIあるいはCABG）の適応となる患者や病変），〔▶冠動脈疾患が疑われる患者〔スクリーニング目的の患者，症状が不安定な患者〔急性胸痛，心原性ショック，収縮期血圧が90mmHg未満の不安定な血圧，重度のうっ血性心不全（NYHA心機能分類でⅢまたはⅣ）もしくは急性肺水腫など〕，心臓CT所見により狭窄率が目視で50%未満の病変，FFRCTの結果にかかわらず，血行再建の対象とならない患者〕

【使用の是非を判断する患者】ペースメーカーまたは体内除細動リードを有する患者，人工心臓弁置換後の患者，CTデータの取得を妨げる不整脈または頻脈を有する患者，高度石灰化病変を有する患者，ボディマス指数（BMI）＞35の患者，硝酸薬が禁忌の患者

適応外の疾患 左冠動脈主幹部または2本以上の主要冠動脈（側枝を含む）に冠動脈ステントを有する患者，冠動脈バイパスグラフトの既往歴のある患者，過去30日以内の心筋梗塞を発症した患者，複雑先天性心疾患患者，適切なCT画像所見が得られていない患者

【施設基準】

(1)　64列以上のマルチスライス型のCT装置を有していること。
(2)　画像診断管理加算2又は3に関する施設基準を満たすこと。
(3)　次のいずれにも該当すること。
　　ア　許可病床数が200床以上の病院であること。
　　イ　循環器内科，心臓血管外科及び放射線科を標榜している保険医療機関であること。
　　ウ　5年以上の循環器内科の経験を有する常勤の医師が2名以上配置されており，5年以上の心臓血管外科の経験を有する常勤の医師が1名以上配置されていること。
　　エ　5年以上の心血管インターベンション治療の経験を有する常勤の医師が1名以上配置されていること。なお，ウに掲げる医師と同一の者であっても差し支えない。
　　オ　経皮的冠動脈形成術を年間100例以上実施していること。
　　カ　血流予備量比コンピューター断層撮影により冠動脈狭窄が認められたにもかかわらず，経皮的冠動脈形成術又は冠動脈バイパス手術のいずれも行わなかった症例が前年に10例以上あること。
　　キ　日本循環器学会及び日本心血管インターベンション治療学会の研修施設のいずれにも該当する病院であること。

《保険請求》
■血流予備量比コンピューター断層撮影の種類または回数にかかわらず，月1回に限り算定できるものとする。
■別に厚生労働大臣が定める施設基準に適合しているものとして地方厚生局長等に届け出た保険医療機関において行われる場合に限り算定する。
★血流予備量比コンピューター断層撮影は，血流予備量比コンピューター断層撮影の解析を行うものとして薬事承認を取得したプログラムを用いた解析結果を参照して，コンピューター断層撮影による診断を行った場合に限り算定する。

CT
MRI

★血流予備量比コンピューター断層撮影の結果により，血流予備比が陰性にもかかわらず，本検査実施後90日以内にD206心臓カテーテル法による諸検査を行った場合は，主たるものの所定点数のみ算定する。

★血流予備量比コンピューター断層撮影とD206の「注4」冠動脈血流予備能測定検査加算，D215の「3」の「ホ」負荷心エコー法，E101シングルホトンエミッションコンピューター断層撮影（同一のラジオアイソトープを用いた一連の検査につき），E101-2ポジトロン断層撮影，E101-3ポジトロン断層・コンピューター断層複合撮影（一連の検査につき），E101-4ポジトロン断層・磁気共鳴コンピューター断層複合撮影（一連の検査につき），E102核医学診断，E200コンピューター断層撮影（CT撮影）（一連につき）およびE202磁気共鳴コンピューター断層撮影（MRI撮影）（一連につき）は併せて算定できない。

★血流予備量比コンピューター断層撮影の検査結果および検査結果に基づき患者に説明した内容を診療録に記載する。

★血流予備量比コンピューター断層撮影が必要な医学的理由および冠動脈CT撮影による診断のみでは治療方針の決定が困難である理由を患者に説明した書面またはその写しを診療録に添付する。

★関連学会が定める適正使用指針に沿って実施する。

●**レセプト摘要欄**：血流予備比コンピューター断層撮影による血流予備量比の値を記載する

E201　非放射性キセノン脳血流動態検査　　　　2,000点

【目的・方法】　キセノンは大気中に微量に存在する希ガス元素で，人体内で代謝されず脂肪に溶けやすい性質をもっている。その性質を利用して，キセノンガスを吸入しながらCT撮影を行うことにより，脳血流動態に従った脳組織でのキセノン分布データを得ることができる。本検査は，このデータ解析により局所脳血流量を測定する方法で，脳血流測定法のなかでもっとも安全な検査の1つである。

適応疾患 ▶内頚動脈狭窄症，椎骨動脈乖離など血管に狭窄もしくは閉塞を来たす病態 ▶脳血管障害や脳腫瘍 ▶外傷 ▶認知症 ▶変性疾患をはじめとしたあらゆる頭蓋内疾患において，局所脳血流量の評価が必要な場合

《保険請求》
■非放射性キセノン吸入手技料および同時に行うコンピューター断層撮影に係る費用は，所定点数に含まれるものとする。

E202　磁気共鳴コンピューター断層撮影（MRI撮影）（一連につき）

1　3テスラ以上の機器による場合
　イ　共同利用施設において行われる場合 ………………………………………… 1,620点／p.404
　ロ　その他の場合 ……………………………………………………………………… 1,600点／p.404
2　1.5テスラ以上3テスラ未満の機器による場合 ………………………………… 1,330点／p.404
3　1又は2以外の場合 …………………………………………………………………… 900点／p.404
注3　造影剤使用加算 …………………………………………………………………… 250点／p.404
注4　心臓MRI撮影加算 ………………………………………………………………… 400点／p.404
注5　乳房MRI撮影加算 ………………………………………………………………… 100点／p.404
注7　小児鎮静下MRI撮影加算 …………………………………………… 所定点数の100分の80／p.404
注8　頭部MRI撮影加算 ………………………………………………………………… 100点／p.404
注9　全身MRI撮影加算 ………………………………………………………………… 600点／p.404
注10　肝エラストグラフィ加算 ……………………………………………………… 600点／p.411

《保険請求》
■「1」および「2」については，別に厚生労働大臣が定める施設基準に適合しているものとして地方厚生局長等に届け出た保険医療機関において行われる場合に限り算定する。

■1，2および3を同時に行った場合にあっては，主たる撮影の所定点数のみにより算定する。

■MRI撮影（脳血管に対する造影の場合は除く）について造影剤を使用した場合は，造影剤使用加算として，250点を所定点数に加算する。この場合において，造影剤注入手技料および麻酔料（L008に掲げるマスク又は気管内挿管による閉鎖循環式全身麻酔を除く）は，加算点数に含まれるものとする。

■MRI撮影について，別に厚生労働大臣が定める施設基準に適合しているものとして地方厚生局長等に届け出た保険医療機関において，心臓のMRI撮影を行った場合は，心臓MRI撮影加算として，400点を所定点数に加算する。

■MRI撮影について，別に厚生労働大臣が定める施設基準に適合しているものとして地方厚生局長等に届け出た保険医療機関において，乳房のMRI撮影を行った場合は，乳房MRI撮影加算として，100点を所定点数に加算する。

■MRI撮影の1のイについては，別に厚生労働大臣が定める施設基準に適合しているものとして地方厚生局長等に届け出た保険医療機関において行われる場合または診断撮影機器での撮影を目的として別の保険医療機関に依頼し行われる場合に限り算定する。

■MRI撮影について，別に厚生労働大臣の定める施設基準に適合しているものとして地方厚生局長等に届け出た保険医療機関において，15歳未満の小児に対して，麻酔を用いて鎮静を行い，1回で複数の領域を一連で撮影した場

合は，小児鎮静下MRI撮影加算として，当該撮影の所定点数に100分の80に相当する点数を加算する。
■1について，別に厚生労働大臣の定める施設基準に適合しているものとして地方厚生局長等に届け出た保険医療機関において，頭部のMRI撮影を行った場合は，頭部MRI撮影加算として，100点を所定点数に加算する。
■MRI撮影について，別に厚生労働大臣が定める施設基準に適合しているものとして地方厚生局長等に届け出た保険医療機関において，全身のMRI撮影を行った場合は，全身MRI撮影加算として，600点を所定点数に加算する。
★磁気共鳴コンピューター断層撮影は，画像のとり方，画像処理法の種類，スライスの数，撮影の部位数，疾病の種類等にかかわらず，所定点数のみにより算定する。
★「1」から「3」までに掲げる撮影を同時に行った場合は，主たる撮影の所定点数のみにより算定する。
★「1」および「2」は，別に厚生労働大臣が定める施設基準に適合しているものとして地方厚生（支）局長に届け出た保険医療機関において，3テスラ以上または1.5テスラ以上3テスラ未満のMRI装置を使用して撮影を行った場合に限り算定する。
★「1」の3テスラ以上の機器であって，別に厚生労働大臣が定める施設基準に該当しない場合には，「2」として届け出たうえで，「2」を算定する。
★「注3」に規定する「造影剤を使用した場合」とは，静脈内注射等により造影剤使用撮影を行った場合をいう。ただし，経口造影剤を使用した場合は除く。
★造影剤を使用しない磁気共鳴コンピューター断層撮影を行い，引き続き造影剤を使用して撮影を行った場合は，所定点数および造影剤の使用による加算点数のみにより算定する。
★造影剤を使用して磁気共鳴コンピューター断層撮影を行った場合，閉鎖循環式全身麻酔に限り麻酔手技料を別に算定できる。
★「注4」に規定する心臓MRI撮影加算は，別に厚生労働大臣が定める施設基準に適合しているものとして地方厚生（支）局長に届け出た保険医療機関において，1.5テスラ以上のＭＲＩ装置を使用して心臓または冠動脈を描出した場合に限り算定する。
★MRI対応型ペースメーカー，MRI対応型植込型除細動器またはMRI対応型両室ペーシング機能付き植込型除細動器を植え込んだ患者に対してMRI撮影を行う場合，別に厚生労働大臣が定める施設基準に加えて，日本医学放射線学会，日本磁気共鳴医学会，日本不整脈学会が定める「MRI対応植込み型デバイス患者のMRI検査の施設基準」を満たす保険医療機関で行う。
★MRI対応型ペースメーカー，MRI対応型植込型除細動器またはMRI対応型両室ペーシング機能付き植込型除細動器を植え込んだ患者に対してMRI撮影を行う場合は，患者が携帯している当該機器を植え込んでいることを示すカード（製造販売業者が発行する「条件付きMRI対応ペースメーカーカード」，「条件付きMRI対応ICDカード」または「条件付きMRI対応CRT-Dカード」）を確認し，そのカードの写しを診療録等に添付する。
★「1」の「イ」については，別に厚生労働大臣が定める施設基準に適合しているものとして地方厚生（支）局長に届け出た保険医療機関において3テスラ以上のMRI装置を使用して撮影が行われる場合，または診断撮影機器での撮影を目的として別の保険医療機関に依頼し3テスラ以上のMRI装置を使用して撮影が行われる場合に限り算定する。
★「注5」に規定する乳房MRI撮影加算は，別に厚生労働大臣が定める施設基準に適合しているものとして地方厚生（支）局長に届け出た保険医療機関において，触診，エックス線撮影，超音波検査等の検査で乳腺の悪性腫瘍が疑われる患者に対して，手術適応および術式を決定するために，1.5テスラ以上のMRI装置および乳房専用撮像コイルを使用して乳房を描出した場合または遺伝性乳癌卵巣癌症候群患者に対して，乳癌の精査を目的として1.5テスラ以上のMRI装置および乳房専用撮像コイルを使用して乳房を描出した場合に限り算定する。
★「注7」に規定する小児鎮静下MRI撮影加算は，別に厚生労働大臣が定める施設基準に適合しているものとして地方厚生（支）局長に届け出た保険医療機関において，15歳未満の小児に対して，複数の医師の管理の下，麻酔薬を投与して鎮静を行い，1.5テスラ以上のMRI装置を使用して1回で頭部，頸部，胸部，腹部，脊椎又は四肢軟部のうち複数の領域を一連で撮影した場合に限り算定する。なお，所定点数とは，「注3」から「注5」まで，「注8」から「注10」までの加算を含まない点数とする。
★「注8」に規定する頭部MRI撮影加算は，別に厚生労働大臣が定める施設基準に適合しているものとして地方厚生（支）局長に届け出た保険医療機関において，3テスラ以上のMRI装置を使用して頭部の画像を撮影した場合に限り算定する。
★「注9」に規定する全身MRI撮影加算は，別に厚生労働大臣が定める施設基準に適合しているものとして地方厚生（支）局長に届け出た保険医療機関において，関連学会の定める指針に従って，前立腺癌の骨転移の診断を目的とし，1.5テスラ以上のMRI装置を使用して複数の躯幹部用コイルと脊椎用コイルを組み合わせ，頸部から骨盤部を少なくとも3部位に分けて撮像した場合に限り算定する。なお，当該画像診断を実施した同一月内に骨転移の診断の目的でE100シンチグラム（画像を伴うもの）またはE101シングルホトンエミッションコンピューター断層撮影（同一のラジオアイソトープを用いた一連の検査につき）を実施した場合には，主たるもののみ算定する。
●レセプト摘要欄：（コンピューター断層撮影及び磁気共鳴コンピューター断層撮影を同一月に行った場合）それぞれ初回の算定日を記載する。
（別の保険医療機関と共同でCT又はMRIを利用している保険医療機関が，当該機器を利用してコンピューター断層撮影を算定した場合）画診共同と表示する。
撮影部位を選択して記載する。選択する撮影部位がない場合はその他を選択し，具体的部位を記載する。

MRI（磁気共鳴コンピューター断層画像　magnetic resonance imaging）とは，磁気共鳴現象（NMR nuclear magnetic resonance）という物理的現象を用いたコンピューター断層撮影のことである。通常，超伝導磁石を用い，0.5〜3.0T（テスラ）程度の強い磁場の静磁場と傾斜磁場を用いて，人体内の水素原子からのNMR信号（電磁場）から受信コイルを経て得られたデータをフーリエ変換にて画像化して

いる。1980年代から飛躍的な進歩をとげている画像診断法で，CT と同様ほとんどすべての臓器が検査対象となっている。

《MRI 装置の概要》

　MRI 装置の基本的な構成は，①静磁場をつくる主磁石，②ラジオ波パルスの発信装置，③ NMR 信号受信用コイル，④信号発生の3次元的な位置を知るための傾斜磁場用コイル，⑤信号を収集処理して画像化したり，全体を制御するコンピューターシステムからなっている。NMR 信号は微弱なので，テレビや短波通信などの環境電波に対するシールドが必要である。

《MRI の特徴》

(1) 軟部組織のコントラスト分解能が優れている。脳では白質・灰白質の識別も明瞭である。椎間板・関節軟骨・靱帯なども非侵襲的に描出できる。
(2) CT でみられることがある骨や空気によるアーチファクト（artifact：診断の妨げになる障害陰影）がない。しかし MRI でも検査部位に強磁性体（鉄・コバルト・ニッケルなど）があると，アーチファクトや偽像をつくる。
(3) 骨によるアーチファクトがないため，CT の弱点である後頭蓋窩・頭蓋底・脳幹・脊髄・骨髄などの病変をよく描出できる。
(4) 血流情報を非侵襲的に得ることができる。
(5) 矢状断・冠状断など任意な方向の断面像を直接得ることができる。病変の3次元的な把握・理解に優れている。
(6) エックス線被曝がない。MRI で利用されるラジオ波はエックス線と同じ電磁波であるが，そのエネルギーはエックス線の$1/10^{10}$程度で，エックス線・γ線・紫外線のような障害を人体に起こす危険はなく，安全である。

《MRI の禁忌と注意点》

　ペースメーカー（MRI 対応型を除く）など電気的，磁気的または機械的に作動する体内埋め込み物や，磁性体（磁石に引かれるもの）を含む止血クリップを体内にもつ患者，入れ墨，タトゥーなどは，MRI の禁忌となる。検査前に処置を要するが，現在ではペースメーカーは MRI 対応が主流となっている。

　また MRI 検査の可否を判断するため，手術材料（心臓人工弁・人工耳小骨・人工骨頭・人工関節・各種クリップなど）や血管造影（IVR）材料（塞栓用コイル・ステント）の体内留置の有無とそれらの材質チェックが必要である。眼球内の金属異物も存在の可能性があれば危険なので，事前の眼科受診が必要である。コンタクトレンズにも非適応なものがある。

　化粧品のなかには顔料として金属を含んでいるものがあり，アーチファクトや火傷のもとになるので検査前に落としておく。貼布剤も火傷の原因となることがあり，検査時には原則的にはがしておくべきである。

　MRI では，患者は0.2～3.0テスラ程度の高磁場内に数分～数十分間おかれるが，一般に2テスラ以下の装置では，生物学的影響は無視できるとされている。

　また MRI で使用される周波数帯の電磁波（ラジオ波）の熱的効果については，体幹部では，1℃以上の温度上昇をまねかないことが求められている。体内磁性体以外の MRI 検査非適応として，閉所恐怖や検査非協力で，体動を制御できない患者があげられる。ただし，この対象群は小児など鎮静下に行う場合もある。

適応疾患　磁場強度の違いによる適応疾患の相違はない。functional MRI など撮像法によっては，高磁場でないと十分な解像度の画像が得られない場合もある
　▶脳梗塞 ▶他の脳血管障害 ▶脳腫瘍 ▶脳炎 ▶髄膜炎 ▶脱髄疾患 ▶先天奇形 ▶椎間板ヘルニア ▶変形性脊椎症 ▶脊椎腫瘍 ▶脊椎炎 ▶脊髄腫瘍 ▶他の脊椎・脊髄・椎間板疾患 ▶大動脈瘤 ▶大動脈解離 ▶閉塞性動脈硬化症 ▶他の心・血管疾患 ▶前置胎盤や胎児奇形など妊娠に関する異常 ▶子宮筋腫 ▶子宮内膜症 ▶子宮癌 ▶卵巣癌 ▶乳癌 ▶前立腺癌 ▶その他の前立腺疾患 ▶骨腫瘍 ▶軟部腫瘍 ▶骨壊死 ▶骨髄炎 ▶関節炎 ▶関節外傷 ▶肝腫瘍 ▶その他全身の臓器・組織の腫瘍・炎症・変性・先天奇形・外傷などあらゆる疾患が MRI 検査の適応となる

CT
MRI

図18　微小血管障害による白質病変

　側脳室周囲の大脳深部白質に，T1強調像で淡い低信号，T2強調像，FLAIR像にて高信号を呈する領域が多発している。

　T1強調像では脳の白質は白めに，灰白質は灰色に，脳脊髄液の入っている脳室，脳槽，脳溝などは黒く描出されている。T2強調像では脳の白質は灰白質より黒めに描出され，脳脊髄液は白くなっている。一方FLAIR像では脳脊髄液は黒く描出され，T2強調像では区別できない病変と脳脊髄液の識別が容易となっている。

A．T1強調像（横断像）	B．T2強調像（横断像）	C．FLAIR像（横断像）

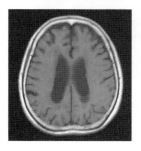 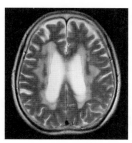 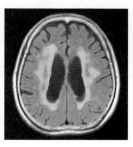

図19　腰椎椎間板ヘルニア

　L4/5椎間板が左背側に脱出し尾側に垂れ下がっている。

A．T2強調像（矢状断像）　　　　　　　　B．T2強調像（横断像）

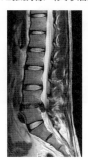 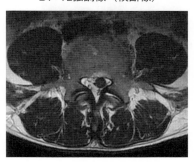

図20　子宮筋腫

　子宮体部筋層内に変性を伴う筋腫核を認める。

A．T2強調像（矢状断像）　　B．T2強調像（横断像）　　C．T1強調像（横断像）

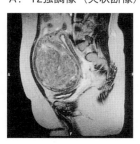 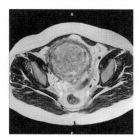 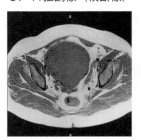

1　単純MRI撮影

1．頭部（図18）

【目的・方法】　頭部疾患におけるMRIの目的は，基本的にCTとの比較選択ということになる。各々の検査法の特徴を考慮することにより決まるが，CTのほうが優れているのは新しい出血と石灰化で，

CT
MRI

図21　頭部 MRA（脳動脈瘤）：右内頸動脈（▲）と右中大脳動脈 M_1M_2 移行部（→）にそれぞれ動脈瘤が認められる。

A

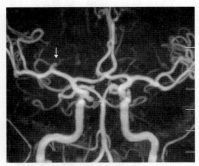

B

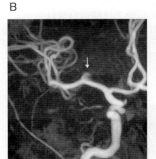

図22　頸部 MRA（正常例）

　造影 MRA。胸部から頸部の動脈が広範囲において鮮明に描出されている。

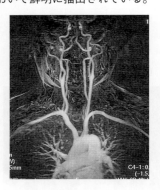

図23　腹部 MRA（腹部大動脈瘤）

　造影 MRA。腹部大動脈は屈曲・蛇行して拡張を伴っている。

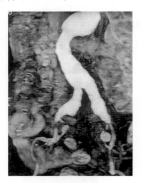

それ以外では MRI のほうが勝っている。したがってほとんどすべての頭部疾患が MRI の適応となる。

適応疾患　▶脳血管障害（とくに脳梗塞・急性期）▶腫瘍性疾患（脳腫瘍）▶炎症性疾患（脳膿瘍，脳炎，脳症，髄膜炎）▶変性疾患（とくに脱髄疾患）▶中毒性疾患（薬物，一酸化炭素など）▶先天性疾患（脳奇形）▶外傷性疾患（脳挫傷，硬膜下血腫）▶水頭症　▶頭蓋骨疾患　▶中内耳疾患　▶メニエール病　▶眼窩内病変　▶副鼻腔疾患など

2．脊椎，脊髄 （図19）

【目的・方法】　MRI は，単純エックス線写真に次いで行われるべき検査である。骨，石灰化，ガス像の描出に劣るものの，骨髄，椎間板，クモ膜下腔，脊髄，神経根および靱帯などを非侵襲的に任意方向で描出できる。

適応疾患　▶先天奇形（髄膜瘤，二分脊椎，キアリ奇形，低位円錐症候群など）▶外傷　▶圧迫骨折　▶椎間板ヘルニア　▶脊柱管狭窄症　▶脊椎椎間関節症（変形性脊椎症）▶脊髄炎　▶脊髄変性疾患（脊髄小脳変性症）▶脊髄腫瘍　▶脊椎腫瘍　▶多発性骨髄腫　▶転移性骨腫瘍など

3．躯幹 （図20）

【目的・方法】　肺，縦隔，胸壁の病変については，MRI は CT と比較し肺病変の診断には一般的には適さないが，縦隔と胸壁の診断に優れている。心大血管においては，心疾患の画像診断には超音波がまず用いられ，次いで CT が行われることが多いが，装置の向上により，MRI が用いられる機会が増している。

　上腹部においては，超音波検査と CT において病変の存在もしくは存在部位が不明瞭な場合や病変の性状をさらに詳しく知る必要がある場合に MRI が適応となる。肝特異性造影剤を用いた肝腫瘍診断のための MRI が増加している。胆管・膵管に影響を及ぼす疾患にも MRCP が頻用されている（後述）。

CT
MRI

骨盤腔疾患においては，上腹部同様，超音波検査がまず行われるが，十分な情報が得られない場合に
MRI が行われる。多くの場合において CT より有用であり，子宮卵巣疾患や前立腺疾患で頻用される
検査である。

適応疾患　▶縦隔腫瘍 ▶胸郭入口部病変（胸郭出口症候群）▶先天性大動脈奇形（心臓血管奇形など）
▶後天性大動脈疾患（大動脈瘤，大動脈解離）▶心房心室異常（心室中隔欠損症など）▶心筋症 ▶心サ
ルコイドーシス ▶アミロイドーシス ▶心 Fabry 病 ▶肝細胞癌など各種肝腫瘍 ▶膵腫瘍 ▶胆石症 ▶総
胆管結石症 ▶膵胆管合流異常症 ▶膵炎 ▶胆管炎 ▶副腎腫瘍 ▶腎腫瘍 ▶前立腺肥大症 ▶前立腺炎 ▶前立
腺癌 ▶子宮筋腫 ▶子宮腺筋症 ▶子宮頸癌 ▶子宮体癌 ▶内膜症性のう胞（卵巣子宮内膜症のう胞）▶卵
巣癌ほか各種卵巣腫瘍 ▶前置胎盤 ▶癒着胎盤 ▶直腸癌 ▶クローン病 ▶陰茎腫瘍 ▶睾丸腫瘍など

4．四肢

【目的・方法】　骨関節疾患の画像診断において MRI は単純エックス線写真に次いで行われている。
CT，超音波検査は，MRI で不足した情報を補うための検査と考えられる。

適応疾患　▶骨腫瘍 ▶軟部腫瘍 ▶骨髄炎 ▶骨壊死 ▶関節炎 ▶変形性関節症 ▶外傷（靭帯損傷，半月板損
傷，骨折）など

2　特殊 MRI 撮影

1．MRA（MR angiography，MR 血管撮影）

【目的・方法】　MRI では，プロトン密度，T1緩和時間，T2緩和時間，流速（血流）の４つの要素から
画像が構成されている。このなかの流速を強調して血流のある血管を描出するのが MRA である。
　　造影剤を使用しない方法と**造影剤を使用する方法**に分けられる。**造影剤を使用しない方法**は，流速に
よって信号強度が変化することを利用したもので，TOF 法（time of flight）や PC 法（phase contrast）
が代表的である。造影剤を使用せずに従来の脳血管撮影と同様の画像が得られるので，非侵襲的な検査
法として普及しており，脳動脈瘤発見のためのスクリーニング検査としても行われている（図21）。
　　造影剤を使用する方法の代表的方法が，3DCE-MRA（３次元造影 MR 血管撮影）である。この方法
では，高速で広い範囲の撮像が可能であり，TOF 法や PC 法では診断が困難な場合のある狭窄と閉塞
の鑑別など，流速低下部の診断に優れている。また撮影を繰り返すことにより，動脈相，静脈相を撮り
分けることができる。この方法は，頸部や肺，腹部領域の MRA において有用である（図22, 23）。

2．MRCP（MR cholangiopancreatography）

【目的】　強い T2強調像により T2の長い自由水のみを高信号に描出する水強調撮像法（MR hydrogra-
phy）を，胆管や膵管の描出に応用したものである。胆道膵管系の非侵襲的検査法として確立されてい
る。生理的状態で胆道膵管系の描出が可能なこと，胆管空腸吻合術後などの術後症例でも施行でき，ま
た狭窄，閉塞部より遠位側の管腔の情報を得ることができる点で優れている。

【方法】　部分フーリエ１ショット高速スピンエコー法（HASTE，FASE，SSFSE など）により１スラ
イスが１～２秒で撮像できるようになり，検査時間も
短縮され広く臨床応用されている（図24）。

適応疾患　▶胆石症 ▶胆のう炎 ▶胆のう腺筋症 ▶胆
のう腫瘍 ▶胆管結石 ▶胆管炎 ▶胆管腫瘍 ▶膵炎（慢
性膵炎，急性膵炎，自己免疫性膵炎）▶膵癌 ▶膵嚢
胞性腫瘍など膵腫瘍 ▶先天性胆道拡張症 ▶膵胆管合
流異常症など先天性疾患

前述した水強調撮像法（MR hydrography）は，尿
路系では MR urography として，消化管では MR en-
terography として各種疾患の診断に用いられている。
その他，MR fetography として胎児の診断も行われて
いる。

図24　MRCP：膵嚢胞性腫瘍
膵尾部の主膵管頭側に隔壁を有する小嚢胞を認め
る（→）。

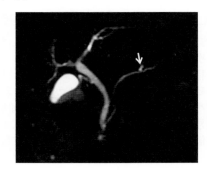

CT
MRI

3．拡散強調画像（diffusion weighted image　DWI）

【目的・方法】　拡散強調画像は，強い双極傾斜磁場を付加して水分子の拡散を画像に反映させるものである。拡散の程度が強いほど信号強度は低く，拡散が低下した部分では高信号となる。

　通常の撮像法では異常がとらえられない超急性期の脳梗塞の診断や治療方針決定のための重要な検査法となっている。また，腫瘍や膿瘍の診断にも有用である。

3　心臓 MRI

【目的・方法】　近年の MRI 撮像法の進歩により，15秒程度の息止めと心電図を同期させることで心臓の撮影も可能となった。種々の撮像法を用いて左室壁運動評価，血流評価のほか，造影剤を用いて心筋線維化の評価もされている。シネ MRI では心臓の形態，壁運動，ポンプ機能の評価ができる。

　また，ガドリニウム（Gd）造影剤を用いて行う遅延造影 MRI では狭心症や心筋梗塞における虚血や梗塞心筋の Viability の評価や他疾患による障害心筋の評価が可能である。

適応疾患　▶先天性心疾患　▶狭心症　▶心筋梗塞　▶冠状動脈瘤　▶心筋症　▶心筋炎　▶心サルコイドーシス　▶心アミロイドーシス　▶心 Fabry 病　▶心臓腫瘍など

4　MRI 造影剤

　MRI は良好なコントラスト分解能をもっているが，それでも疾患によっては造影剤使用によって初めてはっきり描出されたり，鑑別が可能になるものがある。MRI において信号強度を人為的に変化させて造影効果を得る方法として，直接プロトン密度を変えるものと，プロトンの緩和時間を変化させる2つの方法がある。一般的には，緩和時間を短縮させる方法がとられている。

　プロトンの緩和時間を短縮させる物質として磁性体が知られている。磁性体は，磁化の特性により反磁性体，常磁性体，超磁性体，強磁性体の4つに分けられるが，MRI 造影剤としては常磁性体，超磁性体が使用されている。

「1」ガドリニウム製剤

【目的・方法】　常磁性体物質であるガドリニウムイオンを造影剤としたもので，T1強調画像で陽性造影剤として使用する。脳，脊髄，躯幹，四肢領域と全身の臓器が対象となる。従来は直鎖状の化学構造式をもつガドペンテト酸メグルミン〔meglumine gadopentetate，Gd-DTPA マグネビスト®〕，およびガドジアミド水和物〔gadodiamide hydrate，Gd DTPA-BMA オムニスキャン®〕，が頻用されていたが，腎性全身性線維症（NSF）をはじめとした体内蓄積が問題となり，マグネビストは販売中止となった。現在では環状の化学構造をもつガドテリドール〔gadoteridol，Gd（HP-DO3A）プロハンス®〕，ガドテル酸メグルミン〔Gadoterate meglumine，Gd-DOTA マグネスコープ®〕，ガドブトロール〔Gadobutrol，Gd-DO3A-butrol ガドビスト®〕の3薬剤が用いられることがほとんどである。

「2」常磁性肝細胞特異性造影剤（Gd-EOB-DTPA）

【目的・方法】　ガドキセト酸ナトリウム（Gd-EOB-DTPA：EOB プリモビスト®）は，肝細胞癌や転移性肝腫瘍をはじめ，すべての肝腫瘍の診断に用いられている。他のガドリニウム製剤と同じように腫瘍の血流情報を得られるのみならず，肝細胞相〜胆汁排泄相において胆汁排泄能をもたない腫瘍を造影欠損域として描出することができるので，存在診断能が高い検査である。

「3」超常磁性酸化鉄製剤 SPIO（super paramagnetic iron oxide）

【目的・方法】　酸化鉄粒子を造影剤としたもの。超常磁性体であり T2短縮効果が強いため，通常は静脈内投与し，T2強調像あるいはプロトン密度強調画像で陰性造影剤として使用する。

　肝特異性造影剤として，フェルカルボトラン〔Ferucarbotran, super paramagnetic iron oxide. SPIO リゾビスト®〕がある。フェルカルボトランの粒子径は約57nm であり，静注した SPIO の80%は肝内のクッパー細胞に取り込まれる。肝の非腫瘍組織に取り込まれた SPIO は T2及び $T2^*$ を短縮して肝実質の信号を低下させる。これに対して，大部分の腫瘍組織などクッパー細胞の機能が低下している部位では，信号の低下が起こらず，結果として腫瘍部は周囲の正常肝組織と比べて高信号に描出される。以上より，低分化型肝細胞癌や転移性肝腫瘍の検出に有用である。

「4」経口消化管造影剤

【目的・方法】　主に磁気共鳴胆道膵管撮影（MRCP）を施行するときに消化管内の液体を低信号にすることにより胆道や膵管の描出能を向上させる目的で用いる。現在，クエン酸鉄アンモニウム〔ferric ammonium acid フェリセルツ®〕，塩化マンガン四水和物〔manganese chloride tetrahydrate ボースデル内用液®〕が市販されている。

5　副作用および使用上の注意点

　ガドリニウム造影剤の副作用発現率はおよそ１％以下といわれている。これは非イオン性ヨード造影剤の1/3以下であり，重篤な副作用の発現もまれである。また，フェルカルボトラン〔リゾビスト®〕の副作用は約２％であり，特徴的なものとして，背部痛（0.26％）があげられる。

　使用の原則禁忌は，ヨード造影剤とほぼ同様で，①一般状態の極度に悪い患者，②気管支喘息の患者，③重篤な肝障害のある患者，④重篤な腎障害のある患者となっている。肝特異性造影剤（フェルカルボトラン）やクエン酸鉄アンモニウムでは，ヘモクロマトーシスなど鉄過剰症や鉄注射剤に過敏性のある患者の使用は禁忌となっている。

　ガドリニウム造影剤に特徴的な副作用として，腎性全身性線維症（NSF：Nephrogenic Systemic Fibrosis）があり，遅発性に皮膚症状を来たし，慢性的に進行し死亡することもある。本症は，腎機能低下者に直鎖状構造のガドリニウム造影剤を用いた場合に生じやすいことが判明しており，腎機能低下者や透析中の患者では絶対禁忌となっている。

　MRI 造影剤における副作用発現頻度は低いもののアナフィラキシーショックの報告もあり，使用時にはヨード造影剤と同様の体制がとられるべきである。

「注10」肝エラストグラフィ加算　　　　　　　　　　　　　　　　　　　　600点

【目的】　MRI 撮影を用いて肝臓の硬さすなわち線維化を画像化して評価する検査。肝硬変や肝がんへの重症化が増えている"非アルコール性脂肪肝炎"などの早期からのリスク診断の一助となる。肝臓の線維化を調べる検査には，肝生検による方法や超音波を用いた方法があり，本法はこれらと相補的な位置づけの検査となるが，MRI を用いた検査法は，生検に対し非侵襲的であり，超音波に対し肝全体を評価出来るという長所がある。

【方法】　1.5テスラ以上の MRI 装置と薬事承認を得た肝臓に振動を与える専用装置を用いる。振動波が肝臓の中を伝わる速度を測ることによって肝臓の硬さを測ることができる。

適応疾患　▶非アルコール性脂肪肝炎（の疑い例）
〔保険診療では上記のみだが，肝硬変，慢性肝炎，アルコール性肝炎，ウイルス性肝炎，肝線維症などあらゆる「びまん性肝疾患」に役立つと考えられる〕

《保険請求》
★「注10」に規定する肝エラストグラフィ加算は，別に厚生労働大臣が定める施設基準に適合しているものとして地方厚生（支）局長に届け出た保険医療機関において，関連学会の定める指針に従って，非アルコール性脂肪肝炎の患者（疑われる患者を含む）に対して，肝臓の線維化の診断を目的とし，1.5テスラ以上の MRI 装置および薬事承認を得た専用装置を使用して肝臓を描出した場合に年１回に限り算定する。
★「注10」に規定する肝エラストグラフィ加算と肝臓の線維化の診断を目的として D412経皮的針生検法（透視，心電図検査および超音波検査を含む）を併せて実施した場合には，主たるもののみ算定する。また，当該画像診断を実施したと同一月内に肝臓の線維化の診断を目的として D215-2肝硬度測定，D215-3超音波エラストグラフィまたは D215-4超音波減衰法検査を実施した場合には，主たるもののみを算定する。
●レセプト摘要欄：前回算定年月日（初回である場合は初回である旨）を記載する。

CT
MRI

第24章

特定保険医療材料料

E400　フィルム

エックス線写真撮影に使用されるフィルムで直接撮影用と間接撮影用に分けられる。

1　直接撮影

【目的・方法】　人体を透過したエックス線は吸収の度合いに応じて，増感紙（蛍光体でエックス線を吸収すると緑色や青色を発する）を発光させ，増感紙に挟み込まれたフィルムにエックス線像が写される。
　蛍光体とフィルムが直接密着しているので直接撮影といわれている。フィルムには実物大のエックス線像が写る。

2　間接撮影

【目的・方法】　被写体のエックス線透過像を蛍光板やI.I（イメージインテンシファイア）により可視像に変換した後，光学系で縮小写真としてフィルムに記録する方法を間接撮影法という。具体的な例として学校や職場に検診車が来て胸や胃の検査をすることがあげられる。

エックス線フィルム

（1）半切
　印画紙のサイズで14×17インチ（35.6×43.2cm）の大きさ。全紙（新聞紙1ページの大きさ）と四ツ切の中間のサイズ。新聞紙1ページの半分の大きさということで半切と呼ばれるが，実際には新聞紙1ページの半分の大きさは27.5×40.5cmなのでだいぶ大きい。
　おもに，大腿骨，下腿骨，腹部単純撮影，KUB（腎，尿管，膀胱エックス線撮影）に使用される。

（2）大角
　サイズが14×14インチ（35×35cm）の大きさで正方形の形をしたフィルム。
　おもに，股関節，胸部，骨盤の撮影に使用される。

（3）大四ツ切
　サイズが11×14インチ（27.5×35cm）の大きさのフィルム。
　おもに，上腕，前腕，椎体，膝関節などに使用される。

（4）四ツ切
　サイズが10×12インチ（25×30cm）の大きさのフィルム。
　おもに，足関節，手，消化管造影，頭蓋骨などに使用される。

（5）六ツ切
　サイズが8×10インチ（20×25cm）で全紙を六つに切った大きさに相当するフィルム。
　おもに，頸椎，鎖骨，副鼻腔，側頭骨，指趾などに使用される。

（6）八ツ切
　サイズが6×8インチ（15×20cm）の大きさのフィルム。
　最近使われることは少ない。

（7）オルソパントモ型
　歯弓全面を撮影するオルソパントモグラフィー（全顎総覧エックス線撮影といい，全歯列を撮影する方法）に使用する歯科用フィルム。

（8）カビネ（キャビネ）
　写真感光材料の大きさの1つ。
　大きさは6.5×4.7インチ（16.3×11.8cm）に相当する。

（9）標準型

　口内用フィルム（直接口の中へ入れるフィルム）で，サイズは3.0×4.0cm である。

　口内用のフィルムは遮光と唾液の汚染防止のために密封包装してある。また裏面には，背後からの散乱線（画質を劣化させたり，被曝を生じさせる）の遮蔽のために金属箔が入っている。この標準型は歯の撮影に使用される。

（10）咬合型

　この咬合型も口内用フィルムで，サイズは5.7×7.6cm，5.5×7.5cm，5.4×7.0cm がある。このフィルムは歯根部の病変の顎骨内での頬舌的位置の確認，顎骨骨折でのズレの状態，埋状歯の位置確認，唾石の有無などの目的の際に使用する。

（11）咬翼型

　この咬翼も口内用フィルムだが，片方の表面の中央部分に翼がついており，この翼を咬ませて撮影する。サイズは4.1×3 cm，2.1×3.5cm がある。

　このフィルムはおもに隣接面の齲歯の検査に広く使用されるが，歯冠部修復物の適合状態や歯槽骨の吸収状態も観察できる。

（12）間接撮影用フィルム

　間接撮影用は胸部や胃の集団検診に利用されており，長尺ロールフィルムが多く用いられている。間接撮影の方式によりミラー間接用とI.I間接用がある。

ミラー間接用フィルム

　ミラーカメラの蛍光板の発光スペクトルに合わせた感色性で高感度，高コントラストのフィルムである。多くは胸部間接撮影に使用される。

I.I間接用フィルム

　イメージインテンシファイア（I.I）を用い，出力蛍光面に合わせた感色性で高鮮鋭度のフィルムである。多くは胃部集団検診に使用され，ミラー間接用に比較して感度は低い。

（13）ロールフィルム

　複数のコマ分の長い写真フィルムが1本の巻き軸に巻かれている写真フィルム。

　胸部・消化管の間接撮影用エックス線フィルムとして使用される。

（14）オデルカ用フィルム

　このフィルムは欧米のオデルカ社が開発した間接撮影用のミラーカメラ用フィルムである。このフィルムはロールフィルムとは対照的にシートフィルムなので1枚ずつ分かれている。サイズは10×10cm，7×7 cm のタイプがある。

（15）マンモグラフィー用フィルム

　乳房撮影に使用されるフィルムでフィルムの片面に乳剤と増感紙が使われている。この構造により乳房内の細い乳腺や細かい石灰化像の抽出が可能になっている（図25）。

（16）画像記録用フィルム

　画像記録用フィルムとは，コンピューター断層撮影，コンピューテッド・ラジオグラフィー法撮影，シンチグラム（画像を伴うもの），シングルフォトンエミッションコンピューター断層撮影，磁気共鳴コンピューター断層撮影またはデジタル・サブトラクション・アンギオグラフィー法に用いるフィルムをいう。

　画像記録用フィルムはおもにCRT画像記録用フィルムとレーザーイメージャー画像記録用フィルムに分けられる。

CRT 画像記録用フィルム

　CT，MRI，RI，超音波などに接続したイメージングカメラ（マルチフォーマットカメラとも呼ぶ）のCRT（テレビ画面）上に描出された診断画像を記録するためのフィルムである。

　形態はシートのみで，主要なサイズは半切・大角・大四ツ切・六ツ切である。現像は90秒処理に加え，45秒処理，最近では30秒処理が可能なフィルムも発売されている。

レーザーイメージャー画像記録用フィルム

図25　マンモグラフィ（乳癌症例）

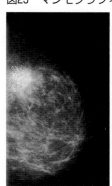
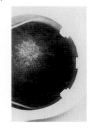

左は MLO View（内外側斜位像）であり，右は腫瘍部の圧迫Spot像である。

フィルム

　CT，MRI，RI，CR においては，電気信号に変えられた画像をフィルム上に記録するのに，イメージングカメラに代わり，最近ではレーザーイメージャーがおもに使用されている。

　レーザーイメージャーでは，画像書き込み用に，赤～赤外の光を発光するレーザーが使用される。使用するレーザー光に合わせた分光感度をもつフィルムが各々ある。なお，最近では暗室における作業の必要性が少なくなってきている。

　レーザーイメージャーは，画像書き込みの終わったフィルムが，一本化されたシステムのなかで現像処理されて出てくる一体型システムが多くなってきている。

　また，現在販売されているおもなサイズは，B4・大角・半切である。最近では，湿式現像処理を必要としないドライ処理システムも導入されつつある。

非銀塩感熱記録式フィルム

　このフィルムは CR で使用するサーマルタイプと呼ばれるフィルムで，IP プレートに記録された像をこのフィルムに含まれているマイクロカプセルが熱によって顕色剤と交わり，発色することによって像が形成される。他に CT や MRI にも使用される。

非銀塩高安定ラミネート方式フィルム

　このフィルムは CR で使用するレーザーヒートモード方式と呼ばれるフィルムである。このフィルムには黒い物質のカーボンが貼ってあり，画像を形成するにはこのカーボンを剥離することで画像を作っている。この方式はフィルムのほかにネガも出るので，ネガによって被験者の個人情報がもれてしまう可能性があるので今では使用されていない。

《保険請求》

■6歳未満の乳幼児に対して胸部単純撮影または腹部単純撮影を行った場合は，材料価格に1.1を乗じて得た額を10円で除して得た点数とする。

■使用したフィルムの材料価格は，別に厚生労働大臣が定める。

フィルムに係る取扱いについて

★1枚のフィルムを半分ずつ使用して2回撮影した場合のフィルム料は，当該フィルムの材料価格によって算定する。即ち実際に使用したフィルムの価格による。

★6歳未満の乳幼児の胸部単純撮影または腹部単純撮影を行った場合には，損耗量が多いことを考慮して材料価格に1.1を乗じて算定するものである。

★マンモグラフィー用フィルム以外の軟部組織撮影用フィルムについては，一般の直接撮影用フィルムとして算定する。

★マンモグラフィー用フィルムの撮影対象部位は乳房のみである。

★画像記録用フィルムとは，コンピューター断層撮影，コンピューテッド・ラジオグラフィー法撮影，シンチグラム（画像を伴うもの），シングルホトンエミッションコンピューター断層撮影，磁気共鳴コンピューター断層撮影またはデジタル・サブトラクション・アンギオグラフィー法に用いるフィルムをいう。

★コンピューター断層撮影またはコンピューテッド・ラジオグラフィー用の乾式イメージャーを用いる非銀塩感熱記録式フィルム，非銀塩高安定ラミネート方式フィルムは，画像記録用フィルムとして算定して差し支えない。

★ロールフィルムのうち，フィルムの幅が告示に定められている規格と同様であるかまたは類似している場合（35.6cm，30.5cm および10.5cm 等）にあっては，告示に定められている規格の枚数に換算し，算出した額を限度とする。

★心臓または血管の動態を把握するために使用したロールフィルム（シネフィルム）については，所定点数に含まれ別に算定できない。

★画像診断に係る手技料を別に算定できない検査，処置または手術を行った場合においても，使用したフィルムに要する費用については，E400に掲げるフィルム料を算定できる。また，特定保険医療材料および造影剤を使用した場合は，各部に掲げる特定保険医療材料料および薬剤料を算定できる。

★フィルムの規格が定められていないフィルムにあっては，定められている規格のうちで最も近似するフィルムの規格の材料価格により算定する。

索 引

検査名索引

欧文・数字索引

和文索引

疾患名索引

欧文・数字索引

和文索引

疾患名索引

疾患名索引

最新 検査・画像診断事典　2024-25年版
保険請求・適応疾患がすべてわかる

＊定価は裏表紙に
表示してあります

2000年1月10日　第1版第1刷発行
2024年5月27日　第21版第1刷発行

編集協力　日本臨床検査医学会

発 行 者　小野　章

発 行 所　　医学通信社

〒101-0051 東京都千代田区神田神保町 2-6
Tel. 03-3512-0251(代表)
Fax. 03-3512-0250(注文)
　　03-3512-0254(書籍の記述についてのお問い合わせ)

https://www.igakutushin.co.jp
※　弊社発行書籍の内容に関する追
加情報・訂正等を掲載しています。

表紙デザイン：とくだあきら
印刷・製本：錦明印刷

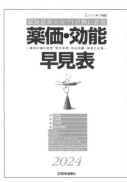
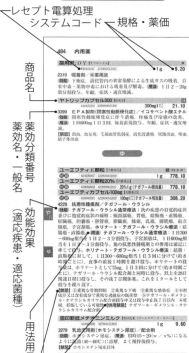

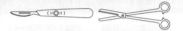
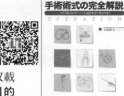
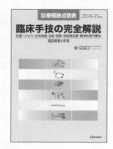

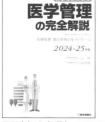
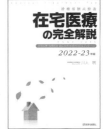

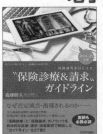
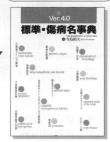

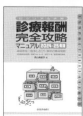

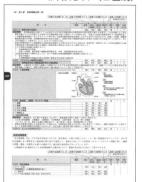
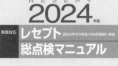
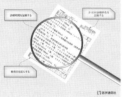

★2040年に向けて激変する医療制度──**2024年トリプル改定**，第8次医療計画，医療DX，働き方改革，かかりつけ医制度，地域包括ケアと地域医療構想等──の最新の動向と施策を的確にキャッチ!!

★①**最適の診療報酬＆施設基準の選択**，②**効率的な経営マネジメントと組織活性化**，③**医療の質と患者サービスの向上**，④**請求もれ・査定減ゼロ**──など，医療機関の経営・業務改善に役立つ最新知識と実践ノウハウを"オールインワン"で凝縮した医療総合誌です!!

★2024年6月・7月号では，2024年度改定に照準を合わせた**施設基準＆経営シミュレーション**，改定対応＆経営戦略策定，点数算定・請求の事例解説──などの大型特集を組みます。また，改定後の告示・通知・事務連絡など最新情報をすべて掲載して改定対応を的確にナビゲート!!

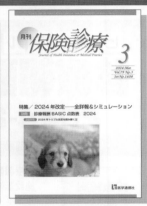

■A4判／約110頁
■フルカラー／2色刷

月刊 保険診療
Journal of Health Insurance & Medical Practice

医療＆介護ハンドブック
手帳 2025
12月号付録

2024年改定から2040年に向けたマネジメントと実務ノウハウを満載!!

本誌特集

- ⑤ゼロからわかる"薬剤"入門
- ⑥診療単価アップの"力点"
- ⑦"ハラスメント"ゼロ対策
- ⑧人を集める技術，人が集まる条件
- ⑨10年後の"未来予想図"
- ⑩"セキュリティ"の鉄則
- ⑪Before 2024
- ⑫"モチベーション"を科学する【2024年】(予定含む)
- ①【比較検証】データで見る日本の現実
- ②特集Ⅰ 2024年診療報酬改定・新旧対照表
  特集Ⅱ 2024年介護報酬改定はこうなる
- ③2024年改定──全詳報＆シミュレーション
- 【別冊】診療報酬BASIC点数表2024
- ④⑤診療点数早見表2024年度版
- ⑥2024年改定"完全攻略"マニュアル〔Ⅰ〕
- ⑦2024年改定"完全攻略"マニュアル〔Ⅱ〕

本誌の主な連載

- **日本の元気な病院＆クリニック**…先進的な経営事例を徹底取材
- **視点**…医療界キーパーソンの提言・異論・卓説を毎回読切り掲載
- **DATA分析"特別捜査官"**…各種DATA分析のノウハウを明快解説
- **病院＆クリニック経営100問100答**…経営改善ノウハウQ＆A
- **こうして医療機関を変えてきた**…病医院改革成功の秘訣とは？
- **NEWS縦断**…医療界の最新動向から2025年改革をナビゲート
- **プロの先読み・深読み・裏読みの技術**…制度と経営戦略の指標
- **実践DPC請求Navi**……病名選択・請求点検の事例解説
- **パーフェクト・レセプトの探求**…100％請求実現マニュアル
- **レセプト点検の名探偵**…隠れた請求ミスを推理するプロの目
- **点数算定実践講座**…カルテからレセプト作成までを事例解説
- **カルテ・レセプトの原風景**…全診療行為のディテール再現
- **医療事務Openフォーラム**…現場の画期的取組み等を紹介
- **オールラウンドQA**……点数算定の疑義解釈に明快に解答
- **読者相談室**…保険診療のあらゆる疑問に答える完全Q＆A

■お申込みはHP・ハガキ・電話・FAXで，何月号から購読されるかお知らせ下さるだけでOK。
■希望者には見本誌をお送りいたします。

■価格：**1,800円**(税込1,980円)
■定期購読(送料無料) 半年：**10,800円**(税込11,810円)
　　　　　　　　　　　1年：**21,600円**(税込23,760円)

★口座引落による1年契約には割引特典(1割引)→1年：**19,440円**(税込21,384円)

※ 診療報酬改定年の4・5月合併号(『診療点数早見表』)は特別価格(税込5,060円)となりますが，**定期購読の場合は定期購読料のみで，差額分はサービス(無料)とさせていただきます。**

【ご注文方法】①HP・ハガキ・FAX・電話等でご注文下さい。②振込用紙同封で書籍をお送りします(料金後払い)。③または書店にてご注文下さい。

〒101-0051 東京都千代田区神田神保町2-6 十歩ビル
tel.03-3512-0251 fax.03-3512-0250
ホームページ https://www.igakutsushin.co.jp/
医学通信社